D. Rixen, Chr. Schoepp, M. Tingart (Hrsg.)

Kniechirurgie

Dieter Rixen, Christian Schoepp, Markus Tingart (Hrsg.)

Kniechirurgie

1. Auflage

Mit Beiträgen von:

Ralph Akoto, Hamburg; Peter Angele, Regensburg; Peter Balcarek, Pforzheim; Maurice Balke, Köln; Holger Bäthis, Köln; Marcel Betsch, Aachen; Bertil Bouillon, Köln; Alexander Ellwein, Hannover; Karl-Heinz Frosch, Hamburg; Martin Glombitza, Duisburg; Jürgen Götz, Bad Abbach; Paul Alfred Grützner, Ludwigshafen; Maximilian Heitmann, Hamburg; Reinhard Hoffmann, Frankfurt a. M.; Jürgen Höher, Köln; Dankward Höntzsch, Tübingen; Stephan Kirschner, Karlsruhe; Hendrik Kohlhof, Bonn; Florian Lenze, München; Ulrich Lenze, München; Helmut Lill, Hannover; Christoph H. Lohmann, Magdeburg; Christian Lüring, Dortmund; Ralf Müller-Rath, Neuss; Philipp Niemeyer, Freiburg; Wolf Petersen, Berlin; Johann Pichl, Bad Tölz; Florian Pohlig, München; Andreas Prescher, Aachen; Björn Rath, Aachen; Dieter Rixen, Geldern; Martin Röpke, Magdeburg; Katharina Salmoukas, Hannover; Sven Scheffler, Berlin-Dahlem; Christian Schoepp, Duisburg; Frank Schröter, Kassel; Sven Shafizadeh, Köln; Dirk Stengel, Berlin; Ulrich Stöckle, Tübingen; Norbert P. Südkamp, Freiburg; Markus Tingart, Aachen; Sven Vetter, Ludwigshafen; Rüdiger von Eisenhart-Rothe, München; Dieter Christian Wirtz, Bonn; Johannes Zellner, Regensburg

ELSEVIER

Zuschriften an:

ELSEVIER

Hackerbrücke 6, 80335 München, Deutschland

Wichtiger Hinweis für den Benutzer

Die Erkenntnisse in der Medizin unterliegen laufendem Wandel durch Forschung und klinische Erfahrungen. Herausgeber und Autoren dieses Werkes haben große Sorgfalt darauf verwendet, dass die in diesem Werk gemachten therapeutischen Angaben (insbesondere hinsichtlich Indikation, Dosierung und unerwünschter Wirkungen) dem derzeitigen Wissensstand entsprechen. Das entbindet den Nutzer dieses Werkes aber nicht von der Verpflichtung, anhand weiterer schriftlicher Informationsquellen zu überprüfen, ob die dort gemachten Angaben von denen in diesem Werk abweichen, und seine Verordnung in eigener Verantwortung zu treffen.

Für die Vollständigkeit und Auswahl der aufgeführten Medikamente übernimmt der Verlag keine Gewähr.

Geschützte Warennamen (Warenzeichen) werden in der Regel besonders kenntlich gemacht (®). Aus dem Fehlen eines solchen Hinweises kann jedoch nicht automatisch geschlossen werden, dass es sich um einen freien Warennamen handelt.

Bibliografische Information der Deutschen Nationalbibliothek

Die Deutsche Nationalbibliothek verzeichnet diese Publikation in der Deutschen Nationalbibliografie; detaillierte bibliografische Daten sind im Internet über http://www.d-nb.de/ abrufbar.

1. Auflage

17 18 19 20 21 5 4 3 2 1

Um den Textfluss nicht zu stören, wurde bei Patienten und Berufsbezeichnungen die grammatikalisch maskuline Form gewählt. Selbstverständlich sind in diesen Fällen immer Frauen und Männer gemeint.

Planung: Rainer Simader, München
Projektmanagement und Herstellung: Petra Laurer, München
Redaktion: Karin Beifuss, Ohmden
Satz: abavo GmbH, Buchloe
Druck und Bindung: Printer Trento, Trient/Italien
Umschlaggestaltung: SpieszDesign, Neu-Ulm
Titelfotografie: © Colourbox

ISBN Print 978-3-437-24601-2
ISBN e-Book 978-3-437-18862-6

Aktuelle Informationen finden Sie im Internet unter **www.elsevier.de** und **www.elsevier.com**.

Vorwort

Rund 1.500-mal tritt unser Knie durchschnittlich jeden Tag in Aktion: beim ständigen Wechselspiel zwischen Beugen und Strecken, aber auch bei Drehungen aller Art. Fällt nur ein einziges „Rädchen" im System Kniegelenk aus, kann bereits das „große Ganze" gestört sein. Fein abgestimmte, präzise Bewegungen des Knies und damit etwa auch sichere Schritte oder einfaches Treppensteigen fallen dann oft schwer.

Millionen Deutsche haben solch einen „Knies" mit ihrem Knie. Ursache für die verschiedensten Formen von Knieschmerzen und Knieschäden sind häufig (Arbeits-)Unfälle oder Verletzungen im Hochleistungs- oder Breitensport. Aber auch simpler Verschleiß infolge jahrelanger (Über-)Belastung sowie Tumoren und andere Erkrankungen können dazu führen, dass das größte Gelenk unseres Körpers seine Aufgabe nicht mehr (richtig) erfüllen kann.

Kniechirurgie gewinnt immer mehr an Bedeutung

Die Folgen sind oft gravierend, wie die folgenden Zahlen belegen: Jahr für Jahr werden beispielsweise hunderttausende Menschen wegen einer schmerzhaften Arthrose im Kniegelenk im Krankenhaus behandelt. Über 150.000 Deutsche erhalten jährlich sogar ein künstliches Kniegelenk. Die Zahlen zeigen aber auch, dass das Fachgebiet der Kniechirurgie hierzulande ganz erheblich an Bedeutung gewonnen hat und für den Erhalt bzw. die Wiederherstellung der Gesundheit der Menschen immer entscheidender wird.

Möglich wurde dieses u. a. durch bemerkenswerte Fortschritte in der Kniechirurgie. Dazu zählen etwa die eindrucksvollen Verbesserungen bei der Arthroskopie, die Meniskusoperationen, die Ersatzplastik des vorderen Kreuzbandes u. v. m. längst zu einer Selbstverständlichkeit gemacht haben. Aber auch in der Endoprothetik und bei der Frakturversorgung, bei knorpelrekonstruktiven Verfahren und bei der Diagnostik von Kniebefunden etc. hat es vergleichbare Weiterentwicklungen und Optimierungen gegeben.

Von Experten für Experten: das „Handwerkszeug" für gute Kniechirurgen

Was aber wäre die moderne Technik ohne hoch qualifizierte und hoch motivierte Mediziner, die in ihrem „Metier" auf dem aktuellen Stand des Wissens sind. Die Kenntnis neuester wissenschaftlicher Forschungsergebnisse gehört genauso zur erforderlichen medizinischen Kompetenz eines solchen Arztes wie das perfekte Beherrschen altbewährter und innovativer Diagnose- und Operationstechniken. Auch das Vertrautsein und die ausgiebige Erfahrung mit den existierenden Behandlungs- und Rehabilitationskonzepten sind Grundvoraussetzungen, um im Beruf erfolgreich zu sein.

Ziel unseres Buches *Kniechirurgie* ist es, genau dieses im Praxis- oder Klinikalltag dringend benötigte „Handwerkszeug" bei der Erkennung und Therapie von Verletzungen, Erkrankungen, Deformitäten und Verschleiß des Kniegelenks allumfassend vorzustellen – in moderner Form und Optik. Das Buch berücksichtigt dabei die gesamte Lebensspanne eines Menschen – von jung bis alt – und die sich sukzessive entwickelnden Pathologien.

Ein Leitfaden für exzellente Medizin

Die einzelnen Kapitel unseres „Leitfadens für exzellente Medizin" sind von renommierten Experten aus ganz Deutschland auf der Basis von jahrelangen eigenen Erfahrungen im OP und einer evidenzbasierten Bewertung der Literatur verfasst worden. Alle Autoren präsentieren „ihren" Schwerpunkt der Kniechirurgie bis ins letzte Detail fachlich präzise, aber trotzdem gut verständlich. Sie informieren den Leser nicht nur umfassend, sie kommentieren und bewerten auch die Inhalte und geben wichtige Tipps für die kniechirurgische Arbeit im OP. Ergänzt werden die fachwissenschaftlichen Texte durch aussagekräftige und selbst komplizierte Sachverhalte anschaulich darstellende Zeichnungen und Fotos.

Informationsquelle, Nachschlagewerk und Lehrbuch

Als ergiebige Informationsquelle, als Nachschlagewerk oder zum Selbststudium ist das Buch Kniechirurgie daher etwa für Ärzte in Weiterbildung perfekt geeignet. Aber auch Fachärzten der Orthopädie und Unfallchirurgie, Chirurgen und Allgemeinmedizinern sowie Physiotherapeuten soll unsere Publikation eine wichtige Unterstützung sein. Aufgrund der außerordentlichen Informationsvielfalt und der großen Aktualität der Inhalte ist das Buch zudem für Chefärzte und Oberärzte interessant, die ihr Wissen im Bereich Kniechirurgie weiter perfektionieren bzw. „up to date" bringen wollen.

Wir Herausgeber möchten uns bei allen Autoren für ihre hervorragenden Beiträge recht herzlich bedanken und hoffen, dass das Buch zu *dem* Standardwerk der Kniechirurgie wird, das künftig in keinem Arztzimmer und in keiner Bibliothek im deutschsprachigen Raum mehr fehlen darf.

Im Juli 2016
Prof. Dr. med. Dieter Rixen, Geldern
Dr. med. Christian Schoepp, Duisburg
Prof. Dr. med. Markus Tingart, Aachen

Adressen

Herausgeber

Prof. Dr. med. Dieter Rixen
OTS Praxisklinik, Ambulantes Operations Zentrum &
Gelenk Zentrum Niederrhein
im GesundheitsZentrum Geldern
Clemensstr. 4
47608 Geldern
und
Universität Witten/Herdecke
Mitglied Fakultät für Gesundheit
Alfred-Herrhausen-Str. 50
58448 Witten

Dr. med. Christian Schoepp
Klinik für Arthroskopische Chirurgie, Sporttraumatologie und Sportmedizin
BG Klinikum Duisburg GmbH
Großenbaumer Allee 250
47249 Duisburg

Prof. Dr. med. Markus Tingart
Klinik für Orthopädie
Uniklinik RWTH Aachen
Pauwelsstr. 30
52074 Aachen

Autoren

Dr. med. Ralph Akoto
Chirurgisch-Traumatologisches Zentrum
Abt. Unfall- und Wiederherstellungschirurgie
Sektion Knie- und Schulterchirurgie, Sporttraumatologie
Asklepios Klinik St. Georg
Lohmühlenstr. 5
20099 Hamburg

Prof. Dr. med. Peter Angele
Sporthopaedicum Regensburg
Hildegard-von-Bingen-Str. 1
93053 Regensburg
und
Klinik und Poliklinik für Unfallchirurgie
Universitätsklinikum Regensburg
Franz-Josef-Strauß-Allee 11
93053 Regensburg

PD Dr. med. Peter Balcarek
ARCUS Kliniken
Rastatter Str. 17–19
75179 Pforzheim

PD Dr. med. Maurice Balke
Praxis für Sporttraumatologie, Orthopädie und Gelenkchirurgie
Haus 24
Ostmerheimer Str. 200
51109 Köln

Prof. Dr. med. H. Bäthis
Klinik für Orthopädie, Unfallchirurgie und Sporttraumatologie
Lehrstuhl der Universität Witten/Herdecke am
Krankenhaus Köln-Merheim
Sektion Endoprothetik
Ostmerheimer Str. 200
51109 Köln

PD Dr. med. Marcel Betsch
Klinik für Orthopädie
Uniklinik RWTH Aachen
Pauwelsstr. 30
52074 Aachen

Prof. Dr. med. Bertil Bouillon
Klinik für Orthopädie, Unfallchirurgie und Sporttraumatologie
Lehrstuhl der Universität Witten/Herdecke am
Krankenhaus Köln-Merheim
Ostmerheimer Str. 200
51109 Köln

Dr. med. Alexander Ellwein
Klinik für Unfall- und Wiederherstellungschirurgie
DIAKOVERE Friederikenstift
Humboldtstr. 5
30169 Hannover

Prof. Dr. med. Karl-Heinz Frosch
Chirurgisch-Traumatologisches Zentrum
Asklepios Klinik St. Georg
Lohmühlenstr. 5
20099 Hamburg

Dr. med. Martin Glombitza
Sektion Septische und Rekonstruktive Chirurgie
BG Klinikum Duisburg
Großenbaumer Allee 250
47249 Duisburg

Dr. med. J. Götz, MHBA
Orthopädische Klinik für die Universität Regensburg
Asklepios Klinikum Bad Abbach
Kaiser-Karl-V.-Allee 3
93077 Bad Abbach

Prof. Dr. med. Paul Alfred Grützner
Klinik für Unfallchirurgie und Orthopädie
BG Klinik Ludwigshafen
Ludwig-Guttmann-Str. 13
67071 Ludwigshafen

Maximilian Heitmann
Chirurgisch-Traumatologisches Zentrum
Asklepios Klinik St. Georg
Lohmühlenstr. 5
20099 Hamburg

Prof. Dr. med. Reinhard Hoffmann
Klinik für Unfallchirurgie und Orthopädische Chirurgie
BG Unfallklinik Frankfurt
Friedberger Landstr. 430
60389 Frankfurt a. M.

Prof. Dr. med. Jürgen Höher
Praxis für Sporttraumatologie, Orthopädie und Gelenkchirurgie
Haus 24
Ostmerheimer Str. 200
51109 Köln

Prof. Dr. med. Dankward Höntzsch
BG Klinik Tübingen
Schnarrenbergstr. 96
72076 Tübingen

PD Dr. med. Stephan Kirschner
Orthopädische Klinik
St. Vincentius-Kliniken gAG Karlsruhe
Steinhäuserstr. 18
76135 Karlsruhe

Dr. med. Hendrik Kohlhof, MHBA
Klinik und Poliklinik für Orthopädie und Unfallchirurgie
Universitätsklinikum Bonn
Sigmund-Freud-Str. 25
53127 Bonn

Dr. med. univ. Florian Lenze
Klinik für Orthopädie und Sportorthopädie
Klinikum rechts der Isar der TU München
Ismaninger Str. 22
81675 München

Dr. med. Ulrich Lenze
Klinik für Orthopädie und Sportorthopädie
Klinikum rechts der Isar der TU München
Ismaninger Str. 22
81675 München

Prof. Dr. med. Helmut Lill
Klinik für Unfall- und Wiederherstellungschirurgie
DIAKOVERE Friederikenstift
Humboldtstr. 5
30169 Hannover

Prof. Dr. med. Ch. H. Lohmann
Orthopädische Universitätsklinik Magdeburg
Leipziger Str. 44
39120 Magdeburg

Prof. Dr med. Christian Lüring
Orthopädische Klinik
Klinikum Dortmund
Beurhausstr. 40
44137 Dortmund

PD Dr. med. Ralf Müller-Rath
Orthopädische Praxisklinik Neuss
Breite Str. 96
41460 Neuss

Prof. Dr. med. Philipp Niemeyer
Klinik für Orthopädie und Unfallchirurgie
Universitätsklinikum der Albert-Ludwigs-Universität
Hugstetter Str. 49
79095 Freiburg

Prof. Dr. med. Wolf Petersen
Klinik für Unfallchirurgie und Orthopädie
Martin-Luther-Krankenhaus
Caspar-Theyß-Str. 27–31
14193 Berlin

Dr. med. Johann Pichl
Klinik für Orthopädie und Unfallchirurgie, Handchirurgie
Asklepios Stadtklinik Bad Tölz
Schützenstr. 15
83646 Bad Tölz

Dr. med. Florian Pohlig
Klinik für Orthopädie und Sportorthopädie
Klinikum rechts der Isar der TU München
Ismaninger Str. 22
81675 München

Prof. Dr. med. Andreas Prescher
Institut für Molekulare und Zelluläre Anatomie
Uniklinik RWTH Aachen
Wendlingweg 2
52074 Aachen

PD Dr. med. Björn Rath
Klinik für Orthopädie
Uniklinik RWTH Aachen
Pauwelsstr. 30
52074 Aachen

Dr. med. Martin Röpke
Orthopädische Universitätsklinik Magdeburg
Leipziger Str. 44
39120 Magdeburg

Dr. med. Katharina Salmoukas
Klinik für Unfall- und Wiederherstellungschirurgie
DIAKOVERE Friederikenstift
Humboldtstr. 5
30169 Hannover

PD Dr. med. Sven Scheffler
Chirurgisch-orthopädischer Praxisverbund COPV
Standort Dahlem
Breitenbachplatz 8
14195 Berlin-Dahlem

Dr. med. Frank Schröter
Institut für Medizinische Begutachtung
Landgraf-Karl-Str. 21
34131 Kassel

PD Dr. med. Sven Shafizadeh
Klinik für Orthopädie, Unfallchirurgie und Sporttraumatologie
Lehrstuhl der Universität Witten/Herdecke am
Krankenhaus Köln-Merheim
Sektion Arthroskopische und rekonstruktive Gelenkchirurgie
Ostmerheimer Str. 200
51109 Köln

Prof. Dr. med. Dirk Stengel MSc(Epi)
Klinik für Unfallchirurgie und Orthopädie
Unfallkrankenhaus Berlin
Warener Str. 7
12683 Berlin

Prof. Dr. med. Ulrich Stöckle
BG Klinik Tübingen
Schnarrenbergstr. 96
72076 Tübingen

Prof. Dr. med. Norbert P. Südkamp
Klinik für Orthopädie und Unfallchirurgie
Universitätsklinikum der Albert-Ludwigs-Universität
Hugstetter Str. 49
79095 Freiburg

Dr. med. Sven Vetter
Klinik für Unfallchirurgie und Orthopädie
BG Klinik Ludwigshafen
Ludwig-Guttmann-Str. 13
67071 Ludwigshafen

Prof. Dr. med. Rüdiger von Eisenhart-Rothe
Klinik und Poliklinik für Orthopädie und Sportorthopädie
Klinikum rechts der Isar/der TU München
Ismaninger Str. 22
81675 München

Prof. Dr. med. Dieter Christian Wirtz
Klinik und Poliklinik für Orthopädie und Unfallchirurgie
Universitätsklinikum Bonn
Sigmund-Freud-Str. 25
53127 Bonn

PD Dr. med. Johannes Zellner
Klinik und Poliklinik für Unfallchirurgie
Universitätsklinikum Regensburg
Franz-Josef-Strauß-Allee 11
93053 Regensburg
und
Caritas-Krankenhaus St. Josef
Klinik für Unfallmedizin
Landshuter Str. 65
93053 Regensburg
und
Caritas-Krankenhaus St. Josef
Klinik für Unfallmedizin
Landshuter Str. 65
93053 Regensburg

Abkürzungen

AC	Arcuatum-Komplex
ACL	anterior cruciate ligament
ACR	American College of Rheumatology
ACT	autologe Knorpelzelltransplantation
AFTW	anatomischer femorotibialer Winkel
AGS	Antigranulozytenszintigrafie
AIMS	Arthritis Impact Measurement Scales
AJCC	American Joint Committee on Cancer
Ak	Antikörper
ALDFW	anatomischer lateraler distaler Femurwinkel
ALL	anterolaterales Ligament
AMFW	anatomisch-mechanischer Femurwinkel
AMIC	autologe matrixinduzierte Chondrogenese
AMPTW	anatomischer medialer proximaler Tibiawinkel
AMRI	anteromediale Rotationsinstabilität
AO	Arbeitsgemeinschaft für Osteosynthesefragen
AORI	Andersson Orthopaedic Research Institute
aPTT	aktivierte partielle Thromboplastinzeit
ASAT	Aspartat-Aminotransferase
ASS	Acetylsalicylsäure
AUB	Allgemeine Unfallversicherungsbedingungen
AVK	arterielle Verschlusskrankheit
BMI	Body-Mass-Index
BMP	Bone Morphogenetic Protein
BSG	Blut(körperchen)senkungsgeschwindigkeit
CCP	zyklisch citrulliniertes Peptid
CDC	Centers for Disease Control and Prevention
CDI	Caton-Deschamps-Index
COSS	Cooperative Osteosarkom-Studiengruppe
CPM	Continuous Passive Motion
CrI	Credibility Interval
CRP	C-reaktives Protein
CRPS	komplexes regionales Schmerzsyndrom
CSF	Colony Stimulating Factor (koloniestimulierender Faktor)
CT	Computertomografie
DALY	Disability-Adjusted Life Year
DECT	Dual-Energy-CT
DGOU	Deutsche Gesellschaft für Orthopädie und Unfallchirurgie
DGU	Deutsche Gesellschaft für Unfallchirurgie
DIZG	Deutsches Institut für Zell und Gewebe Ersatz, Berlin
DMARDs	Disease-Modifying Antirheumatic Drugs
dMCL	tiefer Anteil des medialen Kollateralbandes
DRV	Deutsche Rentenversicherung
DSA	digitale Subtraktionsangiografie
EbM	evidenzbasierte Medizin
EMG	Elektromyografie
ESWT	extrakorporale Stoßwellentherapie
EULAR	European League Against Rheumatism
evtl.	eventuell
FDG	Fluordesoxyglukose
FDG-PET	18Fluor-Desoxyglukose-Positronenemissionstomografie
FSE	Fast-Spin-Echo
GdB	Grad der Behinderung
GFW	Gelenkflächenwinkel
ggf.	gegebenenfalls
GUV	Gesetzliche Unfallversicherung
HIT	heparininduzierte Thrombozytopenie
HKB	hinteres Kreuzband
i. Allg.	im Allgemeinen
ICRS	International Cartilage Research Society
IKDC	International Knee Documentation Committee
IL	Interleukin
inkl.	inklusive
INR	International Normalized Ratio
IPK	intermittierende pneumatische Kompression
IQR	Interquartilsabstand
IQWiG	Institut für Qualität und Wirtschaftlichkeit im Gesundheitswesen
ISI	Insall-Salvati-Index
KI	Konfidenzintervall
kp	Kilopond
LAP	Locking Attachment Plate
LCL	Lig. collaterale laterale (laterales Kollateralband, Außenband)
LCP	Locking Compression Plate
LE	Lungenembolie
LFTA	Lig. femorotibiale anterius
Lig(g).	Ligamentum, -a
LISS	Less Invasive Stabilization System
LWS	Lendenwirbelsäule
M., Mm.	Musculus, Musculi
MACT	matrixgestützte Knorpelzelltransplantation
MCL	medial collateral ligament (Lig. collaterale mediale)
ME	Metallentfernung
Mio.	Million
MLDFW	mechanischer lateraler distaler Femurwinkel
MMPTW	mechanischer medialer proximaler Tibiawinkel
MPFL	mediales patellofemorales Ligament
MRGN	multiresistente gramnegative (Erreger)
MR-KnS	methicillinresistente koagulasenegative Staphylokokken
MRSA	methicillinresistenter Staphylococcus aureus
MRT	Magnetresonanztomografie, Kernspintomografie
MTPS	medizinische Thromboseprophylaxestrümpfe
MTT	medizinische Trainingstherapie
N(n).	Nervus, Nervi
NCB	Non Contact Bridging
NICE	National Institute of Health and Care Excellence
NMH	niedermolekulares Heparin
NPW	negativer prädiktiver Wert
NSAR	nichtsteroidale Antirheumatika
o. g.	oben genannte
OATS	osteochondrales autologes Transplantationssystem
OCT	osteochondrale Transplantation
OP	Operation
OR	Odds-Ratio
OTA	Orthopaedic Trauma Association
p. o.	per os
p.-a.	posterior-anterior
PAP	perioperative Antibiotikaprophylaxe
pAVK	periphere arterielle Verschlusskrankheit
PCL	posterior cruciate ligament
PCT	Procalcitonin
PD	Protonendichte
PDGF	plättchenabhängiger Wachstumsfaktor
PDS	Polydioxanon
PE	Polyethylen
PEEK	Polyetheretherketon
PET(-CT)	Positronenemissionstomografie(-Computertomografie)
PFL	popliteofibulares Ligament
PGA	Polyglykolid
PICO	Population, Intervention, Comparison, Outcome
PKV	private Krankenversicherung
PLA	Polylaktid
PLC	posterolaterale Gelenkecke
PLS	posterolaterale Gelenkstrukturen
PLT	Popliteussehne
PMC	posteromediale Gelenkecke
PMMA	Polymethylmethacrylat
PMN	polymorphkernige neutrophile Granulozyten
POL	posterior oblique ligament (hinteres Schrägband)
pPNET	periphere primitive neuroektodermale Tumoren
PPW	positiver prädiktiver Wert
PRP	plättchenreiches Plasma
PTS	Posterior Tibial Support
PUV	Private Unfallversicherung
PVNS	pigmentierte villonoduläre Synovialitis
RF	Rheumafaktor
RoM	Range of Motion

RR relatives Risiko
RSO Radiosynoviorthese
SAT Synovialitis vom arthrofibrotischen Typ
SCV small colony variants
sMCL superficial medial collateral ligament (oberflächliches Innenband)
sog. sogenannt(e)
ST Semitendinosussehne
STIR Short Tau Inversion Recovery
TENS transkutane elektrische Nervenstimulation
TEP Totalendoprothese
TGF Transforming Growth Factor
TSE Turbo-Spin-Echo
TT-TG tuberositas tibiae trochlear groove
TVT tiefe Venenthrombose
UCS Unified Classification System
UFH unfraktioniertes Heparin
UICC Union Internationale Contre le Cancer
UPS undifferenziertes pleomorphes Sarkom
V. a. Verdacht auf
VAS visuelle Analogskala
VKB vorderes Kreuzband
VMO M. vastus obliquus
VRE vancomycinresistente Enterokokken
W relatives Gewicht
WHO World Health Organization, Weltgesundheitsorganisation
WOMAC Western Ontario and McMaster Universities Arthritis Index
z. B. zum Beispiel, beispielsweise
Z. n. Zustand nach

Abbildungsnachweis

Der Verweis auf die folgenden Abbildungsquellen befindet sich im Buch am Ende des Legendentextes in eckigen Klammern:

G509	A. Prescher: Anatomie des Kniegelenks (Articulatio genus). In: D. C. Wirtz: AE-Manual der Endoprothetik: Knie, 2011, Springer
P217	Dr. med. Sven Shafizadeh, Klinik für Orthopädie, Unfallchirurgie und Sporttraumatologie, Kliniken Köln-Merheim – Kliniken der Stadt Köln
V127	Waldemar Link GmbH & Co. KG, Hamburg
V132	Aesculap AG, Tuttlingen
V330	Smith & Nephew GmbH, Hamburg
V397	Arthrex GmbH, München
V471	Peter Brehm GmbH, Weisendorf
V683	Albrecht GmbH, Stephanskirchen
V708	Implantcast GmbH, Buxtehude

Alle nicht weiter gekennzeichneten Abbildungen in den einzelnen Kapiteln stammen von:

Kap. 1:	Prof. Dr. med. A. Prescher, Aachen
Kap. 2:	Günter Biener, Neuss
Kap. 3:	Orthopädische Klinik für die Universität Regensburg, Asklepios Klinik Bad Abbach
Kap. 4 und 5.5:	Klinik für Orthopädie, Unfallchirurgie und Sporttraumatologie, Krankenhaus Köln-Merheim – Krankenhaus der Stadt Köln
Kap. 5.1:	Sportsclinic Cologne, Praxis für Sporttraumatologie, Orthopädie und Gelenkchirurgie am Krankenhaus Köln-Merheim, Köln
Kap. 5.2, 6.1 und 11:	BG Klinikum Duisburg GmbH, Duisburg
Kap. 5.3:	Martin-Luther-Krankenhaus GmbH, Berlin
Kap. 5.4:	Chirurgisch-Traumatologisches Zentrum, Asklepios Klinik St. Georg, Hamburg
Kap. 5.6:	Klinik für Unfall- und Wiederherstellungschirurgie Diakoniekrankenhaus Friederikenstift, Hannover
Kap. 6.2:	Klinik für Unfallchirurgie und Orthopädie, BG Klinik Ludwigshafen
Kap. 6.3:	BG Klinik Tübingen
Kap. 6.4:	BG Unfallklinik Frankfurt am Main gGmbH
Kap. 7:	Institut für Diagnostische und Interventionelle Radiologie, Universitätsmedizin Göttingen, Georg-August-Universität, Göttingen
Kap. 8.1, 8.5:	Klinik für Orthopädie, Uniklinik RWTH Aachen
Kap. 8.3:	Prof. Dr. med. Philipp Niemeyer, Klinik für Orthopädie und Unfallchirurgie Universitätsklinikum der Albert-Ludwigs-Universität, Freiburg
Kap. 8.4:	Klinik und Poliklinik für Orthopädie und Unfallchirurgie Universitätsklinikum Bonn
Kap. 9:	Prof. Dr. med. Peter Angele, PD Dr. med. Johannes Zellner, Klinik und Poliklinik für Unfallchirurgie, Universitätsklinikum Regensburg
Kap. 10:	Klinik für Orthopädie, Unfallchirurgie und Sporttraumatologie Köln-Merheim (Sektion Endoprothetik)
Kap. 12:	Universitätsklinikum Magdeburg A. ö. R., Orthopädische Universitätsklinikum, Magdeburg
Kap. 13:	Klinik und Poliklinik für Orthopädie und Sportorthopädie, Klinikum rechts der Isar der Technischen Universität München

Alle Zeichnungen im Buch stammen von Frau Dr. Katja Dalkowski, Erlangen.

Tabellenverzeichnis

Der Verweis auf die jeweilige Tabellenquelle befindet sich bei allen anderen Tabellen im Werk am Ende des Legendentextes in eckigen Klammern:

F427-002	Schmidt HGK et al.: Zur Definiton der Diagnose Osteomyelitis – Osteomyelitis Diagnose Score (ODS), Z Orthop Unfall 2011, 149 (4): 449–460, © Georg Thieme Verlag KG.
F901-001	Dettoni F. et al: High tibial osteotomy versus unicompartmental knee arthroplasty for medial compartment arthrosis of the knee: a review of the literature. In: Iowa Orthopaedic Journal, Volume 30, 2010. The University of Iowa.
F902-001	Balcarek P. et al: Which patellae are likely to redislocate? In: Knee Surgery, Sports Traumatology, Arthroscopy, Volume 22, Issue 10, Oktober 2014. Springer Medizin Verlag GmbH.
W876-002	Weise K, Schröter F: Begutachtung des Kniegelenkes bei Meniskus- und Bandläsionen. Aus: Bericht über die Unfallmedizinische Tagung, Heft 108: 73–81. 2009. Hrsg.: DGUV LV Mitte, gzm Grafisches Zentrum Mainz Bödige GmbH

Inhaltsverzeichnis

KAPITEL

1

Andreas Prescher

Expedition ins Knie: Knieanatomie

1.1 Einleitung

Das Kniegelenk des Menschen, die Articulatio (Art.) genus, ist das größte Gelenk des menschlichen Körpers mit einer komplizierten, nicht in allen Einzelheiten vollständig geklärten Funktionsweise. Anatomisch ist es eine Art. composita und setzt sich aus drei Knochen (Femur, Tibia und Patella) zusammen, wobei sich ebenfalls drei Einzelgelenke unterscheiden lassen: *Art. femorotibialis (medialis et lateralis)* und die *Art. femoropatellaris.* Die Art. femorotibialis wird durch interkalierte Menisci noch weiter unterteilt in eine *Art. meniscofemoralis* und eine *Art. meniscotibialis.* Die Fibula beteiligt sich beim Menschen nicht mehr am Kniegelenk, aber aus entwicklungsgeschichtlichen Gründen besteht in ca. 20 % eine kontinuierliche Verbindung zwischen der Art. tibiofibularis proximalis und dem Kniegelenk.

Das Kniegelenk des Menschen hat zwei wesentliche Aufgaben: Es muss in der Streckstellung eine hohe Stabilität und in der Beugestellung eine hohe Mobilität gewährleisten, um dem Fuß seinen großen Verkehrsraum zu ermöglichen. Im Kniegelenk können sowohl Translationen als auch Rotationen durchgeführt werden, sodass das Gelenk als **Drehgleitgelenk** (Trochoginglymus) gesehen werden kann. Da es außerdem zwei voneinander getrennte Gelenkkompartimente (medial und lateral) aufweist, die aber immer gemeinsam bewegt werden, ist es auch eine Art. bicondylaris.

Von Bedeutung ist auch der Einbau des Kniegelenks in die Architektur der unteren Extremität. Die von Mikulicz (1878) beschriebene Direktionslinie (Traglinie) sollte vom oberen Umfang des Femurkopfes durch das Zentrum des Kniegelenks und die Mitte des Sprunggelenks laufen, damit eine ausgewogene Belastung resultiert. Liegt das Kniegelenk medial, resultiert ein **Genu valgum** (X-Bein, Schemmelbein), liegt es lateral, ein **Genu varum** (O-Bein, Bäckerbein). Beide Fehlformen stellen präarthrotische Deformitäten dar und sind ein natürlicher Beweis der Entstehung einer Arthrosis deformans durch Überlastung.

Die hier vorgelegte Darstellung der Anatomie kann das Studium der einschlägigen Monografien (z. B. Sonnenschein 1952; Baumgartl 1964; Lang und Wachsmuth 1972; Müller 1982; Wagner und Schabus 1982; Tillmann und Petersen 2000, 2005; Prescher 2011) nicht ersetzen. In besonderem Maße muss vom zukünftigen, erfolgreichen Operateur eine eigenständige Auseinandersetzung mit den Strukturen am Präparat gefordert werden, sodass die Präparation, Arthroskopie und Operation am Leichenknie wieder einen hohen Stellenwert erhält.

1.2 Oberflächenanatomie

Das Kniegelenk liegt exzentrisch in der unteren Extremität, sodass ventral nur eine geringe Weichteilbedeckung ausgeprägt ist und dorsal die *Fossa poplitea* gebildet wird, die sich im Oberflächenrelief als *Rhombus popliteus* abzeichnet. Die Querachse teilt den Rhombus in ein proximales und ein distales Dreieck:

- Das **proximale Dreieck** wird lateral vom M. biceps femoris und medial vom M. semimembranosus begrenzt. Die lange, schlanke Sehne des M. semitendinosus liegt auf dem Muskelbauch des M. semimembranosus in einer seichten Rinne und ist dadurch nicht unmittelbar an der Begrenzung beteiligt.
- Das **distale Dreieck** wird lateral vom M. plantaris und vom Caput laterale m. gastrocnemii sowie medial vom Caput mediale m. gastrocnemii eingefasst.

Die Querachse des Rhombus popliteus stimmt nicht mit der Lage des Gelenkspalts überein, sondern liegt an der Oberkante der Kondylen.

Diagnostischer Hinweis

Am Kniegelenk sind verschiedene tast- und sichtbare anatomische Landmarken wichtig: Patella mit Basis und Apex, Lig. patellae, Tuberositas tibiae, Fibulaköpfchen, Gelenkspalt und Epikondylen. Medial und lateral neben der Patella sind die Soft Spots tastbar.

1.3 Knöcherne Anatomie

1.3.1 Anatomie des distalen Femurs

Das distale Femurende weist die beiden Gelenkrollen *(Condylus medialis und Condylus lateralis)* auf, die durch die *Fossa intercondylaris* voneinander getrennt werden. Nach dorsal divergieren die Kondylen geringfügig, wodurch die dorsal größere Kniebreite begründet wird. Weiterhin stehen die Kondylen geneigt zueinander, sodass die Außenränder tiefer stehen als die Innenränder

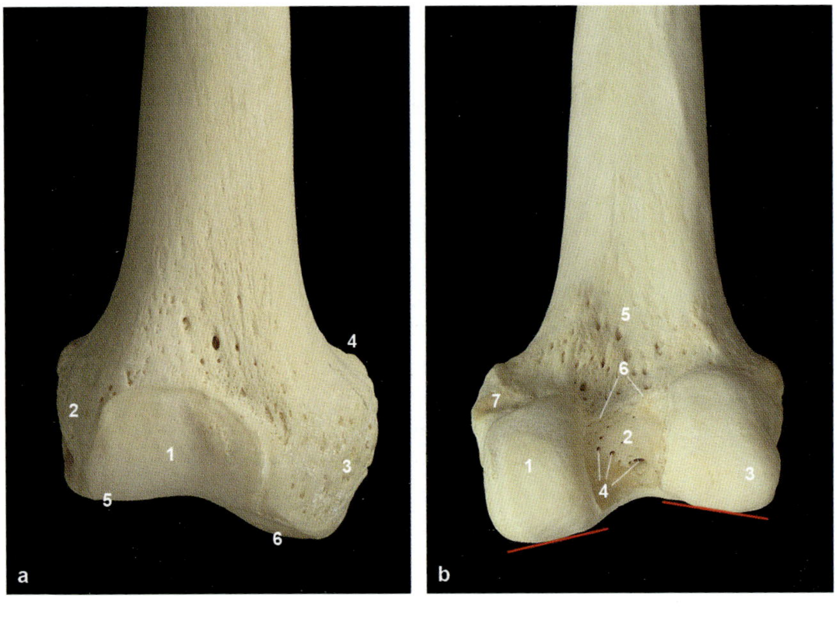

Abb. 1.1 Distales Femurende:
a) Ansicht von ventral: 1: Facies patellaris, 2: Epicondylus lateralis, 3: Epicondylus medialis, 4: Tuberculum adductorium, 5: Condylus lateralis, 6: Condylus medialis. Beachte: Bei senkrecht gehaltenem Femur reicht der Condylus medialis ca. 1–2 cm tiefer herab als der laterale!
b) Ansicht von dorsal. 1: Condylus medialis, 2: Fossa intercondylaris, 3: Condylus lateralis, 4: Foramina nutricia im Dach der Fossa intercondylaris, 5: Planum popliteum, 6: Linea intercondylaris, 7: Tuberculum adductorium. Die beiden roten Linien verdeutlichen die Neigung der Kondylen.

(➤ Abb. 1.1b). Ventral werden die Kondylen durch die sattelförmige *Facies patellaris,* das Kniescheibengleitlager, verbunden, wobei die Grenze zur Kondylengelenkfläche jeweils von der *Linea condylopatellaris* medialis bzw. lateralis gebildet wird (➤ Abb. 1.1a).

Bei einer selten vorkommenden symmetrischen Ausprägung der beiden Kondylenwangen wird von Euplasie gesprochen. In der Mehrzahl der Fälle kann eine unterschiedlich stark ausgeprägte Hypoplasie der medialen Kondylenwange beobachtet werden, die in engem Zusammenhang mit der Ausprägung der medialen Facette der Kniescheibe steht. Die größte Knorpeldicke findet sich auf der lateralen Kondylenwange.

Dorsal werden die **Kondylen** durch die knorpelfreie Fossa intercondylaris getrennt. Im Dach der Fossa intercondylaris befinden sich zahlreiche, teilweise recht große Foramina nutricia, die sich auch im Röntgenbild darstellen können. Die Kompaktalamelle des Daches der Fossa intercondylaris (➤ Abb. 1.2a) stellt die morphologische Grundlage der **Blumensaat-Linie** dar, die im lateralen Röntgenbild besonders deutlich wird (➤ Abb. 1.2b). Die Blumensaat-Linie stellt eine wichtige anatomische Landmarke dar und kann zur Höhenbestimmung der Patella nach Blumensaat und für die Festlegung des Femurdachwinkels verwendet werden. Die Gelenkrollen weisen ganz charakteristische Krümmungsverhältnisse auf. Es besteht eine bikonvexe Oberflächenkrümmung, sodass die Gelenkflächen sowohl in der Frontalebene als auch in der Sagittalebene gekrümmt sind. Die sagittale Krümmung setzt sich aus kleinen Kreisbögen zusammen, deren Radien von hinten nach vorn zunehmen, sodass auch die sagittale Krümmung von vorn nach hinten zunimmt. Die Gesamtkrümmung bildet also eine typische Spirale, wie es auch schon 1836 von den Gebrüdern Weber beschrieben wurde. Bugnion (1892) teilte sehr genau Vermessungen der Krümmungsverhältnisse mit. Die Oberflächenkontur der Kondylen entspricht in der Sagittalebene einer Randkurve mit unterschiedlichen Krümmungsradien. Dabei liegen die Krümmungsmittelpunkte aller Gelenkflächenteilstrecken auf einer Linie, die **Evolute** genannt wird. Als **Evolvente** bezeichnet man die Randkurve der Gelenkoberfläche.

Die Kondylen werden sowohl medial als auch lateral von den Epikondylen überragt. Medial findet sich noch das Tuberculum adductorium, ein kleines Insertionshöckerchen der Sehne des M. adductor magnus. Der Condylus lateralis weist an seiner lateralen Fläche den Sulcus popliteus für die Sehne des M. popliteus auf.

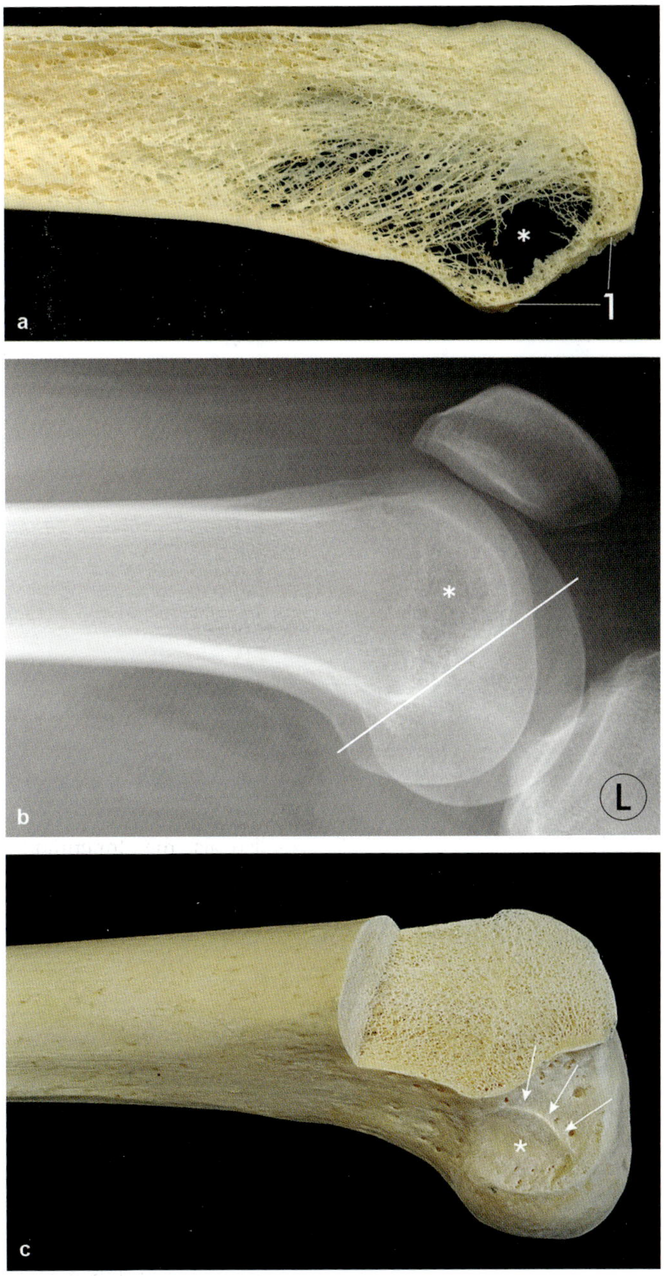

Abb. 1.2 Anatomie des distalen Femurendes:
a) Sagittalschnitt durch das distale Femurende: 1. Dach der Fossa intercondylaris, *: spongiosaverarmte Region (Ludloff-Fleck) [G509]
b) Seitliche Röntgenaufnahme: Die Linie verdeutlicht die Blumensaat-Linie. *: Ludloff-Fleck (Für die Überlassung der Röntgenaufnahme danke ich Herrn Prof. Dr. med. B. Wein, Aachen, sehr.)
c) Linkes Femur: Die Pfeile markieren „Resident's ridge" auf der medialen Seite des lateralen Kondylus. *: Insertionsfläche des Lig. cruciatum anterius [G509]

Diagnostischer Hinweis

Zum Zeitpunkt der Geburt sollte im distalen Femurende ein Knochenkern von 5 mm Länge (Beclard-Kern) vorhanden sein (Reifezeichen). Besonders im Kindes- und Jugendalter findet sich radiologisch im distalen Femurende eine dreieckige Aufhellung, das Epiphysendreieck (**Ludloff-Fleck**) (➤ Abb. 1.2a, b). Diese Erscheinung gehört zur regulären Anatomie und darf nicht fehlinterpretiert werden.

1.3.2 Anatomie der proximalen Tibia

Das proximale Ende der Tibia, der Tibiakopf, weist einen *Condylus medialis* und einen *Condylus lateralis* auf (➤ Abb. 1.3a–d). Die kraniale Fläche der beiden Kondylen, das **Tibiaplateau,** trägt eine Facies articularis medialis und eine Facies articularis lateralis. Diese beiden ovalen Gelenkflächen werden durch die Eminentia intercondylaris sowie durch die Area intercondylaris anterior und posterior voneinander getrennt. Die *Eminentia intercondylaris* weist durch die unterschiedliche Höhenausprägung ihrer beiden Tubercula drei Formtypen auf (Bauer 1931):

- Typ I: mediales Tuberculum höher als laterales (62 %)
- Typ II: beide Höcker gleich hoch (30 %)
- Typ III: laterales Tuberculum höher als mediales (8 %)

Das Knochenmassiv der Eminentia intercondylaris ist eine wichtige passive Stabilisierungsstruktur, die in der Streckstellung des Kniegelenks genau in die Fossa intercondylaris des Femurs eingepasst ist und dadurch keine Rotation des Unterschenkels zulässt. Dieser Mechanismus bedingt aber auch, dass die Eminentia intercondylaris durch traumatische Einwirkungen abgeschert werden

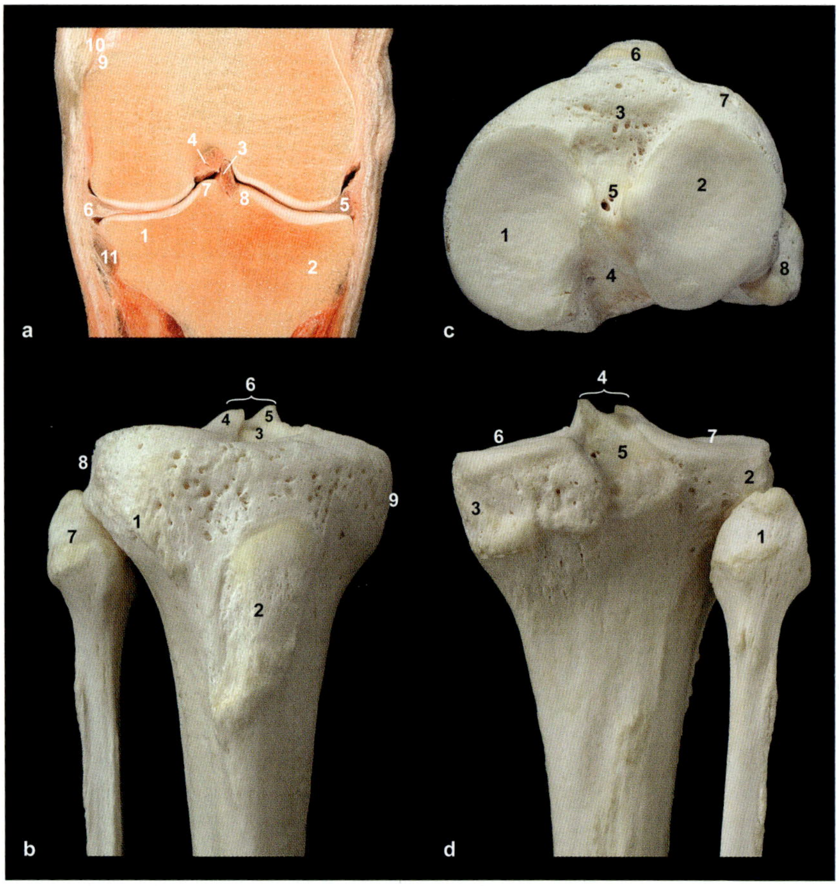

Abb. 1.3 Wichtige Strukturen des Kniegelenks und des proximalen Tibiaendes:
a) Frontalschnitt durch das Kniegelenk. 1: Condylus medialis tibiae, 2: Condylus lateralis tibiae, 3: Lig. cruciatum anterius, 4: Lig. cruciatum posterius, 5: Meniscus lateralis, 6: Meniscus medialis, 7: Tuberculum intercondylare mediale, 8: Tuberculum intercondylare laterale, 9: Tuberculum adductorium, 10: Sehne des M. adductor magnus, 11: Pes anserinus superficialis. Man beachte den Höhenunterschied zwischen dem medialen und dem lateralen Tibiaplateau.
b) Proximale Tibia in der Ansicht von ventral. 1: Tuberculum tractus iliotibialis Gerdy, 2: Tuberositas tibiae, 3: Area intercondylaris anterior, 4: Tuberculum intercondylare laterale, 5: Tuberculum intercondylare mediale, 6: Eminentia intercondylaris, 7: Caput fibulae, 8: Condylus lateralis tibiae, 9: Condylus medialis tibiae
c) Tibiaplateau in der Ansicht von oben. 1: Condylus medialis mit Facies articularis medialis, 2: Condylus lateralis mit Facies articularis lateralis, 3: Area intercondylaris anterior, 4: Area intercondylaris posterior, 5: Eminentia intercondylaris mit Tuberculum intercondylare mediale und laterale, 6: Tuberositas tibiae, 7: Tuberculum tractus iliotibialis Gerdy, 8: Caput fibulae tibiae
d) Proximale Tibia in der Ansicht von dorsal. 1: Caput fibulae, 2: Condylus lateralis tibiae, 3: Condylus medialis tibiae, 4: Eminentia intercondylaris mit Tuberculum intercondylare mediale und laterale, 5: Area intercondylaris posterior, 6: Facies articularis medialis, 7: Facies articularis lateralis tibiae

kann. Die vor der Eminentia intercondylaris gelegene dreieckige *Area intercondylaris anterior* dient der Befestigung des vorderen Kreuzbandes (VKB) und des Vorderhorns des Innenmeniskus. Die hinter der Eminentia gelegene *Area intercondylaris posterior* ist deutlich nach dorsal geneigt und erstreckt sich noch auf die Rückseite der Tibia, wo sie durch eine schwache Knochenleiste begrenzt wird. Auf der Area intercondylaris posterior sind das hintere Kreuzband (HKB) und das Hinterhorn des Innenmeniskus verankert. Die beiden seitlich gelegenen Gelenkflächen weisen in der Regel einen Höhenunterschied auf (➤ Abb. 1.3a). Die beiden Facetten unterscheiden sich auch in ihren Wölbungsverhältnissen (medial: zentral konkav, lateral: zentral fast plan). Ventral liegt die mächtige *Tuberositas tibiae* und etwas lateral davon das Tuberculum tractus iliotibialis (Gerdy), an dem der *Tractus iliotibialis* (Maissiat-Streifen) inseriert. Die kleine ovaläre Gelenkfacette für die Anlagerung des Fibulaköpfchens liegt dorsolateral unter dem Condylus lateralis.

Das Tibiaplateau weist eine nach dorsal gerichtete Neigung von ca. 9° auf, die **Retroversio tibiae.** Davon zu unterscheiden ist die **Retropositio,** die beschreibt, dass die Gelenkkörper weitgehend dorsal der Tibiaschaftachse gelegen sind.

1.3.3 Anatomie der Patella

Bei der Patella (➤ Abb. 1.4) handelt es sich um das größte Sesambein des menschlichen Körpers, das der Quadrizepssehne zur besonderen Wirksamkeit verhilft und die Gelenkbelastung verringert. Ein Verlust der Patella führt zu einem erhöhten Anpressdruck an das Patellagleitlager und zu einer verminderten Streckkraft.

Die Patella hat eine dreieckige Form mit kranial gelegener Basis und kaudalem Apex. Auf der Vorderseite findet man zahlreiche feine Knochenrinnen, in denen die Fasern der Quadrizepssehne verlaufen und mit Sharpey-Fasern im Knochen inserieren. Weiter-

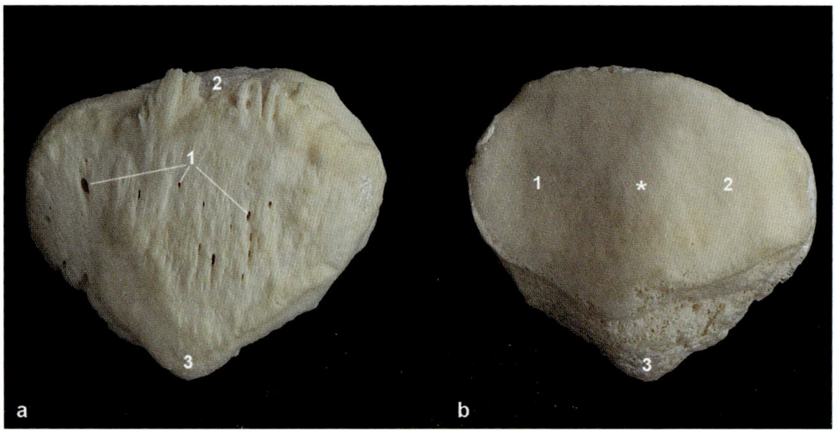

Abb. 1.4 Patella
a) Ansicht von ventral. 1: Foramina nutricia, 2: Basis patellae, 3: Apex patellae
b) Ansicht von dorsal. 1: Laterale Facette, 2: mediale Facette, *: medianer Knochenfirst, 3: Apex patellae. Man beachte, dass sich die Gelenkfläche nicht auf die Patellaspitze erstreckt!

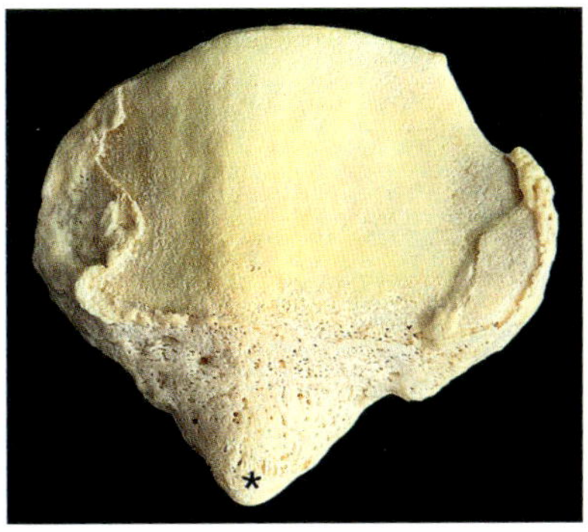

Abb. 1.5 „Cyrano long nosed patella". Man beachte die stark ausgezogene Patellaspitze (*).

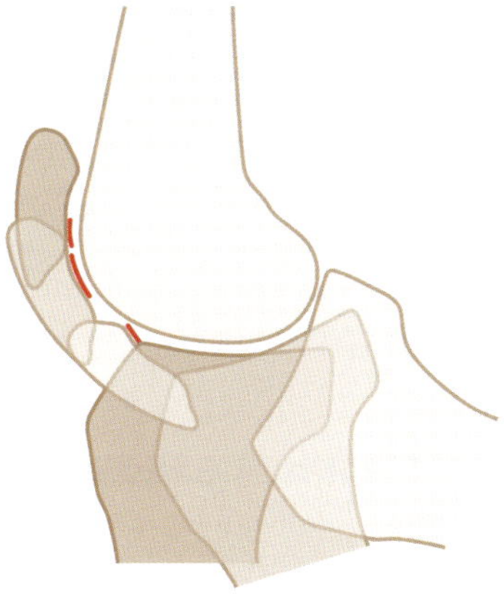

Abb. 1.7 Schematische Darstellung des Kniegelenks in verschiedenen Beugungsphasen. Man beachte die bei zunehmender Beugung nach kranial wandernde Kontaktfläche (rot) der Patella.

hin treten auf der Vorderfläche Blutgefäße in den Knochen ein, sodass hier Foramina nutricia zu finden sind. Die Rückseite der Patella zeigt einen senkrecht verlaufenden Knochenfirst, der eine mediale von einer lateralen Gelenkfacette trennt. Dabei ist wichtig, dass die dorsale Gelenkfläche den Bereich des *Apex patellae* freilässt, der hier eine nur sehr dünne Kompaktaschicht und zahlreiche Foramina nutricia aufweist. In vielen Fällen ist die mediale Gelenkfacette kleiner als die laterale, immer jedoch ist die mediale Patellahälfte dicker als die laterale. Mediale und laterale Gelenkfacette bilden miteinander den **Patellaöffnungswinkel,** der bei regelrechter Patellaform ca. 120–140° beträgt. Je nach Ausdehnung der dorsalen Gelenkfläche können nach Grelsamer et al. (1994) drei **sagittale Patellatypen** unterschieden werden:

- Typ 1: deutlich ausgeprägte freie Rückfläche des Apex patellae
- Typ 2: überlanger zugespitzter Apex patellae („Cyrano long nosed patella", ➤ Abb. 1.5)
- Typ 3: Rückfläche des Apex patellae fast vollständig von Gelenkfläche bedeckt

Es haben sich Hinweise ergeben, dass die Typen 2 und 3 mit einer erhöhten Inzidenz von Knieschmerzen verbunden sind.

Die Anatomie der Patella zeigt eine ganze Reihe von Form- und Positionsvarianten (Hypoplasie, Dysplasie, Patella partita, Patella alta, Patella baja), die durchaus praktische Bedeutung haben können (➤ Abb. 1.6). Als Alterserscheinung bilden sich fibroostotische Knochenzacken („Patellazähne") an der Basis und am Apex sowie Knochenauflagerungen auf der Vorderseite aus (➤ Abb. 1.6a). Insbesondere die langen Patellaformen zeigen oft eine zentrale Dellenbildung auf der Rückseite, die **Haglund-Delle** (➤ Abb. 1.6b). Die mediale Gelenkfläche ist manchmal in die Sagittalebene umgebogen, wodurch die **Odd-Facette** entsteht (➤ Abb. 1.6c). Von einer **Patella bipartita** wird gesprochen, wenn eine Knochenpartie der Patella anlagemäßig isoliert auftritt. Am häufigsten ist dies bei der lateralen oberen Ecke der Fall (➤ Abb. 1.6d). Ist die laterale obere Ecke ausgekerbt, wird von einer **Patella emarginata** (➤ Abb. 1.6e) gesprochen. Aber auch seltene Formen können auftreten, wie z. B. die Selbstständigkeit des Apex patellae (➤ Abb. 1.6f).

In den einzelnen Bewegungsphasen des Kniegelenks beträgt die Kontaktfläche der Patella zur Femurgelenkfläche jeweils nur ca. 10–20 %. Dabei wandert die Kontaktfläche bei zunehmender Beugung bis zum Wert von 90° von distal nach proximal (➤ Abb. 1.7). Bei einer Beugung von über 90° werden dann nur noch die seitlichen Gelenkflächenpartien belastet.

Die Patella ist eine sehr wichtige Struktur, die verschiedene Funktionen wahrnimmt:

1. Sie erhöht die Wirksamkeit der Quadrizepssehne.
2. Sie führt die Quadrizepssehne.
3. Sie vermindert Reibungskräfte.
4. Sie kontrolliert die Kapselspannung des Kniegelenks.
5. Sie überträgt und zentralisiert die Extensorenkraft auf das Lig. patellae.
6. Sie optimiert das ästhetische Erscheinungsbild des Knies.

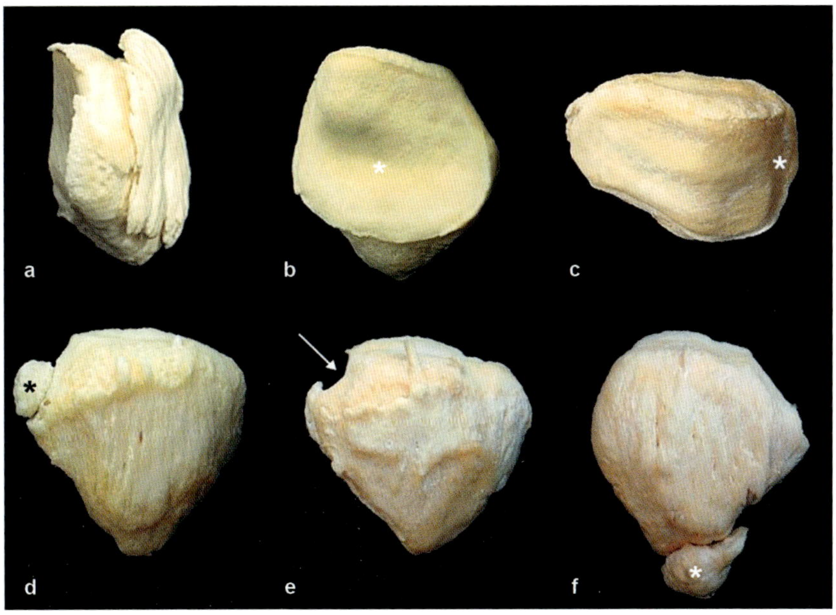

Abb. 1.6 Patella [G509]
a) mit fibroostotischen Auflagerungen und oberen und unteren Patellazähnen
b) mit Haglund-Delle (*)
c) mit Odd-Facette (*)
d) Patella bipartita. Der Stern (*) markiert den eigenständigen laterokranialen Knochenkern.
e) Patella emarginata. Der Pfeil weist auf den typischen Randdefekt.
f) Patella bipartita mit isoliertem Spitzenkern (*)

1.4 Bandapparat

Das Kniegelenk weist einen komplizierten Bandapparat auf, wobei sich an jeder Gelenkseite (vorn, lateral, medial und hinten) typische Bandformationen beschreiben lassen. Innerhalb des Kniegelenks (intraartikulär, aber extrasynovial) liegt der Binnenbandapparat, bestehend aus den Ligg. cruciatum anterius, cruciatum posterius, meniscofemorale posterius und meniscofemorale anterius.

1.4.1 Ventraler Bandapparat

Der ventrale Bandapparat besteht aus Quadrizepssehne, Lig. patellae, Retinacula longitudinalia et transversalia, Ligg. patellomeniscalia (➤ Abb. 1.8).

Die mächtige **Quadrizepssehne** setzt sich aus dem M. rectus femoris sowie den Mm. vastus lateralis, vastus medialis und vastus intermedius zusammen. Sie inseriert an der Basis patellae und an der Vorderfläche der Patella. An der Patellaspitze geht sie dann in das **Lig. patellae** über, das an der Tuberositas tibiae ansetzt. Unmittelbar hinter dem Lig. patellae liegen die *Bursa infrapatellaris profunda* und das *Corpus adiposum infrapatellare* (Hoffa). Die Bursa mindert die Reibung des Bandes an der Tibia, wohingegen der Fettkörper eine weiche Verschiebemasse bildet, die bei Beugung des Kniegelenks nach den Seiten verlagert werden kann. Diese Verlagerung ist für die Funktion des Kniegelenks essenziell, da das Lig. patellae bei der Beugung ebenfalls nach hinten verlagert werden muss. Seitlich (medial und lateral) der Patella verlaufen Faserkontingente der Quadrizepssehne an der Patella vorbei, um an der Tibia zu inserieren. Diese Strukturen werden als *Retinaculum patellae longitudinale laterale et mediale* bezeichnet. In der Klinik ist auch der Begriff „Reservestreckapparat" gebräuchlich.

Unter den *Retinacula longitudinalia* liegen die *Retinacula transversalia,* an denen man jeweils eine obere und untere verstärkte Partie beschreiben kann, das *Lig. patellofemorale laterale/mediale* und das *Lig. patellotibiale laterale/mediale* (➤ Abb. 1.8). Diese verstärkten Bandzüge führen und zügeln die Patella in ihrem Gleitlager. Besonders wichtig für diese Funktion ist das Lig. patellofemorale mediale, das auch hypoplastisch angelegt sein kann. An diesem Band und dem Medialrand der Patella inserieren auch schräg orientierte kaudale Fasern des M. vastus medialis, die oftmals als *M. vastus medialis obliquus* bezeichnet werden und denen eine Zentrierungsfunktion für die Patella zugeschrieben wird. Unter den transversalen Retinakula ziehen dann die *Ligg. patellomeniscalia* von den Kniescheibenseitenrändern zu den Vorderhörnern der Menisci, die über diese Bänder bei der Extension aktiv nach vorn gezogen werden.

1.4.2 Lateraler Bandapparat

Die beiden **Kollateralbänder** (Ligg. collaterale laterale et mediale) sichern das Kniegelenk in der Frontalebene, verhindern somit ein seitliches Aufklappen. Bei maximaler Extension, also nach der Schlussrotation, sind die beiden Bänder maximal gespannt. In der Flexion werden sie gelockert, wodurch die Rotation freigegeben wird. Allerdings begrenzen sie dann auch die Außenrotation. In der seitlichen Betrachtung überkreuzen sich die Seitenbänder spitzwinklig, und das laterale Seitenband weist nur ein Drittel der Länge des medialen Bandes auf.

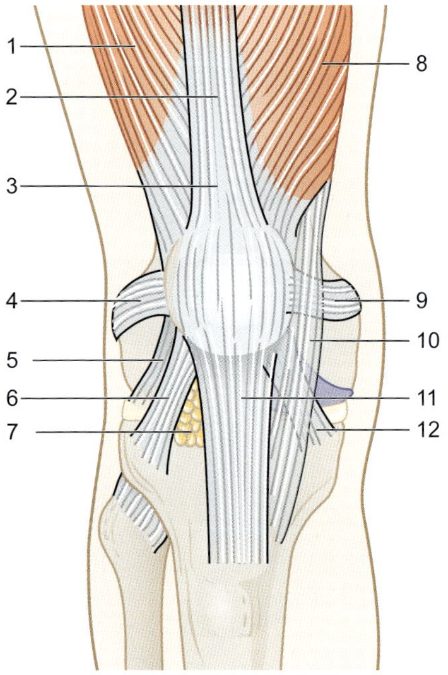

Abb. 1.8 Ventraler Bandapparat. 1: M. vastus lateralis, 2: M. rectus femoris, 3: Tendo m. quadricipitis femoris, 4: Lig. patellofemorale laterale, 5: Lig. patellomeniscale, 6: Lig. patellotibiale laterale, 7: Corpus adiposum infrapatellare Hoffa, 8: M. vastus medialis, 9: Lig. patellofemorale mediale, 10: Retinaculum patellae longitudinale mediale, 11: Lig. patellae, 12: Lig. patellotibiale mediale. Man beachte die stratigrafische Anordnung der Bänder in drei Schichten: oberflächliche, mittlere und tiefe Schicht.

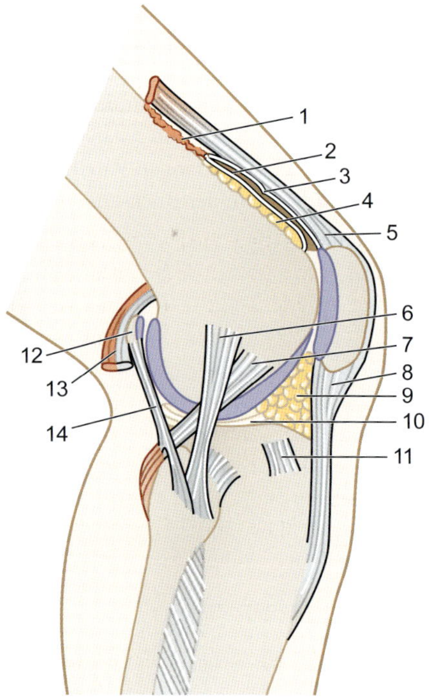

Abb. 1.9 Fibularer Bandapparat. 1: M. articularis genus, 2: Recessus suprapatellaris, 3: Plica suprapatellaris, 4: Fettkörper, 5: Tendo m. quadricipitis femoris, 6: Lig. collaterale laterale, 7: Tendo m. poplitei, 8: Lig. patellae, 9: Corpus adiposum infrapatellare Hoffa, 10: Meniscus lateralis, 11: Tractus iliotibialis, 12: Fabella lateralis, 13: Caput laterale m. gastrocnemii mit lateraler Polkappe, 14: Lig. fabellofibulare (Vallois)

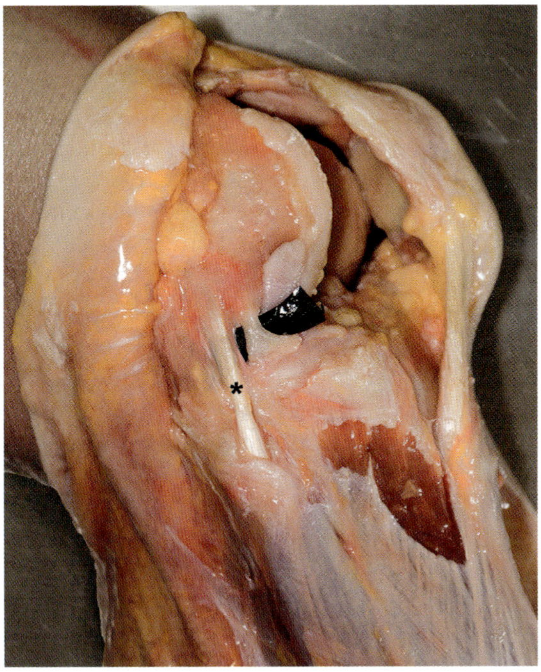

Abb. 1.10 Kniegelenk in der Ansicht von lateral. Schwarz unterlegt: anterolaterales Ligament. Man beachte die Insertion am Meniskus. *: Lig. collaterale laterale

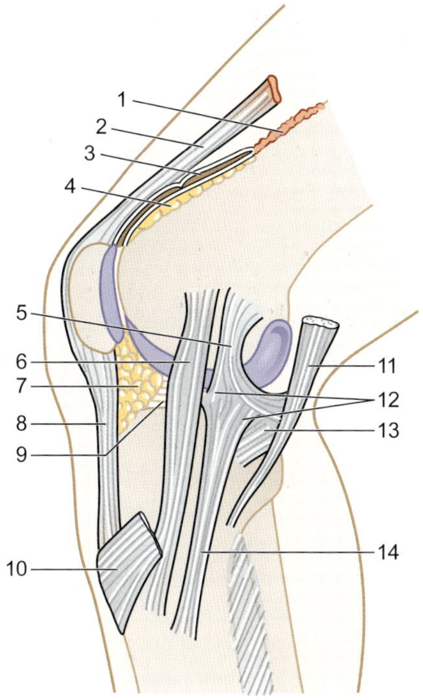

Abb. 1.11 Tibialer Bandapparat. 1: M. articularis genus, 2: Tendo m. quadricipitis femoris, 3: Recessus suprapatellaris, 4: Fettkörper, 5: Lig. meniscofemorale, 6: Lig. collaterale mediale, 7: Corpus adiposum infrapatellare Hoffa, 8: Lig. patellae, 9: Meniscus medialis, 10: Pes anserinus superficialis, 11: Tendo m. semimembranosi, 12: Lig. meniscotibiale (s. coronarium), 13: hinteres Schrägband *(posterior oblique ligament)*, 14. Lig. collaterale tibiale posterius

Lig. collaterale laterale (s. fibulare)

Das fast drehrunde Lig. collaterale laterale (➤ Abb. 1.9) entspringt vom Epicondylus lateralis und inseriert am vorderen Umfang und an der Seitenfläche des Caput fibulae, wobei es die Fibulaspitze nicht besetzt. Es zeigt eine schräge, von oben-vorn nach hinten-unten gerichtete Verlaufsrichtung. Durch die Insertion am Fibulaköpfchen wird es vom Gelenk abgerückt, wodurch ein von lockerem Bindegewebe erfüllter Spaltraum zwischen Kollateralband und Gelenk geschaffen wird, in dem die Sehne des M. popliteus liegt. Durch das seitliche Abrücken des Bandes vom Gelenk kann auch keine Beziehung zum Außenmeniskus bestehen.

Anterolaterales Ligament

Durch die vielbeachtete Publikation von Claes et al. (2013) wird ein Bandzug in den Fokus der Kniechirurgen gerückt, der unmittelbar vor dem Lig. collaterale laterale vom Epicondylus lateralis entspringt und anterolateral an der Tibia, mittig zwischen Tuberculum Gerdy und Spitze des Fibulaköpfchens, und am Seitenmeniskus inseriert. Dieser Bandzug, das anterolaterale Ligament (➤ Abb. 1.10), soll für den Ausriss des Segond-Fragments verantwortlich sein. Claes et al. (2013) weisen auf die uneinheitliche, verwirrende Namensgebung hin. Die funktionellen Aspekte des Bandes sind noch nicht abschließend geklärt.

Lig. collaterale mediale (s. tibiale)

Der mediale Kollateralbandkomplex stellt ein kompliziertes breitflächiges Gebilde dar, das von der unteren Partie des Epicondylus medialis ausgeht, schräg (15–20° Neigung zur Tibiaachse in Streckstellung) über das Kniegelenk zieht und an der medialen Tibiafläche hinter den Sehnen des Pes anserinus superficialis inseriert (➤ Abb. 1.11). Generell besteht das mediale Kollateralband aus einem vorderen (oberflächlichen) und einem hinteren (tiefen) Anteil.

Der **vordere Anteil** liegt der Gelenkkapsel nur locker auf. Da hier eine Verschieblichkeit gewährleistet sein muss, wird die Bursa ligamenti collateralis tibialis zwischen die Strukturen interkaliert, sodass keine Verbindung zum Meniskus besteht. Der **hintere Teil** wird auch als Lig. collaterale tibiale posterius bezeichnet und lässt ebenfalls einen oberflächlichen und einen tiefen Anteil unterscheiden. Der oberflächliche Teil ist parallelfaserig aufgebaut und inseriert an der Tibia. Der tiefe Teil besteht aus kurzen Faserzügen, die zum einen schräg vom Femur zur Meniskusbasis ziehen (Lig. meniscofemorale) und zum anderen von der Tibia kommend die Meniskusbasis erreichen (Lig. meniscotibiale s. coronarium). Die beiden tiefen Bandanteile sind untrennbar mit der Gelenkkapsel und der Meniskusbasis verwachsen, sodass der mediale Meniskus wesentlich unbeweglicher ist als der laterale, was eine erhöhte Verletzungsgefahr bedeutet.

Dorsal geht das Lig. collaterale tibiale posterius kontinuierlich in das von Hughston und Eilers (1973) ausführlich dargestellte *posterior oblique ligament* (POL; **hinteres Schrägband)** über, das Außenrotation und Valgisierung, aber auch eine hintere Schublade und die Innenrotation verhindert.

Bei der Beschreibung des medialen Kollateralbandes fallen in der Literatur unterschiedliche Benennungen und Definitionen auf, sodass leider eine sehr inhomogene Nomenklatur zu verzeichnen ist, die zu Missverständnissen führen kann (Prescher 2011). Die offiziellen Nomina Anatomica (1998) bieten auch nur ein limitiertes Repertoire an Begriffen, das der Komplexität des medialen Kollateralbandkomplexes bei Weitem nicht gerecht wird. Dabei ist auch zu beachten, dass es sich nicht nur um terminologische Feinheiten von akademischem Interesse handelt. So kommt z. B. dem „hinteren Schrägband" eine funktionell wichtige biomechanische Funktion zu, die sich deutlich von der Funktion des eigentlichen medialen Kollateralbandkomplexes unterscheidet (➤ Kap. 5.1).

1.4.3 Dorsaler Bandapparat

Der in Streckstellung angespannte dorsale Kapsel-Band-Apparat verhindert wirkungsvoll die Überstreckung des Kniegelenks und dient auch der Seitenstabilisierung (➤ Abb. 1.12). Im Einzelnen werden folgende Bänder beschrieben:

1. Mediale und laterale Polkappe
2. Tendo m. semimembranosi mit Pes anserinus profundus
3. Lig. popliteum obliquum
4. Lig. popliteum arcuatum

Die **Polkappen,** über den beiden Kondylen gelegene Kapselverstärkungen, unterfüttern die Ursprungsköpfe des *M. gastrocnemius.* Von besonderer Bedeutung ist die Insertion des *M. semimembranosus,* der **Pes anserinus profundus.** Hier werden fünf Insertionszügel ausgebildet:

1. zur Medialseite des Tibiakondylus
2. zur Dorsalseite des medialen Tibiakondylus
3. das Lig. popliteum obliquum
4. Verbindung zum hinteren Schrägband und zum medialen Meniskus
5. zur Faszie des M. popliteus und zur dorsalen Fläche der Tibia

Der Pes anserinus profundus besetzt die dorsomediale Partie des Kniegelenks, was zur Bezeichnung **„Semimembranosuseck"** geführt hat.

Die dorsolaterale Partie des Kniegelenks wird im Wesentlichen vom M. popliteus dominiert, weshalb hier vom **„Popliteuseck"** gesprochen wird. In diesem Bereich liegt auch das *Lig. popliteum arcuatum,* das von der Fibulaspitze entspringt und sich dann in zwei Zügel trennt. Der laterale, das *Lig. popliteofibulare,* verbindet sich mit der Popliteussehne, der lateralen Polkappe und einer evtl. vorhandenen Fabella. Der mediale Zügel bildet die typische, bogenförmige Arkade, die sich mit dem *Lig. popliteum obliquum* vereinigt und dann auf der dorsalen Tibiafläche verstreicht. Unter der Bandarkade hindurch zieht die **Popliteussehne,** die auch Verbindungen zum Hinterhorn des Außenmeniskus und zum Caput fibulae aufweist, ins Kniegelenk.

1.4.4 Binnenbandapparat

Der Binnenbandapparat setzt sich zusammen aus dem *Lig. cruciatum anterius,* dem *Lig. cruciatum posterius* und den *Ligg. meniscofemoralia* (➤ Abb. 1.13). Innerhalb der Fossa intercondylaris ist der Kreuzbandkomplex, der sog. **Zentralpfeiler** *(pivot central* der Lyoner Schule), untergebracht. Die beiden ca. 3,8–4 cm langen Kreuzbänder bilden in der Ansicht von vorn ein liegendes Andreaskreuz, sodass die Bezeichnung verständlich wird. Zwischen den beiden Bändern liegt oft ein kleiner Schleimbeutel, die *Bursa intercruciata.*

Der Binnenbandapparat wird vom Stratum fibrosum der Gelenkkapsel gebildet und kann geradezu als Verstärkung der dorsalen Kapselwand aufgefasst werden. Aufgrund dieser Entwicklung liegt der Kreuzbandkomplex zwischen dem Stratum synoviale und dem Stratum fibrosum und damit eigentlich extraartikulär. Da die Kreuzbänder aber stark prominent in den Gelenkraum vorspringen und auch arthroskopisch vom Gelenkraum her erreichbar sind, ist es aus Sicht des Klinikers sinnvoll, von einer intraartikulären Lage zu sprechen (Tillmann und Petersen 2000). Die schlagwortartige Charakterisierung der Lage als **„intraartikulär, aber extrasynovial"** kennzeichnet die Situation somit sehr zutreffend.

Die Binnenbänder sichern das Kniegelenk in der Sagittalebene, verhindern also die „Schubladen". Außerdem ist das VKB während der Außenrotation entspannt und bei Innenrotation gespannt. Das HKB ist als wichtigster Stabilisator des Kniegelenks von besonderer Bedeutung.

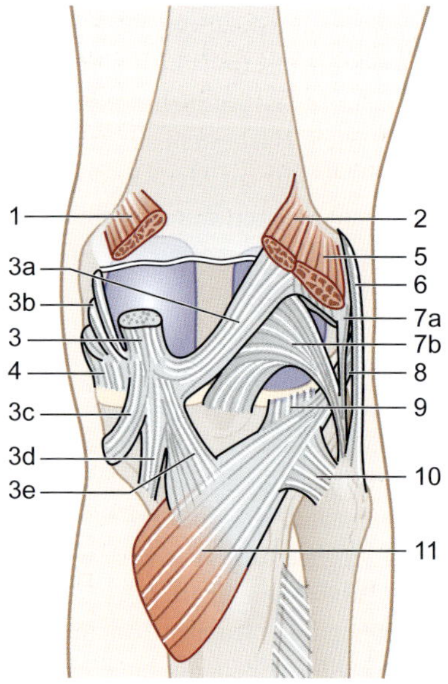

Abb. 1.12 Dorsaler Bandapparat: 1. Caput mediale m. gastrocnemii mit medialer Polkappe, 2: M. plantaris, 3: Tendo m. semimembranosi mit den Insertionszügeln 3a–3e, die in ihrer Gesamtheit den Pes anserinus profundus bilden, 3a: Lig. popliteum obliquum, 3b: Zügel zum hinteren Schrägband und zum medialen Meniskus, 3c: Zügel zur Medialseite des Condylus medialis tibiae, 3d: Zügel zur Dorsalseite der Tibia, 3e: Zügel zur Aponeurose des M. popliteus, 4: Verbindung des Pes anserinus profundus zum medialen Meniskus, 5: Caput laterale m. gastrocnemii mit lateraler Polkappe, 6: Lig. collaterale laterale, 7a: Lig. popliteofibulare, 7b: Lig. popliteum arcuatum, 8: Tendo m. poplitei, 9: Bandverbindung des M. popliteus zum lateralen Meniskus, 10: Bandverbindung des M. popliteus zum Caput fibulae, 11: M. popliteus

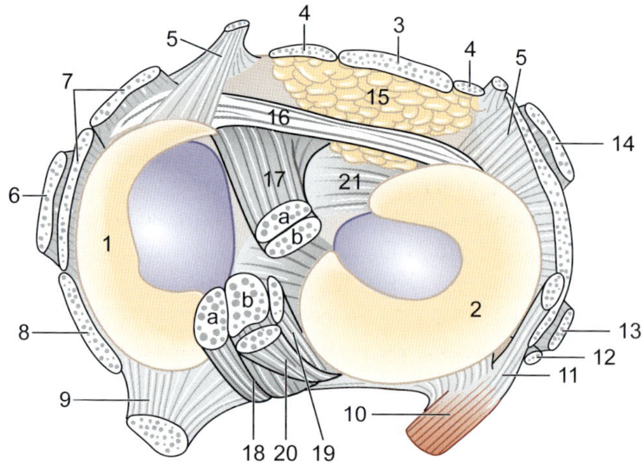

Abb. 1.13 Tibiaplateau mit Bandapparat und Menisci in der Ansicht von kranial. 1: Meniscus medialis, 2: Meniscus lateralis, 3: Lig. patellae, 4: Retinaculum patellae longitudinale mediale und laterale, 5: Ligg. patellomeniscalia, 6: Lig. collaterale mediale, 7: mediales Kapselband, 8: hinteres Schrägband, 9: Tendo m. semimembranosi, 10: M. popliteus, 11: Tendo m. poplitei mit Kapseldurchtritt, 12: Lig. popliteofibulare, 13: Lig. collaterale laterale, 14: Tractus iliotibialis, 15: Corpus adiposum infrapatellare Hoffa, 16: Lig. transversum genus, 17: Lig. cruciatum anterius, 17a: Pars anteromedialis, 17b: Pars posterolateralis, 18: Lig. cruciatum posterius, 18a: Pars posteromedialis, 18b: Pars anterolateralis, 19: Lig. meniscofemorale anterius (Humphrey), 20: Lig. meniscofemorale posterius (Weitbrecht, Wrisberg, Robert), 21: vorderes Meniskusband

!

Den Kreuzbändern kommt hochwahrscheinlich auch noch eine proprio-zeptive Funktion zu, da in ihnen Mechanorezeptoren und freie Nervenendigungen nachgewiesen werden können.

Lig. cruciatum anterius

Das vordere Kreuzband (VKB) wird nach Fick (1911) in zwei unterschiedliche Bündel gegliedert: **anteromediales und posterolaterales Bündel,** wie es auch im angloamerikanischen Schrifttum üblich ist. Dabei sind die vorderen Fasern länger als die hinteren, weil sie kranial am Femur inserieren und die kurzen hinteren kaudaler am Femur befestigt sind (Kummer und Yamamoto 1988).

Für Kreuzbandplastiken ist die genaue Position der knöchernen Insertionsverhältnisse außerordentlich wichtig, sodass hier weitere anatomische Details beschrieben werden müssen. Die femorale Insertion des VKB liegt an der medialen Fläche des lateralen Kondylus auf einer ovalen Fläche, die bei gebeugtem Knie ventrokranial von einer diskreten knöchernen Leiste *(lateral intercondylar ridge* oder *Resident's ridge),* auf die William G. Clancey jr. erstmalig aufmerksam gemacht hat, begrenzt wird (➢ Abb. 1.2c). Von dieser Leiste geht in manchen Fällen eine weitere Leiste aus, die als *lateral bifurcate ridge* bezeichnet wird und die das anteromediale Bündel vom posterolateralen Bündel trennt. Im Bereich der Area intercondylaris anterior inseriert das Kreuzband in einem ovalen Areal mit einer sagittalen Ausdehnung von 17 mm und einer frontalen von 11 mm. Innerhalb dieses Feldes besetzen die Bündel die namengebenden Positionen. Dorsal besteht ein enger Kontakt des Kreuzbandes zum Hinterhorn des Außenmeniskus, an dem auch einige Faserzüge inserieren können.

Das VKB wird von Blutgefäßen der *A. genus media* und der *A. genus inferior lateralis et medialis* versorgt (Petersen und Tillmann 1999). Dabei bilden die Arterien zuerst ein periligamentäres Gefäßnetz aus, von dem dann Gefäßeintritte in das Band erfolgen. Anschließend verlaufen die Gefäße parallel zu den Kollagenfibrillenbündeln. Von den Knocheninsertionen aus erfolgt keine nennenswerte Blutgefäßversorgung.

Ungefähr 5–10 mm oberhalb der tibialen Insertion des VKB findet sich eine faserknorpelige Zone mit Kollagen Typ I und Typ II, die gleichzeitig eine schlechte Gefäßversorgung aufweist. Diese besondere Zone wird topografisch bei der Extension in *Grant's Notch* eingepresst, das geradezu als Hypomochlion wirkt. Durch die hierdurch verursachte besondere Belastung erklärt sich die spezielle histologische Struktur. Während der Flexion kommt es zur Torsion des VKB, und zwar dergestalt, dass die in Streckstellung nach lateral sehende Fläche anschließend nach kranial und fast medial gerichtet ist. Die Reißfestigkeit des vorderen Kreuzbandes beträgt ca. 1725 N.

Lig. cruciatum posterius

Das hintere Kreuzband (HKB) ist deutlich kräftiger als das vordere und entspringt fächerförmig vom dorsalen Bereich der lateralen Fläche des Condylus medialis und zieht schräg nach hinten lateral, um in der Area intercondylaris posterior zu inserieren. Dabei zieht es noch ca. 1–2 cm auf die Rückfläche der Tibia. Regelmäßig besteht eine Faserverbindung zum Hinterhorn des Außenmeniskus, die von den eigentlichen meniskofemoralen Bändern unterschieden werden muss.

Tab. 1.1 Funktion der Kreuzbänder (n. Fick 1911)

Bänder	Streckung	Beugung
Lig. cruciatum ant.		
• anteromediales Bündel	gespannt	schlaff
• posterolaterales Bündel	schlaff	gespannt
Lig. cruciatum post.		
• anterolaterales Bündel	schlaff	gespannt
• posteromediales Bündel	gespannt	schlaff

Das HKB kann in zwei Bündel unterteilt werden, die als anterolaterales und posteromediales Bündel bezeichnet werden. Über die Anspannung oder Erschlaffung dieser Bündel informiert ➢ Tab. 1.1. Einige Autoren unterscheiden mehr als zwei Bündel, was schon auf die komplizierte Architektur des hinteren Kreuzbandes hinweist. Die Vaskularisierung erfolgt kranial von der A. media genus und kaudal aus den Aa. inferior medialis und lateralis genus. Im mittleren Drittel findet sich auch wieder eine weitgehend avaskuläre Zone mit Faserknorpel. Diese Zone erfährt bei der Flexion eine verstärkte Belastung, da sich das posteromediale Bündel um das anterolaterale herumzieht (Hypomochlioneffekt). Die Reißfestigkeit wird für die beiden Bündel unterschiedlich angegeben: für das anterolaterale ca. 1494 N und für das posteromediale ca. 242 N.

Ligg. meniscofemoralia

Im Bereich des HKB liegen die beiden meniskofemoralen Bänder: das *Lig. meniscofemorale anterius* (Humphrey) und das *Lig. meniscofemorale posterius* (Robert s. Weitbrecht s. Wrisberg) (➢ Abb. 1.13). Das anteriore entspringt vom Hinterhorn des Außenmeniskus, verläuft dann parallel und vor dem HKB, um an der lateralen Fläche des Condylus medialis zu inserieren. Das Lig. meniscofemorale posterius kommt ebenfalls vom Hinterhorn des Außenmeniskus, liegt dann aber hinter dem HKB und inseriert ebenfalls an der lateralen Fläche des Condylus medialis. Es kann eine sehr unterschiedliche Ausprägung zeigen. Über die Häufigkeit der meniskofemoralen Bänder werden in der Literatur unterschiedliche Angaben gemacht, sodass noch keine definitiven, gesicherten Daten angegeben werden können.

1.5 Knieinnenraum

1.5.1 Plicae

Im Inneren des Kniegelenks werden unterschiedliche und variable synoviale, fettbeladene Faltenbildungen beobachtet. An jeder Seite der Patella läuft eine *Plica alaris* (s. parapatellaris) herab, wobei insbesondere die mediale von Bedeutung ist. Diese Falte kann sehr prominent ausgebildet sein und dadurch auf dem Gelenkknorpel des medialen Kondylus schleifen und ein **Plica-Syndrom** hervorrufen. Vor dem VKB liegt in 85,5 % ein strangförmiges Relikt der ehemaligen embryonalen Trennwand des Kniegelenks, die *Plica synovialis infrapatellaris.* Dieses bedeutungslose Relikt kann sehr kräftig ausgeprägt sein und kommt in vier verschiedenen Ausprägungen vor (Kim et al. 1996):

- Septum-Typ: 10,5 %
- Getrennter Typ: 60,5 %,
- Gedoppelter Typ: 13,5 %
- Fenestrierter Typ: 1 %

Diagnostischer Hinweis

Die Plica synovialis infrapatellaris darf arthroskopisch nicht mit dem vorderen Kreuzband verwechselt werden und kann auch bei kräftiger Ausbildung problemlos entfernt werden, sodass der Blick auf das Kreuzband freigegeben wird.

Oberhalb des Recessus suprapatellaris liegt die *Bursa suprapatellaris,* die in der frühen Entwicklung getrennt vom Gelenkraum des Kniegelenks angelegt wird. Im Laufe der weiteren Entwicklung verschmilzt die Bursa aber in der Regel mit dem Recessus. Als Dokument dieser Entwicklung bleibt eine sichelförmige *Plica suprapatellaris* bestehen, die die ursprüngliche Grenze noch anzeigt. In manchen Fällen unterbleibt die Verschmelzung, sodass eine nicht mit dem Kniegelenkraum kommunizierende Bursa suprapatellaris vorliegt.

1.5.2 Menisci

Die deutlichen Inkongruenzen der Gelenkkörper des Kniegelenks werden durch die eingelagerten faserknorpeligen Halbscheiben, die Menisci, ausgeglichen. Die Menisci weisen jeweils einen keilförmigen Querschnitt auf und lassen ein Vorderhorn, ein Hinterhorn und einen Meniskuskörper unterscheiden (➢ Abb. 1.13, Abb. 4.1).

Beim 1-jährigen Kind besteht noch eine vollständige Vaskularisation des Meniskus, die sich dann aber zurückbildet, sodass beim adulten Meniskus nur noch eine 1,5–2 mm messende Außenzone Blut erhält (rote Zone). Es schließt sich eine Zone an, in der noch vereinzelte Gefäße festzustellen sind (rot-weiße Zone). Die inneren Partien sind dann vollständig gefäßfrei und müssen per diffusionem ernährt werden (weiße Zone).

Die Menisci stellen keine homogenen Gebilde dar, sondern werden von Lagen unterschiedlicher Gewebe und unterschiedlich orientierten Fasersystemen gebildet (Sperrholzbau) (Petersen und Tillmann 1999). Die Menisci sind funktionell bedeutsam und nehmen folgende Funktionen war:

1. Transportable Gelenkpfanne
2. Ausgleich von Inkongruenzen
3. Gleichmäßige Druckverteilung
4. Hemmschuhwirkung
5. Schockabsorption
6. Propriozeption

Zusammenfassend hat Kummer (1987) die Gesamtfunktion der Menisci dahingehend beschrieben, dass sie die Lastaufnahmefläche vergrößern und gleichzeitig der Gelenkresultierenden einen erheblich größeren Spielraum verschaffen. Unter den Menisci ist die Knorpeldicke gegenüber dem zentralen Areal vermindert.

Bei allen Bewegungen des Kniegelenks werden die Menisci bewegt. Bei der Extension werden sie aktiv über die meniskopatellären Bänder nach vorn gezogen, bei der Flexion durch die Mm. semimembranosus und popliteus nach hinten. Bei der Innenrotation bewegt sich der Außenmeniskus nach hinten und der Innenmeniskus nach vorn. Bei Außenrotation ist ein umgekehrtes Bewegungsmuster festzustellen. Bei den Rotationsbewegungen des Kniegelenks ist die Meniskusbewegung größtenteils eine scheinbare Bewegung, da das Tibiaplateau unter den Menisci weggedreht wird. Dies führt zu einer hohen Belastung der knöchernen Befestigungsstrukturen der Menisci. Der größte Kontakt zum Femur besteht in der Extension und wird während der Flexion immer weiter verringert. Bei starker Beugung besteht dann nur noch ein sehr geringer Kontakt im hinteren Bereich.

Anlagemäßig kommen verschiedene Meniskusdysplasien vor, zu denen auch der Scheibenmeniskus (Meniscus disciformis) gehört, der meist lateral beobachtet wird.

Medialer und lateraler Meniskus unterscheiden sich in verschiedenen Punkten voneinander:

- **Meniscus medialis** (➢ Abb. 1.13): sichelförmige Gestalt. Ein kurzes, kräftiges Band befestigt sein Vorderhorn an der Area intercondylaris anterior, sein Hinterhorn ist über ein gleichartiges Band an der Area intercondylaris posterior fixiert. Es besteht eine ausgiebige Verbindung zum Lig. collaterale mediale, sodass der mediale Meniskus stark fixiert wird.
- **Meniscus lateralis** (➢ Abb. 1.13): fast kreisförmig. Beide Hörner liegen im Bereich der Eminentia intercondylaris dicht nebeneinander. Es besteht kein Kontakt zum Lig. collaterale laterale.

Die Vorderhörner der Menisci werden durch das variabel ausgebildete *Lig. transversum genus* verbunden. Das Band liegt innerhalb des Hoffa-Fettkörpers verborgen und soll nach neueren Untersuchungen hemmend auf die posteriore Translationsbewegung des Vorderhorns des Innenmeniskus wirken. Außerdem verhindert es eine seitliche Dislokation der Menisci bei axialer Belastung.

1.6 Muskeln und Sehnen in der Umgebung des Kniegelenks

Die das Kniegelenk umgebenden Muskeln und Sehnen werden am besten nach der ventralen, dorsalen, medialen und lateralen Seite besprochen.

1.6.1 Ventrale Seite (➢ Abb. 1.14)

Oberhalb der Patella liegen von lateral nach medial in einer oberflächlichen Schicht der *M. vastus lateralis,* der M. rectus femoris und der M. vastus medialis (➢ Abb. 1.14). Unterhalb des *M. rec-*

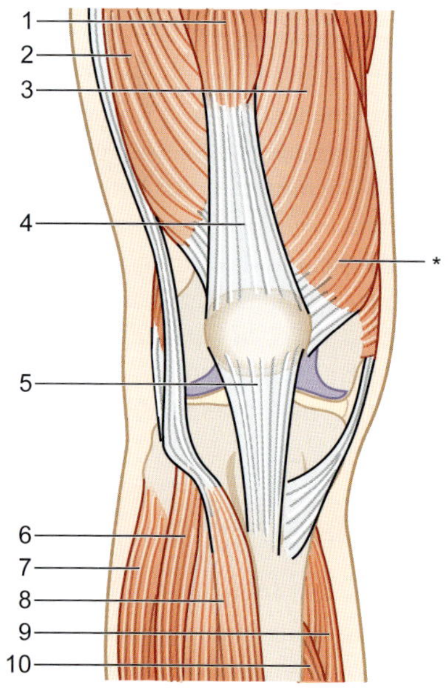

Abb. 1.14 Muskelarrangement von ventral: 1: M. rectus femoris, 2: M. vastus lateralis, 3: M. vastus medialis; *: Man beachte den schrägen Faserverlauf im unteren Anteil des M. vastus medialis. Diese Partie wird auch als M. vastus medialis obliquus bezeichnet. 4: Tendo m. quadricipitis femoris, 5: Lig. patellae, 6: M. extensor digitorum longus, 7: M. peroneus longus, 8: M. tibialis anterior, 9: M. gastrocnemius, 10: M. soleus

tus femoris, sein Bett bildend, findet sich der *M. vastus intermedius,* der mit dem *M. vastus medialis* innig verbunden ist. Aus dem Intermedius oder auch frei von der Vorderfläche des distalen Femurs entspringen einzelne Muskelfaserbündel, die an der oberen Umschlagfalte des Recessus suprapatellaris inserieren und als *M. articularis genus* bezeichnet werden.

Alle drei Muskelbäuche gehen in sehnige Partien über, die auf die Patella hin konvergieren, wobei medial und lateral jeweils schmale Faserkontingente auch an der Patella vorbeilaufen und die Retinacula longitudinalia bilden. Der untere Abschnitt des M. vastus medialis wird gern auch als M. *vastus medialis obliquus* bezeichnet, da sich hier eine schräge Muskel- und Sehnenfaserstreichrichtung findet, die es dem M. vastus medialis ermöglicht, die Patella zu zügeln und zu führen.

1.6.2 Dorsale Seite (➢ Abb. 1.15)

Auf der dorsalen Seite wird die Fossa poplitea lateral vom *M. biceps femoris* begrenzt, medial vom M. *semimembranosus.* Der *M. semitendinosus* liegt mit seiner langen, fast drehrunden Sehne auf dem M. semimembranosus, sodass er sich nicht direkt an der Begrenzung beteiligt.

Die kaudale Partie wird von den beiden Gastrocnemiusköpfen gebildet, die sich über die beiden Kondylen wölben und hier ein Hypomochlion finden. Kranial des *Caput laterale* des *M. gastrocnemius* liegt noch der *M. plantaris* mit seinem schlanken Muskelbauch, dem keinerlei wichtige Funktion mehr zukommt. Vom M. gastrocnemius bedeckt findet sich der von einer derben Faszie überzogene *M. popliteus,* der bei gebeugtem Knie eine Innenrotation des Unterschenkels ausführt. Unter seiner Ursprungssehne liegt die in der Fetalentwicklung selbstständige Bursa m. poplitei, die beim Erwachsenen mit dem Kniegelenkraum verschmolzen ist und den *Recessus subpopliteus* bildet.

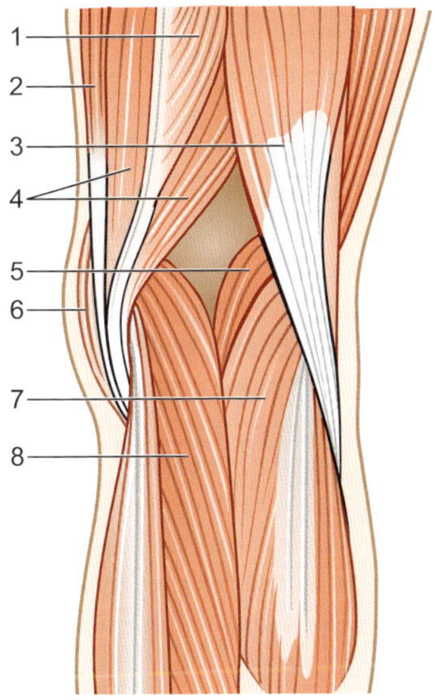

Abb. 1.15 Muskelarrangement von dorsal. 1: M. semitendinosus, 2: M. gracilis, M. biceps femoris, 3: M. biceps femoris, 4: M. semimembranosus, 5: M. plantaris, 6: M. sartorius, 7: Caput laterale m. gastrocnemii, 8: Caput mediale m. gastrocnemii

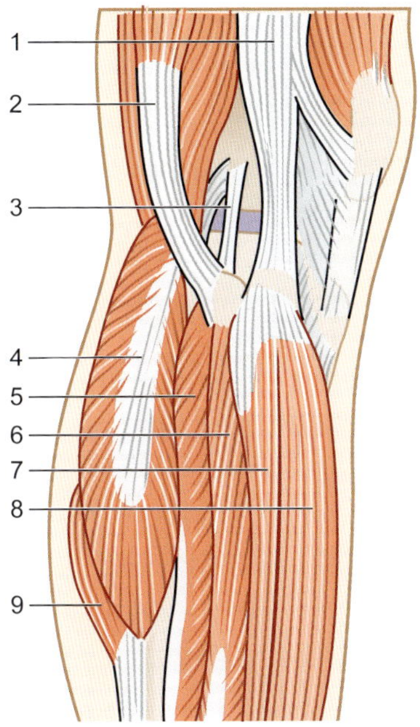

Abb. 1.16 Muskelarrangement von lateral. 1: Tractus iliotibialis, 2: M. biceps femoris, 3: Lig. collaterale laterale, 4: Caput laterale m. gastrocnemii, 5: M. soleus, 6: M. peroneus longus, 7: M. extensor digitorum longus, 8: M. tibialis anterior, 9: Caput mediale m. gastrocnemii

1.6.3 Laterale Seite (➢ Abb. 1.16)

Auf der lateralen Seite erkennt man im Bereich des Oberschenkels den *M. biceps femoris,* der am Caput fibulae, an der Tibia und der Fascia cruris inseriert. Er ist der einzige wichtige Außenrotator des Kniegelenks und hält den Innenrotatoren fast die Waage.

Etwas weiter nach ventral liegt der *Tractus iliotibialis,* der zum Tuberculum Gerdy zieht und über die Kaplan-Fasern auch am Epicondylus lateralis befestigt ist.

In der kaudalen Partie findet sich dorsal der *M. gastrocnemius* mit seinem Caput laterale, dann wird der schmale *M. soleus* sichtbar. Davor liegt der *M. peroneus longus.*

1.6.4 Mediale Seite (➢ Abb. 1.17)

Auf der medialen Seite befindet sich als wesentliche Struktur der *Pes anserinus superficialis,* der durch die gestaffelte Anordnung der folgenden Sehnen zustande kommt: vorn die breite, flache Sehne des *M. sartorius,* dahinter die Sehne des *M. gracilis,* dann die Sehne des *M. semitendinosus,* die im Pes anserinus superficialis auch gleichzeitig am tiefsten liegt. Alle genannten Muskeln wirken im Kniegelenk als Flexoren und Innenrotatoren.

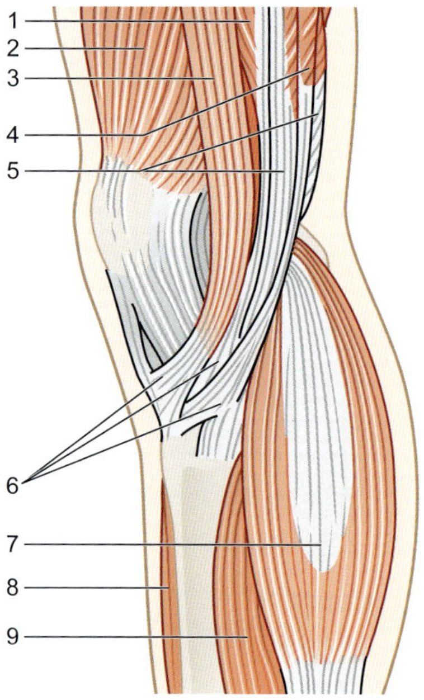

Abb. 1.17 Muskelarrangement von medial. 1: M. gracilis, 2: M. vastus medialis, 3: M. sartorius, 4: M. semitendinosus, 5: M. semimembranosus, 6: Pes anserinus superficialis, 7: Caput mediale m. gastrocnemii, 8: M. tibialis anterior, 9: M. soleus

1.7 Bursae

Im Bereich des Kniegelenks kommen zahlreiche Schleimbeutel vor, die in ventrale, dorsale und laterale Bursen unterteilt werden können.

1.7.1 Ventrale Bursen

- *Bursa praepatellaris* (subcutanea, subfascialis und subtendinea)
- *Bursa subcutanea infrapatellaris:* liegt unter der Haut und vor dem Lig. patellae
- *Bursa subcutanea tuberositatis tibiae:* liegt direkt unter der Haut und vor der Tuberositas tibiae. In dieser exponierten Lage wird sie bei knienden Berufen oftmals geschädigt („Nonnenknie").
- *Bursa infrapatellaris profunda:* liegt dorsal hinter dem Lig. patellae, kommuniziert gelegentlich mit dem Kniegelenk

1.7.2 Dorsale Bursen

- *Bursa subtendinea m. gastrocnemii lateralis:* liegt unter dem lateralen Gastrocnemiuskopf, fehlt öfters und steht meist nicht mit dem Kniegelenk in Verbindung
- *Bursa subtendinea m. gastrocnemii medialis:* liegt unter dem medialen Gastrocnemiuskopf und steht in der Regel mit dem Kniegelenk in Verbindung
- *Bursa m. semimembranosi:* liegt regelhaft zwischen dem Pes anserinus profundus und der hinteren Schienbeinkante. In manchen Fällen verschmilzt sie mit der Bursa subtendinea m. gastrocnemii medialis, sodass die *Bursa gastrocnemiosemimembranosa* entsteht. Dieser geräumige Schleimbeutel kann direkt mit dem Kniegelenk kommunizieren oder indirekt über die Bursa subtendinea m. gastrocnemii medialis. Ergüsse im Kniegelenk können während der Flexion in die Bursa gepresst werden, sodass sich die Bursa gastrocnemiosemimembranosa auffüllt. Besteht zusätzlich noch ein Ventilmechanismus (Kugel- oder Bunsenventil), kann die Flüssigkeit nicht zurückströmen, sodass eine prall gefüllte, sich zunehmend vergrößernde Bursa resultiert, die nach dem Londoner Chirurgen William Morrant Baker (1839–1896) als **Baker-Zyste** bezeichnet wird, obwohl sie bereits 1840 von Adams und 1845 und 1846 von dem Petersburger Anatomen Wenzel Gruber beschrieben worden ist.

1.7.3 Laterale Bursen

- *Bursa subtendinea m. bicipitis femoris inferior:* interkaliert sich zwischen der distalen Bizepssehne und dem Lig. collaterale laterale
- *Bursa m. poplitei:* umscheidet die Popliteussehne und öffnet sich trichterartig in den Kniegelenkraum. Nomenklatorisch wäre sie somit besser als *Recessus popliteus* zu benennen.
- *Bursa subtendinea m. sartorii:* liegt zwischen der Sehne des M. sartorius und den Sehnen des M. gracilis und M. semitendinosus.
- *Bursa anserina:* schiebt sich zwischen den Pes anserinus superficialis und das Lig. collaterale mediale. In manchen Fällen besteht eine Kommunikation mit der Bursa subtendinea m. gastrocnemii medialis.
- *Bursa ligamenti collateralis tibialis:* liegt zwischen dem vorderen Anteil des Lig. collaterale tibiale und dem medialen Kapselband. Diese Bursa ist von funktioneller Bedeutung, da sie die Flexion des Kniegelenks ermöglicht.

1.8 Blutgefäßversorgung

1.8.1 Knie

Die A. femoralis wird nach Passage des Hiatus adductorius und Eintritt in die Fossa poplitea als *A. poplitea* bezeichnet. Innerhalb der Fossa poplitea werden dann fünf Äste für die Versorgung des Kniegelenks abgegeben:

1. A. superior lateralis genus
2. A. superior medialis genus
3. A. media genus
4. A. inferior lateralis genus
5. A. inferior medialis genus

Zusätzlich gelangen die *Aa. recurrens tibialis anterior et posterior* sowie die *A. genus descendens* zum Kniegelenk. Alle aufgeführten Gefäße bilden ein ausgedehntes periartikuläres Gefäßnetz, das **Rete articulare genus,** das aber eine verschlossene A. poplitea nicht durch einen Umgehungskreislauf ersetzen kann. Die *Aa. superiores genus* verlaufen etwas oberhalb der Epikondylen, versorgen diese und münden dann in das Rete ein.

Die *A. genus media* zieht durch die dorsale Gelenkkapsel in die Fossa intercondylaris, versorgt deren Dach mit *Rr. intercondylares* und auch den oberen Abschnitt des Kreuzbandkomplexes. Weiterhin verläuft ein Ast an der dorsalen Seite des vorderen Kreuzbandes abwärts, zweigt sich direkt vor der Eminentia intercondylaris auf und versorgt den lateralen und medialen Tibiakondylus. Ein weiterer Ast der A. media genus zieht nach vorn und versorgt den Hoffa-Fettkörper.

Die *Aa. inferiores genus* entspringen unmittelbar unterhalb des Gelenkspalts und geben Äste in die Fossa intercondylaris ab. Die mediale untere Arterie zieht unter dem Lig collaterale mediale hindurch ins Rete articulare. Die laterale verläuft unter dem Lig. collaterale laterale, direkt an der Basis des Außenmeniskus, um ebenfalls ins Rete zu münden.

1.8.2 Patella

Von besonderer Bedeutung ist die Blutgefäßversorgung der Patella, die von dem feinmaschigen **Rete patellae** übernommen wird. Um die Patella herum befindet sich ein arterieller Gefäßkranz (A. circularis, peripatelläre Ringanastomose), der von allen vier Ecken Zuflüsse aufnimmt:

- oben-lateral: A. superior lateralis genus
- unten-lateral: A. inferior lateralis genus
- oben-medial: A. genus descendens
- unten-medial: A. inferior medialis genus

Zwischen den beiden medialen Zuflüssen findet sich noch ein dritter aus der A. superior medialis genus. Das aus diesen Gefäßen gespeiste Rete patellae gibt Aa. nutriciae in die Vorderseite der Patella ab und versorgt auch die untere Hälfte der Kniescheibe noch von dorsal. Über die Basis und die Seitenränder der Patella kommt kein wesentlicher Blutzufluss.

CAVE

Eine simultane Zerstörung der Blutgefäßversorgung sowohl auf der lateralen als auch auf der medialen Seite muss vermieden werden, da es ansonsten zu einer hohen Rate postoperativer Komplikationen (Knorpeldegeneration, Stressfraktur) kommen kann.

1.9 Nervenversorgung

Die Innervation kann in die Hautinnervation und die eigentliche Gelenkinnervation unterteilt werden.

Die sehr variabel angelegte **Hautinnervation** erfolgt aus den Segmenten L3 und L4. Der laterokraniale Gelenkbereich wird von Ausläufern des *N. cutaneus femoris lateralis* versorgt. Ventral und mediokranial finden sich Ausläufer der *Rr. cutanei anteriores n. femoralis*. Medial, bis zur Höhe des Gelenkspalts, beteiligt sich der *R. cutaneus n. obturatorii* an der Hautversorgung. Nach kaudal schließen sich zahlreiche Äste des *N. saphenus* an. Der *R. infrapatellaris n. sapheni* perforiert in ca. 70 % den M. sartorius und zieht dann unterhalb der Patella nach vorn in den Bereich der Tuberositas tibiae.

Es ist offensichtlich, dass auf der medialen Seite des Gelenks mehr und wichtigere Hautnerven verlaufen, sodass das Verletzungsrisiko auf der lateralen Seite deutlich geringer ist.

CAVE

Wird ein medialer Zugang präpariert, sollte eine Verletzung der Hautnerven vermieden werden, auch um der Gefahr der unangenehmen Amputationsneurome, besonders am R. infrapatellaris, zu begegnen.

Die eigentliche **Gelenkinnervation** (Gelenkkapsel und Bänder) erfolgt nach dem Hilton-Gesetz von allen Nerven, die kniegelenkbewegende Muskeln versorgen.

!

Wichtige anatomisch-topografische Punkte

- *N. peroneus communis:* verläuft hinter der Bizepssehne, schlingt sich um das Collum fibulae und tritt in den Ursprung des M. peroneus longus ein.
- *R. infrapatellaris n. sapheni:* ist beim medialen Zugang gefährdet; bildet schmerzhafte Neurome aus und sollte deshalb geschont werden.
- *A. poplitea:* liegt sehr dicht an der hinteren Gelenkkapsel und am hinteren Kreuzband
- *A. inferior lateralis genus:* verläuft direkt an der Basis des Außenmeniskus und kann bei lateralen Zugängen lädiert werden. Sorgfältige Blutstillung notwendig!
- *N. cutaneus surae medialis* (wird distal zum N. suralis) und *V. saphena parva* verlaufen in der muskulären Rinne zwischen den Gastrocnemiusköpfen. Der Nerv liegt lateral der Vene!
- 5–7 cm nach ihrem Ursprung erhalten die Gastrocnemiusköpfe ihre Innervation durch *Rr. musculares n. tibialis.* Vorsicht bei der Mobilisation und dem Weghalten der Köpfe!

LITERATUR

Bauer C (1931). Die Beziehung der Weite der Kniegelenkspalte zueinander und zur Form der Eminentia intercondyloidea. Zbl Chr 58: 1317–1319.

Baumgartl F (1964). Das Kniegelenk. Berlin: Springer.

Bugnion E (1892). Le mecanisme du genou. Rec Inaug. Univ de Lausanne.

Claes S, Vereecke E, Maes M, Victor J, Verdonk P, Bellemans J (2013). Anatomy of the anterolateral ligament of the knee. J Anatomy 223: 321–328.

Fick R (1911). Handbuch der Anatomie und Mechanik der Gelenke unter Berücksichtigung der bewegenden Muskeln. 3. Teil: Spezielle Gelenk- und Muskelmechanik. Jena: Gustav Fischer.

Grelsamer RP, Proctor CS, Bazos AN (1994). Evaluation of patellar shape in the sagittal plane. Am J Sports Med 22: 61–66.

Hughston JC, Eilers AF (1973). The role of the posterior oblique ligament in repairs of acute medial (collateral) ligament tears of the knee. J Bone Joint Surg 55 A: 923–940.

Kim S-J, Min B-H, Kim H-K (1996). Arthroscopic anatomy of the infrapatellar plica. Arthroscopy 12, 561–664.

Kummer B (1987). Anatomie und Biomechanik des Kniegelenksmeniscus. Langenbecks Arch Chir, 372 (Kongreßbericht): 241–246.

Kummer B, Yamamoto M (1988). Morphologie und Funktion des Kreuzbandapparates des Kniegelenks. Arthroskopie, 1: 2–10.

Lang J, Wachsmuth W (1972). Praktische Anatomie: Bein und Statik. Bd. 1 Teil 4. 2. A. Berlin, Heidelberg, New York: Springer.

Mikulicz J (1878). Ueber individuelle Formdifferenzen am Femur und an der Tibia des Menschen. Mit Berücksichtigung der Statik des Kniegelenks. Archiv für Anatomie und Physiologie, Anatomische Abteilung, 351–404.

Müller W (1982). Das Knie. Berlin, Heidelberg, New York: Springer.

Petersen W, Tillmann B (1998). Collagenous fibril texture of the human knee joint menisci. Anat Embryol, 197: 317–324.

Petersen W, Tillmann B (1999). Structure and vascularisation of the cruciate ligaments of the human knee joint. Anat Embryol 200: 325–334.

Prescher A (2011). Anatomie des Kniegelenks (Articulatio genus). In: Wirtz DC (Hrsg.): AE-Manual der Endoprothetik: Knie. Heidelberg, Dordrecht, London, New York: Springer.

Sonnenschein A (1952). Biologie, Pathologie und Therapie der Gelenke dargestellt am Kniegelenk. Basel: Benno Schwabe & Co.

Tillmann B, Petersen W (2000). Anatomie. In: Kohn D (Hrsg.): Das Knie. Stuttgart, New York: Thieme.

Tillmann B, Petersen W (2005). Funktionelle Anatomie. In: Wirth CJ, Zichner L (Hrsg.). Orthopädie und orthopädische Chirurgie. Band: Knie (Hrsg. D. Kohn). Stuttgart, New York: Thieme.

Wagner M, Schabus R (1982). Funktionelle Anatomie des Kniegelenks. Berlin, Heidelberg, New York: Springer.

1

KAPITEL

2

Ralf Müller-Rath und Sven Scheffler

Das gläserne Knie: Diagnostik von Kniebefunden

2.1 Klinische Untersuchung des Kniegelenks

2.1.1 Anamnese

2

Die Anamnese ist ein wesentlicher Pfeiler in der Diagnostik von Kniegelenkbeschwerden. Mittels gezielter Anamnese wird anhand der Krankheitsvorgeschichte eine Verdachtsdiagnose erhoben und hierauf basierend bestimmt, welche weiteren klinischen und technischen Untersuchungsmethoden zum Einsatz kommen, um diese Diagnose entweder zu bestätigen oder ggf. auch auszuschließen.

Neben der unmittelbaren Befragung zu den Kniebeschwerden ist die Erhebung der allgemeinen biologischen Gesundheitsanamnese insbesondere zum Abschätzen des perioperativen Risikos, der sozialen Anamnese (z. B. ambulante Operation möglich?) und der psychischen Verfassung (z. B. Angst vor postoperativen Schmerzen) für die weitere Therapieplanung notwendig.

In ➤ Tab. 2.1 sind die wesentlichen Inhalte einer Erstanamnese bei Kniegelenkbeschwerden dargestellt, die selbstverständlich vor dem individuellen Hintergrund ggf. modifiziert werden müssen.

Diagnostischer Hinweis

Typische anamnestische Angaben von Patienten mit Innenmeniskusschaden sind: Beginn nach dem Aufstehen aus der Hocke, Schmerzen bei Verdrehungen des Unterschenkels, Schmerzen beim Liegen auf der Seite mit Kontakt zwischen den Kniegelenken.

Der Arzt sollte zu Beginn der Anamnese durch eine offene Fragetechnik den Patienten einladen, die subjektive Sicht der Krankheitsvorgeschichte darzustellen. Im Verlauf des Gesprächs kann von dieser patientenzentrierten Gesprächstechnik auf eine arztzentrierte Kommunikation gewechselt werden, um die notwendigen Informationen (➤ Tab. 2.1) gezielt zu erfragen.

PRAXISTIPP

Als anamnestische Risikofaktoren für größere postoperative Schmerzen und Chronifizierungsgefahr nach Kniegelenkoperation gelten als wahrscheinlich: hoher präoperativer Ruheschmerz, Schmerzkatastrophisieren (Annahme nicht beherrschbarer postoperativer Schmerzen) und eine instabile soziale Situation.

Über die gezielte medizinische Befragung hinaus bietet das Anamnesegespräch die beste Möglichkeit, eine vertrauensvolle Arzt-Patient-Beziehung aufzubauen, die grundlegend wichtig für die weitere Therapieentscheidung im Sinne einer partizipativen Entscheidungsfindung *(Shared Decision-Making)* ist.

2.1.2 Klinische Untersuchung

Die klinische Untersuchung setzt sich aus der allgemeinen Untersuchung der unteren Extremität sowie der speziellen Untersuchung des Kniegelenks zusammen, die sich an der vermuteten Pathologie orientiert.

Die klinische Untersuchung beginnt in dem Moment, in dem der Patient den Untersuchungsraum betritt. Hier kann der Untersucher anhand des Gangbildes einen ersten Eindruck von der Schwere der vorliegenden Funktionsstörung gewinnen. Unterschieden werden ein flüssiges, ein hinkendes oder ein das Gelenk komplett entlastendes Gangbild. Zusätzlich sollte die Verwendung

Tab. 2.1 Inhalte einer Erstanamnese bei Kniegelenkbeschwerden

Schmerzen
Seit wann? Wie häufig? Schmerzstärke? Schmerzcharakter? Wodurch ausgelöst? Wodurch verschlimmert? Wodurch gebessert? Kann der Patient den Schmerzort exakt lokalisieren, oder wird ein diffuses Schmerzbild beschrieben? Ausstrahlung von Schmerzen?
Schwellung
Ständige Schwellung? Wiederkehrende Schwellung? Wodurch ausgelöst? Wodurch verschlimmert? Wodurch gebessert? Punktionsnotwendigkeit (ggf. Ergebnisse von Synoviaanalyse anfordern)?
Bewegungseinschränkung und Blockierung
Streckung und/oder Beugung betroffen? Ständige Bewegungseinschränkung? Wiederkehrende Bewegungseinschränkung? Wodurch ausgelöst? Wodurch verschlimmert? Wodurch gebessert? Blockierung überwindbar? Fremdkörper spürbar oder palpabel?
Instabilität
Bei alltäglichen Belastungen? Bei sportlichen Belastungen? Gefühl der Unsicherheit? Wegsacken des Kniegelenks mit Sturzgefahr? Besserung durch Hilfsmittel?
Ggf. Unfallhergang
Liegt ein Arbeitsunfall vor? Direktes Trauma? Indirektes Trauma? Richtung der Krafteinleitung? Ausmaß der Krafteinleitung? Wie war der unmittelbare Erstbefund, konnte z. B. eine sportliche Tätigkeit fortgesetzt werden?
Ggf. konservative Vorbehandlungen
Welche Therapie (Medikamente, Physiotherapie, Hilfsmittel, Injektionen, Punktionen) erfolgte über welchen Zeitraum? Erstbehandlung nach Unfall?
Ggf. operative Vorbehandlungen
Welche Operation(en)? (Relevante OP-Berichte sollten angefordert werden!) Wann ist die Operation erfolgt? Wurden Fremdmaterialien eingebracht – welche? Wie wurde die Nachbehandlung durchgeführt? Wie beurteilt der Patient den Verlauf und das Ergebnis der Voroperation?
Nikotinabusus
Insbesondere zu beachten bei Osteotomien/Osteosynthesen
Medikamentenanamnese
Analgetika, Antidepressiva, Antikoagulanzien, Antikonzeptiva, weitere
Allergien
Medikamente, medizinische Materialien, Latex, Soja, weitere
Organerkrankungen
Kardiopulmonale Erkrankungen, vaskuläre Erkrankungen, neurologische Erkrankungen, Stoffwechselerkrankungen, weitere Erkrankungen/Verletzungen am Bewegungsapparat, hämatopoetische Erkrankungen, weitere
Psychische Anamnese
Angst vor postoperativen Schmerzen, allgemeine Stimmungslage, Beurteilung der Lebensqualität, Angststörung, Depression, Phobie
Berufliche Anamnese
Kniebelastung am Arbeitsplatz, Einschränkung/Arbeitsunfähigkeit aufgrund von Kniebeschwerden, bei Kindern/Jugendlichen: Fragen zur Schulsituation
Sportanamnese
Betreibt der Patient Sport? Welche Sportart? Welche Intensität? Einschränkung/Sportunfähigkeit aufgrund von Kniebeschwerden? Wiederaufnahme der sportlichen Tätigkeit geplant?
Soziale Anamnese
Kniebelastung im häuslichen Umfeld (z. B. Treppensteigen)? Lebt der Patient allein – ist eine perioperative Betreuung gesichert?
Familiäre Anamnese
Insbesondere bei kinderorthopädischen Fragestellungen

von orthopädischen Hilfsmitteln (Unterarmgehstützen, Bandagen, Orthesen, Einlagen) erfragt und ggf. deren Art und zeitlicher Umfang schriftlich in der Patientenakte vermerkt werden.

Nach Erhebung der Anamnese sollte vor der Analyse des vorliegenden Bildmaterials die körperliche Untersuchung erfolgen, um eine Beeinflussung der eigenen Diagnoseerhebung durch Vorbefunde zu vermeiden.

2.1.3 Allgemeine Untersuchung

Voraussetzung für die körperliche Untersuchung des Patienten ist eine komplette Entkleidung der beiden unteren Extremitäten. Nach der Entkleidung des Patienten kann die **Inspektion des Schuhwerks** und dessen Sohlenabnutzung Hinweise auf eine unphysiologische Belastung der unteren Extremitäten bieten. Die primäre Inspektion erfolgt, wenn möglich, am stehenden Patienten mit beidseits gestreckten Kniegelenken. Fehlhaltungen der Lendenwirbelsäule (LWS) und Achsenabweichungen in frontaler (Valgus, Varus) und seitlicher Ansicht (Retro-, Antekurvation) der Beine können unterschieden werden (➤ Abb. 2.1). Der Patient wird gebeten, auf den Untersucher zu und vom Untersucher weg zu laufen. In der Gangdynamik können Achsenveränderungen des Kniegelenks verstärkt (z. B. Varus Thrust) zur Darstellung kommen und Fehlstellungen der Sprunggelenke (Rückfußvarus, -valgus) sowie des Beckens eingeschätzt werden, die für das Verständnis der patientenspezifischen Beschwerden von Bedeutung sein können. Insbesondere bei Sportlern kann die einbeinige Kniebeuge einen Gesamteindruck über die Stabilität der Beinachse und des Rumpfes geben (➤ Abb. 2.2).

Die weitere Untersuchung erfolgt am auf dem Rücken liegenden Patienten. Die Untersuchungsliege sollte von beiden Seiten ungehindert zugänglich sein, um eine vergleichende **Untersuchung beider Kniegelenke** auf identische Art und Weise durchführen zu können. Es ist darauf zu achten, dass der Patient entspannt liegt, ggf. mit leichter Erhöhung des Oberkörpers, um der Untersuchung optisch folgen zu können. Ein aufrechtes Sitzen während der Untersuchung sollte vermieden werden, da es hierdurch zum Anspannen der Muskulatur der unteren LWS, des Hüftgelenks und Oberschenkels kommt, das eine ungehinderte Untersuchung des Kniegelenks erschwert.

Bei nicht frisch verletzten Patienten wird mit der allgemein orientierenden Untersuchung der unteren LWS, der Hüft- und Sprunggelenke begonnen, da häufig Beschwerden des Kniegelenks durch Pathologien der benachbarten Gelenke bedingt werden. Im Bereich der LWS werden vor allem paravertebrale muskuläre Verspannungen und Schmerzpunkte analysiert. Eine grob orientierende **neurologische Untersuchung** sollte dokumentiert werden.

Hiernach erfolgt die **Inspektion der unteren Extremität.** Die Lokalisation und das Ausmaß von Prellmarken (z. B. prätibiale Schürfwunden bei Verletzungen des HKB), Schwellungen und Hämatome sind bei frischen Traumata hinweisend auf den Unfallmechanismus, der Rückschlüsse auf spezifische Verletzungen des Kniegelenks erlaubt. Hyper- und Atrophien von Muskulatur der unteren Extremität sind hinweisend auf chronische Erkrankungen und sollten ebenfalls sorgfältig dokumentiert werden.

Es folgt die Untersuchung der **Beweglichkeit des Hüftgelenks.** Eine Einschränkung des Bewegungsumfangs ist häufig mit muskulären Verkürzungen oder bei fortgeschrittener Gelenkerkrankung mit Kontrakturen assoziiert, die Beschwerden des Kniegelenks bedingen können. Funktionelle Verkürzungen der hüftübergreifenden Muskulatur, vor allem der Rotatoren und Hüftbeuger, aber auch der kniestreckenden Muskulatur können zu erheblichen vorderen Knieschmerzen führen, ohne dass eine strukturelle Veränderung des Kniegelenks vorliegt bzw. für die Beschwerden originäre Bedeutung besitzt. Die Untersuchung des Tractus iliotibialis und der Muskulatur des Oberschenkels (Strecker, Beuger, Adduktoren), die Palpation sowohl des entspannten als auch des aktiv gespannten Muskels, können wichtige Informationen für das Verständnis

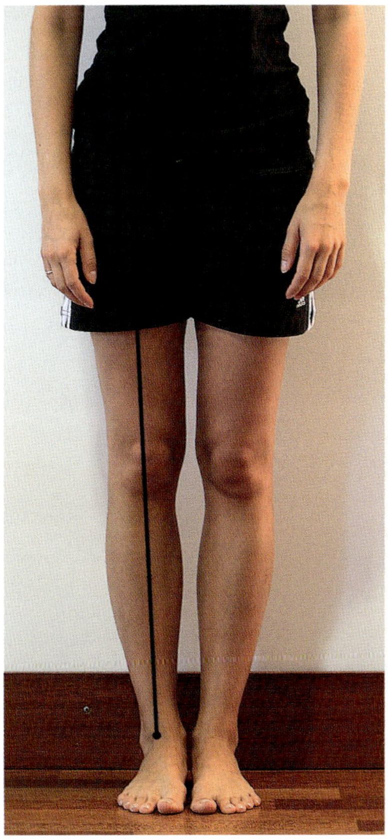

Abb. 2.1 Inspektion der Beinachse von vorn im Stand zur Beurteilung der Achsenverhältnisse in der Frontalebene (Varus/Valgus).

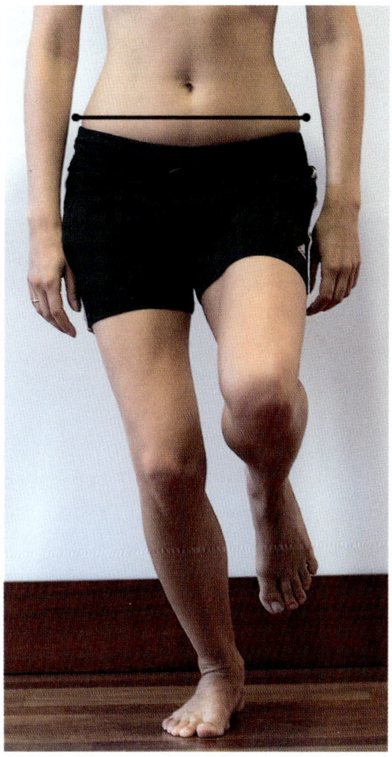

Abb. 2.2 Einbeinige Kniebeuge zur Beurteilung der posturalen Stabilität. Bei fehlender Rumpfstabilität kommt es zu einem Abkippen der Beckenebene, ausgleichender Verbiegung der Wirbelsäule und Unsicherheit in der Durchführung der Übung.

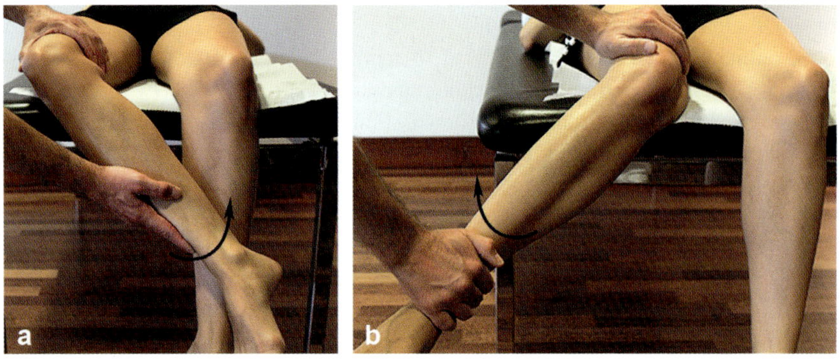

Abb. 2.3 Rotationsprüfung der Hüftgelenke in Streckung:
a) Prüfung der Hüftgelenkaußenrotation in Rückenlage
b) Prüfung der Hüftgelenkinnenrotation in Rückenlage

von auf das Kniegelenk projizierten Beschwerden leisten. Gleiches gilt für die Untersuchung von Unterschenkel, Sprunggelenk und Fuß. Die Rotation des Hüftgelenks sollte in Streckung geprüft werden und kann bei vermehrter Innenrotationsfähigkeit hinweisgebend für ein Antetorsionssyndrom sein, das häufig mit Beschwerden im Patellofemoralgelenk assoziiert ist (➤ Abb. 2.3 a, b). Diese Untersuchung kann auch in Bauchlage erfolgen.

2.1.4 Spezielle Untersuchung

Im Folgenden werden die Untersuchungstechniken am Beispiel eines rechten Kniegelenks erläutert.

Die Untersuchung beginnt mit der **Inspektion** bzgl. Schwellung, Hämatom, Prellmarken, Verfärbungen und Effloreszenzen (z. B. Psoriasis) der Haut. Im Rahmen der **Palpation** werden Überwärmungen, exakte Lokalisation von Schmerzpunkten (➤ Abb. 2.4, ➤ Abb. 2.5), die Unterscheidung von Weichteilschwellung und intraartikulärer Ergussbildung diskriminiert.

Die genaue Analyse der **Schmerzlokalisation** ist hinweisend auf die erkrankten Strukturen (➤ Tab. 2.2). Bei akuten Verletzungen können diese durch Frakturen und Luxationen (Patella), bei chronischen Prozessen vor allem durch Entzündungen, wie sie bei Sehnenverkürzungen, Schleimbeutelentzündungen oder speziellen degenerativen Gelenkpathologien auftreten, hervorgerufen werden. Überwärmungen sind hinweisend auf akute Entzündungsprozesse. Das Schmerzniveau und die entsprechende Anamnese erleichtern die Unterscheidung von unspezifischen Entzündungssituationen und einer möglichen Gelenkinfektion. Die Abgrenzung einer intraartikulären Ergussbildung von einer periartikulären Schwellung erleichtert die Zuordnung der zugrunde liegenden Pathologie. Der Untersucher steht seitlich neben dem Patienten bei gestrecktem Kniegelenk. Mit der linken Hand wird der suprapatellare Recessus von proximal nach distal ausgestri-

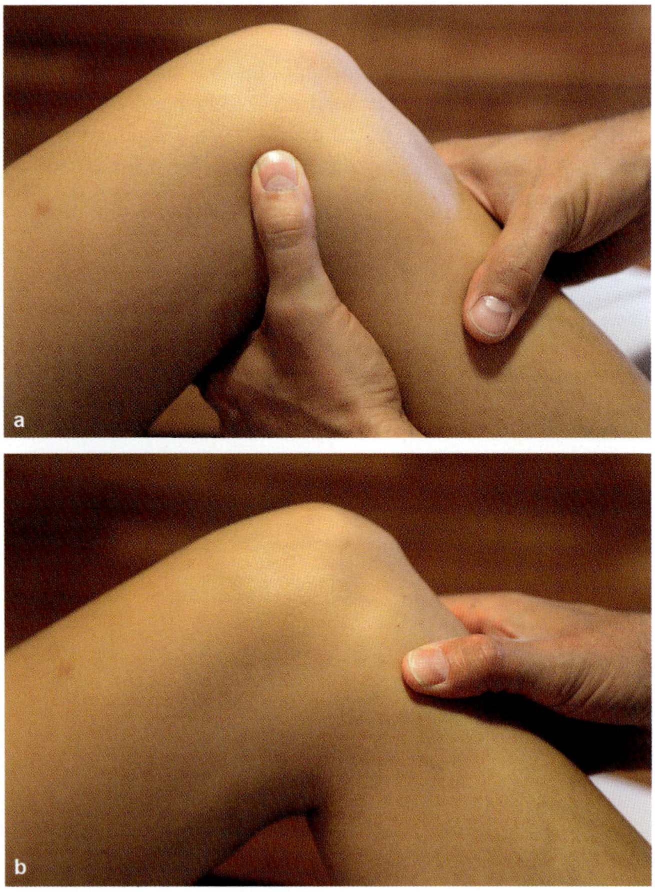

Abb. 2.4 Palpation medialer Strukturen
a) Posteriorer medialer Gelenkspalt
b) Pes anserinus

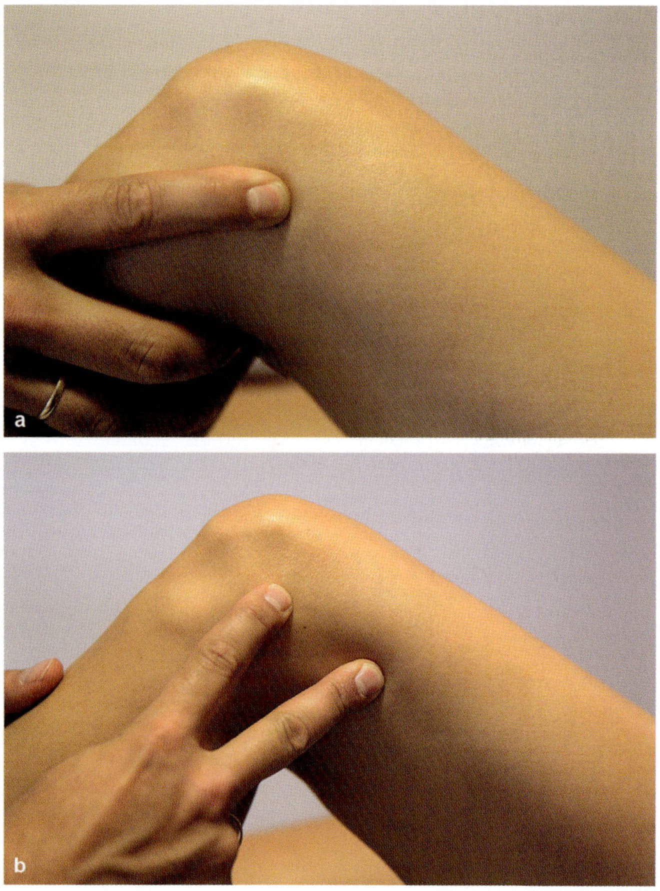

Abb. 2.5 Palpation lateraler Strukturen
a) Lateraler Gelenkspalt
b) Tractus iliotibialis

Tab. 2.2 Ursachen kniegelenknaher Schmerzen

Schmerzlokalisation	Ursache
Medialer Gelenkspalt	• Meniskusläsion • Knorpelschäden/Arthrose mediales Gelenkkompartiment • Innenbandläsion • Mediale Synovitis
Lateraler Gelenkspalt	• Meniskusläsion • Knorpelschäden/Arthrose laterales Gelenkkompartiment • Außenbandläsion • Distale Tractusbeschwerden • Laterale Synovitis
Patella proximal	• Insertionstendinose Quadrizepssehne • Ruptur Quadrizepssehne • Bursitis suprapatellaris • Peripatellare Synovitis • Ergussbildung im suprapatellaren Recessus
Patella medial	• Läsion MPFL (Patellaluxation) • Plica mediopatellaris • Mediale femoropatellare Arthrose • Peripatellare Synovitis
Patella distal	• Insertionstendinose Patellarsehne • Bursitis infrapatellaris • Hoffaitis • Peripatellare Synovitis
Patella lateral	• Laterale Hyperpression bei chronischer patellofemoraler Instabilität • Laterale femoropatellare Arthrose
Patella ventral	• Bursitis praepatellaris
Patella retropatellar	• Knorpelschaden • Arthrose
Femurcondylus lateral	• Akute Patellaluxation • Ödem (Osteochondrosis dissecans, avaskuläre Nekrose, frische Traumafolge) • Knorpelschaden • Arthrose • Außenbandläsion
Femurcondylus medial	• Ödem (Osteochondrosis dissecans, avaskuläre Nekrose, frische Traumafolge) • Knorpelschaden • Arthrose • Innenbandläsion • Femurseitige MPFL-Ruptur
Tibiakopf anteromedial	• Insertionstendinopathie Hamstringsehnen • Bursitis Pes anserinus
Tuberositas tibiae	• Tendinitis Patellarsehne • Morbus Osgood-Schlatter

chen, um bei gleichzeitiger Druckausübung mit dem Zeigefinger der rechten Hand auf die Patella die Art des Widerstands zu beurteilen. Ein federnder Widerstand ist hinweisend auf einen Erguss („tanzende Patella“). Wenn dieses Phänomen nicht auszulösen ist, sich im Seitenvergleich jedoch deutliche peripatellare Konturunterschiede feststellen lassen, liegt eine Weichteilschwellung vor, die z. B. durch einen Lymphstau, Bursitiden oder extraartikuläre Einblutungen verursacht werden kann.

Nach der Palpation erfolgt die **Analyse des Bewegungsumfangs** des Kniegelenks nach der Neutral-Null-Methode (➤ Abb. 2.6a, b). Streck- und Beugefähigkeit müssen immer im Vergleich zur Gegenseite in aktiver und passiver Bewegung untersucht werden.

PRAXISTIPP

In der Normalbevölkerung existiert eine erhebliche Varianz des Bewegungsumfangs, die eine physiologische Überstreckbarkeit bis zu einem geringgradigen physiologischen Streckdefizit einschließen. Daher sollte die Untersuchung des Bewegungsumfangs immer im Vergleich zur gesunden Gegenseite erfolgen.

Ursachen von Bewegungsverlust sind vielfältig (reflektorisch, mechanisch, degenerativ, psychisch) und werden in den folgenden Kapiteln ausführlich beschrieben. Im Rahmen der Bewegungsanalyse ist gesondert auf eine Schmerzprovokation in Abhängigkeit von der Gelenkposition zu achten. So führen z. B. die klassischen Meniskusläsionen des Hinterhorns zu einer Schmerzverstärkung in tiefer Flexion, während der Arthroseschmerz nur eine geringe Abhängigkeit von der Gelenkstellung aufweist. Die Schmerzqualität (stechend, ziehend, drückend) bietet ebenfalls zusätzliche Information für das Verständnis der Beschwerdeursache. Beispielhaft seien hier der suprapatellare Spannungs- oder Druckschmerz in tiefer Flexion infolge von Ergussbildung, der lokal stechende, in Beugung sich deutlich verstärkende Schmerz bei symptomatischem Meniskusschaden oder die ziehenden ventralen Kniebeschwerden bei muskulären Verkürzungen des Streckapparats aufgeführt.

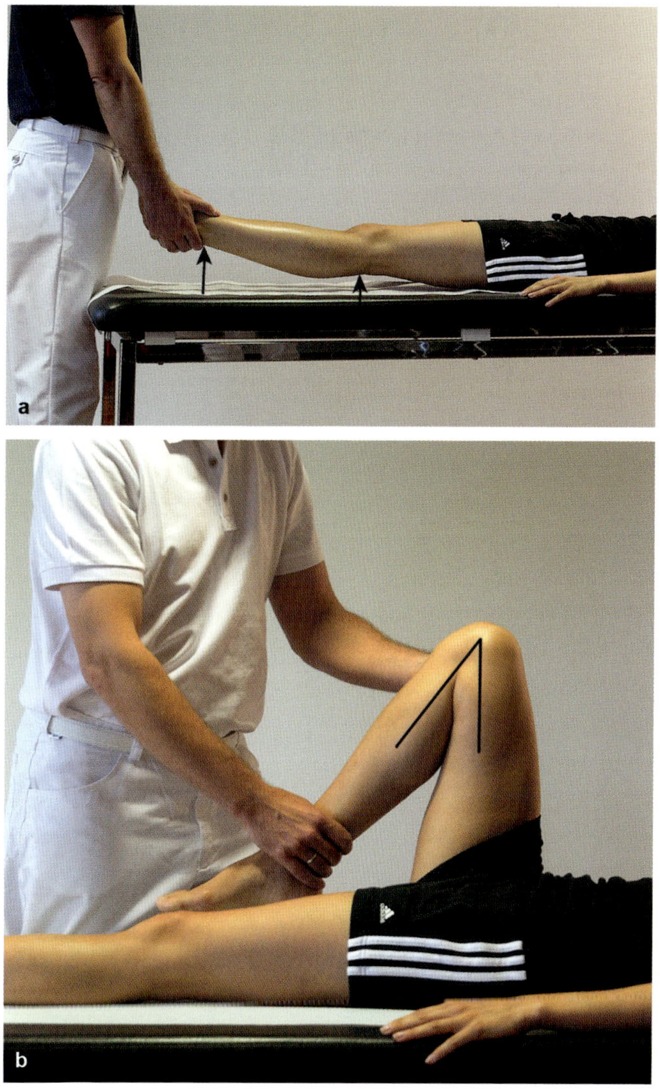

Abb. 2.6 Untersuchung der Kniegelenkbeweglichkeit
a) Untersuchung der Kniestreckung am frei hängenden Bein zur Analyse einer Überstreckbarkeit
b) Untersuchung der Kniegelenkbeugung

Nach der Analyse des Bewegungsumfangs werden durch strukturspezifische Tests sämtliche Kniebinnenstrukturen klinisch untersucht.

Meniskus

Die Untersuchung des Meniskus beginnt mit der Palpation des medialen Gelenkspalts zunächst am gestreckten Bein und dann am 90° flektierten Knie- und Hüftgelenk. Hierbei ist der Ort (dorsal, zentral, ventral) der maximalen Druckempfindlichkeit zu notieren. Phänomene wie Springen oder Knacken am Gelenkspalt werden dokumentiert. Häufig liegt jedoch keine ausgeprägte Druckempfindlichkeit des jeweiligen Gelenkspalts bei isolierten Meniskusläsionen vor. Während der Zeigefinger der einen Hand am medialen Gelenkspalt positioniert wird, führt die andere Hand über den Unterschenkel das Kniegelenk in tiefe Flexion. Bei *Innenmeniskushinterhornläsionen* lässt sich hierdurch am medialen Gelenkspalt ein häufig in die Kniekehle ausstrahlender Schmerz provozieren. Zur Verstärkung der Kompression des Innenmeniskushinterhorns wird nun über die Hand am Fuß oder Unterschenkel das Kniegelenk aus einer Position der Abduktion und Außenrotation in eine Position der Adduktion und Innenrotation bei gleichzeitig tiefer Flexion geführt (McMurray-Test, ➤ Abb. 2.7). Das Auslösen von Schmerzen ist pathognomonisch für eine Läsion des Meniskus. Gegebenenfalls kann ein Schnappen oder Klicken provoziert werden. Dieses ist hinweisgebend auf ein disloziertes/einklemmendes Meniskusfragment. Analog kann der gleiche Test reziprok bei Positionierung des Zeigefingers am lateralen Gelenkspalt für die Evaluierung einer *Außenmeniskushinterhornläsion* genutzt werden (➤ Abb. 2.8). Es existiert eine Vielzahl von Meniskustests (Apley, Böhler, Payr, Steinmann I/II), die ebenfalls mittels verschiedener Manöver eine Kompression/Rotation der Meniskusstrukturen zu erreichen versuchen. Zur genauen Beschreibung der verschiedenen Tests verweisen wir auf Originalarbeiten der Beschreiber. Die höchste Sensitivität für die korrekte Detektierung einer Meniskusläsion weist der **McMurray-Test** (70 % Sensitivität) auf (Apley: 60 % Sensitivität, Gelenkspaltschmerz: 63 % Sensitivität). Falsch positive Befunde bei Patienten ohne Meniskusläsion treten am seltensten beim klinischen Test des Gelenkschmerzes auf (Spezifität 77 %, McMurray 71 %, Apley 70 %). Die deutlich selteneren Meniskusvorderhornläsionen verursachen primär Beschwerden in Streckung oder Hyperextension. Während der Zeigefinger des Untersuchers auf dem Vorderhorn des Außen- oder Innenmeniskus ruht, wird in endgradiger Streckung eine rotierende Bewegung des Unterschenkels in Adduktion (Innenmeniskus) oder Abduktion (Außenmeniskus) durchgeführt, die zu einer Schmerzprovokation im Läsionsbereich führt.

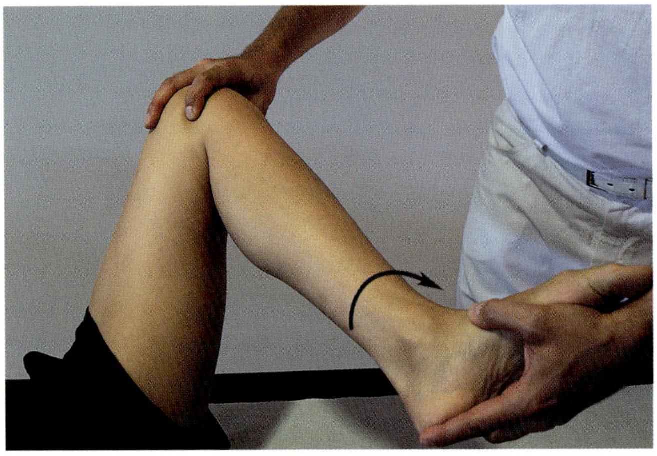

Abb. 2.7 Untersuchung des medialen Meniskus (Untersuchung in Flexion, Varusstellung und Rotation des Unterschenkels): Palpation des (postero)medialen Gelenkspalts bei gleichzeitiger tiefer Flexion, Rotation und Varusbelastung. Dieser Test ist als positiv zu bewerten, wenn die Schmerzentwicklung am Gelenkspalt festzustellen ist.

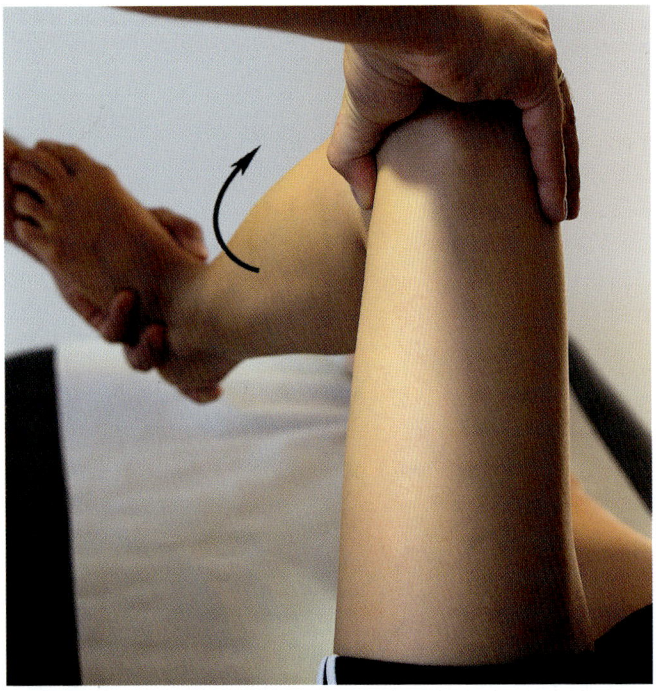

Abb. 2.8 Untersuchung des lateralen Meniskus (Untersuchung in Flexion, Valgusstellung und Rotation des Unterschenkels): Palpation des (postero)lateralen Gelenkspalts bei gleichzeitiger tiefer Flexion, Rotation und Valgusbelastung. Dieser Test ist als positiv zu bewerten, wenn die Schmerzentwicklung am Gelenkspalt festzustellen ist.

Kreuzbänder

Zur Untersuchung des *vorderen Kreuzbandes* (VKB) wird das Kniegelenk leicht flektiert. Dies kann z. B. durch eine Rolle erreicht werden, die unter dem distalen Oberschenkel auf der Untersuchungsliege platziert wird. Während mit einer Hand der Ober-

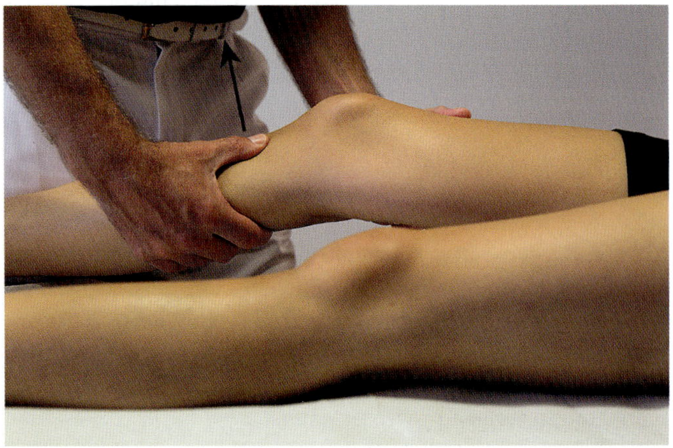

Abb. 2.9 Lachman-Test zur Prüfung der anterioren Translation: Lagerung des Kniegelenks in geringer Flexion, Fixierung des Oberschenkels mit der einen Hand und Ausübung einer vorderen Schublade mit der anderen Hand. Bei intaktem VKB muss bei seitengleicher Auslenkung ein fester Anschlag festzustellen sein.

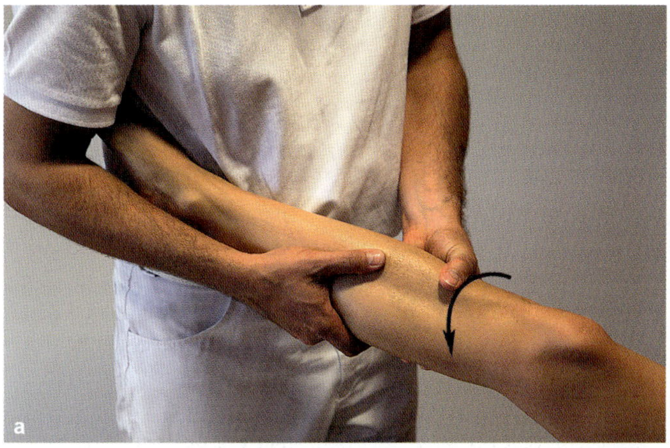

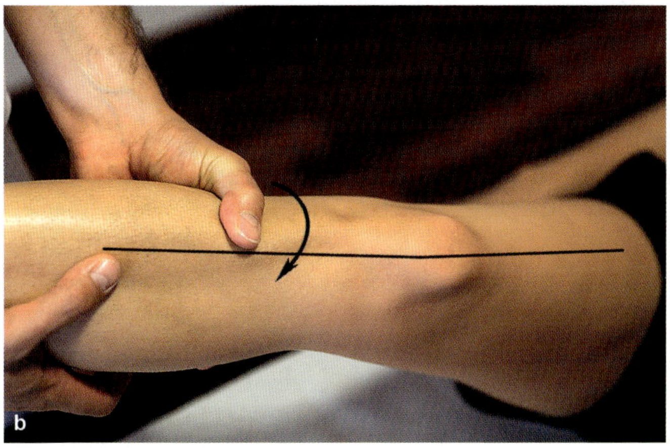

Abb. 2.10 Pivot-Shift-Test zur Beurteilung einer anterolateralen Rotationsinstabilität:
a) Ausgangsstellung: Fixierung des Fußes zwischen Arm und Brustkorb bei gestrecktem Kniegelenk und gleichzeitigem Valgusstress über Druck am Unterschenkel. In der Ausgangsstellung kommt es bei Vorliegen einer Rotationsinstabilität zu einer anterolateralen Subluxation des Tibiakopfes.
b) Flexion des Kniegelenks bei zusätzlicher Innenrotation des Unterschenkels. Bei positivem Pivot-Shift-Test kommt es zu einer sichtbaren Reposition des Unterschenkels, die als gleitend, springend oder grob springend beschrieben werden kann.

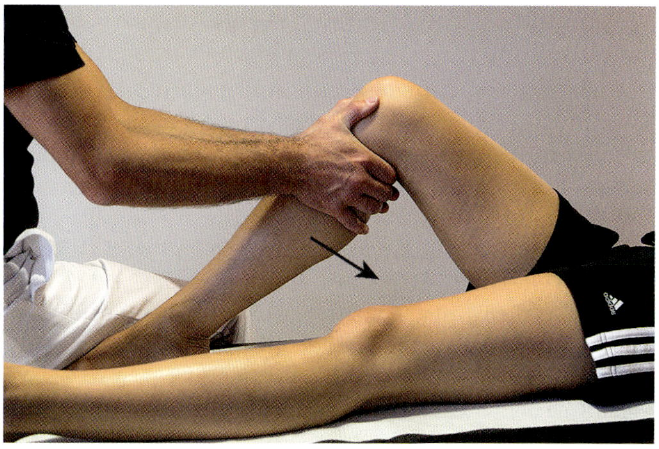

Abb. 2.11 Hintere Schublade mit Palpation des tibialen Step-offs: Umfassen des proximalen Unterschenkels des 90° flektierten Kniegelenks mit beiden Händen bei gleichzeitiger Palpation der ventralen Tibiakante mit beiden Daumen. Ist eine Palpation der ventralen Tibiakante nicht eindeutig möglich, liegt eine Dorsalverschiebung des Unterschenkels vor, was hinweisend auf eine Insuffizienz des hinteren Bandkomplexes ist. Durch Druck beider Hände Verschieben des Unterschenkels nach dorsal. Kommt es hierbei zu einem Verschwinden der ventralen Tibiakante (positiver Step-off), ist von einer Insuffizienz des hinteren Bandkomplexes auszugehen.

schenkel direkt oberhalb der Knieschreibe fixiert wird, wird mit der anderen Hand der Unterschenkel proximal umfasst und unter einem kurzen, jedoch nicht zu ruckartigen Impuls nach ventral verschoben. Bei intaktem VKB kann ein fester Endpunkt als Begrenzung der Auslenkung festgestellt werden. Zusätzlich sollte das Ausmaß der Auslenkung der gesunden Gegenseite entsprechen. Bei einer Ruptur des VKB können kein fester, sondern ein weicher Endpunkt sowie eine vermehrte Auslenkung zur Gegenseite beobachtet werden. Dieser Test wird allgemein als **Lachman-Test** oder nach seinem Erstbeschreiber als **Noulis-Test** bezeichnet (➤ Abb. 2.9).

Die Sensitivität des Lachman-Tests wird in der aktuellen Literatur mit 60–100 %, die Spezifität mit 55–99 % angegeben. Zusätzlich kann das Ausmaß der ventralen Auslenkung des Unterschenkels, vor allem im Seitenvergleich, instrumentell gemessen werden. Hierzu stehen verschiedene Messapparate wie das Rolimeter™ (Aircast®) oder das KT-1000/2000 (MEMmetric, San Diego, California) zur Verfügung. Die Rotationsstabilität des Kniegelenks, die durch das intakte VKB beeinflusst wird, kann durch den **Pivot-Shift-Test** geprüft werden (➤ Abb. 2.10). Hierbei wird das gestreckte Kniegelenk in Innenrotation und Valgusbelastung aus der Streckung in die Beugung geführt.

Bei insuffizientem VKB (und intaktem Innenband) subluxiert in Streckung der Unterschenkel und reponiert in Beugung. Dieses Repositionsereignis wird in drei Kategorien eingeteilt (Galway 1980):

- **Grad 0:** kein Repositionsereignis
- **Grad I:** gleitende Reposition
- **Grad II:** springende Reposition
- **Grad III:** grob springende Reposition

Die korrekte Durchführung dieser Untersuchung ist technisch anspruchsvoll und sollte von einem erfahrenen Kliniker vermittelt werden. Die aktuelle Literatur beschreibt die Sensitivität des Pivot-Shift Tests mit 27–95 %, die Spezifität mit 97–99 %.

Das *hintere Kreuzband* (HKB) stabilisiert das Kniegelenk primär in 90° Flexion. Daher erfolgt die Untersuchung am 90° flektierten Kniegelenk. Um ein Anspannen der Oberschenkelmuskulatur und damit Einflussnahme auf die ligamentäre Untersuchung zu vermeiden, setzt sich der Untersucher auf den Fuß des Patienten. Mit beiden Händen wird der Unterschenkel proximal erfasst und nach dorsal ausgelenkt (➤ Abb. 2.11). Ein Unterschied der Auslenkung im Vergleich zur Gegenseite ist hinweisend auf eine Verletzung des HKB. Die Sensitivität liegt bei 85–95 %, die Spezifität bei 97–99 % für diesen **hinteren Schubladentest.** Um eine mögliche dorsale Subluxation des Unterschenkels einschätzen zu können *(posterior sag sign)*, wird der tibiale Step-off ertastet. Bei intaktem HKB steht am 90° flektierten Kniegelenk die Tibia vor dem Femur und kann nicht unter oder hinter das Femur geschoben werden. Bei HKB-Insuffizienzen ist eine entsprechende dorsale Subluxation möglich, sodass die tibiale Vorderkante nicht mehr palpiert werden kann. Bei seitlicher Ansicht beider nebeneinander 90° flektierten Kniegelenke ist auf der erkrankten Seite die entsprechende dorsale Subluxation deutlich sichtbar. Die Sensitivität dieses Tests liegt bei 75–80 %, die Spezifität zwischen 95 und 100 %. Durch das Anspannen des Quadrizepsmuskels bei 90° gebeugtem Kniegelenk und Fixierung des Fußes kommt es zu einer sichtbaren anterioren Reposition des durch die Insuffizienz des HKB nach dorsal subluxierten Tibiakopfes (**Quadrizepstest**). Die Sensitivität dieses Tests liegt zwischen 54 und 98 %, die Spezifität zwischen 97 und 100 %.

Periphere ligamentäre Strukturen

Den lateralen und posterolateralen Strukturen des Kniegelenks kommt eine gesonderte Bedeutung zu, da sie häufig in Kombination mit dem HKB verletzt werden. Bei gestrecktem und 30° flektiertem Kniegelenk wird die laterale Aufklappung untersucht (➤ Abb. 2.12).

Eine vermehrte Aufklappung nur in 30° ist hinweisend auf eine isolierte Verletzung des lateralen Kollateralbandes. Besteht eine zusätzlich laterale Instabilität in Streckung muss von einer Verletzung der posterolateralen Strukturen ausgegangen werden. Die Sensitivität dieser Untersuchung liegt zwischen 86 und 96 %. Eine Verletzung der posterolateralen Strukturen führt zum einen zu einer deutlich vermehrten dorsalen Verschieblichkeit des Unterschenkels, zum anderen ergibt sich hieraus eine Außenrotationsinstabilität. Diese kann zum einen in Rückenlage am 90° flektierten Kniegelenk durch forcierte Rotation des Unterschenkels nach außen bei gleichzeitiger Fixation des Fußes auf der Untersuchungsliege im Seitenvergleich evaluiert werden. Speziell beim Verdacht auf eine Verletzung in Kombination mit dem HKB sollte die Außenrotation des Gelenks in Bauchlage untersucht werden. Dazu bittet man einen Assistenten, beide Kniegelenke des Patienten seitlich nebeneinander zu stabilisieren, während der Untersucher in 30° und 90° Flexion die Außenrotationsfähigkeit des Kniegelenks anhand der Auslenkung der Füße vergleichen kann **(Dial-Test)** (➤ Abb. 2.13). Eine vermehrte Außenrotationsfähigkeit in 30° und 90° weist auf eine Kombinationsinsuffizienz der posterolateralen Strukturen und des HKB, eine Außenrotationsinstabilität nur bei 30° auf eine isolierte posterolaterale Instabilität hin.

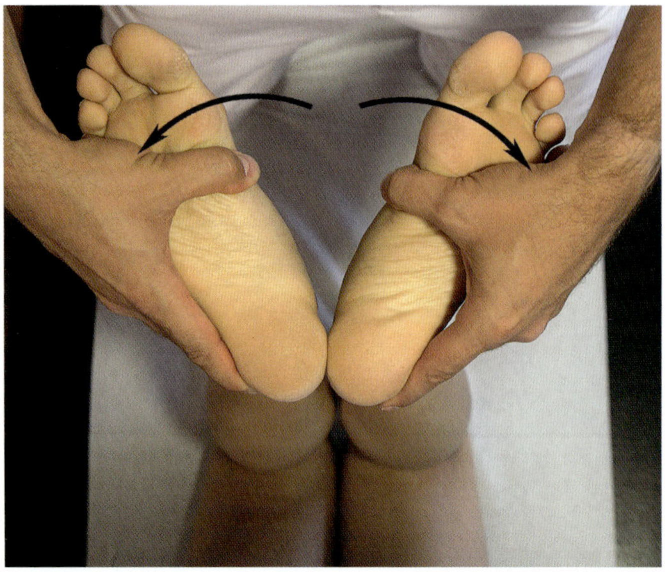

Abb. 2.13 Dial-Test zur Überprüfung der Außenrotationsinstabilität: Der Patient liegt auf dem Bauch. Mit flektierten Kniegelenken werden beide Unterschenkel über die Füße nach außen rotiert. Dieser Test wird in 30° und 90° ausgeführt. Ein Seitenunterschied mit vermehrter Außenrotation nur in 30° Flexion ist hinweisend auf eine isolierte posterolaterale Bandinsuffizienz. Ein Seitenunterschied in 30° und 90° ist hinweisend auf eine Kombinationsverletzung des hinteren Kreuzbandes und der posterolateralen Strukturen.

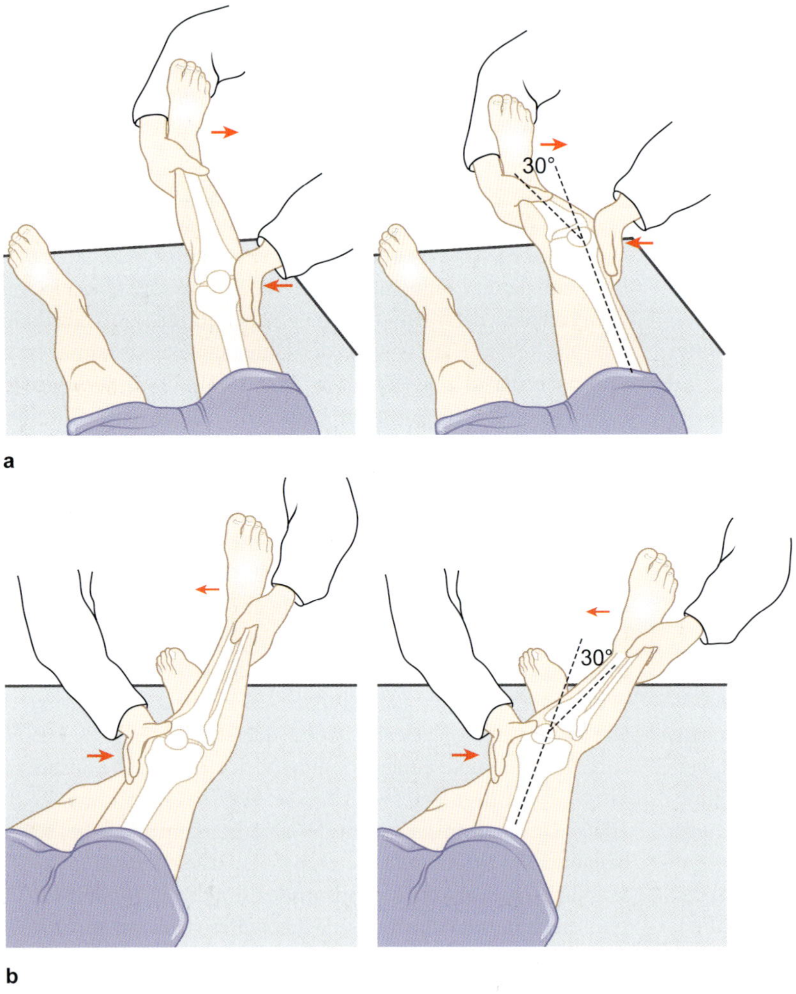

Abb. 2.12 Klinische Untersuchung der Varus- und Valgusstabilität:
a) Varusstabilität: Unter lateraler Stabilisierung des Kniegelenks wird der Unterschenkel mit der Hand nach außen geschoben. Diese Untersuchung erfolgt in Streckung und 30° Flexion zur Untersuchung des oberflächlichen Innenbandes (30°) und des hinteren Schrägbandes (0°) immer im Vergleich zur Gegenseite.
b) Valgusstabilität: Unter medialer Stabilisierung des Kniegelenks wird der Unterschenkel mit der Hand nach innen geschoben. Diese Untersuchung erfolgt in Streckung und 30° Flexion zur Untersuchung des Außenbandes (30°) und der posterolateralen Strukturen (0°) immer im Vergleich zur Gegenseite.

In jüngster Vergangenheit erfahren die *anterolateralen Kapsel-Band-Strukturen* zunehmende Aufmerksamkeit, da diese für die Rotationsstabilität des Kniegelenks von Bedeutung sind. Die Verletzung dieser Strukturen ist häufig mit einer VKB-Ruptur vergesellschaftet und führt zu einer deutlich vermehrten tibialen Innenrotation. Da jedoch auch Verletzungen der medialen Peripherie zu einer vermehrten Innenrotation des Kniegelenks führen können, muss hier vor allem dem Unfallmechanismus, äußeren Prellmarken und der Bildgebung gesondert Aufmerksamkeit geschenkt werden, um die tatsächliche, der Instabilität zugrunde liegende Verletzung diagnostizieren zu können.

Analog sollten die medialen Bandstrukturen des Kniegelenks untersucht werden. Auch hier wird die mediale Aufklappung durch einen Varustest in 0° und 30° Beugung analysiert. Eine isolierte Instabilität in 30° ist hinweisend auf eine Verletzung des oberflächlichen Innenbandes, welche die häufigste Verletzung der medialen peripheren Strukturen darstellt. Eine zusätzliche mediale Instabilität in Streckung ist Folge einer Verletzung der posteromedialen Strukturen. Hier kommt dem hinteren Schrägband speziell bei chronischen Instabilitäten eine besondere Bedeutung zu. Bei Kombinationsinstabilitäten des oberflächlichen Innenbandes und des hinteren Schrägbandes kann eine vermehrte Innenrotationsfähigkeit des Unterschenkels in strecknaher Gelenkstellung festgestellt werden.

Patellofemorales Gelenk

Die Untersuchung des patellofemoralen Gelenks beginnt am gestreckten Kniegelenk. Die klassischen Schmerzpunkte des Gelenks werden untersucht. Bei akut stattgehabter Patellaluxation zeigen sich Schmerzpunkte an der medialen Patellafacette bzw. dem Verlauf des medialen patellofemoralen Ligaments (MPFL; Läsionsinzidenz > 95° nach Patellaluxation) sowie am lateralen Femurcondylus aufgrund des Anschlagens der Patella beim Luxationsereignis. Eine prominente Plica supra- bzw. mediopatellaris kann an der proximalen bzw. medialen Patellafacette palpiert und mit zunehmender Flexion bei leichtem Valgusstress ein stechender Schmerz ausgelöst werden.

Patellafrakturen zeigen eine erhebliche Druckempfindlichkeit, Überlastungssyndrome der Quadrizeps- und Patellarsehne entsprechende Schmerzpunkte am patellaren Ansatz. Osteophytäre Randanbauten der Trochlea und Patella können als Hinweis auf eine patellofemorale Arthrose ertastet werden. Hinweisend auf einen Knorpelschaden bzw. eine Degeneration der patellofemoralen Artikulation kann der **Zohlen-Test** sein. Hierbei wird Druck auf die Patella bei gestrecktem Kniegelenk ausgeübt bei gleichzeitiger Aufforderung an den Patienten, den Quadrizepsmuskel maximal anzuspannen. Kommt es hierunter zu einer Schmerzprovokation im patellofemoralen Gelenk, ist der Test positiv. Diese Untersuchungstechnik sollte jedoch nur zum Einsatz kommen, wenn nicht schon zuvor ohne Quadrizepsaktivierung ein Patella-Anpressschmerz provoziert werden konnte.

Die patellare Beweglichkeit nach mediolateral und proximodistal sollte bei entspanntem Streckapparat untersucht werden. Die Verschieblichkeit nach medial und lateral sollte die Hälfte der Patellabreite nicht überschreiten. Bei der chronischen patellofemoralen Instabilität ist das Ausmaß der Lateralisation der Patella (Subluxation/Luxation) hinweisend auf den Schweregrad der Instabilität. Gleichzeitig kann bei diesen Patienten ein reflektorisches Anspannen der Quadrizepsmuskulatur bei forcierter Patellalateralisation aufgrund der Angst einer Vollluxation beobachtet werden, das als positiver **Apprehension-Test** beschrieben wird. Eine Fixierung der Patella muss im Seitenvergleich ebenfalls abgegrenzt werden. Am 90° flektierten Kniegelenk kann die Position des Patellazentrums relativ zur Tuberositas tibiae eingeschätzt werden. Bei Abweichungen von > 10° ist von einer pathologischen Lateralisation der Tuberositas tibiae auszugehen (Tuberositas-Sulkus-Winkel). Bittet man den Patienten, das frei hängende Bein aktiv im Kniegelenk zu strecken, kann bei patellofemoraler Instabilität eine deutliche Lateralbewegung der Patella in strecknaher Position beobachtet werden, was als **J-Zeichen** beschrieben wurde. In gleicher Weise lässt sich die Reposition der Patella in das femorale Gleitlager beim Übergang aus der gestreckten Position in die Beugung beurteilen (➤ Abb. 2.14).

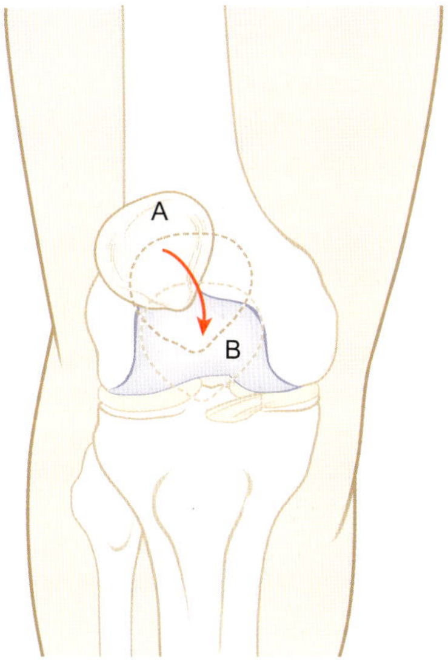

Abb. 2.14 J-Zeichen zur Beurteilung der patellofemoralen Instabilität: Der Patient sitzt auf der Untersuchungsliege mit hängendem Unterschenkel. Das betroffene Bein wird zunächst aktiv gestreckt und anschließend langsam gebeugt. Bei positivem J-Zeichen kommt es beim Übergang von der Streckung in die Beugung bei ca. 20° zu einer erkennbaren Verschiebung der Patella von lateral (A) nach medial (B), die den Eintritt in das femorale Gleitlager aus einer lateralisierten Ausgangslage der Patella darstellt.

Die Möglichkeit einer Verkippung der Kniescheibe nach lateral („Tilt") ist hinweisend auf eine fortgeschrittene patellofemorale Dysplasie oder ein kontraktes laterales Retinakulum und entsprechend häufig bei der patellofemoralen Instabilität festzustellen.

Vor allem bei frisch verletzten Patienten nach schweren Rasanztraumata des Kniegelenks müssen auch muskuläre und tendoligamentäre Verletzungen der weiteren Knieperipherie ausgeschlossen werden. Hierzu gehören die Rupturen der Quadrizeps- und Patellarsehne mit entsprechendem Verlust des aktiven Anhebens des voll gestreckten Kniegelenks bzw. der Palpation einer Diskontinuität im Sehnenverlauf, die Verletzungen der Sehne des M. semimembranosus und Bizepssehne und des M. popliteus lateralis. Um diese seltenen Verletzungen verifizieren zu können, sollten bildgebende Untersuchungen (MRT, Sonografie) obligat herangezogen werden.

2.2 Bildgebende Untersuchung des Kniegelenks

2.2.1 Sonografie

Für die Ultraschalluntersuchung des Kniegelenks wird ein linearer Breitbandschallkopf mit einer Frequenzbreite von 5–10 MHz benötigt. Zur Darstellung tiefer Strukturen in der Fossa poplitea ist eine Frequenz von 5 MHz, für die Darstellung oberflächlicher Strukturen ein Frequenzbereich von 10–15 MHz geeignet.

Die Sonografie des Kniegelenks besitzt vor allem Bedeutung in der Diagnostik akuter Verletzungen der arteriellen und venösen Gefäße im Bereich der Kniekehle, der Lokalisation und Größenbestimmung extraartikulärer Raumforderungen (Hämatome, Tumoren, Zysten, Ganglien, Schleimbeutel) sowie von Läsionen der Muskulatur und extraartikulärer Sehnen (Quadrizeps-, Bizeps-, Patellarsehne) und Bänder (Pes anserinus, Semimembranosus-, Popliteussehne) als Traumafolge oder bei chronischen Insuffizienzen. Hierbei ist ein entscheidender Vorteil der Sonografie, dass eine Untersuchung unter dynamischen Verhältnissen möglich ist und funktionelle Einschränkungen somit besser eingeschätzt werden können. In der Diagnostik von intraartikulären Verletzungen des Kniegelenks kommt der Sonografie dagegen nur eine begrenzte Bedeutung zu, da vor allem Strukturen in der Tiefe des Kniegelenks nur begrenzt oder gar nicht beurteilt werden können.

Ergussbildung, vor allem im suprapatellaren Recessus, osteophytäre Randanbauten und strukturelle Veränderungen der Patellar- und Quadrizepssehne lassen sich bildgebend gut darstellen. Die knöcherne Anatomie der Trochlea und Patella sowie deren dynamischer Lauf sind sonografisch gut darstellbar. Die Diagnostik von Meniskusläsionen im Sinne von degenerativen Auftreibungen ist möglich, die Sensitivität und Spezifität zur Analyse von Meniskusläsionen der MRT jedoch deutlich unterlegen. Aktuell noch im Erprobungsstadium, aber mit den sich stetig verbessernden Technologien der 3D-Sonografie wird die dynamische Analyse von VKB-Verletzungen zukünftig ein weiterer Einsatzbereich sein können.

2.2.2 Konventionelle Radiologie und Computertomografie

Die **konventionelle Röntgendiagnostik** ist das Standardverfahren zum Ausschluss von Frakturen. Hierbei sollten die Untersuchung im a.-p. und seitlichen Strahlengang zur Beurteilung des tibiofemoralen Gelenks und eine Axialaufnahme in 20° Flexion zur Beurteilung des femoropatellaren Gelenks erfolgen (➤ Abb. 2.15).

Aufgrund des natürlichen Slopes des Tibiakopfes lassen sich Gelenkspaltveränderungen bei gestrecktem Kniegelenk im a.-p. Bild jedoch nicht vollständig darstellen. Daher wird als Zusatzaufnahme die p.-a. Aufnahme des stehenden Patienten in 45° Flexion („Rosenberg-Aufnahme") empfohlen, sodass eine ungehinderte Bildgebung des tatsächlichen Gelenkspalts möglich ist (➤ Abb. 2.16).

Arthrotische Veränderungen werden ebenfalls am konventionellen Röntgenbild analysiert und können z. B. nach Kellgren und Lawrence klassifiziert werden (➤ Tab. 2.3). Hierbei ist zu berücksichtigen, dass von dieser 1957 publizierten Klassifikation eine Reihe von Modifikationen entwickelt wurde.

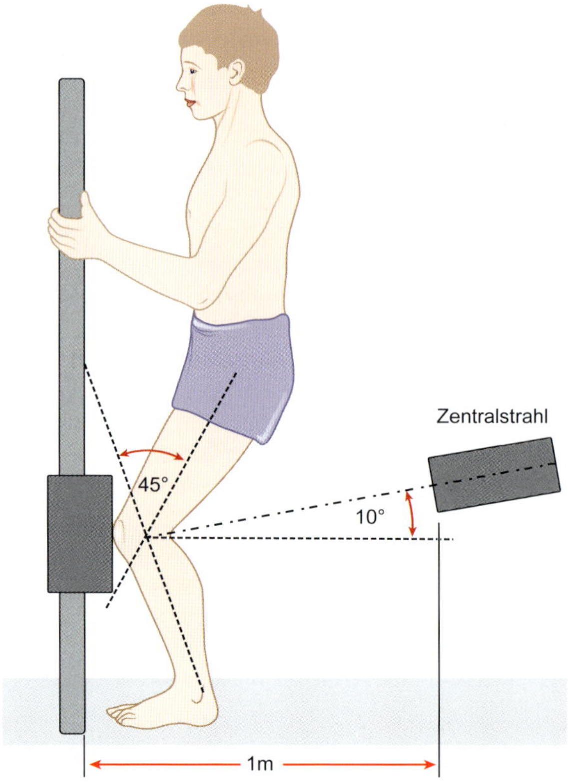

Abb. 2.16 Röntgenaufnahme nach Rosenberg (Einstelltechnik)

Am *seitlichen Röntgenbild* können Hoch- oder Tiefstand der Kniescheibe, Dysplasien der Trochlea, knöcherne Bandausrisse des vorderen und hinteren Kreuzbandes und arthrotische Veränderungen des tibiofemoralen und patellofemoralen Gelenks beurteilt werden. In der *axialen Bildgebung* der Patella in 20° Flexion

Tab. 2.3 Arthrose-Klassifikation nach Kellgren und Lawrence (Originalversion 1957)

Grad	Radiologische Zeichen
0	Keine radiologischen Zeichen einer Arthrose
1	Fragliche Gelenkspaltverschmälerung und möglicherweise Osteophytenbildung
2	Definitive Osteophytenbildung und möglicherweise Gelenkspaltverschmälerung
3	Multiple Osteophytenbildung, definitive Gelenkspaltverschmälerung, geringe subchondrale Sklerosierung, möglicherweise knöcherne Deformation
4	Große Osteophyten, deutliche Gelenkspaltverschmälerung, erhebliche subchondrale Sklerosierung, definitive knöcherne Deformation an Femur und Tibia

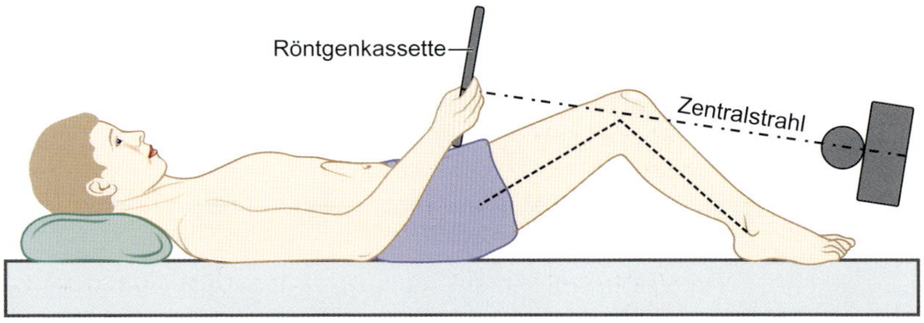

Abb. 2.15 Axiale Aufnahme des Femoropatellargelenks (Einstelltechnik)

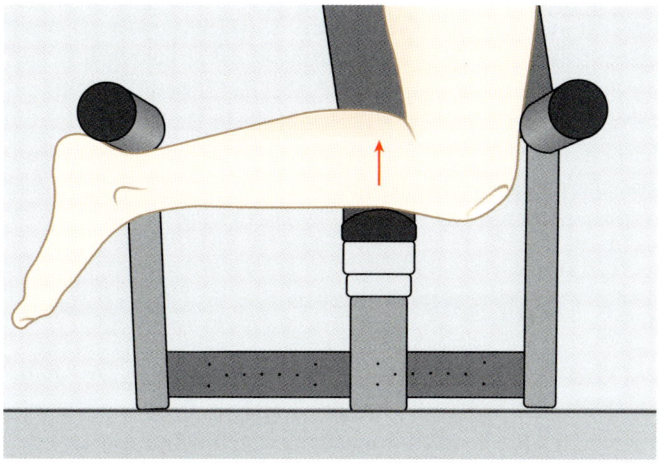

Abb. 2.17 Gehaltene Röntgenaufnahme in hinterer Schublade zur Beurteilung der hinteren Schublade: Der Patient wird auf der Seite liegend mit 90° flektiertem Knie gelagert und das Gerät zur Applikation der hinteren Schublade entsprechend angelegt. Es wird ein Schub von 15 kP posteriorer Schublade über die Tuberositas tibiae vorgegeben. Der Film-Fokus-Abstand beträgt 1,15 m. Die Aufnahme wird im Seitenvergleich durchgeführt und ausgewertet. Bei klinischem Verdacht auf eine sog. fixierte hintere Schublade kann beidseitig in gleicher Sitzung eine Untersuchung mit vorderer Schublade erfolgen (nicht gezeigt).

lassen sich die Trochleadysplasie, Fehlstellungen der Patella, knöcherne Absprengungen als Folge frischer oder alter Patellaluxationen und arthrotische Veränderungen darstellen. Zur Analyse von Achsenfehlstellungen des Kniegelenks ist die Anfertigung von *Ganzbeinstandaufnahmen* in a.-p. und seitlichem Strahlengang notwendig. Eine Sonderform der konventionellen Röntgendiagnostik ist die Durchführung von *gehaltenen Röntgenaufnahmen* in vorderer und hinterer Schublade am 90° flektierten Kniegelenk zur Beurteilung von chronischen VKB- und HKB-Insuffizienzen sowie zum Ausschluss einer fixierten hinteren Schublade (➤ Abb. 2.17).

Die **Computertomografie (CT)** findet hauptsächlich Anwendung in der exakten Darstellung knöcherner Pathologien (z. B. bei Frakturen). Die Bildgebung von Pseudarthrosen ist ein weiterer wichtiger Einsatzbereich der CT. Bestimmte Sonderformen der CT (z. B. die SPECT-CT) finden in der Analyse von chronischen Entzündungs- oder Überlastungsprozessen der knöchernen Strukturen des Kniegelenks in jüngster Vergangenheit zunehmend Anwendung, da in verschiedenen Studien gezeigt werden konnte, dass deren Bildgebung eine deutlich verbesserte Korrelation mit den klinischen Beschwerden der Patienten zeigte als die MRT bzw. die traditionelle Szintigraphie.

2.2.3 Magnetresonanztomografie

Die MRT nimmt eine dominante Rolle in der Diagnostik von Knieverletzungen ein, sowohl in der präoperativen Diagnostik als auch in der postoperativen Kontrolle.

Standardmäßig werden zur Untersuchung des Kniegelenks triplanare (koronare, sagittale und axiale Schnittbilder), Protonendichte-gewichtete (PD) Sequenzen mit Fettsättigung und einer Schichtdicke von 3 mm verwendet; sie werden üblicherweise in **Turbo-Spin-Echo-(TSE-) oder Fast-Spin-Echo-(FSE-)Technik** akquiriert. Zudem werden koronare und ggf. sagittale T1-gewichtete TSE-Sequenzen mit einer Schichtung von –3 mm gefordert (Empfehlungen der Deutschen Röntgengesellschaft). Fakultativ können bei bestimmten Fragestellungen, z. B. der Beurteilung einer VKB-Insuffizienz, zusätzlich speziell angulierte Orientierungen wie parakoronare Schnitte herangezogen werden.

Hierbei wird in den PD-Sequenzen mit Fettsättigung der Zustand der *Menisken,* des Knorpels und der Bandstrukturen des Kniegelenks analysiert. Die T1-gewichteten Sequenzen sind primär zur Beurteilung von Veränderungen des Knochens (Osteonekrosen, Frakturen) notwendig.

Zum Nachweis von Knochenmarködemen und Ödemen in den Weichteilen dienen **T2-gewichtete** Sequenzen. Hier hat sich insbesondere die **STIR-Technik** *(short tau inversion recovery)* etabliert, da eine robuste Unterdrückung des Fettsignals gelingt, wodurch Ödeme im fettreichen Knochenmark sehr gut dargestellt werden können.

Die Beurteilung der Integrität der *Kreuzbänder* erfolgt hauptsächlich anhand der sagittalen PD-gewichteten Schnittbilder, in denen das VKB im intakten Zustand überwiegend signalarm und in kompletter Spannung parallel verlaufend zur Blumensaat-Linie des Femurs zur Darstellung kommt.

Diagnostischer Hinweis

Bei guter Bildqualität kann in der PD- und T2-Wichtung die Bündelstruktur des VKB (signalarm) vom Bindegewebe, das diese Bündel umgibt (etwas signalreicher), abgegrenzt werden. Dies darf nicht als (Teil-)Ruptur interpretiert werden.

Verletzungen des VKB zeigen sich durch eine ödematöse Auftreibung mit fehlender Abgrenzbarkeit der Bündelstruktur oder einer vollständigen Unterbrechung der Kontinuität der Bandstruktur (➤ Kap. 5.2). Das HKB stellt sich in intaktem Zustand als schwarze Struktur mit einer charakteristischen Abknickung zum tibialen Ansatz hin dar. Aufgrund seines anatomischen Faserverlaufs kann diese Struktur meist nicht auf einem Schichtbild komplett zur Darstellung kommen. Frische Verletzungen des HKB gehen in der Mehrzahl nur mit einer ödematösen Auftreibung ohne komplette Kontinuitätsdurchtrennung einher. Die klinische und konventionell radiologische Diagnostik ist hier bzgl. der Frage entscheidend, ob eine versorgungsrelevante Verletzung vorliegt. Bei chronischen HKB-Insuffizienzen ist die MRT nicht indiziert, da sich die Signaldarstellung des hinteren Kreuzbandes im Laufe der Ausheilung wieder normalisiert, dies jedoch keine Korrelation mit der tatsächlichen Bandstabilität aufweist. Hinweise auf eine Insuffizienz sind der dorsale Versatz der vorderen Tibiakante im Verhältnis zur ventralen Femurkondyle. Eine tatsächliche Quantifizierung des Ausmaßes der hinteren Schublade des Kniegelenks erfolgt als Goldstandard jedoch am Röntgenbild unter Applikation einer definierten Kraft immer im Seitenvergleich.

Die *meniskalen Strukturen* werden in den koronaren und sagittalen Schnittbildern beurteilt. 90 % aller Meniskusläsionen zeigen sich im Hinterhornbereich. Dieser Bereich kann am besten in den sagittalen Schnittbildern der PD fettgesättigten T2-gewichteten TSE-Sequenzen untersucht werden. Hinweisend auf eine Läsion sind sich hell darstellende Linien im Meniskuskörper, die dessen Ober- oder Unterfläche durchbrechen.

Diagnostischer Hinweis

Intrameniskale Veränderungen sind nicht als Läsionen fehlzudeuten, sondern bei sehr jungen Patienten ein Normalbefund, bei älteren Patienten als Zeichen einer Gewebedegeneration anzusehen.

Bei ausgedehnten Längsrissen der Menisken, sog. *Korbhenkelrissen,* kann es zu einer Luxation des instabilen Meniskusanteils in das Gelenkzentrum kommen, das im MRT als **Double PCL Sign** beschrieben wurde und als bandähnliche Struktur in unmittelbarer Nähe des HKB auf den Sagittalschichten sichtbar wird. (➢ Abb. 4.7f) Eine Sonderform des Meniskusschadens ist der *Wurzelausriss der dorsalen Meniskusaufhängung,* der in der MRT leicht übersehen werden kann. Die dorsale Meniskusaufhängung kommt auf den koronaren Schnittbildern zur Darstellung, wobei auf eine Kontinuitätsunterbrechung und Flüssigkeitsbildung in unmittelbarer Nähe der Meniskuswurzel geachtet werden muss.

Die Darstellung der Pathologien des *Knorpels* ist eine besondere Domäne der MRT geworden. Spezielle fettsupprimierte FSE-Sequenzen sowie 3D-FSE-Sequenzen in Verwendung mit neuartigen hochauflösenden MRTs und einer Feldstärke ≥ 3 Tesla erlauben die exakte Lokalisation und Größenbestimmung des Knorpelschadens. Um die Qualität des bestehenden Knorpels oder des Knorpelregenerats nach knorpelrekonstruktiven Verfahren beurteilen zu können, wurden spezielle Sequenzen (dGEMRIC, T1ρ) und Segmentierungstechniken entwickelt, die mit hohem Zeitaufwand Volumen, Dicke und die biochemische Zusammensetzung (Glykosaminoglykan-Gehalt, Kollagennetzwerk, Organisation) des Knorpels bildlich darstellen können. Dies erlaubt Aussagen über das Knorpelgewebe, bevor strukturelle Schäden sichtbar sind.

Die Beurteilung des Knochens ist bei der Osteochondronekrose, der Osteochondrosis dissecans, bei Ödembildungen des Knochens bzw. zur Beurteilung von intraossären Raumforderungen (Ganglien, Tumoren etc.) in unmittelbarer Nähe des Gelenks von herausragender Bedeutung und sollte immer in allen Schnittebenen erfolgen. Bei frischen Verletzungen sind die Verteilungsmuster des Ödems hinweisend auf die verletzten Strukturen (z. B. posterolaterales Tibiaödem bei VKB-Ruptur, Ödem lateraler Femurcondylus nach frischer Patellaluxation).

Die Beschreibung der Gelenkkongruenz des tibiofemoralen, aber vor allem des patellofemoralen Gelenks ist von erheblicher Bedeutung. Während im konventionellen Röntgenbild nur die knöchernen Strukturen zur Darstellung kommen, kann in der MRT aufgrund der Darstellung des Knorpels die tatsächliche Gelenkmechanik genau beschrieben werden. Dysplastische Veränderungen der Trochlea und deren Konsequenzen für die Entwicklung und einen möglichen Schaden des Knorpels sind von entscheidender Bedeutung für das Verständnis der Ursache von patellofemoralen Instabilitäten. In der Analyse der Ursache von patellofemoralen Instabilitäten wurde in der Vergangenheit die CT genutzt, um Achsenveränderungen des Beins zu quantifizieren. Dieses kann in gleicher Weise mittels MRT unter Vermeidung der Strahlenexposition der CT erfolgen.

Die bildliche Darstellung der Verletzungen der peripheren Strukturen des Kniegelenks ist ebenfalls exakt nur in der MRT möglich. Hier erfordert jedoch die genaue Beschreibung der Strukturen eine erhebliche Erfahrung des Radiologen und vor allem eine klare klinische Fragestellung des zuweisenden ärztlichen Kollegen.

Abschließend können in der MRT Veränderungen der Gelenkschleimhaut und deren Wucherungen (Beispiel villonoduläre Synovialitis), freie Gelenkkörper, intra- und extraartikuläre Raumforderungen sowie Vernarbungen des Gelenkraums dargestellt werden, was die präoperative Vorbereitung erheblich erleichtert.

Die MRT ist heute die Standardbildgebung bei Erkrankungen des Kniegelenks. Im Zuge der ständigen Weiterentwicklung der Auflösung der MRT-Geräte, aber auch der qualitativen Darstellung der verschiedenen Gewebe des Kniegelenks und sogar deren mikrostruktureller Zusammensetzung ist davon auszugehen, dass die Bedeutung der MRT in der bildgebenden Diagnostik weiter zunehmen wird. Es verbleibt jedoch aktuell ein Manko: Die Darstellung erfolgt statisch, primär am liegenden Patienten. Veränderungen, die durch die Belastung und Gelenkdynamik erst sichtbar werden, entziehen sich bis heute der Darstellung im MRT.

2.2.4 Szintigrafie

Zur Skelettszintigrafie werden ^{99m}Technetium-markierte Phosphatkomplexe verwendet, in der Regel in Dreiphasentechnik. Hierdurch können ossäre Umbauprozesse des Kniegelenks sichtbar gemacht werden. In der Vergangenheit wurde diese Art der Bildgebung zum Nachweis radiologisch okkulter Frakturen eingesetzt, wobei diese Rolle heutzutage zunehmend die MRT übernimmt. Zum Nachweis spezieller Tumoren in unmittelbarer Gelenknähe (Osteoidosteom, Myelom, Metastasen) wird die Szintigrafie im Rahmen der Primärdiagnostik eingesetzt. Knöcherne Manifestationen von Stoffwechselerkrankungen wie Morbus Paget und Morbus Sudeck sowie die Abgrenzung von Osteoporose und Osteopenie stellen weitere Indikationen der Szintigrafie dar. Der Nachweis einer Radionuklidanreicherung in sämtlichen Phasen der Dreiphasenszintigrafie ist hinweisend auf eine akute, floride Osteomyelitis. Vor allem bei postoperativen Zuständen wie z. B. nach Prothesenimplantation, nach Infekten, bei Verdacht auf einen Morbus Sudeck (CRPS II) oder nach Osteosynthesen kann durch die Szintigrafie ein Zusammenhang zwischen klinischem Schmerz und der in der Szintigrafie lokalisierten Stoffwechselaktivität hergestellt oder widerlegt werden.

2.3 Kniegelenkpunktion

2.3.1 Indikation

Die Indikation zur Punktion des Kniegelenks ergibt sich bei Verdacht auf eine Kniegelenkinfektion und bei unklarer Arthropathie mit Ergussbildung sowie bei Verdacht auf eine Kristallarthropathie. Bei anamnestisch, klinisch und laborchemisch eindeutiger Infektsituation sollte die chirurgische Revision nicht durch eine diagnostische Punktion bzw. deren Auswertung verzögert werden.

Neben der ausschließlichen Diagnostik sollte bei Kniegelenkerguss eine Kniegelenkpunktion auch vor der Injektion von Medikamenten stattfinden, um die Wirksamkeit des intraartikulären Therapeutikums zu erhöhen.

Darüber hinaus ist die Kniegelenkpunktion geeignet, Beschwerden infolge eines massiven Kniegelenkergusses mit gespannter Kniegelenkkapsel zu lindern.

2.3.2 Vorbereitung

Die Punktion bedarf – wie jeder ärztliche Eingriff – der Einwilligung des Patienten.

CAVE

Die Einwilligung ist nur wirksam, wenn der Patient zuvor über alle für die Einwilligung wesentlichen Umstände aufgeklärt wurde.

Einwilligung und Aufklärung sind durch das **Patientenrechtegesetz** nunmehr in **§ 630d** und **§ 630e BGB** geregelt.

Dabei ist – verkürzt – Folgendes zu beachten:

- Unverzichtbar, aber für die Aufklärung auch ausreichend ist das mündliche Aufklärungsgespräch. Dabei muss sichergestellt werden (nötigenfalls durch Dolmetscher), dass der Patient die Aufklärung (sprachlich) versteht. Schriftliche Aufklärungsbögen (von denen dem Patient Kopien auszuhändigen sind) können in Bezug genommen werden, ersetzen die mündliche Aufklärung jedoch nicht. Ihre Bedeutung liegt auch in der Indizfunktion dafür, dass eine Aufklärung erfolgte – denn hierfür ist im Fall eines späteren Rechtsstreites die Behandlerseite beweisbelastet.
- Ist die Punktion konkret indiziert, soll die Aufklärung so frühzeitig wie möglich erfolgen. Zwar kann bei der ambulanten Kniegelenkpunktion auch noch eine Aufklärung am Tag des Eingriffs rechtzeitig sein. Entscheidend ist jedoch, dass der Patient sich danach noch innerlich frei für oder gegen den ärztlichen Eingriff entscheiden kann und nicht unter dem Eindruck steht, sich aus dem bereits eingeleiteten Behandlungsablauf nicht mehr lösen zu können. Sicherer ist daher immer die Aufklärung spätestens am Vortag.
- Der Patient soll im Großen und Ganzen wissen, worin er einwilligt. Die Aufklärung soll ihm eine allgemeine Vorstellung von der Schwere des Eingriffs und den wesentlichen, spezifisch mit dem Eingriff verbundenen Risiken vermitteln (bei der Punktion z. B. Infektionsrisiko, Blutungsrisiko, Risiko erneuter Ergussbildung, Allergierisiko bei der Applikation von Medikamenten, erhöhtes Blutungsrisiko bei der Einnahme von Antikoagulanzien oder Störungen des Gerinnungssystems etc.). Auf die Risikohäufigkeit kommt es nicht an – auch seltene Risiken bedürfen der Aufklärung, wenn sie dem Eingriff spezifisch anhaften und bei ihrer Verwirklichung die Lebensführung des Patienten erheblich beeinträchtigen können.
- Einer (erneuten) Aufklärung bedarf es nicht, wenn der Patient bereits weiß, worin er einwilligt, weil er früher bzw. anderweitig zum Eingriff (vor)aufgeklärt worden ist. Es empfiehlt sich allerdings, dies gründlich zu verifizieren und zu dokumentieren; Gleiches gilt für einen Verzicht des Patienten auf Aufklärung.
- Die Wahl der Behandlungsmethode ist grundsätzlich Sache des Arztes – es ist jedoch Sache des Patienten zu entscheiden, in welche von mehreren erfolgversprechenden Behandlungsalternativen er einwilligt. Gibt es solche Behandlungsalternativen mit unterschiedlichen Belastungen, Risiken und Heilungschancen, dann ist der Patient hierüber ebenfalls aufzuklären.

Bei der Einnahme von Antikoagulanzien oder Störungen des Gerinnungssystems ist das erhöhte Blutungsrisiko zu berücksichtigen. Hier muss zwischen dem erhöhten Blutungsrisiko und dem Nutzen der Punktion abgewogen werden.

Bei der Durchführung der Punktion sind die üblichen Aspekte der Antiseptik zu beachten. Die Räumlichkeiten, in denen die Punktion durchgeführt wird, sollen mittels regelmäßiger Flächendesinfektion – insbesondere der patientennahen Gegenstände – gereinigt werden. Die Menge des Personals ist bei Punktion auf das notwendige Minimum zu beschränken.

2.3.3 Durchführung

Zur Punktion ist die Hose am betroffenen Bein auszuziehen, der Patient liegt in Rückenlage. Um eine Kontamination der Untersuchungsliege zu vermeiden, sollte eine entsprechende Unterlage verwendet werden. Die Rasur der Punktionsstelle ist obsolet; eine störende Behaarung ist ggf. mit der Schere oder einem Trimmer zu kürzen. Gegebenenfalls ist die Reinigung der Haut notwendig. Die Punktion sollte nicht im Bereich von sichtbaren Hautverletzungen oder Hautschäden erfolgen. Die Punktionsstelle wird mit einem Hautdesinfektionsmittel in Sprüh- und/oder Wischtechnik desinfiziert. Die durch den Hersteller geforderte Einwirkzeit ist hierbei unbedingt zu berücksichtigen. Gemäß den aktuell geltenden Richtlinien des Robert Koch-Instituts von 2011 ist der Punktionsbereich trotz einer sehr geringen Infektionsgefahr von 1 : 1 000–1 : 35 000 mit einem sterilen Abdeck- oder Lochtuch abzudecken. Der punktierende Arzt trägt nach hygienischer Händedesinfektion sterile Handschuhe und bei Spritzenwechseln mit Dekonnektion einen Mund-Nasen-Schutz. Ein steriler Kittel ist in der Regel nicht nötig, allerdings muss sichergestellt werden, dass von der Kleidung des Arztes keine Infektionsgefahr ausgeht. Das Punktionsbesteck muss steril angereicht werden; es sind ausschließlich Einmal-Instrumente (Kanülen, Spritzen) zu verwenden. Die sterilen Verpackungen der Instrumente sind erst unmittelbar vor der Punktion zu öffnen. Bei deutlicher Ergussbildung ist durchaus mit einer Ergussmenge von 100 ml zu rechnen, weshalb eine ausreichende Anzahl von Spritzen bereitliegen sollte. In der Regel reicht für eine Kniegelenkpunktion eine kurze Kanüle der Stärke 1. Bei zäher Flüssigkeit oder koaguliertem Hämarthros kann auf großlumigere Kanülen ausgewichen werden.

Die Punktion erfolgt in der Regel im suprapatellaren Recessus von lateral. In vollständiger bzw. maximal möglicher Streckung wird zunächst der kraniale Rand der Patella palpiert. Bei einem rechten Knie stabilisiert der Arzt die Patella mit der linken Hand, wodurch eine Entleerung des suprapatellaren Recessus vermieden wird. Zwei Querfinger lateral und ein Querfinger kranial der Patella wird die Kanülen-Spritzen-Einheit mit der rechten Hand unter Aspiration nahezu horizontal vorgeschoben. Sobald sich intraartikuläre Flüssigkeit aspirieren lässt, wird die Punktionskanüle mit der linken Hand stabilisiert, mit der rechten erfolgt die kontinuierliche Aspiration bzw. der Spritzenwechsel (➤ Abb. 2.18).

Die Ausleerung und Wiederverwendung einer Spritze sollte unterbleiben. Alternativ wird ein ventraler Zugang beschrieben, der dem medialen oder lateralen Arthroskopieportal entspricht. Dieser Zugang ist jedoch für die Punktion ungeeignet, da der ventrale Recessus nur über ein geringes Volumen verfügt und die Gefahr der Verletzung intraartikulärer Strukturen (Knorpel, Meniskus,

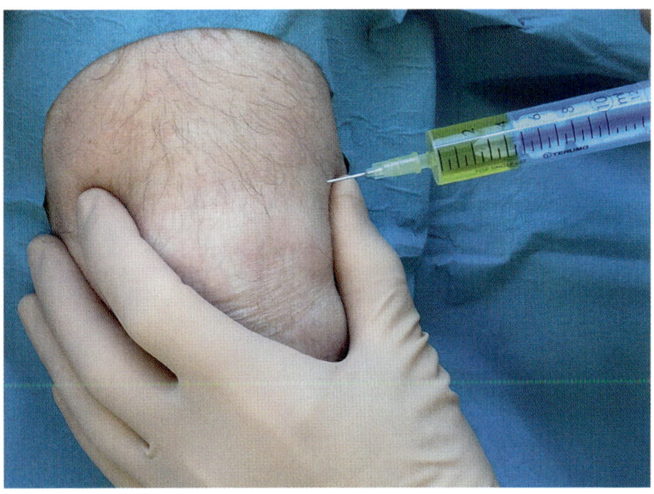

Abb. 2.18 Punktion eines serösen Kniegelenkergusses von lateral: Die Punktionskanüle wird unter sterilen Bedingungen und Aspiration von lateral auf Höhe des oberen Patellapols in den superioren Recessus eingebracht.

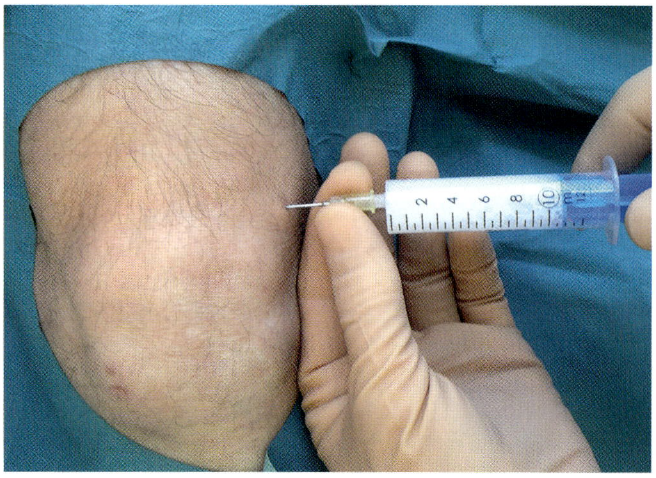

Abb. 2.19 Intraartikuläre Injektion eines Kortisonpräparats von lateral nach Punktion.
Hierzu wird die Punktionskanüle belassen, das Medikament steril aufgezogen und anschließend in den superioren Recessus injiziert.

VKB) erhöht ist. Für die alleinige Injektion von Medikamenten bei weitgehend ergussfreiem Gelenk sind diese Zugänge jedoch von Vorteil.

PRAXISTIPP

Bei Erguss mit tanzender Patella gelingt die Kniegelenkpunktion am besten im suprapatellaren Recessus von lateral.
Zur Injektion von Medikamenten bei „trockenem" Knie empfiehlt sich ein anterolateraler Zugang am hängenden Bein.

Zum Ende der Punktion können ggf. steril aufgezogene Medikamente injiziert werden (➤ Abb. 2.19).

Nach der Punktion ist die Punktionsstelle mit einem sterilen Verband/Pflaster zu bedecken. Weiterhin wird zur Vermeidung/Reduktion des „Nachlaufens" eines Ergusses die Anlage eines Kompressionsverbands oder gar eines Kniekappenverbands empfohlen. Unabhängig von anschließenden diagnostischen oder therapeutischen Maßnahmen wird der Patient über weitere Verhaltensmaßnahmen sowie über Zeichen einer Komplikation (z. B. Infektionszeichen) aufgeklärt. Der Patient wird darüber unterrichtet, an welche Stelle er sich in diesem Fall (auch am Wochenende) richten kann.

2.3.4 Synoviaanalyse

Die Synoviaanalyse ist grundsätzlich geeignet, folgende Fragen zu klären:

- Besteht eine infektiöse Arthritis?
- Liegt ein entzündlicher oder nichtentzündlicher Erguss vor?
- Finden sich Partikel (z. B. Kristalle, Erreger)?

Die Synoviaanalyse umfasst folgende Schritte:
1. Makroskopische Untersuchung
2. Bestimmung der Leukozytenzahl und -differenzierung
3. Untersuchung auf Kristalle im polarisierten Licht
4. Erregerdiagnostik (Gram-Färbung, Kultur)

PRAXISTIPP

Für die Synoviaanalyse sollten bereitgelegt werden: 1 EDTA-Röhrchen (Zellzahlbestimmung), 2 native Röhrchen (Kristalluntersuchung, Erregerdiagnostik).

Unmittelbar nach Punktion werden hierzu Volumen, Färbung, Trübung und Viskosität der Synovialflüssigkeit makroskopisch beurteilt.

Die normale Synovialflüssigkeit ist transparent, farblos bis blass-gelb und hoch viskös. Die Viskosität lässt sich durch die „Spinnbarkeit" eines Synoviafadens zwischen zwei Fingern testen. Ein Reizerguss (z. B. im Rahmen einer aktivierten Gonarthrose) ist bernsteinfarbig und transparent. Bei der rheumatoiden Arthritis findet sich eine gelblich-grünliche, bei der Gicht eine weißliche Färbung. Eine infektiöse Arthritis stellt sich trübe, gräulich-weiß dar. In einem entzündlichen Erguss ist die Viskosität vermindert. Nach entsprechendem Trauma findet sich ein Hämarthros, d. h. ein blutiges Punktat, das im Spätstadium auch eine bräunliche Färbung annehmen kann. Beimengungen von Fett („Fettaugen") sind nach intraartikulärer Fraktur oder auch nach Traumatisierung des Hoffa-Fettkörpers erkennbar. Die Punktion zur Diagnostik einer intraartikulären Fraktur ist aufgrund der modernen bildgebenden Möglichkeiten allerdings nicht mehr zeitgemäß.

Die Synoviaanalyse sollte innerhalb von 2–4 h nach Gewinnung, spätestens innerhalb von 24 h durchgeführt werden, da eine spätere Analyse aufgrund einer Verminderung der Zellzahl und einer Veränderung der Kristalle fehlerbehaftet sein kann.

Die Anzahl der Leukozyten ist ein wichtiger und schnell zu erhebender Faktor für die Differenzierung der Ergussgenese. Die normale Synovia ist zellarm mit einer maximalen Anzahl von 200/µl. Reizergüsse infolge mechanischer Schäden zeigen keine wesentliche Erhöhung der Zellzahl. Bei nichtinfektiösen Arthritiden findet sich in Abhängigkeit der Entzündungsaktivität eine große Varianz zwischen 1 000–50 000/µl.

Diagnostischer Hinweis

Mit einer infektiösen Arthritis ist ab einer Zellzahl von 20 000/µl zu rechnen, ab einer Erhöhung über 50 000/µl ist bei entsprechendem klinischem Bild die septische Arthritis nahezu bewiesen.

Neben der Zellzahl gibt die mikroskopische Zelldifferenzierung entscheidende Hinweise. Der Anteil der Granulozyten steigt von

Tab. 2.4 Wichtige Befunde einer Synoviaanalyse

	Normalbefund	Reizerguss, z. B. bei Arthrose	Rheumatoide Arthritis	Gicht	Infektiöse Arthritis	Tuberkulose
Farbe	farblos strohgelb	bernsteinfarbig	gelb-grün	milchig, gelb	grau, weiß-cremig	gelb bis grüngelb
Trübung	klar	klar bis leicht trüb	trüb, evtl. flockig	trüb	stark trüb	trüb flockig
Leukozytenzahl (/µl)	< 200	< 2 000	> 1 000–50 000	> 5 000	> 20 000	> 10 000
Granulozyten	< 25 %	< 25 %	> 60 %	> 75 %	> 75 %	< 50 %
Lymphozyten	≈ 75 %	≈ 75 %	< 25 %	< 25 %	< 10 %	≈ 50 %
Kristalle	keine	keine	Ggf. Cholesterin	Urate	keine	keine

Tab. 2.5 Präoperative Evaluation erwachsener Patienten vor elektiven nichtkardiochirurgischen Eingriffen: Minimalstandard für Laborparameter

	(Verdacht auf) Erkrankung von			
Parameter	Herz/Lunge	Leber	Niere	Blut
Hämoglobin	+	+	+	+
Leukozyten				+
Thrombozyten		+		+
Natrium, Kalium	+	+	+	+
Kreatinin	+	+	+	+
ASAT, Bilirubin, aPTT und INR		+		

aPTT: aktivierte partielle Thromboplastinzeit, ASAT: Aspartat-Aminotransferase, INR: International Normalized Ratio

traumatischen bzw. mechanischen Ergüssen von unter 25 % über die Tuberkulose (< 50 %) bis zur rheumatischen und infektiösen Arthritis (> 50–75 %) an. Neben den Granulozyten lassen sich mittels Giemsa-Färbung Lymphozyten, Monozyten und mononukleäre Zellen differenzieren (➤ Tab. 2.4).

Für die spezifische Diagnostik einer periprothetischen Infektion wurde eine hohe Wertigkeit der Bestimmung der Leukozytenesterase beschrieben.

Bei unklarer Ergussbildung kann mittels Punktion bzw. Synoviaanalyse die Frage nach einer Kristallarthropathie durch Einsatz der Polarisationsmikroskopie geklärt werden. Hierbei können unterschieden werden:

- Mononatriumurat-Kristalle (Gicht)
- Kalziumpyrophosphatdihydrat-Kristalle (Chondrokalzinose)
- Cholesterinkristalle (länger bestehende rheumatoide Arthritis mit chronischer Ergussbildung)
- Verunreinigungen (z. B. nach Injektion kristalliner Kortikoide)
- Kalziumoxalat-Kristalle (Niereninsuffizienz und Hämodialyse)
- Amyloid (primäre Amyloidose)

Bei klinischem oder laborchemischem Hinweis auf eine infektiöse Arthritis ist eine mikrobiologische Untersuchung des Punktats zu veranlassen. Eine erste Analyse besteht hierbei in der Mikroskopie nach entsprechender Färbung (Gram-Färbung, Ziehl-Neelsen-Färbung). Da ein negatives Ergebnis im Schnellausstrich eine infektiöse Arthritis nicht ausschließt, wird im Weiteren eine Kultivierung mit entsprechendem Antibiogramm bzw. Resistogramm durchgeführt. Allerdings ist auch hierbei eine Quote von falsch negativen Befunden von ca. 30–40 % zu berücksichtigen.

Zusätzlich zu den hier beschriebenen Analysen können im Einzelfall weitere Bestandteile der Synovia mittels laborchemischer oder immunologischer Verfahren bestimmt werden.

2.4 Laboruntersuchungen

Laboruntersuchungen sind Hilfsmittel in der Diagnostik und der Verlaufsbeurteilung von Erkrankungen und müssen daher immer in Zusammenschau mit den anamnestischen, klinischen und bildgebenden Befunden beurteilt werden.

2.4.1 Präoperative Untersuchung

Die präoperative Bestimmung laborchemischer Parameter dient der Detektion bisher nicht bekannter Veränderungen/Erkrankungen bzw. der Beurteilung der Aktivität bekannter Erkrankungen, die einen Einfluss auf die Operation haben können. Hierbei ist allerdings zu berücksichtigen, dass mit steigender Anzahl der erhobenen Parameter auch mit einer steigenden Anzahl falsch positiver Befunde zu rechnen ist. Auf der anderen Seite schließt ein normwertiges Routinelabor das Vorliegen von Veränderungen z. B. im Gerinnungsstatus nicht aus. Aus diesen Gründen gibt es aktuell keine einheitliche Empfehlung zum prinzipiellen präoperativen laborchemischen Screening.

Insofern sollte die Auswahl der zu erhebenden Parameter vor dem Hintergrund der individuellen Anamnese und klinischen Untersuchung getroffen werden. ➤ Tab. 2.5 nennt die Mindestanforderungen an die präoperative Untersuchung bei entsprechendem Verdacht auf eine Organerkrankung gemäß der Empfehlung der Deutschen Gesellschaft für Anästhesiologie und Intensivmedizin, der Deutschen Gesellschaft für Chirurgie und der Deutschen Gesellschaft für Innere Medizin (2011).

Ein rationales präoperatives Routinelabor umfasst Blutbild (Hämoglobin, Leukozyten, Thrombozyten), Gerinnung (Quick, PTT) und Elektrolyte (Na, K). Da ein präoperativ erhöhter CRP-Wert mit einem erhöhten Risiko einer Infektion nach Prothesenimplantation verbunden ist, erscheint es gerechtfertigt, diesen Parameter im Rahmen der präoperativen Labordiagnostik vor einer Knieendoprothetik routinemäßig zu bestimmen. Falls mit einer Transfusion zu rechnen ist, muss die Blutgruppe bestimmt und ggf. Kreuzblut abgenommen werden.

2.4.2 Infektdiagnostik

Die **Blutsenkungsgeschwindigkeit (BSG)** ist eine einfache, kostengünstige und reproduzierbare Untersuchung, welche die Differenzierung zwischen entzündlicher und nichtentzündlicher Gelenkerkrankung erlaubt (Referenzbereich nach Westergren (in mL/h): Frauen < 50 J.: < 20; > 50 J.: < 30. Referenzbereich Männer < 50 J.: < 15; > 50 J.: < 20). Die BSG sollte spätestens 3 h nach Blutentnahme gestartet werden, der 2-h-Wert bringt keine zusätzliche Information.

Eine ausgeprägte **Leukozytose** (Normwert: 4,0–10,0 × 10^3/µl) spricht für eine bakteriell-eitrige Infektion. Eine weitere Spezifizierung kann mittels Differenzialblutbild erfolgen, wo sich bei einer Infektion eine Linksverschiebung mit über 80 % Granulozytenanteil findet.

Die Bestimmung des **C-reaktiven Proteins** (CRP, Normbereich < 0,5 mg/dl) gilt heutzutage als laborchemischer Goldstandard in der Infektdiagnostik, da es empfindlicher ist als die BSG und ggf. den klinischen Symptomen 12–24 h vorauseilen und somit auch bei normaler BSG erhöht sein kann. Das CRP eignet sich als Verlaufsparameter bei infektiösem Geschehen.

Neben diesen drei klassischen laborchemischen Infektparametern wird zunehmend die Bestimmung von **IL-6** und **Procalcitonin** zur (Verlaufs-)Diagnostik eingesetzt.

Tab. 2.6 Rationale Labordiagnostik bei den häufigsten Erkrankungen aus dem rheumatischen Formenkreis

BSG, CRP, Akute-Phase-Proteine	Entzündungsaktivität
Rheumafaktor (RF), Antikörper gegen zyklische, citrullinierte Peptide (Anti-CCP)	Rheumatoide Arthritis
Serodiagnostik (AK-Diagnostik im Serum): Yersinien, Shigellen, *Campylobacter,* Salmonellen	Postenteritische reaktive Arthritis
Serodiagnostik (AK-Diagnostik im Serum): *Chlamydia trachomatis;* ggf. Erregernachweis im Urethralabstrich/Zervixabstrich	Posturethritische reaktive Arthritis
Serodiagnostik (AK-Diagnostik im Serum): *Borrelia burgdorferi*	Lyme-Arthritis
HLA-B27	Spondyloarthritiden, Psoriasisarthritis
Antinukleäre Antikörper (ANA)	Kollagenosen (Sjögren-Syndrom, CREST, systemischer Lupus erythematodes, Mischkollagenosen, Polymyositis, Dermatomyositis)
Antineutrophile zytoplasmatische Antikörper (ANCA)	Vaskulitiden (z. B. granulomatöse Polyangiitis)
Nierenfunktion (Kreatinin, Harnstoff, Urinstatus, Urinsediment)	Organmanifestation
Leberfunktion (Transaminasen, Enzyme)	Organmanifestation
Knochenstoffwechsel (Kalzium, Phosphat, alkalische Phosphatase)	Organmanifestation
Muskelstoffwechsel (Kreatinkinase, Myoglobin, Laktatdehydrogenase)	Organmanifestation
Hämoglobin, Leukozytenzahl, Thrombozytenzahl	Hämatologische Untersuchung

2.4.3 Rheumatische Krankheitsbilder

Neben der Anamnese und der klinischen Untersuchung spielt die laborchemische Analyse in der Erkennung und Differenzierung rheumatischer Krankheitsbilder eine große Rolle. Die Ziele der Laboruntersuchung in diesem Zusammenhang sind:

1. Differenzierung zwischen entzündlicher und nichtentzündlicher Erkrankung
2. Bestimmung der Ätiologie
3. Beurteilung der Entzündungsaktivität
4. Feststellung von Organmanifestationen
5. Therapiemonitoring
6. Abschätzen der Prognose

➤ Tab. 2.6 gibt einen Überblick über die rationale Labordiagnostik bei den häufigsten Krankheitsbildern des rheumatischen Formenkreises.

LITERATUR

Apley AG (1929). The diagnosis of meniscus injuries: some new clinical methods. J Bone Joint Surg 29B(78).

AWMF (2015). www.awmf.org/uploads/tx_szleitlinien/029-006l_S1_Hygiene_intraartikulaere_Punktionen_und_Injektionen_2015-08_01.pdf.

Bohndorf K, Imhof H (1998). Bildgebende Diagnostik der akuten hämatogenen Osteomyelitis. In: Radiologische Diagnostik der Knochen und Gelenke. Stuttgart, New York: Thieme.

De Maeseneer M, Lenchik L, Starok M, Pedowitz R, Trudell D, Resnick D (1998). Normal and abnormal medial meniscocapsular structures: MR imaging and sonography in cadavers. AJR Am J Roentgenol 171(4): 969–976.

Deutsche Röntgengesellschaft (2006). Von der AG Muskuloskelettale Diagnostik der Deutschen Röntgengesellschaft empfohlene Protokolle für MRT-Untersuchungen der Gelenke und Wirbelsäule 178: 128–130.

Diederichs G, Köhlitz T, Kornaropoulos E, Heller MO, Vollnberg B, Scheffler S (2013). Magnetic resonance imaging analysis of rotational alignment in patients with patellar dislocations. Am J Sports Med 41(1): 51–57.

Friedman L, Finlay K, Jurriaans E (2001). Ultrasound of the knee. Skeletal Radiol 30(7): 361–377.

Galway HR (1980). The lateral pivot shift: a symptom and sign of anterior cruciate ligament insufficiency. Clin Orthop Relat Res 147: 45–50.

Griffith CJ, LaPrade RF, Johansen S, Armitage B, Wijdicks C, Engebretsen L (2009). Medial knee injury: Part 1, static function of the individual components of the main medial knee structures. Am J Sports Med 37(9): 1762–1770.

Hartung K, Ehrfelde H, Gerritzen A (2007). Labordiagnostik rheumatischer Erkrankungen. Z Rheumatol 66: 395–415.

Jung TM, Reinhardt C, Scheffler SU, Weiler A (2006). Stress radiography to measure posterior cruciate ligament insufficiency: a comparison of five different techniques. Knee Surg Sports Traumatol Arthrosc 14(11): 1116–1121.

Kellgren JH, Lawrence JS (1957). Radiological assessment of osteo-arthrosis. Ann Rheum Dis 16(4): 494–502.

Kijowski R, Roemer F, Englund M, Tiderius CJ, Swärd P, Frobell RB (2014). Imaging following acute knee trauma. Osteoarthr Cartil 22(10): 1429–1443.

Mansour R, Kausik M, McNally E (2006). MRI of knee joint injury. Semin Musculoskelet Radiol 10(4): 328–344.

McMurray T (1941). The semilunar cartilages. Br J Surg 29: 407.

Roemer FW, Crema MD, Trattnig S, Guermazi A (2011). Advances in imaging of osteoarthritis and cartilage. Radiology 260(2): 332–354.

Sallay PI, Poggi J, Speer KP, Garrett WE (1996). Acute dislocation of the patella. A correlative pathoanatomic study. Am J Sports Med 24(1): 52–60.

Schiphof D, de Klerk BM, Kerkhof HJM, Hofman A, Koes BBW, Boers M, Bierma-Zeinstra BMA (2011). Impact of different descriptions of the Kellgren and Lawrence classification criteria on the diagnosis of knee osteoarthritis. Ann Rheum Dis 70: 1422–1427.

Steinmann F (1929). Referat über Meniskusverletzungen. Schweiz Med Wochenschr 10: 1355–1356.

Strobel MJ, Weiler A, Schulz MS, Russe K, Eichhorn HJ (2002). Fixed posterior subluxation in posterior cruciate ligament-deficient knees: diagnosis and treatment of a new clinical sign. Am J Sports Med 30(1): 32–38.

Torg JS, Conrad W, Kalen V (1976). Clinical diagnosis of anterior cruciate ligament instability in the athlete. Am J Sports Med 4(2): 84–93.

Yormak JH, Scuderi GL (2001). Physical examination of the patellofemoral joint. Patellar alignment in subjects with symptomatic knees: student raters. J Orthop Sports Phys Ther 31(7): 368–374.

KAPITEL

3

Jürgen Götz

Plica-, Synovialis- und Schleimbeutelerkrankungen

3.1 Plica-Syndrom

Ursachen

Im Rahmen der Embryogenese ist das Kniegelenk durch mesenchymale Membranen septiert angelegt und in ein oberes femoropatellares und zwei distale femorotibiale Kompartimente aufgeteilt. Diese Septen bilden sich im weiteren Verlauf zurück. Ist diese Rückbildung jedoch unvollständig, verbleiben Schleimhautfalten. Man unterscheidet die Plica suprapatellaris, die Plica infrapatellaris (Lig. mucosum) und die Plica mediopatellaris (➤ Abb. 3.1).

Die Existenz einer lateralen Plica wird diskutiert. Durch traumatische Einflüsse oder chronische Überlastung kann sich nicht nur eine Verletzung der Plica, sondern auch eine Entzündungsreaktion in der Plica entwickeln. Durch das inflammatorische Geschehen kann es zu einer Metaplasie der weichen Schleimhautfalte in einen derb-fibrösen Strang kommen. Das Plica-Syndrom betrifft vornehmlich die Plica mediopatellaris und wird im angloamerikanischen Sprachraum mit *medial shelf syndrome* bezeichnet. Die symptomatische Plica (➤ Abb. 3.2) kann zu Einklemmungen, einem Impingement und durch Scheuereffekte zur Abrasion von Knorpel führen (mediale Femurkondyle, mediale Patellafacette).

Diagnostik

Die bildgebende Diagnostik hat beim Plica-Syndrom nur einen eingeschränkten Stellenwert und gelingt am besten mittels MRT. Die Sonografie ermöglicht die dynamische Untersuchung. Die klinische Untersuchung ist bei dieser Erkrankung deutlich überlegen. Die Palpation einer asymptomatischen Plica bedeutet nicht zwangsläufig die Notwendigkeit einer therapeutischen Reaktion.

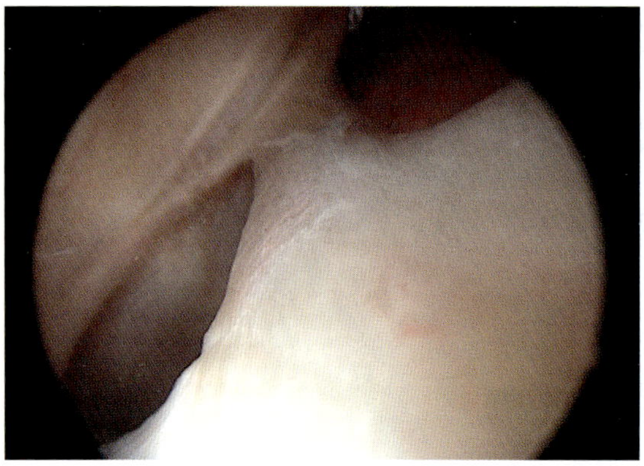

Abb. 3.2 Symptomatische Plica mediopatellaris: intraoperativer Arthroskopiebefund. Die Plica infrapatellaris reicht von der interkondylären Notch bis zum Hoffa-Fettkörper. Sollte sie sich während der Arthroskopie als gerissen erweisen und zum Impingement führen, wird eine Entfernung empfohlen.

Konservative Therapie

Die konservative Therapie besteht in Ruhigstellung, Reduktion der Belastung, Kryotherapie, nichtsteroidalen Antirheumatika (NSAR) oder Coxiben und physiotherapeutischen Maßnahmen mit Dehnungsübungen der kniegelenkübergreifenden Muskulatur sowie einer Quadrizepskräftigung. Die konservative Therapie scheint bei jungen Patienten mit kurzer Dauer der Symptomatik erfolgversprechend zu sein. Als weitere konservative Therapieoption steht die intraplikale Injektion von Kortison zur Verfügung.

Operative Therapie

Die arthroskopische vollständige Plicaresektion ist die Therapie der Wahl bei Versagen der konservativen Maßnahmen. Das Ergebnis wird in 75–91 % der Fälle als gut beurteilt, auch wenn eine milde Symptomatik persistieren kann. Bei intraoperativem Zu-

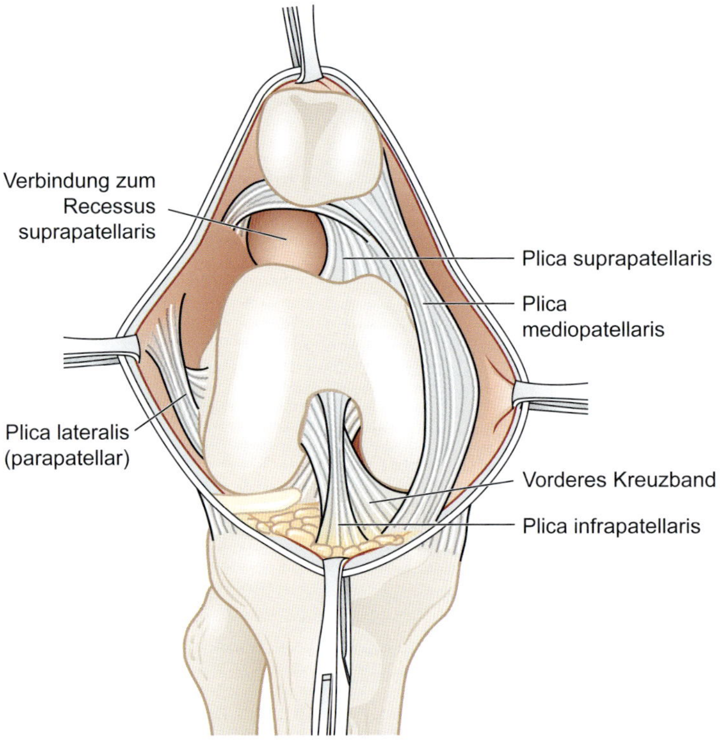

Abb. 3.1 Übersicht der Plicalokalisationen im Kniegelenk

Tab. 3.1 ACR/EULAR-Klassifikationskriterien 2010 (Aletaha et al. 2010)

A	**Gelenkbeteiligung (Synovitis)**	
	1 großes Gelenk	0
	2–10 große Gelenke	1
	1–3 kleine Gelenke (mit/ohne Beteiligung von großen Gelenken)	2
	4–10 kleine Gelenke (mit/ohne Beteiligung von großen Gelenken)	3
	> 10 Gelenke (davon mindestens 1 kleines Gelenk)	5
B	**Serologie (mindestens 1 Testergebnis erforderlich)**	
	Negative RF und negative CCP-Ak	0
	Niedrig positive RF oder niedrig positive CCP-Ak	2
	Hoch positive RF oder hoch positive CCP-Ak	3
C	**Akute-Phase-Reaktion (mindestens 1 Testergebnis erforderlich)**	
	Unauffälliges CRP und unauffällige BSG	0
	Erhöhtes CRP oder beschleunigte BSG	1
D	**Beschwerdedauer**	
	< 6 Wochen	0
	≥ 6 Wochen	1

RF = Rheumafaktor; CCP-Ak = Antikörper gegen zyklisch citrulliniertes Peptid; CRP = C-reaktives Protein; BSG = Blutsenkungsgeschwindigkeit

fallsbefund einer asymptomatischen Plica wird deren Entfernung in der Literatur kontrovers diskutiert.

3.2 Erkrankungen der Synovialis

Ursachen und Häufigkeit

Die häufigste Ursache von Synovialiserkrankungen stellt die rheumatoide Arthritis dar. Aber auch andere Krankheiten bedingen (z. T. sekundäre) pathologische Veränderungen der Synovialis. In diesem Rahmen sind die Arthritis urica, die Chondrokalzinose und die Hämophilie zu nennen. Auch wenn die zugrunde liegende Ursache der Synovialbeteiligung jeweils eine unterschiedliche ist, so führt die Synovialitis über direkte Überwucherung und Zerstörung des Gelenkknorpels oder auf indirektem Wege (Alteration des Gelenkmilieus, Freisetzung von Zytokinen etc.) zu einer Gelenkdestruktion. Ausmaß und Aggressivität variieren.

Zu den benignen neoplastischen synovialen Erkrankungen werden u. a. die pigmentierte villonoduläre Synovialitis und die synoviale Chondromatose gezählt. Das artikuläre Myxom, das synoviale Lipom (Lipoma arborescens) und das Hämangiom stellen weitere benigne synoviale Krankheitsentitäten dar, auf die im Folgenden jedoch nicht näher eingegangen wird.

An malignen Erkrankungen muss das Synovialsarkom genannt werden, das hauptsächlich extraartikulär lokalisiert ist, sowie das Ewing-Sarkom, das ubiquitär vorhanden sein kann.

3.2.1 Rheumatoide Arthritis

Die rheumatoide Arthritis (RA) ist die häufigste Form der abakteriellen Arthritis und die häufigste chronisch-entzündliche Autoimmunerkrankung. Sie ist eine systemische, in der Regel progrediente Erkrankung mit meist symmetrischem Befallsmuster.

Die Prävalenz der RA in der erwachsenen Bevölkerung Deutschlands wird mit 0,5–0,8 % angegeben; die Inzidenz steigt mit fortschreitendem Alter. Das primäre pathologische Substrat der RA ist der autoimmun-entzündliche Befall der Synovialmembran mit entsprechender Zellinfiltration der Synovialis. Diese umfasst $CD4^+$ und $CD8^+$ T-Zellen, NK-Zellen, B-Zellen, Makrophagen, Neutrophile und Plasmazellen sowie eine Hyperplasie der Synovialis. Pannusgewebe überwuchert die Knochen-Knorpel-Grenze; Erosionen von Knochen und/oder Knorpel treten auf (Stevens et al. 2012).

Tab. 3.2 Grad der erosiven Gelenkzerstörung nach Larsen, Dale und Eek (LDE-Grade)

Grad	Befund
0	Normal
1	Geringgradige Veränderungen: Weichteilschwellungen, gelenknahe Osteoporose
2	Definitive Veränderungen: mindestens eine kleine Erosion, Gelenkspaltverschmälerung nicht obligat
3	Deutliche Veränderungen: deutliche Erosionen und Gelenkspaltverschmälerung
4	Schwere Veränderungen: erhebliche Erosionen und Gelenkspaltverschmälerung,
5	Mutilierende Veränderungen: Zerstörung der ursprünglichen Gelenkflächen, schwere Deformität möglich

Diagnose

Für die Diagnosestellung sind die ACR/EULAR-Kriterien (American College of Rheumatology, European League against Rheumatism) von 2010 maßgeblich (> Tab. 3.1). Sie lösten die 1987 aufgestellten ACR-Kriterien ab. Die neuen Kriterien zielen darauf ab, eine frühzeitige Diagnosestellung zu ermöglichen, um eine schnelle Therapie einzuleiten. Der Nachteil der neuen Klassifikation besteht darin, dass heterogene Krankheitsbilder primär unter der Erstdiagnose „rheumatoide Arthritis" subsumiert werden.

Zielpopulation der ACR/EULAR-Kriterien sind Patienten,

1. die mindestens 1 Gelenk mit klinisch gesicherter Schwellung (Synovialitis) aufweisen,
2. deren Synovitis nicht durch eine andere Krankheit begründet werden kann.

Für die Beurteilung der radiologischen Bildgebung wird die Stadieneinteilung nach Larsen, Dale und Eek beim arthritischen Gelenk verwendet (> Tab. 3.2). Zur Stadieneinteilung werden die Verschmälerung des Gelenkspalts sowie das Vorhandensein von Erosionen und knöchernen Deformitäten herangezogen.

PRAXISTIPP

Im Rahmen der Befunderhebung müssen auch die Nachbargelenke bei der Untersuchung eingeschlossen werden, da die Systemerkrankung RA sowohl Hüft- und Sprunggelenk als auch die Füße in den Krankheitsprozess involviert. Bei der Wahl der Therapie sind die Evaluation und Einbeziehung dieser Gelenke in die Erstellung eines Therapieplans von entscheidender Bedeutung für das Behandlungsergebnis.

Eine arthroskopische Schleimhautbiopsie ist nach den aktuellen Leitlinien kein Bestandteil der initialen Diagnosesicherung.

Therapie

Die initialen therapeutischen Maßnahmen bestehen bei rechtzeitiger Diagnosestellung in der unmittelbaren Zuführung des Patienten zu einer Basistherapie.

Basismedikamente (Disease-Modifying Antirheumatic Drugs, **DMARDs**) stellen die Therapiegrundlage von immunologisch bedingten Entzündungserkrankungen dar. Von elementarer Bedeutung ist die Begrenzung des Zeitfensters zwischen Diagnosestellung und Therapiebeginn. Die Chance, eine Remission zu erzielen, ist bei frühem Therapiebeginn (d. h. innerhalb von 6 Monaten nach Beschwerdebeginn) (auch bei Verdachtsdiagnose) deutlich höher. Das Risiko einer „Überdiagnose" wird in Kauf genommen, der Krankheitsverlauf in seinem Frühverlauf jedoch kritisch evaluiert. Gemäß der S1-Leitlinie zur sequenziellen medikamentösen Therapie der RA der Deutschen Gesellschaft für Rheumatologie e. V. von 2012 kann nur bei „sehr mildem Verlauf, einer sehr geringen Krankheitsaktivität und fehlenden Hinweisen für eine Progression" zunächst auf eine DMARD-Therapie verzichtet werden. Die Behandlung wird üblicherweise mit klassischen DMARDs initiiert, in der Regel wird **Methotrexat** (MTX) als erstes DMARD bei aktiver RA eingesetzt. Andere klassische DMARDs sind u. a. Leflunomid, Sulfasalazin. Werden Glukokortikoide eingesetzt, müssen diese nach Möglichkeit rasch reduziert und möglichst niedrig dosiert werden.

Therapeutischer Hinweis

Bei therapierefraktärem Verlauf der Monotherapie und Kombination von zwei klassischen DMARDs (jeweils in ausreichender Dosierung und über einen Zeitraum von jeweils 3 Monaten) ohne ausreichendes Ansprechen wird aktuell die Einleitung einer **Biologikatherapie** empfohlen.

Neben der medikamentösen Therapie spielen physiotherapeutische und physikalische Maßnahmen beim Erhalt der Gelenkbeweglichkeit und Beeinflussung der Krankheitsaktivität eine entscheidende Rolle.

Bei Nichtansprechen der Gelenkentzündung auf basistherapeutische Maßnahmen nach 6 Monaten ist die Durchführung einer **Frühsynovialektomie** indiziert, die in der Regel arthroskopisch durchgeführt wird. Als Alternativoption steht die **Radiosynoviorthese** (RSO) zur Verfügung. Die RSO kann als alleinige Maßnahme oder als Kombinationsverfahren nach erfolgter Synovialektomie durchgeführt werden, wobei ein Abstand von 6 Wochen zur Operation eingehalten wird. Das radioaktive Element wird entsprechend der Gelenkgröße ausgewählt, für das Kniegelenk wird ^{90}Yttrium benutzt. Aufgrund der Möglichkeit von chromosomalen Schäden sollte die RSO nicht vor dem 40. Lebensjahr durchgeführt werden. Eine **Spätsynovialektomie** besitzt oft palliativen Charakter.

Die Indikation zur **Umstellungsosteotomie** bei etwaigen Achsenfehlstellungen muss kritisch gestellt werden und sowohl die Gelenksituation als auch die durch Osteoporose geminderte Knochenstabilität berücksichtigen. Bei Gelenkdestruktion wird das Gelenk endoprothetisch ersetzt. Die Wahl des Implantats muss unter strenger Berücksichtigung der ligamentären Stabilität gewählt werden. Bei allen operativen Maßnahmen ist der Immunstatus des Patienten kritisch zu berücksichtigen. Ebenso muss eine Berücksichtigung der Basistherapie bzw. deren Absetzen bei der Wahl des Operationszeitpunktes bedacht werden.

3.2.2 Kristallinduzierte Synovialitiden

Arthritis urica

Harnsäure entsteht als Abbauprodukt der Purine Guanin und Adenin. Das gemeinsame Zwischenprodukt Xanthin wird mittels der Xanthinoxidase in Harnsäure umgewandelt. Während bei den meisten Säugetieren der Metabolisierungsprozess noch weitergeht und das sehr lösliche Allantoin entsteht, ist das Endprodukt dieser Stoffwechselkette beim Menschen die Harnsäure. Bis zu einer Grenze von ca. 6,8 mg/dl ist die Harnsäure im Serum löslich; jenseits dieser Grenze kommt es zur Ausfällung und Ablagerung von Uratkristallen in Gelenken, Sehnen und Weichteilgeweben. Kontinuierlich erhöhte Harnsäurespiegel können zu einer Präzipitation der Harnsäurekristalle (Mononatriumuratkristalle) führen und einen Entzündungsprozess initiieren; dies geschieht über die Aktivierung des sog. Inflammasom-Komplexes (Tausche et al. 2012).

!

Bei der Gicht unterscheidet man unterschiedliche Phasen:
- Bei der **asymptomatischen Gicht** mit erhöhten Serumharnsäurewerten besteht noch keine klinische Symptomatik.
- Bei der manifesten Gicht werden der **akute Gichtanfall,** die **interkritische Gicht** und das **chronische Stadium** unterschieden (Tausche et al. 2012).

Die **akute Gichtarthritis** *(crystal arthritis)* präsentiert das betroffene Gelenk mit starken Schmerzen, Rötung, Überwärmung, Schwellung und Functio laesa. Während bei der primären Hyperurikämie Störungen im Purin- und Harnsäurestoffwechsel für die Erkrankung verantwortlich sind, führen Niereninsuffizienz, Alkoholismus, metabolisches Syndrom oder myeloproliferative Erkrankungen zur Entstehung der sekundären Hyperurikämie (Jendro 2005).

Die Inzidenz der Gichtarthritis hat sich in den vergangenen Dekaden verdreifacht und zählt in den USA zu den häufigsten Formen der entzündlichen Arthritis. Eine schlechtere Durchblutungssituation und eine im Vergleich zum Körperinnern niedrigere Temperatur begünstigen den peripheren Gelenkbefall.

Differenzialdiagnostisch muss eine septische Arthritis bzw. eine Sekundärinfektion bei akutem Gichtanfall ausgeschlossen werden.

Diagnose

Während die klinische Untersuchung sowie die laborchemische Diagnostik nur indirekt das Vorliegen einer Gichtarthritis postu-

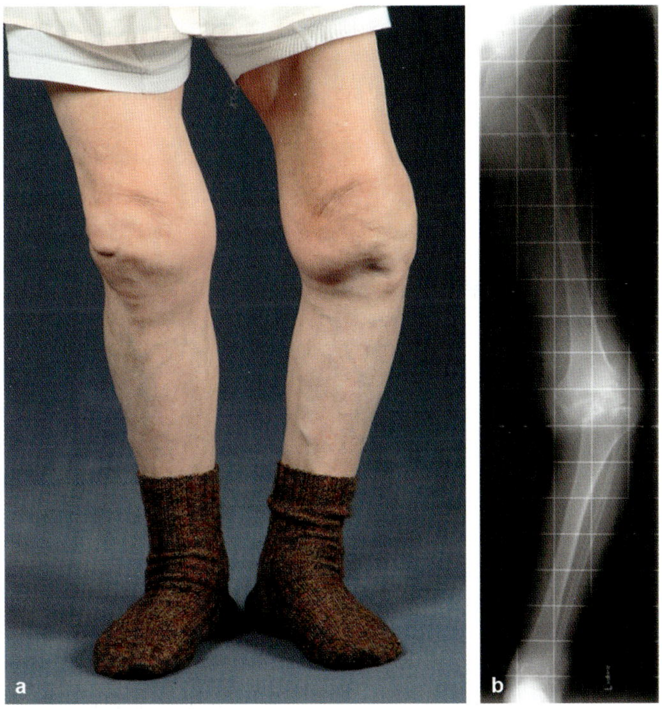

Abb. 3.3 Sekundäre Gonarthrose als Folge einer Hyperurikämie:
a) Klinisches Bild
b) Radiologisches Bild

lieren können, ist letztlich der Nachweis von Gichtkristallen in der Synovia oder in der Gewebeprobe beweisend. Im Polarisationsmikroskop zeigen die Gichtkristalle eine nadel- und zapfenförmige negative Doppelbrechung. Die Verwendung von Dual-Energy-CT (DECT) kann als direktes Nachweisverfahren von Uratablagerungen verwendet werden und die Diagnosestellung erleichtern.

Diagnostischer Hinweis
Die Harnsäurespiegel im Serum sind im akuten Gichtanfall typischerweise erhöht; dies muss jedoch nicht zwangsläufig der Fall sein. Insofern darf eine normwertige Harnsäurekonzentration nicht zum Ausschluss eines akuten Gichtanfalls verwendet werden.

Im Anfangsstadium ist das Röntgenbild noch unauffällig. Mit fortschreitender Erkrankung zeigen sich Usuren im Bereich des Knorpel-Knochen-Übergangs bis hin zur vollständigen Gelenkdestruktion (➤ Abb. 3.3).

Therapie

Die initiale Therapie besteht in der Ruhigstellung und Hochlagerung des Beins. Bei der Kälteapplikation muss auf eine ausreichende Zeitdauer (> 30 min) geachtet werden; zu kurze Kältephasen führen aufgrund einer reaktiven Hyperämie zu einer negativen Beeinflussung des Beschwerdeverlaufs. Steigerung der Diurese durch Flüssigkeitszufuhr und Harnalkalisierung sind weitere Therapiemaßnahmen.

Als analgetisch-antiphlogistische Therapie ist die Gabe von **NSAR/Coxiben** unter Beachtung des entsprechenden Nebenwirkungsprofils Mittel der Wahl. Bei Nichtansprechen von NSAR/Coxiben sind Steroide als Alternativtherapie indiziert. Die Applikation erfolgt entweder oral oder als intraartikuläre Injektion (**cave:** hochsterile Kautelen, um keine iatrogene Sekundärinfektion zu generieren).

Colchicin p. o. wird als Reservetherapeutikum eingesetzt. Auf das spezifische Risiko- und Nebenwirkungsprofil von Colchicin muss der Patient hingewiesen werden. **Allopurinol** darf im akuten Anfall nicht neu angesetzt werden, da es den Anfall verlängern kann. Eine vorbestehende Allopurinol-Medikation sollte jedoch weiter eingenommen werden (Bruehl 2012). Gleiches gilt auch für die Therapie mit **Febuxostat.**

Prognose

Die Prognose ist vom Zeitpunkt des Therapiebeginns (irreversible Gelenkschädigung), der Therapie und der Compliance des Patienten abhängig.

3.2.3 Pseudogicht (Chondrokalzinose)

Während der akute Gichtanfall sich häufig primär am Großzehengrundgelenk manifestiert, ist das Kniegelenk bei der Pseudogicht das Prädilektionsgelenk. Bei der Pseudogicht (Chondrokalzinose) handelt es sich um die Ablagerung von Kalziumpyrophosphatdihydrat-Kristallen in Faser- und hyalinem Knorpel, Gelenkkapsel und periartikulären Weichteilstrukturen.

Neben der **primären** Pseudogicht werden eine **sekundäre** (z. B. als Folge von Hyperparathyreoidismus, Hämochromatose, Hypothyreose, Morbus Wilson) und eine **hereditäre Pseudogicht** unterschieden.

Der Patient weist im akuten Anfall die gleiche Beschwerdesymptomatik wie bei der akuten Gicht auf, mit Schmerzen, Schwellung und Überwärmung des betroffenen Gelenks. Der Befall ist mono- oder polyartikulär. Die Pathogenese ist auf eine Funktionsstörung des Knorpels mit vermehrter lokaler Produktion von Kalziumpyrophosphat zurückzuführen (Abeles und Pillinger 2012).

Diagnose

Bei der Laboruntersuchung zeigen sich im Akutstadium die Entzündungsparameter (CRP, Leukozyten, BSG) erhöht. Während sich die Gicht in der Röntgendiagnostik im frühen Stadium mit Weichteilschwellung und im fortgeschrittenen Stadium mit Erosionen im Bereich der Knorpel-Knochen-Grenze manifestiert, sind bei der Pseudogicht feine linienförmige röntgendichte Ablagerungen im Gelenkknorpel und in den Menisci sichtbar. Dabei kann es sich um einen Zufallsbefund bei bisher klinisch inapparentem Verlauf handeln. Die im Gelenkpunktat nachweisbaren Gichtkristalle sind nadelförmig, die Pseudogichtkristalle rhomboid. Im Polarisationsmikroskop sind die Pseudogichtkristalle positiv doppelbrechend.

Therapie

Bei asymptomatischem Verlauf ist bei der **primären Chondrokalzinose** keine Therapie notwendig. Die Akutbehandlung der Pseudogicht erfolgt symptomatisch mittels konservativer Maßnahmen. Diese umfassen die medikamentöse analgetisch-antiphlogistische Therapie mit z. B. NSAR/Coxiben, die intraartikuläre Steroidinjektion, die systemische Steroideinnahme, den Einsatz von Colchicin sowie physikalische Maßnahmen. Für die Ergebnisse einer möglichen medikamentösen Dauertherapie bei chronischer Verlaufsform gibt es in der aktuellen Literatur nur eine spärliche Datenlage. Neben den bereits genannten Substanzen wird der Einsatz von Anakinra (IL-1-Inhibitor) und Methotrexat diskutiert.

Gleichzeitig werden bei der **sekundären Chondrokalzinose** die entsprechenden Grunderkrankungen therapiert. Ob dies jedoch einen positiven Einfluss auf das Risiko einer kristallinduzierten Synovialitis/Arthritis hat, ist anhand der aktuellen Literatur nicht zu beantworten. Bei chronischer Synovialitis kann eine Synovialektomie indiziert sein. Bei fortgeschrittener sekundärer Gelenkdestruktion ist eine endoprothetische Versorgung zu erwägen.

3.2.4 Pigmentierte villonoduläre Synovialitis (PVNS)

Die PVNS (Syn.: tenosynovialer Riesenzelltumor) wird als benigne proliferative Erkrankung der Synovialis gewertet. Bezüglich der Ätiologie besteht kein Konsens.

Die Erkrankung scheint „sowohl neoplastische als auch inflammatorische Komponenten zu beinhalten" (Niemeier et al. 2014a). Differenziert wird die PVNS einerseits hinsichtlich ihres intra- und extraartikulären Vorkommens, andererseits nach diffuser und lokalisiert-nodulärer Form. Die lokalisationsunabhängige Inzidenz ist mit 0,0018/100 000 Einwohner/Jahr gering. Das Kniegelenk ist sowohl bei der nodulären als auch bei der diffusen Form das am häufigsten befallene Gelenk.

Diagnostik

Die Symptome bei PVNS sind Schmerzen, Gelenkerguss und Reduktion des Bewegungsumfangs. Im Nativröntgenbild sind ggf. die indirekten Zeichen eines Gelenkergusses oder einer Weichteilschwellung sichtbar. Während die noduläre Form im fortgeschrittenen Stadium zu Druckarrosionen führt, zeigen sich bei der diffusen Form zystische Usuren. Durch die Einlagerung von Hämosiderin, die die bräunliche Verfärbung der Synovialitis bedingt, kann die MRT-Untersuchung beweisführend sein, da sowohl in der T1- als auch in der T2-Wichtung eine Signalauslöschung vorliegt (Suszeptibilitätsartefakt).

Differenzialdiagnostisch muss bei positivem Hämosiderin-Nachweis im MRT an eine Hämophilie oder Amyloidarthropathie gedacht werden. Das Gelenkpunktat weist in der Regel ebenfalls bereits makroskopisch eine bräunliche Verfärbung auf. Die Diagnosesicherung erfolgt normalweise durch eine arthroskopische Biopsie.

Therapie

Eine rein konservative kurative Maßnahme ist nicht bekannt. Die Therapie besteht in der vollständigen **Resektion** der synovialen Wucherung. Über die Vor- und Nachteile des offenen vs. arthroskopischen Verfahrens finden sich in der Literatur unterschiedliche Angaben. Sichergestellt werden muss die vollständige Resektion sämtlichen befallenen Gewebes. Die Rezidivquote des arthroskopischen Verfahrens wird höher eingestuft als die offene Resektion.

Die **adjuvante Radiosynoviorthese** (RSO) mit ^{90}Yttrium hat supportiven Charakter, d. h., sie kann die Rezidivquote deutlich senken, muss aber aufgrund der Nebenwirkungen unter strenger Berücksichtigung des Patientenalters durchgeführt werden. Aufgrund der Möglichkeit von chromosomalen Schäden sollte die RSO nicht vor dem 40. Lebensjahr erfolgen. Die RSO findet bei offener und arthroskopischer Vorgehensweise in der Regel 6 Wochen post-OP statt. Eine weitere Möglichkeit besteht in der postoperativen Bestrahlung.

Therapeutischer Hinweis

Neuere Forschungsansätze beinhalten die medikamentöse adjuvante Therapie. Diese basieren auf der Blockade von **Colony-Stimulating Factor 1** (CSF1), der eine Hyperexpression aufweisen kann. Durch die Rezeptorblockade kann die Tumorprogression gestoppt werden.

Prognose

Die Prognose unterscheidet sich hinsichtlich Typ (lokalisiert-nodulär und diffuser pigmentierter villonodulärer Synovialitis) und durchgeführter Therapie. Aurégan et al. (2014) berichten bei der lokalisiert-nodulären Form über eine Rezidivrate von 8,7 % bei offener Synovialektomie und von 6,9 % bei arthroskopischer Synovialektomie. Bei der diffusen PVNS geben sie eine Rezidivrate von 22,6 % bei offener und 16,1 % bei arthroskopischer Synovialektomie an.

Die Rate an Komplikationen wird bei der offenen Synovialektomie mit 19,3 % vs. 0 % bei der arthroskopischen beziffert (Aurégan et al. 2014). Ein weiterer Prognosefaktor besteht in der primären Größe und der Lokalisation der PVNS. Eine unvollständige Entfernung der betroffenen Synovialis erhöht verständlicherweise das Rezidivrisiko.

3.2.5 Freier Gelenkkörper (Arthrolith)

Freie Gelenkkörper können in jedem Gelenk auftreten. Sie können entweder frei in der Synovia schwimmen oder an der Synovialis adhärent sein. Größe und Anzahl hängen von der zugrunde liegenden Pathologie ab. Die Konsistenz kann knorpelig und/oder knöchern sein, im Rahmen von entzündlichen Gelenkerkrankungen aus Fibrinausschwitzungen bestehen oder aus einer torquierten und infarzierten nodulären PVNS. Kommt es bei einer Osteochondrosis dissecans zur Bildung eines freien Gelenkkörpers, wird dieser als Gelenkmaus bezeichnet. Die Entwicklung einer sekundären Chondromatose ist möglich (➤ Kap. 3.2.6).

Die klinische Symptomatik hängt wiederum von der Größe, Anzahl und Lokalisation ab. Neben einem asymptomatischen Befund kann es zu Bewegungseinschränkungen, Gelenkblockaden, Geräuschphänomenen, Abrasionsschäden von gesundem Knorpel bis hin zur Gelenksubluxation kommen.

Diagnostik

Neben der Anamnese und klinischen Untersuchung sind bildgebende Verfahren (Sonografie, Röntgen, MRT) zur Diagnosestellung notwendig. Bei entsprechender Größe kann ein ossärer freier Gelenkkörper im Nativröntgenbild dargestellt werden.

Die MRT-Diagnostik erlaubt meist eine sichere Diagnosestellung. Nicht verkalkte und nicht ossifizierte Gelenkkörper sind in der T1- und T2-Wichtung intermediär bis signalreich. Kalzifizierte und ossifizierte freie Gelenkkörper sind in der T1- und T2-Wichtung signalarm und lassen sich oft indirekt in der T2-Wichtung durch die sie umgebende Gelenkflüssigkeit nachweisen. Osteochondrale Gelenkkörper mit Spongiosa zeigen in der T1-Wichtung eine signalreiche Darstellung, während sie in der T2-Wichtung intermediär bis signalreich sind.

Diagnostischer Hinweis
Nichtkalzifizierte oder -ossifizierte freie Gelenkkörper können der CT-Diagnostik entgehen.

Therapie

In Abhängigkeit von Klinik und Prognose wird die Indikation zum konservativen oder operativen Vorgehen gestellt. Die konservative Therapie beinhaltet die temporäre Einnahme von **NSAR/Coxiben** als analgetisch-antiphlogistische Therapie, körperliche Schonung sowie physiotherapeutische Maßnahmen.

Während die offene Technik mittels Arthrotomie 1916 erstmalig durch Henderson beschrieben wurde, kann die **Exstirpation** heute in der Regel arthroskopisch durchgeführt werden. Gegebenenfalls kann ein großer freier Gelenkkörper mit einer Fasszange über ein separates drittes Portal gehalten werden, während der Operateur den nunmehr fixierten Gelenkkörper mittels Shaver in der Größe reduziert, bis eine Exstirpation möglich ist. Bei ungünstiger Lokalisation oder Größe muss evtl. eine Arthrotomie erfolgen.

3.2.6 Synoviale Chondromatose

Die synoviale Chondromatose wurde 1813 erstmals von Laennec beschrieben. Sie definiert sich als chondrogene metaplastische Umwandlung von mesenchymalem subsynovialem Gewebe in Knorpelgewebe und wird als **primäre synoviale Chondromatose** bezeichnet. Mit zunehmender Größe erfolgt die Separation der nunmehr freien Gelenkkörper in den Gelenkbinnenraum.

Hieraus resultieren die sekundären Probleme dieser Erkrankung, die sich zunächst in Gelenkblockaden aufgrund der mechanischen Einklemmung der freien Gelenkkörper manifestieren, schließlich aber oft zu Knorpelschäden führen. Niemeier et al. (2014b) berichten, dass der metaplastische Stimulus im Synovium zeitlich begrenzt sei, die Produktion freier Gelenkkörper spontan sistiere und es sich prinzipiell um eine selbstlimitierende benigne Erkrankung handele, deren Aktivitätsniveau und -prognose sich jedoch nicht voraussagen ließen (Niemeier et al. 2014b). Entsprechend unterscheidet Milgram (1977) drei Stadien der Erkrankung:

- **Phase 1:** aktive intrasynoviale Erkrankung ohne freie Gelenkkörper.
- **Phase 2:** Übergangsstadium mit aktiver Chondromatose und freien Gelenkkörpern.
- **Phase 3:** Synovialis stellt sich wieder unauffällig dar, es liegen jedoch zahlreiche freie Gelenkkörper vor.

Zuverlässige Angaben über Inzidenz und Prävalenz liegen nicht vor. Die Erkrankung tritt in der Regel monoartikulär auf, das Kniegelenk ist in ca. 70 % der Fälle betroffen. Der Erkrankungsgipfel befindet sich in der 3. bis 5. Lebensdekade.

Auch bei der **sekundären Chondromatose** treten freie Gelenkkörper in Erscheinung, die knorpelig und/oder knöchern sein können. Ursächlich sind degenerative oder neuropathische Gelenkerkrankungen, Osteochondrosis dissecans, Meniskusrisse oder andere Traumata (Vigorita und Mintz 2012). Die freien Gelenkkörper weisen im Laufe der Zeit ein Größenwachstum auf, die Synovia agiert gleichsam als „virtuelles Kulturmedium" (Vigorita und Mintz 2012).

Diagnostik

Die Diagnose ist oft durch den schleichenden und unspezifischen Verlauf der Erkrankung verzögert. Bewegungseinschränkungen sowie Gelenkblockaden und ein subjektives Empfinden von Krepitationen sind bei der Anamnese richtungweisend. Bei der klinischen Untersuchung kann die Krepitation objektiviert werden. Im fortgeschrittenen Krankheitsstadium lassen sich ggf. freie Gelenkkörper palpieren.

In der Regel kann die Diagnose durch Nativröntgen gestellt werden. Kalzifizierte Gelenkkörper lassen sich besser im CT darstellen; im früheren Erkrankungsstadium bei noch nicht erfolgter Verkalkung des chondralen Gelenkkörpers gelingt der Nachweis besser durch das MRT. Mit Letzterem kann gleichzeitig das Vorliegen von bereits vorhandenen Knorpelläsionen detektiert werden (Niemeier et al. 2014b).

Therapie

Die Methode der Wahl ist die frühzeitige und vollständige **operative Entfernung aller Gelenkkörper** (➤ Abb. 3.4). Ziel ist es, der Progredienz der mechanischen Schädigung des Gelenkknorpels durch die freien Gelenkkörper Einhalt zu gebieten. Die Wahl des Verfahrens – offen vs. arthroskopisch – richtet sich nach Lage und Zugänglichkeit der Gelenkkörper und der Erfahrung des Operateurs. Wenn möglich, sollte ein minimalinvasives Verfahren angestrebt werden. Eine histologische Untersuchung ist obligat.

Hinsichtlich der gleichzeitigen Durchführung einer partiellen oder kompletten **Synovialektomie** besteht in der Literatur kein Konsens. Niemeier et al. (2014b) berichten über Arbeiten, die gute Ergebnisse mit Rezidivfreiheit ohne Synovialektomie beobachteten (Okada et al. 1989; Shpitzer et al. 1990). Allerdings existieren auch Publikationen, die eine erhöhte Rezidivrate ohne Synovialektomie darstellen (Schoeniger et al. 2006). Bei Rezidivraten von 0–30 % postulieren sie die regelmäßige kernspintomografische

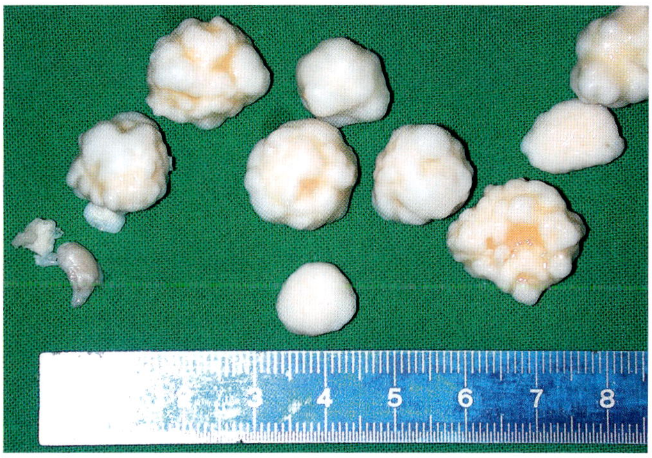

Abb. 3.4 Geborgene freie Gelenkkörper bei synovialer Chondromatose

Nachuntersuchung (Niemeier et al. 2014b). In einer älteren Quelle von Züllig et al. (1979) wird über die Durchführung einer Radiosynoviorthese bei schweren Rezidiven mit ^{90}Yttrium berichtet.

Prognose

Die Prognose hängt von der bereits vorliegenden Knorpelschädigung zum Zeitpunkt der operativen Intervention ab. Eine maligne Entartung zum Synovialsarkom ist möglich. Sogenannte „Red Flags“ sind eine schnelle klinische Verschlechterung, ossäre Destruktion im Röntgen sowie eine Knochenmarkinfiltration im MRT. Davis et al. (1998) geben das Entartungsrisiko mit ca. 5 % an, Evans et al. (2014) mit 6,4 %.

3.2.7 Hoffa-Kastert-Syndrom (Hoffa-Erkrankung)

Ursachen und Häufigkeit

1904 wurde die entzündliche Hypertrophie des Corpus adiposum infrapatellare von Albert Hoffa als eigenständiges Krankheitsbild beschrieben und später als Hoffa-Kastert-Syndrom bezeichnet.

Die Funktion des Hoffa-Fettkörpers ist noch immer nicht vollständig geklärt. Der intrakapsulär und extrasynovial gelegene Fettkörper ist sehr gut vaskularisiert und innerviert. Hoffa ging davon aus, dass durch repetitive Traumata eine Inflammation des Fettkörpers induziert wird, die letztlich in eine Größenzunahme, Fibrosierung und ggf. Metaplasie mündet.

Die aktuelle Forschung zeigt eine enge wechselseitige Beziehung zwischen dem Corpus adiposum, der Anzahl der darin enthaltenen Immunzellen, Nervenfasern, Substanz P sowie der endokrinen Fähigkeit des Fettkörpers und dem (degenerativ geschädigten) Kniegelenk.

Diagnostik

Die klinische Untersuchung zeigt das Bild eines infrapatellaren oder anterioren Knieschmerzes. Es kann eine Bewegungseinschränkung des Kniegelenks vorliegen. Die Schmerzsymptomatik kann durch Untersuchungen, die ein Impingement des Fettkörpers provozieren, verstärkt werden. Bei starker Hypertrophie kann sich der Fettkörper medial und lateral der Patellarsehne vorwölben. Bei der MRT-Untersuchung zeigen sich sowohl in der T1- als auch der T2-Wichtung hohe Signalintensitäten, in der fettsupprimierten Sequenz ein geringes Signal.

Konservative Therapie

Das Hoffa-Kastert-Syndrom spricht in Abhängigkeit einer begleitenden Gelenkpathologie gut auf konservative Maßnahmen an. Dragoo et al. (2012) geben eine Übersicht über die konservativen Möglichkeiten. Diese reichen vom Taping, das eine Entlastung und Verkürzung des Hoffa-Fettkörpers bewirkt, über Quadrizepsübungen in der geschlossenen Kette zur Verbesserung der Patellaführung bis zum Training des M. gluteus medius zur Verminderung der Innenrotation der Hüfte und des damit einhergehenden Valgusmoments auf das Kniegelenk.

Die Infiltration des Hoffa-Fettkörpers mit Lokalanästhetika und Kortison muss unter dem Vorbehalt der potenziellen Risiken (Infektion, Fettnekrose) gesehen werden.

Operative Therapie

Sind die konservativen Therapiemaßnahmen nicht beschwerdelindernd und/oder eine intraartikuläre Begleitpathologie vorhanden, können operative Maßnahmen ergriffen werden. Die arthroskopische partielle **Resektion** des Hoffa-Fettkörpers zeigt gute Ergebnisse (Dragoo et al. 2012).

Eine vollständige Resektion des Hoffa-Körpers sollte – auch im Rahmen einer endoprothetischen Versorgung – vermieden werden, da damit ein schlechteres Ergebnis zu befürchten ist. Pinsornsak et al. (2014) beschreiben eine Rate von 8,3 % Patienten mit anteriorem Knieschmerz in einer Gruppe mit endoprothetischer Knie-TEP-Versorgung und kompletter Hoffa-Resektion, während in der Kontrollgruppe mit endoprothetischer Versorgung und Erhalt des Hoffa-Körpers kein anteriorer Knieschmerz auftrat.

3.2.8 Synovialsarkom

Ursachen und Häufigkeit des Synovialsarkoms

Das Synovialsarkom wurde erstmals 1893 beschrieben und ist ein maligner mesenchymaler Tumor, der vor allem im jungen Erwachsenenalter, geschlechtsneutral und vorwiegend an den Extremitäten auftritt. Vorangegangene Traumata oder Bestrahlungen werden als prädisponierende Faktoren gewertet. Das Knie wird als häufigster Manifestationsort angegeben. Nach dem malignen fibrösen Histiozytom, dem Liposarkom und dem Rhabdomyosarkom stellt das Synovialsarkom mit einem Anteil von 8–12 % den vierthäufigsten malignen Weichgewebstumor dar (Wolf 2012). Es entsteht in der Regel nicht intraartikulär, sondern in den paraartikulären Weichteilstrukturen wie Sehnenscheiden, Sehnen oder Bursen.

Diagnose

Außer einer langsam größenprogredienten Weichteilschwellung ist die klinische Symptomatik oft unspezifisch; Schmerzen können bereits vor der klinischen Manifestation des Tumors vorhanden sein (Wolf 2012) oder auch gänzlich fehlen.

Die Darstellung in der Nativröntgendiagnostik ist von der Tumorgröße abhängig. Verkalkungen innerhalb des Tumorgewebes kommen in ca. 30 % vor. Die Darstellung in der CT zeigt eine „heterogene multinoduläre Raumforderung, vor allem nach Kontrastmittelgabe“ (Wolf 2012). In der MRT-Diagnostik stellt sich der Tumor relativ scharf abgegrenzt zu seinem Nachbargewebe dar. Als typisch ist das Vorhandensein von soliden Anteilen, Zysten und Einblutungen zu werten, was als „triple T2 signal“ bezeichnet wird. Auch in der CT-Untersuchung zeigen sich zystische und solide Tumoranteile.

Die histologische Diagnosesicherung erfolgt mittels Inzisionsbiopsie. Der zellreiche Tumor zeichnet sich durch das Vorhandensein von zwei unterschiedlichen Strukturelementen aus: epithelähnliche Zellen und spindelzellartige Areale. Je nach Anteil der beiden Zelltypen unterscheidet man einen biphasischen Typ, einen monophasisch-fibrösen Typ, einen monophasisch-epithelialen Typ und ein schlecht differenziertes Synovialsarkom. Bei gesicherter Diagnose wird ein Staging durchgeführt.

Therapie

Aufgrund der hohen lokalen Rezidivrate ist eine großzügige lokale **Exzision** notwendig. Die Pseudokapsel des Tumors darf den Operateur jedoch nicht in falscher Sicherheit wiegen, eine vollständige Exzision durchgeführt zu haben. Problematisch ist das extrakompartimentelle Tumorwachstum. Ist eine lokale Entfernung nicht möglich, kann dies eine Amputation erfordern. Eine postoperative Radiatio wird empfohlen, eine präoperative Bestrahlung wird bei schwierigem Zugang zum Tumor und bei Annahme einer R1-Situation empfohlen.

Die Chemosensitivität der Synovialsarkome ist eingeschränkt. Die Kombinationstherapie mit Adriamycin, Cisplatin, Vincristin, Ifosfamid und Doxorubicin erzielt in 50 % der Fälle eine Wirkung. Sie wird bei einer R1-Situation, bei Fernmetastasierung und beim schlecht differenzierten rundzelligen Subtyp durchgeführt (Wolf 2012).

Prognose

Das Synovialsarkom weist eine hohe Rezidiv- (30–50 %) und Metastasierungsrate (40 %) auf; bei 20 % der Patienten besteht bei Diagnosestellung bereits eine Metastasierung (Wolf 2012). Die Metastasierung in die Lunge erfolgt hämatogen, aber auch eine lymphogene Filialisierung ist möglich. Ein schlecht differenziertes Synovialsarkom weist eine schlechtere Prognose auf. Das Vorhandensein von ausgedehnten Verkalkungen wird als prognostisch günstig gewertet.

Wolf gibt die 5-Jahres-Überlebensrate mit 40–70 %, die 10-Jahres-Überlebensrate mit 20–50 % an und beschreibt, dass klinische und pathologische Faktoren wie Tumorgröße, Lokalisation, Patientenalter und das Vorhandensein von schlecht differenzierten Entitäten eine besondere prognostische Bedeutung besitzen (Wolf 2012).

3.3 Schleimbeutel

Ursachen und Häufigkeit der Bursitis

Die Bursa ist definiert als ein mit Synovialflüssigkeit gefüllter Hohlraum, der von einem äußeren Stratum fibrosum und einem inneren Stratum synoviale umhüllt ist. Die Produktion der Synovia erfolgt durch das Stratum synoviale. Bursen treten an allen Orten auf, an denen im muskuloskelettalen System Druckbelastung oder Reibung stattfindet. Somit erfüllen Schleimbeutel Stoßdämpfer- und Gleitschichtfunktion. Im Kniegelenk treten Bursen an mehreren Stellen auf: Bursa praepatellaris, Bursa anserina, Bursa infrapatellaris profunda, Bursa subtendinea m. gastrocnemii medialis, die gelegentlich mit der Bursa m. semimembranosi kommuniziert, Bursa subcutanea infrapatellaris, Bursa suprapatellaris, Bursa subtendinea m. gastrocnemii lateralis, Bursa subtendinea praepatellaris (➤ Abb. 3.5).

Die Ätiologie einer Bursitis kann verschieden sein: Reizzustand durch Überlastung, bakterielle Bursitis oder eine sekundäre Bursitis im Rahmen einer systemischen Erkrankung wie z. B. Gicht.

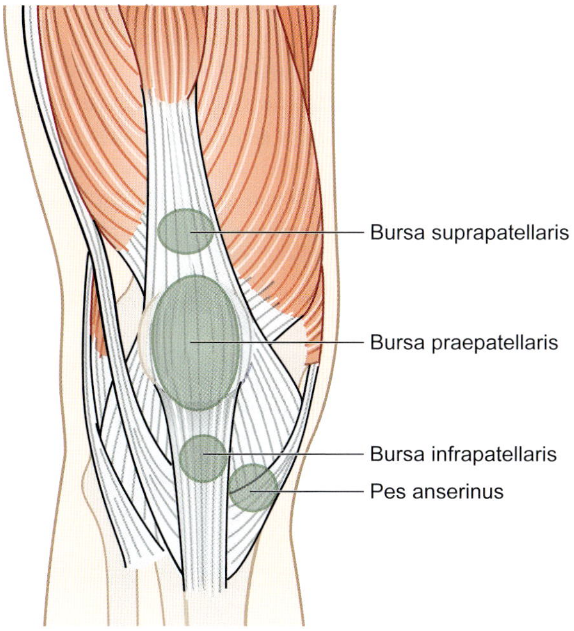

Abb. 3.5 Übersicht über die anterioren Bursen des Kniegelenks

Die präpatellare Bursa ist nahezu immer existent. Die Gründe, die zu einer Bursitis praepatellaris führen, sind vielfältig:

- Repetitive Minortraumata (sog. Housemaid's Knee)
- Akutes Trauma (Kontusionsverletzung, z. B. mit Einblutung in die Bursa)
- Infektion (z. B. nach offener Verletzung)
- Sekundäre Low-Grade-Entzündungen (Gicht, Syphilis, RA, Tuberkulose)

Die jährliche Inzidenz einer Bursitis praepatellaris wird von Baumbach et al. (2014) mit 10/100 000 angegeben (allerdings unter Miterfassung der Bursitis olecrani). Das männliche Geschlecht ist zu 80 % betroffen; das Durchschnittsalter liegt zwischen 40 und 60 Jahren. 33 % der Bursitiden sind septisch.

Eine Sonderform nimmt die Bursa gastrocnemiosemimembranosa ein. Sie kann sich bei Reizzuständen des Kniegelenks und vermehrter intraartikulärer Gelenkflüssigkeitsbildung aufgrund der Kommunikation mit dem Gelenkbinnenraum füllen. Die dadurch entstehende Baker-Zyste wird in ➤ Kap. 3.4 behandelt.

Diagnostik

Die Diagnostik umfasst neben der klinischen Untersuchung die Sonografie, ggf. MRT. Röntgenuntersuchungen dienen dem Ausschluss von Begleitpathologien. Die Anamnese muss u. a. die berufliche Tätigkeit eruieren (z. B. ob der Patient eine kniende Arbeit ausgeübt hat). Bei der Palpation erweist sich die entzündete Bursa als fluktuierend bis prall-elastisch. Die klassischen Entzündungszeichen Rötung, Schwellung und Überwärmung können vorliegen. Eine erhöhte Temperatur (> 37,8 °C) muss ebenso an eine Infektion denken lassen wie das Vorhandensein einer Hautläsion oder ein Temperaturunterschied zur Gegenseite von mehr als 2,2 °C. Eine Berührungsempfindlichkeit kann vorliegen. In der Regel wird die Kniegelenkbeweglichkeit nicht eingeschränkt. Die laborchemischen Untersuchungen umfassen u. a. Blutbild und CRP. In der Praxis fällt es aber oft schwer, zwischen einer aseptischen und einer septischen Bursitis zu differenzieren.

Die Behandlung richtet sich entsprechend nach der Schwere der Symptome. Während bei milden Krankheitsbildern der konservativen Therapie der Vorzug gegeben werden kann, muss bei der septischen Variante die chirurgische Lösung mit Bursektomie und intravenöser Antibiose angestrebt werden. Die Bursa praepatellaris ist zusammen mit der Bursa olecrani der am häufigsten von einem Infekt betroffene Schleimbeutel. Bei unklarem Befund wird das unter sterilen Kautelen gewonnene Punktat zur unmittelbaren mikrobiologischen Diagnostik gesendet.

Differenzialdiagnostisch muss das Vorliegen folgender Entitäten berücksichtigt werden (Biedert 2005):

- Subkutanes Hämatom
- Serom
- Gelenkerguss
- Hoffa-Hypertrophie, Hoffaitis
- Ganglion
- Weichteiltumor
- Tenosynovialitis
- Posttraumatische Morel-Lavallée-Läsion (Décollement-Verletzung)

Konservative Therapie

In den meisten Fällen kann die Bursitis durch konservative Maßnahmen zurückgedrängt werden. Bei milden Verläufen sind die Ruhigstellung und Gabe von **NSAR/Coxiben** über einen Zeitraum von 10–14 Tage indiziert. Bei schwereren Verläufen erfolgt die **Punktion** der Bursa mit einer feinen Nadel. Bei sicherem Ausschluss einer Infektion kann eine additive Kortison-Instillation erfolgen. Bei septischer Bursitis muss operativ vorgegangen und eine Antibiotikatherapie eingeleitet werden.

Operative Therapie

Nur bei chronischer, therapieresistenter Bursitis oder septischem Verlauf ist die operative Bursaentfernung indiziert. Die gefürchtetste postoperative Komplikation besteht in der Wundheilungsstörung. Das am häufigsten eingesetzte Therapieverfahren ist die offene Operation, aber auch die **endoskopische Bursaresektion** ist möglich (➤ Abb. 3.6). Bei der offenen Bursektomie sollte die Schnittführung so gewählt werden (präpatellar longitudinal), dass der Zugang auch für evtl. später durchzuführende Operationen (z. B. endoprothetischer Ersatz) verwendet werden kann. Empfohlen wird ein längs verlaufender Schnitt vor dem Kniegelenk.

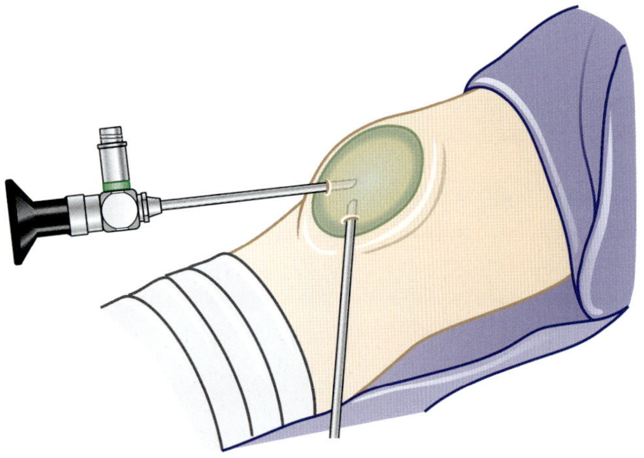

Abb. 3.6 Endoskopische Bursektomie

3.4 Baker-Zyste

Ursachen und Häufigkeit

Von allen zystischen Läsionen des Kniegelenks ist die Polpliteal-zyste (= Baker-Zyste) die häufigste. Sie entsteht durch flüssigkeitsbedingte Aufdehnung der Bursa gastrocnemiosemimembranosa, die im dorsomedialen Bereich der Kniekehle lokalisiert ist. Die Bursa steht an der Stelle in Verbindung mit dem Gelenk, an der sich der mediale Gastrocnemiuskopf auf Höhe des medialen Femurcondylus in die Gelenkkapsel einstrahlt. Bei vermehrter Produktion von Synovia und erhöhtem intraartikulärem Druck wird die Gelenkflüssigkeit in die Bursa gepresst. Somit erklärt sich der direkte Zusammenhang zwischen intraartikulärer Pathologie und sekundärer Gelenkschwellung mit nachfolgender Poplitealzystenbildung, der bei Untersuchungen von Sansone et al. (1995) in 94 % der Fälle nachweisbar war. Während bei Kindern die direkte Verbindung von Gelenkinnenraum zur Bursa fast nicht existent ist, scheint es in Abhängigkeit des Alters und der damit einhergehenden degenerativen Veränderung der Gelenkkapsel zu einer Zunahme der Häufigkeit zu kommen.

In der Literatur finden sich auch Beschreibungen der Poplitealzyste als Ausstülpung der dorsalen Kniegelenkkapsel ohne präformierten Hohlraum als echte ganglionartige Zyste. Erstbeschreiber war W. Morrant Baker, nach dem die Poplitealzyste auch Baker-Zyste genannt wird.

Die Prävalenz der Baker-Zyste ist abhängig vom Vorhandensein einer Begleitpathologie des Kniegelenks. Bei gesunden Probanden ohne Knieschmerz beträgt die Prävalenz 0–7 %, bei Patienten mit Kniebinnenläsion 4,7–38 %, und bei Vorhandensein einer Gonarthrose wird sie mit 22–47 % angegeben. Bei der Untersuchung von Liao et al. (2010) an 145 Patienten mit 180 Poplitealzysten lag bei 50,6 % eine Arthrose, bei 20,6 % eine chronische Polyarthritis, bei 13,9 % eine Gicht, bei 7,8 % eine seronegative Spondylarthritis und bei 7,2 % eine Pseudogicht vor.

Diagnostik

Die Patienten klagen über einen hinteren Knieschmerz und Schwellung in der Kniekehlenregion. Meist stehen die intraartikulären Gelenkpathologien bei der Beschwerdeverursachung im Vordergrund. Bei größeren Poplitealzysten muss eine tiefe Venenthrombose oder eine Ischämie durch Druck auf die poplitealen Gefäße bei entsprechender Klinik ausgeschlossen werden. Der neurologische Status muss erhoben werden, da durch die Poplitealzyste der N. tibialis oder N. peroneus komprimiert werden kann. Eine weitere Komplikation stellt die rupturierte Zyste mit möglicher Entwicklung eines Kompartmentsyndroms dar. Konkrete Angaben zur Häufigkeit dieser Komplikation werden in der aktuellen Literatur nicht gemacht.

Palpatorisch stellt sich die Baker-Zyste in Knieextension prallelastisch dar. In Flexion tastet sich die Zyste weicher. Dies wird als **Foucher-Zeichen** beschrieben und auf die Relaxierung des M. triceps surae zurückgeführt.

Durch **Röntgen**darstellungen können degenerative Veränderungen des Kniegelenks dargestellt werden, für die Beurteilung der Poplitealzyste ergibt sich – außer bei eventueller Darstellung von intrazystischen freien Gelenkkörpern – keine weitere Aussagekraft.

Mit der **Ultraschall**untersuchung lässt sich neben der Größenausmessung und Lokalisierung der Zyste auch die Lagebeziehung zu den Poplitealgefäßen darstellen. Mögliche differenzialdiagnostische Ursachen einer schmerzhaften Knieschwellung wie z. B. ein Poplitealaneurysma können ausgeschlossen werden. Der Zysteninhalt ist in der Regel echoarm. Die Standardebenen sind der dorsale mediale Longitudinalschnitt und der Transversalschnitt. In der Hand des geübten Sonografierers können zwar grundsätzlich Aussagen über intraartikuläre Schäden wie Meniskusverletzungen getroffen werden, in der Regel erfolgt eine entsprechende Abklärung aber über eine **MRT**-Untersuchung. Für die operative Planung ist die Identifizierung des Stiels der Zyste wichtig, über die die direkte Verbindung mit dem Gelenkbinnenraum besteht.

Konservative Therapie

Die Wahl der Therapie hängt von verschiedenen Faktoren ab: zugrunde liegende Gelenkpathologie, Größe der Poplitealzyste mit zu erwartenden Komplikationen, Beschwerden etc. In der Regel sind Baker-Zysten asymptomatisch und bedürfen keiner weiteren therapeutischen Maßnahmen. Manchmal ist der Spontanverlauf der Poplitealzyste selbstlimitierend und die Zyste ohne weitere Maßnahmen regredient.

Für die Punktion der Poplitealzyste mit intraartikulärer Kortison-Instillation bei Vorliegen einer Gonarthrose liegen zwar gute Kurzzeitergebnisse vor, Langzeitergebnisse existieren jedoch nicht. Bandinelli et al. (2012) beschreiben bessere Ergebnisse der intrazystischen im Vergleich zur intraartikulären Kortison-Injektion. Nach eigener Erfahrung besteht bei Punktion der Baker-Zyste eine hohe Rezidivrate.

Weitere konservative Therapiemaßnahmen bestehen in der Einnahme von NSAR/Coxiben, Kühlung und Ruhigstellung bzw. Entlastung.

Operative Therapie

Primärziel der operativen Versorgung ist die Eliminierung der zugrunde liegenden intraartikulären Pathologie. Damit soll der ständige Zufluss an Gelenkflüssigkeit unterbunden werden, und die Baker-Zyste kann sich wieder zurückbilden. Berücksichtigt werden muss dabei aber der Gelenkstatus per se. Bei fortgeschrittenen degenerativen Veränderungen können diese auch nach Beseitigung einer Meniskusläsion etc. weiter für die Persistenz einer Baker-Zyste verantwortlich sein.

Die streng zu stellende Indikation zur operativen **Exstirpation** der Baker-Zyste ist nur dann gegeben, wenn nach Ausschöpfen der konservativen Therapie und Behandlung der Synovialitis oder intraartikulären Pathologie weiterhin ein popliteale Schmerz persistiert oder Komplikationen durch Kompressions- sowie Stauungssymptomatik drohen. Der Patient ist über die Rezidivrate nach operativer Exstirpation der Baker-Zyste aufzuklären. Bei geplanter operativer Therapie sollte präoperativ sonografisch oder mittels Schichtbildgebung die Lagebeziehung der Poplitealzyste zum Gefäß-Nerven-Bündel dargestellt werden.

Bei der offenen Operation mittels posteriorem oder posteromedialem Zugang muss auf eine sorgfältige Präparation und vollständige Entfernung der Poplitealzyste geachtet werden (➤ Abb. 3.7).

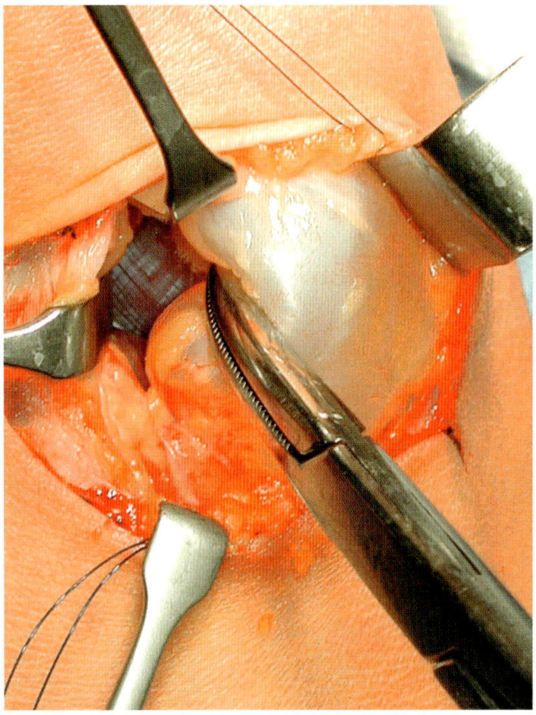

Abb. 3.7 Intraoperativer Situs, vorsichtige Mobilisierung der Poplitealzyste zur Darstellung des Zystenstiels

Der nach intraartikulär reichende Verbindungsgang (Stiel) muss verschlossen werden, ggf. kann ein aus autologem Sehnengewebe gewonnener Patch aufgenäht werden, ansonsten erhöht sich das Rezidivrisiko. Bei zugrunde liegender RA ist die dorsale Synovialektomie in Kombination mit einer ventralen Synovialektomie zu empfehlen, um das Rezidivrisiko einer Baker-Zyste zu senken.

Es existieren vielfältige **arthroskopiebasierte Strategien** und Techniken zur Therapie der Poplitealzyste. Sie werden im Folgenden auszugsweise zusammengefasst. Gemeinsam ist allen Techniken die Versorgung von intraartikulären Begleitläsionen:

- Eine von Sansone et al. (1995) beschriebene Alternative ist die Erweiterung der klappenartigen Öffnung der Gelenkkapsel, die die Verbindung mit der Zyste darstellt, auf 3–4 mm. Die Erweiterung erfolgt mit dem Shaver nach vorheriger Adressierung intraartikulärer Begleitpathologien. Der nun ermöglichte bidirektionale Fluss soll das Aufpumpen der Zyste verhindern und mittelfristig für eine Größenreduktion der Zyste sorgen.
- Während die Poplitealzyste von Sansone et al. belassen wird, besteht eine andere Operationstechnik darin, nach Erweiterung der Öffnung auf eine 70°-Optik zu wechseln und das Skop transartikulär in die Baker-Zyste vorzuschieben. Über ein weiteres posteromediales Portal wird ein Shaver unter Sicht in die Poplitealzyste eingebracht und unter Beachtung von Sehnen-, Gefäß- und Nervenstrukturen die innere Zystenwand reseziert.
- Eine gegenläufige Operationsstrategie im Vergleich zum Verfahren von Sansone et al. besteht in der Operationsmethode, bei der nach arthroskopischer Therapie der Kniebinnenläsion die kommunizierende Öffnung zwischen Kniegelenk und Baker-Zyste über ein zusätzliches posteromediales Portal mittels Naht verschlossen wird.

Zusammenfassend kann festgestellt werden, dass die Baker-Zyste eine häufige Entität darstellt, die sekundär als Folge einer intraartikulären Pathologie auftritt. Ziel der therapeutischen Maßnahme ist die Sanierung des Kniebinnenraums. Die Indikation zur Exstirpation der Baker-Zyste besteht selten. In Deutschland wird das offene Vorgehen favorisiert.

3.5 Fazit

Erkrankungen der Plica, der Synovialis und des Schleimbeutels stellen heterogene Krankheitsbilder dar. Während beim Plica-Syndrom die klinische Untersuchung in der Regel der bildgebenden überlegen ist, werden bei Erkrankungen der Synovia die laborchemische und weiterführende bildgebende Diagnostik für die Differenzialdiagnostik beansprucht. Bei vielen Erkrankungen der Synovia ist die interdisziplinäre Zusammenarbeit mit Internisten, Rheumatologen oder Onkologen erforderlich. Die Therapie erstreckt sich in Abhängigkeit des Krankheitsbildes von der konservativen Behandlung über arthroskopische und offene Gelenkoperationen bis zur Amputation bei malignen Tumoren, die eine lokale Exzision nicht gestatten.

LITERATUR

Abeles AM, Pillinger MH (2012). Gout and other crystalline arthropathies. In: Scott WN, Scuderi G (eds.). Insall & Scott Surgery of the Knee. 5th ed. Philadelphia, USA: Elsevier Churchill Livingstone; Sect. 7: Ch. 67.

Aletaha D, Neogi T, Silman AJ, Funovits J, Felson DT, Bingham CO 3rd, et al. (2010). Rheumatoid arthritis classification criteria. Arthritis Rheum 62(9): 2582–2591.

Aurégan JC, Klouche S, Bohu Y, Lefèvre N, Herman S, Hardy P (2014). Treatment of pigmented villonodular synovitis of the knee. Arthroscopy 30(10): 1327–1341.

Bandinelli F, Fedi R, Generini S, Porta F, Candelieri A, Mannoni A, et al. (2012). Longitudinal ultrasound and clinical follow-up of Baker's cysts injection with steroids in knee osteoarthritis. Clin Rheumatol 31(4): 727–731.

Baumbach SF, Lobo CM, Badyine I, Mutschler W, Kanz KG (2014). Prepatellar and olecranon bursitis: literature review and development of a treatment algorithm. Arch Orthop Trauma Surg 134(3): 359–370.

Biedert RM (2005). Knieprobleme beim Sportler. In: Orthopädie und orthopädische Chirurgie. Band Knie (hrsg. v. Kohn D). Stuttgart: Thieme; S. 491–498.

Bruehl H (2012). Diagnose, Therapie und Prophylaxe eines Gichtanfalls. www.uniklinikum-regensburg.de/imperia/md/content/kliniken-institute/innere-medizin-i/sops/rheumatologie/rdt-gich.pdf.

Davis RI, Hamilton A, Biggart JD (1998). Primary synovial chondromatosis: a clinicopathologic review and assessment of malignant potential. Hum Pathol 29(7): 683–688.

Dragoo JL, Johnson C, McConnell J (2012). Evaluation and treatment of disorders of the infrapatellar fat pad. Sports Med 42(1): 51–67.

Evans S, Boffano M, Chaudhry S, Jeys L, Grimer R (2014). Synovial chondrosarcoma arising in synovial chondromatosis. Sarcoma 2014: 647939. doi: 10.1155/2014/647939 [Epub 2014 Mar 5].

Jendro MC (2005). Arthritis urica und Chondrokalzinose. In: Orthopädie und orthopädische Chirurgie. Band Knie (hrsg. v. Kohn D). Stuttgart: Thieme; S. 194–199.

Liao ST, Chiou CS, Chang CC (2010). Pathology associated to the Baker's cysts: a musculoskeletal ultrasound study. Clin Rheumatol 29(9): 1043–1047.

Milgram JW (1977). Synovial osteochondromatosis. A histopathological study of thirty cases. J. Bone Joint Surg Am 59: 792.

Niemeier A, Beil FT, Seitz S, Rüther W (2014a). Pigmentierte villonoduläre Synovialitis (PVNS). Arthritis und Rheuma 2: 79–82.

Niemeier A, Seitz S. Zustin J, Beil FT, Rüther W (2014b). Synoviale Chondromatose – Aktuelles diagnostisches und therapeutisches Prozedere. Arthritis + Rheuma 34: 85–89.

Okada Y, Awaya G, Ikeda T, Tada H, Kamisato S, Futami T (1989). Arthroscopic surgery for synovial chondromatosis of the hip. J Bone Joint Surg Br 71(2): 198–199.

Pinsornsak P, Naratrikun K, Chumchuen S (2014). The effect of infrapatellar fat pad excision on complications after minimally invasive TKA: a randomized controlled trial. Clin Orthop Relat Res 472(2): 695–701.

Sansone V, de Ponti A, Paluello GM, del Maschio A (1995). Popliteal cysts and associated disorders of the knee: critical review with MR imaging. Int Orthop 19: 275–279.

Schoeniger R, Naudie DD, Siebenrock KA, Trousdale RT, Ganz R (2006). Modified complete synovectomy prevents recurrence in synovial chondromatosis of the hip. Clin Orthop Relat Res 451: 195–200.

Shpitzer T, Ganel A, Engelberg S (1990). Surgery for synovial chondromatosis. 26 cases followed up for 6 years. Acta Orthop Scand 61(6): 567–569.

Stevens AL, Gharaibeh B, Weiss KR, Fu FH, Huard J (2012). Gene therapy in the treatment of knee disorders. In: Scott WN, Scuderi G (eds.). Insall & Scott Surgery of the Knee. Philadelphia, PA: Elsevier Churchill Livingstone; Sect. I: Ch. 4.

Tausche AK, Manger B, Müller-Ladner U, Schmidt B (2012). Die Gicht als Systemerkrankung. Z Rheumatol 71: 224–230.

Vigorita VJ, Mintz D. The synovium: normal and pathologic conditions. In: Scott WN, Scuderi G (eds.). Insall & Scott Surgery of the Knee. 5th ed. Philadelphia, PA: Elsevier Churchill Livingstone; Sect. 8, Ch. 72.

Wolf J (2012). Synovialsarkom. http://eliph.klinikum.uni-heidelberg.de/texte_s/584/synovialsarkom.

Züllig R, Gross D, Frank T, Rüttimann A (1979). Results of intraarticular treatment with ^{90}Yttrium of persistent knee effusions. Schweiz Rundsch Med Prax 68(36): 1150–1155.

KAPITEL

4

Sven Shafizadeh

Meniskusverletzungen

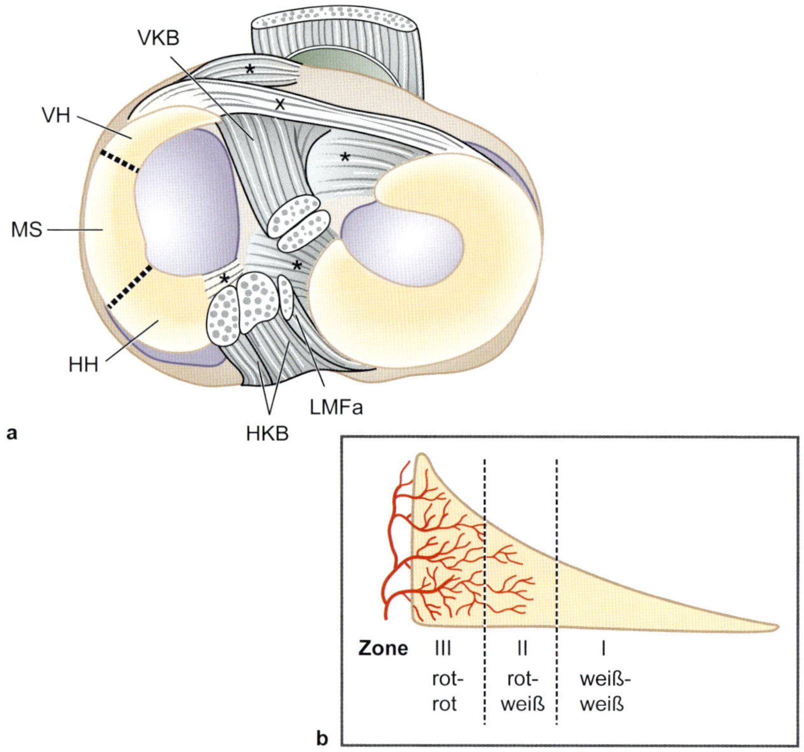

Abb. 4.1 Anatomie des Meniskus
a) Die Halbmond-Form der Menisken lässt sich in ein Vorderhorn (VH), das Mittelstück (MS) und ein Hinterhorn (HH) einteilen. Vorder- und Hinterhörner sind an den sog. Meniskuswurzeln (*) knöchern fest mit der Tibia verwachsen und haben anatomischen Bezug zu den tibialen Insertionen des vorderen (VKB) und hinteren Kreuzbandes (HKB). Die beiden Vorderhörner sind über das Lig. transversum (x) miteinander verbunden. LMFa: Ligamentum meniscofemorale anterius.
b) Im Querschnitt weist der Meniskus eine Keilform mit einer konkaven Ober- und einer flachen Unterfläche auf. Durch die von kapselseitig einstrahlenden Gefäße können drei Vaskularisationszonen abgegrenzt werden.

4.1 Einleitung

Meniskuseingriffe zählen zu den häufigsten operativen Eingriffen am Kniegelenk. Die besondere Bedeutung der Menisken für den Roll-/Gleitmechanismus und die Kraft-/Lastverteilung des Kniegelenks ist spätestens seit den Studien von Fairbank bekannt, der nachgewiesen hat, dass die Entfernung der Menisken irreversible Schäden des Gelenkknorpels und reaktive Knochenveränderungen nach sich zieht. Eine Vielzahl weiterer biomechanischer, klinischer und radiologischer Studien konnte nachfolgend zeigen, dass der Meniskusverlust zu einer Reihe von kinematischen Veränderungen führt, die letztlich die Entwicklung einer Arthrose induzieren. Ziel der heutigen Meniskuschirurgie ist es daher, möglichst viel Meniskusgewebe zu erhalten.

4.2 Anatomie

Wie in ➤ Abb. 4.1 dargestellt, bestehen Menisken aus einem fibrokartilaginären Faserkomplex und liegen in einer charakteristischen Halbmond- bzw. C-Form den medialen und lateralen Tibiagelenkflächen auf. Der Querschnitt entspricht einer Keilform mit einem peripher dicken Rand und einem ins Gelenk schmaler auslaufenden Anteil. Die der Tibia zugewandte Keiloberfläche weist eine glatte Basis und die den Kondylen zugewandte Oberfläche eine konkave Form auf. Diese charakteristische anatomische Form der Menisken ermöglicht den Ausgleich von Gelenkinkongruenzen zwischen den runden Femurkondylen und dem flachen Tibiaplateau und eine Vergrößerung der Kontaktfläche.

Anatomisch werden die beiden Enden als **Vorder-** und **Hinterhorn** bezeichnet und von dem dazwischen liegenden Anteil, dem **Mittelstück,** abgegrenzt. Knöchern sind die beiden Enden des Meniskus fest mit der tibialen Gelenkfläche verbunden. Diese Anheftungsbereiche werden **Meniskuswurzeln** genannt. Zusätzlich findet sich eine ligamentäre Verbindung zwischen den beiden Meniskusvorderhörnern, das *Lig. transversum.* Neben den Verbindungen und Anheftungsstellen der Meniskuswurzeln sind die Menisken zirkumferent über Fasern mit der Gelenkkapsel verbunden und werden so auf der tibialen Gelenkfläche stabilisiert. Das Mittelstück des **Innenmeniskus** ist darüber hinaus über das *Lig. coronarium* fest mit dem medialen Kapsel-Band-Komplex verbunden. Der **Außenmeniskus** wird über die sog. *meniskofemoralen Bänder* stabilisiert, die das Außenmeniskushinterhorn mit der medialen Wand der Femurkondyle verbinden. Die meniskofemoralen Bänder umschlingen dabei in verschiedenen Variationen das hintere Kreuzband (HKB), sodass anatomisch ein vorderes (Lig. meniscofemorale anterius = *Humphrey-Ligament*) von einem hinteren meniskofemoralen Faserbündel (Lig. meniscofemorale posterius = *Wrisberg-Ligament*) abgegrenzt werden kann.

Wenngleich die Menisken in vielerlei Hinsicht vergleichbar sind, finden sich sowohl am Innen- als auch am Außenmeniskus einige anatomische Besonderheiten. So unterscheiden sich die beiden Menisken in ihrem Radius und im Abstand zwischen dem Vorder- und Hinterhorn. Auch lassen sich Unterschiede in der tibialen Gelenkabdeckung feststellen. Der Außenmeniskus hat einen geringeren Radius als der Innenmeniskus, er ist mobiler und bedeckt einen größeren tibialen Gelenkflächenanteil (80 %) als der Innenmeniskus (60 %).

Als weitere Besonderheit des Außenmeniskus findet sich im Bereich des Übergangs vom Hinterhorn zum Mittelstück eine Aussparung der Außenmeniskusanheftung. Diese Aussparung ermöglicht der Popliteussehne einen spannungsfreien Verlauf durch das Kniegelenk und wird als **Popliteusschlitz** bezeichnet.

Ausgehend von Gefäßabgängen aus der Arteria (A.) poplitea bzw. der A. genus media erfolgt die Blutversorgung der Menisken über ein perimeniskeales und subsynoviales Gefäßnetz. ➤ Abb. 4.1b stellt die von kapselseitig einstrahlende Blutversorgung der Menisken dar. Abhängig von der Vaskularisation lassen sich drei Zonen unterscheiden: die rote (durchblutete), die rotweiße (teilweise durchblutete) und die weiße (avaskuläre Zone).

Hervorzuheben ist, dass der größere Teil der Menisken avaskulär ist und die Ernährung ähnlich wie beim Gelenkknorpel durch Diffusion und mechanische Pumpfunktion gewährleistet wird.

Auf mikroskopischer Ebene findet sich eine der Funktion des Meniskus angepasste Faserarchitektur. Um die femorotibial einwirkenden Druckkräfte in Zugspannungen umwandeln zu können, verlaufen die Faserbündel innerhalb des Meniskus vorwiegend longitudinal-zirkumferent vom Hinter- zum Vorderhorn. Diese werden über radiär verlaufende Fasern so miteinander verbunden, dass in Längsrichtung eine erhebliche Zug- und Scherbelastung möglich wird.

Die extrazelluläre Matrix des meniskealen Gewebes wird durch Fibrochondrozyten gebildet und besteht im Wesentlichen aus Wasser (72–75 %), fibrillären Strukturen (20–22 %; davon 80 % Kollagen Typ I und 20 % Kollagen Typ II, III, V, VI und Elastin), Proteoglykanen (ca. 1 %; Chondroitin, Dermatansulfat, Keratansulfat) sowie anderen Proteinen.

4.3 Biomechanik

Biomechanisch gleichen die Menisken die femorotibialen Inkongruenzen aus und bewirken so eine gleichmäßige Lastverteilung einwirkender Kräfte (➤ Abb. 4.2a). Darüber hinaus übernehmen die Menisken eine wichtige Funktion bei der Stabilisierung des Kniegelenks (➤ Tab. 4.1).

Der anatomische halbmond- und keilförmige Aufbau der Menisken sowie die kollagene Ringfaserarchitektur ermöglichen, dass den Meniskus nach außen verdrängende axial und radial einwirkende Belastungen an den Insertionen in zirkuläre Ringspannungen umgewandelt werden (➤ Abb. 4.2b).

Tab. 4.1 Meniskusfunktionen
• Ausgleich der femorotibialen Inkongruenzen
• Gleichmäßige Lastverteilung femorotibial einwirkender Kräfte
• Pufferung
• Stabilisierung

Wesentlich für die flexionsabhängige Fähigkeit, einwirkende Kräfte entlang der zirkumferenten Kollagenfasern in Zugspannungen umzuwandeln, ist die Eigenmobilität der Menisken. Die Anheftungen der Menisken, insbesondere der Vorder- und Hinterhörner, ermöglichen eine flexionsabhängige Verformung und Translationsbewegung auf dem Tibiaplateau, sodass die Menisken den Kniegelenkbewegungen folgen und in jedem Flexionszustand ihre biomechanische Funktion erfüllen können. So werden für den Außenmeniskus Translationsbewegungen von ca. 10 mm und für den Innenmeniskus von ca. 5 mm beschrieben (➤ Abb. 4.2c, d).

Entsprechend ihrer flexionsabhängigen Fähigkeit, unter axialer Last entstehende Kräfte entlang der zirkumferenten Kollagenfasern in Zugkräfte umzuwandeln, vermittelt der Innenmeniskus 50 % und der Außenmeniskus 70 % der femorotibialen Lastübertragung im medialen bzw. lateralen Kompartiment.

4.4 Folgen des Meniskusverlustes

Verschiedene Studien heben die besondere biomechanische Bedeutung der Menisken für die femorotibiale Lastübertragung hervor. Werden die Menisken entfernt, kommt es zu einer massiven Abnahme der Kontaktfläche und zu entsprechenden Belastungsspitzen am Gelenkknorpel.

Dabei spielt das Resektionsausmaß bzw. das Ausmaß des Meniskusverlustes eine wesentliche Rolle für die Änderungen der

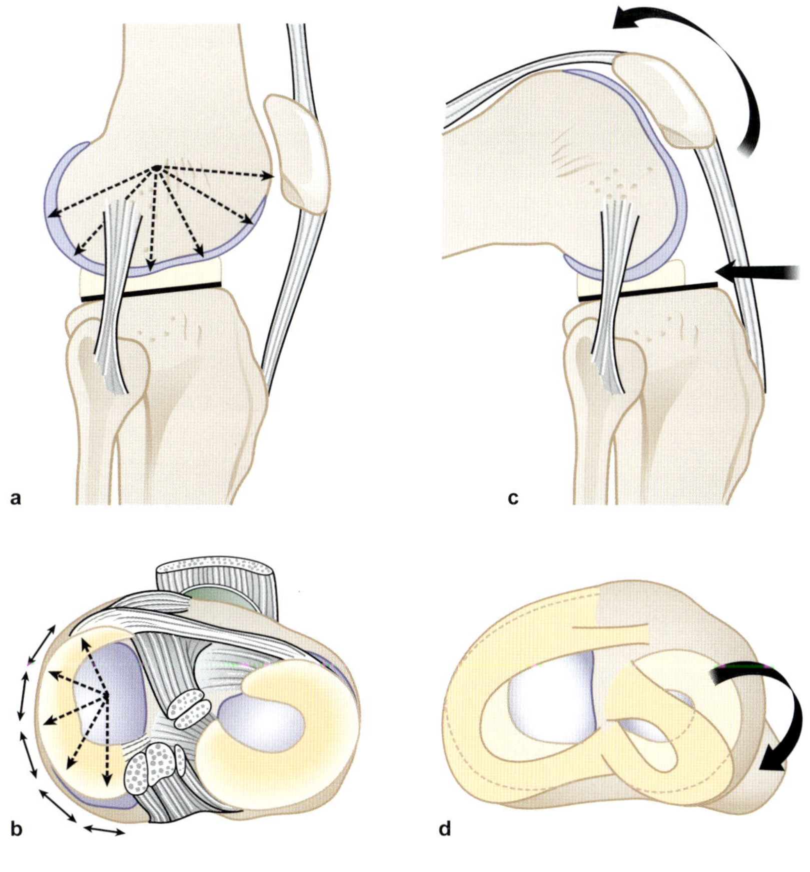

Abb. 4.2 Biomechanik und Funktion des Meniskus:
a) Meniskealer Ausgleich femorotibialer Inkongruenzen
b) Meniskeale Umwandlung axial und radial einwirkender Belastungen in eine zirkuläre Ringspannung
c, d) Flexionsabhängige meniskeale Anpassung durch Verformung und Translation

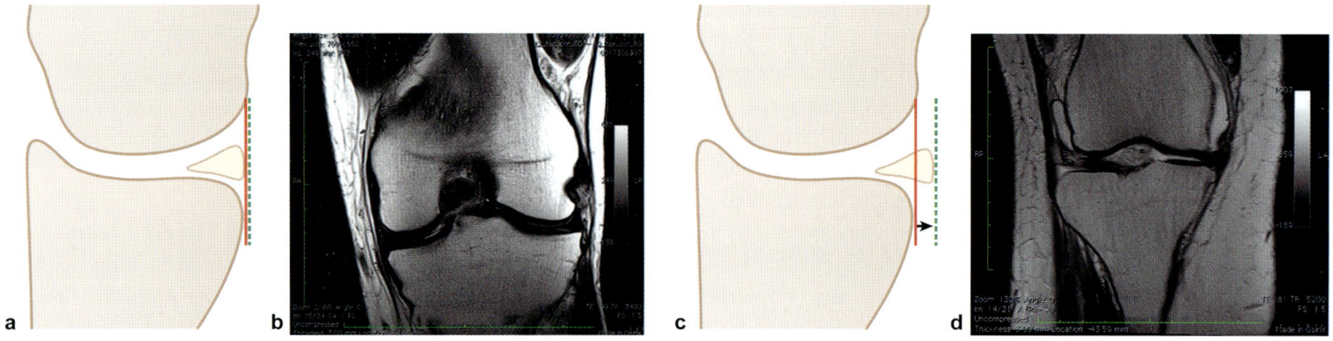

Abb. 4.3 Meniskeale Extrusion [P217]:
a, b) Bündiger femorotibialer Abschluss der Meniskusbasis
c, d) Meniskeale Extrusion

Druckverhältnisse. Aber auch die Lokalisation erfolgter Resektionen scheint für die Entwicklung degenerativer Veränderungen von Bedeutung zu sein. Insbesondere Hinterhornresektionen sind mit einem schlechteren klinischen Outcome verbunden. Unabhängig von Beinachs-/Belastungsverhältnissen, die ebenfalls für die Entwicklung degenerativer Veränderungen Bedeutung haben, finden sich nach Teilresektionen des Außenmeniskus wesentlich schneller degenerative Veränderungen des Knorpels als nach Innenmeniskusteilresektionen. Biomechanische Untersuchungen konnten zeigen, dass ein Verlust von 20 % der Innenmeniskussubstanz zu einer Steigerung der Druckbelastungen im medialen Kompartiment von 20 % führt. Ein entsprechender Verlust der Außenmenisken geht mit einer 40-prozentigen Steigerung der Druckbelastungen des lateralen Kompartiments einher.

Läsionen der Menisken (z. B. Radiärrisse oder Z. n. nach Resektionen), welche die Basis der Menisken erreichen und zu einer Unterbrechung der Ringstruktur führen, müssen als funktioneller Meniskusverlust angesehen werden. Unabhängig vom erhaltenen Meniskusgewebe ist in diesen Fällen die Lastübertragung durch die Unterbrechung der Ringfaserstruktur biomechanisch nicht mehr möglich, was einem vollständigen Meniskusverlust entspricht.

Insbesondere bei einem funktionellen Meniskusverlust, aber auch nach ausgedehnteren Resektionen sind Extrusionen des Restmeniskus zu beobachten, die einem funktionellen Meniskusverlust entsprechen. Durch die Änderungen der Lastübertragung bzw. der Druckverhältnisse wird die Restbasis des Meniskus nach lateral bzw. medial über die Tibiaplateaubegrenzung hinausgeschoben und ist in MRT-Untersuchungen nachweisbar (➤ Abb. 4.3).

Demzufolge kann der Meniskus seiner Funktion der Lastübertragung und Stabilisierung nur nachkommen, wenn Randleiste und Ringstruktur erhalten sind.

4.5 Ursachen von Meniskusläsionen

Wenngleich umgangssprachlich häufig von Meniskusrissen gesprochen wird, womit eine traumatische Ursache impliziert wird, stellen die häufigsten Ursachen meniskealer Läsionen degenerative Veränderungen dar.

Beeinflusst durch eine Vielzahl von Faktoren wie Alter, Statik, Stoffwechsel und Belastung bzw. Mikrotraumen unterliegen Menisken einem Degenerationsprozess, der zu Veränderungen der viskoelastomechanischen Eigenschaften des Meniskusgewebes (Meniskopathie) führt. MRT-Studien beschwerdefreier Patienten dokumentieren diese Degenerationsprozesse. ➤ Abb. 4.4 stellt typische, in MRT-Untersuchungen erkennbare meniskopathische Signalalterationen dar. Unter dem Einfluss o. g. Faktoren entwickeln sich im Rahmen der Meniskopathie zunächst intrameniskeale Schädigungen der Meniskusarchitektur, die dann im zeitlichen Verlauf die Ober- bzw. Unterfläche erreichen und zur Ausbildung strukturell nachweisbarer Rissbildungen führen.

Grad	MRT	
0	Signalfreie dreieckige Struktur	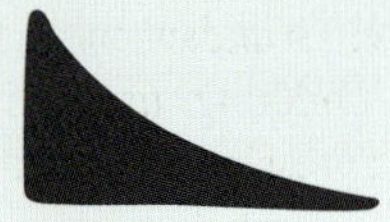
I	Eine oder mehrere punktförmige Signalerhöhungen ohne Verbindung zur Oberfläche	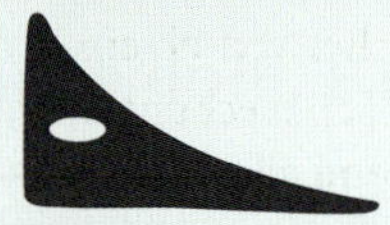
II	Lineare Signalerhöhung ohne Verbindung zur Oberfläche	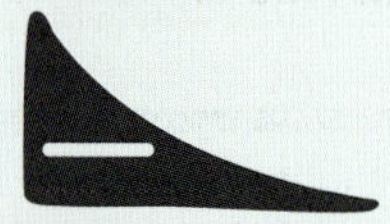
III	Lineare Signalerhöhung, die sich auf eine oder beide Meniskusoberflächen ausdehnt	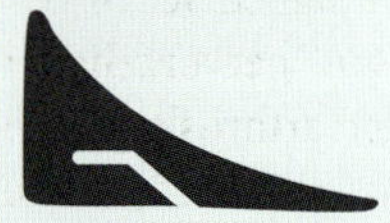
IV	Mehrere Signalerhöhungen sowie Deformierung und Fragmentierung	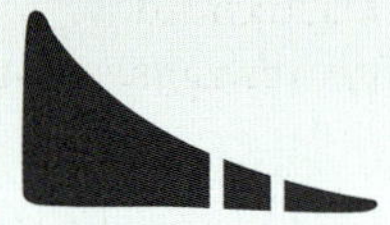

Abb. 4.4 Klassifikation meniskopathischer Signalalterationen nach Stoller et al.

Traumatische Meniskusverletzungen finden sich häufig im Zusammenhang mit ligamentären Verletzungen wie z. B. einer VKB-Ruptur. Dennoch kann es auch zu isolierten traumatisch bedingten Verletzungen der Menisken kommen. Vor allem plötzlich und gewaltartig auf die Kniegelenke einwirkende Rotations-Flexionstraumen, insbesondere bei fixiertem Fuß/Unterschenkel oder bei Kontrollverlust der Beinachse, stellen geeignete Mechanismen dar, die zu traumatischen Rissen von Menisken führen können.

Die genaue Abgrenzung degenerativer von traumatischen Ursachen bleibt häufig schwierig und nicht selten finden sich Übergangsformen. Traumatische Risse zeigen bei zeitnah nach stattgehabtem Trauma erfolgten Arthroskopien eher glatte Rupturränder. Typische traumatisch bedingte Risse sind Radiärrisse und Längsrisse. Demgegenüber zeigen degenerativ bedingte Läsionen häufig Auffaserungen und Zermürbungen sowie qualitativ eher minderwertiges, erweichtes oder manchmal auch verhärtetes meniskeales Gewebe mit farblichen Veränderungen. Eine sichere Abgrenzung frischer Risse von degenerativen Läsionen ist nach o. g. Kriterien allein jedoch nicht möglich. So können auch primär traumatisch verursachte Risse im zeitlichen Verlauf und insbesondere, wenn zwischen Ereignis und Operation mehrere Monate vergangen sind, o. g. Veränderungen entwickeln.

Histologisch liegt der Degeneration meniskealen Gewebes eine Störung der anabolen und katabolen Balance chondrozytärer/mesenchymaler Zellen zugrunde. Hieraus resultierende zelluläre und azelluläre Strukturänderungen werden als **Texturstörungen** bezeichnet. Gering- bis mäßiggradige Texturstörungen stellen altersäquivalente Veränderungen dar. Demgegenüber stellen schwergradige Texturstörungen Veränderungen dar, die das altersübliche Maß überschreiten und demzufolge als pathologische Degeneration anzusehen sind. Histologisch sind eine reduzierte Zelldichte sowie eine reduzierte, inhomogene Anfärbbarkeit der Grundsubstanz, ggf. mit fissuralen Defekten und Pseudozystenbildung, nachweisbar. Darüber hinaus besteht eine aberrante Expression der Kollagene vom Typ I, II und III.

Innerhalb eines Zeitraums von ca. 3 Monaten lässt sich ein frischer von einem alten Riss histologisch abgrenzen. Kontinuitätsunterbrechungen meniskealen Gewebes bei ansonsten überwiegend altersentsprechendem meniskealem Gewebe sprechen ebenfalls eher für eine traumatische Rissform.

Diagnostischer Hinweis

Bezüglich der Ursächlichkeit meniskealer Läsionen muss abschließend hervorgehoben werden, dass weder der bildgebende noch der arthroskopische oder histologische Befund allein die Frage nach der Ursächlichkeit einer Meniskusläsion beantworten kann. Entsprechend ist insbesondere bei gutachtlichen Fragestellungen eine Abwägung sämtlicher Befunde erforderlich.

4.6 Rissformen

Man unterscheidet die in ➤ Abb. 4.5 dargestellten Rissformen.

Auf die Sonderformen meniskealer Läsionen (Rampenläsion, Wurzelruptur, Scheibenmeniskusläsion sowie Meniskusganglien) wird im speziellen Therapieteil eingegangen.

4.7 Klinik und Diagnostik

Auch wenn Meniskusläsionen eine Vielzahl von Beschwerden verursachen können, gehören lokalisierte Schmerzen im Bereich des medialen und lateralen Gelenkspalts zu den häufigsten Symptomen. Bewegungseinschränkungen, Blockaden und Ergussbildungen treten eher seltener auf.

Beschwerden können akut in Verbindung mit Verletzungen/Verdrehereignissen auftreten, nicht selten ist jedoch kein akuter Anlass erinnerlich, und es wird eher eine zunehmende Beschwerdesymptomatik berichtet.

Wird im Rahmen eines Verdrehtraumas des Kniegelenks eine Meniskusläsion in Verbindung mit einem Hämarthros festgestellt, liegen häufig ligamentäre Begleitverletzungen vor. Die Häufigkeit

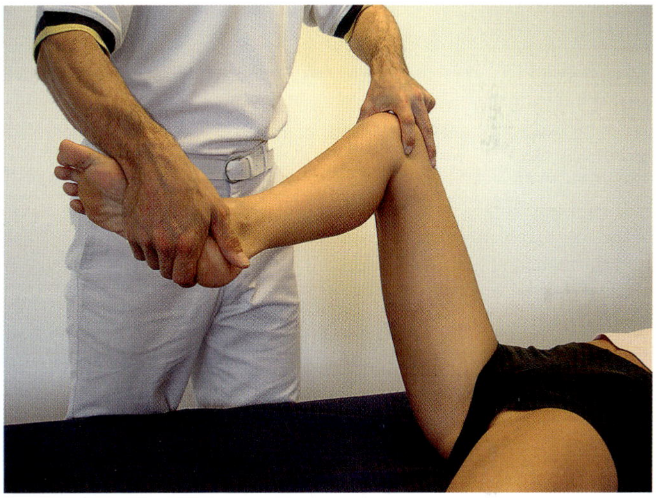

Abb. 4.6 Meniskusuntersuchung mit Palpation und Druck auf den Meniskus bei gleichzeitiger Durchführung von Flexions-/Rotations-/Kompressionsbewegungen [P217]

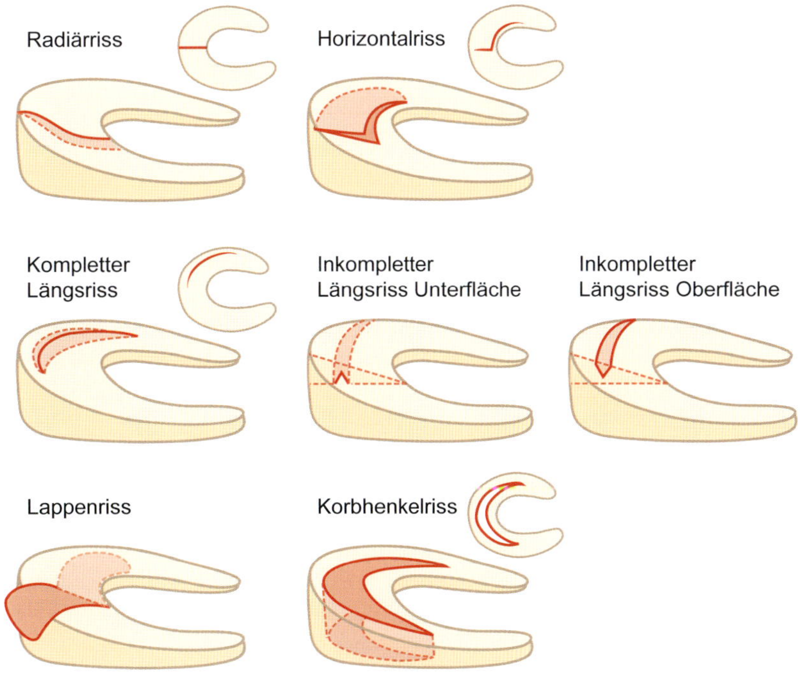

Abb. 4.5 Schematische Darstellung typischer meniskealer Rissformen

4

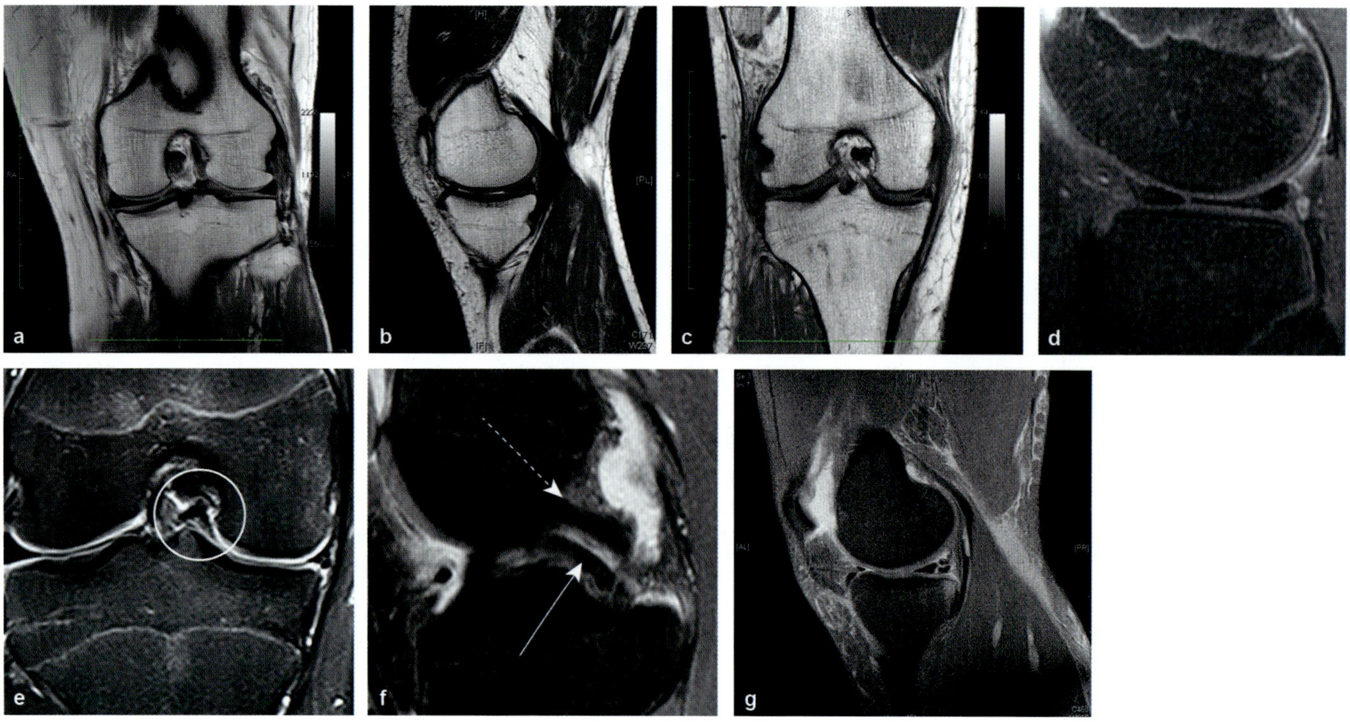

Abb. 4.7 MRT-Bilder typischer meniskealer Befunde:
a) Grad-2-Läsion: intrameniskeale Texturstörung, meniskeale Ober- und Unterfläche nicht unterbrochen
b) Horizontalriss
c) Längsriss
d) Radiärriss
e) Luxierter Korbhenkelriss: Der luxierte Anteil (Kreis) des Korbhenkels ist interkondylär eingeschlagen.
f) Doppeltes hinteres Kreuzbandzeichen: Der luxierte Korbhenkelanteil (Pfeil) stellt sich in sagittaler Projektion in der Interkondylarregion parallel verlaufend zum hinteren Kreuzband (gestrichelter Pfeil) dar.
g) Komplexriss

von Meniskusverletzungen bei VKB-Rupturen wird mit 15–40 % angegeben.

Abhängig von der Erfahrung des Untersuchers lassen sich Meniskusläsionen mit einer Trefferquote von 60–95 % durch verschiedene klinische Tests feststellen. Es empfiehlt sich, bei der Untersuchung mehrere Tests bzw. eine Kombination verschiedener Meniskusuntersuchungen durchzuführen, um die Treffsicherheit zu erhöhen. Dabei beruhen die meisten Meniskustests auf einer Schmerzprovokation, wobei der Schmerz durch eine Kraftausübung auf den Meniskus im Rahmen meniskealer Verschiebungen ausgelöst wird.

Unabhängig von den bevorzugten Tests sollte bei der klinischen Untersuchung Druck mit dem Finger auf den betreffenden Gelenkspalt ausgeübt werden unter gleichzeitiger Durchführung von Flexions-/Rotations-/Kompressionsbewegungen. Dieser in ➤ Abb. 4.6 dargestellte Test verfügt über eine sehr hohe Sensitivität und erlaubt eine klinische Einschätzung der Lokalisation der Läsion.

Bei Vorliegen selbst geringer Streckdefizite und insbesondere wenn diese mit einer federnden Fixierung einhergehen, sollte an einen luxierten Korbhenkel gedacht werden. Klinisch können Korbhenkelläsionen auch Schnappphänomene oder temporäre Blockaden verursachen.

Bildgebend eignet sich die konventionelle Röntgendiagnostik weniger zur Diagnosesicherung meniskealer Läsionen als vielmehr zum Ausschluss knöcherner Verletzungen im Rahmen von Unfallereignissen bzw. zum Ausschluss/Nachweis degenerativer Veränderungen.

Demgegenüber ist mithilfe der MRT aufgrund ihrer hohen Sensitivität und Spezifität der Nachweis meniskealer Läsionen möglich. Sie ermöglicht die Abgrenzung degenerativer Veränderungen von einfachen bis komplexen Rissformen sowie anderen meniskealen Pathologien.

Diagnostischer Hinweis

Entsprechend der o. g. Klassifikation meniskopathischer Signalalterationen (➤ Abb. 4.7) stellt sich ein Meniskusriss im MRT als signalreiche Linie dar, welche die Ober- oder Unterfläche erreicht (Grad-III-Läsion). Demgegenüber liegt bei einer Grad-II-Läsion lediglich eine intrameniskealen Degeneration oder Rissbildung vor, die die meniskeale Oberfläche nicht überschreitet. Dies hat besondere Bedeutung, da eine Grad-II-Läsion bei Arthroskopien nicht erkennbar ist.

Bei meniskealen Beschwerden ermöglicht die MRT u. a.:

- Nachweis von Läsionen/Rissen
- Abgrenzung verschiedener Rissformen
- Bestimmung von Lokalisation und Ausdehnung eines Risses
- Präoperative Einschätzung der Refixationsmöglichkeit
- Präoperative Einschätzung des Resektionsausmaßes
- Beurteilung des Knorpelstatus und des Bandapparats
- Nachweis intraartikulär nicht erkennbarer Befunde (z. B. subchondrales Ödem, Osteonekrose)

!

Auch wenn die MRT heute aufgrund ihrer hohen Sensitivität und Spezifität fast standardisiert bei allen Kniebeschwerden durchgeführt wird, muss klar hervorgehoben werden, dass sie die klinische Untersuchung nicht ersetzt.

Die Diagnose einer Meniskusläsion erfordert also nicht zwangsläufig die Durchführung einer MRT, sondern kann bei klaren Befunden auch klinisch gestellt werden. Ungeachtet dessen muss hervorgehoben werden, dass radiologisch erhobene Befunde immer zu dem klinischen Untersuchungsbefund passen müssen, damit nicht Bildbefunde sondern Patienten mit ihren Beschwerden behandelt werden.

4.8 Allgemeine Therapie

Konservative Therapiemöglichkeiten sind bei der Behandlung symptomatischer Meniskusläsionen aufgrund sehr geringer Spontanheilungsmöglichkeiten (nur bei frischen basisnahen Rissen) limitiert. Dennoch muss nicht jede Meniskusläsion operiert werden.

Vor der Empfehlung zur Arthroskopie sollte immer eine sorgfältige Beschwerde- und Befundanalyse unter Einbeziehung von Begleitbefunden (z. B. Knorpelschäden, Achsfehlstellungen) bzw. Vorerkrankungen sowie individuellen Faktoren (Alter, Beruf, Sport/Aktivitätsniveau, familiäre Situation) erfolgen.

Wird eine Operation erforderlich, stehen als Therapiemöglichkeiten meniskealer Läsionen im Wesentlichen die bioinduktive Anfrischung, die Resektion, die Refixation oder eine Kombination aus diesen Techniken zur Verfügung. Bei ausgedehnten Meniskusteilverlusten, bei denen die Ringstruktur nicht unterbrochen wurde und eine stabile kapselnahe Randleiste erhalten bleibt, kann ein kollagener oder synthetischer meniskealer Teilersatz in Erwägung gezogen werden. Läsionen mit meniskokapsulären Defekten, welche die Ringfaserstruktur unterbrechen, oder vollständige Meniskusverluste eignen sich nicht für einen Teilersatz. In solchen Fällen sollte insbesondere bei jüngeren Patienten die Option einer Meniskustransplantation in Erwägung gezogen werden.

Wie bei jeder Operation ist vor der Therapie eine systematische Untersuchung erforderlich. So werden im Rahmen des arthroskopischen Rundgangs zunächst sämtliche Gelenkräume und intraartikulären Strukturen beurteilt, da insbesondere synoviale Veränderungen, (osteo-)chondrale Läsionen und ligamentäre Instabilitäten die Meniskustherapie beeinflussen können. Anschließend sollte im Hinblick auf die Wahl des meniskealen Therapieverfahrens (Anfrischung/Refixation/Resektion) ein intraoperatives Staging (einschl. Tasthakenuntersuchung) mit Dokumentation der Meniskusläsion erfolgen.

➤ Tab. 4.2 stellt verschiedene Faktoren zusammen, die Einfluss auf die Therapiewahl meniskealer Läsionen haben.

4.8.1 Grundüberlegungen zur Wahl der Therapie

Entsprechend sind nach erfolgtem Staging die im Folgenden beschriebenen sich gegenseitig bedingenden Grundüberlegungen bei der Therapiewahl zu berücksichtigen:

- **Ursache:** Akute bzw. frische, am ehesten verletzungsbedingte Rissformen eignen sich eher für eine Refixation als degenerativ bedingte Läsionen.
- **Rissform:** Für eine Meniskusrefixation eignen sich insbesondere *Längs- und Korbhenkelrisse.* Diese annähernd vertikal verlaufenden Rissformen ermöglichen eine weitestgehend anatomische Fragmentreposition und stabile Refixation, sodass die eingebrachten Nähte ausreichend Kompression auf die Rupturfragmente ausüben können. Vorzugsweise sollten vertikale Nahttechniken angewendet werden, da diese biomechanisch die günstigsten Voraussetzungen bieten.
  Auch die selteneren Sonderrissformen des *Wurzelausrisses* und der *Rampenläsion* eignen sich für eine Refixation und gehen mit guten Ergebnissen einher.
  Horizontale Risse, degenerativ zermürbte Komplexrisse sowie *Lappen- und Radiärrisse* sind eher nicht für Refixationen geeignet. Dennoch kann auch hier im Einzelfall ein Refixationsversuch unternommen werden. Wenngleich nicht immer eine vollständige Heilung zu erwarten ist, erscheint ein Refixationsversuch – insbesondere bei jungen Patienten – gerechtfertigt, da die Alternative einer ausgedehnten Teilresektion nachhaltig zu Problemen führt. So kann ein großer Lappenriss zunächst wie ein Längsriss (vorzugsweise) in vertikaler Nahttechnik refixiert und anschließend in einer horizontalen Nahttechnik an den Rand des Ausrisses angeheftet werden. Tief greifende *Radiärrisse,* bei denen eine Durchbrechung der meniskealen Ringfaserstruktur zu befürchten ist, können in einer horizontalen Nahttechnik refixiert werden.

> **!** Neben anderen, nachstehend aufgeführten Faktoren gibt letztlich die Rissform vor, ob refixiert werden kann und in welcher Technik refixiert werden sollte. An die Möglichkeit von Hybridtechniken, der Teilresektion in Verbindung mit einer Refixation, sollte gedacht werden.

Tab. 4.2 Die Therapie meniskealer Läsionen beeinflussende Faktoren

Meniskusbefund	Intraartikuläre Begleitbefunde	Allgemeine Befunde	Individuelle Faktoren
Ursache • degenerativ • degenerativ-traumatisch • traumatisch	Knorpelstatus	Beinachse	Alter
Rissform	Ligamentäre Stabilität	Stoffwechselerkrankungen	Sport/Aktivitätsniveau
Ausdehnung/Lokalisation • Hinterhorn • Mittelstück • Vorderhorn	Synovialitis	Serologische Erkrankungen	Beruf
Tiefe der Läsion (Zoneneinteilung)		Body-Mass-Index	Soziale Faktoren
Stabilität der Läsion			Compliance
Gewebequalität			
Alter der Läsion			

- **Ausdehnung der Lokalisation:** Je ausgedehnter ein Riss erscheint, desto eher sollte bei Vorliegen einer geeigneten refixierbaren Rissform eine Refixation erfolgen. Andernfalls muss mit einem relevanten Meniskusverlust gerechnet werden.
- **Zoneneinteilung der Läsion:** Die Beurteilung der Tiefenausdehnung von Meniskusläsionen hat vor allem Bedeutung für das biologische Heilpotenzial, das von der kapselseitig einstrahlenden Vaskularisation bestimmt wird. Die Tiefenausdehnung bestimmt auch das Ausmaß ggf. erforderlicher Resektionen und hat damit unmittelbaren Einfluss auf den Verlust von Meniskusgewebe. Bei kapselnah in die Meniskusbasis einziehenden Rissen und Läsionen, welche die Meniskusbasis mit einschließen, bzw. bei Läsionen, die die Ringfaserstruktur des Meniskus unterbrechen, sollte daher eine Refixation bzw. Stabilisierung versucht werden. Dies gilt insbesondere für gut refixierbare Rissformen. Bei anderen Rissformen, bei denen eine Unterbrechung der Ringfaserstruktur zu befürchten oder bereits vorhanden ist, sollte mit einer sparsamen Teilresektion und Nähten versucht werden, die Basis so zu refixieren, dass die Ringstruktur stabilisiert wird und vernarben kann.
- **Stabilität der Läsion:** Instabile meniskeale Läsionen sollten nach Möglichkeit refixiert, andernfalls reseziert werden. Mechanisch instabile, nicht refixierbare Anteile müssen reseziert werden, wobei darauf zu achten ist, möglichst viel Meniskusgewebe zu erhalten. Gerade bei Horizontalrissen finden sich nicht selten Kombinationen verschiedener Rissformen. Beim einfachen Horizontalriss, bei dem sich der Meniskus in eine Ober- und Unterlippe aufteilt, reichen häufig schon sparsame Resektionen instabiler Ober- oder Unterlippenanteile. Je komplexer die Rissform, desto eher ist darauf zu achten, nur mechanisch irritierende meniskeale Anteile zu resezieren, da ausgedehnte Resektionen nicht selten in subtotalen Resektionen enden können.
- **Beurteilung der Gewebequalität:** Die Gewebequalität hat Einfluss auf die technischen, biologischen und biomechanischen Erfolgsaussichten einer Naht. Insbesondere bei länger bestehenden instabilen Rissformen oder luxierten Korbhenkelläsionen kann die Gewebequalität so beeinflusst sein, dass eine Refixation technisch, biologisch und/oder biomechanisch nicht mehr sinnvoll ist.
- **Alter der Läsion:** Frische Läsionen eignen sich grundsätzlich eher für Refixationsverfahren als ältere Läsionen.

Unter Berücksichtigung all dieser Faktoren ist eine systematische, individuelle Beurteilung der Läsion und der Gesamtsituation möglich, aus der sich ableiten lässt, inwiefern eine Refixation möglich ist bzw. eine Resektion erforderlich wird. Sofern keine Refixation des Meniskus mehr möglich ist, gilt für die Resektion: so wenig Gewebe wie möglich und nur so viel wie nötig.

Ungeachtet der Kenntnisse über die Folgen ausgedehnter Meniskusverluste stellen resezierende meniskeale Eingriffe die überwiegende Zahl weltweit durchgeführter Meniskusoperationen dar. Genaue Zahlen über das Verhältnis von resezierenden zu refixierenden, meniskuserhaltenden Eingriffen existieren nicht.

4.8.2 Befunddokumentation

Für die Dokumentation meniskealer Befunde gelten die üblichen allgemeinen rechtlichen Vorgaben der Dokumentationspflicht von Operationen sowie die Richtlinie über Kriterien zur Qualitätsbeurteilung arthroskopischer Operationen. Die sorgfältige Dokumentation arthroskopischer Befunde und bezogen auf dieses Kapitel insbesondere der meniskealen Befunde sowie ihrer Therapie erscheint aber nicht nur zur Erfüllung rechtlicher und qualitätssichernder Maßnahmen erforderlich. Die genaue Beschreibung der festgestellten Läsionen entsprechend der o. g. Staging-Systematik ermöglicht nachbehandelnden Ärzten und Physiotherapeuten ein besseres Verständnis für den Heilungsverlauf und damit eine bessere Steuerung postoperativ erforderlicher Behandlungsmaßnahmen.

Auch für die Beantwortung möglicher versicherungsrechtlicher Fragen ist eine sorgfältige Dokumentation erhobener intraoperativer (meniskealer) Befunde sowie der jeweiligen Therapie hilfreich. Sinnvoll erscheinen Zeichnungen, die komplexe Rissformen besser darstellen lassen. Dennoch können meniskeale Läsionen auch mit wenigen Angaben klar beschrieben werden (z. B. älterer, zermürbter, nicht refixierbarer Innenmeniskusriss, Hinterhorn bis Pars intermedia, Zone 2). Spezielle OP-Dokumentationsbogen, aber auch OP-Dokumentationsprogramme berücksichtigen diese Systematik und sind daher zu empfehlen.

Ungeachtet der Verfassung eines OP-Berichts sei an dieser Stelle auch auf die in Deutschland geltende **Bild-/Fotodokumentationspflicht** der Befunde entsprechend der Richtlinie über Kriterien zur Qualitätsbeurteilung arthroskopischer Operationen hingewiesen.

4.9 Spezielle Therapie

4.9.1 Lagerung

Für Meniskuseingriffe eignet sich die Lagerung am hängenden Knie (im Beinhalter) ebenso wie die Lagerung mit gestrecktem Unterschenkel. Beide Lagerungsformen gewährleisten die Erreichbarkeit sämtlicher Kniekompartimente und erlauben einen Wechsel von arthroskopischen zu offenen Operationsverfahren.

Individuelle Präferenzen des Operateurs, lokale Gegebenheiten (OP-Tisch, Verfügbarkeit von Lagerungshilfen/Beinhalter/Seitstützen etc.) sowie abdeckungsspezifische Aspekte sollten bei der Wahl der Lagerung berücksichtigt werden.

4.9.2 Zugänge

Die meisten Meniskuseingriffe können über die beiden **Standardarthroskopieportale** durchgeführt werden.

Dabei erfolgt wie bei jeder Arthroskopie zunächst die Anlage des hohen **anterolateralen** Arthroskopieportals. Für die Anlage des **anteromedialen** Arbeitsportals empfiehlt es sich, mit einer 1er-Kanüle Höhe und Zugangsrichtung zu sondieren und hiernach dann das Portal unter Sicht anzulegen. Der mediale Kondylus kann gerade bei engen Kniegelenken („tight knee") den Zugang zum Innenmeniskushinterhorn behindern. Hier kann die Anlage eines zusätzlichen, weiter posterior gelegenen medialen Portals hilfreich sein, um zum Hinterhorn zu gelangen. Alternativ kann durch Mikroperforationen des Innenbandes ein sequenzielles Needling mit einer 1er-Kanüle durchgeführt werden. Bei gleichzeitigem Valgusstress entsteht so eine graduelle Öffnung des medialen Kompartiments, die den Zugang zum Innenmeniskushinterhorn ermöglicht. Sollte über den klassischen anteromedialen Zugang der Außenmeniskus in der 4er-Position nicht in allen Abschnitten erreicht werden, kann die Anlage eines hohen anteromedialen Zugangs nach vorheriger Sondierung mit einer 1er-Kanüle hilfreich sein. Zudem kann durch Wechsel der beiden Portale versucht werden, verschiedene Abschnitte von Innen- und Außenmeniskus besser zu erreichen.

CAVE

Das gewaltsame Öffnen der Kompartimente durch vermehrten Valgus-/Varusstress sollte unbedingt vermieden werden.

Sonderportale wie das **posteromediale** und das **posterolaterale Portal** eignen sich zur Beurteilung und Refixation von Rampenläsionen und Wurzelausrissen. Seltener können sie auch bei Refixationen der Hinterhörner erforderlich werden.

PRAXISTIPP

Wesentlich bei der Anlage der posterioren Portale ist, dass beide unter Sicht und Einstellung der posterioren Gelenkräume in 90° Beugung angelegt werden müssen. Vor Anlage des jeweiligen Portals sollte eine Sondierung der Höhe und der Richtung mit einer 1er-Kanüle erfolgen.

4.9.3 Resektionstechniken

Wird eine Meniskusresektion erforderlich, stehen verschiedene Resektionstechniken oder eine Kombination derselben zur Verfügung. Dabei haben alle Verfahren Vor- und Nachteile, sodass die Wahl der Technik von der Präferenz des Chirurgen und den lokalen Gegebenheiten abhängt. Hauptsächlich kommen manuell-instrumentelle Resektionstechniken (mit verschiedenen Stanzen) und motorisierte Resektionstechniken (Shaver) zur Anwendung. Seltener werden Resektionen mit einem Hochfrequenz-(HF-)Messer durchgeführt.

Allen Resektionstechniken liegen dieselben Grundprinzipien der Meniskusresektion zugrunde. Bei der Resektion sollte so wenig Gewebe wie möglich und nur so viel wie nötig reseziert werden. Dabei ist zu beachten, dass instabile Anteile oder solche, von denen zu erwarten ist, dass sie im Verlauf instabil werden, reseziert werden. Darüber hinaus sollte berücksichtigt werden, dass keine mechanisch-irritierenden Anteile verbleiben. Gegebenenfalls ist eine sparsame Nachresektion bzw. Anpassung des Restmeniskus erforderlich, um homogene Übergänge zu schaffen. Dies gilt vor allem für den Bereich der Mittelstücke. Im Hinterhornbereich sollte der wurzelnahe Bereich bei einer Resektion ausgespart bleiben. Mechanische Irritationen sind hier in der Regel nicht zu erwarten. Gerade bei jungen Patienten ist dieses Vorgehen zu empfehlen, da der wurzelnahe Bereich im Falle eines späteren Meniskusteilersatzes für die Implantatanheftung erforderlich ist.

Bei kapselnah einstrahlenden Horizontal- und Radiärrissen, aber auch bei allen anderen Rissformen, die an den kapselnahen Bereich heranziehen (Zone III = rot-rot) und die Kontinuität der meniskealen Ringstruktur gefährden, sollte eine extrem sparsame Resektion erfolgen. Solange inhomogene Anteile mechanisch nicht irritierend sind, ist in solchen Fällen eher zu erwägen, Inhomogenitäten zu belassen, als Gefahr zu laufen, mit der Resektion die meniskeale Ringstruktur vollständig zu unterbrechen.

Für **manuell-instrumentelle Resektionstechniken** stehen verschiedene **Stanzensysteme** zur Verfügung. Zum einen unterscheiden sie sich durch den Verlauf der Stanze (gerade oder rechts/links gebogen), zum anderen können sie über unterschiedliche Maul- oder Stanzenenden verfügen (breit oder schmal, mit geringer oder großer Maulöffnungshöhe, gerade oder angewinkelt endend). Die intraoperative Auswahl einer Stanze hängt von der Verfügbarkeit, der Präferenz des Chirurgen und von der Erreichbarkeit des zu resezierenden Meniskusanteils ab. Sonderformen wie Saugstanzen, die den Verlust resezierter Meniskusfragmente verhindern sollen, oder rechtwinklig/retrograd schneidende Stanzen können im Einzelfall und nach Verfügbarkeit die Resektion erleichtern.

Motorisierte meniskeale Resektionen mit Shaver-Systemen sind weit verbreitet und ermöglichen eine schnelle Resektion.

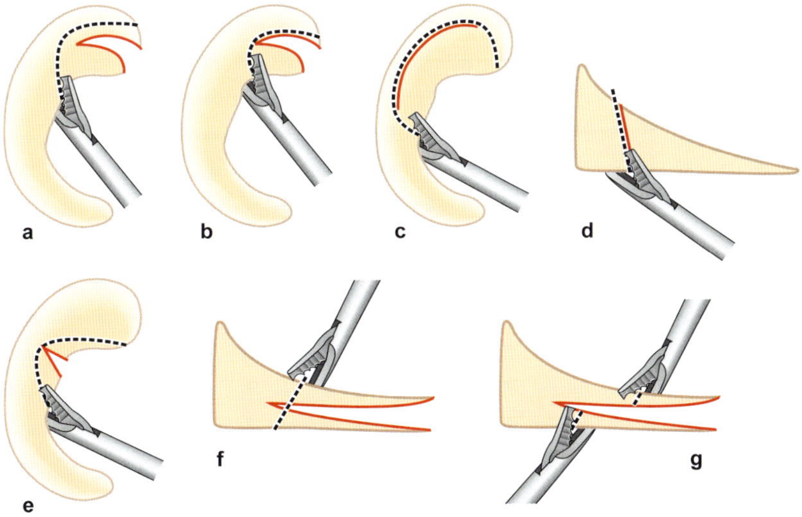

Abb. 4.8 Meniskusresektionstechniken: a) Bogenförmige meniskeale Resektion lappenförmiger Risse. b) Sofern eine stabile Rupturbasis besteht, kann diese in die Resektionslinie so mit eingebunden werden, dass möglichst wenig intaktes Gewebe reseziert werden muss. c) Bei Längsrissen sollte die Resektion so sparsam wie möglich entlang des Rupturverlaufs erfolgen. Insbesondere bei basisnahen Rissen muss darauf geachtet werden, dass es zu keiner resektionsbedingten Unterbrechung der meniskealen Ringstruktur kommt. d) Auch bei Längsrissen kann der Rupturverlauf in die Resektionslinie eingebunden werden, um eine Schwächung der basisnahen Ringstruktur zu vermeiden. e) Radiärrisse sollten sparsam bogenförmig reseziert werden. f) Bei Horizontalrissen sollte die meniskeale Resektion maximal bis in Zone 2 erfolgen. Tiefer greifende Resektionen gefährden die meniskeale Randleiste und die Ringstruktur. Nicht selten verbleibt daher nach Teilresektionen von Horizontalläsionen ein kernspintomografischer Restriss, der in der überwiegenden Zahl der Fälle mechanisch keine Beschwerden verursacht. g) Bei Horizontalrissen ist auch eine Ober-/bzw. Unterlippenresektion möglich. Hierbei ist darauf zu achten, dass der verbliebene Meniskusanteil keine mechanischen Irritationen verursacht. Ansonsten kann die verbliebene Lippe etwas nachreseziert werden.

CAVE

Der Operateur sollte immer mit den verfügbaren Shaver-Systemen und insbesondere den Eigenschaften der Shaverblades vertraut sein. Teilweise können die Unterschiede so groß sein, dass ansonsten unkontrolliert/ungewollt in kurzer Zeit viel Gewebe entfernt wird.

Neben dem Bladeansatz mit unterschiedlichen Fenstergrößen/-formen sowie unterschiedlichen Schneideblättern wird die Funktion eines Shavers auch von der Rotationsgeschwindigkeit und der Saugleistung beeinflusst. Vor allem bei degenerativ aufgefaserten Anteilen lässt sich durch Einsatz eines Shavers ein homogener Übergang schaffen.

Einige Techniken der Meniskusresektion werden in ➤ Abb. 4.8 dargestellt.

4.9.4 Refixationstechniken

Vor dem Hintergrund der bereits ausführlich geschilderten Funktion der Menisken und der Folgen von ausgedehnten Resektionen sollte stets die Möglichkeit der Refixation meniskealer Läsionen überprüft werden.

Ziel der Refixation ist es, meniskeale Läsionen stabil so zu adaptieren, dass eine biologische Heilung/Vernarbung erfolgen kann. Ob die Meniskusrefixation erfolgreich ist, hängt dabei gleichwertig von verschiedenen biologischen, biomechanischen und technischen Faktoren ab. So kann ein stabil refixierter Meniskus bei ausbleibender biologischer Heilung nicht nachhaltig stabilisiert bleiben, genauso wie andererseits eine nicht stabil refixierte Läsion biologisch nicht nachhaltig heilen kann.

PRAXISTIPP

Der Erfolg einer Meniskusrefixation ist also davon abhängig, ob es gelingt, mechanisch und biologisch geeignete Adaptationsränder zu schaffen, eine biologische Gewebestimulation der Adaptationsränder durch Anfrischung durchzuführen, eine möglichst anatomische Reposition zu erzielen und in einer stabilen Nahttechnik ausreichend Kompression auf die adaptierten Fragmente auszuüben.

Insofern sind die Prinzipien der Meniskusrefixation mit denen der Frakturversorgung vergleichbar: Für die Heilung ist eine biologische Stimulation der Adaptationspartner in Verbindung mit einer stabilen Adaptation der Ruptur-/Frakturzone erforderlich.

Unter Berücksichtigung der o. g. Prinzipien bei der Meniskusrefixation hat sich das im Folgenden beschriebene technische Vorgehen bewährt und ist zu empfehlen.

Überprüfung der Adaptationsmöglichkeit der Rupturpartner

In der Realität stellen sich meniskeale Läsionen selten so dar, wie sie in den Systematiken verschiedener Rissformen abgebildet werden. Häufig finden sich schräg verlaufende Risse, es können zonenabhängig verschiedene Rissformen vorliegen oder Kombinationen verschiedener Rissformen (frischer Riss auf degenerativen Vorschaden) auftreten. Sofern die Randbeschaffenheit der Rupturpartner keine gute Adaptation erlaubt, können die Ränder mit Stanzen oder einem Shaver so bearbeitet werden, dass eine Adaptation noch möglich wird. Im optimalen Fall sollten senkrecht zueinander verlaufende Rupturenden vorliegen, da hierdurch biomechanisch stabilere Nähte angelegt werden können.

Biologische Stimulation der Rupturbasen

Bei limitiertem Heilpotenzial des bradytrophen Meniskusgewebes und aufgrund der zonenabhängig eingeschränkten Vaskularisation sollte im Rahmen der Refixation immer eine biologische Stimulation erfolgen.

Die oben erwähnte Anpassung der Rupturränder stellt dabei schon eine Form der biologischen Stimulation dar. Ist keine Anpassung erforderlich, sollte immer eine **Anfrischung** mit einer Stanze, einem Shaver, einer Meniskusraspel oder einer Kombination dieser Anfrischungsverfahren erfolgen. Je älter ein Riss ist oder je ausgeprägter degenerative Veränderungen sind, umso aufwendiger sollte die Anfrischung sein. Ergänzend hierzu können

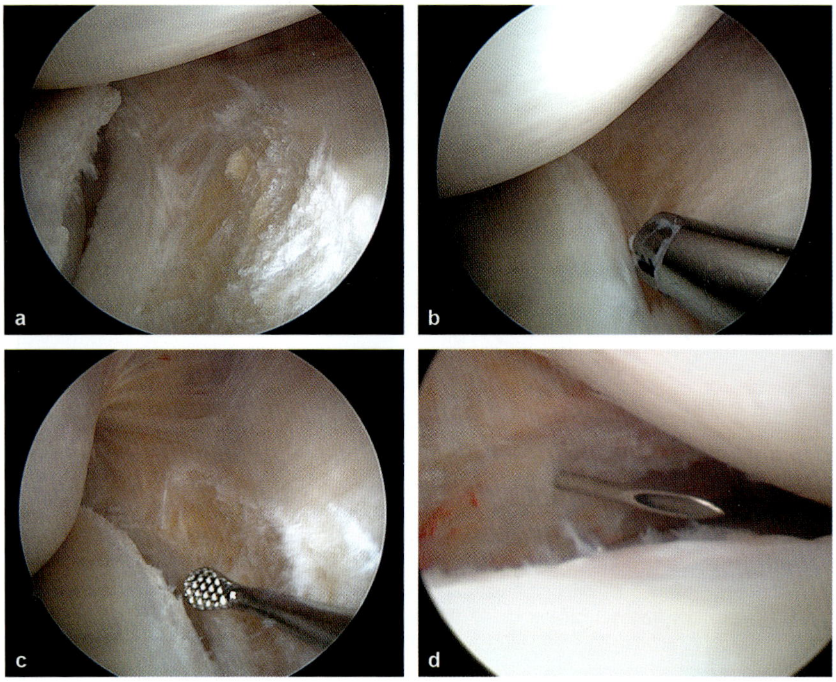

Abb. 4.9 Techniken der biologischen Gewebestimulation der Rupturbasen:
a) Längsriss Innenmeniskus im Mittelstück
b) Anfrischung der Rupturbasen mit dem Shaver und einer
c) Meniskusraspel sowie zusätzliches
d) Outside-in-Needling mit einer 1er-Kanüle

ein **meniskeales oder kapsuläres Needling** sowie eine **perimeniskeale Synovektomie** durchgeführt werden. Einige Möglichkeiten der biologischen Gewebestimulation der Rupturbasen werden in ➤ Abb. 4.9 dargestellt.

Um die Heilungschancen einer Meniskusrefixation bei ungünstigen Ausgangsbedingungen zu verbessern, wurden verschiedene Techniken zur **biologischen Augmentation** bei Meniskusnähten entwickelt. Hierzu zählen die Blutungsstimulation mit Freisetzung intraartikulärer Stammzellen durch eine Notchplastik (Meißel) bzw. durch ein Notchpicking (Mikrofrakturierungsahle), das Einbringen von Blutprodukten (z. B. in Form eines Fibrinclots) sowie die Verwendung thrombozytenreicher Konzentrate.

Ein noch experimenteller Ansatz ist die Anwendung von Wachstumsfaktoren, zellbasierten Therapieformen (z. B. mittels mesenchymaler Stammzellen) oder antientzündlichen Agenzien zur Verbesserung des biologischen Heilpotenzials nach Meniskusrefixationen. Wenngleich experimentelle Untersuchungen vielversprechend sind, liegen bislang noch keine klinischen Daten vor, die den Nutzen biologischer Augmentationstechniken belegen.

Reposition

Eine möglichst anatomische Reposition der Rupturpartner ist bei der Meniskusrefixation anzustreben. Diese gelingt bei Längsrissen in der Zone I meist problemlos. Bei älteren Korbhenkelrissen ist vor der Refixation eine aufwendigere Anfrischung der Rupturpartner erforderlich. Hierdurch kann die anatomische Refixation erschwert sein.

Auch wenn infolge unzureichender anatomischer Reposition insbesondere bei jungen Patienten ein gewisses Remodelling der meniskealen Struktur möglich ist, sollten mechanisch irritierende Repositionsergebnisse grundsätzlich vermieden werden.

Nahttechniken und Refixationsmethoden

Menisken können auf unterschiedliche Arten refixiert werden. Unterschieden wird nach Nahttechniken und Refixationsmethoden.

Die Nahttechnik beschreibt die Form der meniskealen Naht und hängt von individuellen Gegebenheiten, der Rissform sowie der angewendeten Refixationsmethode ab. Nähte können in vertikaler, horizontaler, kreuzförmiger oder schräg verlaufender Form erfolgen. Sie können den Meniskus vollständig durchgreifend oder, wie z. B. bei inkompletten Längsrissen, als Ober- oder Unterflächennaht angelegt werden.

PRAXISTIPP

Unabhängig von der verwendeten Technik sollten Nähte so angelegt werden, dass sie eine stabile Adaptation und Kompression der Rupturpartner bewirken. Dabei ist zu berücksichtigen, dass vertikale Nahttechniken aufgrund der ringartigen meniskealen Faserarchitektur Vorteile gegenüber horizontalen Nahttechniken aufweisen.

➤ Abb. 4.10 stellt die verschiedenen Nahttechniken dar.

PRAXISTIPP

Sämtliche Nahttechniken können mit verschiedenen Refixationsmethoden durchgeführt werden, zu denen Inside-out-, Outside-in- und All-inside-Nähte gehören. Die Wahl der Refixationstechnik hängt von den Präferenzen des Operateurs, der lokalen Verfügbarkeit sowie den Kosten und zeitlichen Aspekten ab.

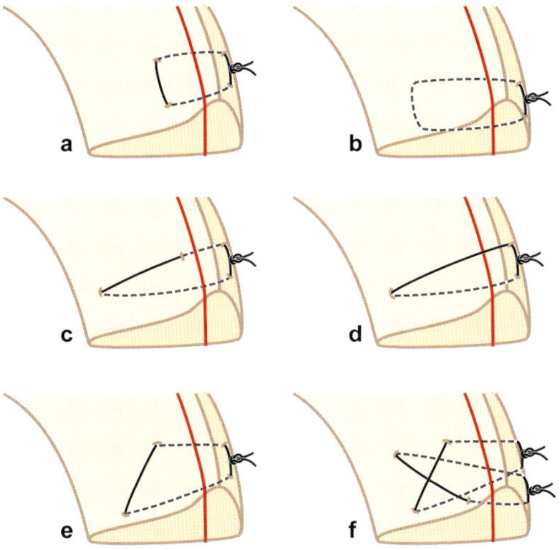

Abb. 4.10 Meniskeale Nahttechniken:
a) Horizontal verlaufende Naht durch die Meniskusoberfläche
b) Horizontal verlaufende Naht durch die Meniskusunterfläche
c) Vertikal verlaufende intrameniskeale Naht
d) Vertikal verlaufende meniskokapsuläre Naht
e) Schräg verlaufende Naht
f) Gekreuzt verlaufende Naht

Inside-out-Refixationsmethode

Bei der Inside-out-Methode (➤ Abb. 4.11a) erfolgt die Nahtanlage durch Perforation des Meniskus von intraartikulär über verschieden gebogene Führungshülsen, durch die doppelt armierte Nahtsysteme eingebracht werden können. Die Inside-out-Naht ermöglicht eine einfache und genaue Positionierung sowie gute Repositionsmöglichkeiten des zu refixierenden Anteils.

Nach Durchshutteln des ersten Nadel-Faden-Endes kann dann jede Form der Meniskusnaht durch Durchshutteln des zweiten Nadel-Faden-Endes erfolgen. Über kleine Hautinzisionen werden die Fäden ausgeleitet und auf der Kapsel manuell verknotet. Es ist darauf zu achten, dass beim Verknoten der Nähte Gewebebrücken vermieden werden, um Irritationen infrapatellarer Hautnervenäste vorzubeugen.

Inside-out-Nähte kommen insbesondere im mittleren Meniskusdrittel zur Anwendung. Grundsätzlich sind auch Refixationen von Vorder- und Hinterhorn möglich.

PRAXISTIPP

Da insbesondere bei Hinterhornrefixationen in Inside-out-Technik ein hohes Risiko für Gefäß- und Nervenverletzungen besteht, ist hierfür die Anlage eines relativ großen Schnitts mit Darstellung der posterioren Kapselstrukturen zu empfehlen, über den die Langnadelsysteme nach posteriorer Kapselperforation sicher ausgeleitet werden können.

Outside-in-Refixationsmethode

Für die Outside-in-Refixationsmethode (➤ Abb. 4.11b) werden zwei Kanülen und zwei Fäden benötigt. Die Nähte werden durch das Kanülenlumen geführt. Der Faden der einen Nadel wird dabei zu einer

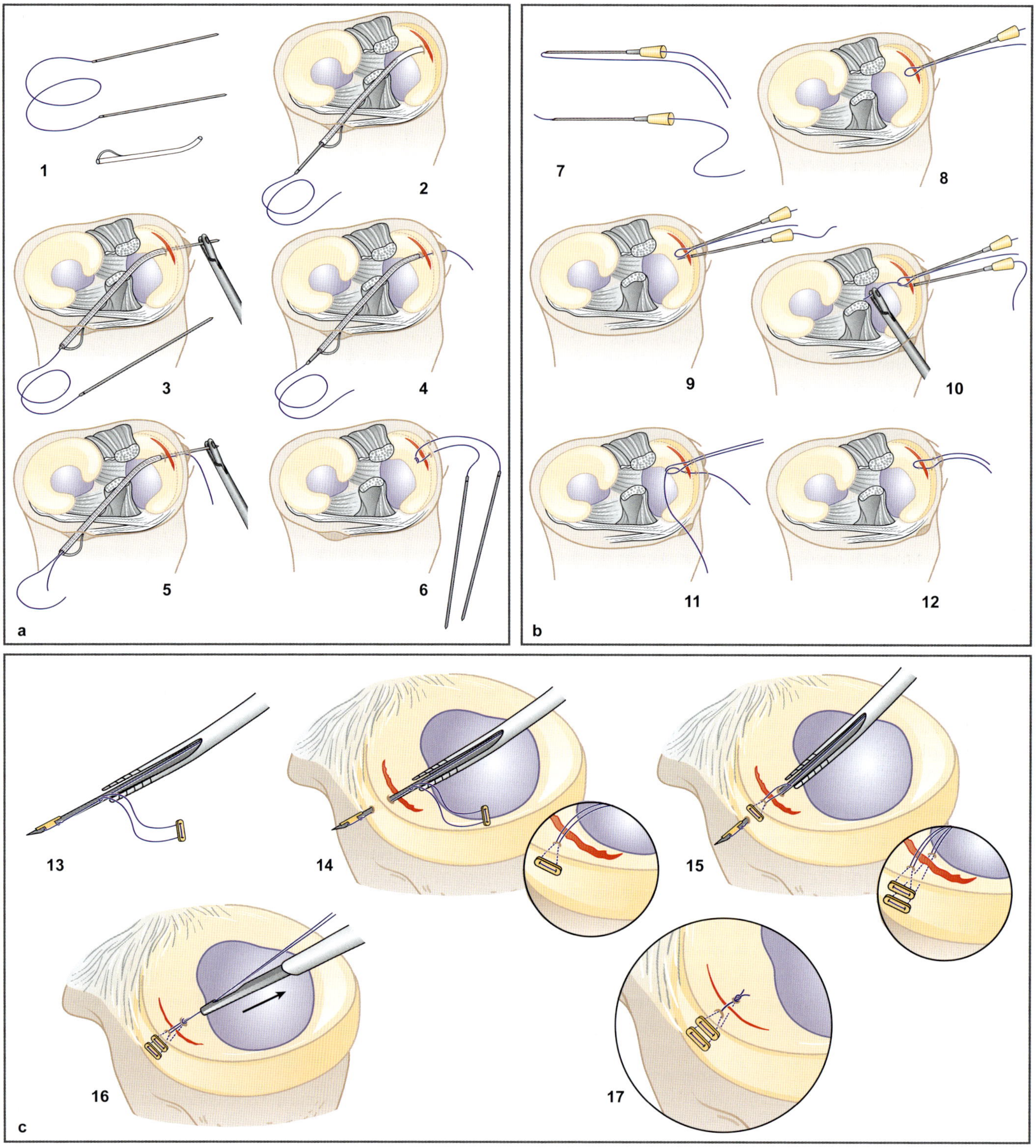

Abb. 4.11 Refixationsmethoden

a) **Inside-out**

1. Doppelt armiertes Inside-out-Langnadel-Nahtsystem mit Positionierungs- und Einführkanüle
2. Einbringen und Positionierung der Einführkanüle sowie Reposition des Meniskusrisses
3. Vorschieben der ersten armierten Langnadel durch den Meniskus und die Kapsel, sodass die Nadelspitze extraartikulär mit einem Klemmchen gefasst werden kann
4. Extraartikuläre Ausleitung des ersten Nahtschenkels
5. Erneute Positionierung der Einführkanüle und Vorschieben der zweiten armierten Langnadel durch Meniskus und Kapsel
6. Nach Ausleitung der zweiten Langnadel legt sich die Naht um den Meniskus und kann extrakapsulär über einen kleinen Hautschnitt verknotet werden.

b) **Outside-in**

7. Für die Outside-in-Naht ist eine Kanüle mit einer Fadenschlaufe (Lasso-Kanüle) und eine mit einer Naht beladenen Kanüle (Nahtkanüle) erforderlich.
8. Transkapsuläres und transmeniskeales Einbringen der Lasso-Kanüle von außen durch den Meniskusoberrand, sodass die Lassoöffnung im Gelenk zum Liegen kommt.
9. Transkapsuläres und transmeniskeales Einbringen der Nahtkanüle von außen durch den zu refixierenden Meniskusanteil.
10. Vorschieben des Nahtfadens durch die Lassoschlaufe, sodass die Naht mit einer Fasszange zunächst nach extraartikulär ausgeleitet werden kann.
11. Durch Zug an der Lassoschlaufe wird die Naht über den zu refixierenden Meniskusanteil dann ausgeleitet.
12. Analog zur Inside-out-Technik kann die Refixation durch Anspannen und Verknoten der Nahtenden erfolgen.

(Fortsetzung nächste Seite)

Schlaufe verknotet (Lasso-Kanüle). Der Faden der anderen Kanüle wird so weit zurückgezogen, dass er die Gewebeperforation nicht stört (Nahtkanüle). Meniskusnähte in Outside-in-Technik werden durch kapsuläre Perforation zweier Kanülensysteme von außen ins Gelenk eingeführt. Dabei wird mit dem einen Kanülensystem der zu refixierende Meniskusanteil perforiert. Abhängig von der Nahttechnik wird die Lasso-Kanüle so eingeführt, dass sie oberhalb, vor oder hinter der Nahtkanüle den Meniskus perforiert. Sie wird mittig ins Gelenk vorgeschoben, ohne dabei den Knorpel zu perforieren. Durch leichtes Zurückziehen öffnet sich dann die Lassoschlaufe. Die Nahtkanüle kann dann durch die geöffnete Lassoschlaufe geschoben werden. Anschließend wird der Faden der Nahtkanüle vorgeschoben und mit einer Fasszange aus dem Gelenk herausgezogen. Danach kann die Nahtkanüle entfernt werden, wobei das meniskusnahe Ende der Naht festgehalten wird. Durch Herausziehen der Lasso-Nadel wird die Naht dann durch die Kapsel geshuttelt, sodass sie sich um den zu refixierenden Meniskus legt. Zuletzt wird die Naht – nach vorheriger Lösung des Subkutangewebes von der Kapsel – durch eine 5-mm-Hautinzision ausgeleitet und unter Sicht verknotet.

Wie bei der Inside-out-Naht sollten subkutane Gewebebrücken vermieden werden, um Irritationen der infrapatellaren Hautäste sowie mechanischen Knotenirritationen vorzubeugen. Outside-in-Nähte kommen hauptsächlich am Mittelstück, aber auch im Vorderhornbereich zur Anwendung. Refixationen des Hinterhorns sind zwar grundsätzlich möglich, erfordern jedoch eine aufwendigere anatomische Darstellung der posterioren Kapsel und einen relativ großen Hautschnitt.

PRAXISTIPP

Grundsätzlich können mit der Outside-in-Refixationsmethode alle Nahttechniken durchgeführt werden. Jedoch können das Aufladen und die Perforation des zu refixierenden Rupturteils erschwert sein (Reposition), sodass die Positionierung der Nadeln ggf. korrigiert werden muss. Vor allem bei Korbhenkelrissen kann es passieren, dass der instabile Rupturanteil mit den Nadeln in das Gelenk geschoben wird. In solchen Fällen kann mithilfe eines Tasthakens der instabile Anteil fixiert werden.

Insgesamt findet sich eine etwas aufwendigere Lernkurve gegenüber den anderen Nahtverfahren. Mit etwas Übung stellt die Outside-in-Naht jedoch eine schnell durchführbare und einfache, überall verfügbare sowie kostengünstige Refixationstechnik dar.

All-inside-Refixationsmethode

Auf die Besonderheiten der verschiedenen All-inside-Nahtsysteme (Fadenankernaht/All-inside-Naht/Ankernaht) wird im Folgenden eingegangen.

Fadenankernaht

Bei der am weitesten verbreiteten und am häufigsten angewendeten Refixationsmethode, der Fadenankernaht (> Abb. 4.11c), wird die Naht über ein Faden-Implantat-(Anker-)System gesetzt. Verschiedene Firmen bieten entsprechende Nahtsysteme an, die auf demselben Prinzip beruhen: Sie bestehen aus einem Applikator mit einer Perforationsnadel. Diese ist mit mindestens zwei Ankersystemen (= 1 Naht) beladen. Die Anker sind über eine Fadenschlaufe und ein vorgelegtes Knotensystem miteinander verbunden. Ankersysteme werden auch mit mehreren Ankern (4 bzw. 7) angeboten und ermöglichen fortlaufende Nähte (3 bzw. 6 Nähte).

Für die Refixation werden die mit der Fadenschlinge und dem vorgelegten Knoten verbundenen Ankersysteme über eine Perforationsnadel durch die zu refixierenden Meniskusanteile so eingebracht, dass die Anker extraartikulär hinter die Gelenkkapsel abgelegt werden und dort verkippen. Durch Zug an der Fadenschlaufe legen sich die Anker der Gelenkkapsel an, und der vorgelegte Rutschknoten verschließt die Naht.

Unterschiede der verschiedenen angebotenen Fadenanker-Systeme finden sich im Durchmesser, im Schliff und in der Anwinkelung der Perforationsnadel. Darüber hinaus unterscheiden sich Fadenanker-Systeme im Design des Applikators. Fadenanker-Refixationen können am Hinterhorn und im mittleren Meniskusbereich erfolgen.

Wie bei der Inside-out-Naht ist mit der Fadenankernaht eine gute Reposition des instabilen Anteils möglich. Darüber hinaus können alle Formen von Nähten durchgeführt werden.

CAVE

Nicht selten kommt es vor, dass die Anker nicht tief genug eingebracht werden, sodass sie nicht hinter der Gelenkkapsel verkippen und deshalb beim Anziehen der Fadenschlaufe ins Gelenk eingezogen werden. In diesen Fällen ist das Implantat zu bergen, da mechanische Irritationen mit konsekutiven Knorpelschäden auftreten können. Auch können Anker beim Einführen in das Gelenk von der Perforationskanüle rutschen, sodass das Nahtsystem unbrauchbar wird, was aufgrund der hohen Kosten von Bedeutung ist.

Ankernaht

Bei Ankernahttechniken werden verschiedenartige Implantate durch die zu refixierende Läsion in die Meniskusbasis zur Refixation eingebracht. Diese Nahtsysteme kommen aber vor allem wegen der rigiden Materialeigenschaften, die zu mechanischen kondylären Knorpelschäden führen können, und wegen der Dislokations- und Bruchneigung mit Bildung freier Gelenkkörper nur noch selten zur Anwendung.

All-inside-Naht

All-inside-Nähte werden mithilfe speziell gebogener kanülierter Nahtinstrumente durchgeführt. Weil technisch aufwendig, benötigt man im Vergleich zu den anderen Nahttechniken deutlich mehr Zeit.

PRAXISTIPP

Abgesehen von den Anschaffungskosten der Nahtinstrumente stellen All-inside-Nähte eine deutlich kostengünstigere All-inside-Nahttechnik dar als Fadenankernähte.

Abb. 4.11 Refixationsmethoden *(Forts.)*
c) **All-inside-Fadenanker**
13. Fadenanker-Nahtsystem
14. Nach Positionierung des Fadenanker-Nahtsystems und Perforation des zu refixierenden Meniskusanteils durch die Kapsel wird der erste Fadenanker hinter der Kapsel abgelegt.
15. Nach Zurückziehen des Fadenanker-Nahtsystems erfolgt die erneute Positionierung und Perforation des zu refixierenden Meniskusanteils, sodass auch der zweite Fadenanker hinter der Kapsel abgelegt werden kann.
16. Durch Anspannen der Fadenanker-Naht verschließt sich die Naht über einen vorgelegten Rutschknoten des Fadenanker-Nahtsystems
17. Abschließende Darstellung einer Fadenanker-Meniskusnaht

Nahttechniken und Refixationsmethoden im Vergleich

Nicht selten und insbesondere bei ausgedehnten Rupturen kommen bei Meniskusrefixationen verschiedene Nahttechniken und Refixationsmethoden (Hybridtechnik) zur Anwendung. Die Wahl der Nahttechnik und der Refixationsmethode hängt dabei von vielen Faktoren (Risstyp, Ausdehnung und Lage des Risses, Verfügbarkeit verschiedener Refixationsmethoden etc.) ab. ➤ Abb. 4.12

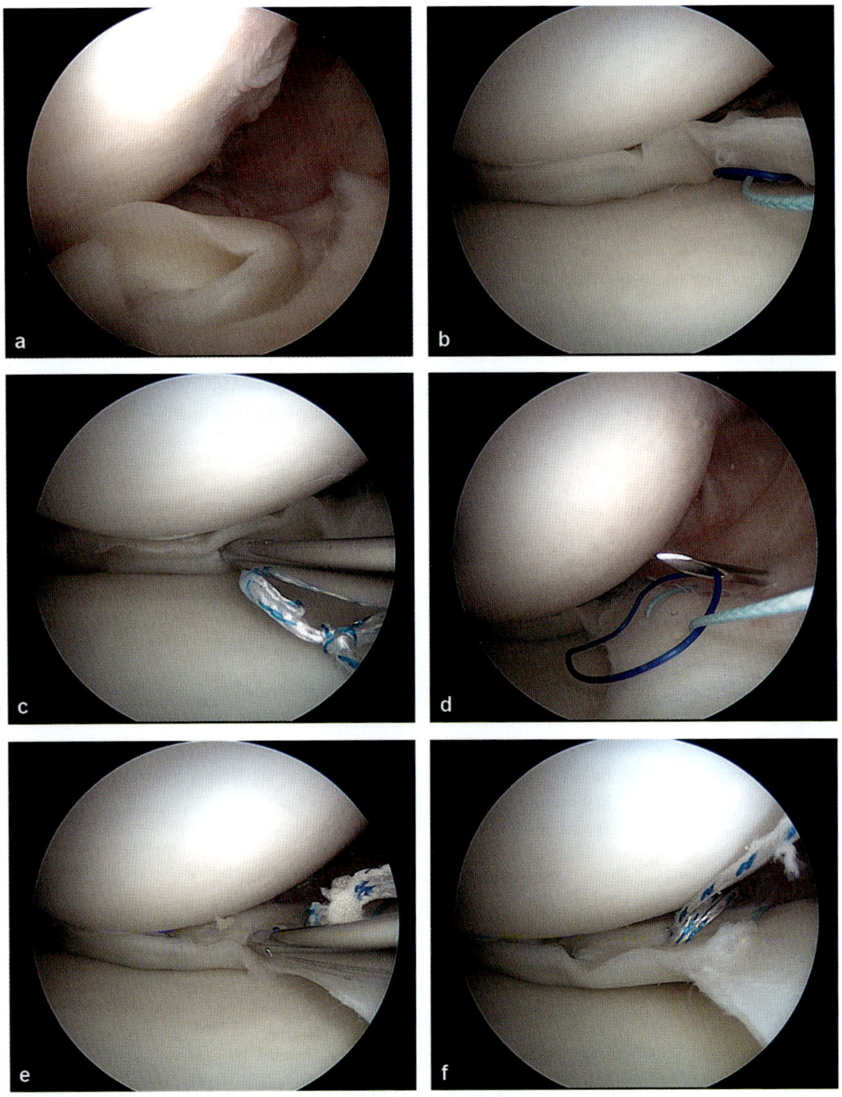

Abb. 4.12 Beispiel einer Fadenanker-/Outside-in-Hybrid-Korbhenkelrefixation [P217]:
a) Basisnah luxierter Innenmeniskuskorbhenkelriss (Hinterhorn-Mittelstück)
b) Outside-in-Unterflächennaht (Übergang Hinterhorn-Mittelstück)
c) Fadenanker-Unterflächennaht (Hinterhorn)
d) Outside-in-Oberflächennaht (Mittelstück)
e) Fadenanker-Unterflächennaht (Übergang Hinterhorn-Mittelstück)
f) Stabile Korbhenkel-Hybridfixation

Tab. 4.3 Vor- und Nachteile verschiedener meniskealer Refixationstechniken

	Inside-out	Outside-in	All-inside (Fadenanker)
Stabilität	stabil	stabil	stabil
OP Technik	einfach – erschwert	einfach – erschwert	einfach
Zonen			
• *Vorderhorn*	(ja)	ja	nein
• *Mittelstück*	ja	ja	ja
• *Hinterhorn*	(nein)	(nein)	ja
Nahtform	alle	alle	alle
Oberflächen-/Unterflächennähte	ja	ja	ja
Reposition	einfach	einfach – erschwert	einfach
Korrekturmöglichkeit	ja	ja	nein
Knoten-/Nahtankerirritationen	ja	selten	selten
Implantatdislokation	nein	nein	ja
Verfügbarkeit	Instrumentarium erforderlich	überall verfügbar	Fadenankersysteme erforderlich
Zeitaufwand	gering – aufwendig	gering – aufwendig	gering
Kosten	gering (aber: Kosten Instrumentarium)	gering	hoch

stellt einen basisnah luxierten Innenmeniskuskorbhenkelriss dar, der mit alternierenden Ober- und Unterflächennähten mit Fadenankern und mit Outside-in-Nähten stabil refixiert wird.

Neben Unterschieden in den verschiedenen Nahttechniken und Refixationsmethoden finden sich auch Unterschiede im Naht-/Implantatmaterial sowie in der Versagenslast unter zyklischen Belastungen.

In ➤ Tab. 4.3 sind die Vor- und Nachteile der verschiedenen Nahttechniken zusammengefasst.

Ergebnisse nach Meniskusrefixationen

Grundsätzlich finden sich gute Ergebnisse nach Meniskusrefixationen. Eine Metaanalyse von Studien, in denen die Ergebnisse nach Refixation mit denen nach Resektion verglichen wurden, konnte zeigen, dass in einem durchschnittlichen Nachbeobachtungszeitraum von 84 Monaten bessere Ergebnisse im IKDC-, Lysholm- und *Tegner Activity Score* nach Refixationen als nach Resektionen zu verzeichnen waren. Dies darf jedoch nicht darüber hinwegtäuschen, dass es auch Versager nach Refixationen gibt. Die Häufigkeit eines Refixationsversagens wird mit ca. 25 % angegeben. In den meisten Fällen eines Refixationsversagens handelt es sich allerdings nicht um eine in MRT-Befunden häufig beschriebene Reruptur, sondern um eine ausbleibende Heilung nach Refixation.

Evidenzbasierte Empfehlungen in Bezug auf Altersbeschränkungen für Meniskusrefixationen existieren nicht. Allgemein darf davon ausgegangen werden, dass die mit zunehmendem Alter festzustellenden meniskopathischen Texturveränderungen Einfluss auf das biologische Heilpotenzial von Meniskusrefixationen haben. Daher werden bei Meniskusrefixationen häufig Altersbeschränkungen von 40 Jahren angegeben.

4.9.5 Sonderformen meniskealer Läsionen

Die Sonderformen meniskealer Läsionen sind in ➤ Abb. 4.13 illustriert.

Rampenläsionen

Bei Rampenläsionen, die am häufigsten in Verbindung mit VKB-Rupturen oder bei chronischen vorderen Knieinstabilitäten auftreten, besteht eine Dissektion der meniskokapsulären Aufhängung vor allem des Innenmeniskus.

Inkomplette Läsionen verursachen meist keine Beschwerden, wohingegen vollständige Ablösungen korbhenkelartige Beschwerden hervorrufen können. Vollständige, instabile Rampenläsionen sollten refixiert werden. Da sich Rampenläsionen der MRT-Bildgebung häufig entziehen oder nicht erkannt werden, ist zur Beurteilung das Einschwenken mit dem Arthroskop in den posteromedialen Recessus erforderlich. So können frische von älteren Läsionen, inkomplette von kompletten und stabile von instabilen Läsionen unterschieden werden.

Für die Refixation ist die Anlage eines posteromedialen Arbeitsportals zu empfehlen. Zunächst sollte eine Anfrischung erfolgen. Eine Refixation über All-inside-Nahtankertechniken ist in den meisten Fällen nicht möglich. Die anatomische Reposition und Refixation der meniskokapsulären Dissektion ermöglichen All-inside-Nahttechniken mit gebogenen Nahthaken (➤ Abb. 4.13a).

Wurzelrupturen

Die Therapiebedürftigkeit von Läsionen der knöchernen meniskealen Aufhängung, die als Wurzelrisse oder meniskeale Avulsionsverletzung bezeichnet werden, hängt vom Alter der Läsion, von der Stabilität, dem Ausmaß der Dehiszenz sowie von den Repositionsmöglichkeiten ab.

Inkomplette, stabile Wurzelrupturen können konservativ behandelt werden. Komplette Wurzelrupturen mit geringer oder großer Dehiszenz sind instabile Verletzungen und sollten refixiert werden, da sie funktionell mit einem vollständigen Meniskusverlust gleichzusetzen sind. Wenn möglich, sollte immer eine anatomische Reposition angestrebt werden, was bei älteren retrahierten Rissen erschwert sein kann.

Die Refixation kann entweder transossär oder in einer Ankerrefixationstechnik durchgeführt werden. Da Wurzelrupturen häufig in Verbindung mit ligamentären Verletzungen auftreten, müssen diese ggf. ebenfalls therapiert werden (➤ Abb. 4.13b).

Scheibenmeniskusläsionen

Scheibenmenisken finden sich vor allem lateral. In asiatischen Ländern ist ihre Inzidenz erhöht. Neben verschiedenen Formen von Scheibenmenisken (inkomplett = diskoid; komplett = Scheibenmeniskus) finden sich wie auch bei normalen Menisken unterschiedliche Rissformen.

Symptomatische Scheibenmeniskusrisse werden nach denselben Prinzipien behandelt, die für normale Meniskusrisse gelten. Asymptomatische Scheibenmenisken bedürfen keiner Therapie (➤ Abb. 4.13c).

Meniskusganglien

Meniskusganglien kommen am Außenmeniskus häufiger vor als am Innenmeniskus. Während Innenmeniskusganglien vorwiegend am Übergang des Mittelstücks zum Hinterhorn vorliegen, finden sich Außenmeniskusganglien am häufigsten am Übergang des Mittelstücks zum Vorderhorn oder am Vorderhorn. Meniskusganglien haben ihre Ursache in degenerativen Läsionen der Menisken und können größenabhängig zu lokalen Beschwerden führen.

Die Therapie besteht in der Meniskussanierung und der Ganglionentfernung. Intraartikuläre Ganglien können mit dem Shaver oder mit Stanzen drainiert und entfernt werden. Extraartikuläre Ganglien sollten über einen kleinen Schnitt präpariert und entfernt werden; ihre Entfernung kann aber auch transganglionär mit einem Shaver erfolgen (➤ Abb. 4.13d).

4.9.6 Meniskusteilersatz

Vor dem Hintergrund der Folgen relevanter Meniskusverluste wurden in den 1990er-Jahren Meniskusimplantate entwickelt. Erstmals wurde 1993 ein kollagenes Meniskusimplantat bei einem Meniskusteilverlust im Rahmen einer Machbarkeitsstudie implantiert. Neben den **Kollagen**implantaten sind seit 2008 auch synthetische Meniskusimplantate aus **Polyurethan** erhältlich.

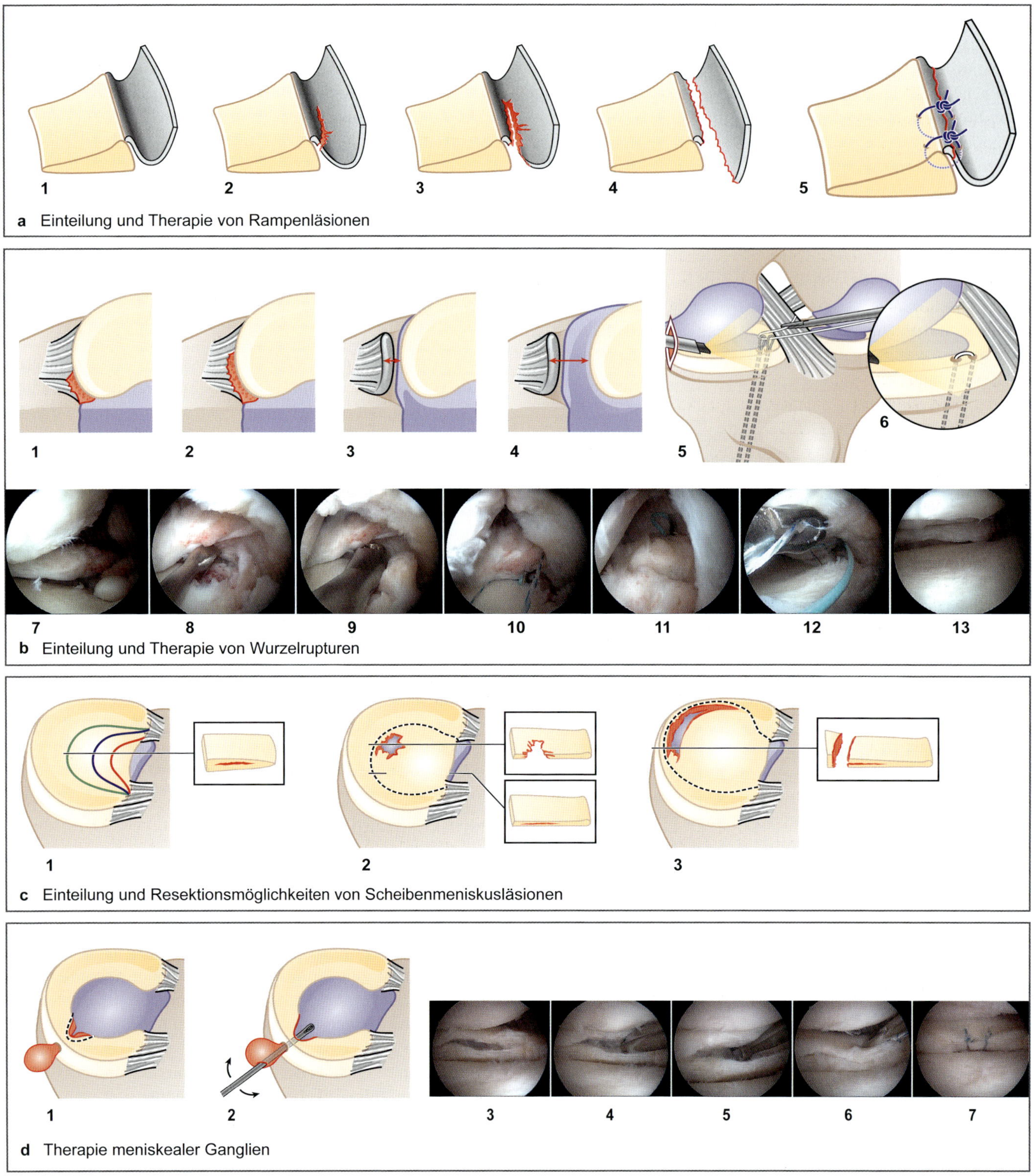

Abb. 4.13 Meniskeale Sonderformen[Fotos: P217]:
a) Einteilung und Therapie von **Rampenläsionen:**
1. Intakte meniskokapsuläre Aufhängung
2. Einblutung oder partieller Einriss ohne Instabilität (Grad 1)
3. Meniskokapsulärer Einriss mit Instabilität (Grad 2)
4. Vollständige Rampenläsion mit Instabilität (Grad 3)
5. Grad-2- und -3-Läsionen sollten nach Anfrischung in einer All-inside-Nahttechnik refixiert werden.

b) Einteilung und Therapie von **Wurzelrupturen:**
1. Partielle Wurzelläsion ohne Instabilität
2. Inkomplette Wurzelläsion mit Instabilität
3. Vollständige Wurzelläsion mit geringer Dehiszenz und Instabilität
4. Vollständige Wurzelläsion mit großer Dehiszenz und Instabilität
5. Bei instabilen oder dehiszenten Wurzelläsionen sind transossäre anatomische Nahttechniken zu empfehlen. Hierfür werden transossäre transtibiale Bohrkanäle im wurzelnahen Bereich angelegt. Über lange Fadenschlaufenkanülen kann der zu refixierende Meniskus perforiert werden, sodass eine Naht durch die Fadenschlaufen geshuttelt werden kann. *(Fortsetzung nächste Seite)*

Tab. 4.4 Kontraindikationen für Meniskusteilersatz

Absolute Kontraindikationen	Relative Kontraindikationen
Verlust der Meniskusbasis	Bandinstabilität
Verlust der Hinterhornaufhängung	Achsfehlstellungen > 5°
Knorpelläsionen ≥ Grad 3 ICRS	Z. n. Infektion
Allergien/Materialunverträglichkeit	Compliance
Adipositas	Alter (> 50 Jahre)

Meniskusimplantate sind der Form der Menisken angeglichen. Entsprechend existieren Implantate unterschiedlicher Größen für den Innen- und Außenmeniskus. Die poröse Matrix der Implantate soll das Einwandern von pluripotenten Zellen, Wachstumsfaktoren und anderen biologischen Botenstoffen ermöglichen, sodass im zeitlichen Verlauf ein Umbau zu einem meniskusartigen Ersatzgewebe induziert wird.

Eine **Indikation** zur Implantation von Meniskusimplantaten stellen größere meniskeale Defektzonen mit erhaltener Randleiste und erhaltener Meniskusaufhängung dar. Meniskusimplantate stellen demnach einen Teilersatz bei substanziellen Defekten dar. Die erhaltene Randleiste sowie die erhaltene Meniskusaufhängung sind Grundvoraussetzungen für die Anheftung der Implantate, weshalb bei einer Arthroskopie mit ausgedehnter Teilresektion die Möglichkeit der Anheftung von Meniskusimplantaten berücksichtigt, überprüft und dokumentiert werden sollte.

Da die Datenlage zur Implantation eines Meniskusteilersatzes nach aktuellem Stand noch nicht abschließend geklärt ist, sollten Indikationen und **Kontraindikationen** streng geprüft werden. Neben absoluten Kontraindikationen stellen korrigierbare Faktoren wie z. B. eine vordere Knieinstabilität nach VKB-Ruptur oder eine relevante Beinachsdeformität relative Kontraindikationen dar (➤ Tab. 4.4).

Wie bei der Meniskusrefixation stellen biologische Stimulationstechniken des Restmeniskus einen wesentlichen Schritt zur Induktion der Einheilung und damit für den Erfolg der Implantation dar (➤ Kap. 4.9.4).

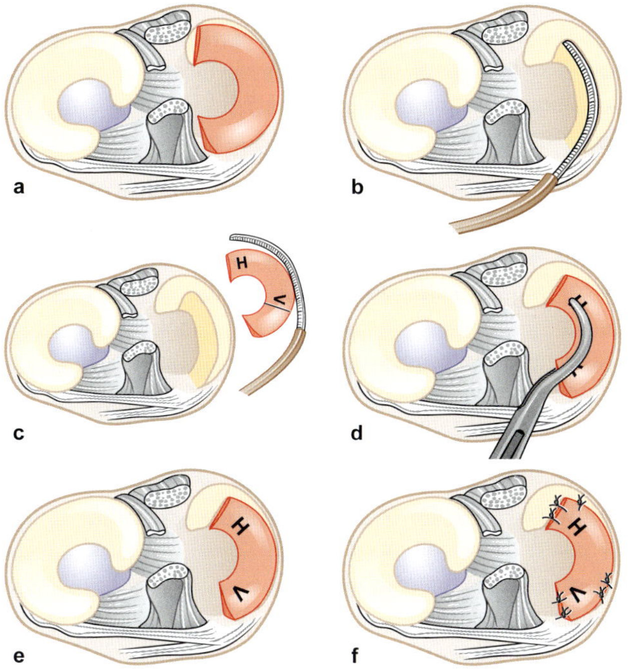

Abb. 4.14 Meniskusteilersatz:
a) Kollagenes Innenmeniskusimplantat
b) Ausmessen der Defektausdehnung
c) Zurechtschneiden der Implantatgröße (ca. 10 % überdimensionieren)
d) Einbringen des Implantats
e) Einpassen des Implantats in den Defekt
f) Fixation des Implantats mit 1–2 Horizontalnähten an den Implantatenden und dazwischen liegend bevorzugte Vertikalnahtfixation

In ➤ Abb. 4.14 werden die einzelnen Schritte des Teilersatzes an einem Modell dargestellt. Die jeweiligen Defektbegrenzungen sollten möglichst rechtwinklig ausgestanzt werden, damit das Implantat anatomisch in den Defekt eingepasst und eingenäht werden kann. Nach Ausmessen der Defektlänge und Zurechtschneiden des Implantats kann dieses arthroskopisch in das betroffene

Abb. 4.13 Meniskeale Sonderformen *(Forts.)*:
6. Nach transtibialer, transossärer Ausleitung der Nähte durch die vorgelegten Fadenschlaufen kann die Wurzelläsion unter arthroskopischer Kontrolle und unter Zug stabil refixiert werden. Verschiedene Nahttechniken (Horizontal, Vertikal, Horizontal + Vertikal) über einen oder mehrere Bohrkanäle sind möglich und je nach individueller Situation erforderlich.
7. Arthroskopischer Befund einer vollständigen Außenmeniskuswurzelläsion mit ca. 1 cm Dehiszenz
8. Zunächst erfolgen die Identifikation der anatomischen Insertion und die Anfrischung mit einer Kürette.
9. Hiernach dann Einbringen eines 2,4-mm-Bohrdrahtes in den anatomischen Insertionsbereich mithilfe eines tibialen Zielinstruments.
10. Nach Armierung des Meniskus wird dieser reponiert und mit einer langen, transossär durch den Bohrkanal eingebrachten Kanüle perforiert.
11. Die über die Perforationskanüle eingebrachte Shuttle-Schlaufe wird hinter der Meniskusbasis ausgeleitet und ins Gelenk gezogen.
12. Die vorgelegten Nähte werden dann über die Shuttle-Schlaufe transossär ausgeleitet.
13. Unter arthroskopischer Kontrolle und Zug an den ausgeleiteten Fäden reponiert sich der Meniskus und legt sich der anatomischen Insertion wieder an, wo er nach Verknoten der Fäden dann vernarben kann.
c) Einteilung und Resektionsmöglichkeiten von **Scheibenmeniskusläsionen:**
1. Ist das komplette Tibiaplateau von Meniskusgewebe bedeckt, spricht man von einem Scheibenmeniskus, wohingegen ein gegenüber dem normalen Meniskus (grün) vergrößert erscheinender Meniskus (rote, blaue Linie), der das Tibiaplateau nur unvollständig bedeckt, als diskoider Meniskus bezeichnet wird.
2. Das Ausmaß der Resektion richtet sich nach der Lokalisation des Defekts. Die Resektion sollte so erfolgen, dass möglichst eine normale Meniskusrestgröße verbleibt.
3. Bei basisnahen Rissen kann eine subtotale Scheibenmeniskusresektion erforderlich werden.
d) Therapie **meniskealer Ganglien:**
1. Radiärriss Außenmeniskus mit Ganglion am Übergang vom Mittelstück zum Vorderhorn.
2. Nach partieller Resektion des Radiärrisses wird das Ganglion über eine kleine Stichinzision mit einem Shaver von außen reseziert.
3. Liegt einem Ganglion ein basisnaher Horizontalriss zugrunde, der eine subtotale Resektion erforderlich machen würde, kann eine transmeniskeale meniskuserhaltende Ganglionresektion vorgenommen werden.
4. Transmeniskeal wird das Ganglion dabei mit einem Shaver abgesaugt, ggf. auch von außen reseziert.
5. Mit dem Shaver und einer Kürette werden dann die Meniskusbasis und der meniskokapsuläre Übergang, der das Ganglion unterhält, angefrischt.
6. & 7. Mit umgreifenden Nähten kann dann Kompression auf den fischmaulartigen Horizontalriss ausgeübt werden, sodass ein Verschluss erfolgt und eine Vernarbung eintreten kann.

Gelenkkompartiment eingeführt und in den Defekt eingelegt werden. Danach wird das Implantat mit **Vertikalnähten** eingenäht. Dagegen sollten die Implantatenden, wenn möglich, mittels zweier **Horizontalnähte,** zumindest aber einer Horizontalnaht stabil mit dem Restmeniskus verbunden werden.

Auch wenn die Implantation eines Meniskusteilersatzes im Hinblick auf zu erwartende Spätschäden die einzige Option für den Ersatz ausgedehnter Defekte darstellt, bedarf es dazu stets einer kritischen und individuellen Indikationsstellung.

Bei der Implantatwahl stehen aktuell zwei verschiedene Implantate zur Verfügung – bovine kollagene Implantate sowie synthetisch hergestellte Polyurethanimplantate. Die Datenlage zu beiden angebotenen Implantaten ist noch sehr spärlich, und klare Empfehlungen zur Implantatwahl existieren nicht.

Besonderheiten von Kollagenimplantaten

Kollagene Meniskusimplantate bestehen aus hoch gereinigten bovinen Typ-I-Kollagenfasern. Studien konnten zeigen, dass die kollagene Matrix nach 2–5 Jahren vollständig abgebaut wird.

Für den Außenmeniskus und den Innenmeniskus stehen verschiedene Implantate mit unterschiedlichen Krümmungsradien und unterschiedlichen Stärken der Implantatbasis zur Verfügung.

PRAXISTIPP

Bei der Implantation ist zu berücksichtigen, dass das Implantat in trockenem Zustand eher leicht brüchig ist, weshalb beim Einführen in das Gelenk eine spezielle Einführklemme verwendet werden sollte. Einmal in das Knie eingeführt, erweicht das Implantat, was das Einnähen erschweren kann.

Mittlerweile existieren Langzeitergebnisse nach kollagener Meniskusimplantation. In einer prospektiven randomisierten Multicenterstudie, in der Kollagenmeniskusimplantationen mit Meniskusteilresektionen verglichen wurden, stellten Rodkey et al. (2008) fest, dass die kollagene Meniskusimplantation bei chronisch teilmeniskektomierten Patienten zu einer signifikanten Scoreverbesserung führte. Die zeitnahe Implantation kollagener Menisken nach stattgehabter Meniskusteilresektion brachte dagegen keinen signifikanten Vorteil. Im Rahmen von Second-Look-Arthroskopien gewonnene Gewebebiopsien zeigten in der histologischen Untersuchung das Einwachsen von meniskusähnlichem Gewebe.

In einer weiteren Studie konnte dieselbe Arbeitsgruppe durch Kontrollarthroskopien nachweisen, dass 5–6 Jahre nach Implantation Defektauffüllungen von 70 % erreicht worden waren. Zaffagnini et al. (2007) konnten 30 Patienten 8 Jahre nach Implantation eines kollagenen Meniskus nachuntersuchen und dabei im Vergleich zum präoperativen Befund eine signifikante Besserung der subjektiven und objektiven Scores feststellen. Darüber hinaus ergaben die im Rahmen der Nachuntersuchung durchgeführten MRT-Aufnahmen keine Zunahme einer Knorpelschädigung bei gutem Meniskussignal.

Neben Studien, die eine Regeneratbildung meniskusähnlichen Gewebes beschreiben, existieren jedoch auch Untersuchungen, die über Implantatresorptionen im Rahmen von Second-Look-Arthroskopien berichten.

!

Nach aktueller Studienlage gibt es Hinweise darauf, dass es nach kollagenen Meniskusimplantationen zur Bildung meniskusähnlicher Regenerate und einer Besserung von Beschwerden zumindest nach chronischen Meniskusverlusten kommt.

Besonderheiten von Polyurethan-Implantaten

Meniskusimplantate aus Polyurethan werden seit 2008 angeboten. Sie bestehen aus synthetisch hergestelltem Captrolakton (80 %) und Polyurethan (20 %), wodurch sie deutlich stabilere Materialeigenschaften aufweisen als die Kollagen-Implantate und ihre Implantation technisch sehr viel einfacher ist. Auf der anderen Seite führt die Materialzusammensetzung zu einer eingeschränkten Re-

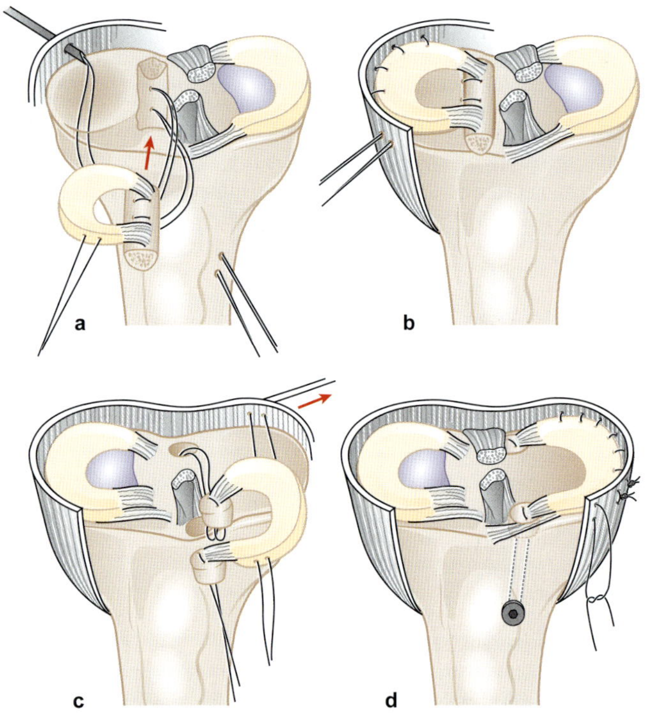

Abb. 4.15 Meniskustransplantation:
a) Allogenes Außenmeniskustransplantat mit Knochensteg. Das Transplantat kann nach Fräsen/Meißeln einer knöchernen Rinne über vorgelegte Einziehnähte in das Gelenk eingebracht werden.
b) Nach Pressfit-Fixation des Knochenstegs erfolgt die kapsuläre Fixation des Transplantats mit Nähten.
c) Allogenes Innenmeniskusimplantat mit wurzelnahen Knochenblöcken, die in entsprechende Bohrkanäle eingezogen werden können.
d) Allogenes Weichteil-Innenmeniskusimplantat, das wurzelnah transossär und dazwischenliegend mit verschiedenen Nahttechniken kapsulär fixiert wird.

sorptionsfähigkeit, die gegenüber Kollagen-Implantaten zudem erheblich verzögert ist. Rezidivierende Ergussbildungen werden ursächlich auf die bei der Resorption von Polyurethan-Implantaten anfallenden Abbauprodukte zurückgeführt. Insgesamt liegen zu Polyurethan-Implantaten bislang nur sehr spärliche Daten vor, sodass die Entwicklung der Studienlage beobachtet werden muss.

Zusammenfassend kann festgehalten werden, dass die Implantation eines Meniskusteilersatzes im Hinblick auf zu erwartende Spätschäden aktuell die einzige Option für den Ersatz ausgedehnter Defekte darstellt.

4.9.7 Meniskustransplantation

Bei vollständigen oder funktionellen Meniskusverlusten, die durch irreversible Unterbrechung der meniskealen Ringstruktur bedingt sind, stellt die Transplantation allogener Menisken die einzige Therapieoption zur Wiederherstellung der Meniskusfunktion dar (➤ Abb. 4.15).

Es existieren nur wenige Daten zu Meniskustransplantationen. In Deutschland ist dies u. a. auf die mangelnde Verfügbarkeit von Transplantaten aufgrund gesetzlicher Einschränkungen der Herstellungserlaubnis für die Verwendung von nichtsterilisierten allogenen Menisken zurückzuführen.

Unter Berücksichtigung der korrekten Indikationen und Kontraindikationen (➤ Kap. 4.9.6) scheinen gute Ergebnisse mit Besserung von Schmerzen und funktionellen Beschwerden möglich zu sein.

In einer Metaanalyse untersuchten Elattar et al. (2011) die Ergebnisse von 1 136 Meniskusallograft-Transplantationen (44 Studien). Bei einem relativ langen durchschnittlichen Zeitintervall von 10,7 Jahren zwischen Meniskusverlust und Transplantation betrug das Durchschnittsalter der Patienten 34,8 Jahre (14–69 Jahre). Es wurden 678 mediale und 458 laterale Transplantationen untersucht, bei denen verschiedene Transplantate und Techniken sowie ggf. kombinierte Begleiteingriffe wie Achskorrekturen oder Bandstabilisierungen erfolgten. Der durchschnittliche Nachuntersuchungszeitraum betrug 4,6 Jahre (8 Monate bis 20 Jahre). Die am häufigsten verwendeten Outcome-Parameter zeigten Besserungen im Lysholm-Score (44 auf 77), im Tegner-Score (3 auf 5) und in der VAS (48 auf 17 mm). 84 % der Patienten wiesen bei der letzten Untersuchung normale bzw. fast normale Werte für den subjektiven IKDC-Score auf, und 89 % der Befragten waren mit dem Ergebnis zufrieden. Radiologisch zeigte sich in den meisten Nachuntersuchungen allenfalls eine geringe Zunahme degenerativer Veränderungen. In 19 Studien (404 Transplantationen), in denen eine MRT-Verlaufsuntersuchung durchgeführt worden war, wurde bei vorhandenen Signalalterationen in den meisten Fällen dennoch eine gute Transplantateinheilung beschrieben. Allerdings fanden sich auch Fälle von Transplantatrissen, -schrumpfungen oder -extrusionen. In der oben erwähnten Metaanalyse ermittelten Elattar et al. (2011) eine Versagenshäufigkeit von 10,6 %; dies entspricht den Ergebnissen anderer Studien, in denen die Häufigkeit eines Transplantatversagens mit 13 % angegeben wird. Eine neuere Metaanalyse von 35 Studien mit insgesamt 1 332 Patienten konnte die o. g. Ergebnisse im Wesentlichen bestätigen. Auch in dem von Verdonk et al. (2006) veröffentlichten Kollektiv von 350 Meniskus-Allografttransplantationen fanden sich ähnliche Ergebnisse, wobei 12 Jahre postoperativ die besten Ergebnisse bei gleichzeitig durchgeführter Korrekturosteotomie gefunden wurden.

Verschiedene Allograft-Konservierungsverfahren existieren: Frischpräparate, tiefgefrorene, kryokonservierte, gefriergetrocknete und bestrahlte Transplantate. Am häufigsten werden heute kryokonservierte und gefriergetrocknete Allografts verwendet. Die korrekte Transplantatgröße muss präoperativ mittels konventioneller Röntgenbilder in 2 Ebenen oder mittels CT/MRT bestimmt werden.

Meniskustransplantate können mit oder ohne Knochenblöcken an den Wurzeln transplantiert werden. Transplantationen von Knochenblock-Allografts erfordern zwar eine etwas aufwendigere Operationstechnik, dadurch kann jedoch eine deutlich stabilere Verankerung und Einheilung erzielt werden.

Bei **Außenmeniskus**-Transplantationen bieten sich Allografts mit einem vollständigen Knochensteg zwischen den beiden Wurzeln an. Über eine Nut bzw. knöcherne Rinne, die mit entsprechenden Meißeln angelegt wird, kann das Transplantat anatomisch genau und „pressfit" eingesetzt werden.

Beim **Innenmeniskus** ist diese Technik nicht möglich, weil seine Wurzeln zu weit auseinanderliegen. Bei Innenmeniskus-Allografttransplantationen können die Knochenblöcke über jeweils einen Bohrkanal an den anatomischen Insertionen verankert werden. Knochenblöcke und Bohrkanäle werden dabei in ihren Durchmessern aufeinander abgestimmt. Die armierten Knochenblöcke können dann in die Bohrkanäle eingezogen werden.

In ähnlicher Form, aber mit Bohrkanälen von deutlich geringerem Durchmesser können knochenblockfreie Transplantate implantiert werden. Die Anheftung der meniskealen Abschnitte zwischen den Wurzeln erfolgt über Meniskusnähte.

!

Unabhängig vom Kompartiment oder Transplantat ist die anatomische Positionierung der Bohrkanäle für die Wurzelrefixation für die Funktion des Transplantats von entscheidender Bedeutung.

4.10 Fazit

Menisken spielen für die Kniegelenkkinematik und die femorotibiale Lastverteilung eine wichtige Rolle. Sie unterliegen neben mechanischen Beanspruchungen auch degenerativen Veränderungen, die zu feingeweblichen Texturstörungen führen, wodurch neben traumatisch bedingten Rissen auch verschleißbedingte meniskeale Läsionen auftreten können. Je ausgedehnter der Meniskusverlust ist, desto rascher entwickeln sich im zeitlichen Verlauf Knorpelschäden und arthrotische Veränderungen.

Daher gilt es, wann immer sinnvoll und möglich, meniskeale Läsionen zu refixieren. Verschiedene Nahttechniken und Fixationsmethoden ermöglichen heute gute bis zufriedenstellende Ergebnisse. Voraussetzung hierfür ist, dass eine gute biologische Gewebeanfrischung und eine stabile Refixation gewährleistet werden können.

Sofern die Refixation einer meniskealen Läsion nicht mehr möglich ist, sollte bei der Teilresektion darauf geachtet werden, nur so wenig meniskeales Gewebe wie möglich und nur so viel wie nötig zu resezieren. Bei der Resektion ist unbedingt auf den Erhalt der meniskealen Randleiste zu achten, die für die meniskeale Ringspannung und die meniskeale Funktion unverzichtbar ist. Rupturen wie z. B. vollständige Radiärrisse oder Wurzelläsionen, bei denen die Randleiste unterbrochen ist, stellen eine präarthrotische Deformität dar, da sie mit einem funktionellen Meniskusverlust gleichzusetzen sind. Daher sollten auch in solchen Fällen alle Anstrengungen zu einer Refixation unternommen werden. Bei ausgedehnten Teilverlusten stellt der meniskeale Teilersatz die einzige Möglichkeit der Defektauffüllung dar. Vorläufige Ergebnisse erlauben jedoch noch keine klaren evidenzbasierten Aussagen, ob Sekundärschäden hierdurch langfristig vorgebeugt werden kann.

Bei funktionellen oder strukturellen Meniskusverlusten stellt die Meniskustransplantation ebenfalls die einzige Therapieoption dar. Wenngleich auch hierzu noch keine klaren evidenzbasierten Aussagen möglich sind, ist hervorzuheben, dass arthrotische Sekundärschäden ohne Therapie unvermeidlich sind. Die Meniskustransplantation ist jedoch in Deutschland aufgrund einer restriktiven Gesetzgebung, die zu einer mangelnden Transplantatverfügbarkeit führt, wenig verbreitet.

LITERATUR

Ahmed AM, Burke DL (1983). In-vitro measurement of static pressure distribution in synovial joints – Part I: Tibial surface of the knee. J Biomech Eng 105(3): 216–225.

Barber FA, et al. (2009). Biomechanical testing of new meniscal repair techniques containing ultra high-molecular weight polyethylene suture. Arthroscopy 25(9): 959–967.

Chen MI, Branch TP, Hutton WC (1996). Is it important to secure the horns during lateral meniscal transplantation? A cadaveric study. Arthroscopy 12(2): 174–181.

Elattar M, Dhollander A, Verdonk R, Almqvist KF, Verdonk P (2011). Twenty-six years of meniscal allograft transplantation: is it still experimental? A meta-analysis of 44 trials. Knee Surg Sports Traumatol Arthrosc 19(2): 147–157.

Ercin E, Kaya I, Sungur I, Demirbas E, Ugras AA, Cetinus EM (2012). History, clinical findings, magnetic resonance imaging, and arthroscopic correlation in meniscal lesions. Knee Surg Sports Traumatol Arthrosc 20(5): 851–856.

Jerosch J, et al. (1993). Kernspintomographische Meniskusbefunde bei asymptomatischen Probanden. Unfallchirurg 96(9): 457–461.

Musahl V, Citak M, O'Loughlin PF, Choi D, Bedi A, Pearle AD (2010). The effect of medial versus lateral meniscectomy on the stability of the anterior cruciate ligament-deficient knee. Am J Sports Med 38(8): 1591–1597.

Kettelkamp DB, Jacobs AW (1972). Tibiofemoral contact area – determination and implications. J Bone Joint Surg Am 54(2): 349–356.

Kohn D, Mussack T, Plitz W (1993). Materialeigenschaften von Meniskusgewebe sowie der Einfluß der Menisken auf das Kompressionsverhalten des Kniegelenkes. Z Orthop Unfall 131(5): 397–403.

Lee SJ, et al. (2006). Tibiofemoral contact mechanics after serial medial meniscectomies in the human cadaveric knee. Am J Sports Med 34(8): 1334–1344.

Longo UG, Campi S, Romeo G, Spiezia F, Maffulli N, Denaro V (2012). Biological strategies to enhance healing of the avascular area of the meniscus. Stem Cells Int 528359; www.hindawi.com/journals/sci/2012/528359/.

Nepple JJ, Dunn WR, Wright RW (2012). Meniscal repair outcomes at greater than five years: a systematic literature review and meta-analysis. J Bone Joint Surg Am 94(24): 2222–2227.

Oberlander MA, Shalvoy RM, Hughston JC (1993). The accuracy of the clinical knee examination documented by arthroscopy. A prospective study. Am J Sports Med 21(6): 773–778.

Ockert B, et al. (2010). Der verletzte Meniskus: Wie sicher ist die klinische Untersuchung? Eine Metaanalyse. Unfallchirurg 113(4): 293–299.

Peña E, Calvo B, Martinez MA, Palanca D, Doblaré M (2006). Why lateral meniscectomy is more dangerous than medial meniscectomy. A finite element study. J Orthop Res 24(5): 1001–1010.

Rodkey WG, DeHaven KE, Montgomery WH 3rd, Baker CL Jr, Beck CL Jr, Hormel SE, et al. (2008). Comparison of the collagen meniscus implant with partial meniscectomy. A prospective randomized trial. J Bone Joint Surg Am 90(7): 1413–1426.

Scordino LE, Deberardino TM (2012). Biologic enhancement of meniscus repair. Clin Sports Med 31(1): 91–100.

Verdonk PC, Verstraete KL, Almqvist KF, De Cuyper K, Veys EM, Verbruggen G, Verdonk R (2006). Meniscal allograft transplantation: long-term clinical results with radiological and magnetic resonance imaging correlations. Knee Surg Sports Traumatol Arthrosc 14(8): 694–706.

Xu C, Zhao J (2015). A meta-analysis comparing meniscal repair with meniscectomy in the treatment of meniscal tears: the more meniscus, the better outcome? Knee Surg Sports Traumatol Arthrosc 23(1): 164–170.

Zaffagnini S, Giordano G, Vascellari A, Bruni D, Neri MP, Iacono F, et al. (2007). Arthroscopic collagen meniscus implant results at 6 to 8 years follow up. Knee Surg Sports Traumatol Arthrosc 15(2): 175–183.

KAPITEL

5 Band- und Sehnenverletzungen

5.1 Isolierte Innen- und Außenband-(Kollateralband-)Verletzungen

Jürgen Höher, Ralph Akoto und Maurice Balke

5.1.1 Einleitung

Verletzungen der medialen stabilisierenden Bandstrukturen, insbesondere des oberflächlichen und tiefen Anteils des medialen Seitenbandes (Lig. collaterale mediale, sog. **Innenband** oder engl. *medial collateral ligament,* MCL) zählen zu den häufigsten Bandverletzungen des Kniegelenks. Die Jahresinzidenz solcher Verletzungen liegt in den USA bei 0,24 pro 1 000, wobei in der Mehrheit Männer betroffen sind.

An der Innenseite kann es darüber hinaus zu Verletzungen der **posteromedialen Ecke** (engl. *posteromedial corner,* PMC) kommen, die aus dem M. semimembranosus, dem hinteren Schrägband *(posterior oblique ligament,* POL), dem Innenmeniskushinterhorn und der posteromedialen Kapsel besteht (➤ Abb. 5.1.1). Die PMC stellt anatomisch und biomechanisch einen eigenständigen funktionellen Komplex dar. Kombinationsverletzungen des MCL und der PMC, die häufig mit einer zusätzlicher Verletzung des vorderen Kreuzbandes (VKB) vergesellschaftet sind, führen zu einer vermehrten anterioren Subluxation und Rotation der Tibia gegenüber dem Femur. Diese Verletzungsentität bezeichnet man als anteromediale Rotationsinstabilität (AMRI). Die klinische und radiologische Diagnostik der AMRI ist schwierig. In der Literatur finden sich auch nur wenige epidemiologische Daten über die Häufigkeit dieser Verletzungsentität.

Verletzungen an der Außenseite des Kniegelenks sind seltener als Verletzungen an der Innenseite. Isolierte Verletzungen des lateralen Seitenbandes (Lig. collaterale laterale, LCL = sog. **Außenband**) sind ebenfalls selten (➤ Abb. 5.1.2). Häufiger kommt es zu Kombinationsverletzungen mit gleichzeitiger Schädigung der sog. posterolateralen Gelenkecke (PLC) bzw. der posterolateralen Strukturen (PLS). Zu den posterolateralen Gelenkstrukturen zählen neben den LCL-Fasern des Tractus iliotibialis die darunter liegenden Sehnen des M. biceps femoris (Caput longum und breve) sowie die Popliteussehne bzw. der sog. Popliteuskomplex.

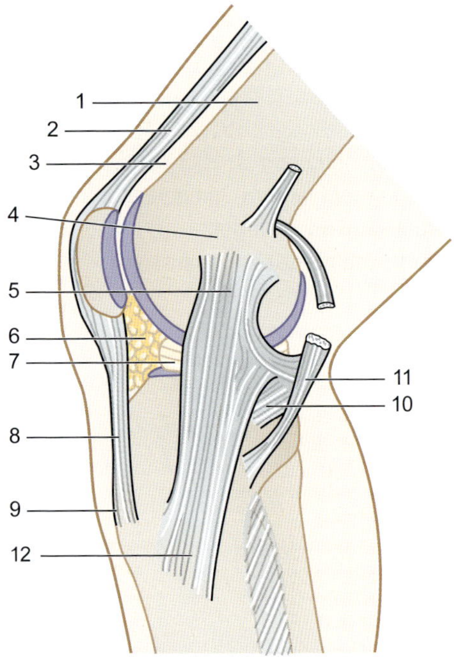

Abb. 5.1.1 Innenbandkomplex schematisch: 1 = Femur; 2 = Quadrizepssehne; 3 = Recessus suprapatellaris; 4 = Epicondylus medialis; 5 = oberflächliches Innenband; 6 = Hoffa-Fettkörper; 7 = Vorderhorn des medialen Meniskus; 8 = Patellarsehne; 9 = Tuberositas tibiae; 10 = hinteres Schrägband; 11 = Semimembranosussehne; 12 = distaler Ansatz des oberflächlichen Innenbandes

5.1.2 Verletzungsmechanismen/ Verletzungsarten

Verletzungen der Kollateralbänder betreffen, wie auch Verletzungen der Kreuzbänder, insbesondere junge aktive Sportler. Der typische Verletzungsmechanismus für Innenbandverletzungen beinhaltet Valgusstress, oft in Kombination mit einer Außenrotation der Tibia, was häufig bei Sportarten wie Alpinski, Fußball oder Eishockey vorkommt. Für laterale bzw. posterolaterale Instabilitäten sind häufig anterolaterale Krafteinwirkungen (z. B. der Stoßstangenanprall eines Fußgängers bei Verkehrsunfällen) verantwortlich. Verletzungen des lateralen Seitenbandes sind selten isoliert; vielmehr kommen sie häufiger in Kombination mit Verletzungen der PLS und des HKB vor, die bei typischen Mechanismen wie Sturz auf das gebeugte Knie, Hyperextension oder Anprall am Armaturenbrett entstehen.

Biomechanische Auswirkungen von Verletzungen der medialen Stabilisatoren

Das **oberflächliche MCL** (engl. *superficial MCL,* **sMCL)** ist primärer Stabilisator gegen Valgusstress, besonders in Flexion. Zusätzlich kommt es zu einer deutlichen Kraftaufnahme des sMCL bei Innen- und Außenrotation und auch bei anteriorer und posteriorer Translation; dies gilt auch für Kniegelenke mit intaktem VKB.

Die tiefen Anteile des Innenbandes werden von den inneren Kapselstrukturen gebildet, in welche die Basis des Innenmeniskus integriert ist. Man unterscheidet ein proximal des Innenmeniskus verlaufendes **meniskofemorales Ligament** und ein distal des Innenmeniskus verlaufendes **meniskotibiales Ligament.**

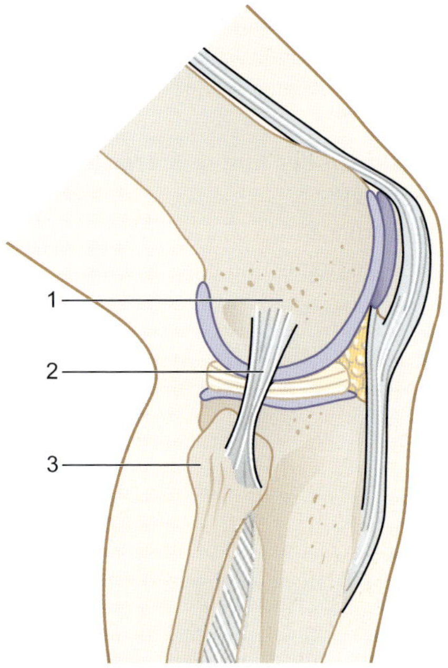

Abb. 5.1.2 Außenbandkomplex schematisch: 1 = lateraler Epicondylus; 2 = laterales Seitenband; 3 = Fibula

5

Die Strukturen der **PMC,** insbesondere das hintere Schrägband, sind der primäre Stabilisator gegen Valgusstress in voller Streckung. Hier nimmt das POL 32 % der Kraft bei Valgusstress auf; bei 30 % Flexion werden 96 % der Kraft vom sMCL aufgenommen. In Flexion entspannt sich das hintere Schrägband, sodass das oberflächliche Innenband (sMCL) zum primären Stabilisator gegen Valgusstress wird. Eine Außenrotation führt zu einer Entspannung der Strukturen der posteromedialen Gelenkecke. Eine Durchtrennung der PMC in Extension und in Außenrotation hat nur geringfügige Wirkung auf die Laxizität des Kniegelenks. In voller Streckung wirkt die PMC auch stabilisierend gegen eine nach dorsal gerichtete tibiale Translation und eine Valgusabduktion. Weiterhin stellt das POL den primären Stabilisator gegen Innenrotation in allen Beugegraden dar.

!

Die posteromediale Gelenkecke (PMC) fungiert im Zusammenspiel mit sMCL als Stabilisator gegen Valgusstress, Innen- und Außenrotation sowie anteriore und posteriore Translation der Tibia.

Bei isolierter MCL-Verletzung agiert die PMC als wichtiger Stabilisator gegen Außenrotation. Die Durchtrennung des sMCL führt bei intaktem und durchtrenntem VKB zu einer erhöhten Außenrotationsfähigkeit; eine zusätzliche Durchtrennung des POL verstärkt weiter die Außenrotationsfähigkeit. Sims und Jacobson (2004) beschreiben in einer Fallserie unterschiedliche Verletzungen der PMC: Bei 88 % der Patienten bestanden Kombinationen mit MCL-Verletzungen. Das Phänomen der anteromedialen Rotationsinstabilität (AMRI) beinhaltet wahrscheinlich eine Kombinationsverletzung von sMCL und PMC; häufig kann auch gleichzeitig eine Verletzung des VKB bestehen.

Biomechanische Auswirkungen von Verletzungen der lateralen Stabilisatoren

Der laterale Bandkomplex stabilisiert das Knie gegen Varusstress. Während isolierte Risse des lateralen Seitenbandes selten sind und nur zu einer begrenzten Instabilität führen, kann ein Abriss der tibialen Kapselstrukturen eine erhebliche laterale Gelenkinstabilität verursachen. In seltenen Fällen kann auch die Popliteussehne mit verletzt sein. Dies ist eher ein Hinweis auf eine komplexe Verletzung des Kniegelenks.

Eine anatomische Struktur auf der Lateralseite des Kniegelenks ist in den letzten Jahren erneut ins Zentrum des wissenschaftlichen Interesses geraten: Durch Claes (2013) wurde die Bedeutung des **anterolateralen Ligaments (ALL)** für die Rotationsstabilität im Zusammenhang mit Verletzungen des VKB hervorgehoben. Bereits Müller (1982) hatte in seinem Standardwerk über das Knie eine wichtige fibröse Verbindung zwischen der anterolateralen Tibia und dem lateralen Femurepicondylus hervorgehoben und als **Lig. femorotibiale anterius (LFTA)** bezeichnet.

Es wird übereinstimmend festgehalten, dass diese Verstärkung der Gelenkkapsel auf der lateralen Seite einen wichtigen Beitrag zur Limitierung der pathologischen Innenrotation der Tibia im Zusammenhang mit VKB-Rupturen hat. Von zahlreichen Autoren wurden operative Rekonstruktionstechniken des anterolateralen Ligaments (ALL) unter Verwendung eines Traktusstreifens oder eines freien Gracilissehnentransplantats beschrieben. Indiziert sind diese Operationstechniken bei ausgeprägter anterolateraler Rotationslaxizität oder im Zusammenhang mit Revisionsoperationen beim VKB-Ersatz (➤ Kap. 5.2).

5.1.3 Diagnostik

Der wichtigste Teil der Diagnostik von Kollateralbandverletzungen ist die sorgfältige klinische Untersuchung. Die Qualität der klinischen Untersuchung und die daraus resultierende Einteilung des Schweregrades der Verletzung sind allerdings von der Kooperation des Patienten und von der Erfahrung des Untersuchers abhängig. Hinweise auf eine akute Innenbandverletzung können sichtbare Hämatome, Prellmarken sowie ein Druckschmerz am medialen Kniegelenk, besonders am femoralen und tibialen MCL-Ansatz, sein. Häufig besteht auch eine schmerzhaft eingeschränkte Beweglichkeit des Kniegelenks sowohl in der Streckung als auch in der Beugung.

Der wichtigste Teil der klinischen Untersuchung umfasst die Untersuchung der Stabilität der Seitenbänder in Streckung und in 20–30° Flexion im Vergleich zur Gegenseite (➤ Abb. 5.1.3).

Wichtige Kriterien bei der Beurteilung sind das Ausmaß einer eventuellen Aufklappbarkeit sowie das Vorhandensein eines festen Endpunktes. Bei MCL-Verletzungen ist der **Valgusstress-Test** in 20–30° Flexion sensitiv, bei einer zusätzlichen Verletzung des hinteren Schrägbandes ist das Gelenk auch in Streckung vermehrt medial aufklappbar. Aufgrund der individuellen Unterschiede in der „normalen“ Bandlaxizität empfiehlt sich auch im Valgusstress der Vergleich mit der Gegenseite.

Eine häufig verwendete Klassifikation der Innenbandverletzungen basiert auf der Klassifikation der *American Medical Association*

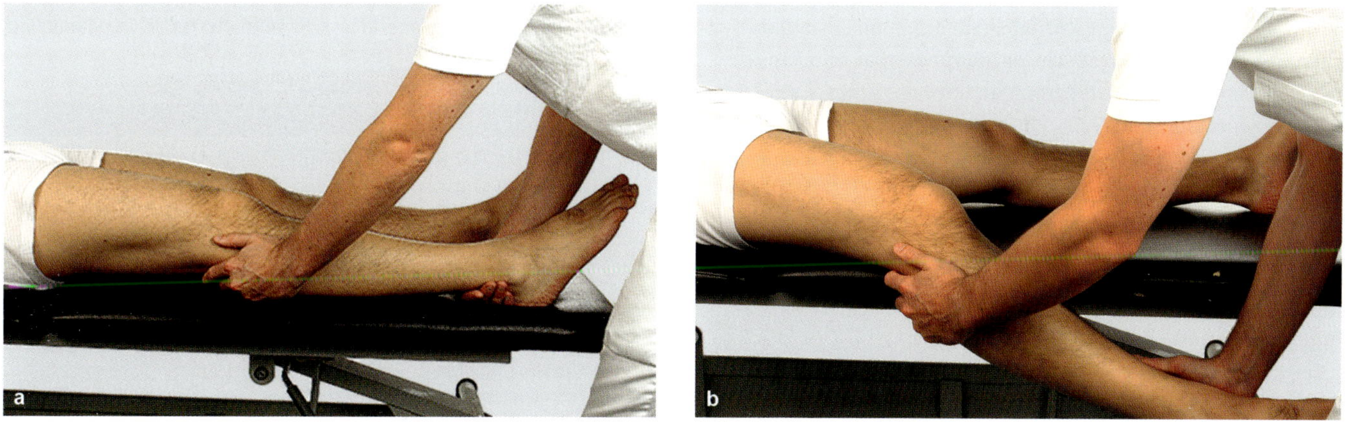

Abb. 5.1.3 Klinische Untersuchung mit Valgus- und Varusstress bei 0° und 20–30° Gelenkbeugung

Standard Nomenclature of Athletic Injuries aus dem Jahre 1968 und wurde von Hughston et al. (1976) publiziert. Ausschlaggebend sind zum einen der Schweregrad und zum anderen die subjektive Empfindung der medialen Aufklappbarkeit (➤ Tab. 5.1.1). Das Besondere bei dieser Einteilung ist, dass eine komplette Innenbandruptur (Grad III) abhängig vom Grad der „Gelenkaufklappung" noch weiter in die drei Schweregrade 1+, 2+ und 3+ unterteilt wird.

Diagnostischer Hinweis

Wenn die medialen Strukturen vollständig zerrissen sind, lässt sich kein fester Endpunkt mehr feststellen, und erst das anspannende VKB führt zu einer sekundären Stabilisierung im Valgusstress. Daher ist zusätzlich zur Testung der medialen Stabilität eine genaue Beurteilung der Funktion des vorderen und hinteren Kreuzbandes essenziell.

Eine vollständige Zerreißung der medialen Strukturen kann zu einer pathologisch vermehrten Außenrotation sowohl in 30° als auch in 90° Knieflexion führen. Die klinische Prüfung von Rotationsinstabilitäten ist außerordentlich schwierig und sehr untersucherabhängig. Häufig treten Rotationsinstabilitäten in Kombination mit VKB- oder HKB-Verletzungen auf; weiterhin kann eine vermehrte Rotationsfähigkeit des Kniegelenks durch Verletzung von posteromedialen, aber auch antero- oder posterolateralen Strukturen ausgelöst werden.

Ein in der Literatur häufig beschriebener Test zur Beurteilung von Rotationsinstabilitäten ist die vordere Schublade in unterschiedlichen Rotationstellungen des Fußes. Hierzu wird der **vordere Schubladentest** in 90° Flexion und mit dem Fuß in Neutralstellung sowie in ca. 10–15° Außenrotation (Rotationsstress nach anteromedial) durchgeführt. Eine vermehrte a.-p. Translation in Außenrotation kann ein Hinweis für eine Verletzung der posteromedialen Ecke (AMRI) darstellen. Problematisch an diesem Test ist, dass die Differenz der a.-p. Translation in unterschiedlichen Rotationsstellungen oft nur sehr gering und klinisch kaum nachvollziehbar ausfällt.

Gleiches gilt für den **Dial-Test,** der ebenfalls häufig zur Beurteilung von Rotationsinstabilitäten beschrieben wird. Die Differenz der Rotationsfähigkeit wird im Dial-Test durch subjektive Beurteilung der Stellung der Füße im Seitenvergleich beurteilt. In der Praxis erscheint dies relativ schwierig. Die Rotationsfähigkeit im Knie ist auch bei Rotationsinstabilität sehr gering; dementsprechend sind diese Rotationsunterschiede der Fußstellung mit dem bloßen Auge schwer zu erkennen. Durch nur geringfügige Veränderung der vom Untersucher aufgebrachten Kraft lässt sich die Rotation verändern. Weiterhin führen eine Vielzahl von peripheren und oder zentralen Verletzungsentitäten zur Rotationsinstabilität, sodass ein positiver Dial-Test schwer interpretierbar sein kann.

Bei schlanken Patienten kann man teilweise unter Valgusstress und Außenrotation bei 20–30° gebeugtem Knie eine klinisch nachvollziehbare Subluxation des medialen Tibiaplateaus provozieren. Weiterhin kann ein vertikaler Riss des Übergangsbereichs zwischen Innenmeniskushinterhorn und Pars intermedia als Zeichen der Ausrissverletzung des Semimembranosus oder auch des POL gewertet werden. Jakob und Stäubli werten einen positiven **Pivot-Shift** in Außenrotation als Zeichen einer Kombinationsverletzung von PMC und VKB.

Tab. 5.1.1 Klassifikation der medialen Knieinstabilitäten

Grad	Definition	
I	Lokaler Schmerz ohne Instabilität	
II	Lokaler Schmerz, Teilruptur von MCL- und POL-Fasern	
III	Komplettruptur mit Instabilität bei Valgusstress	
• 1 + • 2 + • 3 +	• 3–5 mm • 6–10 mm • > 10 mm	klinisch subjektiv

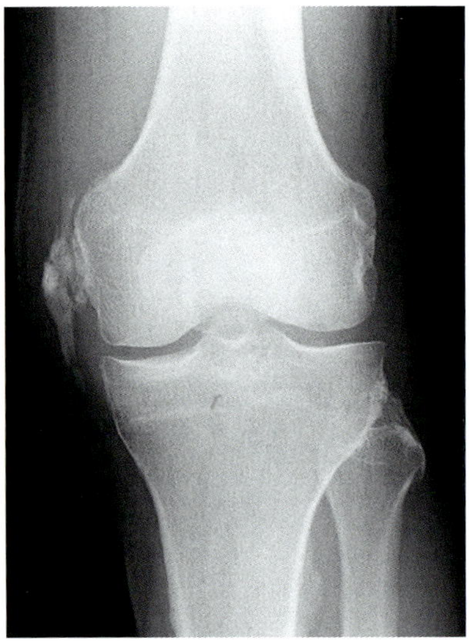

Abb. 5.1.4 Röntgenbild mit Stieda-Pellegrini-Schatten

Insbesondere bei chronischen Verletzungen stellt sich die Differenzierung von Bandinsuffizienzen der Kreuzbänder, der Kollateralbänder und der sekundären Gelenkstrukturen oft schwierig dar. Akute Schmerzen sowie Hämatome fehlen, und die Beweglichkeit ist insbesondere bei übersehenen Verletzungen nicht selten eingeschränkt. Hinweise auf eine stattgehabte MCL-Verletzung kann eine tastbare Verhärtung und Schmerzhaftigkeit am femoralen MCL-Ansatz liefern. Eine Röntgenbildgebung liefert in diesen Fällen nicht selten die Diagnose eines **Stieda-Pellegrini-Syndroms,** d. h. einer Verknöcherung der medialen Bandstrukturen (➤ Abb. 5.1.4).

Bereits beim Gangbild ist auf Auffälligkeiten wie z. B. einen vermehrten **Varus Thrust** als Hinweis auf eine posterolaterale Instabilität zu achten.

Die posterolateralen Knieinstabilitäten lassen sich ähnlich wie die medialen Instabilitäten klassifizieren. Berücksichtigt werden hierbei die laterale Aufklappbarkeit und das Ausmaß der Außenrotationsinstabilität (➤ Tab. 5.1.2).

Röntgen

Zur Standarddiagnostik bei Frakturen und bei chronischen Verletzungen gehören Röntgenbilder des betroffenen Kniegelenks in

Tab. 5.1.2 Klassifikation der lateralen Knieinstabilitäten

Typ	Definition*
A	> 10° vermehrte tibiale ARO in 30° Flexion, geringe bis keine Varusinstabilität: Verletzung Popliteussehne + Lig. popliteofibulare
B	Deutlich vermehrte tibiale ARO, Varusinstabilität von 5–10 mm mit festen Endpunkt in 30° Flexion: Verletzung wie Typ A + Elongation LCL
C	Deutlich vermehrte tibiale ARO, Varusinstabilität > 10 mm ohne festen Endpunkt in 0° und 30°: Verletzung wie Typ A + Komplettruptur LCL, laterale Kapsel + ggf. ACL/PCL

*Alle Messungen im Seitenvergleich. ARO = Außenrotation

2 Ebenen. Typische Hinweise für eine Seitenbandverletzung finden sich jedoch in den meisten Fällen nicht. Indirekte Hinweise für posterolaterale Verletzungen sind Frakturen des Fibulaköpfchens bzw. das sog. Segond-Fragment bei anterolateraler Verletzung.

Diagnostischer Hinweis

Bei einem **Segond-Fragment** handelt es sich um eine knöcherne Absprengung der lateralen Kapsel aus dem lateralen Tibiaplateau. Es gilt als pathognomonisch (annähernd beweisend) für das Vorliegen einer vorderen Kreuzbandruptur. Während früher der Verletzung keine eigenständige Behandlungsbedürftigkeit zugeordnet wurde (außer der ggf. operativen Versorgung des VKB), hat die Entdeckung des anterolateralen Ligaments (ALL) die Diskussion neu entfacht, ob bei frischer Verletzung diese primär operativ zu versorgen sei (vgl. auch ➤ Kap. 5.2).

Bei älteren Innenbandverletzungen findet sich als Hinweis in einigen Fällen der o. g. Stieda-Pellegrini-Schatten (➤ Abb. 5.1.4).

Bei chronischen Instabilitäten können zur Quantifizierung der medialen oder lateralen Aufklappbarkeit **Valgus- bzw. Varusstressaufnahmen** durchgeführt werden, die aber technisch aufwendig sind und daher im klinischen Alltag oft gutachtlichen Fragestellungen vorbehalten bleiben. Hierzu kann der entsprechende Stress durch einen Untersucher manuell in 0° und/oder 20° ausgeübt werden. Die Beurteilung der Aufklappbarkeit in Narkose unter Zuhilfenahme eines Bildwandlers hingegen kann für den Operateur eine wichtige Hilfe vor der Durchführung einer Operation sein.

PRAXISTIPP

Bei Zweifeln über das Ausmaß bzw. den Charakter einer Bandinsuffizienz empfehlen wir daher unbedingt die sorgfältige Stabilitätsprüfung in Narkose, ergänzt von einer entsprechenden Dokumentation mittels Bildverstärker.

Magnetresonanztomografie (MRT)

Die MRT gehört in der Diagnostik von ligamentären Gelenkverletzungen inzwischen zum Standard. Mit einer Genauigkeit von 87 % lassen sich Innenbandverletzungen im MRT zuverlässig nachweisen. Bei ca. der Hälfte der Patienten mit isolierten MCL-Verletzungen zeigt sich zusätzlich ein *Bone Bruise* im lateralen Tibiaplateau oder lateralen Femurcondylus. Während sich Innenbandverletzungen meist relativ verlässlich darstellen lassen (➤ Abb. 5.1.5, ➤ Abb. 5.1.6), ist die Beurteilung der posterolateralen Strukturen deutlich schwieriger (➤ Abb. 5.1.7).

Aus klinischer Sicht ist es entscheidend, die Lokalisation der Innenbandverletzung zu differenzieren. Die häufigeren proximalen Verletzungen (femoraler Abriss) eignen sich in den meisten Fällen für eine konservative Therapie. Im Gegensatz dazu führen distale Verletzungen (Ablösung der tibialen Insertion) zu einem **Girlandeneffekt** mit Retraktion der Bandstümpfe (➤ Abb. 5.1.6). Diese Verletzung sollte eher primär operativ stabilisiert werden. Ein *Bone Bruise* im medialen Tibiaplateau kann ein Zeichen für eine Verletzung der posteromedialen Ecke sein.

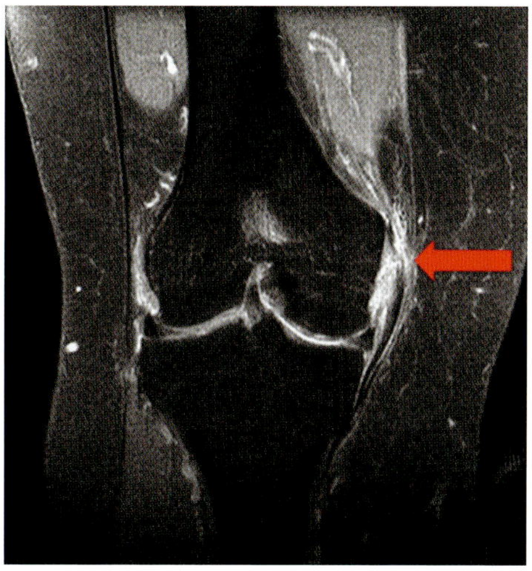

Abb. 5.1.5 MRT einer proximalen MCL-Ruptur

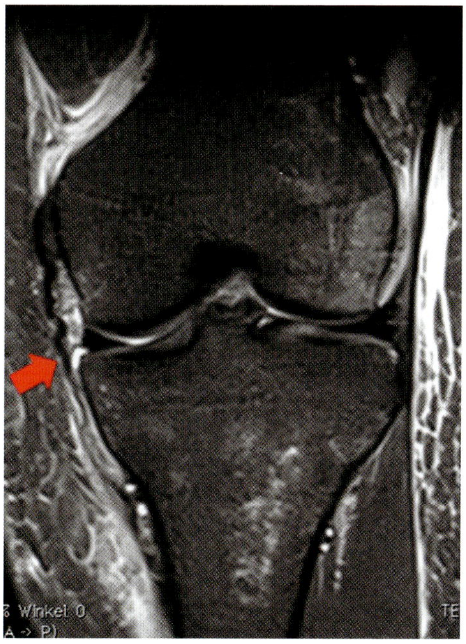

Abb. 5.1.6 MRT einer distalen MCL-Ruptur

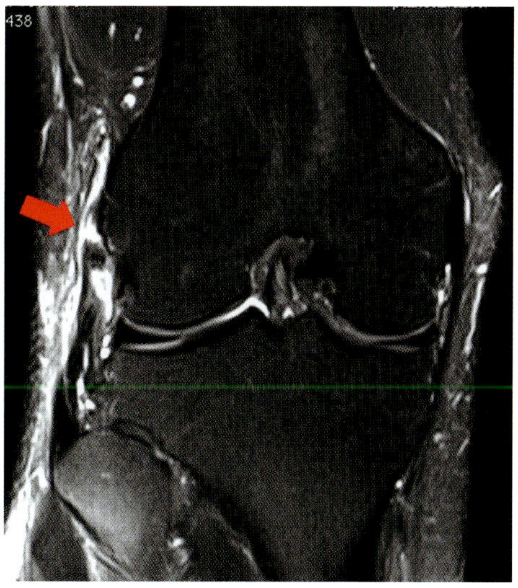

Abb. 5.1.7 MRT einer LCL-Ruptur

5.1.4 Verletzungsfolgen

Das **oberflächliche MCL** stellt den primären Stabilisator gegen Valgusstress dar. Verletzungen führen je nach Ausmaß und je nach Beteiligung der Bandanteile zu unterschiedlich ausgeprägten Valgusinstabilitäten. Das **POL** verstärkt die posteromediale Kniegelenkkapsel, die mit distalen Anteilen der Semimembranosussehne verbunden ist und damit das Knie gegen Innenrotation und Valgusstress zwischen 0° und 30° Knieflexion stabilisiert. Die **tiefen Fasern des MCL** stabilisieren das Kniegelenk insbesondere gegen Valgusstress bei Flexion sowie gegen Außenrotationskräfte bei Beugung zwischen 30° und 90°.

Therapeutischer Hinweis

Verletzungen dieser individuellen Komponenten des medialen Bandapparates können unbehandelt durch Überlastungen der jeweils unverletzten Strukturen zu weiteren Verletzungen führen. Für die operative Therapie von Verletzungen des medialen Bandkomplexes bedeutet dies, dass eine möglichst genaue Rekonstruktion aller betroffenen Strukturen angestrebt werden sollte.

Lateralseitig dient die Gesamtheit der **posterolateralen Strukturen (PLS)** als Stabilisator gegen Varusstress, tibiale Außenrotation und tibiale posteriore Translation. Isolierte Verletzungen der PLS führen im Wesentlichen nur in strecknaher Position zu einer vermehrten dorsalen tibialen Translation. Dagegen sind Kombinationsverletzungen mit dem HKB durch eine deutliche posterolaterale Knieinstabilität bei 90° Flexion gekennzeichnet. Eine zusätzliche dynamische Stabilisierung wird durch den M. popliteus erreicht. Das LCL dient über den gesamten Bewegungsumfang, insbesondere jedoch bei 30° Flexion, zur Stabilisierung gegen Varusstress.

Verletzungen der PLS sind häufig mit HKB-Rupturen assoziiert, die in ➤ Kap. 5.3 beschrieben werden. Eine persistierende bzw. übersehene Verletzung der PLS führt jedoch nach HKB-Ersatz zu deutlich schlechteren Ergebnissen und zu einer Überlastung des Transplantats. Aufgrund dessen ist in der klinischen Untersuchung insbesondere auf eine Kombinationsinstabilität von Rotation und Translation zu achten.

Je nach verletzten (postero-)lateralen Strukturen kommt es zu einer mehr oder minder ausgeprägten Rotations- und Varusinstabilität des Kniegelenks. Insbesondere bei gleichzeitig bestehender Kreuzbandinsuffizienz erhöht sich die Belastung des medialen Kompartiments erheblich. Dieses kann sich in einem posterolateralen Weggleiten des Gelenks, dem sog. **Varus Thrust**, zeigen. Dieser Effekt wird durch etwaige varische Achsabweichungen noch potenziert.

Therapeutischer Hinweis

Bei chronischen Außenbandinstabilitäten und klinischem Vorliegen eines Varus Thrust sollte vor einer Bandrekonstruktion eine Korrekturosteotomie erwogen werden.

5.1.5 Konservative Therapie

Aufgrund der guten Gefäßversorgung des MCL besteht hier ein hohes Heilungspotenzial unter konservativer Therapie. Aufgrund dessen ist die Therapie der meist proximal lokalisierten Innenbandverletzung in den meisten Fällen gut konservativ möglich.

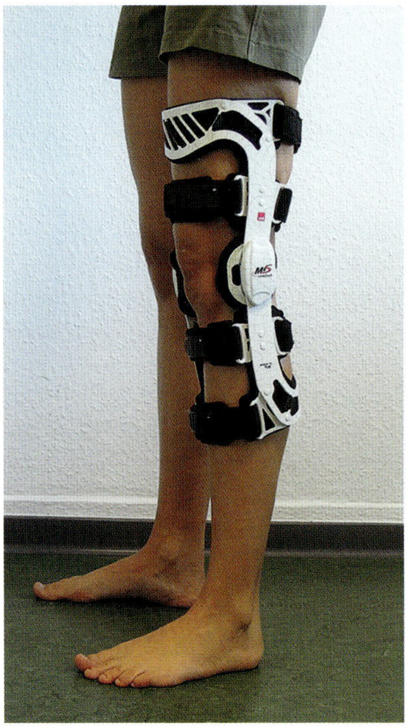

Abb. 5.1.8 Orthesenversorgung bei akuter proximaler Innenbandruptur

Insbesondere bei isolierten Grad-I- oder Grad-II- und auch Grad-III-1+- und -2+-Verletzungen kann ein gutes klinisches Ergebnis erzielt werden. Geringgradige mediale oder posterolaterale Instabilitäten lassen sich in der Regel durch eine Modifikation des Sports bzw. Trainings und gezielten physiotherapeutischen Muskelaufbau gut kompensieren.

Verschiedene Behandlungsprotokolle mit einer Kombination aus Ruhigstellung und frühfunktioneller Beübung stehen zur Verfügung und basieren insbesondere auf der persönlichen Erfahrung der behandelnden Ärzte.

Die typische konservative Therapie einer akuten Grad-III- bzw. Typ-A/B-Verletzung besteht z. B. (je nach Verletzungsausmaß) aus einer Vermeidung von Valgusstress und Rotation mittels Rahmenorthese (z. B. Medi M4, ➤ Abb. 5.1.8). Besonders bei zusätzlicher Beinachsendeformität scheint eine Orthesenbehandlung sinnvoll. Mit einer Orthese können dem Patienten in der Regel eine schmerzadaptierte Vollbelastung, eine freie Extension und eine Beugung bis 90° für 6 Wochen erlaubt werden.

Insbesondere die Kombination mit frühem funktionellem Training und Kraftaufbau scheint zu guten Ergebnissen und einer hohen „Return-to-Sports"-Rate zu führen. Insgesamt ist die Prognose der Innenbandverletzungen besser als bei Verletzungen der PLS.

Ausgeprägte Instabilitäten, relevante chronische Instabilitäten bzw. Kombinationsverletzungen mit HKB und/oder VKB lassen sich in den meisten Fällen nicht allein konservativ therapieren und benötigen die zumindest teilweise operative Stabilisierung (vgl. ➤ Kap. 5.4).

Entscheidungshilfen für die verschiedenen Therapieverfahren der akuten und chronischen medialen Instabilitäten sind in ➤ Abb. 5.1.9 und ➤ Abb. 5.1.10 dargestellt.

Teilverletzungen des lateralen Seitenbandes können konservativ behandelt werden. Eine komplette Ruptur des lateralen Seitenbandes bei einem jungen Patienten mit sportlichem Aktivitätsanspruch sollte operativ behandelt werden, da eine bestehende Laxizität (Aufklappung des Gelenks) oft fortbesteht und die Ergebnisse eines bandrekonstruktiven Eingriffs nicht zufriedenstellend sind. Bei älteren Patienten mit begrenztem Aktivitätsanspruch und in Abhängigkeit von Komorbiditäten kann eine isolierte Außenbandruptur

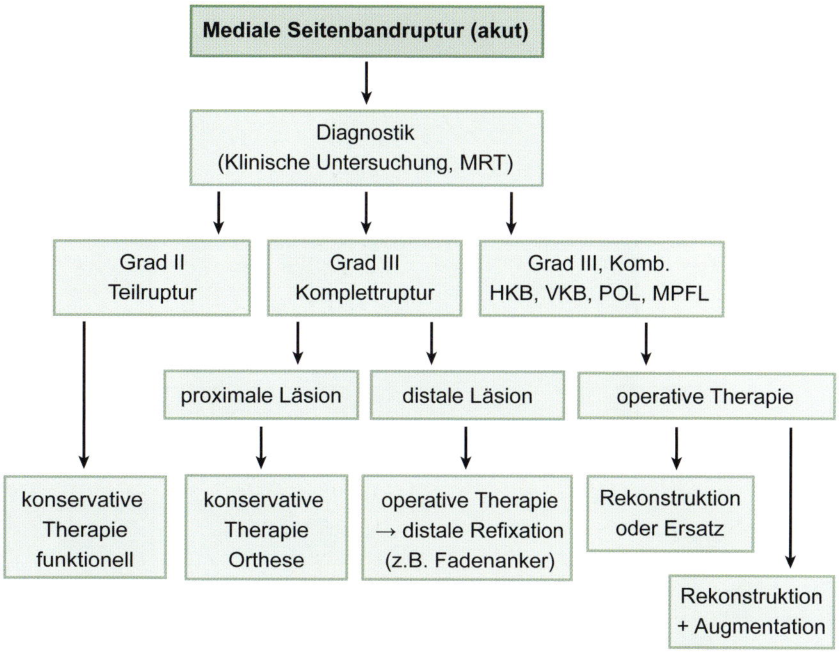

Abb. 5.1.9 Therapiealgorithmus bei akuten Innenbandverletzungen

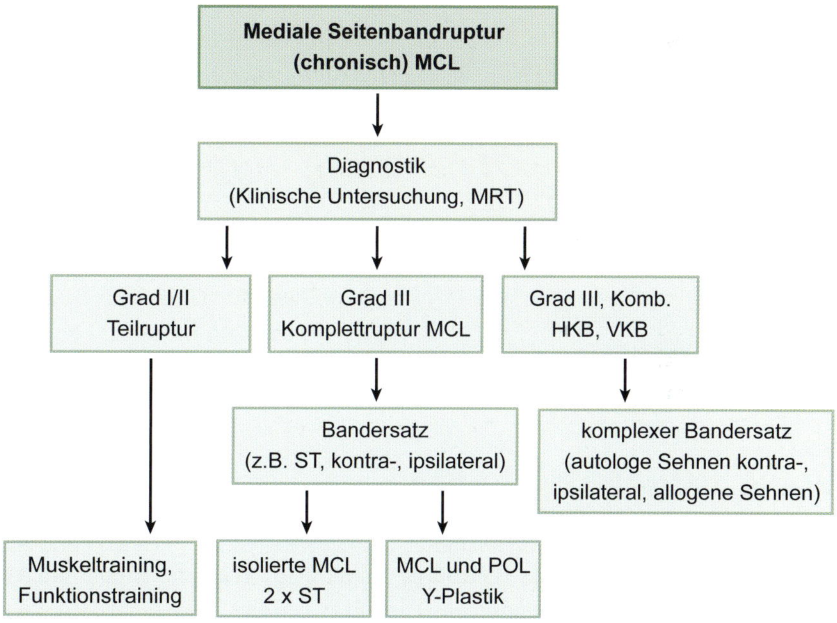

Abb. 5.1.10 Therapiealgorithmus bei chronischen Innenbandverletzungen

jedoch auch konservativ behandelt werden, da für Alltagsbelastungen meist nur geringe Funktionseinschränkungen resultieren.

5.1.6 Operative Therapie/Technik

Innenbandrupturen

Wie oben erwähnt, kann eine isolierte Innenbandverletzung häufig konservativ behandelt werden. Bei akuten Verletzungen, u. a. bei einer distalen Abscherung des oberflächlichen Innenbandes von der Tibia mit Dislokation des Bandstumpfes nach proximal, der sog. *Stener-like lesion* (Girlandeneffekt im MRT, ➤ Abb. 5.1.6), besteht eine OP-Indikation.

Hierbei wird das Innenband distal mit einem Fadenanker unter dem Pes anserinus refixiert. Komplexe Zerreißungen des medialen Kapselbandkomplexes mit einer 3+-Instabilität bedürfen ebenfalls einer operativen Revision und einer sorgfältigen Rekonstruktion der verletzten Strukturen. Hierbei darf die Rekonstruktion der PMC nicht vergessen werden. Hughston und Eilers (1973) beschrieben für die Versorgung akuter MCL- und PMC-Verletzungen eine Raffung und Reinsertion der einzelnen medialen Strukturen inkl. einer Raffung der Pars reflexa des M. semimembranosus und berichten über sehr gute Langzeitergebnisse.

Von W. Müller wurde eine Vielzahl unterschiedlicher Rissformen des MCL und der PMC beschrieben. Bei der Rekonstruktion kommen in der Regel U-förmige Auszugsnähte zur Anwendung unter Verwendung von resorbierbaren geflochtenen (Vicryl) oder monofilen Fäden (PDS) der Stärken 2,0 oder 2.0. In ➤ Abb. 5.1.11 ist ein Beispiel für eine komplette distale Zerreißung des gesamten medialen Bandkomplexes gemeinsam mit einer HKB-Ruptur bei einem Motocrossfahrer und die operative Rekonstruktion dargestellt. Bei vollständigen proximalen Zerreißungen, oft in Kombination mit MPFL und POL, erfolgt eine analoge Rekonstruktion

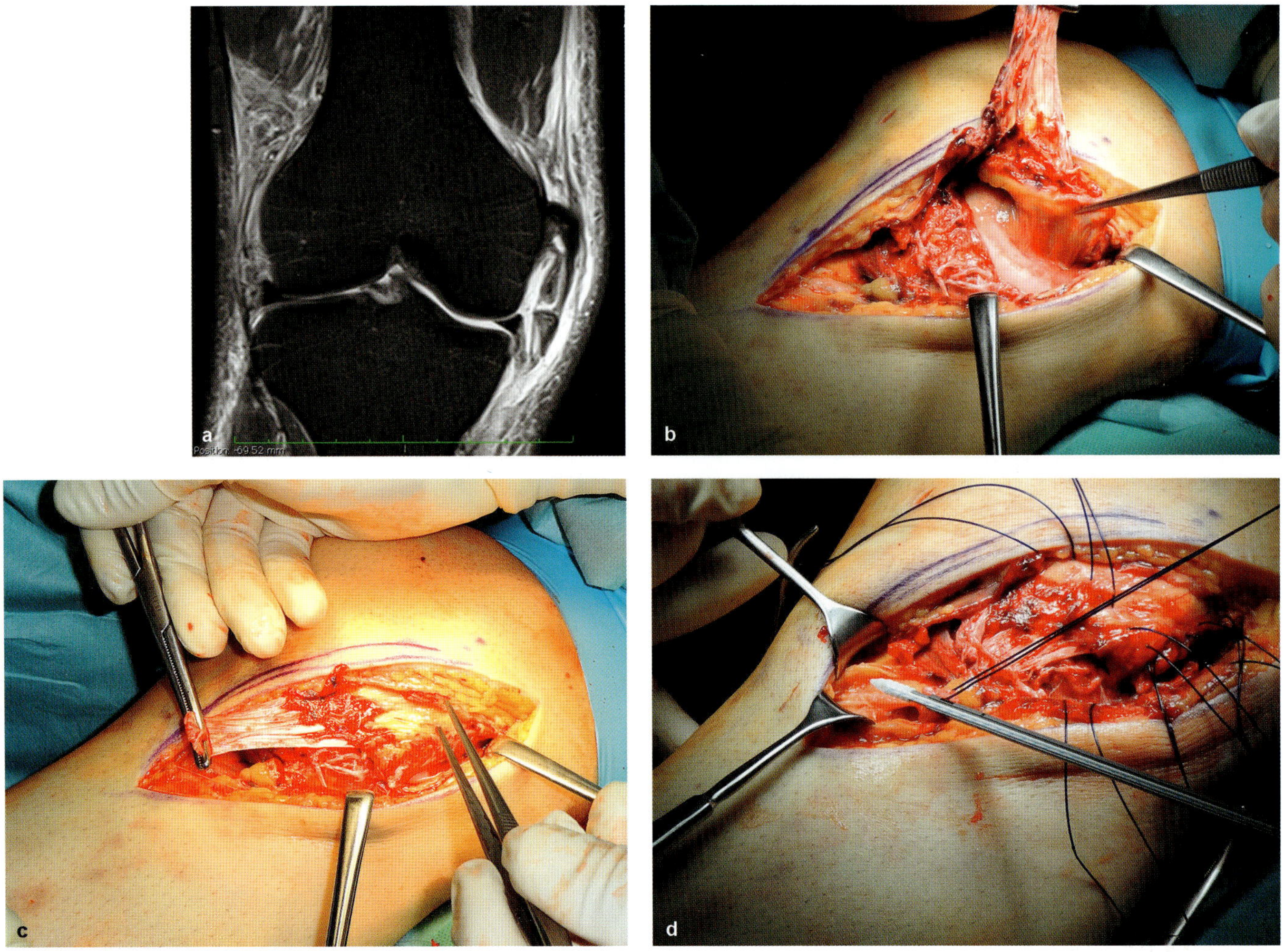

Abb. 5.1.11 Beispiel einer kompletten distalen Zerreißung des gesamten medialen Bandkomplexes
a) MRT-Befund koronare Schnittführung
b) MCL-Komplex nach proximal umgeschlagen
c) Anspannung des MCL-Komplexes nach distal
d) Rekonstruktion mit Auszugsfäden nach distal gelegt

proximal. Gegebenenfalls kann es hier hilfreich sein, einen oder mehrere Fadenanker zu verwenden.

Bei symptomatischen chronischen Verletzungen der Seitenbänder ist oft eine bandersetzende Maßnahme indiziert. Als **Transplantat** bietet sich die **Semitendinosussehne (ST)** der gleichen Seite an. Andere Autoren empfehlen für einen Bandersatz eher die ST der Gegenseite oder allogenes Gewebe, um die stabilisierende Funktion des M. semitendinosus auf der Innenseite des Kniegelenks nicht zu kompromittieren.

Bei Verwendung der ipsilateralen ST kann die Sehne distal gestielt gelassen werden. Je nach Ausmaß der Verletzung kann bei einer isolierten Insuffizienz des oberflächlichen Innenbandes eine gedoppelte Semitendinosussehne als Ersatz verwendet werden. Die meisten Autoren empfehlen knöcherne Fixation mit Anlage eines Bohrkanals und dann Interferenzschraubenfixation oder gelenkferne Fixation mit einem Button. Besonders bei der Anlage des femoralen Bohrkanals ist die Anatomie zu berücksichtigen und es kann hilfreich sein, eine Isometriemessung mit einem Faden durchzuführen, bevor der Bohrkanal endgültig angelegt wird (➤ Abb. 5.1.12).

Eine isolierte Insuffizienz des hinteren medialen Schrägbandes kann durch eine Raffung des Bandes mit Proximalisierung der ausgelockerten Kapsel erfolgen. Bei ausgeprägten Instabilitäten oft in Kombination mit einer Insuffizienz des oberflächlichen Innenbandes empfiehlt sich eine sog. **V-Plastik.** Hierbei wird mit einem Schenkel der ST-Sehne das Innenband ersetzt und mit einem nach dorsomedial ziehenden Schenkel das POL. Während einige Autoren die OP mit einem femoralen Bohrkanal empfehlen, weisen andere darauf hin, dass zur Wiederherstellung der Biomechanik das POL und MCL an unterschiedlichen Punkten am medialen Femurepicondylus inseriert werden müssen und daher zwei separate Bohrkanäle angelegt werden sollten. Jacobson und Chi (2006) publizierten eine Modifizierung der von Hughston und Eilers beschriebenen Raffung für chronische Verletzungen des MCL und der PMC.

Außenbandrupturen

Isolierte Außenbandrupturen sind selten. Wenn das Band proximal oder distal knochennah abreißt, kann eine akute Rekonstruktion ggf. mit Fadenanker eine gute Wiederherstellung der Funktion ermöglichen. Interligamentäre Risse können mit gegenläufigen Nähten versorgt werden, resultieren aber häufig in einer sekundären Auslockerung. Häufig sind Außenbandrupturen auch mit einem Ausriss der lateralen Kapsel an der Tibia verbunden. In diesen Fällen sollte bei einer operativen Akutversorgung auch die laterale Gelenkkapsel an der Tibia refixiert werden (➤ Abb. 5.1.13)

Chronische Insuffizienzen können mit einem freien Sehnentransplantat (ST- oder Gracilissehne) versorgt werden. Posterola-

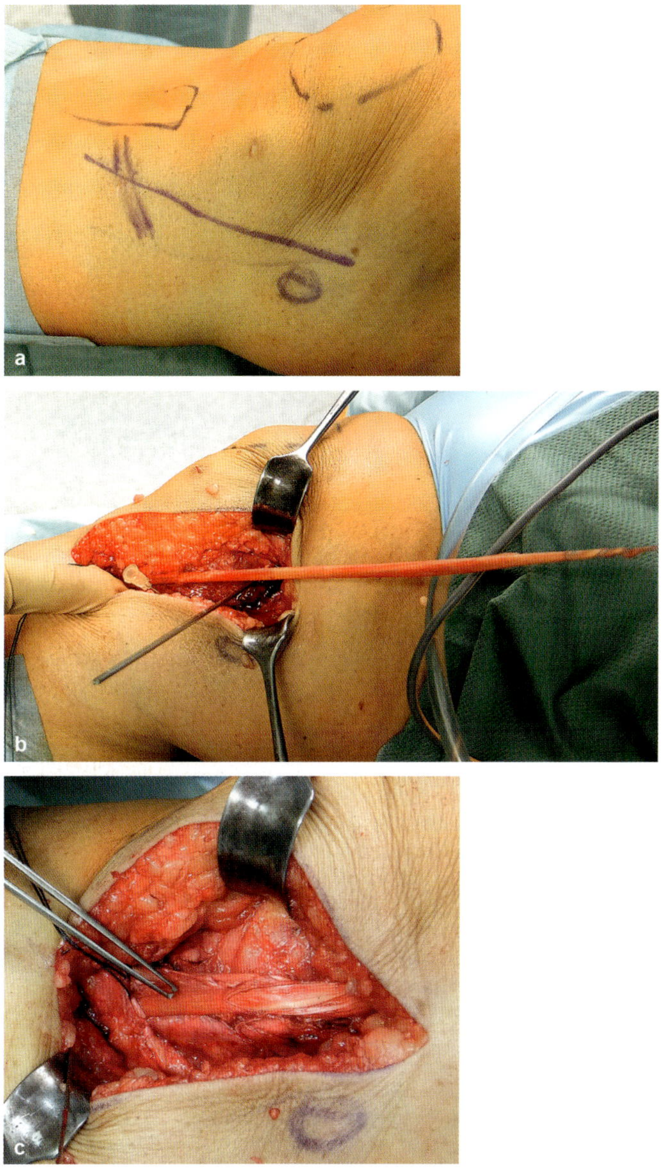

Abb. 5.1.12 Bandersatz mit ipsilateralem Semitendinosussehnentransplantat

terale Instabilitäten werden mit einem freien Transplantat in Larson-Technik versorgt. Der sog. **Popliteus-Bypass** wird der Funktion des M. popliteus nachempfunden mit der Anlage eines Bohrkanals im Sulcus popliteus an der posterolateralen Tibia. Für den Popliteus-Bypass wurde von Frosch et al. auch eine arthroskopische Technik vorgestellt (vgl. ➤ Kap. 5.3 bzw. ➤ Kap. 5.4).

5.1.7 Komplikationen

Neben den allgemeinen Komplikationen, die mit einer mehr oder weniger lange erforderlichen Ruhigstellung einhergehen (z. B. Thrombosen, Muskelatrophie, Bewegungseinschränkung), bzw. den üblichen Operationsrisiken gibt es einige Besonderheiten, die im Verlauf beachtet werden sollten.

Am Innenband kann die Ausbildung eines Stieda-Pellegrini-Syndroms zu einer schmerzhaften Bewegungseinschränkung sowohl der Beugung als auch der Streckung führen. Dies lässt sich bei klinischem Verdacht leicht im konventionellen Röntgen feststellen. Die Behandlung besteht in der physiotherapeutischen Verbesserung der Beweglichkeit, ggf. kombiniert mit lokalen Kortisoninfiltrationen. In schweren Fällen sind teilweise eine Narkosemobilisation und ggf. die operative Resektion der Verkalkungen und, falls nötig, Rekonstruktion der Bandstrukturen erforderlich. Übersehene Begleitverletzungen der Menisken bzw. Kreuzbänder führen ebenfalls im Verlauf zu teilweise unbefriedigenden Ergebnissen.

Nicht selten sind sowohl nach konservativer Therapie als auch nach der operativen Stabilisierung Bewegungseinschränkungen, die einer intensiven Nachbehandlung bedürfen. Wie nach allen bandrekonstruktiven Eingriffen kann eine Restinstabilität verbleiben, die Inhalt des Aufklärungsgesprächs sein sollte.

5.1.8 Nachbehandlung

Je nach Art und Ausmaß der operativen Versorgung wird eine 3- bis 6-wöchige Teilbelastung empfohlen. In den meisten Fällen wird für die ersten 6 Wochen eine Hartrahmenorthese zur Gelenkführung und zur Vermeidung von Rotation sowie Valgus- bzw. Varusstress verwendet (➤ Abb. 5.1.8). Oft ist für die Dauer der 1. oder auch 2. Woche eine komplette Ruhigstellung mit einer Mecronschiene vorteilhaft, da die Operationsnarben das Tragen der Gelenkorthese unmittelbar postoperativ erschweren. Eine Limitierung der Beweglichkeit einer Orthese von 0–0–90° ist in der Regel ausreichend.

Der Zeitpunkt der Wiederaufnahme der sportlichen Belastung ist abhängig von der Art der Verletzung und der angestrebten Sportart. So ist z. B. bei einer leichtgradigen Innenbandverletzung die volle Belastbarkeit in der Regel nach 6 Wochen wieder gegeben; nach aufwendiger operativer Rekonstruktion von komplexen Verletzungen kann dies jedoch 9 Monate und mehr dauern.

Therapeutischer Hinweis

In allen Fällen ist zur Wiederherstellung der Gelenkfunktion eine intensive Physiotherapie kombiniert mit der Durchführung von Eigenübungen notwendig.

5.1.9 Prognose und Leistungsfähigkeit nach Versorgung

Die konservative Therapie nach leichtgradigen bzw. isolierten Verletzungen führt in den meisten Fällen zu einem guten Ergebnis. In diesen Fällen ist in der Regel nach ca. 3 Monaten die volle Leistungs- und Sportfähigkeit wieder gegeben.

Insbesondere nach der operativen Versorgung von höhergradigen Verletzungen bzw. Kombinationsverletzungen ist jedoch zum einen mit persistierenden Bewegungseinschränkungen und zum anderen mit Restinstabilitäten zu rechnen. Beides sollte unbedingt Gegenstand des Aufklärungsgesprächs sein. Ob und wann die volle Belastbarkeit und insbesondere die Sportfähigkeit wieder gegeben sind, richtet sich nach der Verletzungsschwere, dem operativen Therapieerfolg und dem Verlauf. Grundsätzlich wird eine volle Wiederherstellung der Gelenkfunktion nach 6–9 Monaten angestrebt, die jedoch auch bei optimaler Versorgung in vielen Fällen nicht erreicht werden kann.

LITERATUR

Akeson WH, Pedowitz R, O'Connor J (eds.) (2003). Daniel's Knee Injuries: Ligament and Cartilage Structure, Function, Injury, and Repair. 2nd ed. Philadelphia: Lippincott Williams & Wilkins.

Akoto R, Heitmann M, Preiss A, et al. (2014). Mediale Instabilität. Arthroskopie 27(3): 189–197.

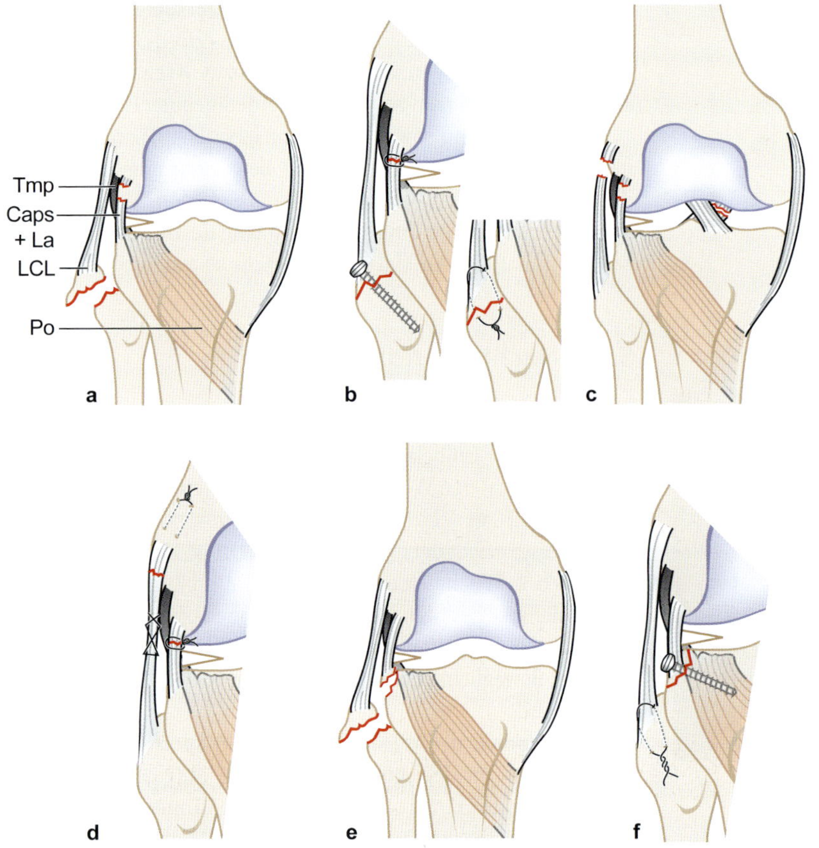

Abb. 5.1.13 Akutversorgung von isolierten Verletzungen auf der Lateralseite des Kniegelenks
a) Knöcherner Außenbandausriss (LCL) und femurnahe Kapselruptur (Caps) sowie Ruptur des L. arcuatum (La) und der Popliteussehne (Tmp). Po = Popliteusmuskel.
b) Der knöcherne LCL Ausriss wird mittels Schraubenosteosynthese refixiert, alternativ über eine transössäre Auszugsnaht. Die femurnahe Kapselverletzung und Ruptur des Arcuatkomplexes werden über eine Naht versorgt.
c) Rein weichteilige Ruptur des lateralen Bandapparats, versorgt über eine
d) Raffnaht mit femoraler transossärerer Auszugsnaht des LCL.
e) Knöcherner Ausriss des Außenbandes und Avulsionsfraktur der lateralen Kapsel versorgt mit
f) transössärer Auszungsnaht des LCL und Schraubenosteosynthese der Avulsionsfraktur.

Claes S, Vereecke E, Maes M, et al. (2013). Anatomy of the anterolateral ligament of the knee. J Anat 223(4): 321–328.
Corten K, Hoser C, Fink C, et al. (2010). Case reports: a Stener-like lesion of the medial collateral ligament of the knee. Clin Orthop Relat Res 468(1): 289–293.
Fanelli GC, Feldmann DD (1999). Management of combined ACL/PCL/posterolateral complex injuries of the knee. Oper Tech Sports Med 7: 143–149.
Frosch KH, Akoto R, Maximilian H, et al. (2014). Arthroscopic reconstruction of the popliteus complex: accuracy and reproducibility of a new surgical technique. Knee Surg Sports Traumatol Arthrosc 23(10): 3114–3120.
Griffith CJ, LaPrade RF, Johansen S, et al. (2009). Medial knee injury: Part 1, static function of the individual components of the main medial knee structures. Am J Sports Med 37(9): 1762–1770.
Harner CD, Vogrin TM, Hoher J, et al. (2000). Biomechanical analysis of a posterior cruciate ligament reconstruction. Deficiency of the posterolateral structures as a cause of graft failure. Am J Sports Med 28(1): 32–39.
Hughston JC, Andrews JR, Cross MJ, et al. (1976). Classification of knee ligament instabilities. Part I. The medial compartment and cruciate ligaments. J Bone Joint Surg Am 58(2): 159–172.
Jakob RB, Staubli HU, Deland JT (1987). Grading the pivot shift. Objective tests with implications for treatment. J Bone Joint Surg Br 69: 294.
Jacobson KE, Chi FS (2006). Evaluation and treatment of medial collateral ligament and medial-sided injuries of the knee. Sports Med Arthrosc 14(2): 58–66.
LaPrade RF, Bollom TS, Wentorf FA, et al. (2005). Mechanical properties of the posterolateral structures of the knee. Am J SportsMed 33(9): 1386–1391.
LaPrade RF, Engebretsen AH, Ly TV, et al. (2007). The anatomy of the medial part of the knee. J Bone Joint Surg Am 89(9): 2000–2010.
Lind M, Jakobsen BW, Lund B, et al. (2009). Anatomical reconstruction of the medial collateral ligament and posteromedial corner of the knee in patients with chronic medial collateral ligament instability. Am J Sports Med 37(6): 1116–1122.
Müller W (1982). Das Knie – Form, Funktion und ligamentäre Wiederherstellungschirurgie: Berlin: Springer.
Pellegrini A (1905). Traumatic calcification of the collateral tibial ligament of the knee joint. Clin Med 11: 433–439.
Petermann J, von Garrel T, Gotzen L (1993). Non-operative treatment of acute medial collateral ligament lesions of the knee joint. Knee Surg Sports Traumatol Arthrosc 1(2): 93–96.
Reider B, Sathy MR, Talkington J, et al. (1994). Treatment of isolated medial collateral ligament injuries in athletes with early functional rehabilitation. A five-year follow-up study. Am J Sports Med 22(4): 470–477.
Robinson JR, Bull AM, Thomas RR, et al. (2006). The role of the medial collateral ligament and posteromedial capsule in controlling knee laxity. Am J Sports Med 34(11): 1815–1823.
Scheffler S, Strobel M (2014). Posterolaterale Instabilitäten des Kniegelenkes. Anatomie, Biomechanik und Therapie. Arthroskopie 27: 177–188.
Segond P (1879). Recherches clinique et expérimentales sur les épanchements sanguins du genou par entorse. Progres Med 7: 297–299, 319–322, 340–341.
Sims WF, Jacobson KE (2004). The posteromedial corner of the knee: medial-sided injury patterns revisited. Am J Sports Med 32(2): 337–345.
Wijdicks CA, Griffith CJ, LaPrade RF, et al. (2009).Medial knee injury: Part 2, load sharing between the posterior oblique ligament and superficial medial collateral ligament. Am J Sports Med 37(9): 1771–1776.

5.2 Verletzungen des vorderen Kreuzbandes

Christian Schoepp

5.2.1 Anatomie, Epidemiologie, Verletzungsmechanismus, Häufigkeit

Vorderes und hinteres Kreuzband bilden zusammen den zentralen Stabilitätspfeiler im Kniegelenk und sind damit für einen physiologischen Roll-Gleit-Mechanismus zwischen Femur und Tibia während der Gelenkbewegung verantwortlich. Das intakte vordere Kreuzband (VKB) schützt gegen eine anteriore Tibiatranslation und gegen eine vermehrte Innenrotation der Tibia gegenüber dem Femur.

Das VKB besteht aus einem anteromedialen (AM-) und einem posterolateralen (PL-) Bündel. Der Verlauf der beiden Bündel ist in ➤ Abb. 5.2.1 dargestellt. Die intraartikuläre Länge liegt für das AM-Bündel bei 28–38 mm, beim PL-Bündel beträgt die durchschnittliche Länge 18 mm. Das AM-Bündel weist über die unterschiedlichen Flexionsgrade vergleichbar hohe Spannungswerte auf, wohingegen das PL-Bündel strecknah zwischen 0 und 30° die höchste Spannung hat. Während beide Bündel zur anterioren Kniegelenkstabilität beitragen, spielt insbesondere das PL-Bündel eine tragende Rolle für die Rotationsstabilität.

Die VKB-Ruptur ist eine der häufigsten Verletzungen des Kniegelenks und aufgrund ihrer Morbidität daher volkswirtschaftlich von erheblicher Bedeutung. Epidemiologische Daten gehen für Deutschland von 50 000–100 000 Rupturen jährlich aus, für die USA werden 100 000–200 000 frische Verletzungen pro Jahr geschätzt.

Die isolierte VKB-Verletzung tritt selten auf. Häufig findet man Begleitverletzungen der Kollateralbänder, assoziierte Meniskusrisse, traumatische Knorpelläsionen oder gelenknahe Knochenkontusionen *(bone bruise)*, selten sogar Tibiakopffrakturen.

Die Verletzungskombination erscheint in Kenntnis des typischen Unfallhergangs plausibel. Typisch ist eine Kombination von Valgusstress, Flexion und **Innenrotation** in der Standphase des Beines (➤ Abb. 5.2.2). Hierdurch kommt es zu einer Überdehnung der VKB-Fasern mit konsekutiver Zerreißung von Teilen oder aller VKB-Fasern. Auf der Innenseite des Kniegelenks kann es durch Überdehnung zu Verletzungen des Innenbandkomplexes und des Innenmeniskus kommen (➤ Abb. 5.2.3a), während auf der lateralen Seite durch Kompressions- und Rotationskräfte Scherverletzungen des Außenmeniskus sowie Knorpel-Knochen-Kontusionen auftreten können (➤ Abb. 5.2.3b).

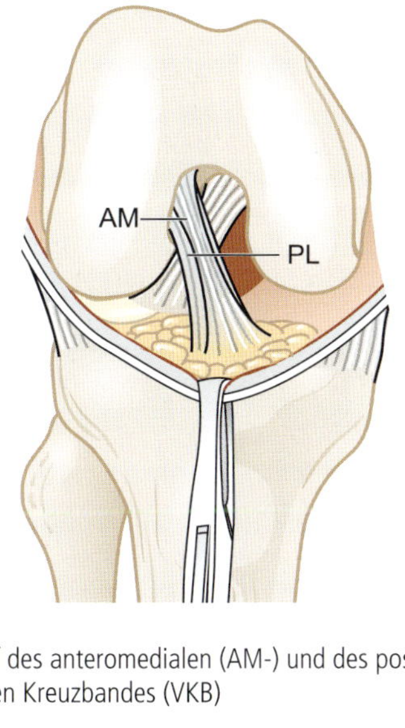

Abb. 5.2.1 Verlauf des anteromedialen (AM-) und des posterolateralen (PM-) Bündels des vorderen Kreuzbandes (VKB)

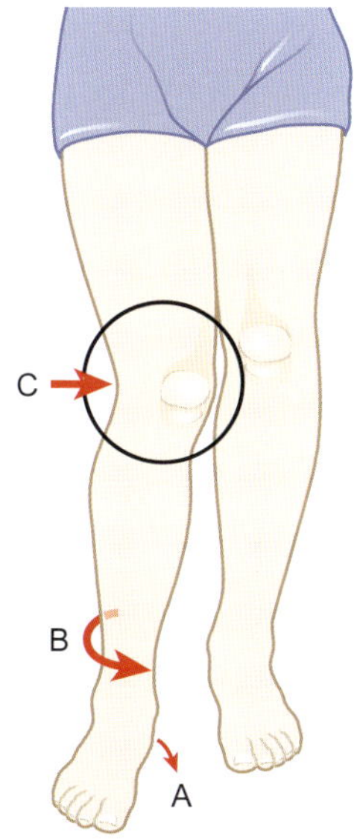

Abb. 5.2.2 Ein typischer Verletzungsmechanismus ist die Kombination aus Valgusstress, Flexion und Innenrotation in der Standphase des Beines.

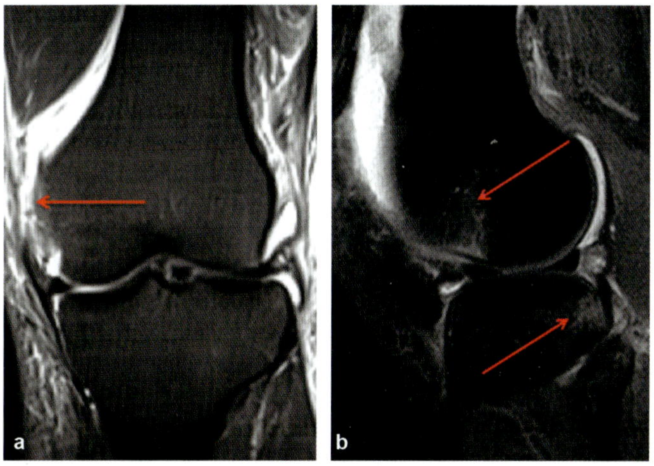

Abb. 5.2.3 Typische Begleitverletzungen bei VKB-Ruptur:
a) Koronare MRT-Rekonstruktion mit begleitender Innenbandruptur (roter Pfeil)
b) Sagittale MRT-Rekonstruktion mit Kontusionsherden des lateralen Femurcondylus und des posterolateralen Tibiaplateaus (Pfeile)

Während Verletzungsmechanismus und Verletzungsmuster altersunabhängig sind, gibt es in der Lokalisation der Bandverletzung Unterschiede zwischen Kindern und Erwachsenen. Während das VKB bei Erwachsenen meist ansatznah von der Innenseite der lateralen Notchwand abschert oder intraligamentär zerreißt, kommt es gerade bei noch nicht abgeschlossener Skelettreife häufig zu tibialen Ausrissen des VKB mit anhängendem Knochenblock aus dem Schienbeinkopf. Diese auch als **Eminentiaausriss** bezeichnete Verletzung wird abhängig vom Dislokationsgrad – auch altersunabhängig – nach Myers und McKeever eingeteilt (➤ Abb. 5.2.4).

5.2.2 Diagnostik

Klinische Diagnostik

Am Anfang der Diagnostik steht die Anamnese zum Unfallhergang. Die Schilderung des Ereignisablaufs weist häufig schon auf

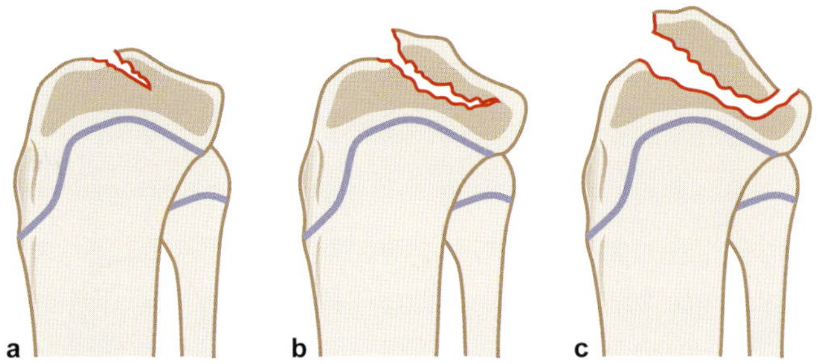

Abb. 5.2.4 Einteilung der knöchernen tibialen VKB-Ausrissverletzung nach Myers und McKeever:
a) ohne Dislokation
b) mit geringer Dislokation
c) mit grober Dislokation/Fragmentierung

die Verletzung hin. Wichtig ist die Erfragung möglicher Vorschäden, um z. B. eine vorbestehende Instabilität von einer frischen Verletzung abgrenzen zu können. In der Akutphase steht klinisch eine schmerzhafte Bewegungseinschränkung im Vordergrund, die mit einem blutigen Gelenkerguss einhergehen kann. In dieser Situation ist eine aussagekräftige Gelenkuntersuchung nur eingeschränkt möglich.

Hinweisend ist ein **vorderes Schubladenphänomen,** bei dem der Unterschenkel des Patienten in 90° Beugung nach ventral gezogen wird. Eine vermehrte Translation ist hinweisend auf eine VKB-Ruptur.

Da in der Akutsituation die notwendige Beugung häufig nicht toleriert wird, bietet der **Lachman-Test** eine bessere Alternative, da die ventrale Translation des Tibiakopfes hier in 10–20° Beugung überprüft wird (➤ Abb. 2.9).

Mit dem **Pivot-Shift-Test** wird die Innenrotation der Tibia gegenüber dem Femur überprüft (➤ Abb. 2.10). Hierbei kommt es strecknah zu einer Subluxation des Tibiakopfes. Der Test ist häufig schmerzhaft und wird vom Patienten dann nicht toleriert.

Die **diagnostische Gelenkpunktion** kann eine erste Aussage über die Verletzungsschwere (seröser Reizerguss vs. Hämarthros ohne Fettaugen bei reinen Kapselbandverletzungen vs. Hämarthros mit Fettaugen bei knöcherner [Begleit-]Verletzung) liefern, gehört aber aufgrund des Missverhältnisses zwischen Informationsgewinn durch Punktion und Risiko der eigentlichen Gelenkpunktion (iatrogene Gelenkinfektion) nicht zum Goldstandard. Hat die Punktion auch einen therapeutischen Nutzen durch Entlastung der schmerhaften Gelenkschwellung, kann sie sinnvoll sein.

In der postakuten Verletzungsphase kommt es zur Resorption eines initialen traumatischen Hämarthros und zu einem allgemeinen Beschwerderückgang. Mit zunehmender Mobilität berichten die Patienten dann jedoch häufig über eine subjektiv empfundene Instabilität des betroffenen Kniegelenks. Hierzu zählen Gangunsicherheiten auf unebenem Boden, beim Treppabsteigen oder bei komplexen Bewegungsabläufen. So berichten Patienten über einen plötzlichen Kontrollverlust („ich bin unerwartet umgeknickt", „mein Bein hat plötzlich nachgegeben"). Andere Patienten verspüren plötzlich einschießende Schmerzen, die in Verbindung mit dem gestörten Roll-Gleit-Mechanismus bei vorderer Instabilität zu sehen sind.

Liegt die Verletzung noch länger zurück, kann die chronische Minderbelastbarkeit des betroffenen Beines zu einem signifikanten Kraftverlust führen, der sich dann klinisch als Umfangsverminderung an Ober- und Unterschenkel diagnostizieren lässt. Diese Entwicklung wird jedoch nicht bei allen Patienten beobachtet, da zumindest ein Teil der Verletzten in der Lage ist, die erlittene VKB-Ruptur durch muskuläre Führung des Kniegelenks zu kompensieren.

PRAXISTIPP

Daher gilt es, sog. „Coper" und „Non-Coper" voneinander zu unterscheiden. Dies spielt für die Beratung des Patienten und die damit einhergehende therapeutische Empfehlung eine wesentliche Rolle.

Bilddiagnostik

Die Bilddiagnostik beginnt grundsätzlich mit einem **Röntgen**bild in 2 Richtungen. Die rein ligamentäre Verletzung wird zwar hier nicht erkannt, aber es gibt klassische Begleitverletzungen wie z. B. knöcherne Kapselausrisse anterolateral, die hinweisend auf eine VKB-Ruptur sind. Diese Verletzung wird als **Segond-Fraktur** bezeichnet (➤ Abb. 5.2.5). Eine ergänzende tangentiale Kniescheibenaufnahme kann sinnvoll sein, um differenzialdiagnostische Hinweise auf eine stattgehabte Patellaluxation zu erlangen (z. B. osteochondrale Abscherverletzungen von der medialen Patellafacette).

Die gehaltene Aufnahme des Kniegelenks hat in der Akutdiagnostik nach frischer VKB-Verletzung keine Bedeutung; zudem wird sie schmerzbedingt nicht toleriert. In der Differenzialdiagnostik bei chronischer (Rezidiv-)Instabilität kann die gehaltene Aufnahme jedoch wertvolle Aufschlüsse über das Vorliegen einer (übersehenen) hinteren Schublade geben.

Diagnostischer Hinweis

Es gilt der diagnostische Leitsatz: „Jede Schublade ist bis zum Beweis des Gegenteils eine hintere Schublade."

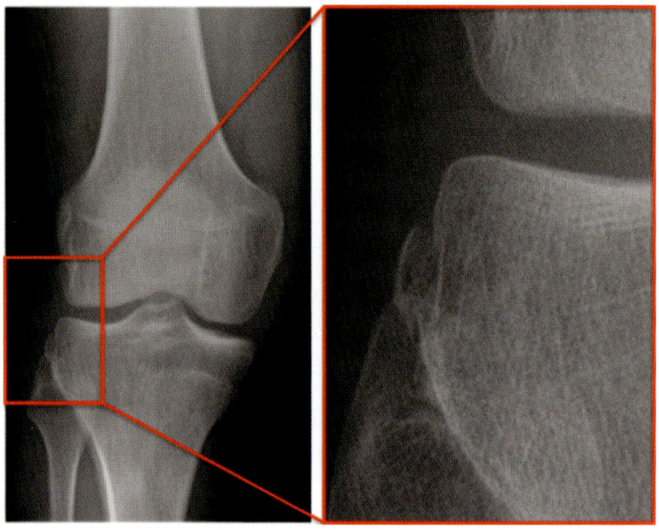

Abb. 5.2.5 Segond-Fraktur mit nativ-radiologischem Nachweis einer Ausrissverletzung der anterolateralen Gelenkkapsel

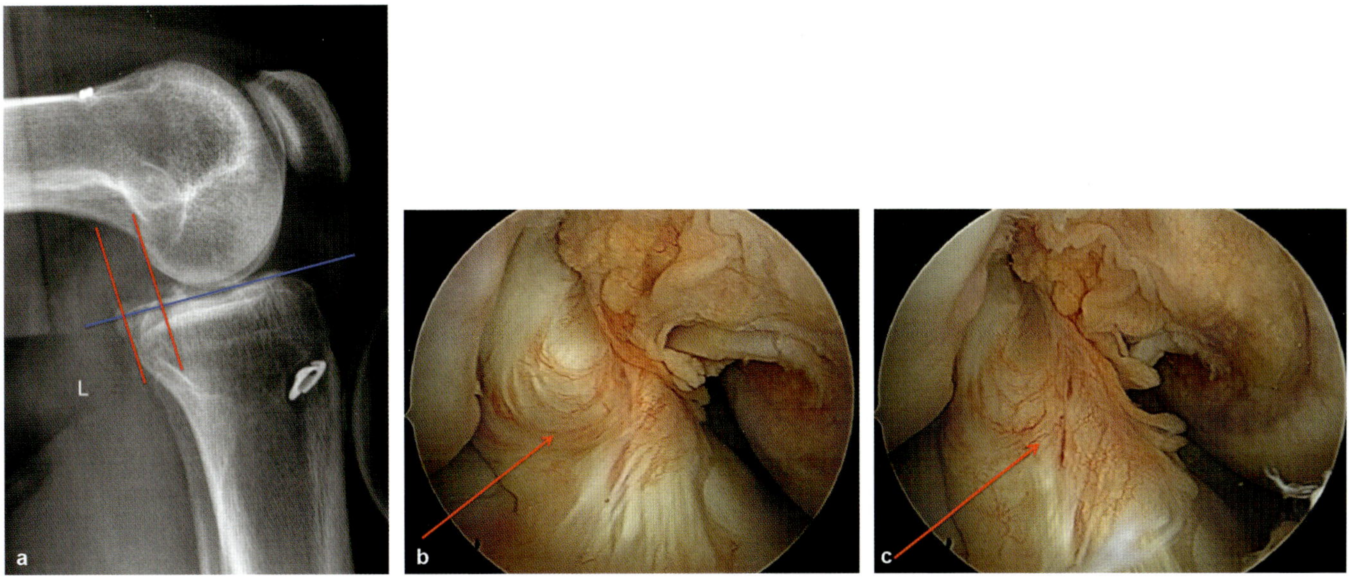

Abb. 5.2.6 Radiologischer und arthroskopischer Nachweis einer hinteren Instabilität:
a) Seitliche gehaltene Röntgenaufnahme des Kniegelenks mit hinterer Instabilität bei liegender VKB-Ersatzplastik: Durch ventralen Druck lässt sich die Tibia als Ausdruck einer HKB-Insuffizienz gegen die Femurkondylen nach posterior verschieben.
b) Das intakte VKB wirkt bei Auslösen einer hinteren Schublade gelockert („floppy ACL").
c) Bei Auslösen einer vorderen Schublade ist das VKB angespannt.

5

Dieser Grundsatz hat deshalb eine so wichtige Bedeutung, weil immer wieder hintere Instabilitäten falsch interpretiert werden und schlimmstenfalls in einem Ersatz eines pseudoinstabilen VKB münden (➤ Abb. 5.2.6).

Während die Sonografie in der Diagnostik der Kreuzbandverletzung keine Bedeutung hat, liegt der Goldstandard heute in der **MRT**-Diagnostik. Hierdurch werden sowohl die Kreuzbandläsion als auch alle klassischen Begleitverletzungen des Meniskus, des Knorpels und der Kollateralbänder sicher diagnostiziert. Neben den klassischen MRT-Schichten (axial, koronar, sagittal) mit unterschiedlicher Wichtung (T1/T2) hat sich mittlerweile eine **parasagittale Rekonstruktion** zur Darstellung des VKB bewährt. Hiermit lässt sich in der Regel eine klare Aussage hinsichtlich der Rupturform treffen (Partialruptur vs. vollständige Ruptur, femoraler Abriss vs. intraligamentäre Verletzung; ➤ Abb. 5.2.7). Die MRT erreicht eine Sensitivität von 80–95 % und eine Spezifität von 85–100 % zur Erkennung einer VKB-Ruptur.

Die **CT** hat nur dann einen Stellenwert, wenn knöcherne Begleitverletzungen vorliegen oder ein knöcherner Kreuzbandausriss genauer diagnostiziert werden soll (➤ Abb. 5.2.8). Aufgrund der CT-assoziierten Strahlenbelastung ist jedoch eine klare Indikationsstellung erforderlich.

Mit den stetig steigenden Zahlen operativ behandelter Kreuzbandverletzungen steigt auch die Zahl der Rezidivinstabilitäten, sei es durch echte traumatische Reruptur oder auch durch Transplantatversagen (s. u.) bedingt. In dieser Situation kommt der CT-Diagnostik (➤ Abb. 5.2.9) eine wesentliche Bedeutung zu, da die Lage und Größe der Bohrkanäle den therapeutischen Algorithmus bestimmen (einzeitiger vs. zweizeitiger Revisionskreuzbandersatz, ➤ Kap. 5.2.6).

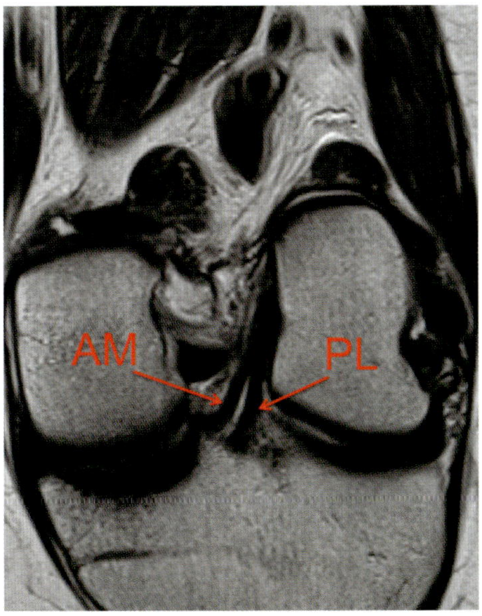

Abb. 5.2.7 Parasagittale MRT-Rekonstruktion mit Darstellung der beiden VKB-Bündel (AM: anteromediales Bündel; PM: posterolaterales Bündel)

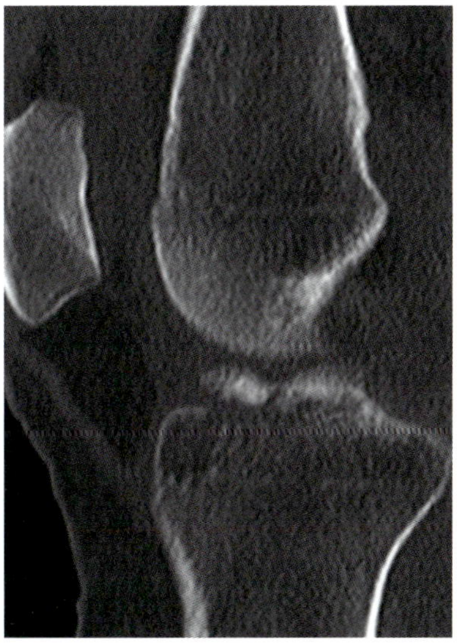

Abb. 5.2.8 Sagittale CT-Rekonstruktion mit dislozierter knöcherner Ausrissverletzung der Eminentia intercondylaris

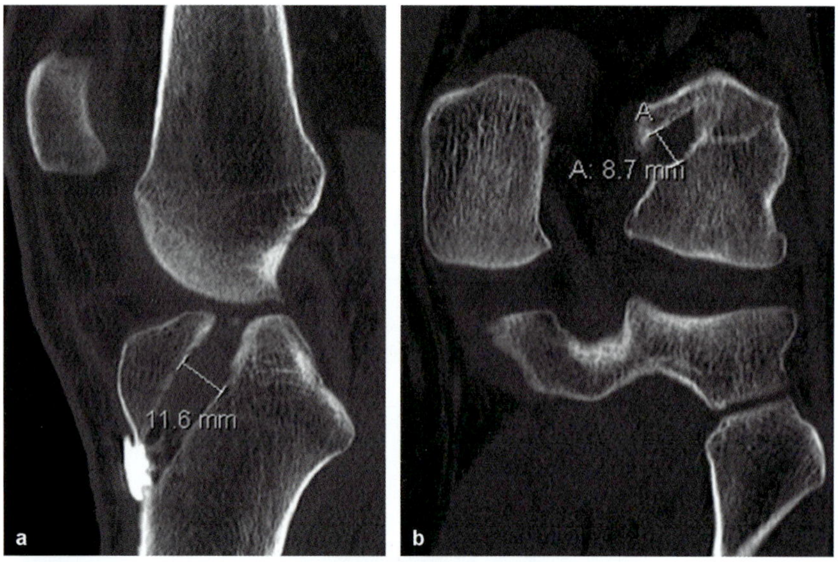

Abb. 5.2.9 Darstellung der Bohrkanäle nach vorausgegangener VKB-Ersatzplastik:
a) Sagittale Rekonstruktion
b) Koronare Rekonstruktion

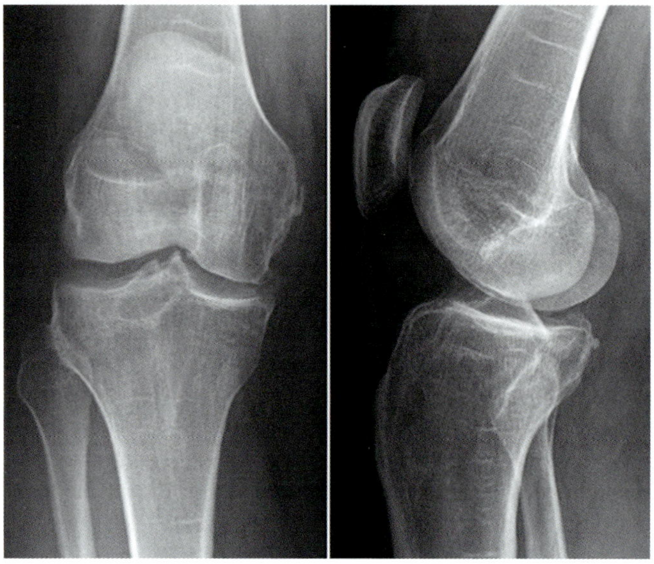

Abb. 5.2.10 44-jähriger Patient: Langzeitverlauf mit Gonarthrose 18 Jahre nach konservativ behandelter VKB-Ruptur

Verletzungsfolgen

Die Folgen einer initialen VKB-Verletzung sind nicht zu verallgemeinern. Die Begleitverletzungen können genauso wie die VKB-Verletzung selbst prognoserelevant sein. Zu unterscheiden sind kurzfristige und langfristige Verletzungsfolgen. Je jünger der Patient zum Zeitpunkt der Verletzung ist, desto gravierender können die Verletzungsfolgen langfristig sein.

Ein begleitender dislozierter Meniskusriss wird aufgrund seiner akuten Problematik eine rasche operative Behandlung nach sich ziehen; eine möglicherweise notwendige Meniskusteilentfernung kann langfristig in eine Gonarthrose einmünden (➤ Kap. 4).

Abhängig von seiner Lage kann ein begleitender traumatischer Knorpelschaden ebenfalls zu einer Arthroseentstehung beitragen (➤ Kap. 8.3).

Eine unbehandelte VKB-Ruptur kann ebenfalls Verletzungsfolgen nach sich ziehen, deren Ausmaß jedoch mit der subjektiven und objektivierbaren Instabilität zusammenhängt.

Da beim Coper (➤ Kap. 5.2.2) trotz fehlendem VKB die Instabilität nicht nachweisbar ist, wird hieraus zunächst keine Einschränkung der Mobilität, Sportfähigkeit usw. resultieren. Beim Non-Coper dagegen wird es aufgrund der subjektiven Instabilität zu einer Einschränkung der Lebensqualität kommen (reduziertes Sportniveau, Gewichtszunahme, Schmerzen usw.). Die tatsächliche Instabilität mit gestörter Kniekinematik begünstigt insbesondere beim Non-Coper die Entstehung sekundärer Meniskus- und Knorpelschäden im Kniegelenk und somit die posttraumatische Gonarthroseentstehung (➤ Abb. 5.2.10)

Therapeutischer Hinweis
Um die Verletzungsfolgen nach VKB-Ruptur so gering wie möglich zu halten, ist daher eine differenzierte Betrachtung erforderlich. Alter des Patienten, Begleitverletzungen, Ausmaß der Instabilität und Ansprüche an das verletzte Knie (Beruf, Sportfähigkeit) machen ein individuelles Therapiekonzept unabdingbar.

5.2.3 Konservative Therapie

Es existiert kein einheitlicher Behandlungsalgorithmus nach Verletzung des vorderen Kreuzbandes. Die therapeutische Strategie hängt vom Ausmaß der Begleitverletzungen sowie vom Lebensalter und individuellen Anspruch des Patienten ab.

Grundsätzlich kann festgehalten werden, dass bei VKB-Ruptur keine absolute Operationsindikation besteht, sofern revisionspflichtige Begleitverletzungen ausgeschlossen werden können. Darüber hinaus sollten immer die klinische Symptomatik und der Leidensdruck des Patienten die therapeutische Strategie bestimmen. Solange kein Instabilitätsgefühl besteht, muss eine Operationsindikation mit dem Patienten kritisch diskutiert werden.

Gerade in jüngeren Studien wie denen von Frobell et al. (2013) konnte gezeigt werden, dass mit einem primär konservativen Behandlungsansatz mit entsprechendem Muskelaufbautraining nach 2 und 5 Jahren gute funktionelle Ergebnisse erzielt werden können. Einschränkend muss man aber darauf hinweisen, dass gut ein Drittel der zunächst konservativ Behandelten aufgrund persistierender Instabilität im weiteren Verlauf eine VKB-Ersatzplastik anstrebten. Zusätzlich fiel bei den verspätet operierten Patienten signifikant häufiger ein Meniskusschaden auf, der im initialen MRT nach Unfall noch nicht erkennbar war. Dieser sekundäre Meniskusschaden muss daher als Folge der unbehandelten Instabilität interpretiert werden.

Leider liegen bisher keine randomisierten Studien zum Vergleich der langfristigen Ergebnisse nach konservativ und operativ behandelter VKB-Ruptur vor. So kann bis heute nicht abschließend geurteilt werden, ob die unbehandelte VKB-Ruptur in jedem Fall schlechtere Ergebnisse mit früherer Arthroseentstehung bringt als die operative Behandlung.

Eine Besonderheit liegt in der Behandlungsstrategie der ligamentären Kreuzbandverletzung **bei offenen Wachstumsfugen.** Viele Jahre wurde bei Kindern ein abwartendes Verhalten bis zum Verschluss der Wachstumsfugen favorisiert, weil das Risiko einer iatrogenen Wachstumsfugenverletzung im Zusammenhang mit der Operation als zu hoch angesehen wurde. Mit verbesserten Operationstechniken hat jedoch in letzter Zeit ein Umdenken stattgefunden, sodass zur Stabilisierung des Kniegelenks und zum Erhalt des vorherigen Aktivitätsniveaus auch bei noch offenen Wachstumsfugen heute zur Operation geraten wird. Die Arbeitsgruppe um Ramski et al. (2014) konnte diese Einschätzung im Rahmen einer kürzlich publizierten Metaanalyse bestätigen.

5.2.4 Arthroskopische VKB-Ersatzplastik

Einleitung

Das Prinzip der VKB-Ersatzplastik liegt darin, mit autologem Sehnenersatzmaterial den Verlauf des originären VKB im Kniegelenk nachzuempfinden. Um die biomechanische Funktion zu gewährleisten, ist eine stabile Verankerung femoral und tibial erforderlich. Über Knochenkanäle wird das Band in das Kniegelenk eingezogen und gelenkfern (extrakortikal) oder gelenknah fixiert (➤ Abb. 5.2.11).

Die **Einzelbündeltechnik** gilt heute als **Goldstandard,** wobei es in Kenntnis der Anatomie des VKB mit seinen beiden Hauptbündeln (anteromedial und posterolateral) in ausgesuchten Fällen sinnvoll sein kann, beide Bündel getrennt voneinander zu rekonstruieren (Doppelbündeltechnik, s. u.).

Indikation und Operationszeitpunkt

Die Indikation zur Kreuzbandersatzplastik ergibt sich aus der subjektiv empfundenen Instabilität in Verbindung mit dem MRT-morphologischen Korrelat und den klinisch objektivierbaren Untersuchungsbefunden (positiver vorderer Schubladen-/Lachman-Test, positiver Pivot-Shift-Test). Ausschlaggebend sind das Aktivitätsniveau des Patienten und der individuelle Anspruch an Beruf und sportliche Aktivität. Nicht zuletzt das Alter des Patienten spielt eine mit entscheidende Rolle für die Indikation zum Bandersatz sowie die Wahl des OP-Zeitpunktes. Die Entscheidung zur stabilisierenden VKB-Plastik ist somit immer multifaktoriell zu treffen. Das Patientenalter allein ist z. B. kein Ausschlusskriterium.

Der OP-Zeitpunkt sollte nach Möglichkeit so gewählt werden, dass das Knie in einem reizfreien Zustand mit freier Streckung und Beugung ist. Dies ist in der Regel mehrere Wochen nach Trauma der Fall, wenn der Gelenkerguss und die distorsionsbedingten Schmerzen abgeklungen sind. Dass das Arthrofibroserisiko (➤ Kap. 5.2.8) steigt, wenn sich das Knie in einem posttraumatischen Reizzustand mit Gelenkkapselschwellung und Bewegungseinschränkung befindet, war lange Jahre gängige Lehrmeinung. Jüngere Studien (Metaanalysen) konnten jedoch nachweisen, dass das Risiko einer postoperativ anhaltenden Bewegungseinschränkung unabhängig vom Operationszeitpunkt ist. So fand sich in der Studie von Kwok et al. (2013) kein Unterschied für die Entwicklung einer Arthrofibrose, selbst wenn der Eingriff 1, 2 oder 3 Wochen nach Trauma durchgeführt wurde. Auch die Transplantatwahl (Patellarsehne oder Kniebeugesehnen) hatte in dieser Studie keinen Einfluss auf die Entwicklung der Arthrofibrose. Das reizfreie Gelenk wird jedoch weiterhin von vielen Operateuren angestrebt.

Es gibt Fälle, in denen der Eingriff dringlich innerhalb der ersten Tage nach Trauma vorgenommen wird. Hierzu zählt z. B. die persönliche Situation des Verletzten mit dem Wunsch nach schnellstmöglicher Genesung (Leistungssportler).

Auch Begleitverletzungen wie einklemmende Meniskusrisse zwingen u. U. zu raschem Handeln. In dieser Situation muss kritisch abgewogen werden, ob im Rahmen des dringlichen Meniskuseingriffs trotz intraartikulärem Reizzustand die simultane VKB-Ersatzplastik erfolgen kann. Zumindest in Bezug auf die Meniskusnaht gibt es wissenschaftliche Untersuchungen, die bei simultaner VKB-Ersatzplastik eine bessere Einheilungschance nachweisen konnten als bei einem zweizeitigen Vorgehen mit initialer Meniskusnaht und späterem Kreuzbandersatz. Bei einzeitigem Vorgehen wird dem Patienten ein Zweiteingriff erspart, um die Rekonvaleszenzphase so kurz wie möglich zu halten.

CAVE

Die früher häufig durchgeführte VKB-Stumpfresektion im Rahmen eines diagnostischen Ersteingriffs sollte heute nicht mehr erfolgen, weil es hierfür keinerlei Begründung gibt und zu allem Überfluss für den Operateur wichtige Orientierungspunkte (originäre femorale und tibiale VKB-Insertion) zerstört werden.

Transplantatwahl und -durchmesser

Geeignetes Sehnenersatzmaterial muss hinsichtlich Länge und Reißfestigkeit vergleichbare Eigenschaften aufweisen wie das ori-

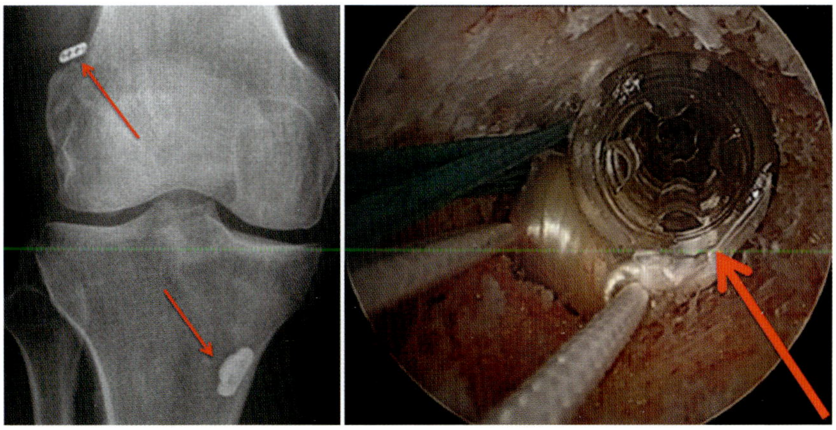

Abb. 5.2.11 Die Bandersatzplastik kann gelenkfern extrakortikal an Fäden aufgehängt werden (kleiner Pfeil), oder das Band wird gelenknah durch eine Schraube an die Bohrkanalwand gepresst (großer Pfeil).

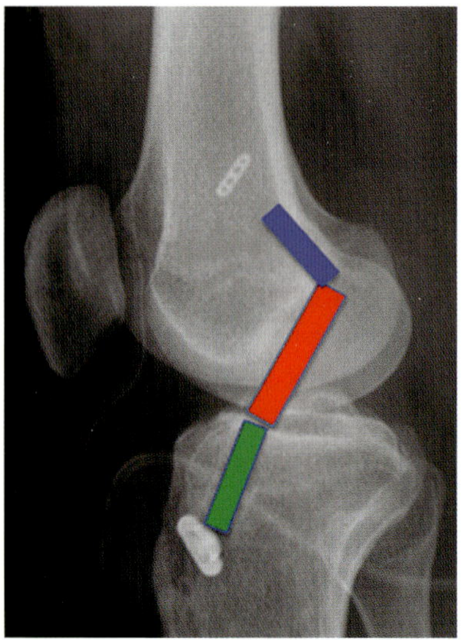

Abb. 5.2.12 Die VKB-Ersatzplastik hat einen intraartikulär verlaufenden Anteil (rote Strecke) mit einer Länge von 25–30 mm. Im femoralen Bohrkanal (blau) sollten 15–20 mm Sehnenstrecke verlaufen, im tibialen Kanal (grün) 20–25 mm.

ginäre vordere Kreuzband. Zu bedenken ist ferner, dass zusätzlich zur intraartikulären freien Sehnenstrecke (ca. 25–30 mm) eine Verankerung des Transplantats intraossär femoral und tibial erforderlich ist. Hierfür werden Bohrkanäle in beiden Knochen angelegt, in denen der Sehnenersatz verankert wird. Um jedoch eine adäquate Verankerung gewährleisten zu können, ist ein intraossärer Verlauf von wenigstens 15–20 mm femoral sowie 20–25 mm tibial erforderlich (➤ Abb. 5.2.12). Daraus ergibt sich, dass das Gesamtkonstrukt eine Länge von wenigstens 70 mm (Männer) bzw. 65 mm (Frauen) aufweisen sollte. Die tatsächlich erforderliche Sehnenlänge ist von der Fixationstechnik abhängig.

Als Ersatzmaterial für das zerrissene VKB wird in aller Regel körpereigenes Sehnenmaterial verwendet. Unterschieden werden reine Weichteilimplantate von körpereigenem Sehnengewebe mit anhängenden Knochenblöcken.

Als reine Weichteilimplantate stehen die Kniebeugesehnen zur Verfügung. Die **Semitendinosussehne** allein oder in Kombination mit der **Gracilissehne** („Hamstringsehnen") von der verletzten oder unverletzten Seite hat sich hierzu bewährt.

Alternativ bietet sich Sehnengewebe aus dem Kniestreckapparat an. Als reines Weichteiltransplantat kommt dann ein zentraler **Quadrizepssehnenstreifen** in Betracht, während die **Patellarsehne** allein zu kurz ist, um sich als Ersatzsehne zu eignen. Allerdings kann ein zentraler Streifen der Patellarsehne mit anhängenden Knochenblöcken aus der Patella und der Tuberositas tibiae ausgewählt werden, sodass dieses Konstrukt dann die erforderliche Transplantatlänge aufweist. Auch die Quadrizepssehne kann in Kombination mit einem Knochenblock aus der Patella entnommen werden und verfügt dann nur über ein freies Sehnenende.

PRAXISTIPP

Bei offenen Wachstumsfugen wird heute ausschließlich die Verwendung reiner Weichteiltransplantate empfohlen, da fugenkreuzende Knochenblöcke einen frühzeitigen (partiellen) Fugenschluss bewirken und ein Fehlwachstum des betroffenen Beines auslösen können.

Der Transplantatdurchmesser sollte sich am Durchmesser des Originalbandes orientieren. Beim Erwachsenen kommt man dieser Forderung mit einem Transplantatdurchmesser von 7,5–9 mm nach. Das bedeutet, dass bei der Entnahme von Sehnenstreifen aus dem Streckapparat von vornherein der angestrebte Durchmesser bedacht werden muss.

Der einfache Durchmesser der Semitendinosussehne allein reicht nicht aus, um den gewünschten Transplantatdurchmesser und die erforderliche Reißfestigkeit zu erzielen. Da die entnommene Sehne jedoch in aller Regel eine Länge von deutlich mehr als 20 cm aufweist, kann die Sehne als Zweifach-, Dreifach- oder Vierfachstrang aufgearbeitet werden. Wird der angestrebte Transplantatdurchmesser trotzdem nicht erreicht, wird zusätzlich die Gracilissehne entnommen und in der Regel als Zweifachstrang mit in das Konstrukt eingearbeitet (➤ Abb. 5.2.18c, d).

OP-Vorbereitung und diagnostische Arthroskopie

Der Eingriff erfolgt in der Regel in Allgemeinnarkose, kann aber auch unter Periduralanästhesie durchgeführt werden. Empfohlen wird eine Single-Shot-Antibiose mit einem Cephalosporin der 2. Generation mindestens 30 Minuten vor dem Hautschnitt.

Vor der OP-spezifischen Lagerung sollte eine Narkoseuntersuchung beider Kniegelenke im Seitenvergleich erfolgen, um Bildgebung und Befund noch einmal zu korrelieren und möglicherweise unentdeckte periphere Begleitpathologien zu erkennen. Eine evtl. notwendige Rasur im Operationsgebiet sollte erst unmittelbar vor der Hautdesinfektion im OP-Saal erfolgen, um das Infektionsrisiko durch kontaminierte Wunden zu minimieren. Zur Verbesserung der Sicht kann der Eingriff mit Blutleere (350 mmHg beim Erwachsenen, 250 mmHg beim Kind) erfolgen.

Während der OP ist eine Flexion des Kniegelenks bis 120° notwendig. Daher bietet sich entweder die Rückenlage mit Seitenstütze und Fußkeil oder die Lagerung im elektrischen Beinhalter an (➤ Abb. 5.2.13).

Nach Desinfektion des OP-Gebiets, sterilem Abdecken und Team-Timeout erfolgt die Anlage eines hohen anterolateralen Ar-

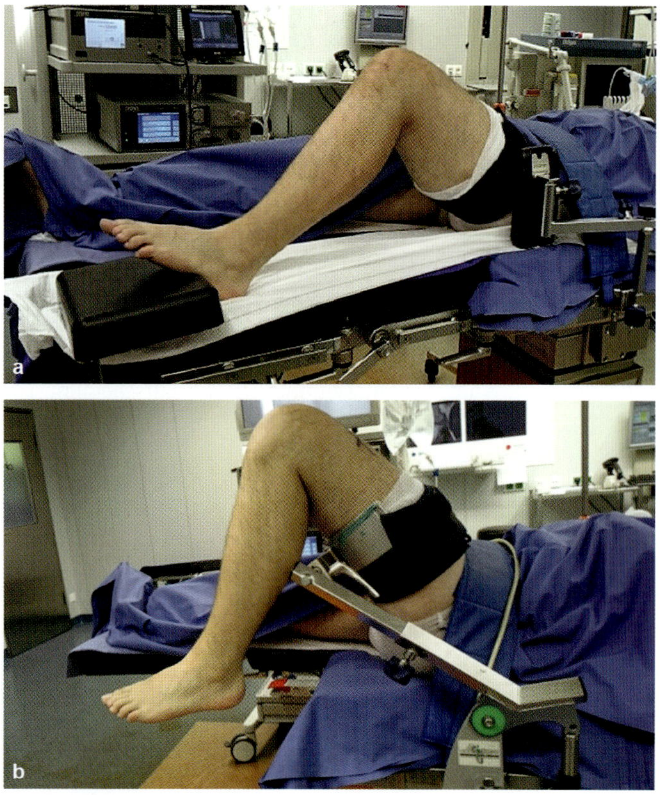

Abb. 5.2.13 Lagerungsmöglichkeiten zur VKB-Ersatzplastik:
a) Rückenlage mit Seitenstütze und Fußkeil
b) Arthroskopie-Zwinge mit elektrischem Beinhalter

throskopieportals sowie eines tiefen suprameniskalen medialen Arbeitsportals unter arthroskopischer Kontrolle in Kanülentechnik. Unter Umständen ist die Anlage eines zusätzlichen hohen medialen Portals sinnvoll, da hierüber die femorale VKB-Insertion sehr gut visualisiert werden kann. Anschließend erfolgt der diagnostische Rundgang durch alle Gelenkkompartimente zum Ausschluss oder Nachweis intraartikulärer Begleitverletzungen. Bleibt es beim geplanten therapeutischen Konzept, erfolgt im Anschluss die Sehnenentnahme.

Technik der Sehnenentnahme

Für die Entnahme der Semitendinosussehne ist ein etwa 3 cm langer, medial liegender Hautschnitt längsgestellt oder schräg ansteigend im Sehnenverlauf notwendig (➤ Abb. 5.2.14). Das Zentrum des Hautschnitts liegt dabei etwa drei Querfinger unterhalb der Tibiavorderkante (➤ Abb. 5.2.15). Nach Präparation der Subkutis erfolgt die Inzision der Sartoriusfaszie im Faserverlauf. Unmittelbar darunter, eher rundlich und gut verschieblich, erkennt man die Gracilissehne. Kaudal hiervon stößt man auf die Semitendinosussehne. Der ansatznahe Teil der Sehne wird mit einem Faden angeschlungen, die Sehne digital mobilisiert, und Verbindungsstränge (Faserzüge) zum medialen Gastroknemiuskopf werden durchtrennt. Anschließend wird der Sehnenansatz am Pes anserinus dargestellt, bis zum Periost mobilisiert und abgesetzt. Hiernach wird die Ansatzsehne mit einem Ringmesser (Sehnenstripper) vollständig entnommen (➤ Abb. 5.2.16). Sollte die Sehne nicht die erforderliche Länge aufweisen oder das Sehnenkaliber unterdimensioniert sein, wird die Gracilissehne auf die gleiche Weise entnommen.

Alternativ kann die Quadrizeps- oder die Patellarsehne als Transplantat verwendet werden. In der Regel werden hierzu ein zentraler Streifen der Sehne und ein (Quadrizepssehne, ➤ Abb. 5.2.17a) bzw. zwei anhängende Knochenblöcke (Patellarsehne, ➤ Abb. 5.2.17b) präpariert. Dies geschieht entweder durch Anwendung spezifischer Hohlfräsen oder auch freihändig mit der oszillierenden Säge.

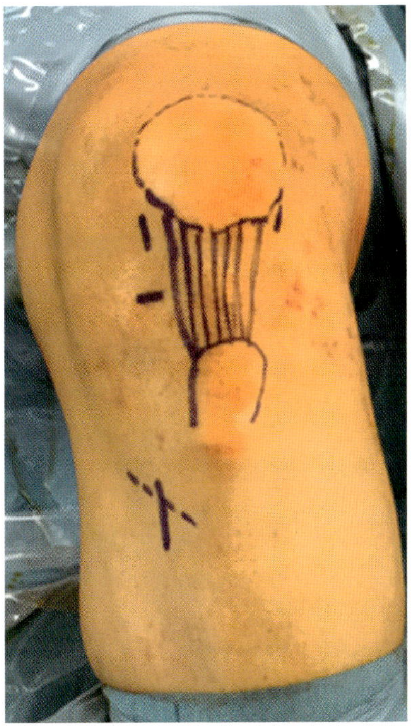

Abb. 5.2.14 Hautschnitt zur Sehnenentnahme längsgestellt (durchgehende Linie) oder schräg nach medial ansteigend (gestrichelte Linie)

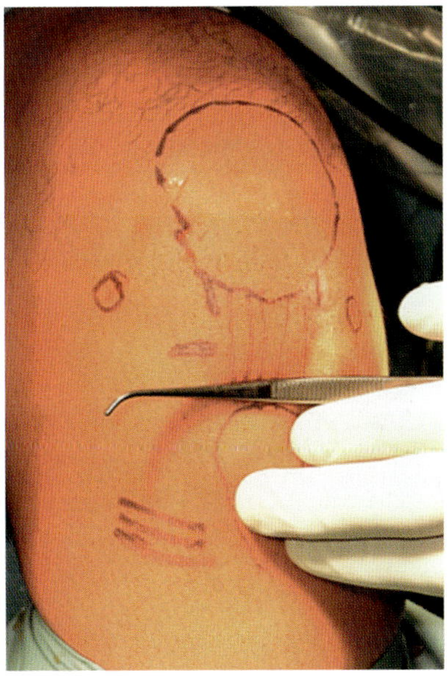

Abb. 5.2.15 Lage des Pes anserinus etwa drei Querfinger unterhalb der Schienbeinvorderkante

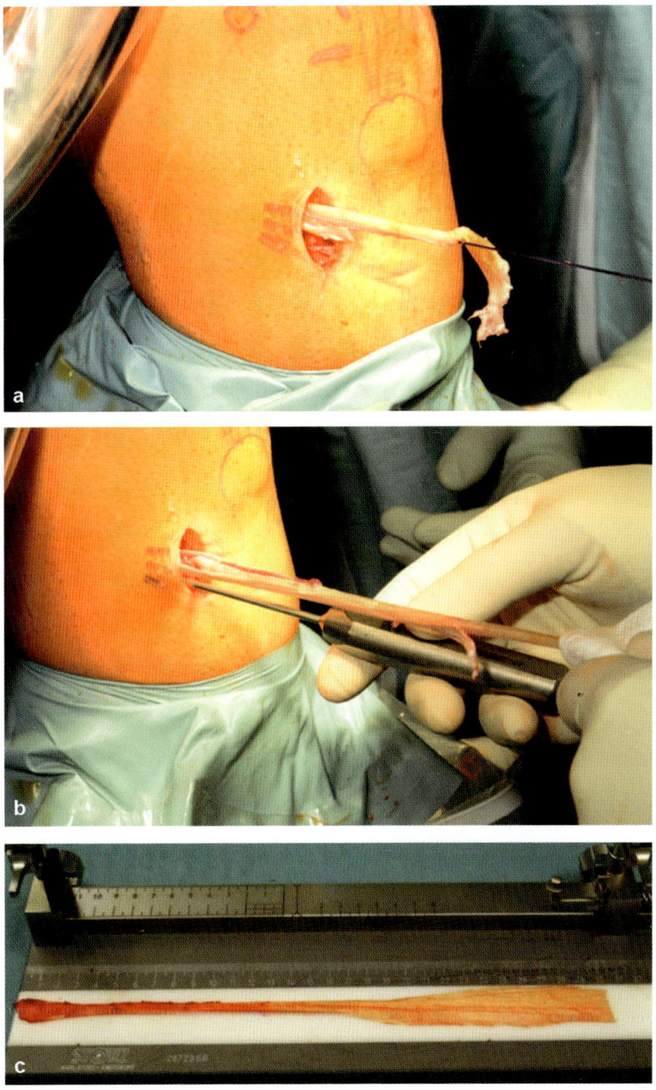

Abb. 5.2.16 Sehnenentnahme mithilfe eines Sehnenstrippers:
a) Absetzen der Sehne von der tibialen Insertion.
b) Der Sehnenstripper wird im Sehnenverlauf nach proximal geschoben.
c) Die Sehne wird vollständig aus dem Situs extrahiert.

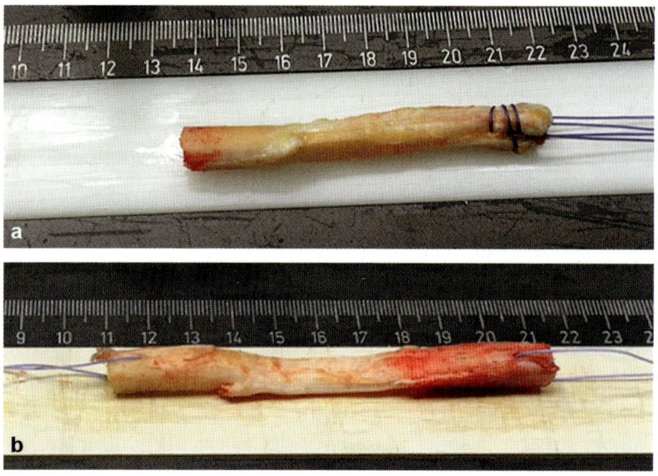

Abb. 5.2.17 Sehnenpräparation:
a) Entnommene Quadrizepssehne mit Knochenblock
b) Entnommene Patellarsehne (mittleres Drittel) mit anhängenden Knochenblöcken

Technik der Sehnenpräparation

Auf einem Sehnenbord wird die entnommene Sehne für die Implantation vorbereitet. Adhärentes Muskelgewebe wird von der Sehne präpariert, evtl. vorhandene sehnige Querzügel reseziert. Die freien Sehnenenden werden mit reißfestem Fadenmaterial armiert. Die maximale Länge des Transplantats wird bei Entnahme der Patellar- oder Quadrizepssehne durch die Entnahme selbst festgelegt und kann anschließend auf dem Sehnenbord nur noch gekürzt werden. Bei Verwendung der Kniebeugesehnen hat der Operateur wesentlich mehr Variationsmöglichkeiten, um abhängig von Länge und Kaliber der entnommenen Sehne(n) ein VKB-Transplantat zu kreieren. In der Regel wird ein Vierfachstrang angestrebt. Voraussetzung hierfür ist eine ausreichende Sehnenlänge (Männer: 28 cm, Frauen 26 cm). Bei sehr dicker Semitendinosussehne kann in seltenen Fällen jedoch ein Dreifachstrang ausreichen (➤ Abb. 5.2.18a). Bei nicht ausreichender Sehnenlänge oder -dicke kann alternativ bei ergänzender Entnahme der Gracilissehne ein Fünffachstrang präpariert werden (3-fach Semitendinosussehne, 2-fach Gracilissehne; ➤ Abb. 5.2.18c). In sehr seltenen Fällen kann auch ein Sechsfachstrang angestrebt werden (4-fach Semitendinosussehne, 2-fach Gracilissehne; ➤ Abb. 5.2.18d). Dies ist denjenigen Fällen vorbehalten, in denen der Vierfachstrang zwar ausreichend lang, aber zu kaliberschwach ist.

Neuere Studien konnten zeigen, dass das relative Risiko eines Transplantatversagens bei Verwendung der Kniebeugesehnen im Vergleich zur Patellarsehne signifikant erhöht ist. Eine mögliche Ursache ist der zu gering gewählte Transplantatdurchmesser. So konnte in einer biomechanischen Studie von Boniello et al. (2015) nachgewiesen werden, dass die Reißfestigkeit des Transplantats bei einem Durchmesserzuwachs von 7,0 auf 8,0 mm um 20 % zunimmt, bei einem Zuwachs von 7,0 auf 9,0 mm sogar um 34 %. In einer klinischen Studie mit 263 Patienten lag die Revisionsrate bei 7 %, wenn der Transplantatdurchmesser ≤ 8,0 mm gemessen wurde. Ab einem Transplantatdurchmesser von 8,5 mm war im nachuntersuchten Kollektiv kein Transplantatversagen beobachtet worden.

Der Durchmesser des Transplantats wird mithilfe von Messhülsen bestimmt (➤ Abb. 5.2.19). Die Dicke des Präparats bestimmt die spätere Größe des Bohrkanals.

PRAXISTIPP

Man sollte unbedingt darauf achten, dass sich das Transplantat nicht nur lose durch die Messhülse ziehen lässt, sondern dass Transplantat und Messhülse einen mäßig strammen (Pressfit-)Verbund bilden.

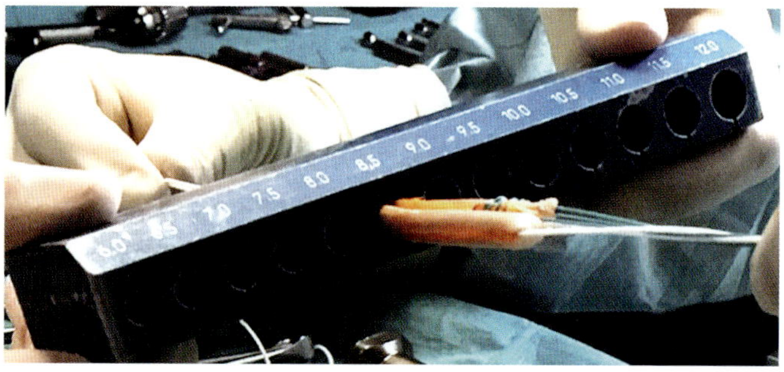

Abb. 5.2.19 Durchmesserbestimmung des Sehnenkonstrukts

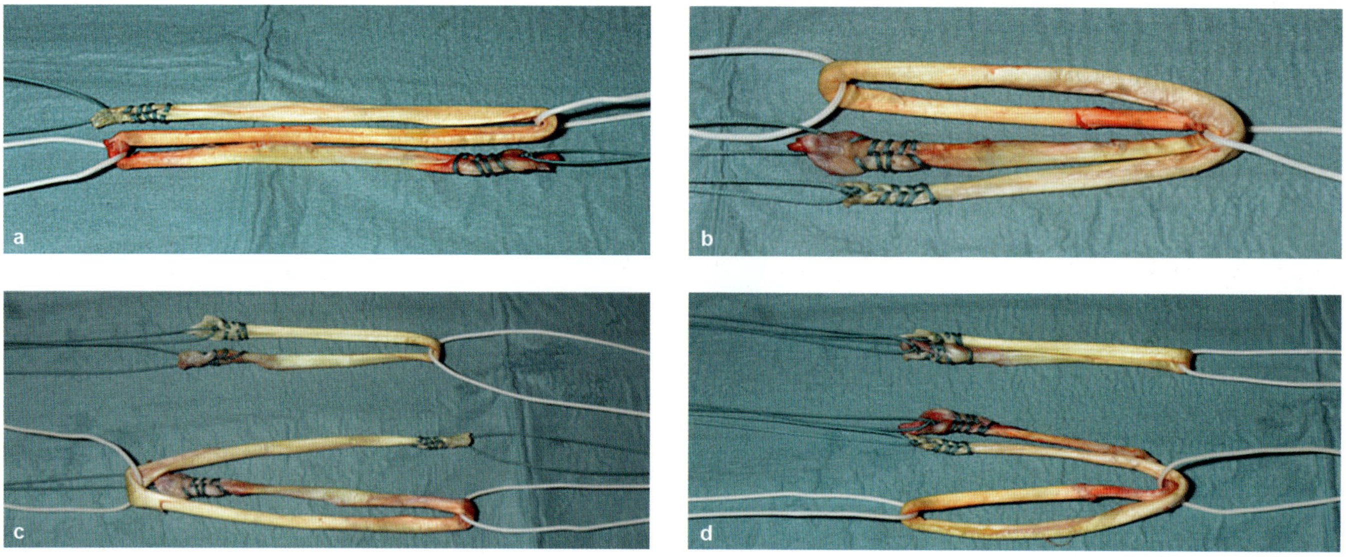

Abb. 5.2.18 Sehnenaufbereitung bei Verwendung der Kniebeugesehnen (Semitendinosussehne ohne oder mit Gracilissehne):
a) Semitendinosussehne als Dreifachstrang
b) Semitendinosussehne als Vierfachstrang
c) Semitendinosussehne als Dreifachstrang + Gracilissehne als Zweifachstrang
d) Semitendinosussehne als Vierfachstrang + Gracilissehne als Zweifachstrang

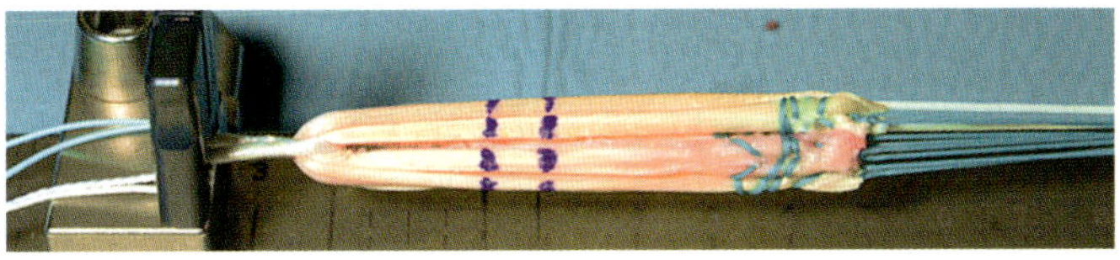

Abb. 5.2.20 Fertiges Sehnenpräparat, für den Transplantateinzug vorbereitet

Nur durch einen festen Sitz des eingezogenen Transplantats im späteren Bohrkanal kann eine erfolgreiche Knochen-Sehnen-Einheilung erfolgen. Das fixierte Transplantat kann sich bei zu großem Bohrkanal ansonsten wie ein „Scheibenwischer" verhalten und zur konsekutiven Erweiterung des Bohrkanals *(tunnel enlargement)* beitragen.

Das vorbereitete Sehnenkonstrukt wird nach Durchmesserbestimmung (➤ Abb. 5.2.19) auf dem Sehnenbord aufgespannt und vorgedehnt (➤ Abb. 5.2.20). Zu diesem Zeitpunkt steht die geplante Fixationstechnik fest. Bei extrakortikal-femoraler Fixierung wird das Fixationsplättchen mit eingearbeitet (➤ Abb. 5.2.23).

Technik der arthroskopischen Bohrkanalanlage

Die Positionierung des femoralen und tibialen Bohrkanals orientiert sich an intraartikulären Landmarken. Um eine anatomische Rekonstruktion des VKB zu erreichen, dienen die rupturierten Bandreste mit ihren originären Insertionen als wichtigste Orientierungspunkte.

Tibialer Bohrkanal

Für die Anlage des tibialen Bohrkanals stehen spezifische Zielgeräte zur Verfügung. Neben dem tibialen Kreuzbandstumpf dient das Außenmeniskusvorderhorn als Orientierungspunkt. Zunächst wird ein Zieldraht von prätibial nach intraartikulär vorangetrieben (➤ Abb. 5.2.21).

PRAXISTIPP

Eine Winkeleinstellung von 55–60° am Zielgerät ist meist ideal. Der 2,4-mm-Führungsdraht wird bis zur zentralen Position im Kreuzbandstumpf eingebohrt.

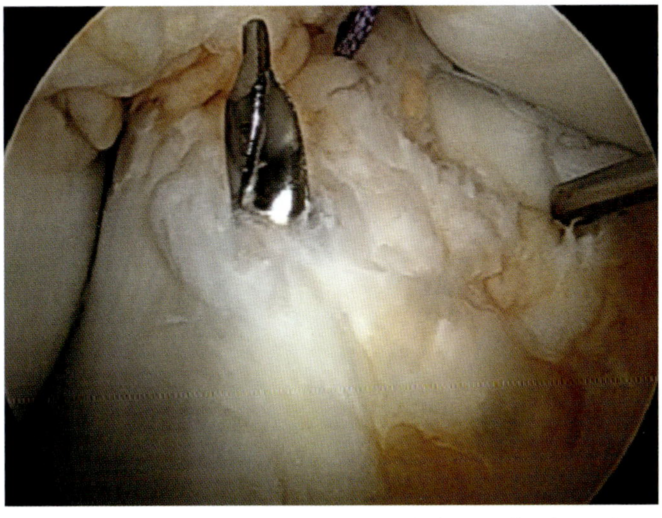

Abb. 5.2.21 Tibialer Zieldraht im Zentrum des tibialen Kreuzbandstumpfes, Lagebeziehung zum Außenmeniskusvorderhorn

Über diesen Zieldraht wird der gewünschte Kanaldurchmesser (entspricht dem gemessenen Durchmesser des Transplantats) durch Überbohren mithilfe von Hohlfräsen oder kanülierten Bohrern erreicht. In aller Regel sollte die Bohrkanallänge mindestens 4 cm betragen. Kürzere Kanallängen können auf eine Fehlpositionierung hinweisen und müssen überprüft werden. Einige Operateure empfehlen eine intraoperative Durchleuchtungskontrolle, um die Positionierung des Zieldrahtes vor dem Überbohren zu überprüfen.

Inadäquate tibiale Bohrkanallagen

Wird der tibiale Bohrkanal zu weit anterior platziert, kann es bei Streckung zu einem Impingement zwischen Transplantat und Notchdach kommen. Dies kann zum einen ein Streckdefizit verursachen, andererseits zu einem frühzeitigen Transplantatversagen führen. Die zu weit laterale Anlage des tibialen Bohrkanals führt bei korrektem Transplantatverlauf zu einem lateralen Notchwand-Impingement mit der Folge, dass das Transplantat durch die ständige Bewegung aufgerieben wird und ebenfalls versagt. Wird der Bohrkanal zu weit posterior angelegt, droht ein Impingement mit dem HKB. Klinisch stehen dann häufig Schmerzen bei Beugung über 90° im Vordergrund. Die zu weit mediale Anlage des tibialen Bohrkanals kann zu einer Verletzung des Knorpels am medialen Tibiaplateau führen.

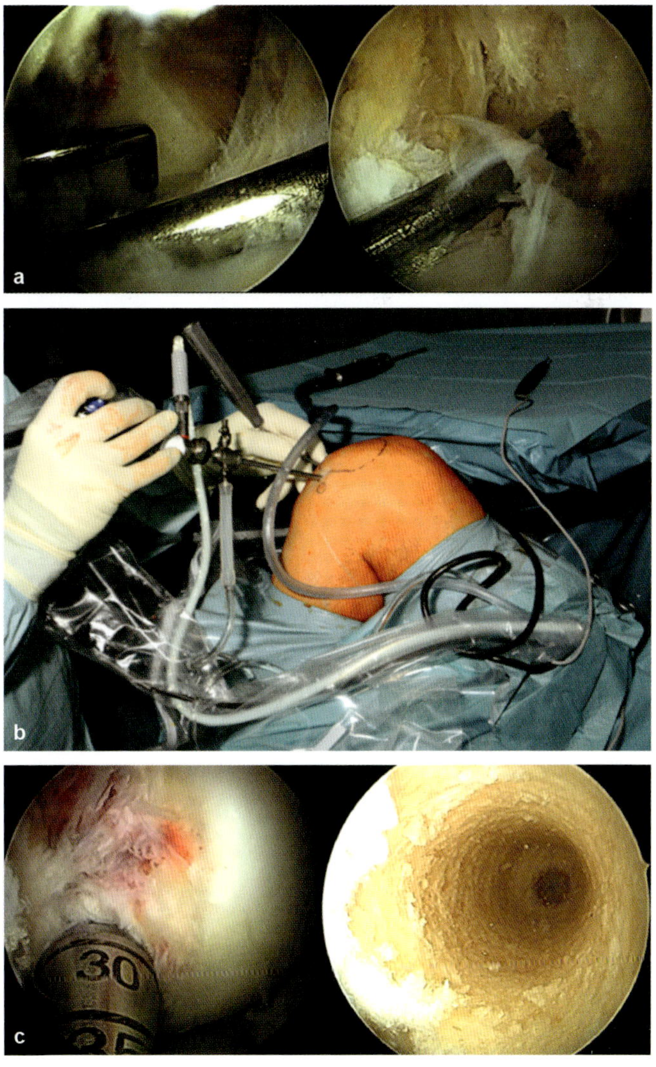

Abb. 5.2.22 Femorale Bohrkanalanlage in Portaltechnik:
a) Zielgerät und Zieldraht werden über das anteromediale Portal eingeführt
b) 110–120° Kniebeugung bei der Bohrkanalanlage
c) Visualisierung über ein hohes anteromediales Optikportal

Femoraler Bohrkanal

Die Anlage des femoralen Bohrkanals kann in zwei Techniken erfolgen. In der **transtibialen Bohrtechnik** wird ein Zielgerät durch den tibialen Bohrkanal nach intraartikulär eingeführt und dort ausgerichtet. Das bedeutet, dass die Positionierung des femoralen Zielgeräts im Gelenk unmittelbar von der Platzierung des tibialen Kanals abhängt. In etwa 90° Knieflexion erfolgt dann die Bohrkanalanlage ebenfalls durch Überbohren eines vorgelegten Zieldrahtes. Aus wissenschaftlichen Studien ist jedoch bekannt, dass in dieser Technik nur in wenigen Fällen das anatomische femorale Insertionsareal des VKB an der lateralen Notchwand erreicht wird. Zu bedenken ist ferner, dass bei initialer tibialer Kanalanlage ein Verlust von Spülflüssigkeit den arthroskopischen Gelenkblick einschränken kann.

Daher wird die transtibiale Bohrtechnik zunehmend zugunsten der **Portaltechnik** verlassen. Hierbei erfolgt die femorale Tunnelplatzierung unabhängig vom tibialen Bohrkanal, indem das femorale Zielgerät durch ein tiefes anteromediales Arbeitsportal (suprameniskeal) direkt in das Kniegelenk eingeführt wird (➤ Abb. 5.2.22a). Diese Technik gibt dem Operateur die Möglichkeit, das Zielgerät genau im Zentrum der anatomischen femoralen VKB-Insertion zu platzieren, und zwar in einer 10-Uhr- (rechtes Knie) bzw. einer 2-Uhr-Position (linkes Knie). Nachteilig bei dieser Zweiportaltechnik ist eine geringere Übersicht, weil das Kniegelenk für die Bohrkanalanlage vorübergehend in etwa 120° Beugung gebracht werden muss (➤ Abb. 5.2.22b). Hilfreich kann in dieser Situation die zusätzliche Anlage eines hohen anteromedialen Optikportals sein, weil man darüber eine gute Visualisierung der femoralen VKB-Insertion erlangt (➤ Abb. 5.2.22c). Auch bei dieser Technik erfolgt die eigentliche Bohrkanalanlage über einen vorgelegten zentralen Zieldraht und die anschließende durchmesserbezogene Überbohrung.

Inadäquate femorale Bohrkanallagen

Die Anlage des femoralen Bohrkanals im Bereich des Notchdaches führt zu einem steilen Transplantatverlauf und wird auch als **High-Noon-Positionierung** bezeichnet. Der daraus resultierende Transplantatverlauf kann zwar eine Stabilisierung des Kniegelenks in der Sagittalebene bewirken, die Patienten beklagen jedoch häufig eine anhaltende rotatorische Instabilität. Wird der femorale Bohrkanal zu weit anterior angelegt, resultiert hieraus eine insgesamt zu kurze intraartikuläre Verlaufsstrecke und daraus eine allgemeine Bewegungseinschränkung. Die zu weit posteriore femorale Bohrkanalanlage kann ein Ausbrechen des Kanals begünstigen und muss vermieden werden.

Fixationstechniken und -materialien

Wesentliche Voraussetzung für die Einheilung an der femoralen und tibialen Bohrkanalwand ist eine stabile Fixierung des Sehnentransplantats. Davon hängt später die ungestörte biomechanische Funktion der VKB-Ersatzplastik ab.

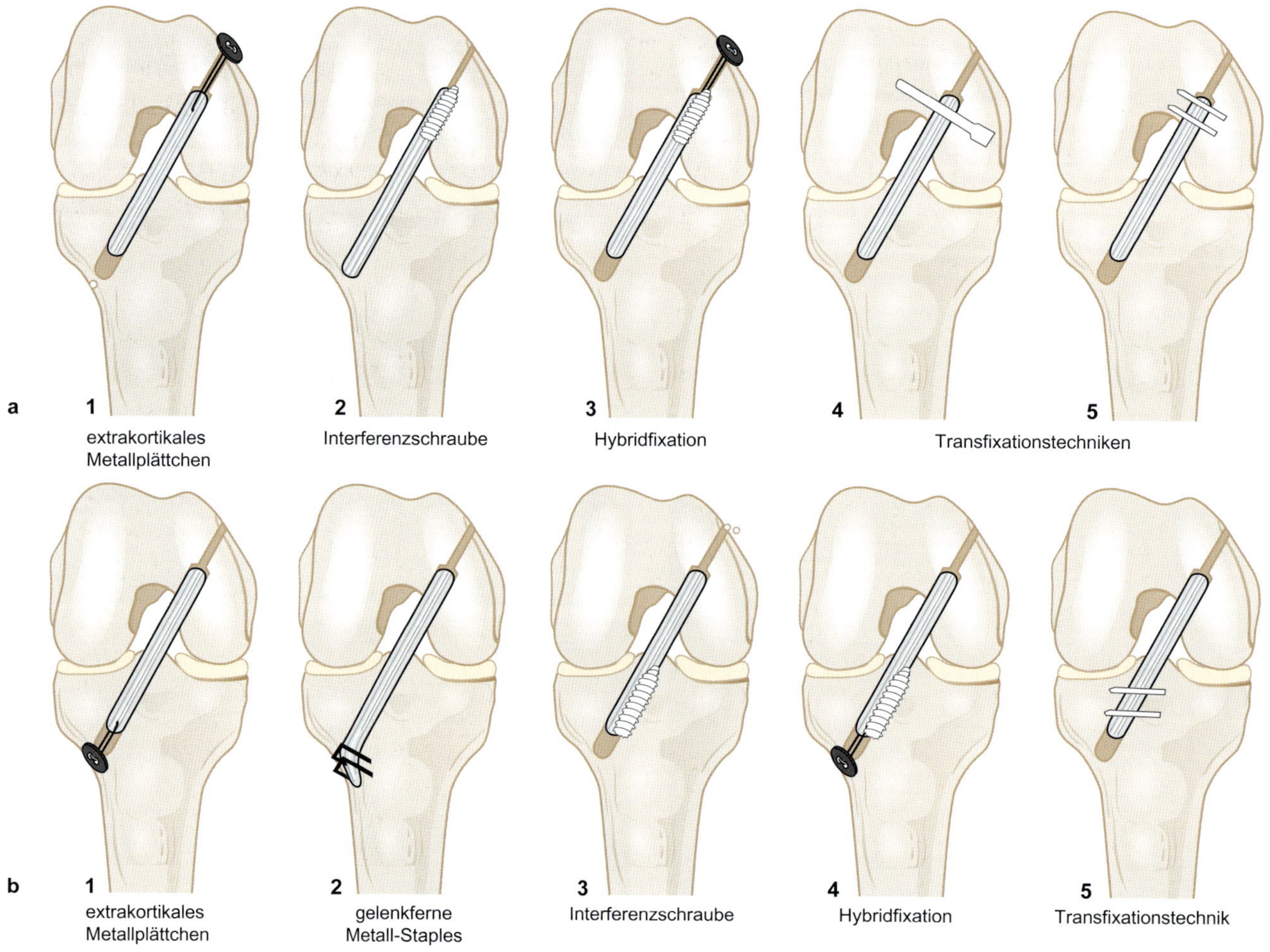

Abb. 5.2.23 Fixationstechniken nach Kreuzbandersatzplastik: a) Femorale Fixationsprinzipien. b) Tibiale Fixationsprinzipien.

Unterschieden wird zwischen einer Knochen-Knochen-Einheilung bei der Verwendung von Sehnentransplantaten mit Knochenblöcken und einer Knochen-Sehnen-Einheilung bei der Verwendung reiner Weichteiltransplantate.

Es existieren gelenknahe und gelenkferne (extrakortikale) Fixationstechniken (➤ Abb. 5.2.23). Bei den **gelenknahen Fixationstechniken** kommt es in der Regel zum direkten Kontakt zwischen Sehnen- und Fixationsmaterial (Interferenzschrauben, Transfixationssysteme). Bei **extrakortikaler Fixierung** (Metallplättchen, Staples, Metallgewindeschrauben) wird die Sehne indirekt stabilisiert, indem das anhängende Fadenmaterial unter Zug fixiert wird und das Transplantat so die notwendige Stabilität erhält. Wird eine Kombination beider Fixationsprinzipien am selben Bohrkanal vorgenommen, spricht man von einer Hybridfixierung („Hosenträger- und -Gürtel-Prinzip").

Kein Verfahren ist dem anderen derart überlegen, dass eine generelle Empfehlung ausgesprochen werden kann. Eine gelenknahe Fixation bietet den Vorteil einer kurzen Konstruktstrecke (lediglich der intraartikuläre Verlauf des Bandes), hat aber den Nachteil, dass es zu einem direkten Kontakt zwischen Schraube und Sehne kommt und hierdurch eine Kompromittierung des Bandes möglich ist. Der Vorteil der gelenkfernen Fixation (kein direkter Kontakt zwischen Sehne und Fixationsmaterial) bedingt dagegen eine längere Konstruktstrecke.

Die **implantatfreie Fixation** stellt eine Alternative dar, bei der in der Regel Sehnentransplantate mit Knochenblock verwendet und in die vorgebohrten Kanäle eingebracht werden. Dabei verkeilt sich der Knochenblock im Bohrkanal (Pressfit-Verankerung) oder wird durch Spongiosadübel fixiert.

In der praktischen Durchführung wird die VKB-Ersatzplastik mithilfe eines Durchzugsfadens (Shuttlefaden) transtibial in das Gelenk und in den femoralen Bohrkanal eingezogen (➤ Abb. 5.2.24a–c). Anschließend erfolgt die tibiale Fixierung unter Zug an den Transplantathaltefäden in etwa 20° Knieflexion. Die korrekte Lage des femoralen Fixationsbuttons wird radiologisch verifiziert (➤ Abb. 5.2.24d).

Operationsabschluss

Intraoperativ und zum Ende des Eingriffs sollten die wesentlichen Operationsschritte anhand von Bildern dokumentiert werden („Fotodokumentation"). Es gibt keine Evidenz für die Notwendigkeit der Anlage von Redondrainagen. Abschließend erfolgen Wundverschluss, steriler Verband und eine elastische Wicklung des Beines. Eine postoperative Röntgenkontrolle dient der Dokumentation der angelegten Bohrkanäle sowie der röntgendichten Fixationsmaterialien.

Doppelbündeltechnik

Die Tatsache, dass das vordere Kreuzband aus zwei funktionell unterschiedlichen Bündeln (AM- und PL-Bündel) besteht, war die Grundlage für die Entwicklung einer spezifischen OP-Technik, bei der beide Bündel getrennt voneinander ersetzt werden. Dies bedeutet eine doppelte Bohrkanalanlage sowohl femoral als auch tibial, wobei sich die Lage der Bohrkanäle streng an der Anatomie orientiert. In der Regel werden die Kniebeugesehnen (Semitendinosus- und Gracilissehne) verwendet, wobei jedes Bündel in der Regel als Zweifachstrang aufgearbeitet und getrennt voneinander fixiert wird.

Der theoretische biomechanische Vorteil der Doppelbündeltechnik lässt sich klinisch objektiv anhand von Studien zwar tendenziell in Form einer verbesserten postoperativen Kniestabilität im Vergleich mit der Einzelbündeltechnik nachweisen, in einer kürzlich publizierten Metaanalyse gab es jedoch keinen Unterschied in Bezug auf klinisches Outcome oder Rerupturrate. Zu bedenken sind ferner die verlängerte OP-Zeit und im Vergleich zur Einzelbündeltechnik erhöhte Transplantatfixationskosten.

!

Daher kann nach heutigem Wissensstand die Doppelbündel-VKB-Ersatzplastik nicht als Standardmethode empfohlen werden, sondern bleibt vielmehr Einzelfällen vorbehalten. Dies kann z. B. Berufssportler mit pivotierenden Sportarten betreffen.

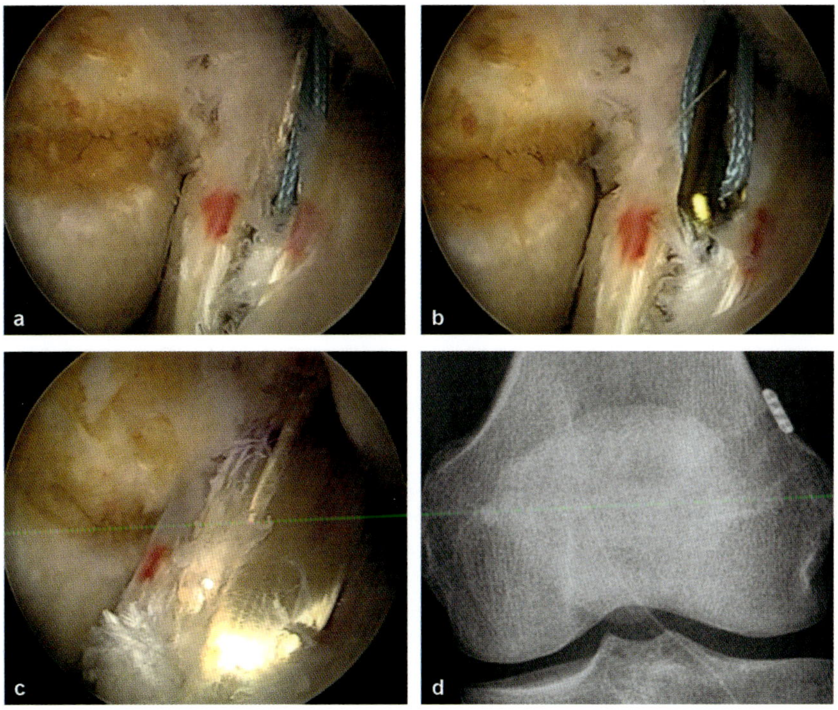

Abb. 5.2.24 Transplantateinzug und -verankerung
a) Shuttlefaden im Situs
b) Einzug von Zug- und Flipfaden
c) Transplantat vollständig im femoralen Bohrkanal
d) Postoperatives Röntgenbild mit kortikal anliegendem Flip-Button

5.2.5 VKB-Ersatzplastik bei offenen Wachstumsfugen

Therapeutischer Hinweis
Die konservative Behandlung nach ligamentärer Kreuzbandverletzung bei offenen Wachstumsfugen zeigt schlechte Resultate, wenn eine objektivierbare Instabilität verbleibt. Daher wird trotz der Gefahr einer iatrogenen Wachstumsfugenverletzung die Bandersatzplastik empfohlen.

In der Vergangenheit wurden unterschiedliche Prinzipien der Bohrkanalanlage etabliert. Unterschieden werden die fugenschonenden Techniken (rein epiphysär bzw. extraepiphysär) und die transphysäre Bohrkanalanlage (➤ Abb. 5.2.25). Da auch bei Kindern eine anatomische Rekonstruktion angestrebt wird, wird die fugenkreuzende Bohrkanalanlage heute empfohlen. Je jünger das Kind zum Zeitpunkt der Kreuzbandersatzplastik ist, desto größer ist das Risiko eines Fehlwachstums.

Die Operationstechnik entspricht im Wesentlichen der in ➤ Kap. 5.2.4 beschriebenen Methode, wobei es einige Besonderheiten gibt, die nachfolgend erwähnt werden sollen.

Fugenkreuzende Knochenblöcke sollten vermieden werden, um keinen frühzeitigen Fugenschluss zu provozieren. Daher werden bei Kindern in aller Regel reine Weichteiltransplantate aus Kniebeugesehnen empfohlen (Semitendinosussehne, ggf. mit Gracilissehne), die die Wachstumsfugen überbrücken sollten. Aus demselben Grund sollte die Sehnenfixation nicht auf Höhe der Wachstumsfugen erfolgen, weshalb in der Regel eine extrakortikale gelenkferne Fixierung empfohlen wird. Der tibiale Bohrkanal sollte möglichst steil angelegt werden, um die Wachstumsfuge nicht zu tangential zu schneiden und damit den Querschnitt der durchbohrten Wachstumsfugenanteile nicht unnötig zu vergrößern. Hierbei gilt es, die Apophyse der Tuberositas tibiae nicht zu tangieren. Aufgrund des Verlaufs der femoralen Wachstumsfuge lässt sich ein tangentiales Kreuzen bei der Anlage des femoralen Bohrkanals nicht vermeiden (➤ Abb. 5.2.26).

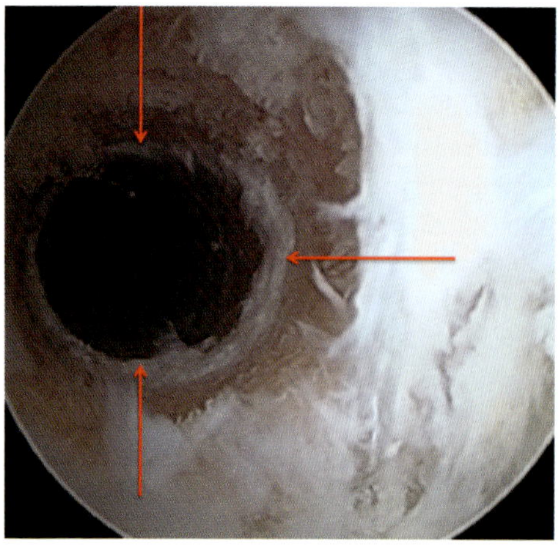

Abb. 5.2.26 Blick in den femoralen Bohrkanal mit erkennbarer, tangential getroffener Wachstumsfuge

5.2.6 Versagensursachen nach VKB-Ersatzplastik

Die Reruptur nach erneuter Verletzung ist in weniger als 30 % der Fälle die Ursache des Transplantatversagens. Weitaus häufiger sind inadäquate Operationstechniken im Zusammenhang mit der Primär-OP. Inadäquate femorale und tibiale Tunnelpositionierung (Verhältnis 3 : 1), knöchernes Impingement, geringe Vorspannung des Transplantats, inadäquate Fixierung, zu geringer Transplantatdurchmesser und übersehene Begleitpathologien bzw. -instabilitäten sind die häufigsten Ursachen.

Daneben kann eine fehlende Einheilung des Transplantats zu einem Versagen führen. Zu den biologischen Versagensursachen werden Transplantatnekrosen, eine ausbleibende Revaskularisierung sowie Störungen im Ligamentisierungsprozesses gezählt.

Klinische objektivierbare Symptome eines Bandversagens nach VKB-Ersatzplastik sind eine vermehrte Bandlaxizität oder eine Bewegungseinschränkung. Subjektiv stehen für den Patienten Schmerzen und/oder ein Instabilitätsgefühl im Vordergrund.

Der Zeitpunkt des Transplantatversagens kann Hinweise auf die Ursache liefern. Liegt der Primäreingriff weniger als 6 Monate zurück, sind inadäquate OP-Techniken, eine inadäquate Rehabilitation, eine zu frühe Rückkehr zum Sport oder eine fehlende Transplantateinheilung die wahrscheinlichsten Ursachen. Liegt der Primäreingriff länger als 12 Monate zurück, ist häufiger ein erneutes Trauma ursächlich.

Vorgehen bei gesichertem Transplantatversagen

Wenn ein Transplantatversagen klinisch und radiologisch (MRT) gesichert ist, muss die wahrscheinlichste Ursache ermittelt werden. Dazu gehört zunächst die eingehende klinische Untersuchung, um herauszufinden, ob eine isolierte VKB-Insuffizienz vor-

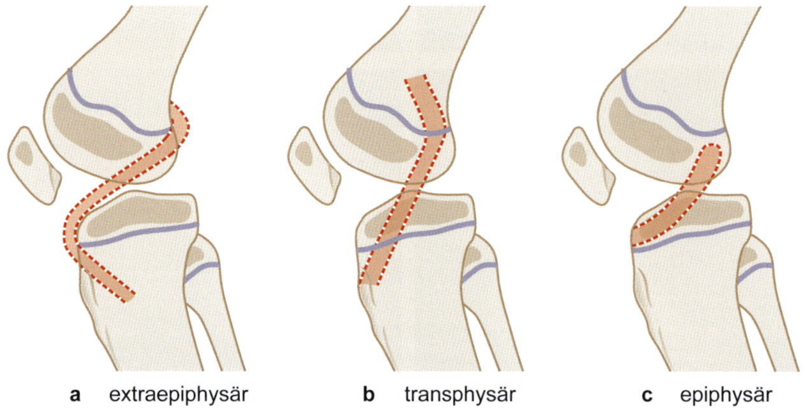

Abb. 5.2.25 Unterschiedliche Prinzipien der Bohrkanalanlage bei offenen Wachstumsfugen
a) extraepiphysär
b) transphysär
c) epiphysär

liegt oder eine kombinierte Bandinsuffizienz mit Beteiligung weiterer Strukturen. Neben der Befragung zum Ereignisablauf im Moment der erstmaligen Kreuzbandverletzung gehört hierzu auch die eigene Sichtung der in der Regel vorhandenen Bildgebung (Röntgen, MRT) aus dieser Zeit. Es geht darum, evtl. **übersehene Begleitverletzungen** nachträglich zu erkennen, da diese mitverantwortlich für ein Transplantatversagen sein können. Insbesondere unbehandelte höhergradige Kollateralbandinstabilitäten (➤ Kap. 5.1) werden auch im Rahmen einer Revisions-VKB-Ersatzplastik ansonsten ein erneutes Transplantatversagen begünstigen.

Wenn die Indikation zur Revisionskreuzbandersatzplastik gestellt wird, muss sich der Operateur mit der Frage des **geeigneten Sehnentransplantats** und der **Lage der Bohrkanäle** beschäftigen. Je nach Lage und Größe des neu geplanten femoralen und tibialen Bohrkanals muss entschieden werden, ob eine einzeitige Revisionskreuzbandersatzplastik möglich ist oder ob in einem Zwischenschritt zunächst ungünstig gelegene oder aufgeweitete alte Bohrkanäle verschlossen werden müssen.

Um diese Frage zu beantworten, ist die Durchführung eines **Bohrkanal-CT** (ggf. mit 3D-Rekonstruktion) dringend zu empfehlen und gilt heute als Goldstandard. Dabei muss ein femoral vollständig inadäquat platzierter Bohrkanal kein Hindernis für ein einzeitiges Vorgehen sein (➤ Abb. 5.2.27a), während ein mäßig aufgeweiteter, aber korrekt gelegener Bohrkanal den Operateur u. U. vor das Problem einer adäquaten Sehnenstabilisierung und -fixierung stellt. In diesem Fall gilt es zu entscheiden, ob zunächst eine Auffüllung des Bohrkanals angestrebt wird (➤ Abb. 5.2.27b) oder ob der Operateur für eine einzeitige Revisionskreuzbandersatzplastik ein Sehnentransplantat mit Knochenblock auswählt, um eine sichere Verankerung des Transplantats zu erreichen.

Am schwierigsten ist die Situation eines „inkomplett inadäquat" platzierten Bohrkanals zu lösen. Wenn alter Bohrkanal und ideal platzierter neuer Bohrkanal sich überschneiden, ist eine stabile Transplantatverankerung oft nicht möglich. In diesen Fällen ist ein Zwischenschritt mit **Bohrkanalauffüllung** unumgänglich. In manchen Fällen kann erst intraoperativ unter Sichtung der alten Bohrkanäle entschieden werden, ob ein ein- oder ein zweizeitiges Vorgehen sinnvoll ist. In diesen Fällen sollte der Patient vor der Operation über beide Möglichkeiten aufgeklärt werden. Der Operateur muss darüber hinaus in der Lage sein, intraoperativ das geeignete Sehnentransplantat (Kniebeugesehne, Lig. patellae, Quadrizepssehne, ipsilateral, kontralateral, …) auszuwählen.

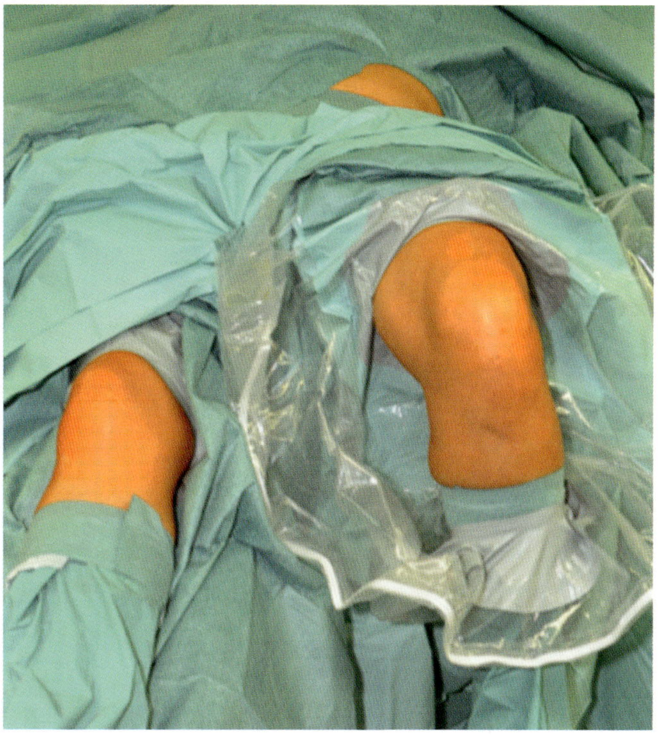

Abb. 5.2.28 OP-Setting mit beidseits abgedeckten Beinen (Sehnenentnahme beidseits möglich) und zusätzlich abgedecktem vorderem Beckenkamm für eine etwaige Spongiosaentnahme

PRAXISTIPP

Daher empfiehlt es sich, in diesen Fällen den OP-Situs für alle Eventualitäten vorzubereiten. Beide Beine und eine Spongiosaentnahmestelle (häufig der gleichseitige vordere Beckenkamm) werden abgedeckt und geben dem Operateur die maximale Flexibilität (➤ Abb. 5.2.28).

Technik der Bohrkanalauffüllung (zweizeitiges Vorgehen)

Weit verbreitet ist die Auffüllung des betroffenen Bohrkanals mit autologer Spongiosa, die i. Allg. aus dem gleichseitigen vorderen Beckenkamm entnommen, für die Implantation vorbereitet (➤ Abb. 5.2.29a) und dann portionsweise in den Bohrkanal verfüllt wird.

Die Operation erfolgt in aller Regel arthroskopisch kontrolliert. Zunächst werden alle Transplantat- und Fixationsreste aus dem Bohrkanal entfernt und die typischerweise vorhandene Sklerose-

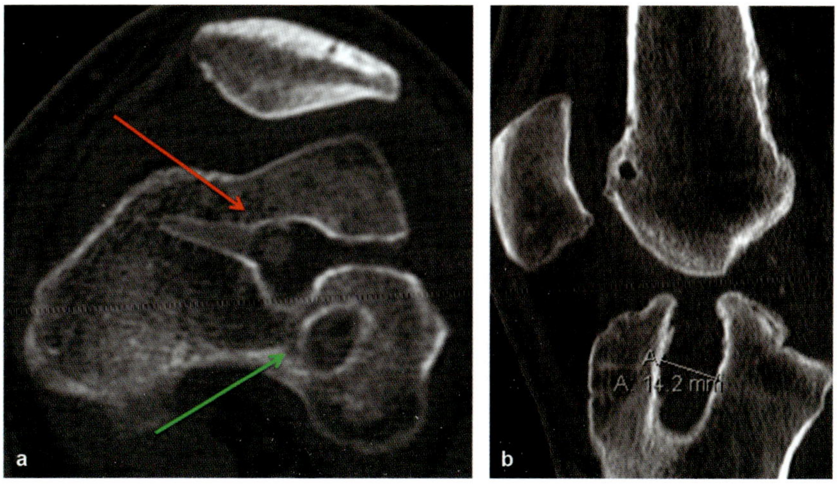

Abb. 5.2.27 Bohrkanal-CT zur Interpretation der Bohrkanalverläufe:
a) Femoral vollständig inadäquat platzierter Bohrkanal (roter Pfeil), kein Hindernis für Bohrkanalneuanlage (grüner Pfeil)
b) Tibial korrekt platzierter, aber aufgeweiteter Bohrkanal

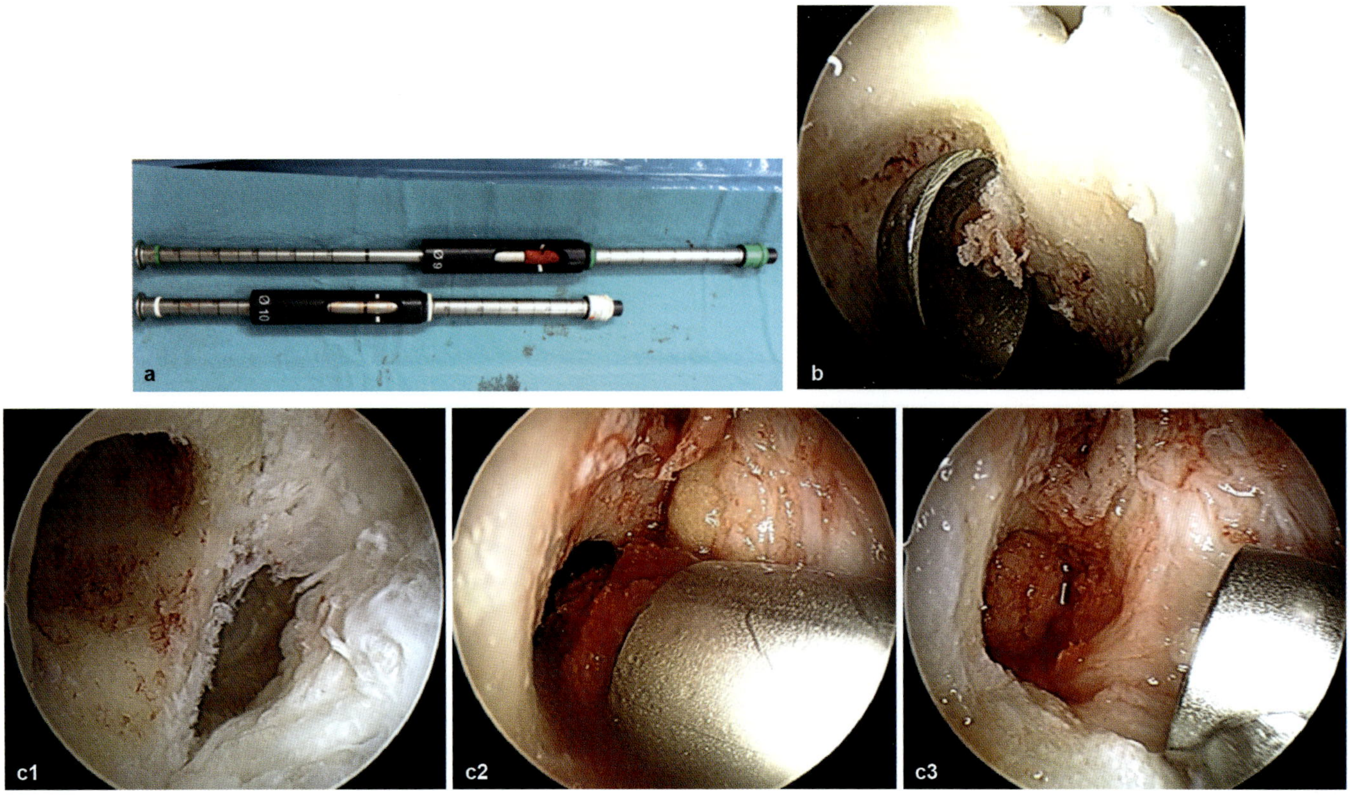

Abb. 5.2.29 Technik der Bohrkanalauffüllung:
a) Vorbereitung der Spongiosa in geeigneten Applikatoren
b) Aufbrechen der Sklerosezone am Rand des alten Bohrkanals
c1–3) Trockenarthroskopisch kontrollierte Applikation der Spongiosa in die debridierten Bohrkanäle

zone am Rand des Kanals aufgebrochen (➤ Abb. 5.2.29b). Dies geschieht entweder mit motorbetriebenen Kopfbohrern oder manuell mit scharfen Löffeln. Anschließend wird die Spongiosa arthroskopisch kontrolliert eingebracht (Trockenarthroskopie ohne Spülflüssigkeit! ➤ Abb. 5.2.29c).

Die Industrie bietet alternativ zur körpereigenen Spongiosa alloplastisches und allogenes Knochenersatzmaterial an, das in ähnlicher Weise in die vorhandenen Bohrkanäle verfüllt wird.

Vorgehen bei einzeitiger Revision

Der Operateur benötigt maximale Flexibilität beim einzeitigen Vorgehen. Das fängt bei der Transplantatwahl an, weshalb im Zweifelsfall beide Beine abzudecken sind (➤ Abb. 5.2.28). Anders als bei der primären VKB-Ersatzplastik erfolgt beim Revisionsfall nach der diagnostischen Arthroskopie in der Regel nicht die Sehnenentnahme, sondern zunächst die Anlage der Bohrkanäle. Entweder erfolgt eine Kanalneuanlage oder eine Überbohrung des vorbestehenden Kanals. Wenn dieser hinsichtlich seines tatsächlichen Durchmessers und einer möglichen Interferenz mit einem älteren Kanal sicher intraoperativ beurteilt werden kann, sollte die endgültige Entscheidung hinsichtlich des Transplantats getroffen werden (z. B. kontralaterale Semitendinosussehne oder ipsilaterale Quadrizepssehne mit Knochenblock).

Die weitere Vorgehensweise entspricht derjenigen bei der primären Kreuzbandersatzplastik. Für die Transplantatfixierung muss der Operateur unterschiedliche Prinzipien kennen und anwenden können (extrakortikal, gelenknah), um auch hier flexibel auf spezifische Anforderungen im Revisionsfall reagieren zu können.

5.2.7 Kreuzbanderhaltende OP-Techniken

Im Vergleich zu extraartikulären Bandstrukturen mit guter Heilungspotenz (z. B. das Lig. collaterale) ist das Selbstheilungspotenzial nach VKB-Ruptur begrenzt. Entsprechend verbleibt oftmals eine mechanische Lücke zwischen den rupturierten Bandstümpfen (bzw. zwischen Stumpf und femoraler Insertion bei proximalen Abrissen), und eine stabile Narbenheilung bleibt aus.

Eine Verletzung des vorderen Kreuzbandes muss jedoch nicht zwangsläufig einen dauerhaften Funktionsverlust nach sich ziehen. Die Prognose hängt dabei entscheidend von der Rupturform ab.

Diagnostischer Hinweis

Nicht selten findet man MRT-morphologisch eine unvollständige VKB-Ruptur mit Beteiligung eines der beiden Bündel. In diesen Fällen kann bei der klinischen Untersuchung ein uneinheitliches Bild auftauchen: Bei **Verletzung des AM-Bündels** findet man einen positiven Lachman-Test, jedoch einen negativen Pivot-Shift-Test, bei **Beteiligung des PL-Bündels** genau den umgekehrten Untersuchungsbefund.

Bei derartigen Partialrupturen kann ein banderhaltender Therapieansatz sinnvoll sein. Die Häufigkeit symptomatischer Rupturen des AM- oder PL-Bündels wird mit 5–10 % angegeben.

Ein wesentlicher Vorteil banderhaltender Operationstechniken ist, dass die propriozeptiven Eigenschaften des originären Bandes erhalten bleiben, die eine direkte Rückkopplung an die kniegelenkübergreifende agonistische (ischiokrurale) und antagonistische (Quadrizeps-)Muskulatur ermöglichen. Darüber hinaus

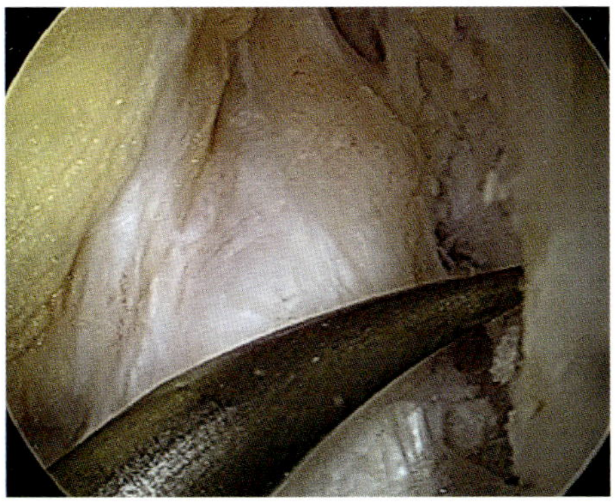

Abb. 5.2.30 Mikrofrakturierung der femoralen VKB-Insertion mithilfe von Ahlen, die mehrere Millimeter in den subchondralen Knochen eingeschlagen werden

bleibt die Durchblutung zumindest anteilig erhalten, und die nicht rupturierten VKB-Anteile dienen dem Operateur als Leitstruktur für die Augmentation.

Healing Response

Die Technik der „healing response" wurde erstmals von Steadman beschrieben. Gemeint ist eine Mikrofrakturierung des femoralen VKB-Ansatzes in dem Anteil, in dem die Teilruptur liegt. Durch die Eröffnung des subchondralen Knochens kommt es zum Einstrom von Knochenmarkzellen mit Ausschüttung von Wachstumsfaktoren und Thrombozyten, die eine stabile Einheilung der rupturierten, aber ortsständigen VKB-Anteile begünstigen können (➤ Abb. 5.2.30). Die mittel- und langfristigen Ergebnisse sind überzeugend mit einem sehr hohen Anteil subjektiv und objektiv stabiler Kniegelenke, sodass die beschriebene Technik heute als etabliert gilt.

Einbündelrekonstruktion

Die operative Vorgehensweise entspricht in ihren einzelnen Schritten derjenigen bei der Kreuzbandersatzplastik mit Sehnenentnahme, Bohrkanalanlage und Transplantatfixierung. Soll nur eines der VKB-Bündel ersetzt werden, reicht jedoch ein Transplantat geringeren Durchmessers aus, sodass u. U. die Gracilissehne allein zur Augmentation gewählt wird (➤ Abb. 5.2.31). Die Lage des femoralen und tibialen Bohrkanals orientiert sich an dem rupturierten Faseranteil und folgt damit den Prinzipien der Doppelbündel-VKB-Rekonstruktion (➤ Kap. 5.2.4).

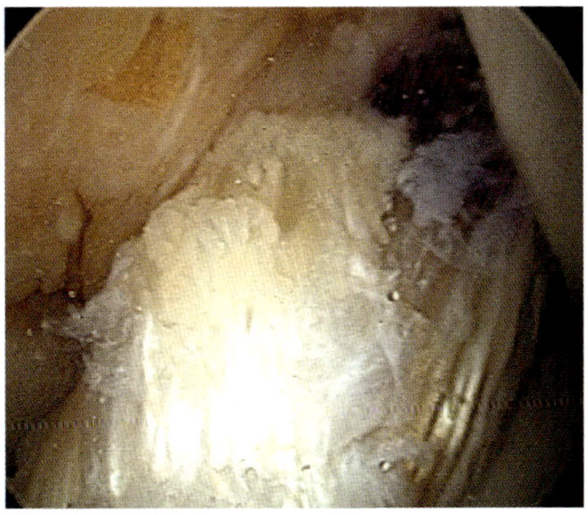

Abb. 5.2.31 Bei partiell erhaltenen VKB-Strukturen kann eine Rekonstruktion des rupturierten Bündels unter Erhalt der suffizienten Strukturen erwogen werden. Bei intaktem AM-Bündel erfolgt lediglich der Ersatz des PL-Bündels.

(Augmentierte) Kreuzbandnaht

Die Idee der Kreuzbandnaht ist viele Jahrzehnte alt und wurde u. a. von Marshall et al. (1982) beschrieben. Aufgrund nicht überzeugender Ergebnisse konnte sich die Technik nicht etablieren. Dennoch versuchen unterschiedliche Arbeitsgruppen aktuell, die Grundidee der Kreuzbandnaht wieder aufzugreifen. Um eine stabile Einheilung des Kreuzbandes zu erreichen, werden u. a. Nahttechniken mit zusätzlicher Augmentation durch reißfestes Fadenmaterial untersucht. Besondere Aufmerksamkeit genießt aktuell die **dynamische Kreuzbandnaht** (Ligamys®), bei der ein reißfester Augmentationsfaden über einen Spannfedermechanismus implantiert wird. Dadurch werden die flexionsabhängigen unterschiedlichen Spannungszustände im Kniegelenk aufgefangen, was das stabile Einheilen einer Kreuzbandnaht erleichtert.

Außerdem gibt es Ansätze, die biologische Selbstheilungspotenz durch lokale Applikation von **Wachstumsfaktoren** zu stimulieren. Die beschriebenen Verfahren werden aktuell im Rahmen von Studien angewendet. Welchen Stellenwert sie zukünftig in der Behandlung von Kreuzbandverletzungen haben werden, wird von den Ergebnissen abhängen.

5.2.8 Komplikationen nach VKB-Ersatzplastik

Allgemeine perioperative Komplikationen im Zusammenhang mit chirurgischen Eingriffen sind bekannt und treten auch bei VKB-Ersatzplastiken auf. Hierzu zählen Nachblutungen, Wundschmerzen, Schwellungszustände oder auch Thrombosen. Ein besonderes Augenmerk gilt der postoperativen Infektion, weil damit in aller Regel ein Gelenkinfekt gemeint ist. Daneben gibt es operationsspezifische Komplikationen, die häufig operationstechnische Ursachen haben. Zu diesen Komplikationen zählen Bewegungseinschränkung, anhaltende Instabilität und arthrogener Schmerz.

Postoperatives Kniegelenkempyem

Beim Kniegelenkempyem handelt es sich um einen chirurgischen Notfall, der ein sofortiges Handeln erfordert. Die Häufigkeit nach VKB-Ersatzplastik wird mit etwa 1 % angegeben. In der Regel manifestiert sich der Infekt in den ersten 3 Wochen postoperativ. Leitsymptom ist der unnatürlich starke Kniegelenkschmerz, häufig im oberen Recessus. Begleitend findet man meist eine Kapselschwellung, einen Gelenkerguss und allgemeine Infektzeichen wie Fieber und Abgeschlagenheit. Bei Kontrolle der Blutwerte zeigen sich oftmals eine Leukozytose und erhöhte CRP-Werte. Die Verdachtsdiagnose kann durch eine Gelenkpunktion erhärtet werden. Oft findet man einen trüben, manchmal eitrigen Gelenkerguss. Aus dem Punktat werden eine bakteriologische Abstrichuntersuchung und ein Gram-Präparat angefertigt, u. U. ergänzt um eine Leukozytenzählung.

CAVE

Besteht auch nur der geringste klinische Verdacht auf ein Kniegelenkempyem, müssen umgehend – ohne das Abstrichergebnis abzuwarten – eine (arthroskopische) Gelenkspülung und ggf. eine Synovektomie durchgeführt und eine systemische Antibiotikatherapie eingeleitet werden.

Intraoperativ gilt es, das Infektstadium korrekt zu beurteilen, um zu entscheiden, ob das rein arthroskopische Vorgehen Aussicht

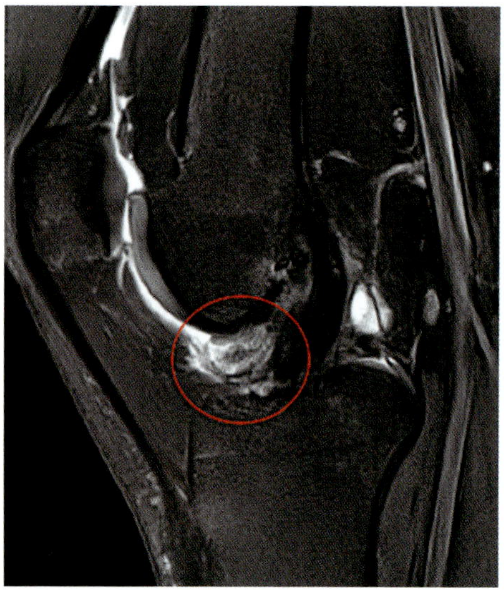

Abb. 5.2.32 MRT-morphologischer Nachweis eines Zyklops-„Tumors" nach VKB-Ersatzplastik

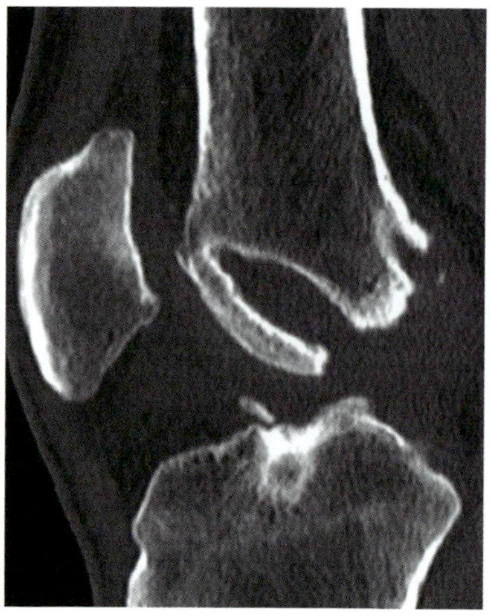

Abb. 5.2.33 Erhebliche Bohrkanalaufweitung bei inadäquater Bohrkanalanlage

auf Erfolg hat. In erster Linie geht es dabei um die Rettung des Gelenkknorpels. Der Erhalt der VKB-Ersatzplastik ist anzustreben, im Gesamtkontext aber von untergeordneter Bedeutung. Die meisten Autoren empfehlen 2–3 arthroskopische Gelenkspülungen im Abstand von jeweils 2–3 Tagen. Sollte es danach nicht zu einer Normalisierung der laborchemischen Parameter und des Lokalbefunds kommen, wird eine Konversion mit offener Synovektomie und Transplantatentfernung empfohlen. Zu den operativen Einzelheiten dazu wird auf ➤ Kap. 11 verwiesen.

Postoperative Bewegungseinschränkung

Häufigste Ursache für eine postoperative Bewegungseinschränkung ist die inadäquate Bohrkanallage. Liegt der tibiale Bohrkanal zu weit anterior, kommt es ebenso zu einem Impingement zwischen Transplantat und Notchdach wie bei einem zu steilen femoralen Bohrkanal. Ein Streckdefizit ist die Folge. Liegt der tibiale Bohrkanalaustritt im Gelenk zu weit lateral, kommt es zu einem lateralen Notchwand-Impingement, und das Transplantat wird durch die Bewegung des Kniegelenks aufgerieben.

Unter einem **Zyklopssyndrom** versteht man einen Bindegewebs„tumor" im ventralen tibiaseitigen Gelenkabschnitt. Ursächlich kann der retrahierte originäre Kreuzbandstumpf ebenso sein wie rupturierte ventrale VKB-Ersatzplastik-Fasern oder eine überschießende Gewebsneubildung. Der Zyklops führt zu einem Streckdefizit und lässt sich MRT-morphologisch sichern (➤ Abb. 5.2.32).

Arthrofibrose

Unter einer Arthrofibrose versteht man eine generelle Bindegewebsvermehrung im Kniegelenk mit Ausbildung derber Narbenstränge und hieraus resultierender schmerzhafter Bewegungseinschränkung. Nach Kreuzbandersatzplastik kann diese Komplikation auftreten.

In früheren Jahren wurde eine Verbindung zwischen Operationszeitpunkt und der Arthrofibroseentwicklung hergestellt. Die wissenschaftlichen Untersuchungen hierzu stammten jedoch aus einer Zeit, als z. T. noch offene OP-Techniken beschrieben und eine sehr restriktive Nachbehandlung, z. T. mit postoperativer Gipsruhigstellung, empfohlen wurden. Daher galt lange Zeit die Empfehlung, eine Kreuzbandersatzplastik entweder in den ersten 2 Tagen nach Verletzung oder frühestens 6 Wochen nach Trauma durchzuführen. In einer kürzlich publizierten Metaanalyse mit mehr als 900 Patienten konnte kein Zusammenhang zwischen Operationszeitpunkt und Arthrofibroseentwicklung festgestellt werden. Unabhängig vom verwendeten Transplantat (Patellarsehne oder Kniebeugesehnen) fanden sich bezüglich des Operationszeitpunktes von 1, 2 oder 3 Wochen nach Trauma keine Unterschiede.

Bohrkanalaufweitung

Die Bohrkanalaufweitung kann verschiedene Ursachen haben und stellt ein radiologisch nachweisbares Phänomen dar. Ursächlich wird ein Einstrom von Synovialflüssigkeit in den Bohrkanal entlang dem Kreuzbandtransplantat beschrieben. In der Folge bilden sich Lysezonen im spongiösen Knochen, woraus mitunter riesige Defekthöhlen entstehen können. Auch ein Zusammenhang mit der Verwendung resorbierbarer Interferenzschrauben und den damit verbundenen Um- und Abbauprozessen im Bohrkanal wird gesehen. Nicht zuletzt werden auch mechanische Irritationen zwischen Kreuzbandtransplantat und Bohrkanalwand für die Bohrkanalaufweitung verantwortlich gemacht. Unterschieden werden Bewegungen des Transplantats in Längsrichtung (Bunjee-Cord-Effekt) von Bewegungen gegen die Bohrkanalwand (Scheibenwischereffekt). Häufig liegen operationstechnische Ursachen mit extraanatomischer Bohrkanalanlage vor (➤ Abb. 5.2.33), die eine Bohrkanalaufweitung begünstigen.

5.2.9 Nachbehandlung nach Kreuzbandruptur

Es gibt kein einheitliches Nachbehandlungsschema nach VKB-Ersatzplastik. Meist basiert ein Nachbehandlungskonzept auf den individuellen Erfahrungen des Operateurs und nicht auf Evidenz. Durch die unzähligen Operationstechniken im Zusammenhang mit der VKB-Ersatzplastik lassen sich die wenigen vorhandenen Studien zur Nachbehandlung schlecht miteinander vergleichen, zum anderen umfasst ein Nachbehandlungskonzept ganz unterschiedliche Teilaspekte.

Hierzu zählen u. a. die postoperative Kälteanwendung, die Nachbehandlung mit oder ohne Orthese, die postoperative Entlastung, Teil- oder Vollbelastung, die Limitierung des postoperativen Bewegungsumfangs, die Verwendung der Elektrostimulation und das Ausmaß und der Zeitpunkt der postoperativen Physiotherapie.

Kälteapplikation

Die postoperative Anwendung von Kälte soll zur Schmerzreduktion beitragen und die Schwellung des Operationsgebiets günstig beeinflussen. Beides konnte jedoch bisher in Studien nicht nachgewiesen werden. Allerdings ist bekannt, dass die direkte Anwendung von Eis sogar eher schädlich ist, weil hierdurch der Lymphabstrom aus dem Operationsgebiet reduziert wird.

Orthesen

Kontrovers wird der Einsatz von Kniegelenksorthesen nach VKB-Ersatzplastik diskutiert. Nach Bandersatz mittels Patellarsehne und Knochenblöcken konnte in keiner Studie der objektivierbare Nutzen einer Orthese nachgewiesen werden. Die Orthesenbehandlung hatte keinen positiven Einfluss auf die Stabilität und die Beweglichkeit des Kniegelenks zum Nachuntersuchungszeitpunkt. Allerdings kann diese Aussage nicht auf das Ergebnis nach VKB-Ersatzplastik unter Verwendung von Kniebeugesehnen übertragen werden. Hier sind randomisierte Studien notwendig, um eine Aussage über die Notwendigkeit der Verwendung von Nachbehandlungsorthesen zu tätigen.

Entlastung

Bisher konnte keine Studie nachweisen, dass eine Entlastung oder Teilbelastung nach VKB-Ersatzplastik das Endergebnis verbessert. Aus biomechanischen Studien ist bekannt, dass die direkte Vollbelastung zu keiner erhöhten Transplantatbeanspruchung führt. Daher scheint eine Entlastung nach alleiniger VKB-Ersatzplastik nicht erforderlich zu sein.

Mobilisationsbeginn

Es gibt keinen Hinweis, dass ein sofortiger postoperativer Mobilisationsbeginn einen negativen Einfluss auf das Ergebnis nach VKB-Ersatzplastik hat. Vielmehr führt der zügige Einsatz einer Motorschiene zur Schmerzreduktion und soll dazu beitragen, postoperative Verwachsungen zu verhindern.

Elektrostimulation

Die Elektrostimulation des M. quadriceps femoris hat einen positiven Einfluss auf die postoperative Kraftentfaltung und verbessert das Gangbild in den Wochen nach VKB-Ersatzplastik. Daher verordnen einige Operateure ein Elektrostimulationsgerät für die Dauer von einigen Wochen.

5.2.10 Prognose und Leistungsfähigkeit nach Versorgung: Return to Sports

Die Rekonstruktion des VKB ist eine häufig durchgeführte Operation. Ziele sind die Wiederherstellung der Biomechanik des Kniegelenks, das Erreichen des Aktivitätsniveaus vor dem Unfall und die Optimierung der gesundheitsbezogenen Lebensqualität.

Das Risiko, eine Kniegelenkarthrose zu erleiden, liegt nach 10 Jahren und isolierter Kreuzbandverletzung bei 10 %, bei kombinierter Verletzung mit Meniskusbeteiligung bei fast 50 %. Diese Arthroserisiken sind im Übrigen unabhängig von einer konservativen oder operativen Behandlung nach Kreuzbandruptur. In Kenntnis dieser epidemiologischen Daten erscheint es nicht verwunderlich, dass in einem großen Review mit Einschluss von mehr als 5 000 Patienten nur 44 % der Athleten nach 3 Jahren das gleiche Wettkampfniveau wie vor der Verletzung erreichten. Je jünger der Patient zum Operationszeitpunkt war, desto größer war seine Chance, postoperativ wieder ein hohes Aktivitätsniveau zu erreichen.

Diese Daten zeigen, dass auch ein exzellenter Kreuzbandoperateur trotz standardisierter Operationstechnik nicht in der Lage ist, in jedem Fall mit hoher Wahrscheinlichkeit ein für alle Seiten befriedigendes Ergebnis zu erzielen. Eine realistische Aufklärung ist daher unabdingbare Voraussetzung für ein ungestörtes Arzt-Patient-Verhältnis.

5.2.11 Kombinationsverletzungen mit Beteiligung des vorderen Kreuzbandes

Die Verletzung des VKB tritt häufig nicht isoliert auf, sondern ist mit Begleitverletzungen assoziiert. Zu nennen sind hier die Mitverletzung der Kollateralbandstrukturen, der Menisken und des Gelenkknorpels.

Auf die Komplexverletzungen im Rahmen einer Kniegelenkluxation wird in ➤ Kap. 5.4 eingegangen, die kombinierte vordere und hintere Kreuzbandverletzung wird im ➤ Kap. 5.3 ausgeführt.

VKB und Innenband

Innenbandverletzungen heilen zu einem großen Anteil konservativ mit gutem Ergebnis aus (➤ Kap. 5.1). Sofern eine operative Behandlung der Kreuzbandverletzung geplant ist, stellt sich die Frage nach dem bestmöglichen Operationszeitpunkt. Idealerweise liegt eine Ausheilung der Innenbandverletzung mit stabiler medialer Bandführung und frei beweglichem Knie vor. Ein solcher Zustand ist häufig 6–8 Wochen nach Trauma erreicht. Bei Grad-I- und -II-Läsionen wird eine stabile Ausheilung eher erreicht als bei Grad-III-Läsionen. In jedem Fall muss vor der Durchführung der Kreuzbandersatzplastik feststehen, ob eine mediale Instabilität verblieben ist. In diesem Fall wird die alleinige VKB-Ersatzplastik keinen dauerhaften Erfolg bringen, weil es durch die unbehandelte mediale Instabilität zu einer sekundären Auslockerung des VKB kommt. In diesen Fällen einer chronischen medialen Instabilität ist eine simultane operative Behandlung beider Bänder erforderlich (➤ Kap. 5.1).

Bei Mitverletzung des Innenbandes stellt sich die Frage nach dem besten Transplantat für die Durchführung der Kreuzbandersatzplastik. Da die Kniebeugesehnen als sekundäre mediale Stabilisatoren des Kniegelenks gelten, bietet sich bei verbliebenen medialen Restinstabilitäten die Verwendung alternativer Sehnentransplantate (Patellarsehne, Quadrizepssehne, kontralaterale Beugesehnen) an.

VKB und Meniskus

Eine Vielzahl von VKB-Verletzungen geht mit Meniskusläsionen einher. Die erforderlichen meniskuschirurgischen Eingriffe (Naht bzw. Teilresektion) sollten simultan mit der Bandersatzplastik erfolgen. Gerade bei meniskuserhaltenden OP-Techniken ist die Einheilungswahrscheinlichkeit der Naht in Kombination mit stabilisierender Bandersatzplastik höher. Dies wird durch die stabilisierende Bandersatzplastik selbst und durch den Einfluss von Wachstumsfaktoren im Knie im Zusammenhang mit der Anlage der kreuzbandspezifischen Bohrkanäle begründet. Sollte aufgrund eines dislozierten und nahtfähigen Meniskusrisses eine dringliche Operationsindikation bestehen, so empfiehlt es sich, einzeitig die VKB-Ersatzplastik mit durchzuführen.

VKB und Gelenkknorpel

Chondrale und osteochondrale Begleitläsionen stellen eine dringliche Operationsindikation dar. Oberste Priorität hat die anatomische Einpassung der Fragmente mit sicherer Fixierung. Ist dies nicht möglich, muss ein sauberes Débridement und ggf. eine Mikrofrakturierung erfolgen. Ähnlich wie bei simultanen Meniskusverletzungen empfehlen viele Operateure, einzeitig das Kreuzband und den Gelenkknorpel zu rekonstruieren. Ist aufgrund der chondralen Defektgröße und fehlender Rekonstruierbarkeit ein Knorpelzellersatzverfahren notwendig, bietet sich in einem ersten Schritt das Débridement mit simultaner Knorpelzellentnahme zur Anzüchtung an, in einem zweiten Eingriff dann die simultane Kreuzbandersatzplastik mit Knorpelzelltransplantation. Zu den Einzelheiten der Knorpeltherapie wird auf ➤ Kap. 8.3 verwiesen.

5.2.12 Fazit

- Die Ruptur des VKB ist eine häufig auftretende Verletzung und bedarf eines individuellen therapeutischen Behandlungsansatzes. Wichtig ist der Hinweis, dass unabhängig von der Behandlung langfristig mit der Entstehung einer posttraumatischen Gonarthrose gerechnet werden muss.
- Die konservative Behandlung kann in vielen Fällen gute Ergebnisse hervorbringen. Allerdings müssen die Patienten eng überwacht werden, um eine fehlende muskuläre Kompensation rechtzeitig zu erkennen und das Knie chirurgisch zu stabilisieren.
- Der operative Ersatz des vorderen Kreuzbandes soll die Biomechanik des Kniegelenks verbessern und dem Patienten helfen, das dem Unfall vorausgehende Aktivitätsniveau wiederzuerlangen. Als Goldstandard gilt die anatomische Einbündelrekonstruktion. Die Wahl des geeigneten Sehnentransplantats hängt von Patientenfaktoren und der Vorliebe des Operateurs ab. Bei offenen Wachstumsfugen gelten die fugenkreuzende Bohrkanalanlage und die Verwendung reiner Weichteiltransplantate mit gelenkferner Fixation als Goldstandard.
- Der Zeitpunkt der OP wird von individuellen Faktoren des Patienten mitbestimmt, ergibt sich jedoch häufig aus den vorhandenen Begleitverletzungen.
- Eine mögliche Komplikation nach Kreuzbandersatzplastik ist das Transplantatversagen, während eine Reruptur seltener auftritt. Eine extraanatomische Bohrkanalanlage gilt als häufigste operationstechnische Ursache, die das Auftreten eines Transplantatversagens begünstigt. Weitere Komplikationen sind die Bewegungseinschränkung und das akute Gelenkempyem. In dieser Situation kann man in vielen Fällen einen Transplantaterhalt anstreben, er darf einer kompromisslosen Infektsanierung aber nicht vorangestellt werden.
- Die Nachbehandlung nach Kreuzbandersatzplastik ist in vielen Punkten individuell vom Operateur abhängig; es mangelt jedoch an Studienevidenz. Viele Patienten erreichen trotz optimaler Operation und Nachbehandlung nicht wieder das dem Trauma vorausgegangene Aktivitätsniveau. Dieser Hinweis an den Patienten ist vor Übernahme der Behandlung wichtig, um im Vorfeld einen realistischen Erwartungshorizont aufzubauen.

LITERATUR

Ardern CL, Webster KE, Taylor NF, Feller JA (2011). Return to sport following anterior cruciate ligament reconstruction surgery; a systematic review and meta-analysis of the state of play. Br J Sports Med 45 (7): 596–606.

Boniello MR, Schwingler PM, Bonner JM, Robinson SP, Cotter A, Bonner KF (2015). Impact of hamstring graft diameter on tendon strength: a biomechanical study. Arthroscopy 31: 1–7.

DeFranco MJ, Bach BR (2009). A comprehensive review of partial anterior cruciate ligament tears. J Bone Joint Surg Am 91: 198–208.

Frobell RB, Roos HP, Roos EM, Roemer FW, Ranstam J, Lohmader LS (2010). A randomized trial of treatment for acute anterior cruciate ligament tears. N Engl J Med 363: 331–342.

Frobell RB, Roos HP, Roos EM, Roemer FW, Ranstam J, Lohmader LS (2013). Treatment for acute anterior cruciate ligament tear: five year outcome of randomised trial. BMJ 346: f232.

Frosch KH, Stengel D, Brodhun T, Stietencron I, Holsten D, Jung C, et al. (2010). Outcomes and risks of operative treatment of rupture of the anterior cruciate ligament in children and adolescents. Arthroscopy 26 (11): 1539–1550

Griffith TB, Allen BJ, Levy BA, Stuart MJ, Dahm DL (2013). Outcomes of repeat revision anterior cruciate ligament reconstruction. Am J Sports Med 41 (6): 1296–1301.

Kruse LM, Gray B, Wright RW (2012). Rehabilitation after anterior cruciate ligament reconstruction. J Bone Joint Surg Am 94: 1737–1748.

Kwok CS, Harrison T, Servant C (2013). The optimal timing for anterior cruciate ligament reconstruction with respect to the risk of postoperative stiffness. Arthroscopy 29 (3): 556–565.

Lohmander LS, Englund PM, Dahl LL, Roos EM (2007). The long-term consequence of anterior cruciate ligament and meniscus injuries. Am J Sports Med 35 (10): 1756–1769.

Maletis GB, Inacio MC, Desmond JL, Funahashi TT (2013). Reconstruction of the anterior cruciate ligament: association of graft choice with increased risk of early revision. Bone Joint J 95-B: 623–628.

Mariscalco MW, Flanigan DC, Mitchell J, Pedroza AD, Jones MH, Andrish JT, et al. (2013). The influence of hamstring autograft size on patient-reported outcomes and risk of revision after anterior cruciate ligament reconstruction: a multicenter orthopaedic outcomes network (MOON) cohort study. Arthroscopy 29 (12): 1948–1953.

Mascarenhas R, Cvetanovich GL, Sayegh ET, Verma NN, Cole BJ, Bush-Joseph C, Brach BR (2015). Does double-bundle anterior cruciate ligament reconstruction improve postoperative knee stability compared with single-bundle techniques? A systematic review of overlapping meta-analysis. Arthroscopy 31: 1–12.

Noyes FR, Barber-Westin SD (2001). Revision anterior cruciate surgery with use of bone-patellar tendon-bone autogenous grafts. J Bone Joint Surg Am 83: 1131–1143.

Oiestad BE, Engebretsen L, Storhelm K, Risberg MA (2009). Knee osteoarthritis after anterior cruciate ligament injury. Am J Sports Med 37 (7):1434–1443.

Ramski DE, Kanj WW, Franklin CC, Baldwin KD, Ganley TJ (2014). Anterior cruciate ligament tears in children and adolescents: a meta-analysis of nonoperative versus operative treatment. Am J Sports Med 42: 2769–2776.

Siebold R, Fu FH (2008). Assessment and augmentation of symptomatic anteromedial or posterolateral bundle tears of the anterior cruciate ligament. Arthroscopy 24 (11): 1289–1298.

5.3 Verletzungen des hinteren Kreuzbandes

Wolf Petersen

5.3.1 Vorbemerkungen

Das hintere Kreuzband (HKB) ist der wichtigste Stabilisator gegen die posteriore tibiale Translation. Es wird dabei von den posterolateralen und posteromedialen Strukturen unterstützt. Außerdem leistet das HKB zusammen mit dem vorderen Kreuzband (VKB) als zentraler Pfeiler des Kniegelenks einen wichtigen Beitrag zum physiologischen Ablauf der Roll-Gleit-Bewegung.

Verletzungen des HKB sind selten und werden daher oft übersehen. Das gilt insbesondere für Verletzungen, die nach einem Niedrigenergietrauma auftreten (z. B. Sportunfälle). Aber selbst beim polytraumatisierten Patienten stehen die Kniegelenkverletzungen bei der Primärversorgung nicht immer im Vordergrund. Oft fallen sie bei den betroffenen Patienten erst verspätet nach langen Aufenthalten auf der Intensivstation auf.

Aufgrund ihrer Seltenheit werden HKB-Verletzungen jedoch nicht nur häufig übersehen, sondern oft auch falsch behandelt, da die vom vorderen Kreuzband bekannten Therapieschemata oft auf das HKB übertragen werden. Anders als beim VKB sind die Heilungseigenschaften des HKB gut, sodass sich isolierte Verletzungen auch für eine konservative Therapie eignen. Außerdem sind HKB-Rupturen häufig mit Verletzungen der posterolateralen und posteromedialen Gelenkecke assoziiert. Diese Kombinationsverletzungen können zu chronischen Instabilitäten mit deutlichen Funktionseinschränkungen führen.

Dieses Buchkapitel soll einen Überblick über das Management und die Therapie von Rupturen des HKB sowie von Kombinationsverletzungen des HKB mit den Strukturen der posterolateralen und posteromedialen Gelenkecke geben.

5.3.2 Spezielle Anatomie und Biomechanik

Das hintere Kreuzband bildet mit dem vorderen Kreuzband den zentralen Pfeiler und verläuft durch die Fossa intercondylaris. Es inseriert breitflächig am medialen Femurcondylus und am hinteren Anteil der Eminentia intercondylaris ca. 15 mm unterhalb der posterioren Gelenkfläche (➤ Abb. 5.3.1). Im Bereich der tibialen Insertion besteht eine enge topografische Beziehung zu den Gefäßen und Nerven der Fossa intercondylaris.

Das HKB ist im Gegensatz zum VKB komplett von synovialem Bindegewebe umgeben. Posterior bestehen fibröse Verbindungen zur Gelenkkapsel. Die Gefäßversorgung erfolgt über Äste der A. geniculata media.

Das HKB besteht aus zwei funktionellen Bündeln: dem kräftigen anterolateralen Bündel, das in 90° Beugung gespannt ist, und einem schwächeren posteromedialen Bündel, das in Streckung und maximaler Beugung gespannt ist. Das HKB wird anterior und posterior von den meniskofemoralen Bändern begleitet. Diese spielen eine wichtige Rolle für die Kontrolle und Funktion des Außenmeniskus.

Das HKB stabilisiert primär gegen die posteriore tibiale Translation. Das gilt besonders für die Beugung. Es wird dabei von den Strukturen der posterolateralen und posteromedialen Gelenkecke unterstützt. Diese gewinnen mit zunehmender Streckung an Bedeutung. In Streckung wird die Stabilisation gegen die posteriore tibiale Translation vor allem von den Strukturen der posterolateralen und posteromedialen Gelenkecke übernommen.

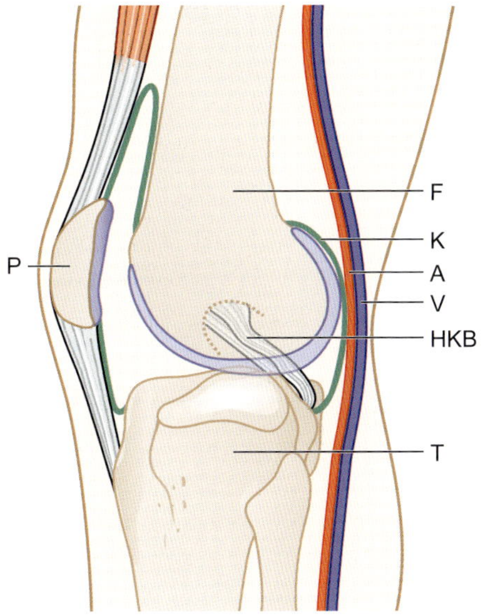

Abb. 5.3.1 Das hintere Kreuzband (HKB) entspringt am medialen Femurcondylus. Es zieht durch die Fossa intercondylaris nach distal und inseriert im hinteren Anteil der Eminentia intercondylaris unterhalb des Niveaus der Gelenkflächen. Im Bereich der tibialen Insertion besteht eine enge topografische Beziehung zu den Gefäßen und Nerven der Fossa poplitea (A: A. poplitea, V: V. poplitea, F: Femur, T: Tibia, P: Patella, K: Kapsel).

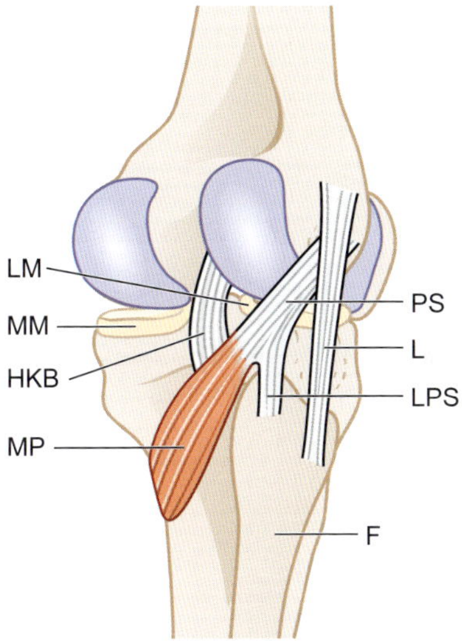

Abb. 5.3.2 Die posterolateralen Strukturen in der Ansicht von posterolateral. Zu den wichtigsten Strukturen der posterolateralen Gelenkecke zählen das laterale Kollateralband (L) sowie die Ansatzsehne des M. popliteus (PS) und das Lig. popliteofibulare (LPS), LM: lateraler Meniskus, HKB: hinteres Kreuzband, MM: medialer Meniskus, F: Fibula, MP: M. popliteus.

Die **posterolaterale Gelenkecke** besteht aus dem lateralen Seitenband, das vor allem gegen Varusstress stabilisiert, und dem Popliteus-Komplex, der gegen die Außenrotation stabilisiert (➤ Abb. 5.3.2). Der Popliteus-Komplex besteht aus der Ansatzsehne des M. popliteus und dem Lig. popliteofibulare, das als wichtiger passiver Stabilisator gegen die Außenrotation gilt.

Die **posteromedialen Strukturen** werden in das oberflächliche und tiefe mediale Kollateralband (sMCL und dMCL), das hintere Schrägband (*posterior oblique ligament*, POL) und die posteromediale Gelenkkapsel (PMC) unterteilt (➤ Abb. 5.3.3). Das sMCL inseriert im Bereich des Epicondylus medialis (ca. 3 mm proximal

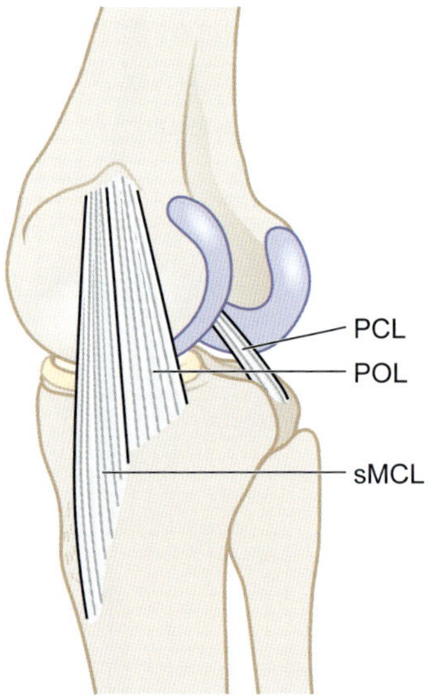

Abb. 5.3.3 Bandapparat des Kniegelenks in der Ansicht von posteromedial. Das sMCL (oberflächliches mediales Kollateralband) inseriert im Bereich des medialen Epicondylus (ca. 3 mm proximal und 5 mm posterior vom medialen Epicondylus) und an der proximalen Tibia ca. 5–6 cm unterhalb der Gelenklinie. Die tibiale Insertion wird vom Pes anserinus superficialis bedeckt (nicht dargestellt). Das dMCL (tiefer Anteil des medialen Kollateralbandes) liegt unter dem sMCL. Die femorale Insertion des POL (hinteres Schrägband) liegt posterior der sMCL-Insertion. Dieses Band zieht schräg nach hinten unten und inseriert an der posterioren medialen Tibia ca. 1–2 cm unterhalb der Gelenklinie. Die posteromediale Kapsel (PMC) ist nicht dargestellt.

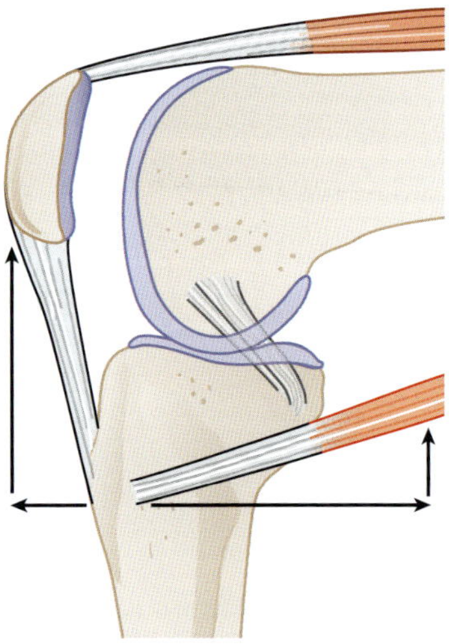

Abb. 5.3.4 Schematische Darstellung des Verhältnisses der Muskelkräfte der Beuger und Strecker im Hinblick auf die posteriore tibiale Translation. Die vektorielle Zerlegung der Muskelkräfte zeigt, dass die Beuger die Tibia bei gebeugtem Knie nach posterior ziehen.

und ca. 5 mm posterior vom Epicondylus medialis) und an der proximalen Tibia ca. 5–6 cm unterhalb der Gelenklinie. Das dMCL inseriert am Femur knapp unterhalb des sMCL und an der Tibia ca. 1–2 cm unterhalb des Gelenkspalts. Das POL inseriert posterior des sMCL, zieht schräg nach posterior und inseriert an der proximalen Tibia unmittelbar vor der Insertion des Pes anserinus profundus (M. semimembranosus). Fasern des POL strahlen außerdem in das Hinterhorn des medialen Meniskus ein. Die Bandverbindung zwischen Innenmeniskus und Tibia wird als Lig. coronarium bezeichnet.

Als muskuläre Antagonisten zum HKB gelten die **Beugesehnen** (Mm. semitendinosus, gracilis, sartorius und biceps femoris; ➤ Abb. 5.3.4). Diese Muskeln entfalten ihre maximale Wirkung auf die posteriore tibiale Translation in 90° Beugung. Der M. quadriceps zieht die Tibia nach vorn und wirkt so synergistisch zum HKB.

5.3.3 Ursachen und Epidemiologie

HKB-Verletzungen treten typischerweise nach Hochenergietraumen im Straßenverkehr auf (*dashbord injury,* Motorradunfall). Dabei kommt es häufig zu Knieluxationen. Daher ist bei Hochenergietraumen die Inzidenz von Begleitverletzungen hoch.

Eine epidemiologische Studie hat jedoch gezeigt, dass bis zu 40 % der HKB-Verletzungen auf Sportunfälle zurückzuführen sind. Allein 25 % ereignen sich beim Fußball. Als typischer Unfallmechanismus gilt hier der Sturz auf oder der Anprall an die Tuberositas tibiae. Aber auch Hyperextensionstraumata können zur HKB-Ruptur führen. Dabei treten eher monoligamentäre Verletzungen auf.

5.3.4 Begleitverletzungen

HKB-Rupturen treten selten isoliert auf. Bei Kniegelenkluxationen kann es zu Verletzungen der Gefäße und Nerven der Fossa poplitea oder des N. peroneus kommen. Auch Affektionen des Streckapparats und die Kombination aus Femurfraktur und HKB-Ruptur sind häufig.

Besonders hoch ist die Inzidenz ligamentärer Begleitverletzungen. Das gilt vor allem für Strukturen der posterolateralen und posteromedialen Gelenkecke. Die Inzidenz von Verletzungen der posterolateralen Gelenkecke beträgt je nach Studie zwischen 60 und 75 %; die Inzidenz posteromedialer Begleitverletzungen liegt bei ca. 50 %.

Da die Strukturen der posterolateralen und posteromedialen Gelenkecke synergistisch zum HKB wirken, müssen sie bei Kombinationsverletzungen unbedingt adressiert werden. Ansonsten kann es z. B. nach HKB-Ersatzplastik aufgrund der hohen In-situ-Kräfte zum Transplantatversagen kommen.

5.3.5 Spontanverlauf der hinteren Instabilität

Isolierte HKB-Rupturen haben aufgrund der Blutgefäßversorgung und der Verbindungen zur posterioren Gelenkkapsel ein gutes Heilungspotenzial. Daher kann in diesen Fällen ein konservativer Therapieversuch vielversprechend sein.

Kombinierte Verletzungen des HKB mit den Strukturen der posterolateralen und/oder posteromedialen Gelenkecke führen jedoch häufig zu chronischen Instabilitäten. Arthroskopische Studien zur Inzidenz von Knorpelschäden nach chronischen Instabilitäten haben gezeigt, dass chronische hintere Instabilitäten nicht so harmlos sind, wie lange Zeit angenommen wurde. Das Verteilungsmuster von Knorpelschäden bei Patienten mit chronischer hinterer Instabilität gibt Aufschluss über die durch die Kreuzbandinsuffizienz bedingte mechanische Fehlbelastung des Kniegelenks. Nach Angaben von Strobel et al. (2003) treten Knorpelschäden vor allem im medialen Kompartiment auf, gefolgt vom Femoropatellargelenk und vom lateralen Kompartiment.

Diese Befunde lassen sich durch die gestörte Biomechanik erklären. Durch die hintere Subluxation kommt es zu einem erhöh-

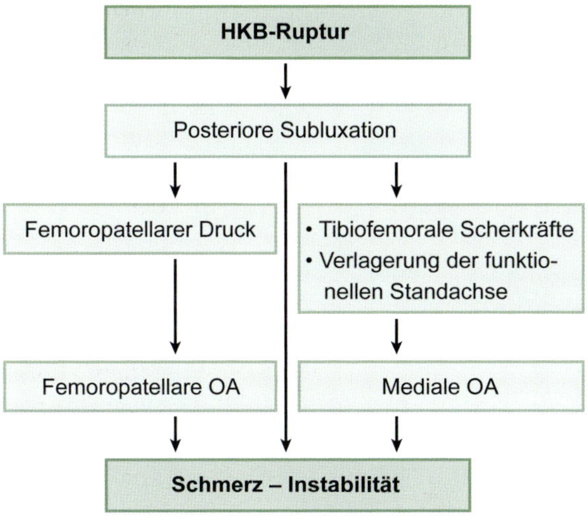

Abb. 5.3.5 Spontanverlauf bei chronischer hinterer Instabilität. OA: Osteoarthrose

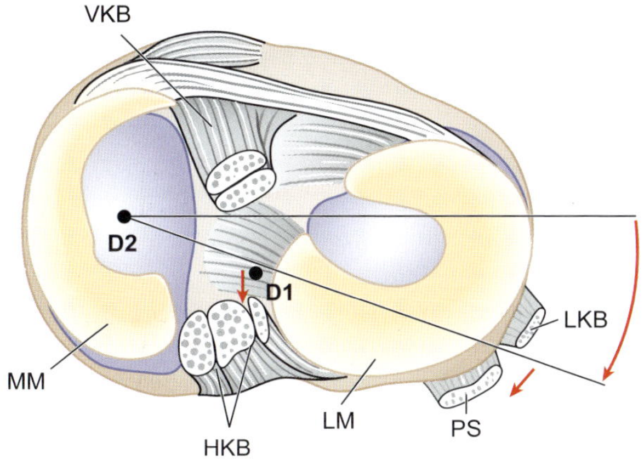

Abb. 5.3.6 Schematische Darstellung der Biomechanik des Kniegelenks bei posterolateraler Instabilität. Das Drehzentrum des Knies (D1) verschiebt sich nach medial (D2). MM: medialer Meniskus, VKB: vorderes Kreuzband, HKB: hinteres Kreuzband, PS: Popliteussehne, LM: lateraler Meniskus, LKB: laterales Kollateralband

ten Druck im Femoropatellargelenk mit der Folge degenerativer Knorpelschäden (➤ Abb. 5.3.5). Die hohe Inzidenz von Knorpelschäden im medialen Kompartiment kann zwei Gründe haben: Durch die vermehrte tibiale Translation entstehen Scherkräfte im femorotibialen Gelenk, die geeignet sind, Knorpelschäden zu induzieren. Wären die Scherkräfte jedoch der einzige Grund, müsste das laterale Kompartiment ähnlich häufig betroffen sein wie das

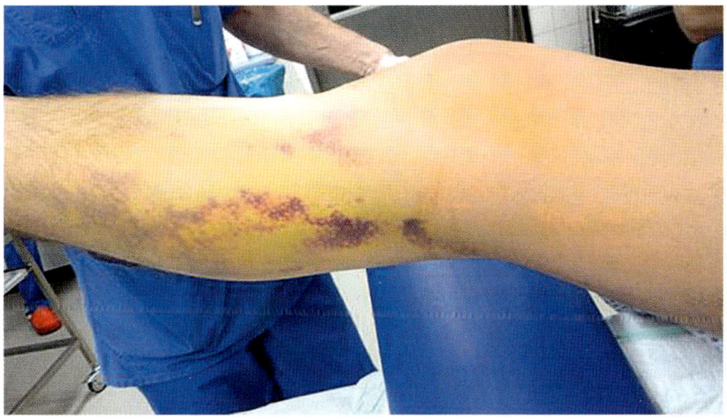

Abb. 5.3.8 Hämatom im Bereich der Fossa poplitea und an der lateralen Tibia als Hinweis auf eine posterolaterale Instabilität

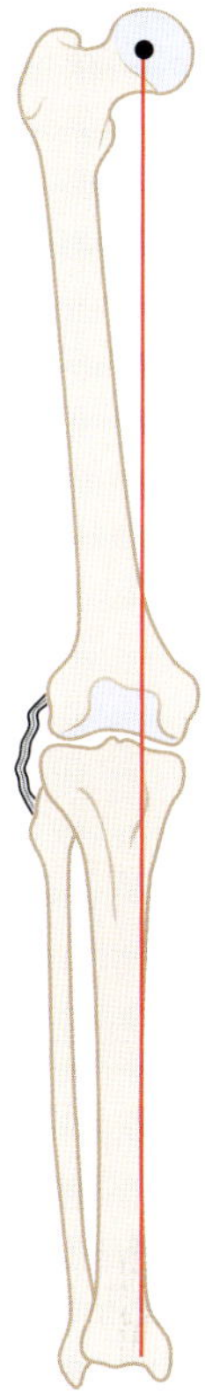

Abb. 5.3.7 Durch die laterale Laxizität verschiebt sich die Tragachse nach medial.

mediale. Eine Erklärung könnte die hohe Inzidenz posterolateraler Begleitverletzungen sein. Die durch die posterolaterale Insuffizienz verursachte fehlende laterale Stabilisierung in der Frontalebene führt selbst bei gerader Beinachse unter Belastung zu einer funktionellen Varusfehlstellung der Gelenkpartner. Das kann die Überlastung im medialen Kompartiment erklären (➤ Abb. 5.3.6 und ➤ Abb. 5.3.7).

5.3.6 Diagnostik

Diagnostischer Hinweis

Aufgrund ihrer Seltenheit werden Rupturen des HKB oft übersehen und leider oft fehlgedeutet. Weiterhin haben HKB-Läsionen ein gutes Heilungspotenzial. Heilung bedeutet jedoch nicht, dass durch die Wiederherstellung der Kontinuität auch die Funktion wiederhergestellt wird. Viele Läsionen verheilen in Elongation. Das erschwert die Bildgebung und Beurteilung chronischer Instabilitäten in der MRT. Daher haben funktionelle Untersuchungen wie z. B. Stressaufnahmen einen hohen Stellenwert in der Diagnostik posteriorer Instabilitäten.

Inspektion und Anamnese

Erste Hinweise auf eine HKB-Ruptur bieten Inspektion und Anamnese. Bei Hochrasanztraumen sollte dem HKB besondere Aufmerksamkeit zuteilwerden. Das gilt auch für Patienten mit Femurfrakturen. Hier sollte nach der operativen Frakturstabilisierung immer eine Schubladendiagnostik noch in Narkose erfolgen. Ein Bildverstärker kann helfen, die Befunde zu objektivieren.

Verdächtig auf eine HKB-Ruptur ist jede Prellmarke über der Tuberositas tibiae. Aber auch ein Hämatom im Bereich der Fossa poplitea oder der posteromedialen oder posterolateralen Gelenkecke sollte an eine HKB-Ruptur denken lassen (➤ Abb. 5.3.8).

Klinische Untersuchung

Der klassische klinische Test für das HKB ist die **hintere Schublade.** Bei HKB-Ruptur fällt die Tibia in 90° Beugung oft spontan nach hinten *(sag sign);* d. h., die Tuberositas tibiae liegt bei 90° gebeugtem Knie hinter der virtuellen Verbindungslinie von Patella und distaler Tibia (➤ Abb. 5.3.9). Auch wenn die Verschieblichkeit der Tibia bei chronischen Instabilitäten einfach zu testen ist, so bereitet die Abgrenzung zur vorderen Instabilität (gerade bei Begleitverletzungen des VKB) gelegentlich Schwierigkeiten. Ein weiteres Problem am manuellen Schubladentest ist, dass die Untersuchung nur schwierig quantifiziert werden kann.

Schwierig ist auch die Diagnostik posterolateraler und posteromedialer Instabilitäten. Diese lassen sich in eine Varus/Valgus- und eine Rotationskomponente zerlegen. Oft kommen Kombinationen vor.

Zur Untersuchung der Rotationskomponente (Popliteus-Komplex) bietet sich der **Dial-Test** an (➤ Abb. 5.3.10). Dabei wird das Kniegelenk in 90° und 30° Beugung rotiert und die Rotation im Vergleich zur Gegenseite erfasst. Zur Erfassung der Stabilität in der Frontalebene (mediales oder laterales Kollateralband) sollte auch ein Varus-/Valgusstress-Test in 0° und 30° durchgeführt werden. Dabei sollte die Hüftrotation kontrolliert werden, indem das Bein maximal außenrotiert wird. Klappt das Kniegelenk in gestreckter Stellung auf, so spricht das für eine hochgradige Verletzung des Kollateralbandes.

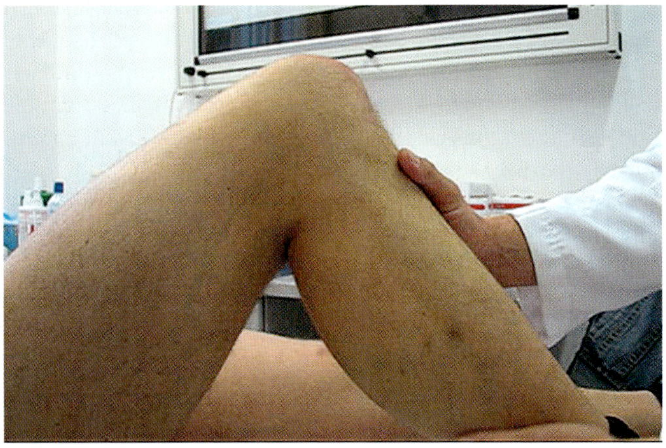

Abb. 5.3.9 Hintere Schublade *(sag sign).* Die Tuberositas tibiae liegt hinter der Verbindungslinie von Patella und distaler Tibia.

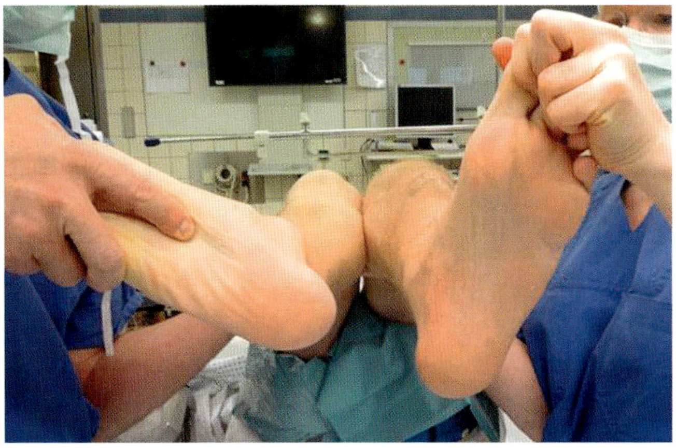

Abb. 5.3.10 Dial-Test zur Erfassung der Rotationskomponente der posterolateralen Instabilität. Die vermehrte rechtsseitige Außenrotation weist auf eine posterolaterale Instabilität hin.

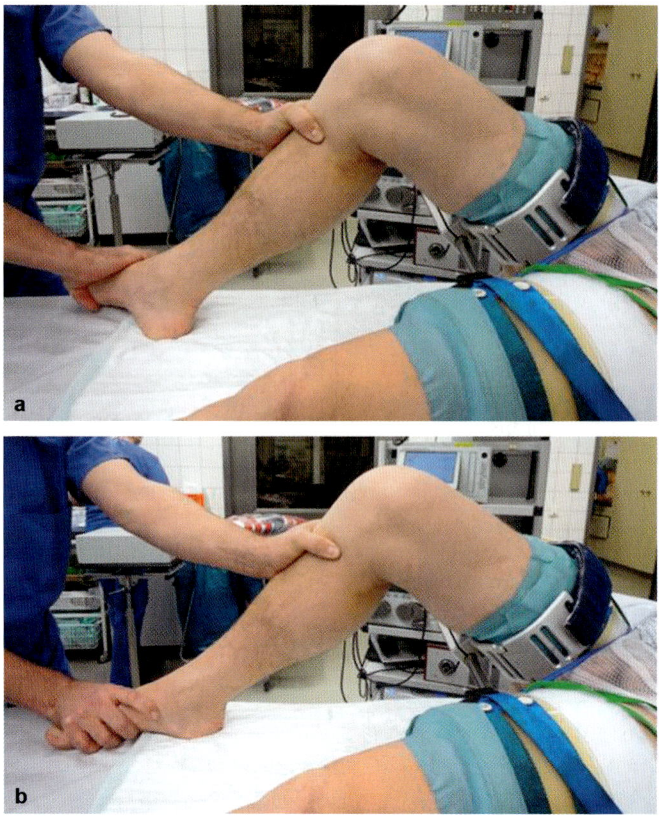

Abb. 5.3.11 Rotationsschubladen:
a) in Außenrotation der Tibia zum Nachweis einer posterolateralen Instabilität
b) in Innenrotation zum Nachweis einer posteromedialen Instabilität
Bleibt die posteriore Translation in Außenrotation im Vergleich zur Neutralstellung gleich oder verstärkt sie sich, spricht der Befund für eine posterolaterale Instabilität. Eine vermehrte Translation in Innenrotation spricht für eine posteromediale Instabilität.

Rotationsschubladen besitzen in der Diagnostik der kombinierten Instabilitäten große Bedeutung, da diese Tests die Auswirkungen der peripheren Bandverletzungen auf die posteriore tibiale Translation erfassen (➤ Abb. 5.3.11). Der Unterschenkel wird in 90° Kniebeugung außenrotiert und die Tuberositas tibiae nach hinten gedrückt. Bleibt die Schublade im Vergleich zur Neutralstellung gleich oder verstärkt sie sich sogar, spricht der Befund für eine therapierelevante posterolaterale Instabilität. Eine vermehrte Schublade in Innenrotation spricht für eine posteromediale Instabilität.

Radiologische Diagnostik

Konventionelle radiologische Aufnahmen des Kniegelenks in 2 Ebenen dienen der Erfassung begleitender Frakturen und knöcherner HKB-Ausrisse. Bei chronischen Instabilitäten sollte auf degenerative Veränderungen geachtet werden.

Die quantitative Erfassung der posterioren tibialen Translation gelingt nur mit **gehaltenen Aufnahmen.** Die nach hinten gerichtete Kraft kann auf verschiedene Weise auf die Tibia appliziert werden: Mit einem Telos®-Gerät kann eine standardisierte Kraft (z. B. 15 N) auf die Tuberositas tibiae (hintere Schublade) übertragen werden (➤ Abb. 5.3.12). Die posteriore tibiale Translation wird im Vergleich zur Gegenseite am seitlichen Röntgenbild bestimmt (➤ Abb. 5.3.13). Ein exakter Wert, ab wann man von einer hinteren Instabilität sprechen kann, existiert nicht. Ab einer posterioren Translation

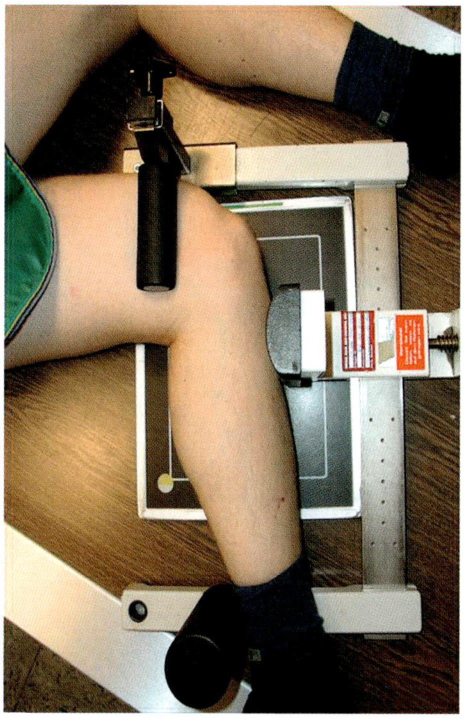

Abb. 5.3.12 Technik zur Anfertigung einer gehaltenen Aufnahme zur Quantifizierung einer posterioren Instabilität. Die Kraftapplikation erfolgt mit einem Telos-Gerät®.

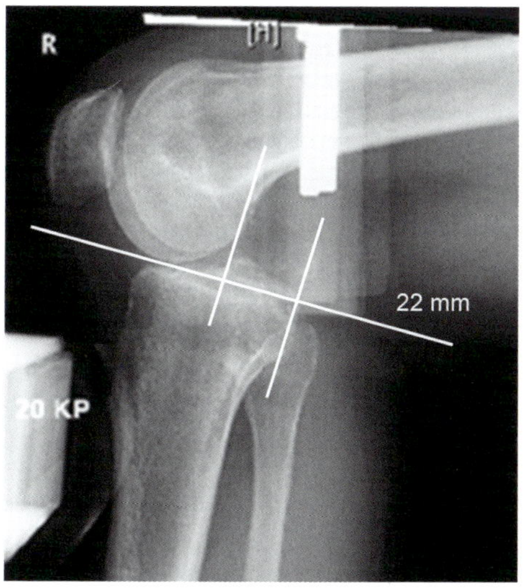

Abb. 5.3.13 Gehaltene Röntgenaufnahme im seitlichen Strahlengang mit einer hinteren Instabilität von 22 mm. Die posteriore tibiale Translation wird als Abstand von den Femurkondylen zur Hinterkante der Tibia erfasst.

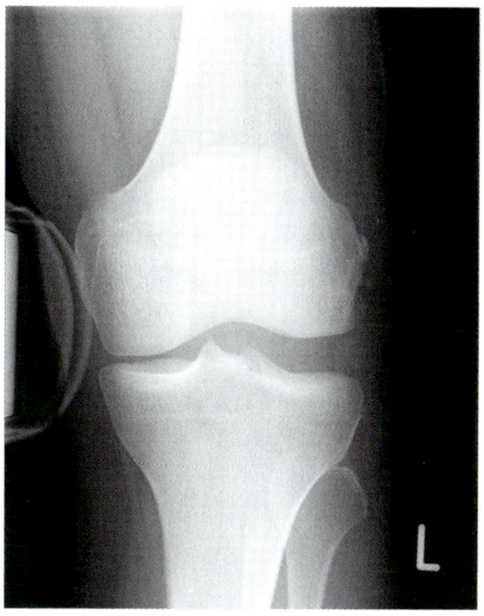

Abb. 5.3.15 Gehaltene Aufnahme mit Varusstress zum Nachweis einer lateralen Instabilität

von 8 mm kann von einer hinteren Instabilität ausgegangen werden. Ab 12 mm Seitendifferenz besteht der Verdacht auf eine Begleitverletzung der posterolateralen oder posteromedialen Strukturen.

Auch die Applikation einer nach anterior gerichteten Kraft hat in der Diagnostik hinterer Instabilitäten eine Bedeutung, da auf diese Weise eine fixierte hintere Schublade ausgeschlossen werden kann. Von einer **fixierten hinteren Schublade** spricht man, wenn trotz anterior gerichteter Kraft eine posteriore tibiale Translation besteht (➤ Abb. 5.3.14).

Stressaufnahmen in der Frontalebene können helfen, Varus- oder Valgusinstabilitäten zu objektivieren (➤ Abb. 5.3.15).

Die **MRT** spielt für die Diagnostik chronischer Instabilitäten nur eine untergeordnete Rolle, da damit keine funktionellen Aussagen möglich sind. Bei akuten Verletzungen kann die MRT jedoch wichtige Hinweise auf das Verletzungsmuster geben. Für eine HKB-Ruptur sprechen Signalunregelmäßigkeiten im Bandverlauf oder eine Kontinuitätsunterbrechung (➤ Abb. 5.3.16). Das gilt auch für akute Begleitverletzungen der posterolateralen und posteromedialen Gelenkecke.

Diagnostischer Hinweis

Besteht inspektorisch der Verdacht auf eine varische Beinachse, sollte eine radiologische Bestimmung der Standachse erfolgen, da die Beinachse bedeutsam für die Therapie der posterolateralen Instabilität ist.

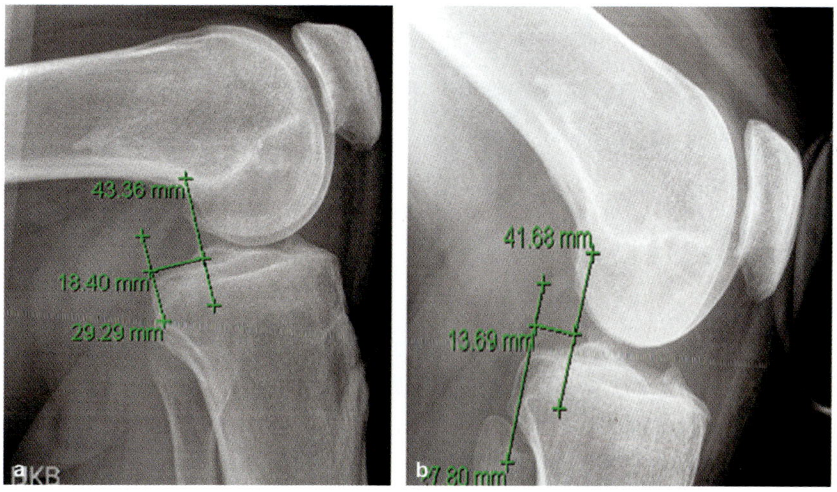

Abb. 5.3.14 Die gehaltenen Aufnahmen stammen von einem Patienten mit einer fixierten hinteren Schublade.
a) Die posteriore Kraftapplikation zeigt eine vermehrte posteriore Translation.
b) Durch die Kraftapplikation nach anterior kann die Tibia nicht in die Neutralstellung reponiert werden.

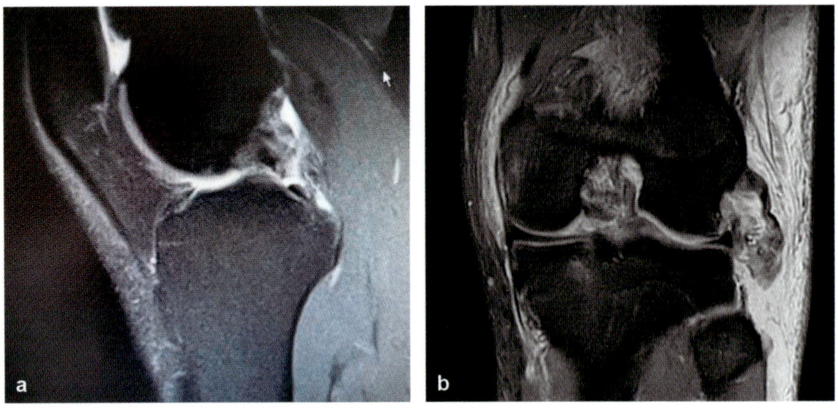

Abb. 5.3.16 MRT:
a) Nachweis einer Kontinuitätstrennung des HKB (sicheres Zeichen).
b) Nachweis einer fibularen Avulsion des lateralen Kollateralbandes bei akuter posterolateraler Instabilität

Arthroskopie

Das HKB lässt sich arthroskopisch nur schwer darstellen. Zum einen ist von anterior nur sein proximales Drittel sichtbar. Zum anderen ist es von Synovialgewebe umgeben, sodass die direkte Beurteilung der Bandfasern nur nach partieller Synovialektomie möglich ist. Selbst wenn die Bandfasern sichtbar gemacht wurden, besteht bei chronischen Instabilitäten die Schwierigkeit, dass aufgrund des guten Heilungspotenzials oft ein kontinuierlicher Bandverlauf erkennbar ist, das HKB jedoch in Elongation ausgeheilt ist. Deshalb sind die arthroskopischen Befunde nur in Kombination mit der Narkoseuntersuchung zu werten.

PRAXISTIPP

Cave „Floppy ACL": Eine scheinbare Elongation des VKB kann durch die hintere Schublade imitiert werden.

Tückisch kann die scheinbare Elongation des vorderen Kreuzbandes sein *(floppy ACL sign)* (➤ Abb. 5.3.17). Zum Eindruck einer scheinbaren Elongation des VKB kann es kommen, wenn das Knie in der hinteren Schublade hängt. Dann verliert das VKB seine Spannung und erscheint elongiert. Wird dieser Befund fehlinterpretiert und in dieser Situation eine VKB-Ersatzplastik durchgeführt, wird das Kniegelenk in der hinteren Schublade fixiert (fixierte hintere Schublade).

Hilfreich kann die Arthroskopie auch bei der Erfassung posterolateraler Instabilitäten sein. Öffnet sich der laterale Gelenkspalt in der Vierer-Position *(figure 4 position)*, so spricht dieser Befund für eine posterolaterale Begleitinstabilität (➤ Abb. 5.3.18). Das Gleiche gilt auch für mediale Begleitverletzungen. Wenn sich der Meniskus beim Öffnen des Gelenkspalts anhebt, spricht der Befund für eine distale Seitenbandruptur. Bleibt der Meniskus am Tibiaplateau, ist von einer proximalen Seitenbandruptur auszugehen.

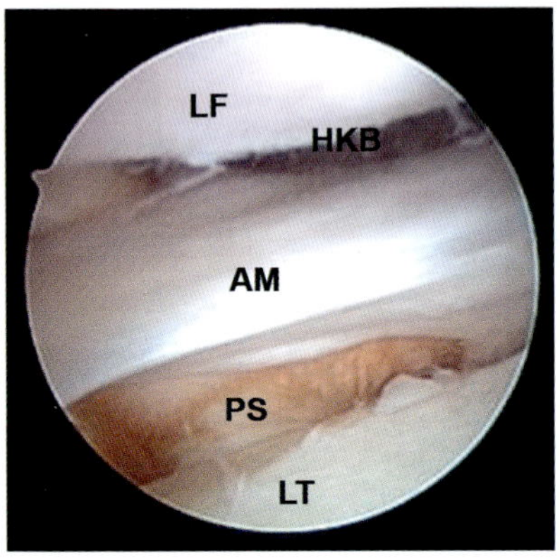

Abb. 5.3.18 Arthroskopie des lateralen Kompartiments bei posterolateraler Instabilität in „Vierer-Position". Die Popliteussehne (PS) ist oberhalb und unterhalb des Meniskus gut erkennbar. Der Gelenkspalt ist abnorm weit (LF: lateraler Femurcondylus, AM: Außenmeniskus, LT: laterales Tibiaplateau).

5.3.7 Therapie

Therapeutischer Hinweis

Die Heilungseigenschaften des HKB sind gut. Daher eignen sich isolierte Verletzungen für eine konservative Therapie. HKB-Rupturen sind jedoch häufig mit Verletzungen der posterolateralen und posteromedialen Gelenkecke assoziiert. Diese Kombinationsverletzungen können zu chronischen Instabilitäten mit deutlichen Funktionseinschränkungen führen. Daher sollten diese Verletzungen schon in der akuten Phase adressiert werden. Im chronischen Stadium können nicht behandelte periphere Begleitverletzungen nach Rekonstruktion des HKB zu Rezidivinstabilitäten führen.

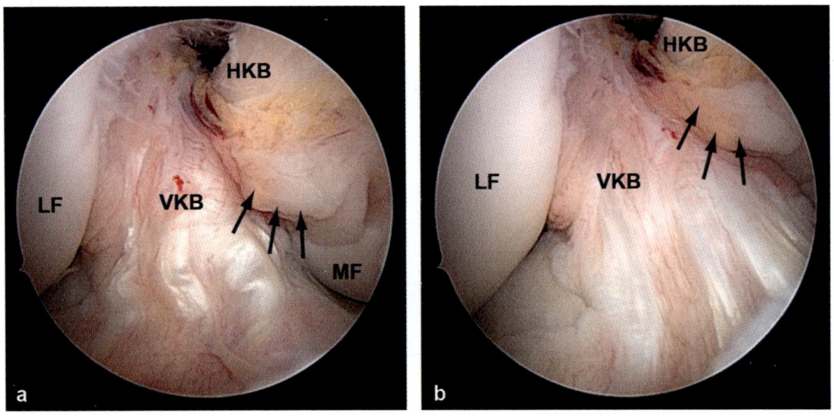

Abb. 5.3.17 Scheinbare Elongation des vorderen Kreuzbandes bei HKB-Ruptur („Floppy ACL"). Das hintere Kreuzband (HKB) ist arthroskopisch nicht komplett sichtbar, da es von Synovialgewebe bedeckt ist (Pfeile).
a) Das Knie hängt in der hinteren Schublade.
b) Durch eine anterior gerichtete Kraft spannt sich das VKB an (LF: lateraler Femurcondylus, VKB: vorderes Kreuzband, HKB: hinteres Kreuzband, MF: medialer Femurcondylus).

Akute Verletzungen

Bei den akuten Verletzungen ist von Relevanz, ob eine isolierte HKB-Ruptur oder eine Kombinationsverletzung vorliegt. Isolierte HKB-Rupturen haben ein gutes Heilungspotenzial und können konservativ behandelt werden. Die konservative Therapie ist jedoch sehr aufwendig. Daher sollte ein konservativer Therapieversuch nur unternommen werden, wenn er erfolgversprechend erscheint. Das gilt für Verletzungen, die nicht älter als 3 Wochen sind.

Konservative Therapie bei isolierter HKB-Ruptur

Isolierte HKB-Verletzungen eignen sich für eine konservative Therapie. Der Patient wird für 6 Wochen mit einer Knieschiene in Streckstellung versorgt (z. B. Posterior Tibial Support [PTS] Brace, Fa. Medi, Bayreuth). Die Schiene hat außerdem ein Polster unter der Wade, welches das Zurücksacken der Tibia im Liegen verhindern soll. Krankengymnastische Übungen sind nur in Bauchlage erlaubt (2 Wochen 30°, 2 Wochen 60° und 2 Wochen 90°). Danach werden die Patienten noch für 6 Wochen mit einer beweglichen Knieorthese versorgt. Die PTS-Schiene soll dann nur noch in der Nacht getragen werden.

Kombinationsverletzungen des HKB mit den Strukturen der posterolateralen und posteromedialen Gelenkecke

Bei höhergradigen Kombinationsverletzungen wird eine frühzeitige Naht der posteromedialen oder posterolateralen Strukturen angestrebt. Es gilt das Motto: *Repair what is torn.* Die anatomischen Strukturen sollten soweit wie möglich wiederhergestellt werden.

Fibulare, tibiale oder femorale Avulsionsverletzungen haben eine gute Prognose. Diese werden mit Knochen-/Fadenankern im Bereich der Insertion refixiert.

Bei intraligamentären Rupturen der posterolateralen/-medialen Gelenkecke werden die rupturierten Bandenden mit Rahmennähten gesichert und mit feineren Nähten adaptiert. Bei intraligamentären Rupturen der posterolateralen Strukturen ist das Risiko einer Rezidivinstabilität jedoch hoch. In diesen Fällen ist eine Augmentation mit einem autologen Sehnentransplantat indiziert. Eine zur Augmentation geeignete Technik ist die **posterolaterale Rekonstruktion nach Larson.** Diese Technik wird bei den chronischen Instabilitäten genauer beschrieben (s. u., ➤ Abb. 5.3.28). In den letzten Jahren wurden auch Augmentationstechniken unter Verwendung von Fadenkordeln beschrieben.

In Abhängigkeit von den übrigen Begleitverletzungen muss dann individuell entschieden werden, ob eine einzeitige Rekonstruktion des HKB mit autologen Sehnentransplantaten sinnvoll ist. Gegen eine einzeitige kombinierte Rekonstruktion des zentralen Pfeilers und Naht der peripheren Strukturen sprechen begleitende Gefäßverletzungen, Weichteilschäden, Frakturen und ausgeprägte Schwellungen. Auch diese Technik entspricht dem Rekonstruktionsverfahren bei chronischen Instabilitäten (s. u.).

Chronische Instabilitäten

Bei chronischen Instabilitäten muss zwischen ligamentären Rekonstruktionseingriffen und ossären Korrekturen unterschieden werden.

Zu den ligamentären Rekonstruktionen zählen die HKB-Ersatzplastik sowie die posterolaterale oder posteromediale Rekonstruktion. Ossäre Korrekturmöglichkeiten sind die Erhöhung der Sagittalneigung des Tibiaplateaus („Slope") und die Valgisierung bei Genu varum und posterolateraler Instabilität. ➤ Abb. 5.3.19 zeigt einen Algorithmus zur Therapie chronischer posteriorer und posterolateraler Instabilitäten.

Indikation

Die Indikation zur operativen Therapie richtet sich nach den klinischen Symptomen und dem Ausmaß der posterioren Instabilität. Klinische Symptome sind Instabilitätssymptome, aber auch Schmerzen. Ab einer posterioren tibialen Translation von > 10 mm (im Seitenvergleich) sehen wir die Indikation zu einer operativen Korrektur.

Therapeutischer Hinweis
Ab 10 mm vermehrter posteriorer Translation im Seitenvergleich besteht bei klinischen Symptomen die Indikation zur HKB-Ersatzplastik.

Unter 10 mm posteriorer tibialer Translation wird ein **Brace-Test** durchgeführt. Dabei wird der Patient für 4 Wochen mit einer beweglichen HKB-Orthese versorgt. Bessern sich die Instabilitätssymptome durch die Applikation der Orthese, so kann auch in diesen Fällen eine Indikation zur operativen Stabilisierung des Kniegelenks bestehen.

Therapeutischer Hinweis
Beträgt die auf den gehaltenen Aufnahmen gemessene posteriore tibiale Translation < 10 mm, sollte ein Brace-Test durchgeführt werden.

Die Indikation zur ossären Achskorrektur wird bei Genu varum (wenn die mechanische Achse > 5 mm medial des Kniezentrums verläuft) und posterolateraler Instabilität gesehen, da ansonsten die Gefahr besteht, dass sich das Sehnentransplantat der posterolateralen Rekonstruktion lockert (➤ Abb. 5.3.7). Hier wird neben der valgisierenden Umstellung auch eine flektierende Umstellungsosteotomie durchgeführt, um die hintere Instabilität zu adressieren. Auch bei starken medialen Knorpelschäden und hinterer Instabilität mit Genu varum sollte an eine Umstellungsosteotomie gedacht werden. Reine Korrekturen der Sagittalneigung des Tibiaplateaus werden nur selten durchgeführt, können jedoch bei Revisionssituationen indiziert sein.

Jede operative Maßnahme zur Wiederherstellung der ligamentären Stabilität kann jedoch nur sinnvoll sein, soweit keine fixierte hintere Schublade vorliegt, denn die Tibia kann nur so weit nach vorn gezogen werden, wie die fixierte Schublade es zulässt. Das gilt jedoch nicht für ossäre Korrekturen.

Fixierte hintere Schublade

Von einer fixierten hinteren Schublade spricht man, wenn sich das Kniegelenk durch eine nach anterior gerichtete Kraft nicht in die Neutralstellung bringen lässt (➤ Abb. 5.3.14). Dieser Zustand ist nur mit gehaltenen Röntgenaufnahmen (vordere und hintere Schublade in 90°) nachweisbar.

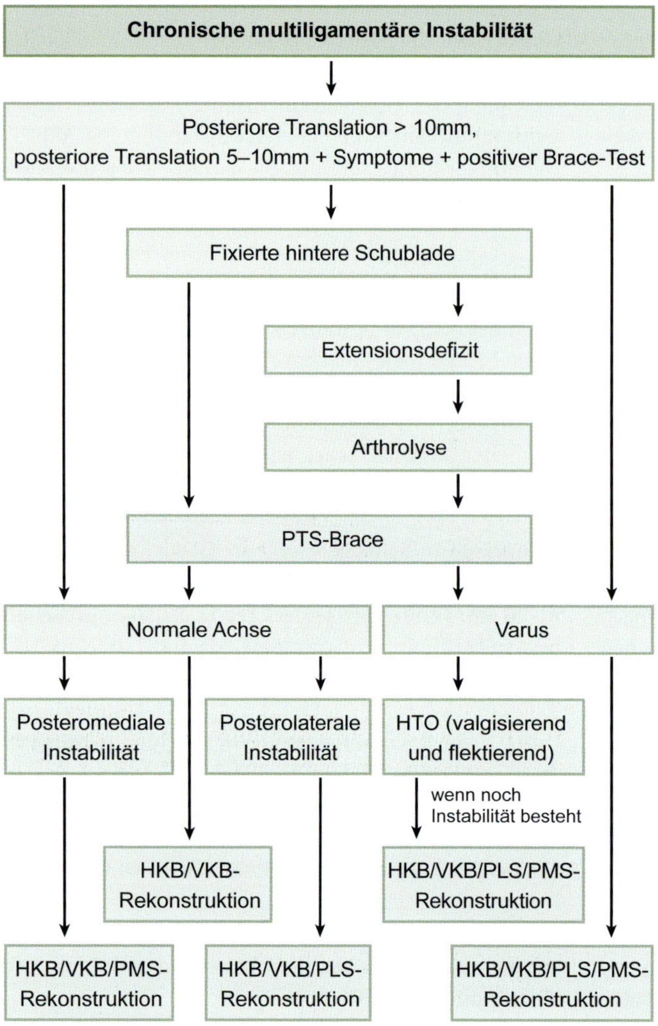

Abb. 5.3.19 Algorithmus zur Therapie chronischer posteriorer Instabilitäten

PRAXISTIPP

Besteht eine fixierte hintere Schublade, so kann die posteriore tibiale Translation durch die HKB-Ersatzplastik nicht ausreichend reduziert werden.

Eine fixierte hintere Schublade kann z.B. entstehen, wenn eine hintere Instabilität fehlinterpretiert *(floppy ACL)* und eine VKB-Ersatzplastik durchgeführt wird.

Ein weiteres Problem sind VKB- und HKB-Kombinationsverletzungen. Da die meisten Operateure mit der VKB-Ersatzplastik sehr gut vertraut sind, kommt es häufig vor, dass in diesen Fällen zunächst eine VKB-Ersatzplastik durchgeführt und der Patient danach zur sekundären Versorgung der hinteren Instabilität in ein spezialisiertes Zentrum geschickt wird. Leider ist dann bereits das Kniegelenk in der hinteren Schublade fixiert, sodass oft keine andere Option bleibt, als die VKB-Ersatzplastik wieder zu resezieren, um das Kniegelenk in die Neutralposition zu bringen.

Auch nach lange bestehenden chronischen Instabilitäten oder nach HKB-Ersatzplastik mit Verwendung von Transplantaten aus dem Streckapparat (Agonist zum HKB) wurden fixierte hintere Schubladen beobachtet.

Zur Therapie der fixierten hinteren Schublade ohne eine VKB-Ersatzplastik als Ursache wird der Patient zur Nacht mit einem PTS-Brace versorgt. Diese Therapie kann mehrere Monate dauern. Wenn der Patient berichtet, dass sich das Kniegelenk plötzlich wieder instabiler anfühlt, dann ist oft das Therapieziel erreicht. Selten ist auch eine arthroskopische Arthrolyse erforderlich.

PRAXISTIPP

Bei Kombinationsverletzungen des vorderen und hinteren Kreuzbandes sollte nie das vordere Kreuzband zuerst rekonstruiert werden, da dann die Gefahr besteht, dass das Kniegelenk in der hinteren Schublade fixiert wird.

Inlay- oder Tunneltechnik

In Schrifttum sind verschiedene Techniken zum Ersatz des HKB beschrieben. Grob unterscheiden lassen sich die sog. „Inlay"-Techniken von den Tunneltechniken:

- **„Inlay"-Technik** bedeutet, dass der Knochenblock eines Patellarsehnentransplantats auf die tibiale Insertion aufgeschraubt wird. Femoral erfolgt die Fixation des Transplantats über einen Knochentunnel. Nachteil dieser Technik ist, dass die tibiale Insertion zunächst in Bauchlage des Patienten präpariert werden muss, um den Knochenblock zu fixieren. Danach muss der Patient zur femoralen Fixation des Transplantats gedreht werden. Dieses Vorgehen ist zeitaufwendig, da das Bein erneut desinfiziert und abgedeckt werden muss. Da es sich bei HKB-Rekonstruktionen oft um aufwendige Operationen mit zusätzlichen Eingriffen im Bereich der posterolateralen und posteromedialen Gelenkecke handelt, sollte jeder zusätzliche operative Aufwand vermieden werden.

- Im Gegensatz dazu wird bei einer **Tunneltechnik** das Transplantat auch tibial innerhalb eines transtibialen Knochentunnels fixiert. Diese Operation kann arthroskopisch von anterior durchgeführt werden, ohne den Patienten intraoperativ zu wenden.

Arthroskopische HKB-Ersatzplastik

Als operatives Verfahren zum HKB-Ersatz hat sich die arthroskopische HKB-Rekonstruktion mit einem autologen Sehnentransplantat bewährt (> Abb. 5.3.20, > Abb. 5.3.21, > Abb. 5.3.22, > Abb. 5.3.23, > Abb. 5.3.24, > Abb. 5.3.25).

PRAXISTIPP

Eine arthroskopische Kreuzbandersatzplastik setzt eine sorgfältige präoperative Diagnostik und Planung im Hinblick auf die mögliche Therapie von Begleitinstabilitäten voraus. Nur ein standardisiertes Vorgehen gewährleistet, dass diese aufwendigen Rekonstruktionsoperationen innerhalb der Blutsperrenzeit von 2 Stunden durchgeführt werden können.

Einzelbündel- oder Doppelbündelrekonstruktion

In der Literatur werden Einzelbündel- und Doppelbündelrekonstruktionen beschrieben. Bei einer **Doppelbündelrekonstruktion** werden das AL- und das PM-Bündel des HKB über separate Tunnel rekonstruiert. Dieses Vorgehen soll biomechanische Vorteile haben.

In der klinischen Praxis wird aus verschiedenen Gründen jedoch die **Einzelbündeltechnik** bevorzugt. Das AL-Bündel ist das deutlich kräftigere Bündel. Es sichert das Kniegelenk in mittlerer Beugung gegen die posteriore tibiale Translation. Das posteromediale Bündel spielt nur in maximaler Beugung und in Streckung eine Rolle. In Streckung übernehmen die posterolateralen Strukturen jedoch die primäre Stabilisation gegen die posteriore tibiale Translation. Eine biomechanische Studie hat gezeigt, dass es wichtiger ist, die Begleitinstabilitäten zu adressieren, als eine Doppelbündelrekonstruktion durchzuführen. Die klinische Evidenz zur Frage Einzelbündel- vs. Doppelbündelrekonstruktion zum Ersatz des HKB ist aufgrund der schlechten Studienqualität und geringen Fallzahlen limitiert. Daher spielt in der Praxis die aufwendigere Doppelbündelrekonstruktion des HKB nur eine untergeordnete Rolle.

PRAXISTIPP

Bei einer HKB-Rekonstruktion ist es wichtiger, periphere Begleitinstabilitäten als beide Bündel des HKB separat zu adressieren.

Transplantatwahl

Als Sehnentransplantate kommen bei Primäroperationen die Beugesehnen (Ansatzsehne der Mm. semitendinosus und gracilis) infrage, da sich aus ihnen ein Transplantat präparieren lässt, das die für den HKB-Ersatz erforderliche Länge aufweist. Ein Nachteil der Patellarsehne sind bei der arthroskopischen HKB-Rekonstruktion über einen tibialen Knochentunnel die Knochenblöcke, die nur mit großer Schwierigkeit über den scharfen Winkel am tibialen Tunnel zu lenken sind. Zudem gilt der Streckapparat als funktioneller Agonist zum HKB, indem er die Tibia aktiv nach vorn zieht (> Abb. 5.3.4). Strobel et al. (2002) haben gezeigt, dass die Transplantatentnahme aus dem Streckapparat die Entwicklung einer fixierten hinteren Schublade begünstigen kann. Außerdem ist bekannt, dass die Entnahme der Patellarsehne mit einer erhöhten Morbidität verbunden ist.

In Revisionssituationen kommen als Transplantate die autologe Quadrizepssehne oder Allografts infrage.

PRAXISTIPP

Da die Beugesehnen als funktionelle Antagonisten zum HKB gelten, eignen sie sich als autologe Sehnentransplantate zum HKB-Ersatz.

Lagerung und Vorbereitung

Die Operation beginnt immer mit der Narkoseuntersuchung (> Kap. 5.3.6). Diese kann wichtige Hinweise auf das Vorliegen einer peripheren Begleitinstabilität geben. Sollte der Verdacht bestehen, müssen beide Beine steril abgedeckt werden, damit ausreichend autologe Transplantate zu Verfügung stehen. Der Unterschenkel sollte mit einer sterilen elastischen Binde gewickelt werden. So lässt sich verhindern, dass die Spülflüssigkeit Unterschenkelschwellungen verursacht. Durch die Präparation der tibialen Insertion kann die posteriore Kapsel geöffnet werden, sodass Spülflüssigkeit in die Muskellogen des Unterschenkels gelangen kann. Die arthroskopische HKB-Ersatzplastik sollte in Blutleere durchgeführt werden. Der Patient befindet sich dabei in Rückenlage. Vorteilhaft ist die Verwendung eines mobilen Beinhalters.

PRAXISTIPP

Bei Verdacht auf eine periphere Begleitinstabilität müssen beide Beine steril abgedeckt werden.

Zugänge

Zur arthroskopischen Ersatzplastik des HKB werden vier arthroskopische Zugänge zum Kniegelenk benötigt (> Abb. 5.3.20). Die Sehnenentnahme erfolgt über einen ca. 3 cm langen Schrägschnitt medial der Tuberositas tibiae. Über diesen Zugang erfolgt auch die Bohrung des tibialen Tunnels.

Das Arthroskop wird über ein **hohes anterolaterales Portal** eingebracht. Dies ermöglicht eine gute Übersicht, ohne dass sich Teile des Hoffa-Fettkörpers vor das Arthroskop schieben können.

Über den **anteromedialen Arbeitszugang** erfolgen die Präparation des femoralen HKB-Ansatzes sowie das Einbringen des Zielgeräts für den tibialen Bohrkanal. Daher sollte er möglichst nahe an der Patellarsehne liegen, damit das Zielgerät nicht durch den medialen Femurcondylus abgelenkt wird. Über ein **tiefes anterolaterales Portal** wird der femorale Tunnel gebohrt. Dieser Zugang liegt knapp über dem Vorderhorn des Außenmeniskus. Er sollte nicht zu weit lateral liegen, damit der Bohrer nicht den Knorpel des lateralen Femurcondylus verletzt. Über ein **posteromediales Portal** erfolgt die Präparation der tibialen HKB-Insertion. Es sollte immer mit einer perkutan eingebrachten Kanüle markiert werden. Dabei ist darauf zu achten, dass die Instrumente nicht über den medialen Kondylus hebeln. Liegt das Portal zu weit posterior, besteht die Gefahr einer Schädigung der neurovaskulären Strukturen in der Fossa poplitea. Nach der Hautinzision mit dem Skalpell sollte das Subkutangewebe stumpf gespreizt werden, um Verletzungen des N. saphenus zu vermeiden.

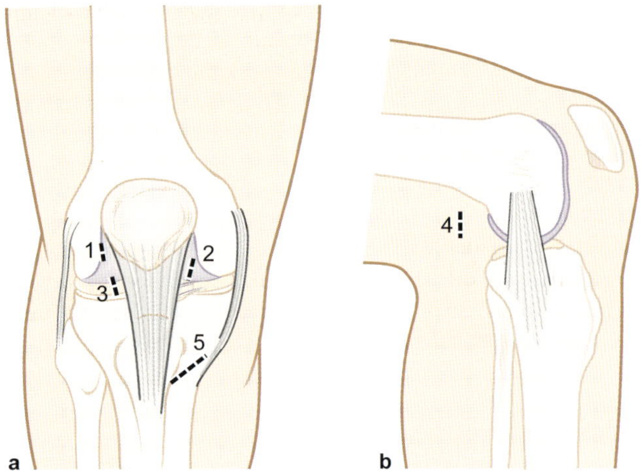

Abb. 5.3.20 Portale und Zugänge für eine arthroskopische HKB-Ersatzplastik:
a) Die Sehnenentnahme und die Bohrung des tibialen Tunnels erfolgen über einen ca. 3 cm langen Schrägschnitt medial der Tuberositas tibiae (5). Das Arthroskop wird über ein hohes anterolaterales Portal (1) eingebracht. Der mediale Arbeitszugang (2) liegt direkt medial der Patellarsehne, da über dieses Portal die Präparation des femoralen HKB-Ansatzes sowie das Einbringen des Zielgeräts für den tibialen Bohrkanal erfolgen. Über ein tiefes anterolaterales Portal (3) wird der femorale Tunnel gebohrt.
b) Über ein posteromediales Portal (4) erfolgt die Präparation der tibialen Insertion des HKB.

PRAXISTIPP
Alle Arbeitszugänge sollten vor dem Hautschnitt mit einer Kanüle simuliert werden (Kanülentechnik). Nur so ist eine gezielte und präzise Portalanlage möglich.

Entnahme der Sehnentransplantate

Zur Sehnenentnahme wird ein ca. 3 cm langer Hautschnitt medial der Tuberositas tibiae angelegt. Der Pes anserinus beginnt ca. 3–4 cm unterhalb des Gelenkspalts (➤ Abb. 5.3.20). Danach wird die Sartoriusfaszie längs gespalten. Nach Spaltung der Sartoriusfaszie werden die Ansatzsehnen der Mm. semitendinosus und gracilis sichtbar. Die kaudal gelegene Ansatzsehne des M. semitendinosus wird mit einer Overholt-Klemme unterfahren, mit einer Fadenschlaufe umschlungen und im Bereich der tibialen Insertion gelöst. Dabei wird so viel Insertionsgewebe wie möglich am Transplantat belassen, um zusätzliche Länge zu gewinnen. Danach werden Verbindungen der Semitendinosussehne zum M. gastrocnemius mit einer Schere getrennt, wobei die Sehne an der Fadenschlaufe gehalten wird (➤ Abb. 5.3.21a). Anschließend wird die Sehne mithilfe der Fadenschlaufe in ein rundes Sehnenmesser (Sehnenstripper) geführt und durch langsames Vorschieben parallel zur Oberschenkelachse entnommen (➤ Abb. 5.3.21b). Dabei wird die Sehne mit einer feuchten Kompresse gehalten (➤ Abb. 5.3.21c). Auf gleiche Weise wird danach die Ansatzsehne des M. gracilis entnommen.

PRAXISTIPP
Erst wenn die Sehne von allen seitlichen Verbindungen gelöst ist, sollte der Sehnenstripper aufgesetzt werden.

Transplantatpräparation

Die Transplantatpräparation erfolgt auf einem speziellen Präparationsbrett. Zunächst werden die Transplantate von Muskelgewebe befreit und dann die Sehnen so gekürzt, dass später nach Doppelung oder Verdreifachung der Sehnen (durch Umkippung) ein Transplantat mit einer Länge von ca. 10–11 cm präpariert werden kann. Die Sehnenenden werden über eine Strecke von 2 cm mit einer „Baseball"-Naht armiert (Nahtmaterial: z. B. geflochtener Polyesterfaden Stärke 2 oder 3). Diese Nähte dienen später der tibialen Fixation des Transplantats.

Danach wird je nach Länge der Semitendinosussehne ein 4- oder 5-Bündel-Transplantat präpariert (➤ Abb. 5.3.22). Ist die

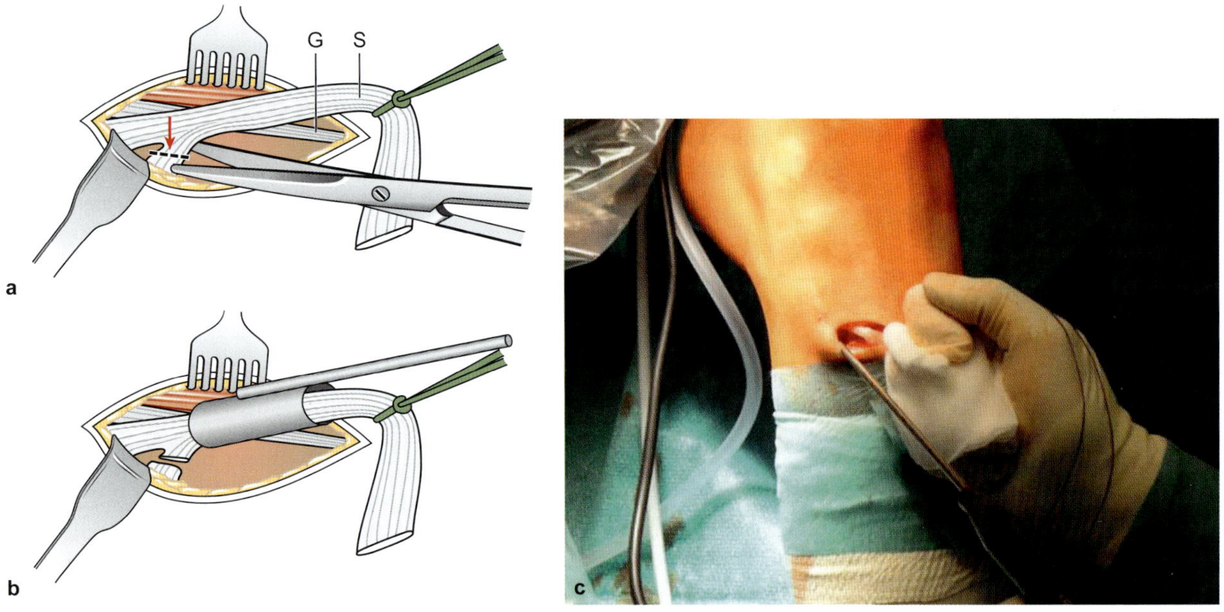

Abb. 5.3.21 Sehnenentnahme. S: Semitendinosussehne, G: Gracilissehne
a) Mit einer Schere werden die Verbindungen der Semitendinosussehne zum M. gastrocnemius getrennt. Dabei wird die Sehne an der Fadenschlaufe gehalten.
b) Anschließend wird die Sehne mithilfe der Fadenschlaufe in ein rundes Sehnenmesser (Sehnenstripper, z. B. Fa. Karl Storz, Tuttlingen) geführt und durch langsames Vorschieben parallel zur Oberschenkelachse entnommen.
c) Dabei wird die Sehne mit einer feuchten Kompresse gehalten.

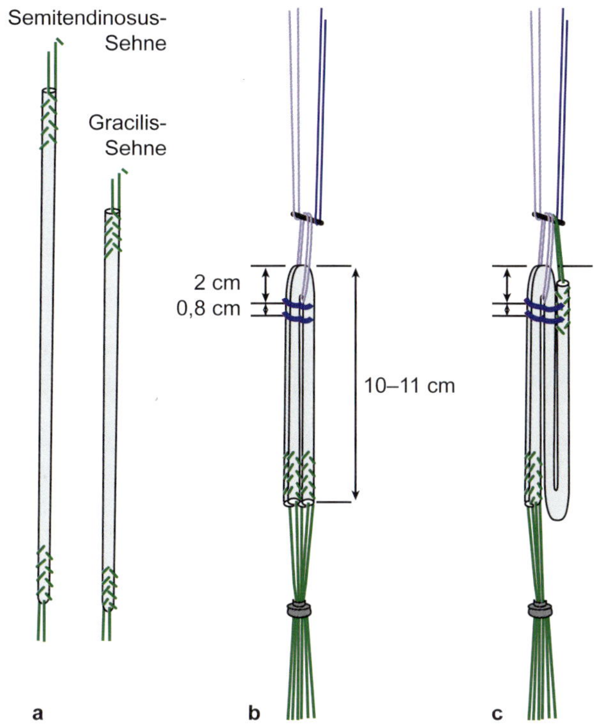

Abb. 5.3.22 Transplantatpräparation:
a) Dazu werden die Sehnen mit einer „Baseball"-Naht armiert (Nahtmaterial: z. B. geflochtener Polyesterfaden Stärke 2 oder 3). Da diese Nähte später der Fixation des Transplantats an der Tibia dienen, sollten sie nie mit scharfen Klemmchen gehalten werden. Danach – je nach Länge der Semitendinosussehne – Präparation eines
b) 4-Bündel-Transplantats (durch Doppeln beider Sehnen) oder eines
c) 5-Bündel-Transplantats (durch Doppeln der Gracilis- und Verdreifachen der Semitendinosussehne).
Am Ende, das im femoralen Tunnel zu liegen kommt, wird das Transplantat über eine doppelt gelegte 1 mm dicke Polyesterkordel (z. B. Ethibond®) mit einem Kippanker verbunden (Flipptack®, Fa. Karl Storz, Tuttlingen). Die Länge der Kordel richtet sich nach der Tunnellänge. Das Transplantat sollte auf einer Strecke von 20 mm im Tunnel liegen. Am femoralen Ende wird das Transplantat mit zwei Markierungen versehen. Eine Markierung markiert den Teil des Transplantats, der im femoralen Tunnel verbleibt (20 mm). Die andere Markierung markiert die Strecke, die zum Kippen des Ankers erforderlich ist (8 mm).

Ansatzsehne des M. semitendinosus lang genug, kann ein 5-Bündel-Transplantat präpariert werden. So kann ein größerer Transplantatdurchmesser erzielt werden. Die Transplantatdurchmesser variieren zwischen 7 und 10 mm.

Am Ende, das im femoralen Tunnel zu liegen kommt, wird das Transplantat über eine doppelt gelegte 1 mm dicke Polyesterkordel (z. B. Ethibond®, Fa. Ethicon, Hamburg) mit einem Kippanker verbunden (z. B. Flipptack®, Fa. Karl Storz, Tuttlingen). Diese Kordel wird durch die Doppelschlaufe des Transplantats und die inneren Löcher des Kippankers geführt. Die Länge richtet sich nach der femoralen Tunnellänge. Das Transplantat sollte auf einer Strecke von 20 mm im femoralen Tunnel liegen. Bei einem 5-Bündel-Transplantat wird das Ende des fünften Bündels mit dem Armierungsfaden (geflochtener Polyesterfaden Stärke 3) am Kippanker fixiert. Zur Einstellung der Länge der Verbindungskordel wird der Kippanker in eine spezielle Halterung am Präparationsbrett fixiert. Die distalen Armierungsfäden werden durch einen Metallknopf für die tibiale Fixation geführt (z. B. Endotack®, Fa. Karl Storz, Tuttlingen).

Am femoralen Ende wird das Transplantat mit zwei Markierungen versehen. Die eine markiert den Teil des Transplantats, der im femoralen Tunnel verbleibt (20 mm), die andere die zum Kippen des Ankers erforderliche Strecke (8 mm).

Arthroskopischer Rundgang

Bei der Arthroskopie des Kniegelenks werden intraartikuläre Begleitverletzungen diagnostiziert und adressiert (z. B. Meniskus- und Knorpelschäden).

Die Weite des medialen oder lateralen Gelenkspalts kann Hinweise auf eine posterolaterale oder posteromediale Instabilität geben (➤ Abb. 5.3.18).

Tunnelanlage

Es sollte ein spezielles Instrumentarium zur arthroskopischen HKB-Rekonstruktion verwendet werden (z. B. Fa. Karl Storz, Tuttlingen).

Femoraler Tunnel

Zuerst wird der femorale Bohrkanal im Bereich des Ansatzes des anterolateralen Bündels des HKB angelegt (➤ Abb. 5.3.23). Nachdem die Fasern des anterolateralen Bündels mit dem motorgetriebenen Resektor über das anteromediale Portal entfernt wurden, wird über das tiefe anterolaterale Portal ein Zieldraht im Mittelpunkt der Insertion des anterolateralen Bündels platziert (ca. 7 mm von der Knorpelgrenze entfernt) und anschließend mit einem kanülierten Bohrer (Durchmesser 4,5 mm) überbohrt. Beim Bohren sollte sich das Knie in 90° Beugung befinden.

CAVE

Bei Anlage des femoralen Tunnels besteht das Risiko, den Knorpel des lateralen Femurcondylus mit dem Bohrer zu verletzen.

Danach wird die Länge des Tunnels mit einer Messlehre gemessen (variiert zwischen 30 und 45 mm). Anschließend wird das Sackloch entsprechend dem Transplantatdurchmesser mit einem kanülierten Kopfbohrer gebohrt. Schon bei der Anlage des Bohrportals sollte bedacht werden, dass dabei der Knorpel des lateralen Femurcondylus verletzt werden könnte. Die Länge des Sacklochs beträgt ca. 25–30 mm.

CAVE

Wenn die Länge des Tunnels nur 30 mm beträgt, besteht das Risiko der Durchbohrung der medialen Kortikalis, die unbedingt vermieden werden muss!

Tibialer Tunnel

Danach wird die tibiale Insertion des HKB über das posteromediale Portal debridiert. Bei chronischen Instabilitäten liegen oft Adhäsionen vor. In diesen Fällen kann es sinnvoll sein, das Narbengewebe mit einem speziellen Raspatorium nach kaudal abzuschieben. Die Instrumente sollten mit dem schneidenden Anteil immer dem Knochen der Tibia zugewandt sein und an den Knochen gedrückt werden. Sonst besteht die Gefahr von Gefäß- und Nervenverletzungen.

Ist die tibiale Insertion weit genug freipräpariert, wird über den anteromedialen Zugang ein spezielles Zielgerät (Fa. Karl Storz, Tuttlingen) durch die Fossa intercondylaris in das hintere Kompartiment geschoben und der geschlossene Zielhaken im Bereich des Mittelpunkts der tibialen HKB-Insertion positioniert. Der Mit-

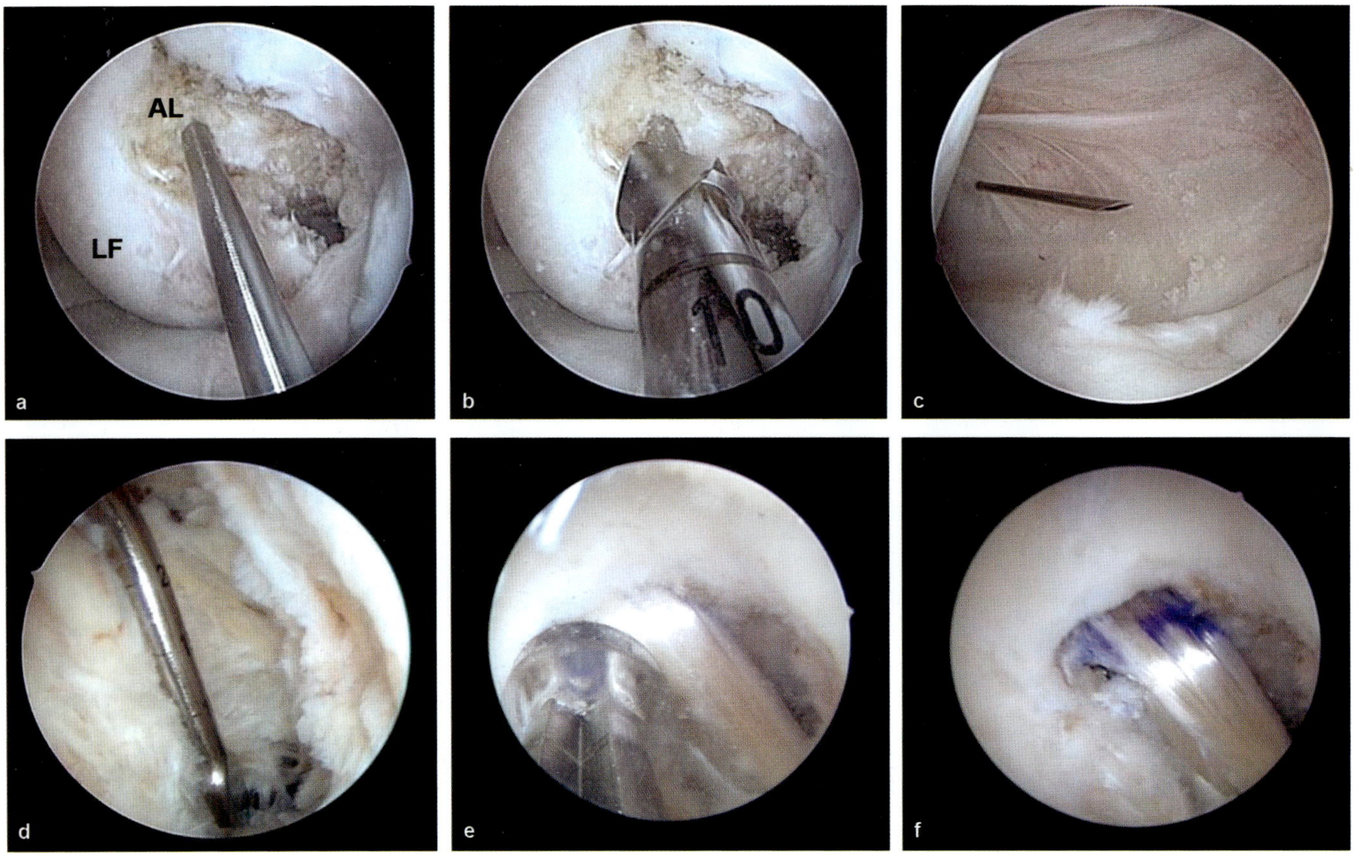

Abb. 5.3.23 Arthroskopischer HKB-Ersatz mit einem autologen Semitendinosus/Gracilis-Transplantat.
a) Zieldraht im femoralen Ansatz des anterolateralen (AL-)Bündels (LF: lateraler Femurcondylus)
b) Überbohren des Zieldrahts mit einem kanülierten Bohrer (4,5 mm) (z. B. Karl Storz, Tuttlingen)
c) Anlage des posteromedialen Portals in Kanülentechnik
d) HKB-Zielgerät im Bereich der tibialen Insertion des HKB (z. B. Karl Storz, Tuttlingen)
e) Zusätzliche Fixation femoral mit resorbierbarer Interferenzschraube (z. B. Megafix®, Fa. Karl Storz, Tuttlingen)
f) Transplantat in situ

telpunkt der HKB-Insertion liegt ca. 15 mm unterhalb des Tibiaplateaus. Als Orientierung dient der Stumpf des HKB, da die tibialen Anteile des Bandes nahezu immer erhalten sind. Der Zielhaken des Zielgeräts ist geschlossen, damit der K-Draht für die Führung des Bohrers nicht in die Fossa poplitea vordringen kann. An der Führungshülse des Zielgeräts, die ohne starken Druck über die Inzision der Sehnenentnahme auf die anteromediale Tibia vorgeschoben wird, kann die Länge des tibialen Tunnels abgelesen werden. Diese Information ist wichtig, um die Länge des Bohrdrahtes einzustellen. Unter arthroskopischer Sicht über das posteromediale Portal wird der K-Draht vorsichtig durch die Tibia gebohrt, bis er am Zielhaken anschlägt. Es sollten immer neue K-Drähte verwendet werden. Durch vorherigen Gebrauch verbogene K-Drähte können unbemerkt in die Fossa poplitea abweichen und zu Gefäß- und Nervenverletzungen führen. Beim Bohren wird das Zielgerät auf der K-Draht-Spitze belassen, um zu vermeiden, dass der Zieldraht in die Fossa poplitea geschoben wird.

Um den Durchzug des Transplantats zu erleichtern, sollte der tibiale Tunnel ca. 0,5 mm größer als der Transplantatdurchmesser gebohrt werden. Nach dem Bohren des tibialen Kanals wird der Tunneleingang mit einem motorbetriebenen Synovialresektor unter arthroskopischer Sicht über das posteromediale Portal debridiert.

CAVE
Bei der tibialen Tunnelanlage besteht das Risiko iatrogener Gefäß- und Nervenverletzungen.

Transplantateinzug

Mit einer Ahle wird eine kräftige Fadenkordel (z. B. 1 mm Polyester, Ethibond®) von vorn nach hinten durch den tibialen Tunnel geschoben, bis sie intraartikulär austritt (➤ Abb. 5.3.24). Diese „Zugkordel" dient dem Einzug des Transplantats. Mit einer Fasszange wird die Fadenschlaufe intraartikulär gegriffen und in das vordere Kompartiment gezogen. Über das tiefe anterolaterale Portal wird ein K-Draht mit Fadenschlaufe in den femoralen Tunnel geschoben. Die Fadenschlaufe dient dazu, die Zugkordel aus dem femoralen Kanal auszuleiten. Dann werden Zug- und Kippfaden des Transplantats über die Zugkordel in die Tunnel eingezogen.

Der Transplantateinzug wird tibial durch den scharfen Winkel zwischen Tunnelwand und Eminentia intercondylaris erschwert. Dieser Winkel wird auch als *killer turn* bezeichnet.

PRAXISTIPP
Der Transplantateinzug wird erleichtert, indem ein spezielles Elevatorium über das posteromediale Portal vor dem Zugfaden und dem Transplantat platziert wird, damit das Transplantat nach posterior um den scharfen Winkel *(killer turn)* am tibialen Tunnel gedrückt werden kann (➤ Abb. 5.3.25).

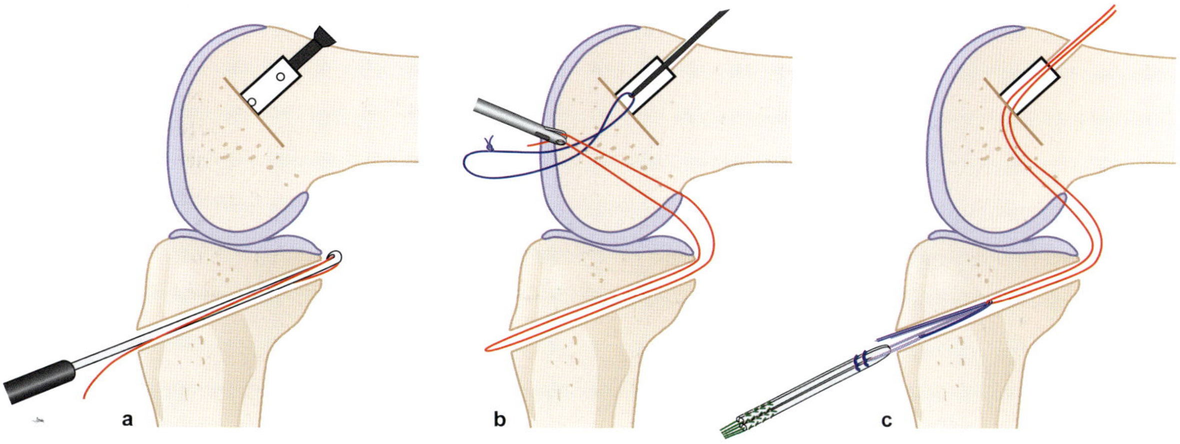

Abb. 5.3.24 Transplantateinzug:
a) Mit einer Ahle wird die Zugkordel durch den tibialen Tunnel geschoben.
b) Nach Entfernung der Ahle wird die Kordel durch einen Knoten zu einer Schlaufe geschlossen. Mit einer Fasszange wird die Fadenschlaufe gegriffen und in das vordere Kompartiment gezogen. Über das tiefe anterolaterale Portal wird ein K-Draht mit Fadenschlaufe in den femoralen Tunnel geschoben und die Zugkordel über die Fadenschlaufe aus dem femoralen Kanal ausgeleitet.
c) Zug- und Kippfaden des Transplantats werden mit der Zugkordel in die Tunnel eingezogen.

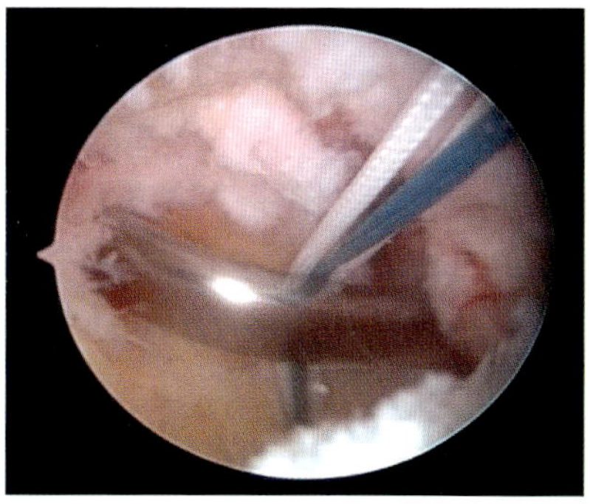

Abb. 5.3.25 Die Umlenkung des Transplantats um die hintere Tibiakortikalis *(killer turn)* kann mit einem Elevatorium, das über das posteromediale Portal eingebracht wird, erleichtert werden.

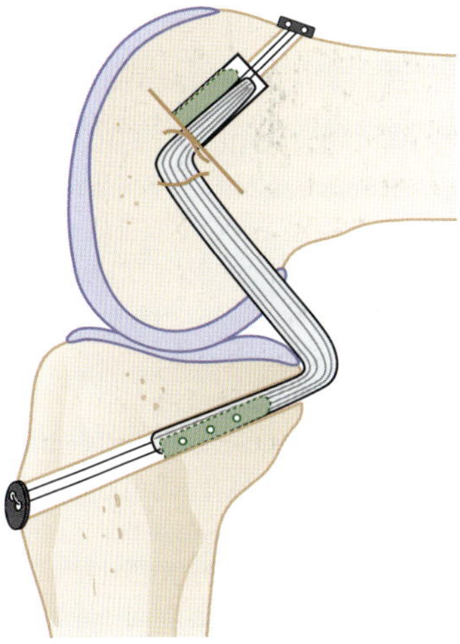

Abb. 5.3.26 HKB-Ersatzplastik mit einem Semitendinosus-/Gracilissehnentransplantat, das femoral und tibial mit einer Hybridfixation (Interferenzschraube plus extrakortikalem Knopf oder Kippanker) fixiert wurde.

Fixation

Femoral erfolgt die Fixation mit einem Kippanker (z. B. Flipptack®). Danach wird das Gelenk mehrfach gebeugt und gestreckt, damit sich der Kippanker setzen kann und sich Fixationsmaterial und Transplantat dehnen können. In die vordere Lücke zwischen Transplantat und Tunnelwand kann zusätzlich eine resorbierbare Interferenzschraube eingedreht werden (z. B. Megafix-P®, Fa. Karl Storz, Tuttlingen). Der Schraubendurchmesser sollte 1 mm kleiner als der Tunneldurchmesser sein, um zu hohen Druck auf das Transplantat zu vermeiden. Durch das Eindrehen der Schraube wird das Transplantat im Tunnel an die Knorpel-Knochen-Grenze rotiert.

Zur tibialen Fixation des Transplantats wird das Kniegelenk in 90° Beugung durch manuellen Druck auf die Waden in die vordere Schublade gebracht. Das Transplantat wird manuell gespannt und ein dünner Draht zwischen die kaudale Tunnelwand und das Transplantat geschoben. Über diesen Draht wird nun eine resorbierbare Interferenzschraube (z. B. Megafix-P®, Fa. Karl Storz, Tuttlingen) zwischen Transplantat und Tunnelwand gedreht. Die Tiefe der Schraube kann am Schraubendreher abgelesen werden. Sie sollte nie weiter als die vorher gemessene Kanallänge eingedreht werden. Dabei kann über das posteromediale Portal zusätzlich kontrolliert werden, ob die Schraube posterior herausragt und der Zieldraht beim Eindrehen der Schraube nicht in die Kniekehle vorgeschoben wird. Nach Eindrehen der Schraube werden die Haltefäden über einen Fixationsknopf aus Titan verknotet (➤ Abb. 5.3.26).

PRAXISTIPP

Wird in gleicher Sitzung eine posterolaterale oder posteromediale Rekonstruktion durchgeführt, erfolgt die tibiale HKB-Fixation erst nach diesen Eingriffen.

Posterolaterale Rekonstruktion

Bei Vorliegen einer chronischen posterolateralen Begleitinstabilität sollten die posterolateralen Strukturen rekonstruiert werden. Die Diagnose ergibt sich aus der klinischen, radiologischen und arthroskopischen Diagnostik.

Im Schrifttum ist eine Vielzahl an Techniken zur posterolateralen Rekonstruktion beschrieben (Bizepstenodese, Popliteus-Bypass etc., ➤ Abb. 5.3.27). Dabei werden tibiale Popliteus-Rekonstruktionen (z. B. Popliteus-Bypass nach Müller) von fibularen Rekonstruktionen des Lig. popliteofibulare (z. B. posterolaterale Rekonstruktion nach Larson) unterschieden. Die tibiale Tunneltechnik kann mit einem fibulofemoralen Transplantat zur Rekonstruktion des lateralen Kollateralbandes kombiniert werden.

In klinischen Studien wurde im Hinblick auf Stabilität und klinische Scores kein Unterschied zwischen den beiden Techniken gefunden. Deshalb sollte in der klinischen Praxis die technisch

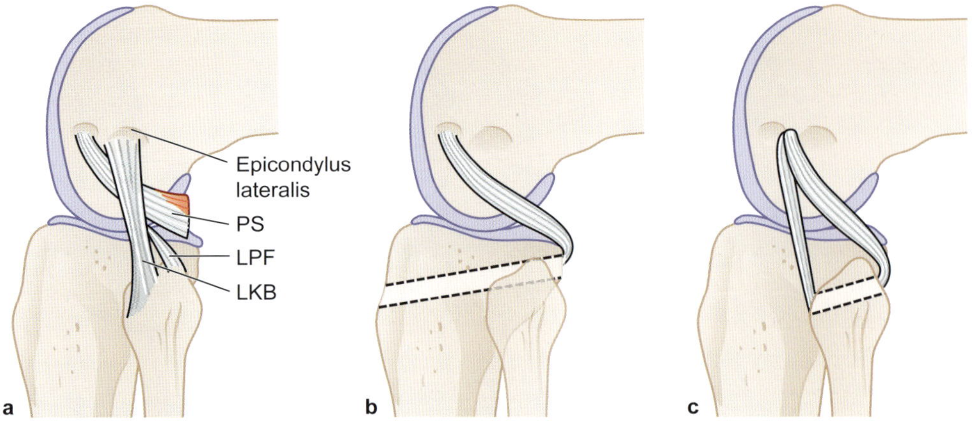

Abb. 5.3.27 Posterolaterale Rekonstruktionstechniken:
a) Darstellung der posterolateralen Strukturen (LKB: laterales Kollateralband, LPF: Lig. popliteofibulare, PS: Popliteussehne)
b) Tibiale Rekonstruktionstechnik
c) Fibulare Rekonstruktionstechnik

einfachere fibulare posterolaterale Rekonstruktion bevorzugt werden.

Posterolaterale Rekonstruktion nach Larson

In der klinischen Praxis hat sich die isometrische Rekonstruktionstechnik nach Larson bewährt (Zantop und Petersen 2010). Dabei werden die posterolateralen Strukturen mit einem autologen Sehnentransplantat ersetzt, das durch ein Bohrloch in der Fibula gezogen und in einem gemeinsamen femoralen Tunnel verankert wird (➤ Abb. 5.3.27c).

Fibulare Rekonstruktionstechniken sind auch anatomisch möglich. Dann werden am Femur jedoch zwei Tunnel benötigt. Bei **anatomischen Techniken** werden die Bohrkanäle exakt im Insertionsgebiet des lateralen Kollateralbandes und der Popliteussehne platziert. Dazu müssen die Insertionsareale des lateralen Kollateralbandes und der Popliteussehne jedoch exakt präpariert werden.

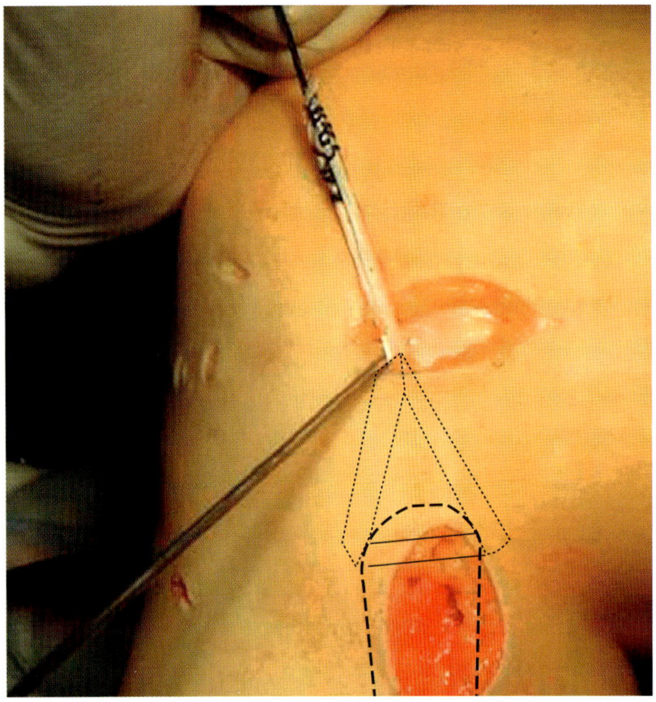

Abb. 5.3.28 Posterolaterale Rekonstruktion nach Larson

Als Sehnentransplantat können für die posterolaterale Rekonstruktion die Ansatzsehne des M. semitendinosus der Gegenseite oder ein Allograft verwendet werden.

Die isometrische posterolaterale Rekonstruktion nach Larson kann in minimalinvasiver Technik über zwei kurze Inzisionen durchgeführt werden. Dazu wird eine ca. 3 cm lange Inzision über dem Epicondylus lateralis (➤ Abb. 5.3.28) und eine zweite über der Fibula gesetzt. Um den lateralen Epicondylus darzustellen, muss der Tractus iliotibialis gespalten werden. Beim Bohren des fibularen, nach posterior aufsteigenden Tunnels (ca. 5 mm Durchmesser) sollte der N. peroneus geschont werden. Es wird empfohlen, diesen darzustellen und ggf. mit einer Schlinge zu markieren.

Der vordere Transplantatschenkel soll das laterale Kollateralband und der hintere den Popliteuskomplex ersetzen. Es handelt sich nicht um eine anatomische, sondern um eine **isometrische Rekonstruktionstechnik,** da beide Transplantatschenkel in einen Knochentunnel am Femur gezogen werden. Der Tunnel liegt zwischen der Insertion des lateralen Kollateralbandes und der Popliteussehne. Die Insertion des lateralen Kollateralbandes ist im Bereich des Epicondylus lateralis gut palpabel. Der isometrische Punkt liegt etwa 5 mm weiter distal und anterior des Epicondylus.

Da es sich um eine isometrische Technik handelt, erfolgt vor der Tunnelanlage immer eine Isometrieprüfung. Dazu wird eine Fadenschlaufe durch den fibularen Tunnel gezogen und an einem Zieldraht, der zwischen den Insertionen des lateralen Kollateralbandes und der Popliteussehne platziert wird, fixiert. Der Isometriepunkt ist erreicht, wenn bei Bewegungen des Gelenks keine Längenänderungen mehr zu verzeichnen sind. Bei der Anlage des femoralen Tunnels ist daran zu denken, dass sich das Knie in 90° Beugung befindet. Zur Anlage des femoralen Tunnels wird der Zieldraht mit einem kanülierten Bohrer überbohrt (Durchmesser ca. 6–7 mm, Sacklochtiefe ca. 30–40 mm).

Das Semitendinosussehnentransplantat wird auf eine Länge von 24 cm gekürzt und an beiden Enden mit resorbierbaren Fäden armiert.

Das Transplantat wird zunächst mit einer Fadenschlaufe in den fibularen Knochentunnel eingezogen. Danach wird es mit einer Overholt-Klemme unter dem unteren Schenkel des Tractus iliotibialis aus der femoralen Inzision ausgeleitet (➤ Abb. 5.3.28). Über einen Führungsdraht, der mit einer Fadenschlaufe versehen ist, werden beide Transplantatschenkel in den femoralen Tunnel gezogen. Nach Einzug des Transplantats wird es manuell gespannt und das Knie bei gespanntem Transplantat bewegt. Die femorale Fixation erfolgt in 70° Beugung und Innenrotation mit einer Interferenzschraube (z. B. Megafix P®, Fa. Karl Storz, Tuttlingen), bevor das HKB-Transplantat fixiert wird.

HKB/VKB/PLS-Rekonstruktion

Bei Kombinationsverletzungen von vorderem und hinterem Kreuzband und posterolateralen Strukturen kann eine einzeitige Rekonstruktion aller verletzten Strukturen erfolgen (➤ Abb. 5.3.29 und ➤ Abb. 5.3.30). Eine retrospektive Studie von Strobel et al. (2006) an 17 Patienten hat gezeigt, dass kombinierte chronische Instabilitäten des vorderen und hinteren Kreuzbandes sowie der posterolateralen Strukturen erfolgreich einzeitig versorgt werden können. Dabei handelt es sich jedoch um eine komplexe Rekonstruktionsoperation, die mit einem erhöhten Komplikationsrisiko einhergehen kann.

Falls sich der Operateur für eine zweizeitige Versorgung entscheidet, sollte zuerst die Rekonstruktion des HKB und der posterolateralen Strukturen erfolgen. Wird zuerst das VKB rekonstruiert, wird das Knie in der hinteren Schublade fixiert. Eine fixierte vordere Schublade bei primärer Rekonstruktion des HKB wurde bisher nicht beobachtet.

Auch beim einzeitigen Vorgehen wird zuerst das HKB in der oben beschriebenen Weise rekonstruiert. Die VKB-Rekonstruktion erfolgt nach anatomischen Prinzipien.

Das Sehnenmaterial für das HKB-Transplantat wird aus der Semitendinosus- und der Gracilissehne der ipsilateralen Seite gewählt. Das Transplantat für die posterolaterale Rekonstruktion wird aus der Semitendinosussehne der Gegenseite gewonnen. Aus der Gracilissehne der Gegenseite und dem restlichen Sehnenmaterial (z. B. restliche 8 cm der Semitendinosussehne der Gegenseite) wird ein VKB-Transplantat präpariert. Alternativ ist auch die Quadrizepssehne als Transplantat verwendbar.

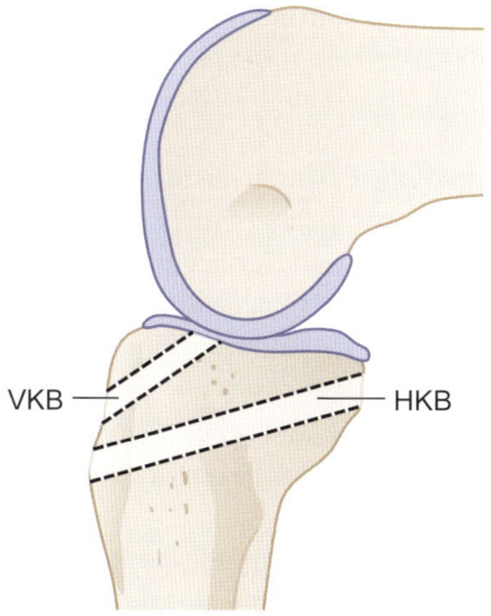

Abb. 5.3.29 Die tibialen Bohrkanäle bei simultanem Ersatz des vorderen (VKB) und hinteren Kreuzbandes (HKB)

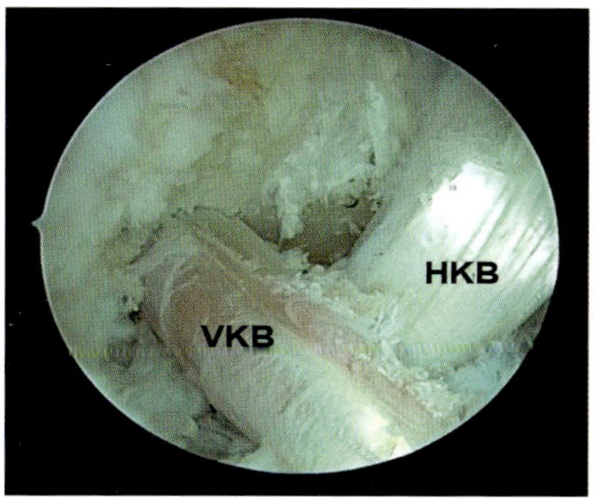

Abb. 5.3.30 Arthroskopisches Bild nach simultanem Ersatz des vorderen (VKB) und hinteren Kreuzbandes (HKB)

PRAXISTIPP
Bei medialen Instabilitäten werden die Semitendinosus- und Gracilissehnen der ipsilateralen Seite möglichst geschont, um die aktiven medialen Stabilisatoren zu erhalten.

Zuerst werden die femoralen Tunnel am medialen und lateralen Femurcondylus gebohrt. Danach wird der tibiale HKB-Tunnel angelegt. Zuletzt erfolgt das Bohren des tibialen VKB-Tunnels. Der tibiale VKB-Tunnel-Eingang befindet sich kranial und medial des HKB-Tunnels. So kann eine Kreuzung der anteromedialen tibialen Tunneleingänge des HKB und des VKB vermieden werden (➤ Abb. 5.3.29). Zuerst wird das HKB-Transplantat, danach das VKB-Transplantat eingezogen und femoral fixiert.

Nach Einzug von HKB- und VKB-Transplantat erfolgt die posterolaterale Rekonstruktion. Nachdem diese in Innenrotation und vorderer Schublade fixiert wurde, erfolgt die tibiale Fixation des HKB-Transplantats in vorderer Schublade in 90° Beugung. Danach wird das VKB-Transplantat gespannt und in ca. 10–20° Beugung fixiert. Tibial wird zur Fixation der beiden Kreuzbandtransplantate eine resorbierbare Interferenzschraube (z. B. Megafix®, Fa. Karl Storz, Tuttlingen) verwendet.

Posteromediale Rekonstruktion

Da das Heilungsverhalten der Strukturen auf der medialen Seite besser ist, kommt es seltener zu chronischen posteromedialen Instabilitäten. Wenn jedoch eine posteromediale Instabilität besteht, sollte sie adressiert werden, da nicht beachtete mediale Instabilitäten für schlechte Resultate nach Kombinationseingriffen verantwortlich sein sollen.

Im Bereich der posteromedialen Gelenkecke stehen verschiedene Möglichkeiten zur Verfügung. Diese reichen von der Heilungsstimulation durch Mikrofrakturierung über die Raffung bis hin zum Ersatz der posteromedialen Strukturen durch ein Sehnentransplantat.

Als operatives Verfahren zum posteromedialen Ersatz bevorzugen wir die Rekonstruktion von MCL und POL mit einem Sehnentransplantat. Insbesondere in Kombination mit einer HKB-Ersatzplastik erscheint eine POL-Rekonstruktion sinnvoll zu sein, da dieses Band ein sekundärer Stabilisator gegen die posterior tibiale Translation ist.

Der Zugang zu den posteromedialen Strukturen beginnt am Tuberculum adductorium und endet am Pes anserinus superficialis (➤ Abb. 5.3.31). Zuerst sollte versucht werden, die Strukturen der posteromedialen Gelenkecke zu identifizieren. Bei akuten Verletzungen sollten die rupturierten Strukturen durch Nähte adaptiert werden. Dabei gilt das Motto: *„Repair what is torn."* Die Bandenden werden durch Rahmennähte adaptiert. Dabei können auch Knochenanker zum Einsatz kommen. Bei chronischen Läsionen können Raffnähte appliziert werden, wenn noch Bandmaterial vorhanden ist.

Bei der posteromedialen Rekonstruktion wird das Sehnentransplantat mit einem Ende im Bereich der tibialen sMCL-Insertion

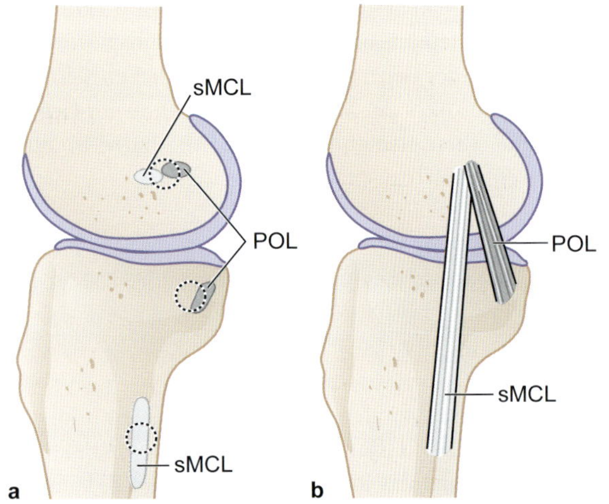

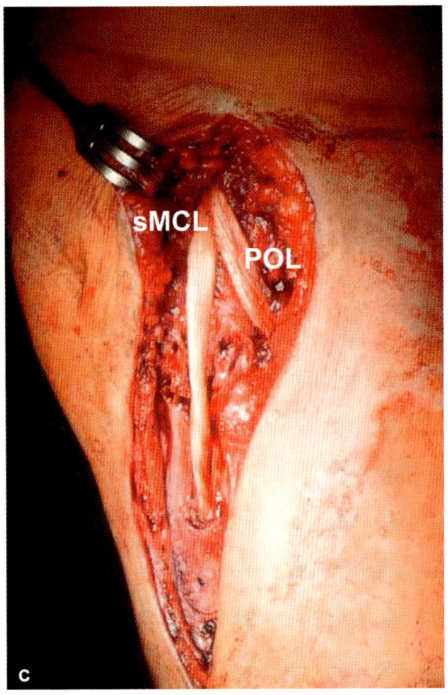

Abb. 5.3.31 Posteromediale Rekonstruktion:
a) Bohrkanäle für eine posteromediale Rekonstruktion (sMCL: oberflächliches mediales Kollateralband, POL: hinteres Schrägband)
b) Der vordere Transplantatschenkel soll das sMCL und der hintere das POL ersetzen.
c) Intraoperativer Situs

und mit dem anderen Ende im Bereich der POL-Insertion fixiert (➤ Abb. 5.3.31). Die Transplantatschlaufe wird in einen Bohrkanal im Bereich des medialen Epicondylus gezogen, da hier die femorale POL- und MCL-Insertion dicht beieinander liegen. Biomechanische Studien haben gezeigt, dass sich das Kniegelenk mit dieser Technik gegen Valgusstress und gegen die posteriore tibiale Translation sichern lässt. Zur Rekonstruktion des Semimembranosus-Ecks sollte der POL-Schenkel des Transplantats durch Nähte mit dem Innenmeniskus verbunden werden.

Nach Spaltung der Faszie werden der Pes anserinus (falls vorhanden) dargestellt und der mediale Epicondylus palpiert. Knapp unterhalb des medialen Epicondylus wird der blinde Tunnel für die Transplantatschlaufe gebohrt. Alle Tunnel werden zunächst mit Zieldrähten markiert. Der Tunneldurchmesser variiert meist zwischen 6 und 7 mm. Danach wird der tibiale Tunnel für die sMCL-Schlaufe und die POL-Schlaufe gebohrt. Der tibiale sMCL-Ansatz liegt ca. 5–6 cm unterhalb der Gelenkfläche unter dem Pes anserinus superficialis und der POL-Ansatz posterior knapp vor der tibialen Insertion des M. semimembranosus ca. 1 cm unterhalb der Gelenkfläche. Auch hier werden Ösendrähte zur Markierung der Tunnel eingebracht, wobei darauf geachtet werden sollte, dass sie auf der lateralen Seite vor der Fibula austreten, um eine Verletzung des N. peroneus zu vermeiden. Die Bohrkanäle sollten eine für das Transplantat ausreichende Länge haben. Im Kanal sollten ca. 2 cm Transplantat zu liegen kommen.

Als Sehnentransplantat wird entweder die Semitendinosussehne der Gegenseite entnommen oder ein gefrierkonserviertes Semitendinosussehnentransplantat (Deutsches Institut für Zell und Gewebe Ersatz [DIZG], Berlin) verwendet. Vor Gebrauch sind die gefrierkonservierten Allografts durch Einlegen in ein geeignetes steriles physiologisches Medium (z. B. isotone Infusionslösung) aufzutauen. Auf einem Sehnenpräparationsbrett werden die Enden des Transplantats mit einem geflochtenen resorbierbaren Faden armiert (z. B. Vicryl Stärke 1). In die Transplantatschlaufe wird eine 1-mm-Polyesterkordel eingelegt, mit der das Transplantat in den femoralen Kanal eingezogen wird.

Die Fixation des Transplantats erfolgt mit resorbierbaren Interferenzschrauben (z. B. PDLLA-Schraube 6–7 mm × 23 mm, z. B. Megafix®, Fa. Karl Storz).

Zuerst wird die Transplantatschlaufe femoral fixiert. Dann wird der MCL-Schenkel in ca. 20° Beugung gespannt und mit einer Interferenzschraube fixiert; im Anschluss wird der POL-Schenkel bei ca. 5° Beugung fixiert.

Komplikationen

Bei Rekonstruktionsoperationen des HKB sowie der posteromedialen und posterolateralen Strukturen können folgende Komplikationen auftreten:

- Verletzung des Knorpels am lateralen Femurcondylus beim Bohren des femoralen Tunnels.
- Penetration des Bohrers durch die mediale Femurkortikalis. Dann kann der Kippanker nicht mehr sicher fixiert werden.
- Verletzung der Gefäße und Nerven im Bereich der Fossa poplitea durch den Bohrer des tibialen Kanals, den Zieldraht, den Synovialresektor oder den Führungsdraht für die tibiale Schraube.
- Verklemmen des Transplantats beim Einzug.
- Schwellung des Unterschenkels durch Austritt von Spülflüssigkeit.
- Isolierter HKB-Ersatz ohne zusätzliche Rekonstruktionen der posterolateralen oder posteromedialen Gelenkecke beim Übersehen einer ergänzenden posteromedialen/-lateralen Gelenkinstabilität.
- Bei Kombinationsverletzung zunächst fehlerhafte primäre Durchführung einer Ersatzplastik des VKB, sekundär des HKB. Der primäre VKB-Ersatz führt dazu, dass das Kniegelenk in der hinteren Schublade fixiert wird.
- Arthrofibrose durch die konservative Nachbehandlung.

Postoperative Behandlung

Die Nachbehandlung nach HKB-Ersatzplastik unterscheidet sich von den Nachbehandlungskonzepten, die vom VKB bekannt sind. Die größten Feinde des HKB-Transplantats sind während der ersten Wochen der Rehabilitation die „aggressive physiotherapeutische Behandlung" und die Schwerkraft. Bei kombinierten

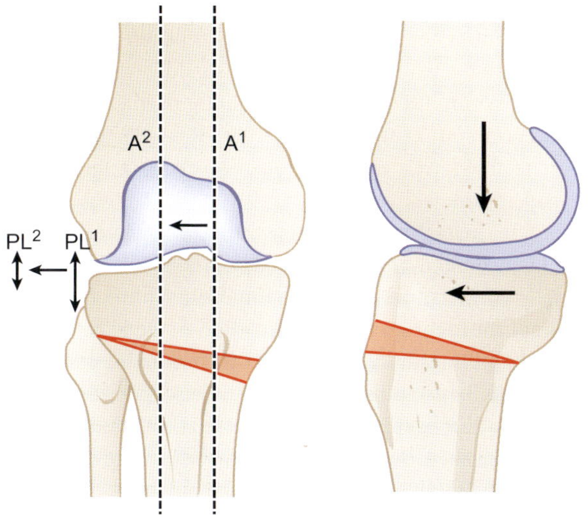

Abb. 5.3.32 Auswirkungen einer biplanaren tibialen Umstellungsosteotomie: Durch die Korrektur in der Frontalebene mit Lateralisierung der mechanischen Achse (A^1 nach A^2) verringert sich der Zug auf den Transplantaten der posterolateralen Gelenkecke (PL^1 nach PL^2). In der Sagittalebene verschiebt sich die Tibia unter Last nach vorn. Damit wirkt diese Osteotomie synergistisch zum HKB.

Eingriffen richtet sich die Nachbehandlung immer nach dem HKB.

Für 6 Wochen wird das Kniegelenk in Streckung in einer PTS-Schiene (Posterior Tibial Support Brace, Fa. Medi, Bayreuth) immobilisiert. Diese Orthese verhindert das Zurücksinken der Tibia im Liegen durch ein Polster, das die Wade stützt. In den ersten 6 Wochen sollte Physiotherapie nur in Bauchlage mit posteriorer Unterstützung der Tibia erfolgen: 1. und 2. Woche 0–0–30°, 3. und 4. Woche 0–0–60°, 5. und 6. Woche 0–0–90°. Isometrische Quadrizepsübungen sind erlaubt.

Von der 6. bis zur 12. Woche wird tagsüber eine bewegliche Orthese für das HKB getragen (z. B. Genu Arexa, Fa. Otto Bock). Aktive Übungen sind in offener und geschlossener Kette erlaubt. Zur Nacht wird weiterhin die PTS-Schiene angelegt. Der Patient sollte mit Stabilisations- und Balanceübungen beginnen.

Besteht nach 12 Wochen noch eine Flexion von < 90°, sollten eine Narkosemobilisation und eine arthroskopische Arthrolyse erwogen werden. Über eine Rückkehr zum Sport sollte erst nach ca. 8 Monaten nachgedacht werden.

Biplanare tibiale Umstellungsosteotomie

Liegt eine Kombination aus Genu varum und posterolateraler Instabilität vor, so kommt es im einbeinigen Stand oder während des Gehens durch die Verschiebung der Lastlinie nach medial zu einem erhöhten Knieadduktionsmoment. Das Adduktionsmoment führt lateral zu vermehrten Zugspannungen (➤ Abb. 5.3.7). Aus diesem Grund muss bei chronischen Instabilitäten vor einer ligamentären Rekonstruktion eine Korrektur der Beinachse erwogen werden (➤ Abb. 5.3.32). Das gilt insbesondere für Revisionssituationen und für Patienten, bei denen auf belasteten Röntgenaufnahmen im Stand das sog. Varus-Thrust-Phänomen erkennbar ist: Distraktion lateral und Kompression medial. Dieses Phänomen kann sich auch als laterales Aufklappen beim Gehen bemerkbar machen.

Biomechanische Studien haben außerdem gezeigt, dass über eine Korrektur der sagittalen Neigung des Tibiaplateaus (tibialer Slope) auch die a.-p. Stabilität des Kniegelenks beeinflusst werden kann. Normal beträgt die Sagittalneigung des Tibiaplateaus ca. 7°. Wird der Slope erhöht, schiebt sich die Tibia unter Last nach vorn; diese Verschiebung wirkt einer posterioren Subluxationstendenz entgegen.

Die biplanare Umstellungsosteotomie zur Korrektur ligamentärer Instabilitäten sollte in medial öffnender Technik durchgeführt werden, da auf diese Weise die „Slope-Korrektur" präziser möglich ist (siehe auch Kapitel Osteotomien). Zur Stabilisation sollte ein winkelstabiler Plattenfixateur verwendet werden (➤ Abb. 5.3.33). Sollte zusätzlich eine ligamentäre Rekonstruktion notwen-

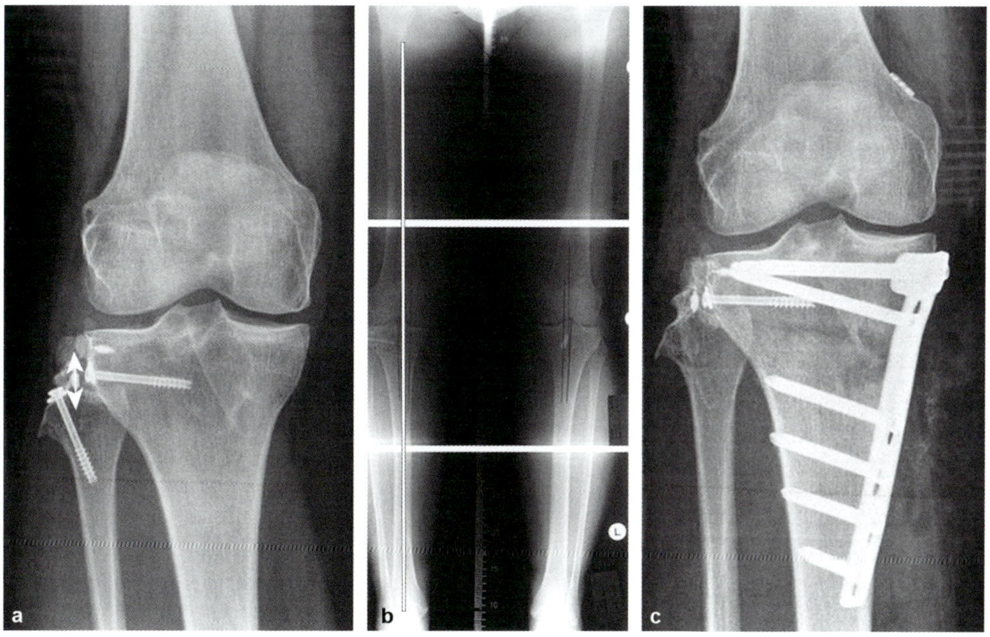

Abb. 5.3.33 Posterolaterale Rezidivinstabilität bei Genu varum:
a) Rezidivinstabilität nach posterolateraler Refixation und VKB-Ersatzplastik
b) In diesem Fall lagen eine zusätzliche posteriore Instabilität und eine varische Beinachse vor.
c) Vor der HKB-Ersatzplastik wurde die Beinachse mit einer biplanaren tibialen Umstellungsosteotomie korrigiert.

5

dig sein, so sollte die ossäre Korrektur immer vor dem Weichteileingriff durchgeführt werden. Grundsätzlich wird aufgrund der erhöhten Komplikationsraten komplexer Rekonstruktionsoperationen ein zweizeitiges Vorgehen bevorzugt.

Revision

Ein erneutes Trauma als Grund für eine Rezidivinstabilität nach HKB-Rekonstruktion ist selten. Daher sollte vor jedem Revisionseingriff bei Rezidivinstabilität eine genaue Ursachenanalyse erfolgen. Nur so kann vermieden werden, zweimal den gleichen Fehler zu begehen.

Als Ursachen für Rezidivinstabilitäten kommen infrage:

- Tunnelfehllagen
- Übersehene periphere Instabilität
- Nicht adressierter Achsfehler
- Chronische Infektion

Diagnostischer Hinweis

Daher gehören gehaltene Aufnahmen (hintere Schublade, vordere Schublade, Varus- und Valgusstress), Ganzbeinaufnahmen, eine 3D-CT, Labor und Punktion zur Standarddiagnostik vor einer Revisionsoperation. Auch eine Arthroskopie zur Beurteilung des Knorpel- und Meniskusstatus kann sinnvoll sein. Dabei sollten auch Proben für die mikrobiologische Diagnostik entnommen werden.

Zeigt das 3D-CT eine signifikante Tunnelweitung oder eine Tunnelfehllage, muss der Tunnel vor der eigentlichen Revisionsoperation mit autologem Beckenknochen aufgefüllt werden (➤ Abb. 5.3.34a, b). Wenn das Knochentransplantat nach ca. 3–6 Monaten ossär integriert ist, kann die ligamentäre Rekonstruktionsoperation durchgeführt werden. Die Operationstechnik ähnelt der der Primäroperation.

Periphere Instabilitäten sollten durch entsprechende Rekonstruktionstechniken adressiert werden. Liegt eine fixierte hintere Schublade vor, so muss diese erst aufgedehnt werden. Dazu muss der Patient für mehrere Wochen eine PTS-Schiene tragen. Wurde bei einer kombinierten VKB- und HKB-Instabilität oder bei einer isolierten HKB-Instabilität fälschlicherweise primär eine VKB-Ersatzplastik durchgeführt, so muss diese zuerst reseziert werden. Bei einer varischen Beinachse sollte, insbesondere bei Vorliegen einer posterolateralen Instabilität, eine biplanare Umstellungsosteotomie erwogen werden. Das gilt besonders, wenn bereits mediale Knorpelschäden vorhanden sind.

Eine Herausforderung bei Revisionsoperationen bei HKB-Rezidivinstabilität ist die Transplantatwahl, da wichtige autologe Transplantate oft nicht mehr vorhanden sind. Als autologer HKB-Ersatz hat sich die **Quadrizepssehne** bewährt. Die Patellarsehne ist aufgrund ihrer Länge als HKB-Transplantat problematisch. Bei peripheren Instabilitäten eignen sich die Beugesehnen der Gegenseite. Eine Alternative für die posterolaterale Gelenkecke ist die posterolaterale Rekonstruktion mit einem Streifen der **Bizepssehne** (z. B. OP nach Bousquet, ➤ Abb. 5.3.35).

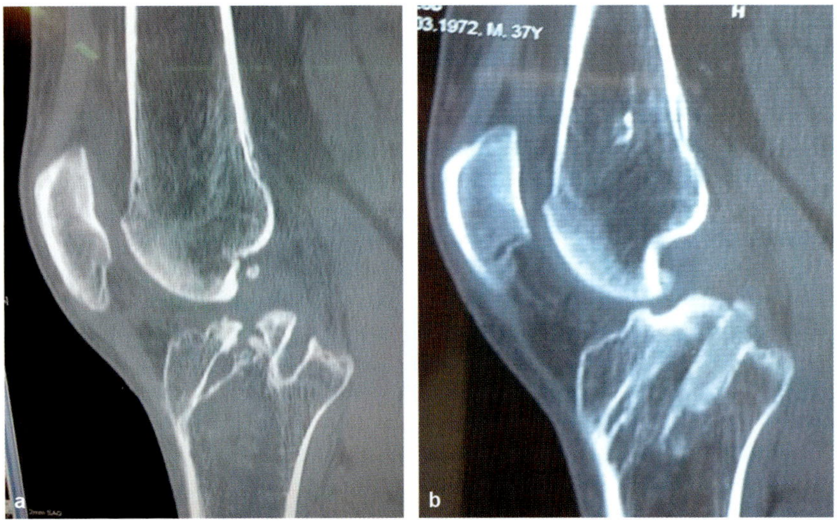

Abb. 5.3.34 Rezidivinstabilität nach HKB- und VKB-Ersatzplastik mit extraanatomischer Lage des tibialen HKB-Tunnels: (a) vor und (b) 6 Monate nach Auffüllung der tibialen Knochentunnel mit autologer Beckenkammspongiosa

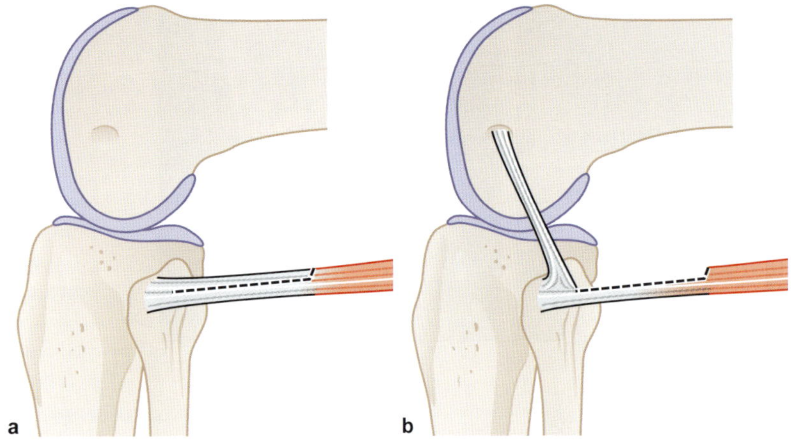

Abb. 5.3.35 Posterolaterale Rekonstruktionstechnik mit einem Streifen aus der Bizepssehne:
a) Die obere Hälfte der Bizepssehne wird abgetrennt und an der fibularen Insertion belassen.
b) Der Bizepssehnenstreifen wird in einem Knochentunnel im Bereich der Insertion der Popliteussehne verankert.

Oft muss auf ein allogenes Transplantat ausgewichen werden. Bei peripheren Instabilitäten können sich gefrierkonservierte Allografts (DIZG, Berlin) eignen. Zur Rekonstruktion intraartikulärer Bänder können über ausländische Gewebsbanken (z. B. MTF, USA) auch frisch gefrorene „Allografts" bezogen werden. Nachteilig sind die hohen Kosten dieser Transplantate (bis zu 5 000 EUR).

In Deutschland ist die Verwendung von Allografts nur erlaubt, wenn keine anderen Behandlungsmethoden mehr zur Verfügung stehen. Das bedeutet, dass kein geeignetes autologes Transplantatmaterial verfügbar ist und andere operative Optionen wie z. B. eine Umstellungsosteotomie ausgeschöpft sind.

5.3.8 Fazit

- Verletzungen des HKB sind selten und werden oft übersehen. Bei jeder akuter Knieverletzung sollte daher an eine HKB-Ruptur gedacht werden.
- Management und Therapie hinterer Instabilitäten unterscheiden sich grundlegend von den Konzepten zur Therapie vorderer Instabilitäten.
- Das Ausmaß der hinteren Instabilität kann nur auf gehaltenen Röntgenaufnahmen ermittelt werden. Auf diese Weise kann auch eine fixierte hintere Schublade diagnostiziert werden.
- Vorsicht ist bei der arthroskopischen Diagnostik geboten, da von vorn nur der proximale Teil des HKB sichtbar ist. Ein vermeidlich lockeres VKB darf nicht als Elongation fehlgedeutet werden. Dieser Befund kann durch die hintere Schublade vorgetäuscht werden.
- Begleitende Verletzungen der posterolateralen und posteromedialen Gelenkecke sind häufig und müssen unbedingt adressiert werden, da diese Strukturen synergistisch zum HKB wirken.
- Isolierte Rupturen des HKB haben ein gutes Heilungsverhalten und eignen sich zur konservativen Therapie.
- Bei Kombinationsinstabilitäten und einer posterioren Translation von > 10 mm sehen wir die Indikation zur operativen Therapie. Als Rekonstruktionsverfahren eignet sich die arthroskopische Ersatzplastik mit autologem Beugesehnentransplantat.
- Bei chronischer posterolateraler Instabilität sollte außerdem eine posterolaterale Rekonstruktion mit der Semitendinosussehne der Gegenseite durchgeführt werden.
- Bei Genu varum und posterolateraler Instabilität sollte vor der ligamentären Rekonstruktion eine Korrektur der Beinachse erfolgen.
- Die Nachbehandlung nach HKB-Ersatzplastik ist konservativ und beinhaltet eine 6-wöchige Ruhigstellung in einer Streckschiene, aus der physiotherapeutische Übungen in Bauchlage erfolgen.

LITERATUR

Apsingi S, Nguyen T, Bull AM, Unwin A, Deehan DJ, Amis AA (2008). The role of PCL reconstruction in knees with combined PCL and posterolateral corner deficiency. Knee Surg Sports Traumatol Arthrosc 16(2): 104–111.

Fanelli GC, Stannard JP, Stuart MJ, Macdonald PB, Marx RG, Whelan DB, et al. (2011). Management of complex knee ligament injuries. Instr Course Lect 60: 523–535.

Forkel P, Petersen W (2015). Naht und Refixation des medialen Kollateralbandkomplexes bei schwerer akuter medialer Instabilität am Kniegelenk Oper Orthop Traumatol 27(2): 155–171.

Petersen W, Tillmann B (1999). Blood and lymph supply of the posterior cruciate ligament: a cadaver study. Knee Surg Sports Traumatol Arthrosc 7(1): 42–50.

Petersen PDW, Zantop T, Tillmann B (2006a). Anatomie des hinteren Kreuzbandes sowie der posterolateralen und posteromedialen Strukturen. Arthroskopie 19(3): 198–206.

Petersen W, Lenschow S, Weimann A, Strobel MJ, Raschke MJ, Zantop T (2006b). Importance of femoral tunnel placement in double-bundle posterior cruciate ligament reconstruction: biomechanical analysis using a robotic/universal force-moment sensor testing system. Am J Sports Med 34(3): 456–463.

Petersen W, Loerch S, Schanz S, Raschke M, Zantop T (2008). The role of the posterior oblique ligament in controlling posterior tibial translation in the posterior cruciate ligament-deficient knee. Am J Sports Med 36(3): 495–501.

Petersen W, Zantop T (2009). Bandverletzungen des Kniegelenkes. Trauma und Berufskrankheit 11(3): 307–317.

Petersen W, Zantop T (2010). Arthroscopic reconstruction of the anterolateral bundle of the posterior cruciate ligament in single-bundle technique with autologous hamstring grafts. Oper Orthop Traumatol 22(4): 354–372.

Petersen W, Achtnich A (2014). Rekonstruktion des medialen Kollateralbandkomplexes. Arthroskopie 27(3): 213–219.

Race A, Amis AA (1996). Loading of the two bundles of the posterior cruciate ligament: an analysis of bundle function in A-P drawer. J Biomech 29: 873–878.

Schulz MS, Russe K, Weiler A, Eichhorn HJ, Strobel MJ (2003). Epidemiology of posterior cruciate ligament injuries. Arch Orthop Trauma Surg 123(4): 186–191.

Schulz MS, Steenlage ES, Russe K, Strobel MJ (2007). Distribution of posterior tibial displacement in knees with posterior cruciate ligament tears. J Bone Joint Surg Am 89(2): 332–338.

Strobel M, Stedtfeld HW (1990). Diagnostic Evaluation of the Knee. Berlin, Heidelberg, New York: Springer.

Strobel MJ, Weiler A, Schulz MS, Russe K, Eichhorn HJ (2002). Fixed posterior subluxation in posterior cruciate ligament-deficient knees: diagnosis and treatment of a new clinical sign. Am J Sports Med 30(1): 32–38.

Strobel MJ, Schulz MS, Petersen WJ, Eichhorn HJ (2006). Combined anterior cruciate ligament, posterior cruciate ligament, and posterolateral corner reconstruction with autogenous hamstring grafts in chronic instabilities. Arthroscopy 22(2): 182–192.

Vogrin TM, Höher J, Arøen A, Woo SL, Harner CD (2000). Effect of sectioning the posterolateral structures. Sports Traumatol Arthrosc 8(2): 93–98.

Weimann A, Schatka I, Herbort M, Achtnich A, Zantop T, Raschke M, Petersen W (2012). Reconstruction of the posterior oblique ligament and the posterior cruciate ligament in knees with posteromedial instability. Arthroscopy 28(9): 1283–1289.

Yoon KH, Lee JH, Bae DK, Song SJ, Chung KY, Park YW (2011). Comparison of clinical results of anatomic posterolateral corner reconstruction for posterolateral rotatory instability of the knee with or without popliteal tendon reconstruction. Am J Sports Med 39(11): 2421–2428.

Zantop T, Petersen W (2010). Modified Larson technique for posterolateral corner reconstruction of the knee. Oper Orthop Traumatol 22(4): 373–386.

5.4 Kniegelenkluxation

Maximilian Heitmann und Karl-Heinz Frosch

5.4.1 Häufigkeit und Verletzungsmechanismen

Für die Kniegelenkluxation wird eine Häufigkeit von 0,02–0,2 % aller muskuloskelettalen Verletzungen angegeben. Die wahre Inzidenz ist wegen häufiger Spontanrepositionen und fehlender Diagnosestellung nicht genau bekannt.

Die Kniegelenkluxation, die als Aufhebung der tibiofemoralen Gelenkintegrität definiert ist, geht mit der Verletzung multipler Sehnen und Ligamente einher. Begleitverletzungen betreffen häufig die A. poplitea, den N. peroneus communis, den Gelenkknorpel und die Menisken. Die schwerste Form ist die **Luxationsfraktur,** die neben der Multiligamentverletzung eine knöcherne Beteiligung zumeist des Tibiakopfes und der Fibula aufweist.

Die Hälfte der Kniegelenkluxationen ereignet sich im Rahmen eines Hochrasanztraumas *(high velocity trauma).* Etwa ein Drittel der Luxationen sind sog. Low-Velocity-Verletzungen (z. B. beim Sport), ca. 10 % der Luxationen ereignen sich im Rahmen von Sturzereignissen als Ultra-Low-Velocity-Unfälle. Im Zusammenhang mit Übergewicht wird über eine deutliche Zunahme der Ultra-Low-Velocity-Luxationen berichtet. In diesem Zusammenhang nennen Georgiadis et al. (2013) einen Anstieg auf bis zu 53 % aller Kniegelenkluxationen mit einer deutlichen Zunahme neurovaskulärer Komplikationen. Ridley et al. (2014) haben gezeigt, dass die Komplikationsrate mit jedem BMI-Punkt um 9,2 % zunimmt. 14–44 % der Kniegelenkluxationen stehen in direktem Zusammenhang mit einem Polytrauma, wobei Männer etwa 4-mal häufiger betroffen sind als Frauen.

Die anteriore Luxation der Tibia gegenüber dem Femur tritt in 40 % der Fälle auf und ist durch eine Hyperextension des Kniegelenks bedingt. Biomechanische Untersuchungen haben gezeigt, dass eine Hyperextension von > 30° zu einer dorsalen Kapselzerreißung, zur Ruptur des vorderen Kreuzbandes und zu einer anterioren Dislokation führt. Die posteriore Luxation der Tibia gegenüber dem Femur tritt in ca. 33 % der Fälle durch eine forcierte dorsale Translation der Tibia auf, klassischerweise durch ein sog. Dashboard-Trauma im Rahmen eines Verkehrsunfalls oder durch einen direkten Sturz auf das flektierte Knie.

Die durch einen forcierten Varus- oder Valgusstress verursachten medialen und lateralen Luxationen sind selten, jedoch mit einem erhöhten Risiko für eine Tibiakopffraktur assoziiert. Insbesondere mediale Luxationen zeigen häufig eine Beteiligung der posterolateralen Ecke (PLC) und lassen sich schwierig reponieren.

5.4.2 Klassifikation der Kniegelenkluxation

Geschichtlich haben sich verschiedene Einteilungen entwickelt. Kennedy (1963) beschrieb eine anatomische/radiologische Klassifikation nach Dislokationsrichtung der Tibia. Fünf unterschiedliche Typen wurden beschrieben: die anteriore, posteriore, laterale und mediale Luxation sowie eine Luxation mit Rotationskomponente, die in weitere Subklassen unterteilt wurde. Die häufigste Luxation nach anatomischen Gesichtspunkten ist die anteriore Luxation mit einem Gesamtanteil von ca. 40 %. Aufgrund der fehlenden Beschreibung des Verletzungsmusters und aufgrund der hohen Rate an spontanen Repositionen hat sich im klinischen Alltag die Klassifikation nach Schenck (2003) durchgesetzt, die auf einer Beschreibung des Verletzungsmusters basiert. Modifiziert und erweitert wurde sie durch Wascher et al. (1997), die mit der Luxationsfraktur eine fünfte Gruppe einführten (➤ Tab. 5.4.1).

Tab. 5.4.1 Klassifikation der Kniegelenkluxation nach Schenck (2003), mod. nach Wascher

KD I	Ruptur eines Kreuzbandes (VKB/HKB) und mindestens eines Kollateralbandes (MCL/LCL)
KD II	Ruptur beider Kreuzbänder (VKB/HKB)
KD III lateral	Ruptur beider Kreuzbänder (VKB/HKB) mit begleitender Ruptur des LCL
KD III medial	Ruptur beider Kreuzbänder (VKB/HKB) mit begleitender Ruptur des MCL
KD IV	Ruptur beider Kreuzbänder (VKB/HKB) und Ruptur beider Kollateralbandkomplexe (MCL/LCL)
KD V	Luxationsfraktur
N	Nervenläsion
V	Gefäßläsion

KD = *knee dislocation;* VKB = vorderes Kreuzband; HKB = hinteres Kreuzband; MCL = mediales Kollateralband (Innenband); LCL= laterales Kollateralband (Außenband)

Die häufigste Form der Luxation in Bezug auf das Verletzungsmuster ist die Kniegelenkluxation Typ III nach Schenck mit Rupturen des vorderen Kreuzbandes (VKB), des hinteren Kreuzbandes (HKB) und eines Kollateralbandes, wobei das mediale Kollateralband (MCL) häufiger betroffen ist als die posterolaterale Ecke (laterales Kollateralband [LCL], Popliteussehne [PLT] und Arcuatumkomplex). Die Kniegelenkluxation ist häufig von Gefäß- und Nervenverletzungen begleitet. In ca. 25 % kommt es zu einer Beteiligung des N. peroneus; eine Gefäßbeteiligung wird bei 18 % der Luxationen angegeben. Die häufigsten Verletzungen des Gefäß-Nerven-Bündels werden im Rahmen einer dorsalen Luxation Typ III medial nach Schenck berichtet.

5.4.3 Diagnostik der akuten Kniegelenkluxation

Klinische Untersuchung und Sofortmaßnahmen

Die initiale Untersuchung richtet sich nach dem Algorithmus des *Advanced Trauma Life Support* (ATLS). Im Rahmen des *Primary Survey* erfolgt der Ausschluss lebensbedrohlicher Verletzungen, sodass beim *Secondary Survey* die Untersuchung der betroffenen Extremität erfolgen kann. Es soll geprüft werden, ob:

- es sich um eine offene oder geschlossene Luxation handelt,
- das Gelenk ohne Weichteilinterponat korrekt reponiert ist,
- die periphere Durchblutung, Motorik und Sensibilität intakt sind,
- eine hochgradige Instabilität vorliegt,
- Weichteilkontusionen oder Abrasionen sichtbar sind,
- ein ausgeprägter Hämarthros besteht,
- ein Kompartmentsyndrom droht oder bereits manifest ist.

Die meisten Luxationen reponieren spontan am Unfallort. Andernfalls ist eine unverzügliche Reposition unter Analgosedierung anzustreben. Um ein Einklemmen der am Pes anserinus inserierenden Sehnen in der Area intercondylaris zu vermeiden, sollte das Repositionsmanöver in Beugestellung durchgeführt werden. In der Regel ist eine geschlossene Reposition möglich. Ist die PLC beteiligt, kann die geschlossene Reposition möglicherweise erschwert sein, sodass in vereinzelten Fällen dann eine offene Reposition im OP erforderlich werden kann. Das Gleiche gilt bei posterolateralen Luxationen mit Invagination von Weichteilen *(Dimple sign)*. Auch hier ist eine zeitnahe chirurgische Intervention angezeigt.

Eine exakte Untersuchung der ligamentären Verletzungen ist in der Akutphase meist nicht möglich. Lachman-Test, Schubladentest oder Varus- bzw. Valgusstress werden vom Patienten nicht toleriert. Eine multidirektionale Instabilität lässt sich jedoch leicht erfassen.

Der Fokus sollte in der Akutphase auf der **Evaluation des neurovaskulären Status** liegen. Intakte distale Pulse zeigen eine vorhandene Perfusion der Extremität an, Intimaläsionen können hiermit jedoch nicht erfasst werden. In vielen Kliniken wird im Rahmen des *Secondary Survey* der **Ankle Brachial Pressure Index (ABI)** erhoben, dessen Durchführung weiter unten beschrieben wird.

Diagnostischer Hinweis

Untersuchungen konnten zeigen, dass bei einem ABI von ≥ 0,9 eine behandlungsbedürftige Verletzung der A. poplitea extrem unwahrscheinlich ist. Je kleiner der ABI, desto größer ist die Wahrscheinlichkeit einer perfusionskompromittierenden Gefäßläsion. Solche Patienten müssen umgehend einer bildgebenden Diagnostik zugeführt werden (s. apparative Diagnostik).

Eine **Doppler-Sonografie** kann mit einer guten Sensitivität und Spezifität wichtige diagnostische Hinweise liefern. Mit größter diagnostischer Sicherheit können auch Intimaläsionen mittels Schichtbildgebung erhoben werden. Sofern kurzfristig verfügbar, sollte deshalb nach Kniegelenkluxation mit Verletzung des zentralen Pfeilers (beide Kreuzbänder) entweder eine **CT-Angiografie** oder **MR-Angiografie** durchgeführt werden. Abhängig vom Ausmaß der Gefäßläsion und von der Perfusionssituation ist eine sofortige gefäßchirurgische Intervention angezeigt.

Neurologische Defizite treten in aller Regel im Versorgungsgebiet des N. peroneus communis auf. Am häufigsten kommt es im Zusammenhang mit Luxationen Schenck III lateral bei posteriorer Dislokationsrichtung der Tibia zu Nervenschäden. Ein erhöhter BMI oder eine Fibulakopffraktur sind ebenfalls Risikofaktoren für das Auftreten einer neurovaskulären Schädigung.

Diagnostischer Hinweis

Rund 25 % der Kniegelenkluxationen gehen mit einer Gefäßverletzung einher, ca. 18 % der Patienten erleiden einen Nervenschaden. Bis zu 12 % der Knieluxationen mit Gefäßverletzung resultieren in einer Amputation.
Der ABI und die Doppler-Sonografie können diagnostisch wertvolle Hinweise auf eine Gefäßverletzung liefern. Zum Ausschluss einer Intimaläsion sind jedoch eine CT- oder MRT-Angiografie sowie die Kontrolle der peripheren Durchblutung und Sensomotorik im primären Verlauf unerlässlich.

Ankle Brachial Pressure Index (ABI)

Der ABI ist ein Quotient, bei dem der Blutdruck der (verletzten) unteren Extremität in Relation zu den oberen Extremitäten gesetzt wird.

Eine prospektive Studie von Mills et al. (2004) ergab bei einem ABI > 0,9 einen negativen Vorhersagewert von 100 % für arterielle Verletzungen. Ein ABI < 0,9 hatte eine Sensitivität von 95–100 % und eine Spezifität von 80–100 % für die Feststellung einer behandlungsbedürftigen arteriellen Verletzung. Der ABI ist eine einfache Untersuchung, die in jedem Krankenhaus verfügbar ist.

CAVE

Die Erhebung des ABI ersetzt jedoch nicht die Schichtbildgebung mittels CT- oder MRT-Angiografie, da Intimaläsionen ohne hämodynamische Relevanz nicht erfasst werden.

Apparative Diagnostik

Die bildgebende Diagnostik ist essenziell für die Festlegung des Versorgungskonzepts und Bestandteil der Akutdiagnostik. Sie sollte nach einem Stufenschema standardisiert erfolgen. Nur so kann sichergestellt werden, dass das Ausmaß der Verletzung erfasst wird und Begleitverletzungen zeitgerecht diagnostiziert werden.

Nativradiologisches Röntgen

Zu Beginn sollte das Standardröntgen in 2 Ebenen durchgeführt werden: anteroposteriorer (a.-p.) und lateraler Strahlengang (➤ Abb. 5.4.1). Es dient in erster Linie zur Dokumentation des Repositionsergebnisses und zur Diagnostik knöcherner Verletzungen, knöcherner Bandausrisse und Avulsionsverletzungen.

Doppler-Sonografie

Als nichtinvasive und weit verfügbare Diagnostik kommt der Doppler-Sonografie bei der Gefäßdiagnostik eine wichtige Rolle zu. Insbesondere kleinere Zentren oder medizinisch weniger entwickelte Länder ohne „Rund-um-die-Uhr"-Zugriff auf eine CT- oder MRT-basierte Gefäßdarstellung profitieren von einer guten Sensitivität bei der Diagnosestellung arterieller Verletzungen im Rahmen einer Kniegelenkluxation. Limitierend sind die Erfahrung des Untersuchers und die Erfassung kleiner Intimaläsionen ohne relevante Flussbeschleunigung.

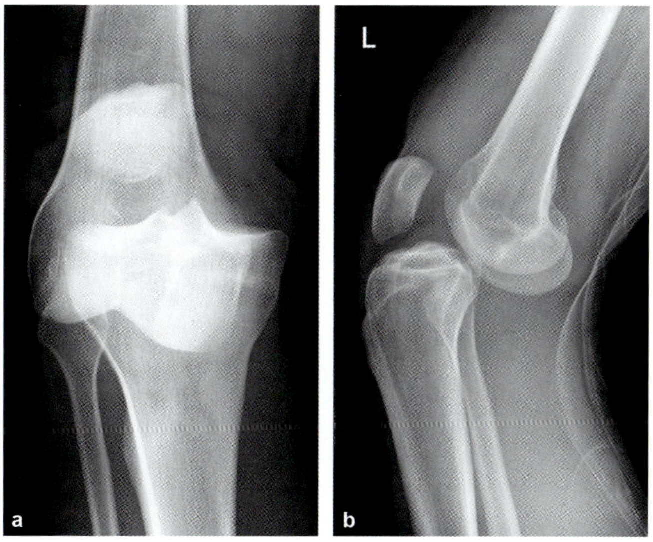

Abb. 5.4.1 Nativradiologisches Röntgenbild in 2 Ebenen bei anteriorer Kniegelenkluxation

5

Computertomografie (CT) und CT-Angiografie (CT-A)

Die computertomografische Gefäßdarstellung gilt in der Akutphase als Goldstandard. Die Dringlichkeit einer bildgebenden Gefäßdarstellung zeigt eine Metaanalyse von Barnes et al. (2002), in der trotz initial unauffälligem Pulsstatus in der klinischen Untersuchung in 9 % der Fälle eine Intimaverletzung der A. poplitea vorliegt. Die CT-Angiografie gilt derzeit in der Akutphase als Goldstandard zur Darstellung vaskulärer Verletzungen (➤ Abb. 5.4.2). Des Weiteren können Frakturverläufe, Avulsionen und okkulte knöcherne Bandausrisse in der CT dargestellt werden.

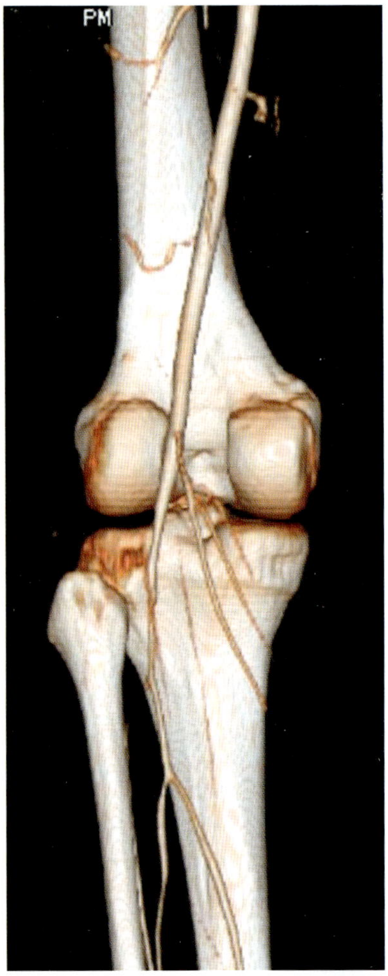

Abb. 5.4.2 CT-Angiografie eines Kniegelenks mit klinisch okkulter Intimaverletzung der A. poplitea bei unauffälligem Pulsstatus nach Kniegelenkluxation

Diagnostischer Hinweis

Intimaverletzungen und Gefäßdissektionen sind in der klinischen Untersuchung nicht sicher auszuschließen. Sofern verfügbar, ist die CT-Angiografie in der Akutphase zu empfehlen.

Magnetresonanztomografie (MRT)

Goldstandard bei der Diagnostik von ligamentären Verletzungen ist die native MRT (➤ Abb. 5.4.3). Ligamentäre Verletzungen im Kontext einer Kniegelenkluxation werden mit einer Genauigkeit von 85–100 % abgebildet. Begleitende Verletzungen des Gelenkknorpels oder der Menisken können ebenfalls mit einer hohen Sensitivität erfasst werden. Die MRT sollte zur präoperativen Planung durchgeführt werden. Bei einer Beteiligung der PLC muss dem Popliteuskomplex eine besondere Aufmerksamkeit zukommen, da eine Ruptur häufig übersehen wird und unbehandelt in einer Rotationsinstabilität resultieren kann.

Die MR-Angiografie spielt in der Notfallsituation und der akuten Gefäßdiagnostik heutzutage eine untergeordnete Rolle. Limitationen sind die eingeschränkte Verfügbarkeit rund um die Uhr, die lange Untersuchungsdauer und die eingeschränkten anästhesiologischen Überwachungsmöglichkeiten in der Akutphase, weshalb alternative bildgebende Verfahren in den Vordergrund gerückt sind.

Gehaltene Röntgenaufnahmen

Gehaltene Röntgenaufnahmen in anteriorer und posteriorer Translation im Seitenvergleich sind in der Akutphase kontraindiziert und frühestens nach 6 Wochen sinnvoll. Varus- bzw. Valgus-Stressaufnahmen können unter Durchleuchtung in Narkose präoperativ durchgeführt werden, um das Ausmaß der Seitenbandinstabilität zu dokumentieren.

Bei einer chronischen Instabilität liefern die gehaltenen Aufnahmen hingegen wertvolle Informationen. Das Telos-Gerät (Austin & Associates Inc., Fallson, MD) ist ein kommerziell erhältliches System, mit dem ein reproduzierbarer Stress in anteriorer oder posteriorer Richtung auf die Tibia ausgeübt werden kann. Unter seitlichem Röntgen kann dann die exakte Translation vermessen und im Seitenvergleich gewertet werden (➤ Abb. 5.4.4).

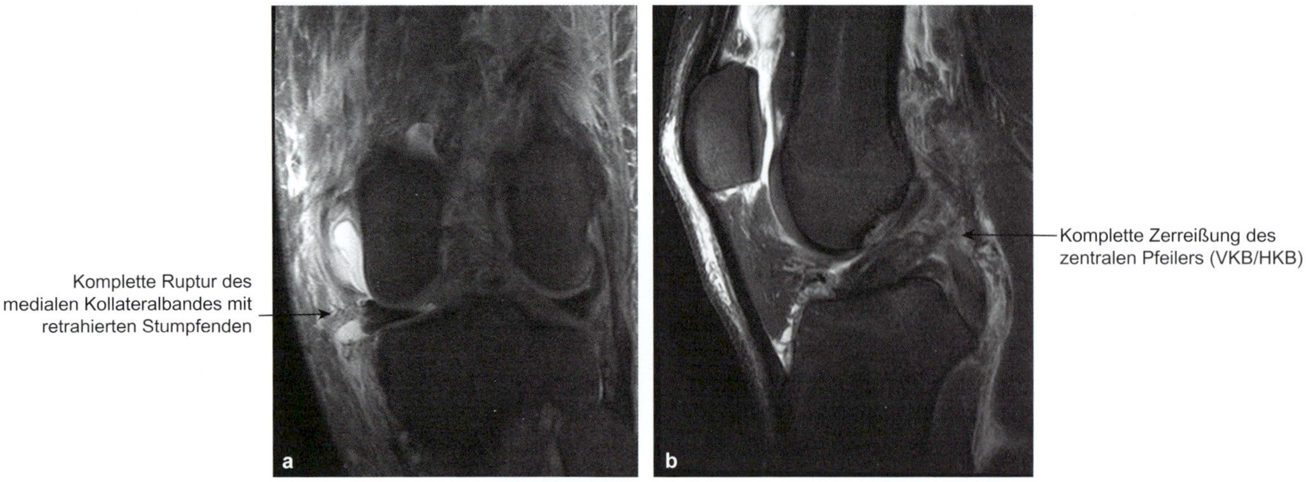

Abb. 5.4.3 Kniegelenkluxation (Typ Schenck III medial) mit Ruptur beider Kreuzbänder und ausgeprägter Zerreißung und Retraktion des medialen Kollateralbandes:
a) sagittale Rekonstruktion und
b) koronare Rekonstruktion einer T2-gewichteten MRT

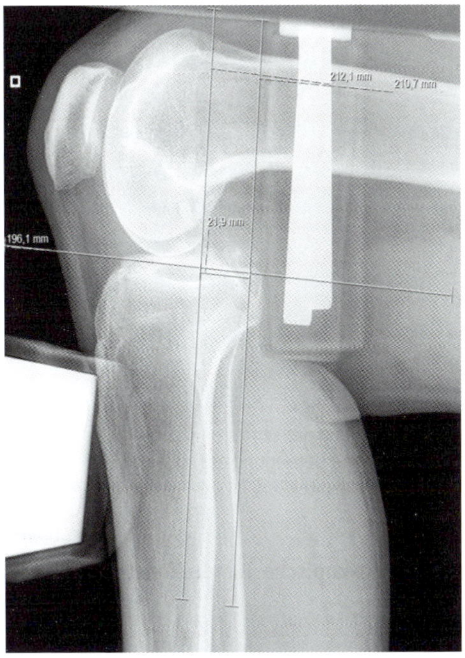

Abb. 5.4.4 Telos-Stressaufnahmen bei chronischer anteriorer und posteriorer Kniegelenkinstabilität nach konservativ therapierter Kniegelenkluxation vom Typ III nach Schenck

Diagnostischer Hinweis
Eine chronische Kniegelenkinstabilität nach multiligamentärer Verletzung kann in gehaltenen Röntgenaufnahmen exakt quantifiziert werden. Gehaltene Röntgenaufnahmen nach Kniegelenkluxation sind in der Akutphase jedoch kontraindiziert.

5.4.4 Therapie

Bei der Versorgung der akuten Kniegelenkluxation stehen die Wiederherstellung der statischen und dynamischen Funktionalität des Kniegelenks sowie die physiologische Gelenkkongruenz im Vordergrund.

Bei Luxationen vom Typ V nach Schenck (Luxationsfrakturen) müssen weitere Gesichtspunkte wie stufenfreie Reposition der Gelenkflächen, Wiederherstellung der anatomischen Beinachse und eine übungsstabile Osteosynthese beachtet werden. Bis zur operativen Versorgung sind abschwellende und antiphlogistische Maßnahmen angezeigt. Im Rahmen der chirurgischen Erstversorgung sollten Begleitverletzungen von Menisken und Knorpel adressiert werden, um eine frühfunktionelle Nachbehandlung zu ermöglichen und einer postoperativen/posttraumatischen Arthrofibrose vorzubeugen. Aufgrund der Schwere der Verletzung ist eine vollständige Wiederherstellung der Funktionalität des Kniegelenks nicht in allen Fällen möglich.

Verschiedene Übersichtsarbeiten haben gezeigt, dass nur ca. 80 % der operativ versorgten Kniegelenkluxationen subjektiv und objektiv ein gutes oder sehr gutes Ergebnis zeigten. Mit ca. 70 % unbefriedigenden und schlechten Ergebnisse ergab die Nachuntersuchung konservativ therapierter Patienten deutlich unterlegene Resultate. Als unbefriedigende Ergebnisse sind in erster Linie eine chronische Instabilität, eine postoperative bzw. posttraumatische Gelenksteife und eine vorzeitig eintretende Arthrose zu werten.

Konservative vs. operative Therapie

Die Berichte über konservative Therapieansätze reichen bis in das 18. Jh. Lorenz Heister ging bereits 1743 in seinem Buch *A General System of Surgery* auf die Schwierigkeiten der konservativen Therapie von Kniegelenkluxationen ein. Geschlossen zu reponierende Kniegelenkluxationen wurden in einem Cast nachbehandelt, offene Luxationen oder nicht reponierbare Dislokationen endeten häufig in einer Amputation. Bis in das 20. Jh. fand dieser Algorithmus weite Akzeptanz. Die Immobilisation des Gelenks über viele Wochen resultierte in den Fallberichten jedoch in einem deutlich eingeschränkten Bewegungsausmaß. Die Erkenntnis, dass sich die Einschränkung des Bewegungsausmaßes proportional zur Zeitspanne der Immobilisation verhält, veranlasste Chirurgen des 20. Jh. zur Entwicklung eines operativen Behandlungskonzepts. So berichtete Kennedy (1963) über eine Fallserie von fünf operativ versorgten Kniegelenkluxationen mit *„good results"*.

Mit der Weiterentwicklung der technischen Möglichkeiten und Materialverbesserungen ist die operative Therapie akuter und chronischer Kniegelenkluxationen aktuell der konservativen Therapie weit überlegen, was sich durch verschiedene Übersichtsarbeiten belegen lässt. Richter et al. (2002) evaluierten retrospektiv 89 Patienten nach Kniegelenkluxation mit dem Ergebnis, dass die funktionelle Nachbehandlung positiv mit den Langzeitergebnissen korreliert. Die operative Stabilisierung ist Grundvoraussetzung für eine funktionelle Nachbehandlung. Levy et al. (2003) berichten über 80 % unbefriedigende Ergebnisse nach konservativer Therapie. Frosch et al. (2013) bestätigten diese Ergebnisse mit 70 % unbefriedigenden Ergebnissen nach konservativer Therapie.

Therapeutischer Hinweis
Die konservative Therapie der Kniegelenkluxation führt in bis zu 80 % der Fälle zu unbefriedigenden Ergebnissen und ist der operativen Therapie unterlegen.

Operative Therapie

Indikation und zeitliches Management

Die Versorgungsstrategie der multiligamentären Kniegelenkverletzung nach Kniegelenkluxation wird nach wie vor kontrovers diskutiert. Unterschiedliche Strategien werden in der Literatur empfohlen. Zwei Konzepte haben sich jedoch durchgesetzt:

- Am weitesten verbreitet ist die **zweizeitige operative Versorgung** mit Adressierung der Kollateralbänder in der Akutphase durch Naht oder Rekonstruktion. Die Kreuzbandrekonstruktion mittels Sehnentransplantation erfolgt im Verlauf. Einige Autoren befürworten eine HKB- und PLC-Stabilisierung in der Akutphase und eine VKB-Rekonstruktion im Verlauf, wobei sich hier jedoch ein Paradigmenwechsel abzeichnen könnte.
- Die **einzeitige operative Versorgung** in der Akutphase mit Naht aller rupturierten Bänder zeigt in der Literatur gleich gute Ergebnisse wie die Versorgung mittels Bandrekonstruktion. Heitmann et al. (2014) konnten zeigen, dass die zusätzliche Implementierung einer Nahtunterstützung in Form einer Fadenaugmentation die Primärstabilität signifikant erhöht und zur Reduktion einer ligamentären Elongation beiträgt.

Welches Verfahren im Einzelfall zu wählen ist, muss individuell entschieden werden; prospektiv randomisierte Studien liegen hierzu nicht vor. Relevante Faktoren sind das Verletzungsmuster, das Patientenalter und das Aktivitätsniveau sowie die Erfahrungen und Vorlieben des Operateurs. Die Trennlinie zwischen akuter und chronischer Verletzung wird von den meisten Autoren bei 3 Wochen angegeben.

Unabhängig davon, ob ein einzeitiges oder zweizeitiges Vorgehen gewählt wird, liegt der Zeitpunkt der operativen Erstversorgung vorzugsweise innerhalb der ersten 10 Tage nach Trauma. Richter et al. (1999) konnten zeigen, dass bei Durchführung von Bandnähten innerhalb der 1. Woche die besten Ergebnisse erzielt werden können. Der genaue Zeitpunkt ist, insbesondere im Rahmen eines Polytraumas, auch vom Ausmaß der Weichteilkompromittierung und den Begleitverletzungen abhängig.

Zahlreiche Studien belegen den Vorteil einer frühen operativen Versorgung. Der limitierende Faktor auf der Zeitachse sind die Retraktion der Bandstümpfe sowie die Vernarbung und Bildung von Granulationsgewebe, sodass u. U. eine anatomische Rekonstruktion und die Primärnaht bei zu später Operation nicht mehr durchführbar sind. Je früher der Versorgungszeitpunkt gewählt wird, desto klarer sind die anatomischen Verhältnisse für eine Rekonstruktion. Ein früher Versorgungszeitpunkt geht jedoch mit erhöhten intraoperativen Komplikationen sowie einem erhöhten Risiko für das Auftreten einer postoperativen Arthrofibrose einher.

Der ideale Operationszeitpunkt ist individuell festzulegen. Gefäßverletzungen, offene Frakturen oder ein drohendes Kompartmentsyndrom hingegen stellen eine Notfallindikation dar und fordern ein unverzügliches Handeln.

Therapeutischer Hinweis

Die operative Therapie ist dem konservativen Vorgehen überlegen. Die periphere Stabilisierung der Kollateralbänder in der Akutphase mit sekundärer Sehnenrekonstruktion im Verlauf oder die einzeitige Primärnaht der rupturierten Bänder, optional mit unterstützender Fadenaugmentation, sind die bevorzugten Konzepte. Die operative Versorgung sollte spezialisierten Zentren vorbehalten bleiben.

Rolle der Arthroskopie

Gleich welche der einführend genannten Strategien verfolgt wird, die Arthroskopie ist Teil des Behandlungskonzepts. Intraartikuläre Begleitverletzungen lassen sich exakter identifizieren und adressieren (➤ Abb. 5.4.5). Insbesondere knorpelchirurgische Interventionen und Meniskusnähte bzw. -refixationen werden im Rahmen der Primärversorgung durchgeführt.

Aufgrund der zumeist ausgeprägten Zerreißung der Gelenkkapsel besteht ein erhöhtes Risiko für ein **paravasatbedingtes Kompartmentsyndrom.** Die Gelenkspiegelung sollte daher mit vermindertem Wasserdruck oder trocken durchgeführt werden. Während der Arthroskopie ist der Kompartmentdruck durch den Operateur kontinuierlich zu überwachen. Die arthroskopische Bandrekonstruktion in der Primärphase ist daher umstritten und sehr erfahrenen Arthroskopeuren vorbehalten. Besonderes Augenmerk bei der Arthroskopie gilt der PLC und der Stabilität der Popliteussehne, da Läsionen in der MRT häufig übersehen werden. Die überwiegende Zahl der Zentren bevorzugt heutzutage die offene Reparatur oder arthroskopische Bandrekonstruktion erst im Verlauf.

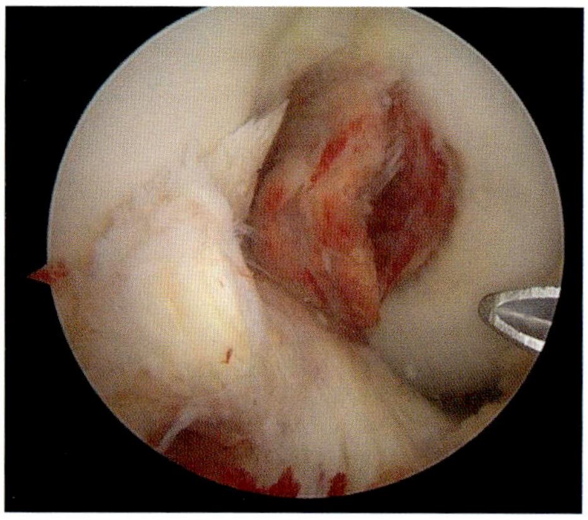

Abb. 5.4.5 Arthroskopische Darstellung des zentralen Pfeilers (anterolaterales Portal) bei einer Kniegelenkluxation mit Beteiligung des VKB und HKB (mit frdl. Genehmigung Dr. med. R. Akoto, Asklepiosklinik St. Georg, Hamburg)

Operatives Management: mediales Kollateralband (MCL)

Das mediale Kollateralband (MCL) ist der primäre Stabilisator gegen valgisierende Kräfte auf das Kniegelenk. Aus anatomischer und biomechanischer Sicht besteht es aus drei Anteilen: dem oberflächlichen Bandanteil (sMCL), dem tiefen Anteil (dMCL) und dem hinteren Schrägband (POL). Das POL unterstützt die dorsale Kapsel und stabilisiert das Kniegelenk in Extensionsstellung bis 30° Flexion. Ab Beugewinkeln von > 20° stabilisiert das sMCL überlappend das Kniegelenk gegen Valguskräfte.

Im Kontext einer Multiligamentverletzung ist die Wiederherstellung der stabilisierenden Funktion für die Naht oder Rekonstruktion des zentralen Pfeilers essenziell wichtig. Ohne intaktes MCL entstehen exzessive Valguskräfte auf die Kreuzbänder, sodass hier mit nicht mit einer stabilen Einheilung zu rechnen ist.

Als Monoverletzung ist das rupturierte mediale Kollateralband zum Großteil eine Domäne der konservativen Therapie (➤ Kap. 5.1). Die Indikation zur operativen Therapie ist bei einer multidirektionalen Instabilität bei einer kombinierten Bandverletzung jedoch großzügiger zu stellen.

Handelt es sich um eine „wahre" mediale Luxation vom Typ III, findet sich in der Regel eine MCL-Ruptur Grad III nach Hughston et al. (➤ Kap. 5.1). Die operative Versorgung sollte je nach Weichteilverhältnissen so früh wie möglich erfolgen, da nur so eine anatomische Wiederherstellung möglich ist. Die Versorgung zu einem späteren Zeitpunkt zeigt in der Literatur signifikant schlechtere Ergebnisse. Intraligamentäre Rissformen sollten primär genäht werden. Ca. 70 % aller MCL-Rupturen mit einer drittgradigen Instabilität zeigen ansatznahe Rissformen und können mittels Fadenanker refixiert werden. Einige Autoren empfehlen zusätzlich ein Ligament-Bracing, also eine gelenkübergreifende Fadenaugmentation mittels Fadenankern.

Knöcherne Bandausrisse oder Avulsionsverletzungen sollten ebenfalls mittels Schraube oder Fadenanker refixiert werden. Im Rahmen von grob dislozierten Kniegelenkluxationen zeigen sich z. T. nicht rekonstruierbare Verhältnisse mit aufgefaserten retrahierten Stumpfenden. Hier ist eine Bandrekonstruktion in der Akutphase vorzuziehen. In der Literatur ist eine Vielzahl an operativen Techniken zu finden (➤ Kap. 5.1). Da insbesondere das POL biomechanisch eine zentrale Rolle spielt, ist eine anatomische Re-

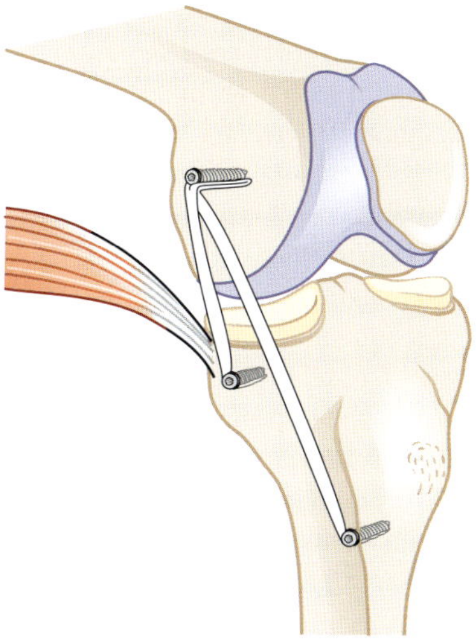

Abb. 5.4.6 Anatomische mediale Kniegelenkstabilisierung in Zweibündeltechnik: Augmentation des sMCL (ventraler Schenkel) und des POL (dorsaler Schenkel)

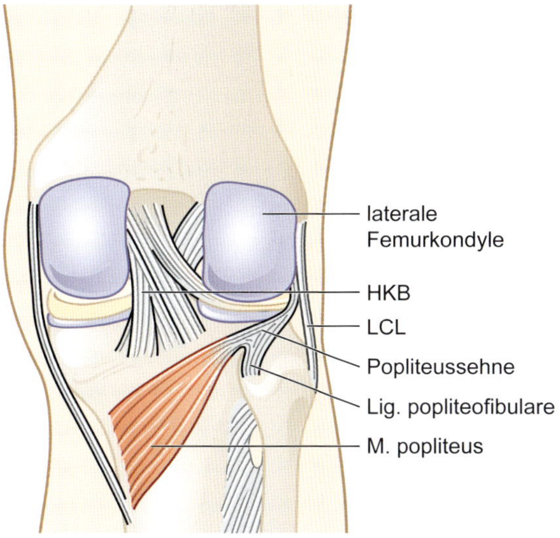

Abb. 5.4.8 Posterolaterale Anatomie des Kniegelenks

konstruktion aller funktionellen Anteile wichtig. Ein aktuelles Konzept ist die anatomische minimalinvasive Bandrekonstruktion von Preiss et al. (2012), die sowohl in der Akutphase als auch im chronischen Verlauf eingesetzt werden kann (➤ Abb. 5.4.6).

Operatives Management: laterales Kollateralband und posterolaterale Ecke

Das laterale Kollateralband (LCL) ist der primäre Stabilisator des Kniegelenks gegen Varusstress. Die posterolaterale Stabilität, insbesondere gegen Außenrotation und Varusstress, wird durch die PLC gewährleistet. Anatomisch setzt sie sich zusammen aus der Popliteussehne (PLT) und dem Arcuatum-Komplex (AC), der sich aus dem popliteofibularen Ligament (PFL), dem fabellofibularen Ligament, popliteomeniskealen Fasern und multiplen Verbindungen der Popliteussehne zur Tibia und zur dorsalen Kapsel zusammensetzt (➤ Abb. 5.4.7 und ➤ Abb. 5.4.8).

Verletzungen des lateralen Kompartiments und der posterolateralen Ecke ereignen sich in erster Linie durch eine direkte Kraft auf das mediale Kniegelenk. Mit 7–16 % aller ligamentären Verletzungen ist das (postero-)laterale Kompartiment seltener betroffen als das mediale Kollateralband.

Kombinierte Verletzungen des HKB und der PLC führen häufig zu einer ausgeprägten posterolateralen Instabilität, die durch die alleinige Adressierung des HKB nicht therapiert werden kann.

Bei der Versorgungsstrategie ist zwischen einer akuten Verletzung und einer chronischen Instabilität zu unterscheiden.

In der Akutphase steht die anatomische Naht oder Refixation aller rupturierten Anteile des posterolateralen Bandapparats im Vordergrund. Bei einem offenen Vorgehen im Bereich der posterolateralen Ecke sollte stets der N. peroneus dargestellt und ggf. dekomprimiert werden. Besondere Aufmerksamkeit gilt dem femoralen Ansatz der **Popliteussehne.** Auch wenn sich arthroskopisch der muskulotendinöse Übergang sowie die Sehne intakt darstellen, zeigt sich häufig eine Abscherung am femoralen Footprint mit konsekutiver Rotationsinstabilität. In diesen Fällen sollte die Sehne mittels Fadenanker refixiert und kann optional mittels Fadenaugmentation verstärkt werden. Nur in Ausnahmefällen und bei nicht rekonstruierbaren Schäden kann hier primär eine autologe Rekonstruktion erfolgen (➤ Abb. 5.4.9 und ➤ Abb. 5.4.14). Gleiches Prinzip gilt auch für das LCL. Die anatomische Refixation, Naht und Verstärkung steht in der Akutphase im Vordergrund. Eine Bandplastik in der Primärphase ist nur in Ausnahmefällen durchzuführen.

Es wurden anatomische und extraanatomische Rekonstruktionsverfahren entwickelt. Die extraanatomische Bandrekonstrukti-

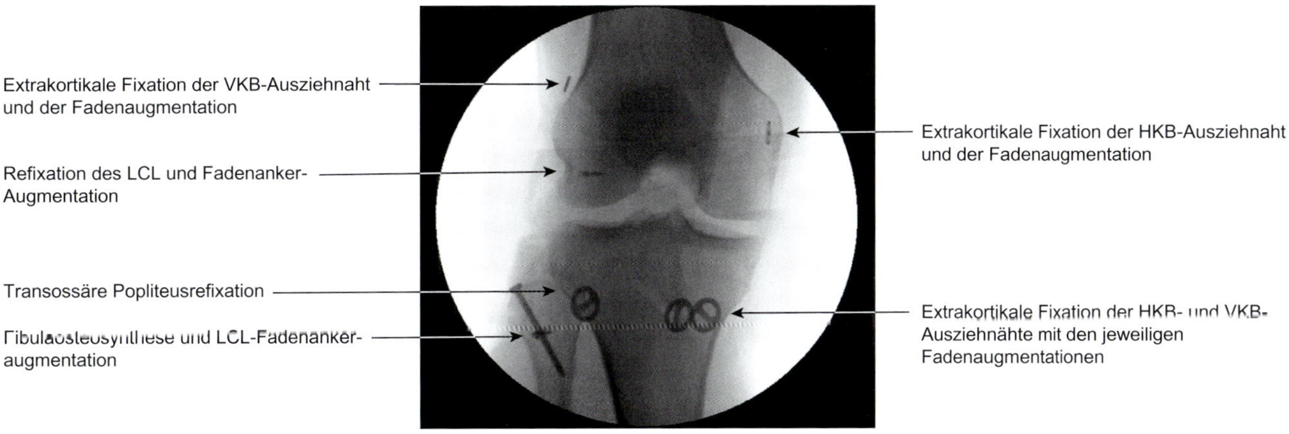

Abb. 5.4.7 Intraoperative Fluoroskopie einer Kniegelenkluxation Typ III lateral nach Schenck und Versorgung mittels Ligament-Bracing (transossäre Ausziehnähte des HKB und VKB sowie LCL-Fadenaugmentation und Fadenankeraugmentation des Popliteuskomplexes)

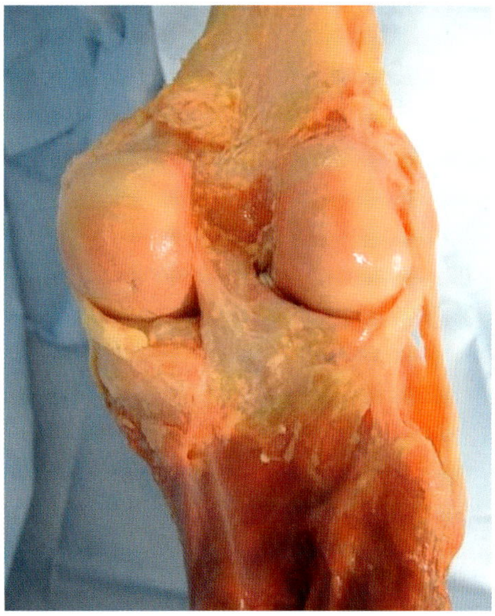

Abb. 5.4.9 Posterolaterale Anatomie eines rechten Kniegelenks anhand eines anatomischen Präparats (mit frdl. Genehmigung Dr. med. A. Preiss, Asklepiosklinik St. Georg, Hamburg)

on nach Larson zeigt eine vermehrte dorsolaterale Instabilität im Seitenvergleich. Anatomische Rekonstruktionsverfahren erbringen auf biomechanischer Ebene überlegene Ergebnisse. Stannard et al. (2005) berichten über exzellente Ergebnisse nach HKB-Rekonstruktion in Kombination mit einem offenen anatomischen Rekonstruktionsverfahren. Frosch et al. (2014) entwickelten ein arthroskopisches Verfahren zur Reduktion der posterolateralen Rotationsinstabilität mittels anatomischer Popliteusrekonstruktion.

In der aktuellen Literatur wird die **modifizierte Larson-Plastik** nach Peterson und Zantop (2010) favorisiert. Vorteil der Larson-Rekonstruktion sind die minimalinvasive sichere Rekonstruktionstechnik und eine gute laterale Stabilisierung. Die anatomischen offenen Techniken zeigen eine überlegene Rotationsstabilität mit dem Nachteil eines invasiven Vorgehens. Die arthroskopische Technik nach Frosch et al. (2014) bietet eine anatomische Rekonstruktion in minimalinvasiver Technik, die technisch sehr anspruchsvoll ist und bisher vielversprechende Ergebnisse zeigt.

Therapeutischer Hinweis

In der Akutphase erfolgt die Primärnaht des LCL und des Popliteuskomplexes ggf. mit unterstützender Fadenaugmentation innerhalb der ersten 10 Tage. Bei nicht rekonstruierbaren Bandverhältnissen kann eine primäre Sehnenrekonstruktion erfolgen.
Im Falle einer chronischen posterolateralen Instabilität sollte die Bandrekonstruktion mittels Larson-Rekonstruktion erfolgen. Neue Entwicklungen bieten die Möglichkeit einer arthroskopischen Popliteusrekonstruktion zur Reduktion der posterolateralen Rotationsinstabilität.

Operatives Management: zentraler Pfeiler

Im Kontext der multiligamentären Kniegelenkverletzung gehen die Versorgungsstrategien des zentralen Pfeilers auseinander. Im Wesentlichen werden zwei Konzepte verfolgt: Die periphere Stabilisierung mit Versorgung des zentralen Pfeilers im weiteren Verlauf wurde in der Vergangenheit von vielen Experten bevorzugt. Neuere Entwicklungen tendieren zu einer einzeitigen Strategie mit Primärnaht aller rupturierten Bänder. Zur Verbesserung der biomechanischen Primärstabilität können unterstützende Fadenaugmentationen eingesetzt werden. Das Konzept des Ligament-Bracings basiert auf diesem Prinzip und wird im nächsten Abschnitt beschrieben. Welches der beschriebenen Verfahren das beste Langzeitergebnis liefert, ist der Literatur nicht zu entnehmen.

Die operativen Techniken der Kreuzbandchirurgie im Rahmen einer sekundären arthroskopisch gestützten Kreuzbandrekonstruktion sind in ➤ Kap. 5.2 und ➤ Kap. 5.3 detailliert beschrieben.

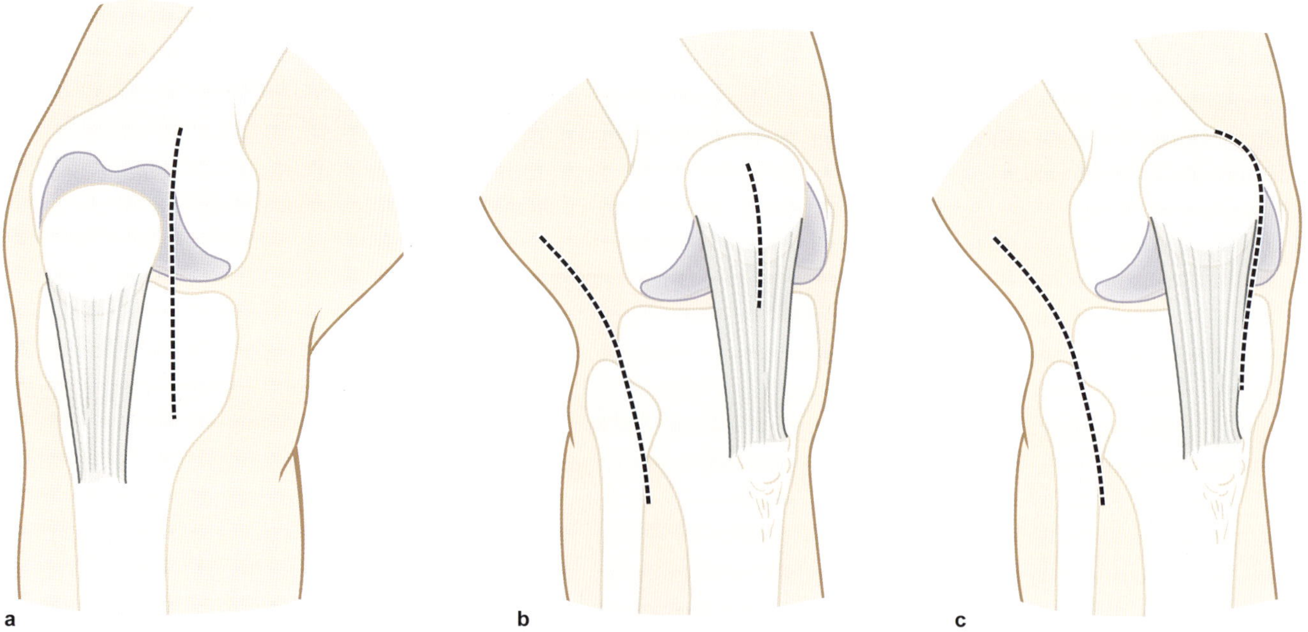

Abb. 5.4.10 Schnittführung für die Arthrotomie zur Versorgung einer Kniegelenkluxation:
a) Typ III medial
b) Typ III lateral
c) Luxation Typ IV

CAVE
Ein arthroskopischer Kreuzbandersatz in der Akutphase wird aufgrund der hohen Komplikationsrate nicht empfohlen.

Ligament-Bracing des zentralen Pfeilers

Das Ligament-Bracing als Versorgungsstrategie der akuten Kniegelenkluxation ist die Weiterentwicklung der isolierten primären Bandnaht. Nach initialer kurzer Arthroskopie erfolgt, abhängig vom Verletzungsmuster, die Arthrotomie. Bei einer medialen Schenck-Typ-III-Verletzung erfolgt zur Versorgung des zentralen Pfeilers und des MCL der anteromediale Zugang (➤ Abb. 5.4.10a). Zur Versorgung einer lateralen Schenck-III-Luxation erfolgen ein kleinerer anteromedianer Arthrotomiezugang (für die Versorgung des zentralen Pfeilers) und eine zweite lateralseitige Inzision vom Epicondylus femoris lateralis mittig über das Fibulaköpfchen hinweg zur Versorgung der posterolateralen Ecke (➤ Abb. 5.4.10b). Im Falle einer Schenck-Typ-IV-Verletzung erfolgt ein kombinierter Zugang (➤ Abb. 5.4.10c).

Zunächst werden die Kreuzbandstümpfe mittels Durchflechtung armiert (z. B. Orthocord 2/0, Fa. Depuy Mitek) (➤ Abb. 5.4.11). Mithilfe der arthroskopischen Zielgeräte für die HKB-Rekonstruktion werden Bohrkanäle in 4 mm Durchmesser in üblicher Positionierung, zunächst femoral, dann tibial angelegt. Analog erfolgt auch die Anlage der VKB-Kanäle (➤ Abb. 5.4.12). Über Shuttlefäden werden die Ausziehnähte sowie die jeweilige Fadenaugmentation (z. B. FiberWire #2®, Fa. Arthrex) transossär ausgeleitet und nach extrakortikal vorgelegt, bevor die periphere Stabilisierung durchgeführt wird. Auf diese Weise erhält der zentrale Pfeiler eine gewisse Stabilität und erleichtert die periphere Versorgung. Intraligamentäre Kollateralbandverletzungen werden genäht und mittels Fadenankern augmentiert. Ansatznahe Rupturen oder Avulsionsverletzungen können in der Regel refixiert werden. Ist aufgrund des Ausmaßes der Verletzung eine Naht oder Refixation nicht möglich, muss eine primäre Rekonstruktion in Betracht gezogen werden.

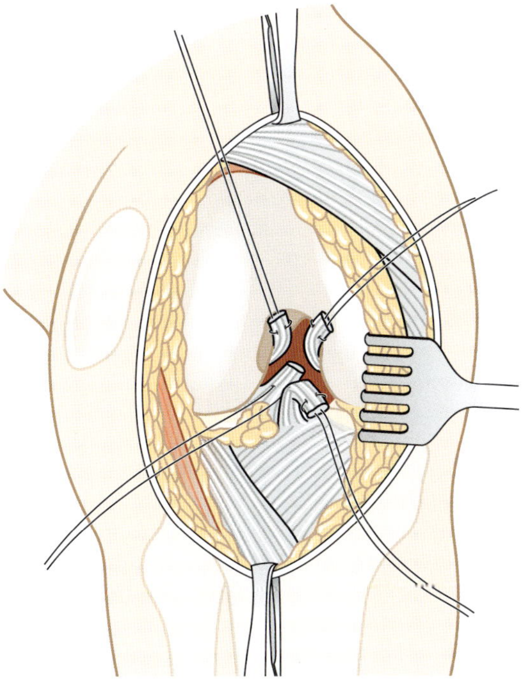

Abb. 5.4.11 Armierung der Kreuzbandstümpfe im Rahmen des Ligament-Bracings bei der Versorgung des zentralen Pfeilers

Erst jetzt erfolgen fluoroskopisch die Einstellung der Gelenkkongruenz und das definitive Knoten der Ausziehnähte und der Augmentationsfäden (➤ Abb. 5.4.13). Die Reihenfolge der Versorgung ergibt sich aus technischen Gesichtspunkten. Bei lateraler oder medialer Instabilität lässt sich die Kreuzbandarmierung zunächst leichter durchführen. Auch scheint es für die periphere Stabilisierung vorteilhaft zu sein, wenn der zentrale Pfeiler durch die vorgelegten Nähte eine gewisse Stabilität bietet. Die postoperative CT ist nicht zwingend erforderlich, stellt jedoch die Gelenkkongruenz und die angelegten Bohrkanäle gut dar (➤ Abb. 5.4.14).

PRAXISTIPP
Die korrekte Einstellung der Gelenkkongruenz über die Augmentationsfäden im Rahmen des Ligament-Bracings ist für die weitere Prognose nach akuter Kniegelenkluxation von Bedeutung. Hier empfiehlt sich die Einstellung unter seitlicher Durchleuchtung mittels Bildverstärker im Seitenvergleich.

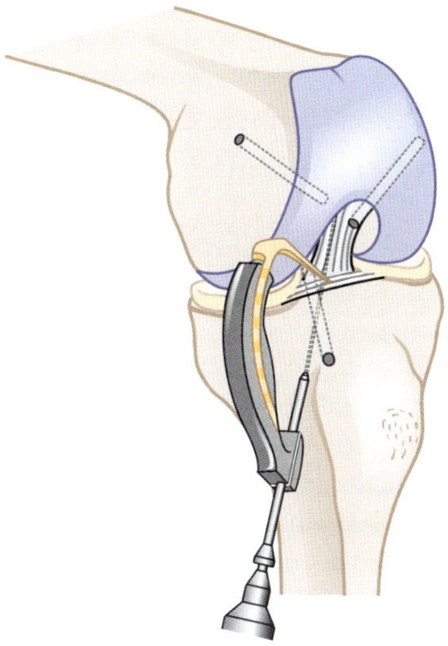

Abb. 5.4.12 Die Bohrkanäle für die Fadenaugmentation und die Ausziehnähte werden mithilfe der arthroskopischen Zielgeräte in üblicher Position gesetzt und mit einem 4-mm-Kopfbohrer überbohrt.

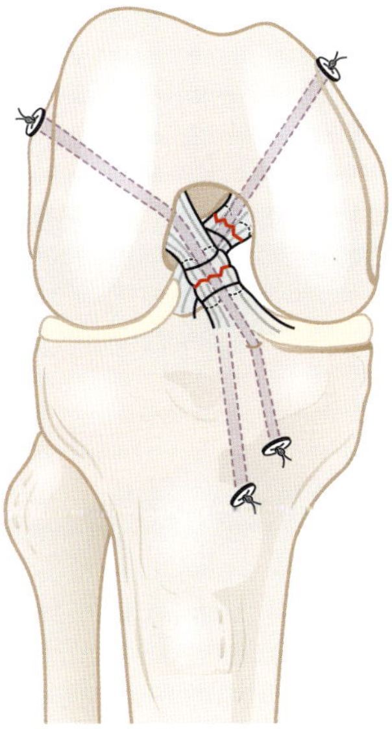

Abb. 5.4.13 Darstellung der transossären Ausziehnähte und der Fadenaugmentationen für das VKB und das HKB. Die Fadenarmierungen der tibialen Bandstümpfe werden jeweils transossär femoral ausgeleitet. Die Armierungen der femoralen Bandstümpfe werden nach tibial ausgezogen und zusammen mit den Augmentationssystemen extrakortikal über einen Button verknotet.

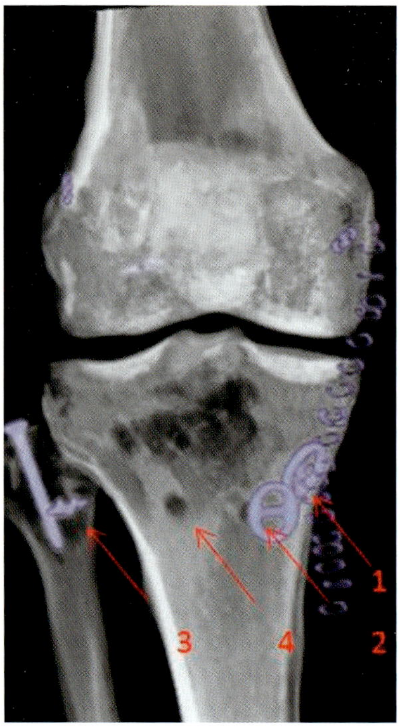

Abb. 5.4.14 Postoperative CT nach Ligament-Bracing einer Schenck-III-lateral-Verletzung mit Fibulakopffraktur und Popliteuskomplexschaden. Zu sehen sind die VKB-Kanäle für die transossäre Fadenaugmentation mit entsprechender extrakortikaler Fixation (1), die Bohrkanäle für die HKB-Augmentation mit Fixation (2), die Fadenankeraugmentation für das LCL (3) und die anatomisch angelegten Bohrkanäle für die Popliteussehnenrekonstruktion (4).

Fixateur externe

Der Fixateur externe ist indiziert bei Verletzungen mit einer hochgradigen Instabilität (Schenck-Typ IV), begleitenden Gefäßverletzungen, Luxationsfrakturen (Schenck-Typ V) oder offenen Luxationen. Als relative Indikation ist Übergewichtigkeit zu sehen, da hier häufig eine mangelnde Passform der Orthese zu einer ungenügenden Stabilisierung der Extremität führt.

Ziel ist es, eine sekundäre Schädigung von Nerven oder Gefäßen zu verhindern und ein Abschwellen der Weichteile zu ermöglichen. Die Dauer der Anlage richtet sich nach dem Behandlungskonzept. Grundsätzlich gilt der Fixateur als kurzzeitiges überbrückendes Verfahren bis zur definitiven Versorgung (➤ Abb. 5.4.15). Bei zweizeitigen Konzepten kann der Fixateur nach peripherer Stabilisierung gegen eine Orthese getauscht werden. Bei Gefäß- und Nervenrekonstruktionen wird die Indikation großzügiger gestellt und der Fixateur ggf. bis zur Einheilung belassen, selten jedoch länger als 2 Wochen.

Komplikationen und spezifische Versorgungsstrategien

Luxationsfraktur (Kniegelenkluxation Typ V nach Schenck)

Luxationsfrakturen resultieren in aller Regel aus Hochrasanztraumata im Rahmen von Verkehrs- oder Arbeitsunfällen. Auch durch Niedrigrasanztraumata (z. B. einfache Stürze bei Übergewicht) bedingte Luxationsfrakturen sind Hochenergieverletzungen. Sie sind häufig mit neurovaskulären Komplikationen assoziiert und fordern die besondere Aufmerksamkeit des Untersuchers. Nach der modifizierten Klassifikation von Schenck (2003) umfasst die Gruppe der Luxationsfrakturen die periartikulären Frakturen (➤ Abb. 5.4.16). Impressionen, Avulsionen und kniegelenksferne Frakturen werden nicht berücksichtigt.

Die Komplexität der Verletzung macht eine einheitliche Vorgehensweise schwer. Das Zeitmanagement und die Art und Weise der knöchernen und ligamentären Versorgung richten sich nach der Gesamtkonstitution des Patienten, den Begleitverletzungen und den Weichteilverhältnissen. Grob dislozierte Frakturen sind notfallmäßig zu reponieren und sollten mit einem gelenkübergreifenden Fixateur stabilisiert werden. Bei geringer Dislokation kann auch eine Ruhigstellung im Brace erfolgen. Sind relevante Anteile der Belastungszone des Tibiaplateaus betroffen, empfehlen die meisten Autoren eine mehrzeitige Versorgung unter Fokussierung auf die korrekte Reposition und Wiederherstellung der Gelenkflächen (➤ Kap. 6.1). Um eine funktionelle Nachbehandlung zu gewährleisten, muss das Kniegelenk ligamentär eine Übungsstabilität aufweisen. Die Versorgung der Kollateralbänder wird daher mittels Primärnaht, Augmentation oder Rekonstruktion simultan durchgeführt. Da die spätere Kreuzbandrekonstruktion möglicherweise unter liegendem Osteosynthesematerial erfolgt, sollte die Anlage der Bohrkanäle für die Kreuzbandplastiken bei der Positionierung des Osteosynthesematerials bedacht werden.

Bei geringen Begleitfrakturen ist ein einzeitiges Vorgehen in Betracht zu ziehen, d. h., sowohl die Osteosynthese als auch die primären Bandnähte können in der Primärphase durchgeführt werden.

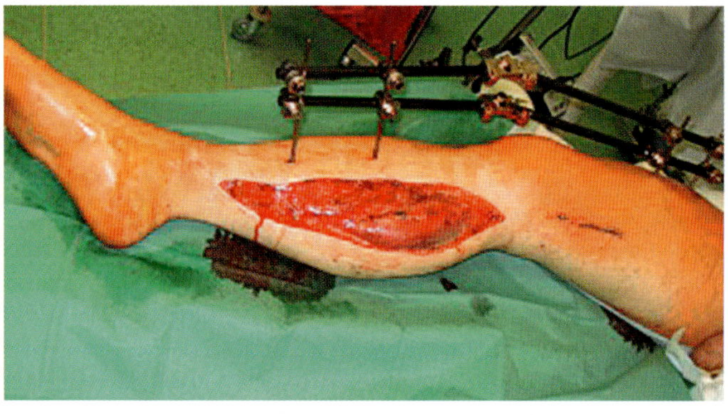

Abb. 5.4.15 Gelenkübergreifender Fixateur externe nach Knieluxation mit Gefäßläsion und Kompartmentspaltung

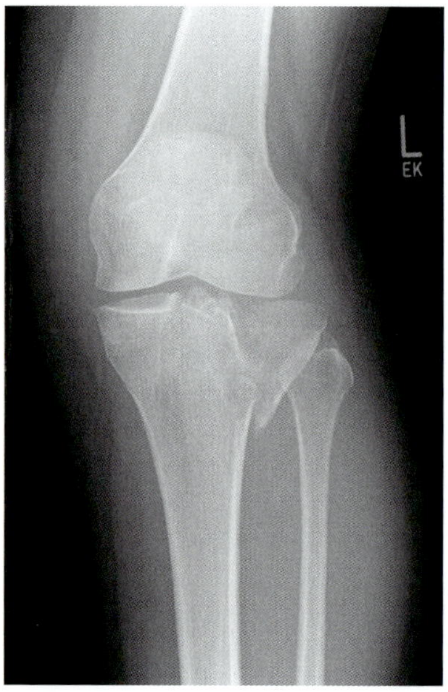

Abb. 5.4.16 Luxationsfraktur

Offene Luxation

Offene Luxationen erfordern eine notfallmäßige Versorgung. Im Vordergrund stehen die ausgiebige Spülung und das Débridement des Gelenkraums. Kontaminierte Wundränder sind sorgfältig zu exzidieren. Falls möglich, sollte ein primärer Wundverschluss durchgeführt werden. Bei kritischen Weichteilverhältnissen ist die Anlage eines Fixateur externe angezeigt. Ein planmäßiger Second-Look sollte nach 3 Tagen erfolgen. Bei stark kontaminierten Wunden sind weitere Débridements erforderlich. Die planmäßigen Débridements sollten so lange wiederholt werden, bis sich makroskopisch und mikrobiologisch saubere Verhältnisse zeigen. Die ligamentäre Versorgung erfolgt erst bei blanden Weichteilverhältnissen.

Bei offenen Luxationen erfolgt in Abhängigkeit von den Weichteilverhältnissen und dem Grad der Kontamination häufig eine zweizeitige Versorgung mit frühzeitiger Naht oder Rekonstruktion der betroffenen Kollateralbänder. Die sekundäre Bandrekonstruktion des zentralen Pfeilers erfolgt dann im Verlauf.

Gefäßschäden

CAVE

Eine Verletzung der A. poplitea kann eine kritische Situation hinsichtlich des Erhalts des Beines darstellen und fordert ein unverzügliches zielgerichtetes Handeln.

Je nach Ausmaß und Morphologie der Verletzung erfolgt die interventionelle Behandlung, die offene gefäßchirurgische Behandlung oder ein abwartendes Verhalten, ggf. mit entsprechender Antikoagulation.

Für die weitere Therapie wird die Extremität mit einem gelenkübergreifenden Fixateur externe stabilisiert. Es gibt zwei Standardzugänge zur chirurgischen Versorgung der A. poplitea:

- Der **dorsale Zugang** erfolgt in Bauchlage und ist bei angelegtem Fixateur externe erschwert. Ist die Entnahme eines Veneninterponats (z. B. V. saphena magna der Gegenseite) erforderlich, muss der Patient hierfür umgelagert werden. Vorteil jedoch sind der kleine direkte Zugang und die übersichtliche Präparation, sodass eine direkte Gefäßnaht häufig möglich ist.
- Beim **posteromedialen Zugang** dagegen befindet sich der Patient in Rückenlage, die verletzte Extremität ist außenrotiert und die Inzision erfolgt zur Exposition der proximalen Gefäßabschnitte entlang der ventralen Kante des distalen M. sartorius. Der Zugang zu den distalen Abschnitten der A. poplitea erfolgt über einen Zugang etwa zwei Fingerbreit distal und parallel der dorsomedialen Tibiakante.

Welcher Zugang vom Gefäßchirurgen gewählt wird, sollte vor Anlage des Fixateurs gemeinsam besprochen werden. Nach Gefäßrekonstruktion ist wegen eines drohenden Reperfusionssyndroms eine Kompartmentspaltung obligat. Der Fixateur externe verbleibt zum Schutz der Gefäßrekonstruktion für 3, max. 4 Wochen. Im Falle einer Gefäßrekonstruktion sollte die Kreuzbandrekonstruktion zweizeitig erfolgen.

Nervus-peroneus-Läsion

Schwere und irreversible Verletzungen des N. peroneus communis sind am häufigsten mit posterolateralen Kniegelenkluxationen vergesellschaftet. Im Rahmen einer Hyperextension mit Varusstress bei anteriorem Luxationsmechanismus kommt es dagegen häufig zu „Stretchverletzungen", die je nach Ausmaß reversibel sein können. Nervale Funktionsstörungen sind bedingt durch Kompression, Lazeration, Überdehnung und Ischämie. Die Vulnerabilität des N. peroneus erklärt sich durch die periostale Anheftung im Bereich des Collum fibulae. Die Inzidenz wird sehr unterschiedlich angegeben und schwankt zwischen 5 und 50 %. Vermehrt treten Peroneusläsionen im Rahmen von Hochrasanztraumata, offenen Luxationen und Luxationen mit Beteiligung des HKB oder der posterolateralen Ecke auf.

Komplettrupturen und irreversible Stretchverletzungen des N. peroneus bedeuten ein deutlich eingeschränktes funktionelles Outcome für den Patienten und stellen eine Indikation zur operativen Therapie dar. Inkomplette Nervenschäden zeigen in bis zu 50 % der Fälle eine Regeneration.

Die Diagnosestellung erfolgt klinisch. Ein neurologischer Status sollte vor und nach einer Reposition erhoben werden. Eine Fußheberschwäche oder eine verminderte Dorsalextension des Digitus I lässt Rückschlüsse auf eine Affektion des N. peroneus profundus zu. Eine Untersuchung der sensibel innervierten Hautareale ist ebenfalls obligat. Stretchverletzungen mit einer Gefäßläsion der nervenversorgenden Arterien gehen häufig mit einer verzögerten Nervenfunktionsstörung (bis zu 48 Stunden) einher, sodass die Untersuchung während der Akutphase in regelmäßigen Zeitintervallen wiederholt werden muss.

Lokalisation und das Ausmaß der Schädigung lassen sich meist im MRT und sonografisch darstellen. Eine mögliche Regeneration der Nervenfunktion wird mittels repetitiver EMG-Untersuchungen festgestellt. Die EMG sollte 2–3 Wochen nach Trauma durchgeführt und dann alle 4 Wochen wiederholt werden. Sind innerhalb der ersten 3–6 Monate keine elektrophysiologischen Zeichen einer Regeneration nachweisbar, ist konservativ therapiert mit einem dauerhaften Funktionsverlust zu rechnen.

Die initiale Behandlung der Nervenschädigung im Kontext einer Kniegelenkluxation ist in enger Absprache mit Neurologen/Neurochirurgen oder plastischen Chirurgen zu führen. Eine konservative Therapie ist angezeigt, wenn sich im Verlauf Regenerationstendenzen zeigen.

Handelt es sich um einen Dehnungsschaden, wird zunächst abgewartet. Eine komplette Regeneration kann in diesen Fällen bis zu 1,5 Jahre dauern. Hier zeigen sich elektrophysiologische Regenerationstendenzen in der EMG im Verlauf. Bei vollständiger Durchtrennung kann in der Akutphase entweder die primäre Naht oder die Markierung mit Titanclips erfolgen. Bei sekundären Versorgungen ist in der Regel ein Nerveninterponat notwendig. Zur Interposition eines körpereigenen Grafts wird meist der N. suralis der kontralateralen Extremität verwendet. Der einfache Zugang und die niedrige Entnahmemorbidität favorisieren als Transplantat den N. suralis. Die motorische Funktion nach Nervennaht oder Interponat bleibt jedoch in vielen Fällen unzureichend. Muskeltransferoperationen (M. tibialis posterior) hingegen erzielen meist gute klinische Ergebnisse.

Kompartmentsyndrom

Das Risiko, ein traumabedingtes Kompartmentsyndrom zu entwickeln, ist in erster Linie von den Begleitverletzungen abhängig. Luxationsfrakturen des Tibiakopfes sind besonders gefährdet. Die Indikation zur Faszienspaltung richtet sich in erster Linie nach klinischen Aspekten. Bei apparativer Druckmessung gelten 30 mm Hg als kritische Grenze. Bei Gefäßverletzungen ist die Indi-

5

kation großzügig zu stellen. Jede Reperfusion führt zu einer erheblichen Weichteilschwellung; eine Fasziotomie aller Logen sollte prophylaktisch durchgeführt werden.

Eine Kniegelenkluxation geht häufig mit ausgeprägten Zerreißungen der Gelenkkapsel und der Muskelfaszien einher. Eine frühzeitige diagnostische oder rekonstruktive Arthroskopie beinhaltet immer das Risiko einer Extravasation von Arthroskopieflüssigkeit in das Weichgewebe und in die Muskelfaszien mit konsekutiver Druckerhöhung. Ziel in dieser Situation ist es, die Arthroskopie so kurz wie möglich zu halten und ggf. mit reduziertem Druck zu arbeiten. Der Operateur muss den Gewebedruck regelmäßig kontrollieren und ggf. zu einer offenen Strategie konvertieren. Bei bereits erhöhtem Druck in den Kompartimenten sollte eine Fasziotomie erfolgen.

Avulsionsverletzungen

Mehr als 50 % der Kniegelenkluxationen reponieren spontan. Daher sind es häufig die indirekten Zeichen, die Rückschlüsse auf die Schwere der Verletzung zulassen. Bei Verdacht auf eine knöcherne Avulsionsverletzung im nativen Röntgenbild sollte zwingend ein CT erfolgen, da knöcherne Bandausrisse immer ein Hinweis auf eine reponierte Luxation sein können, z. B. Segond-Frakturen (knöcherne Absprengung distal des lateralen Tibiaplateaus) (➤ Abb. 5.4.17), Avulsionen der Eminentia intercondylaris, „Reverse-Segond“-Fragmente (Absprengung distal des medialen Tibiaplateaus), Impressionen des Tibiaplateaus, Fibulakopffrakturen und Avulsionen des Popliteuskomplexes. Im Zweifel sollte der diagnostische Algorithmus einer gesicherten Kniegelenkluxation eingeleitet werden.

Da die beschriebenen osteoligamentären Verletzungen Teil der Kniegelenkinstabilität sind, sollten sie in der Akutphase refixiert

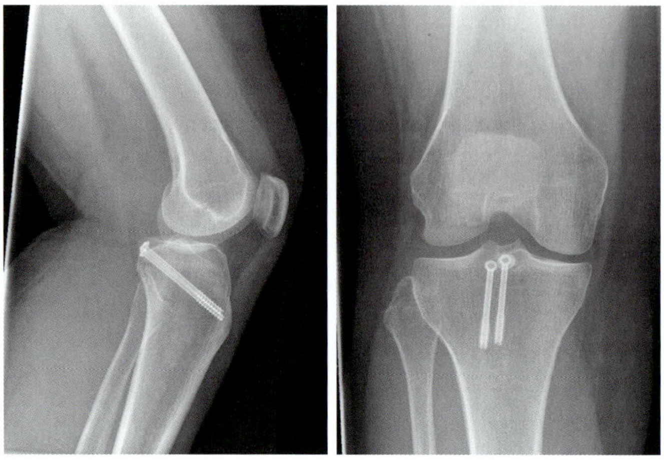

Abb. 5.4.18 Knöcherner HKB-Ausriss und Fixation mittels kanülierter Schrauben

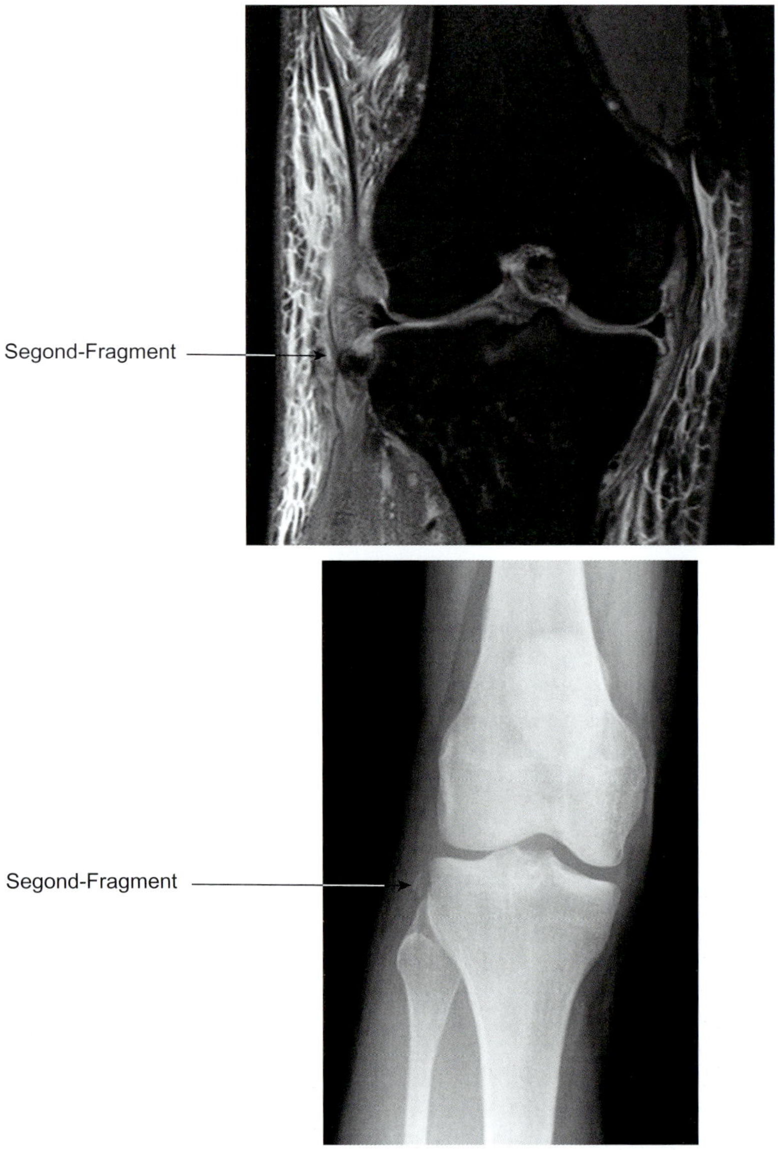

Abb. 5.4.17 MRT-Untersuchung und konventionelle Röntgenaufnahme nach Kniegelenkluxation. Das Segond-Fragment in der konventionellen Aufnahme kann ein Hinweis auf eine stattgefundene Luxation mit spontaner Reposition sein.

werden. Knöcherne Kreuzbandausrisse werden mittels kanülierten Schrauben (➤ Abb. 5.4.18) oder Fadenankern refixiert. Auch knöcherne Avulsionsverletzungen der Seitenbandkomplexe bedürfen in der Regel einer Refixation im Rahmen der Multiligamentverletzung.

Therapeutischer Hinweis

Knöcherne Avulsionsverletzungen im Rahmen der Kniegelenkluxation werden häufig übersehen oder unterschätzt. Knöcherne Bandausrisse und Avulsionsverletzungen werden simultan mit der initialen ligamentären Versorgung adressiert.

Verletzungsfolgen

Chronische Instabilität

Eine chronische Kniegelenkinstabilität gehört neben der Einschränkung des Bewegungsausmaßes zu den häufigsten Langzeitkomplikationen der akuten Kniegelenkluxation (➤ Abb. 5.4.19). Beeinflussende Faktoren sind das initiale Verletzungsmuster, die Schwere der Verletzung, Begleitverletzungen, die Art der Therapie und die Rehabilitation. Die aktuelle Studienlage lässt eine Prognose über das zu erwartende Ergebnis nicht zu. Individuelle Verletzungsmuster sind häufig nicht erfasst, die Therapie ist unzureichend dokumentiert und „chronische Instabilität" ist nicht genau definiert. Aus der Datenlage geht jedoch klar hervor, dass ein konservatives Vorgehen mit einer deutlich erhöhten Rate an relevanten Instabilitäten einhergeht.

Eine Untersuchung von Frosch et al. (2012) ergab bis zu 70 % unbefriedigende und schlechte Ergebnisse nach konservativer Therapie. Ähnliche Ergebnisse veröffentlichten Wong et al. (2004). Weniger homogen ist die Datenlage bzgl. des Risikos einer verbleibenden Instabilität nach Primärnaht. Levy et al. (2009) beschreiben eine höhere Rate an posteriorer Instabilität nach Primärnaht (bei posterolateralen Verletzungen 9–37 %).

Sowohl nach durchgeführter Primärnaht als auch nach Kreuzbandrekonstruktion werden gute und exzellente Ergebnisse in bis zu 80 % der Fälle berichtet. Im Rahmen des Ligament-Bracing-Konzepts zeigten erste Nachuntersuchungen sehr gute Ergebnisse. Hier bleiben weitere Ergebnisse abzuwarten.

Arthrofibrose

Die Arthrofibrose ist eine häufige Komplikation infolge einer Kniegelenkluxation. In den 1960er- und 1970er-Jahren wurden multiligamentäre Verletzungen meist mittels Immobilisation konservativ therapiert. Bei einer Ruhigstellung von > 6 Wochen zeigte sich eine inakzeptabel hohe Arthrofibroserate. Auch nach operativer Therapie waren in durchschnittlich 29 % der Fälle signifikante Bewegungseinschränkungen zu beobachten; daher raten einige Autoren dazu, eine Rekonstruktion innerhalb der ersten 3 posttraumatischen Wochen zu vermeiden. Vergleicht man jedoch die Ergebnisse nach frühzeitiger operativer Versorgung (innerhalb der ersten 3 Wochen) mit der Versorgung zu einem späteren Zeitpunkt, so lässt eine Großzahl von Nachuntersuchungen und Übersichtsarbeiten eine deutliche Überlegenheit der frühzeitigen Operation erkennen.

Die Nachbehandlung der operativ versorgten Kniegelenkluxation steht immer im Konflikt zwischen Bewegungseinschränkung und Instabilität. Die physiotherapeutische Betreuung ist ein entscheidender Faktor bei der Wiedererlangung der Kniegelenkbeweglichkeit. Ziel der operativen Therapie ist die Gewährleistung einer ausreichenden Primärstabilität, um mit der frühzeitigen funktionellen Behandlung beginnen zu können. Eine enge ärztliche Anbindung in der postoperativen Phase ist wichtig, um eine postoperative Arthrofibrose frühzeitig zu erkennen und zu behandeln. Ein beginnendes Beuge- oder Streckdefizit kann in der Regel unter Anlage eines peripheren Schmerzkatheters und intensiver (schmerzfreier!) Physiotherapie gut stationär beherrscht werden. In Ausnahmefällen kann die vorsichtige Narkosemobilisation angezeigt sein. Bei chronischen Verläufen besteht die Indikation zur arthroskopischen Arthrolyse.

Infekt

Prolongierte Operationsverläufe bei komplexen Verletzungen gehen mit einem steigenden Risiko für einen bakteriellen Infekt einher. Postoperativ steigende oder persistent hohe laborchemische Entzündungsparameter, Schmerzen, Schwellung und Fieber können Hinweise auf einen Infekt darstellen. Jedes Anzeichen für sich kann postoperativ falsch positiv sein. Ausschlaggebend für einen sich erhärtenden Verdacht ist die Kombination der Symptome. Die bakterielle Arthritis kann effektiv arthroskopisch behandelt werden (Enderle et al. 2013). Die Einteilung erfolgt unter arthroskopischen Gesichtspunkten nach den Kriterien von Gächter und

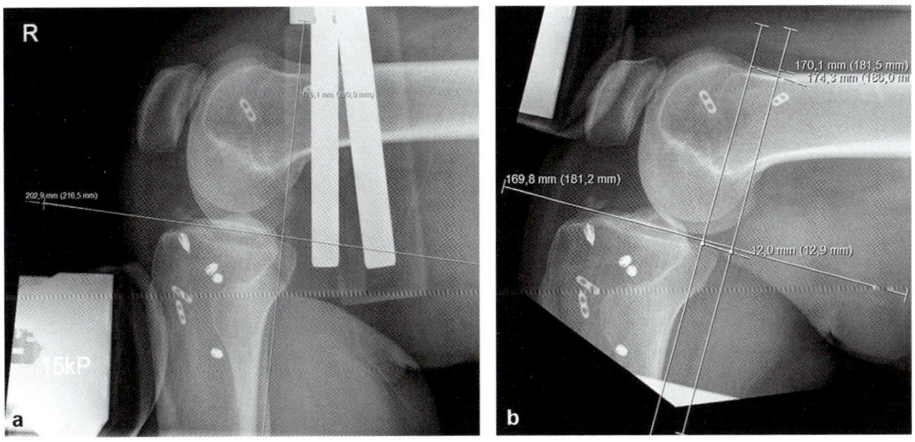

Abb. 5.4.19 Stressaufnahme (Telos) bei chronischer anteriorer Instabilität nach operativ versorgter Luxation Schenck-Typ III

Kollegen in vier Gruppen (Stutz et al. 2000). Das Prozedere richtet sich nach dem Ausmaß und der Tiefe des Infekts.

Bei Verdacht ist eine frühzeitige operative Revision anzustreben. Es sind Abstriche und mehrere Proben zu gewinnen. Erst danach sollte die systemische antibiotische Therapie eingeleitet werden. Mit zunehmender Anzahl an Proben steigt die Wahrscheinlichkeit eines Keimnachweises. Die antibiotische Therapie richtet sich dann nach dem Antibiogramm. Bei persistierenden Infektzeichen oder gesichertem intraartikulären Infekt ist das arthroskopisch gestützte Débridement aller Recessus, also auch der dorsalen Recessus, über einen posteromedialen Arthroskopiezugang erforderlich (Enderle et al. 2013). Insbesondere die beiden dorsalen Recessus sind nur durch eine Arthroskopie adäquat zu debridieren. Es erfolgen eine subtotale Synovektomie und eine ausgiebige Spülung, repetitiv bis zur Infektsanierung. Ein offenes chirurgisches Vorgehen ist indiziert, wenn im Stadium Gächter 4 ein knöcherner Befall mit Osteolysen festgestellt wird, der ein knöchernes Débridement erfordert! (➤ Kap. 11).

Nachbehandlung/Rehabilitation

Die Nachbehandlung der multiligamentären Kniegelenkverletzung ist in hohem Maße individuell anzupassen. Sie richtet sich nach dem Verletzungsmuster, der Art und Weise der Versorgung, der Konstitution des Patienten und dem intraoperativen Befund. Das Konzept muss sorgfältig mit dem Patienten und dem Physiotherapeuten abgestimmt sein.

Wir empfehlen eine Orthesenbehandlung für mindestens 6–12 Wochen, um das Risiko einer Nahtinsuffizienz oder Transplantatelongation zu minimieren. Im Anschluss muss in engen Zeitintervallen individuell reevaluiert werden. Die Nachbehandlung ist je nach Versorgungsstrategie unterschiedlich:

Bei der zweizeitigen operativen Versorgung liegt der Fokus zunächst auf der Wiederherstellung der Seitenbandstabilität. Die Nachbehandlung richtet sich im Wesentlichen nach den Einzelverletzungen (➤ Kap. 5.1). Im Rahmen der folgenden Bandrekonstruktion des zentralen Pfeilers bei kombinierten VKB- und HKB-Verletzungen bestimmt das schwächere Glied das Ausmaß der postoperativen Behandlung. Hier ist ein zurückhaltendes Konzept in Anlehnung an die Nachbehandlung für das HKB angezeigt.

Bei der einzeitigen Versorgung mittels primärer Bandnaht, primärer Rekonstruktion oder eines kombinierten Konzepts ist ebenfalls eine Orthesenbehandlung für 6–12 Wochen vorgesehen. Es erfolgt eine Teilbelastung mit max. 20 kg Belastung an Unterarmgehstützen für 6 Wochen, danach eine zunehmende Belastung auf das volle Körpergewicht. Die RoM ist postoperativ bis zum Abschwellen der Weichteile auf Extension/Flexion 0/0/0° limitiert und wird stufenweise bis auf 90° erweitert. Die Freigabe erfolgt nach klinischem Befund. Zu einer Bewegungseinschränkung neigende Patienten werden forcierter nachbehandelt und freigegeben als Patienten, die zu einer Instabilität neigen. Eine universelle Regel kann hier nicht ausgesprochen werden, da individuell auf eine mögliche Bewegungslimitierung reagiert werden muss. In den ersten 6 Wochen sollte das Nachuntersuchungsintervall 2 Wochen betragen.

Prognose und Leistungsfähigkeit nach Versorgung

Die Kniegelenkluxation ist eine schwere Verletzung und betrifft häufig junge und sportlich aktive Menschen mit hohen Ansprüchen an das postoperative Ergebnis. Die Prognose und die Leistungsfähigkeit nach operativer oder konservativer Therapie hängen in erster Linie vom Verletzungsmuster, von den Begleitverletzungen, der Art der Versorgung und der Nachbehandlung ab. Eine Metaanalyse von Frosch et al. (2013) mit Einschluss von 195 Patienten ergab, dass nach operativer Versorgung in knapp 80 % der Fälle mit einem guten oder exzellenten Ergebnis zu rechnen ist. Patienten mit kombinierter VKB- und HKB-Rekonstruktion zeigten ähnliche Ergebnisse wie Patienten nach Primärnaht des zentralen Pfeilers. Ein konservatives Regime führt in 70 % der Fälle zu unbefriedigenden Ergebnissen. Die häufigsten Einschränkungen sind eine chronische Instabilität oder ein eingeschränktes Bewegungsausmaß (RoM). Die mittlere Flexion nach operativ versorgter Kniegelenkluxation beträgt in der Literatur 124°. Die physiotherapeutische Nachbehandlung leistet hier einen entscheidenden Beitrag. Shapiro et al. (1995) zeigten einen durch die Nachbehandlung bedingten Gewinn an Flexion von 60°.

Ein Instabilitätsgefühl wird von den meisten Patienten in Flexionsstellung des Kniegelenks angegeben. Nach Kniegelenkluxation berichten bis zu 70 % der Patienten über Schwierigkeiten bei Kniebeugen und bis zu 50 % über das Auftreten von Giving-way-Phänomenen.

Die Rückkehr in das Berufsleben hängt von der physischen Belastung im Arbeitsalltag ab. Die Angaben über die Rückkehr in den alten Beruf variieren in der Literatur und reichen von 11 bis 91 %.

Zum sportlichen Leistungsniveau nach Kniegelenkluxation liegen nur wenige Daten vor. Die meisten Studien sind bzgl. Verletzungsmuster, Interventionszeitpunkt und Nachbehandlungskonzept inhomogen. Zudem sind die jeweils erfassten Kollektive klein, und systematische Übersichtsarbeiten fehlen. Eine uneingeschränkte Rückkehr zum Sportlevel vor der Verletzung ist in den meisten Fällen nicht möglich. Die Angaben variieren stark. In einer Studie von Ibrahim et al. (1999) erreichten 8 % der Patienten das präoperative sportliche Aktivitätsniveau, während Wong et al. (2004) über keinen einzigen Fall mit Wiedererlangung der früheren Sportfähigkeit berichten konnten.

Je höher das präoperative sportliche Aktivitätsniveau ist, desto höher ist auch das zu erwartende postoperative Aktivitätsniveau.

5.4.5 Fazit

- Die Kniegelenkluxation ist eine seltene und komplexe Verletzung. Initial stehen die Immobilisation der betroffenen Extremität und die Behandlung von Begleitverletzungen im Vordergrund. Neben Standardröntgen und Reposition ist der Ausschluss einer Gefäßverletzung in der Primärphase wichtig. Für die operative Planung gilt heutzutage die MRT als Standard.
- Konservativ therapiert führt eine Kniegelenkluxation in den meisten Fällen zu einer unbefriedigenden ligamentären Stabilität des Kniegelenks. Daher ist ein operatives Vorgehen zu bevorzugen. Auch wenn die Literatur keinen einheitlichen Goldstandard definiert, gibt es zwei Konzepte, die sich an den meisten Zentren etabliert haben: Die zweizeitige Strategie mit Stabi-

lisierung der Kollateralbänder in der Akutphase und Durchführung einer arthroskopisch gestützten Bandplastik (VKB/HKB) im Verlauf ist ebenso anerkannt wie die Naht und anatomische Rekonstruktion rupturierter Ligamente in der Akutphase. Zur Verbesserung der Primärstabilität empfehlen einige Chirurgen den Einsatz von zusätzlichen Fadenaugmentationen, die transossär eingezogen oder mittels Fadenanker implementiert werden können.

- Es ist anerkannt, dass Patienten von einer frühzeitigen operativen Intervention profitieren. Die Primärversorgung sollte innerhalb der ersten 10 Tage nach Trauma erfolgen, da eine anatomische Rekonstruktion zu einem späteren Zeitpunkt sehr schwierig ist. Avulsionsverletzungen und knöcherne Bandausrisse werden primär mitbehandelt. Die Nachbehandlung richtet sich in erster Linie nach dem Konzept der Versorgung, ist aber in hohem Maße individuell anzupassen.
- Die häufigsten Komplikationen sind eine chronische Instabilität oder eine bleibende Bewegungseinschränkung. Hier muss das Nachbehandlungskonzept in enger Zusammenarbeit zwischen Orthopäden und Unfallchirurgen, Physiotherapeuten und Patienten entsprechend adaptiert werden.
- Eine auf dem Verletzungsmuster basierende Prognose kann nicht gestellt werden, die Erfahrungen haben jedoch gezeigt, dass auch nach einer solch schweren Verletzung exzellente Ergebnisse möglich sind.
- Die kontinuierliche Weiterentwicklung der OP-Techniken und der Einsatz neuer Materialien führen zu einer Verbesserung der Stabilität, Funktionalität und Patientenzufriedenheit. Neue Konzepte wie das Ligament-Bracing zeigen erste vielversprechende Ergebnisse.

LITERATUR

Enderle E, Frosch KH (2013). Stage-dependent arthroscopic treatment of knee joint infections. Oper Orthop Traumatol 25(3): 225–223.

Frosch KH, Preiss A, Heider S, Stengel D, Wohlmuth P, Hoffmann MF, Lill H (2012). Primary ligament sutures as a treatment option of knee dislocations: a meta-analysis. Knee Surg Sports Traumatol Arthrosc 21(7): 1502–1509.

Frosch KH, Akoto R, Heitmann M, Enderle E, Giannakos A, Preiss A (2014). Arthroscopic reconstruction of the popliteus complex: accuracy and reproducibility of a new surgical technique. Knee Surg Sports Traumatol Arthrosc 23(10): 3114–3120.

Georgiadis AG, Mohammad FH, Mizerik KT, Nypaver TJ, Shepard AD (2013). Changing presentation of knee dislocation and vascular injury from high-energy trauma to low-energy falls in the morbidly obese. J Vasc Surg 57: 1196–1203.

Heitmann M, Preiss A, Giannakos A, Frosch KH (2013). Akute Seitenbandverletzung am Kniegelenk: Diagnostik und Therapie. Unfallchirurg 116(6): 497–503.

Heitmann M, Dratzidis A, Jagodzinski M, Wohlmuth P, Hurschler C, Puschel K, et al. (2014). Ligament bracing – augmented cruciate ligament sutures: Biomechanical studies of a new treatment concept. Unfallchirurg 117: 650–657.

Heitmann M, Gerau M, Hotzel J, Giannakos A, Frosch KH, Preiss A (2014). Ligament bracing – augmented primary suture repair in multiligamentous knee injuries. Oper Orthop Traumatol 26: 19–29.

Ibrahim SA (1999). Primary repair of the cruciate and collateral ligaments after traumatic dislocation of the knee. J Bone Joint Surg Br 81: 987–990.

Kennedy JC (1963). Complete dislocation of the knee joint. J Bone Joint Surg Am 45: 889–904.

LaPrade RF, Wozniczka JK, Stellmaker MP, Wijdicks CA (2010). Analysis of the static function of the popliteus tendon and evaluation of an anatomic reconstruction: the "fifth ligament" of the knee. Am J Sports Med 38: 543–549.

Levy BA, Dajani KA, Whelan DB, Stannard JP, Fanelli GC, Stuart MJ, et al. (2009). Decision making in the multiligament-injured knee: an evidence-based systematic review. Arthroscopy 25: 430–438.

Medina O, Arom GA, Yeranosian MG, Petrigliano FA, McAllister DR (2014). Vascular and nerve injury after knee dislocation: a systematic review. Clin Orthop Relat Res 472: 2621–2629.

Mills WJ, Barei DP, McNair P (2004). The value of the ankle-brachial index for diagnosing arterial injury after knee dislocation: a prospective study. J Trauma 56: 1261–1265.

Owens BD, Neault M, Benson E, Busconi BD (2007). Primary repair of knee dislocations: results in 25 patients (28 knees) at a mean follow-up of four years. J Orthop Trauma 21: 92–96.

Peek RD, Haynes DW (1984). Compartment syndrome as a complication of arthroscopy. A case report and a study of interstitial pressures. Am J Sports Med 12: 464–468.

Ridley TJ, Cook S, Bollier M, McCarthy M, Wolf B, Amendola A (2014). Effect of body mass index on patients with multiligamentous knee injuries. Arthroscopy 30(11): 1447–1452.

Richter M, Lobenhoffer P, Tscherne H (1999). Knee dislocation. Long-term results after operative treatment. Chirurg 70: 1294–1301.

Schenck R Jr (2003). Classification of knee dislocation. Oper Tech Sports Med 11: 193–198.

Stannard JP, Brown SL, Robinson JT, McGwin G Jr, Volgas DA (2005). Reconstruction of the posterolateral corner of the knee. Arthroscopy 21: 1051–1059.

Stannard JP, Chenck Jr RC, Fanelli GC (2009). Rockwood and Green's Fractures in Adults. Philadelphia: Lippincott, Williams & Wilkins; pp. 1832–1866.

Stutz G, Kuster MS, Kleinstück F, Gächter A (2000). Arthroscopic management of septic arthritis: stages of infection and results. Knee Surg Sports Trauma Arthrosc 8: 270–274.

Wascher DC, Dvirnak PC, DeCoster TA (1997). Knee dislocation: initial assessment and implications for treatment. J Orthop Trauma 11: 525–529.

Wascher DC (2000). High-velocity knee dislocation with vascular injury. Treatment principles. Clin Sports Med 19: 457–47.

Wong CH, Tan JL, Chang HC, Khin LW, Low CO (2004). Knee dislocations-a retrospective study comparing operative versus closed immobilization treatment outcomes. Knee Surg Sports Traumatol Arthrosc 12: 540–544.

5.5 Verletzungen der Quadrizepssehne

Bertil Bouillon

5.5.1 Einleitung

Verletzungen der Quadrizepssehne sind selten. Die persönliche Erfahrung des behandelnden Arztes ist daher meist gering und die Unsicherheit groß. Wie diagnostiziere ich eine Quadrizepssehnenruptur richtig, mit klinischer Untersuchung, Sonografie und/oder Kernspintomografie (MRT)? Wann kann ich konservativ behandeln? Wann sollte man besser operieren? Wissenschaftliche Daten zu Diagnostik und Therapie von Quadrizepssehnenrupturen existieren kaum, und der Evidenzgrad vorhandener Literatur ist eher niedrig.

Ziel des Kapitels ist es, klinisch relevante Informationen zusammenzustellen, Tipps und Tricks zu vermitteln und Evidenz, wo sie vorhanden ist, zu diskutieren. Das Thema soll anhand von **vier Schlüsselfragen** gegliedert werden:

1. Warum reißt eine Quadrizepssehne?
2. Wie diagnostiziert man eine Quadrizepssehnenruptur?
3. Wie behandelt man eine Quadrizepssehnenruptur?
4. Welche Ergebnisse kann man erwarten?

5

5.5.2 Warum reißt eine Quadrizepssehne?

Grundsätzlich ist festzustellen, dass eine Quadrizepssehne selten reißt. Die Begründung hierfür ist, dass die Quadrizepssehne eine sehr starke Sehne mit einer hohen Reißfestigkeit ist, die in der Literatur mit 147–294 N/mm^2 angegeben wird. Genaue Inzidenzen von Quadrizepssehnenrupturen sind nicht bekannt. In einer histopathologischen Untersuchung wurde die Inzidenz mit 3 % aller Sehnenrupturen angegeben. Achillessehnenrupturen kommen 16-mal häufiger vor als Quadrizepssehnenrupturen. Die meisten Rupturen treten in der Altersgruppe > 40 Jahre mit einem Gipfel bei den 60-Jährigen auf. Männer sind mit 85 % häufiger betroffen als Frauen. Einseitige Verletzungen treten mit 95 % deutlich häufiger auf als beidseitige Rupturen.

Es gibt zwei wesentliche Ursachen für eine Quadrizepssehnenruptur:

- Ein geeignetes direktes Trauma, das eine gesunde Quadrizepssehne verletzen kann
- Ein Bagatellereignis, das eine vorgeschädigte Quadrizepssehne verletzen kann

Eine scharfe Verletzung ist zweifelsohne geeignet, eine gesunde Quadrizepssehne zu verletzen. Ebenso geeignet ist ein direktes Anpralltrauma, das auf eine gespannte Sehne trifft (z. B. ein Tritt gegen die Sehne beim Fußball). Beide Mechanismen sind jedoch selten und geschätzt für weniger als 10 % der Quadrizepssehnenrupturen verantwortlich.

Am häufigsten finden sich Rupturen bei vorgeschädigten Sehnen nach Bagatellereignissen. In der Regel handelt es sich um indirekte Krafteinwirkungen wie beim Stolpersturz. Dabei trifft eine plötzliche Knieflexion auf einen angespannten Quadrizepsmuskel. In der Literatur wird eine ganze Reihe von prädisponierenden Faktoren genannt, die jedoch wissenschaftlich in der Regel nicht weiter untersucht wurden:

- Diabetes mellitus
- Gicht
- Adipositas
- Hyperparathyreoidismus
- Chronische Nierenerkrankungen
- Raucher
- Arteriosklerose
- Erkrankungen aus dem rheumatischen Formenkreis
- Systemische Glukokortikoidtherapie
- Lokale Infiltrationen mit Glukokortikoiden
- Anabolikaeinnahme
- Antibiotikaeinnahme (Chinolone)
- Kniegelenkprothese

Bei den meisten Patienten scheint eine reduzierte Blutversorgung der Quadrizepssehne für eine Ruptur verantwortlich zu sein. Die Quadrizepssehne reißt meist 1–2 cm proximal ihres Ansatzes an der Patella. Ursache hierfür könnte sein, dass sich hier eine gefäßfreie Zone befindet. Untersuchungen haben ergeben, dass an der dem Gelenkinnenraum zugewandten Oberfläche der Sehne 1 cm proximal der Patella ein ovaläres, 3 × 1,5 cm großes gefäßfreies Areal existiert. Die gefäßfreie Zone ist nicht in der Mitte der Sehne, sondern etwas nach lateral verlagert.

5.5.3 Wie diagnostiziert man eine Quadrizepssehnenruptur?

Die frische Quadrizepssehnenruptur lässt sich in der Regel klinisch gut diagnostizieren. Klassisch für die frische Ruptur ist die **Triade:**

- Akuter **Schmerz** suprapatellar
- Tastbare **Delle** suprapatellar
- **Streckunfähigkeit** (Unfähigkeit, das Bein im Knie aktiv zu strecken)

Bei einer Komplettruptur besteht zusätzlich eine Gang- und Standunsicherheit bis hin zur Gehunfähigkeit. Der klinische Verdacht kann mit einer Ultraschalluntersuchung erhärtet werden. Im Ultraschall sieht man in der Regel eine Kontinuitätsunterbrechung der Sehne, ein großes Hämatom und in der dynamischen Untersuchung bei Beugung des Kniegelenks die fehlende Kraftübertragung auf den Quadrizepsmuskel. Diagnostischer Goldstandard sind der klinische Befund und die Ultraschalluntersuchung.

PRAXISTIPP

Bei klinisch eindeutigem Befund sind weitergehende Untersuchungen nicht notwendig.

Trotz der eigentlich klaren klinischen Zeichen kann die Diagnose einer Quadrizepssehnenruptur manchmal schwierig sein. Die Literatur zeigt, dass 10–50 % der Fälle initial übersehen und erst verzögert nach Tagen bis Monaten erkannt werden. Insbesondere Teilrupturen können aufgrund einer teilweise erhaltenen Kniestreckung schwieriger zu diagnostizieren sein. Hier kann die klinische Untersuchung im Seitenvergleich hilfreich sein. Zusätzlich sollte dabei nicht nur die Streckung gegen die Schwerkraft, sondern auch gegen Widerstand im Seitenvergleich geprüft werden.

Zusätzliche diagnostische Methoden sind das native Röntgenbild und die MRT-Untersuchung. Im seitlichen Röntgenbild des Kniegelenks im Seitenvergleich erkennt man bei Vorliegen einer Quadrizepssehnenruptur die tiefer stehende Patella auf der betroffenen Seite. Manchmal finden sich proximal der Patella klei-

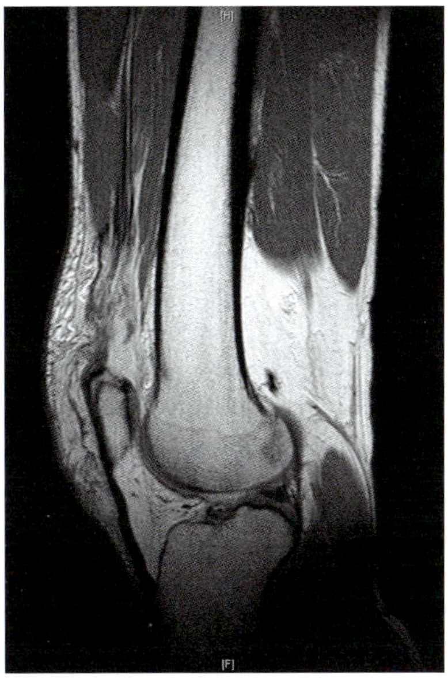

Abb. 5.5.1 Akute Quadrizepssehnenruptur im MRT, seitlich

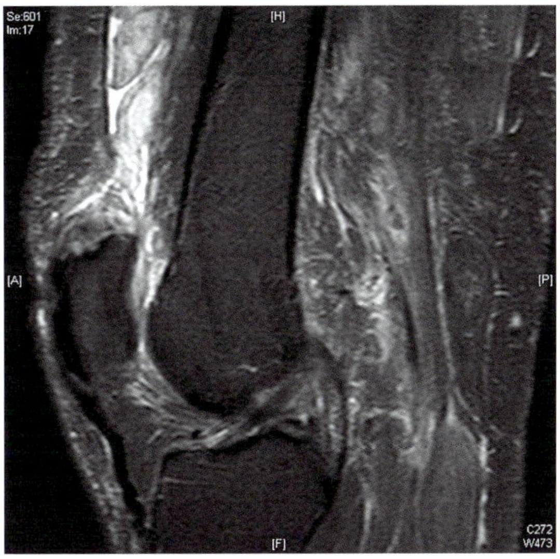

Abb. 5.5.2 Veraltete Quadrizepssehnenruptur mit Defektzone im MRT, seitlich

nere knöcherne Strukturen als Zeichen eines periostalen Ausrisses.

Die MRT hat eine sehr hohe Sensitivität und Spezifität in der Diagnostik der Quadrizepssehnenruptur (➤ Abb. 5.5.1). Sie kann bei unklaren Befunden hilfreich sein und insbesondere bei Teil- oder veralteten Rupturen Auskunft über das Ausmaß der Verletzung oder des Defekts geben (➤ Abb. 5.5.2).

5.5.4 Wie behandelt man eine Quadrizepssehnenruptur?

Partialrupturen können konservativ behandelt werden

Partialrupturen ohne Kontinuitätsunterbrechung der Hauptportion der Quadrizepssehne können konservativ/funktionell behandelt werden. Voraussetzung für eine konservative Therapie ist, dass der Patient das verletzte Bein gegen die Schwerkraft im Knie vollständig strecken kann. Die meisten Autoren empfehlen eine funktionelle Nachbehandlung und keine komplette Ruhigstellung. Empfohlen werden eine Teilbelastung für 6 Wochen und die Vermeidung der maximalen Beugung.

Komplettrupturen sollten operativ behandelt werden

Bei kompletten Rupturen gilt, dass eine frühzeitige operative Rekonstruktion die beste Voraussetzung für eine Wiedererlangung der Quadrizepssehnenfunktion darstellt. Verzögerungen der operativen Versorgung über Wochen oder Monate führen zu einer Retraktion der Sehne, die dann aufwendige rekonstruktive Maßnahmen erforderlich macht.

OP-Vorbereitung

Die Indikation zur Operation sollte mit dem Patienten präoperativ besprochen werden. Bei Komplettrupturen besteht in aller Regel keine Alternative zur operativen Versorgung. Wesentliche Risiken, über die der Patient informiert werden sollte, sind die Infektion, die postoperative Kraftminderung und die Möglichkeit der Reruptur.

Bei allen operativen Versorgungen wird der Patient auf dem Rücken mit ausgestreckten Beinen gelagert. Perioperativ sollte eine Antibiose mit einem Cephalosporin der 1./2. Generation durchgeführt werden. Eine intraoperative Durchleuchtung ist nicht notwendig. Eine Blutsperre bzw. -leere sollte nicht angelegt werden, da sie meist den Quadrizepsmuskel proximal fixiert und damit einer spannungsarmen Rekonstruktion entgegensteht. Bei der Versorgung von frischen Verletzungen ist eine Relaxierung des Patienten in der Regel nicht notwendig; bei veralteten Rupturen oder sehr muskulösen Patienten ist eine Relaxierung jedoch hilfreich und sollte mit dem betreuenden Anästhesisten vorher besprochen werden. Das betroffene Bein sollte von der proximalen Tibia bis zur Leiste desinfiziert und abgedeckt werden, da insbesondere bei veralteten Rupturen häufig eine Erweiterung der Schnittführung nach proximal notwendig wird.

OP-Technik

In der Literatur ist eine ganze Reihe von Naht- bzw. Fixierungstechniken einer Quadrizepssehnenruptur beschrieben, von denen hier die wichtigsten und häufigsten mit ihren Vor- und Nachteilen dargestellt werden sollen. Man unterscheidet drei wesentliche Gruppen:

- Fixierung mittels direkter Naht
- Fixierung mittels transpatellarer Nähte
- Fixierung mittels Fadenanker

Die Schnittführung für alle operativen Verfahren ist eine mediane Längsinzision, die proximal der Rupturstelle beginnt und bis zum distalen Patellapol zieht. Die Länge der Schnittführung kann je nach gewählter Fixierungstechnik nach distal variieren. Wichtig ist, dass der Schnitt vor allem proximal nicht zu kurz gewählt wird, um den Quadrizepsmuskel sicher mit der Naht zu fassen. Nach distal wird häufig die Bursa praepatellaris eröffnet. Diese kann im Rahmen des Eingriffs entfernt werden, um postoperative Serombildungen zu vermeiden. Da in aller Regel keine Blutsperre angelegt wird, kann eine sorgfältige Blutstillung erfolgen. Eine Drainageeinlage ist daher nicht routinemäßig notwendig, kann bei aufwendigen Rekonstruktionen veralteter Rupturen in vereinzelten Fällen jedoch sinnvoll sein. Am Ende der Operation sollte vor dem Verschluss die Spannung der refixierten Quadrizepssehne durch vorsichtiges Beugen des Kniegelenks getestet werden, ohne die 90° Flexion zu erzwingen.

Bei der Frage, welche Fäden zur Fixierung benutzt werden sollen, ist festzustellen, dass in aller Regel nicht resorbierbare Fäden

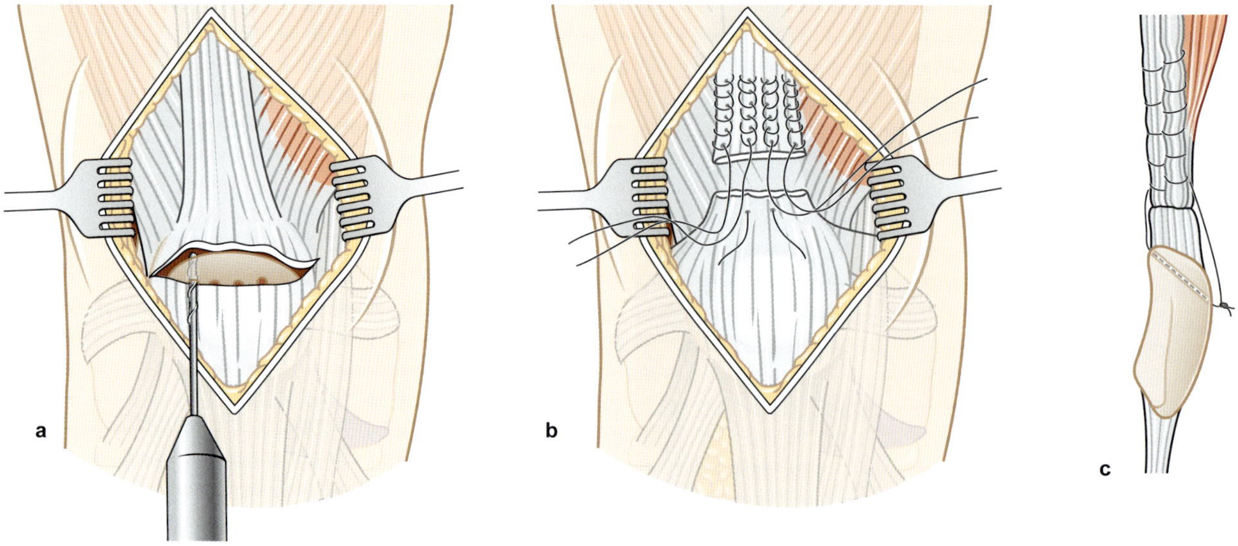

Abb. 5.5.3 Transossäre Fixierung der rupturierten Quadrizepssehne
a) nach Durchbohrung der Patella
b) Aufsicht
c) Seitliche Sicht

der Stärke 5 in der Literatur die besten Ergebnisse gezeigt haben. Untersuchungen zur Fadenstabilität in Kunstknochen konnten zeigen, dass Ethibond® oder FibreWire® der Stärke 5 größere Kräfte tolerierten als gleiche Materialien der Stärke 2. Die Kräfte bis zum Versagen der Fäden waren für Ethibond® niedriger als für FibreWire®. Demgegenüber beschreiben einige Autoren für FiberWire® ein „Einschneiden“ im Knochen und auch in der Sehne mit nachfolgender Lockerung. Zusammenfassend ist festzuhalten, dass beide Nahtmaterialien mit jeweils individuellen Vor- und Nachteilen geeignet sind.

Fixierung mittels direkter Naht

Diese Technik ist in der Regel nur für Partialrupturen geeignet, bei denen wesentliche Teile der Quadrizepssehne noch stehen. Die Rupturstelle wird angefrischt und eine direkte Naht durchgeführt. Je nach Größe der Ruptur können resorbierbare oder auch nicht resorbierbare Fäden verwendet werden. Für Komplettrupturen an typischer Stelle 1–2 cm proximal des Patellapols ist diese Technik nicht geeignet, da die meisten Autoren eine direkte Naht im avaskulären Bereich als unsicher einstufen.

Fixierung transpatellar

Am weitesten verbreitet ist die transossäre Fixierung der rupturierten Quadrizepssehne. Dabei wird bei der typischen Rupturstelle 1–2 cm proximal des oberen Patellapols das Sehnenende debridiert und angefrischt. Das entfernte Gewebe kann zur histologischen Untersuchung eingeschickt werden. Danach wird der proximale Patellapol debridiert. Das verbliebene Sehnengewebe sollte vollständig entfernt und der Knochen mittels Fräse oder Luer angefrischt werden, um optimale Bedingungen für die Einheilung zu ermöglichen. Es wird dann die Quadrizepssehne mit dem Fixierungsfaden (5er-Ethibond® oder FibreWire®) durchflochten. Hierzu sind verschiedene Techniken beschrieben, die als gleichwertig anzusehen sind, und zwar die Bunnell-, Kirchmayr-, Krackow- oder Mason-/Allen-Nähte. Alle haben das Ziel, ein Durchschneiden der Nähte in der parallelfaserigen Sehnenstruktur zu vermeiden. Wichtig ist, dass die Quadrizepssehne über eine Strecke von 4–5 cm sicher gefasst wird. Nach der Naht müssen die Fäden vorgespannt werden, um ein Nachlockern zu vermeiden. In der Literatur wird angegeben, dass je nach Ruptur 2–4 solcher Durchflechtungsnähte angelegt werden sollten.

Die Anlage der transossären Kanäle kann auf dreierlei Weise erfolgen. Die einfachste Möglichkeit besteht darin, 2–4 längs verlaufende Bohrlöcher im proximalen Patellapol mit einem 2-mm-Bohrer anzulegen (➤ Abb. 5.5.3). Wichtig hierbei ist, die Kanäle sicher im Knochen zu platzieren. Alternativ können die Kanäle längs bis zum distalen Patellapol gebohrt werden (➤ Abb. 5.5.4). Schließlich kann auch eine querverlaufende Bohrung auf Höhe des proximalen Patelladrittels für eine Rahmennaht der Quadrizepssehne genutzt werden (➤ Abb. 5.5.5). Bei korrekt angelegten Bohrkanälen sind alle Techniken als gleichwertig zu sehen. Oft wird eine Kombination aus 2–4 Längsbohrungen für Durchflechtungsnähte der Quadrizepssehne und einer zusätzlichen Querbohrung für eine Rahmennaht angelegt („Hosenträger und Gürtel“) (➤ Abb. 5.5.6).

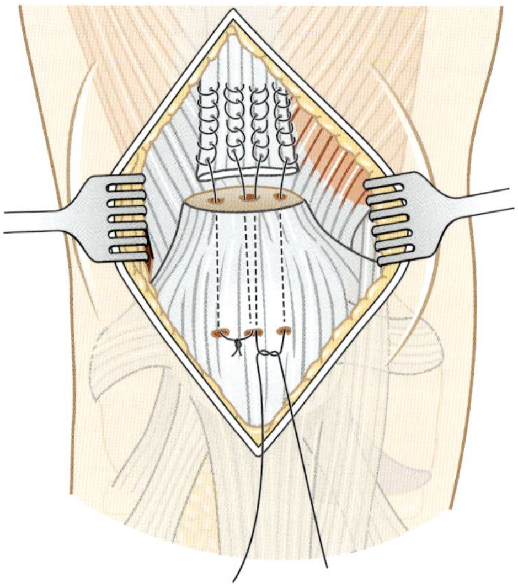

Abb. 5.5.4 Transossäre Fixierung der rupturierten Quadrizepssehne nach Längsdurchbohrung der Patella und entsprechender distaler Knotung der Fäden

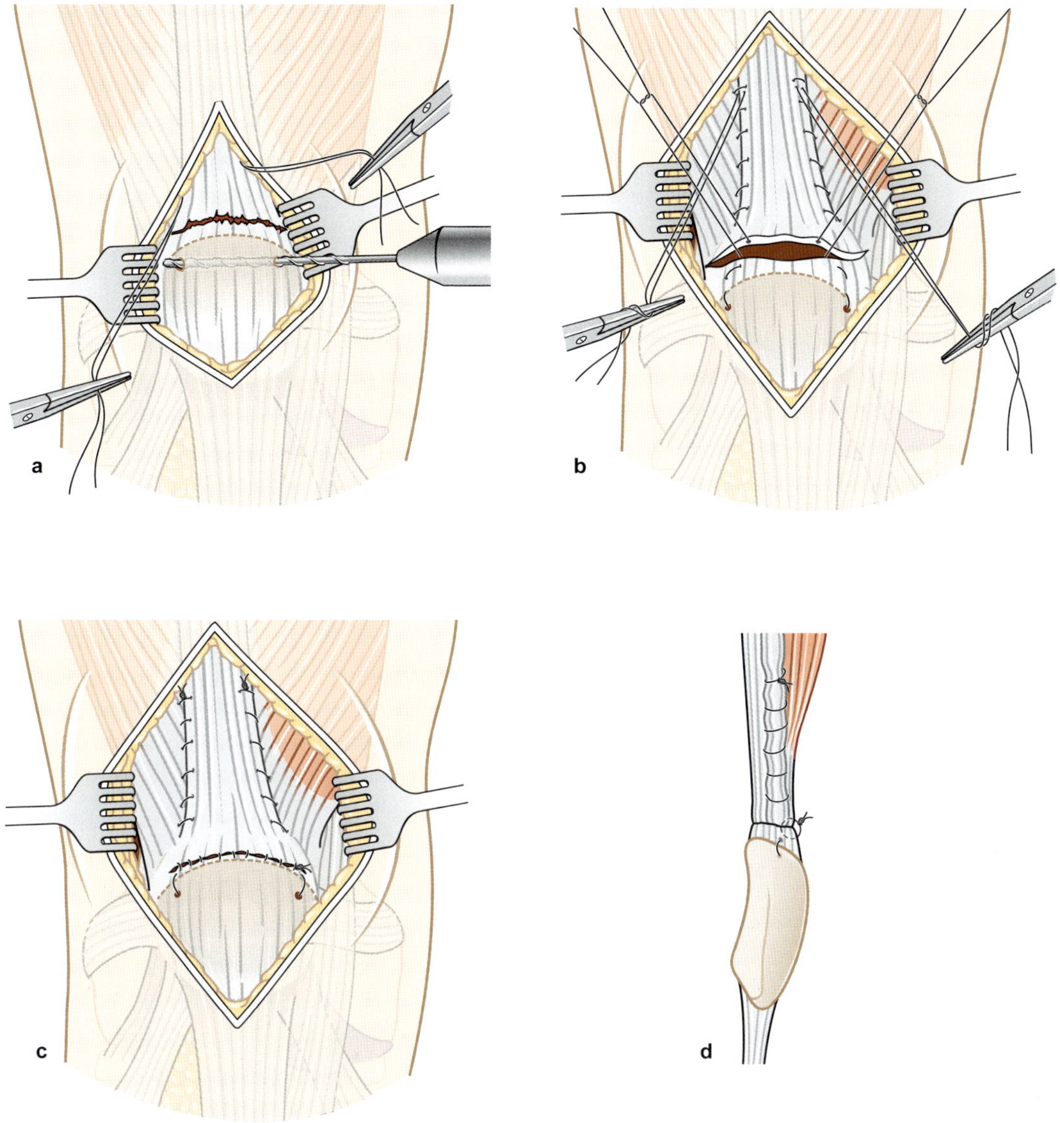

Abb. 5.5.5 Rahmennaht:
a) Quer verlaufende transossäre Patellabohrung
b) Vorgelegte Rahmennaht
c) Ergebnis in Aufsicht
d) Ergebnis seitlich

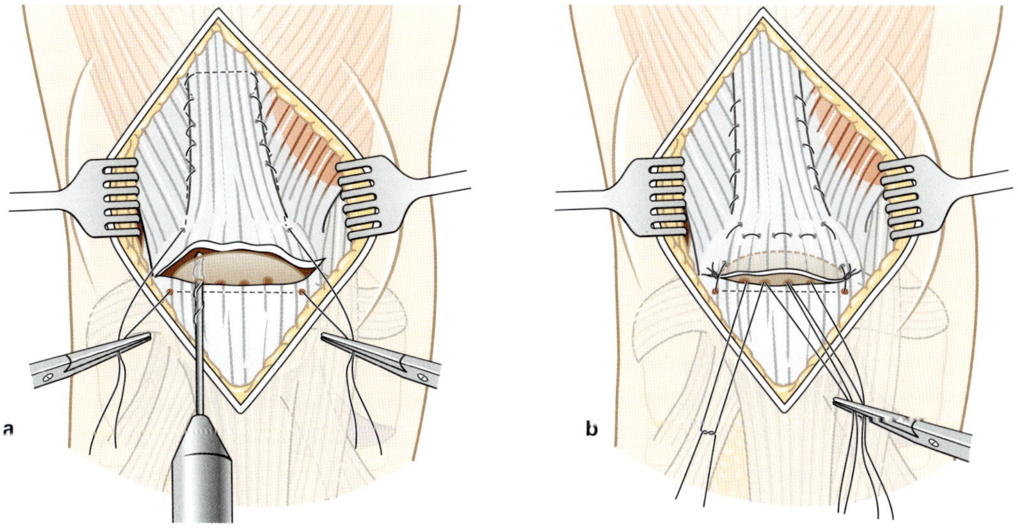

Abb. 5.5.6 Kombination „Hosenträger und Gürtel": transossäre Fixierung der rupturierten Quadrizepssehne nach Durchbohrung der Patella am proximalen Pol und entsprechende proximale Knotung der Fäden sowie additive Rahmennaht

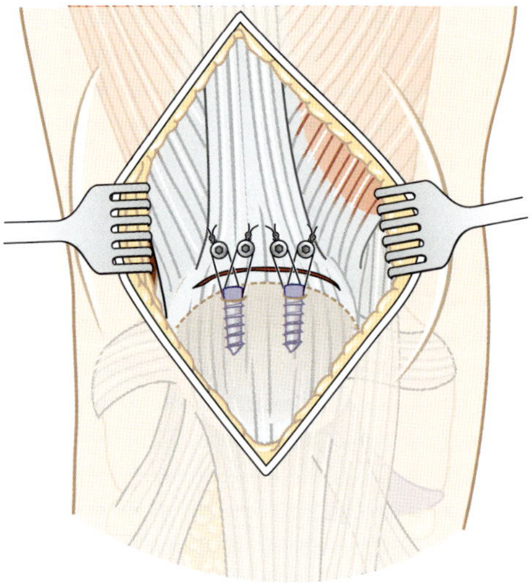

Abb. 5.5.7 Fixierung der rupturierten Quadrizepssehne mittels Fadenanker

Danach werden die Fäden durch die Bohrkanäle geführt. Hierzu kann ein „Shutteln" hilfreich sein. Dies bedeutet, dass nicht die Nadel mit dem Fixierungsfaden, sondern vorab ein „Shuttlefaden" durch die Knochenkanäle geführt wird. Der Fixierungsfaden wird dann mittels „Shuttlefaden" durch den Kanal geführt. Dies ist technisch einfacher und spart häufig viel Zeit. Danach werden die Fäden über der Knochenbrücke geknotet. Dabei ist darauf zu achten, dass die jeweils korrespondierenden Fäden verknotet werden, um eine sichere Fixierung zu gewährleisten. Risse der Retinacula werden medial und lateral fortlaufend mit resorbierbarem Nahtmaterial (Vicryl der Stärke 2.0) versorgt.

Fixierung mit Fadenankern

Die neueste Technik ist die Fixierung der rupturierten Quadrizepssehne mittels Fadenankern, die im proximalen Patellapol eingebracht werden (➤ Abb. 5.5.7). Nach den positiven Erfahrungen der Nahtankertechnik im Bereich der Schulterchirurgie findet diese zunehmend Anwendung auch zur Fixierung von Sehnen. Dazu werden nach Débridement des proximalen Patellapols und Anfrischen des Knochens mittels Fräse oder Luer je nach Ausmaß des Risses 2–4 Anker der Stärke 4,5–5,5 mm eingebracht. Mit den Fäden wird dann die Quadrizepssehne gefasst und am proximalen Patellapol fixiert. Zur Fixierung der Quadrizepssehne wurden unterschiedliche Nahttechniken beschrieben, ebenso auch Techniken, die statt Titanankern bioresorbierbare Anker verwenden. Weiterhin wurden zur Fixierung Anker mit einfachem und mit doppeltem Faden benutzt.

Nach Platzierung der Anker wird die Durchflechtungsnaht durchgeführt. Wichtig ist, dass von Anfang an eine gute Adaptation der Sehne an die Patella gewährleistet wird, da ein nachträgliches Adaptieren bzw. „Festziehen" nur eingeschränkt möglich ist. Mit Vicrylfäden der Stärke 2.0 kann dann eine Naht der Retinacula medial und lateral erfolgen.

Bewertung der verschiedenen Fixierungstechniken

PRAXISTIPP

Die meisten Untersuchungen in der Literatur ergaben keinen relevanten Unterschied zwischen den verschiedenen Fixierungstechniken.

In einer Kadaverstudie wurden an 30 humanen Knien drei verschiedene Fixierungstechniken miteinander verglichen. In Gruppe 1 erfolgte die Fixierung transossär mit drei Bohrkanälen, in Gruppe 2 mit zwei Titanankern und in Gruppe 3 mit zwei bioresorbierbaren Ankern. Anschließend wurde die Kraft bis zum Ausriss untersucht. Dabei zeigten die Titananker die höchste Ausrissstabilität mit 740 N, gefolgt von den bioresorbierbaren Ankern mit 572 N und der transossären Fixierung mit 338 N. Bei den Titanankern war Ursache für das Versagen in 70 % die knöcherne Fixierung und in 30 % die Sehnenfixierung, bei den bioresorbierbaren Ankern war es in 80 % die Öse am Anker und in 20 % die Sehnenfixierung. Bei der transossären Fixierung kam es in 20 % zu einem Versagen des Knotens und in 80 % zu einem Versagen der Sehnenfixierung.

Demgegenüber ergab eine andere biomechanische Untersuchung, dass die Ausreißkräfte für die transossäre Fixierung mit 591 N signifikant höher waren als bei den Ankerfixierungen mit 447 N. Dabei zeigte sich, dass der Schwachpunkt bei den Ankerfixierungen immer die Öse war.

Bei diesen Diskussionen gilt es zu berücksichtigen, dass die Stabilitätsuntersuchungen ausnahmslos biomechanische Untersuchungen waren, die im Labor und nicht am lebenden Menschen durchgeführt wurden. Wie oben beschrieben, wird die Reißfestigkeit der natürlichen Sehne mit 147–294 N/mm^2 angegeben. Damit liegen alle Fixationstechniken deutlich über diesen Werten. So gesehen bleibt festzuhalten, dass grundsätzlich sowohl die transossäre Fixation als auch die Ankerfixation geeignete Techniken darstellen.

PRAXISTIPP

Wichtig bleibt, eine gute Adaptation des proximalen Sehnenendes an die Patella zu erreichen. Insbesondere ist bei der Durchflechtungsnaht der Sehne von Anfang an auf eine gute Adaptation zu achten. Ein nachträgliches Festziehen beim Knoten ist nicht möglich. Alternativ kann vorher eine Rahmennaht gesetzt werden, die ein sekundäres Adaptieren des Sehnenendes beim Knoten unnötig macht. Ein Argument gegen die Nahtankerfixierung sind die zusätzlichen Kosten für die Nahtanker.

Nachbehandlung/Rehabilitation

In den letzten Jahren wuchs die Erkenntnis, dass eine frühe funktionelle Rehabilitation nach chirurgischer Versorgung von Sehnenverletzungen den Heilungsprozess fördert und zu einer verbesserten Gelenkfunktion führt. Insbesondere im Bereich der Achillessehne findet sich eine Reihe von Untersuchungen aus den letzten Jahren, die diese Erkenntnis stützen.

Demgegenüber finden sich kaum Untersuchungen zur Rehabilitation nach Quadrizepssehnenrupturen. In der Literatur fällt auf, dass viele Autoren von einer funktionellen Nachbehandlung sprechen, die entsprechenden Protokolle jedoch große Differenzen aufweisen. Die am häufigsten gestellten Fragen sind: Wann darf ein Patient nach versorgter Quadrizepssehnenruptur voll belasten? Wann darf er in welchem Ausmaß sein Knie beugen? Wann darf er das Bein aktiv strecken, und wie lange braucht er eine Orthese?

Nach Sichtung der Literatur gibt es zwei alternative Nachbehandlungsprotokolle (➤ Tab. 5.5.1):

- **Protokoll A** erlaubt die volle axiale Belastung unmittelbar postoperativ unter Nutzung einer Orthese in 0°-Stellung und die limitierte passive Bewegung.

Tab. 5.5.1 Alternative Nachbehandlungsprotokolle nach operativer Versorgung einer Quadrizepssehnenruptur

Protokoll	Woche	
A („Standard")	0–2	Volle axiale Belastung in 0° Schiene, passiv 0–0–30°
	3–4	Volle axiale Belastung in 0° Schiene, passiv 0–0–60°
	5–6	Volle axiale Belastung in 0° Schiene, passiv 0–0–90°
	7–12	Volle Belastung in Orthese 0–0–90°, aktiv und passiv 0–0–120°
	13–24	Volle Belastung und Funktion ohne Orthese
	ab 25	**Sport:** Gehen, Radfahren, Schwimmen, leichtes Joggen Weiterer Belastungsaufbau, Kontaktsport, wenn 70 % Muskelkraft erreicht **Test:** sicherer Einbeinstand, sicher auf einem Bein hüpfen *(one leg hop test)*
B („progressiv")	0–2	Volle axiale Belastung in Orthese 0–0–30°, aktiv und passiv 0–0–30°
	3–4	Volle axiale Belastung in Orthese 0–0–60°, aktiv und passiv 0–0–60°
	5–6	Volle axiale Belastung in Orthese 0–0–90°, aktiv und passiv 0–0–90°
	7–12	Volle Belastung in Orthese 0–0–90°, aktiv und passiv 0–0–120°
	13–24	Volle Belastung und Funktion ohne Orthese
	ab 25	**Sport:** Gehen, Radfahren, Schwimmen, leichtes Joggen Weiterer Belastungsaufbau, Kontaktsport, wenn 70 % Muskelkraft erreicht **Test:** sicherer Einbeinstand, sicher auf einem Bein hüpfen *(one leg hop test)*

- **Protokoll B** erlaubt die volle Belastung in einer Orthese, die eine Bewegung zwischen 0° und 30° limitiert, und limitierte aktive und passive Bewegungsübungen. Das Bewegungsausmaß wird dann alle 2 Wochen um 30° gesteigert.

Protokoll A scheint der sichere Standard zu sein. Protokoll B sollte eher für jüngere Patienten genutzt werden, die ein gutes Körpergefühl haben und eine hohe Compliance mitbringen. Viele Autoren sind in Bezug auf die sofortige Vollbelastung deutlich restriktiver und erlauben häufig nur eine Teilbelastung für 3–6 Wochen. Dies ist aufgrund vorliegender Untersuchungen nicht notwendig. Eine sofortige axiale Belastung zeigte in vergleichenden Untersuchungen keine höheren Komplikationsraten.

OP-Techniken bei veralteten Quadrizepssehnenrupturen

Bei chronischen bzw. nicht erkannten Quadrizepssehnenrupturen kann die Versorgung aufgrund der inzwischen eingetretenen Retraktion der Sehne erschwert sein. Hier ist oftmals eine Verlängerung des Hautschnitts nach proximal hilfreich.

Zunächst ist ein sorgfältiges Débridement des Sehnenstumpfes wichtig. Das Narbengewebe muss komplett entfernt werden, sodass der Quadrizepsmuskel in seiner Struktur gut erkennbar ist. Sodann werden das Sehnenende und der Muskel komplett von Vernarbungen, insbesondere dorsal, gelöst. Das Sehnenende wird angefrischt. Dann wird der Patellapol wie oben beschrieben ebenfalls debridiert und knöchern angefrischt. Danach muss entschieden werden, ob das Sehnenende sicher und spannungsarm an den Patellapol adaptiert werden kann oder eine Defektstrecke verbleibt. Hierbei ist es wichtig, auf eine ausreichende Relaxierung des Patienten zu achten. Ist eine Adaptation möglich, wird wie oben beschrieben die Sehne mit Durchflechtungsnähten und ggf. einer additiven Rahmennaht gefasst und diese über die transossären Kanäle geknotet.

Ist eine Adaptation nicht spannungsarm möglich, sollte eine Sehnenplastik durchgeführt werden. Hierzu sind verschiedene

5

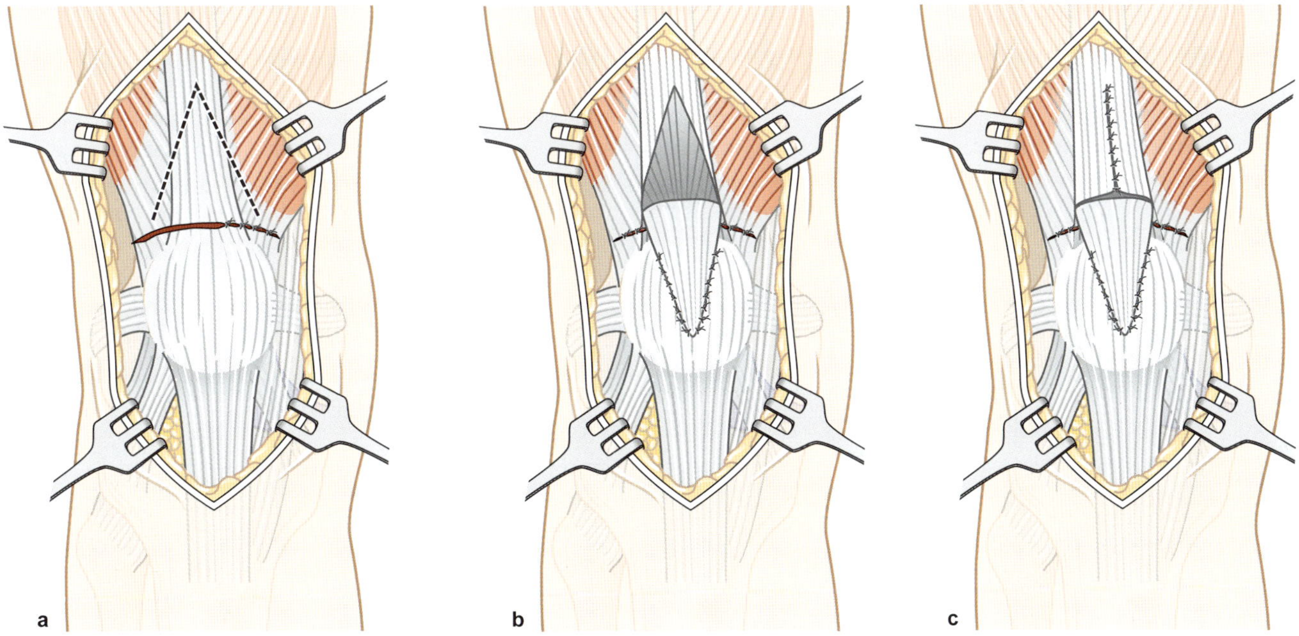

Abb. 5.5.8 Umkippplastik zur Versorgung chronischer Quadrizepssehnenrupturen mit Defektzone:
a) Das ventrale Sehnenblatt wird in umgekehrter V-Technik inzidiert.
b) Der distale Stiel wird gesichert, der Lappen umgeklappt und in den Defekt eingenäht.
c) Anschließend wird die proximale Inzisionslücke vernäht.

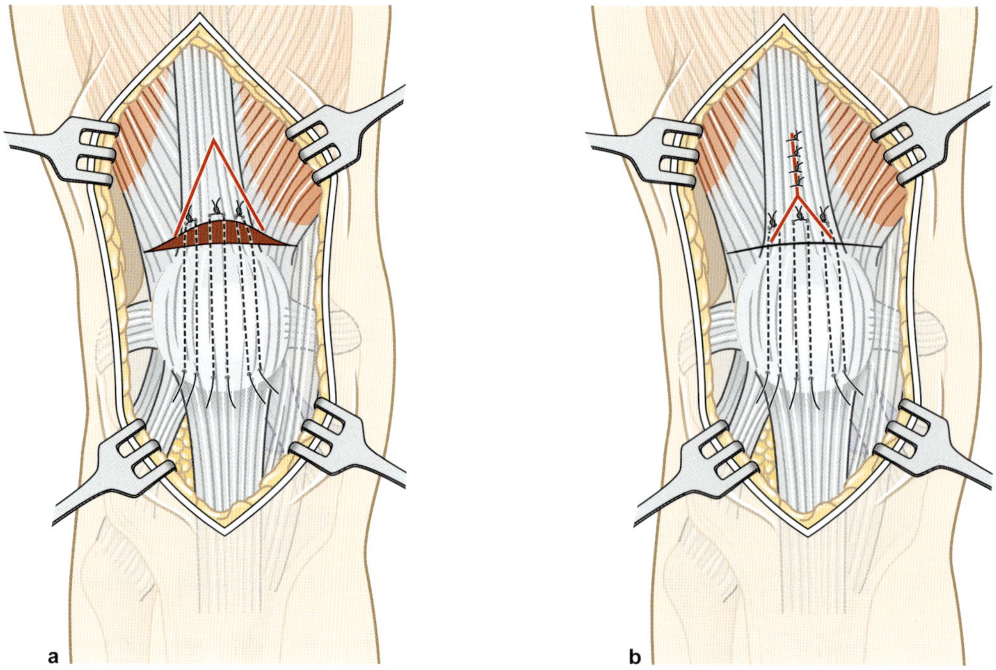

Abb. 5.5.9 V-Y-Plastik zur Versorgung chronischer Quadrizepssehnenrupturen mit Defektzone. Das obere Blatt der Sehne wird gestielt präpariert und nach distal in den Defekt verschoben. Proximal kann der Hebedefekt dann verschlossen werden. Das Konstrukt wiederum wird mit Durchflechtungsnähten gefasst, die transossär in der Patella fixiert werden.

Techniken beschrieben worden. Ziel ist es, ausreichendes Sehnenmaterial zu mobilisieren, um eine sichere Fixierung an der Patella zu erreichen. Hiermit können Defektstrecken von bis zu 12 cm überbrückt werden. In der Literatur werden vor allem **Umkippplastiken** beschrieben (➤ Abb. 5.5.8). Dabei wird das ventrale Sehnenblatt in umgekehrter V-Technik inzidiert. Der distale Stiel wird gesichert, der Lappen umgeklappt und in den Defekt eingenäht. Das gesamte Konstrukt wird dann, wie oben beschrieben, transossär an der Patella fixiert.

Oft wird eine **V-Y-Plastik** der Quadrizepssehne favorisiert (➤ Abb. 5.5.9). Das obere Blatt der Sehne wird gestielt präpariert und nach distal in den Defekt verschoben. Proximal kann der Hebedefekt dann verschlossen werden. Das Konstrukt wiederum wird mit Durchflechtungsnähten gefasst, die transossär in der Patella fixiert werden.

In der Literatur sind weitere Techniken beschrieben, die eine Augmentation des Defekts mit Fremdmaterial vorsehen (Mersilene-/Dacronnetz), es sind aber nur sehr wenige Ergebnisse mit dieser Technik publiziert.

Die Nachbehandlung erfolgt analog dem oben aufgeführten Schema für die primäre Fixierung, wobei das Standardprotokoll (Protokoll A) als restriktiveres Verfahren favorisiert wird. Es erlaubt die volle axiale Belastung unmittelbar postoperativ unter Nutzung einer Orthese in 0°-Stellung und die limitierte passive Bewegung. Das Bewegungsausmaß wird dann alle 2 Wochen um 30° gesteigert. Nach 6 Wochen werden dann unter Vollbelastung in einer limitierten Orthese die aktive und passive Bewegung gesteigert.

5.5.5 Welche Ergebnisse kann man erwarten?

Zunächst ist festzustellen, dass für die Quadrizepssehnenruptur keine guten Untersuchungen mit großen Patientenzahlen vorliegen. Größtenteils handelt es sich um kleinere retrospektive Serien. Das Risikoprofil der Patienten ist dabei meist unzureichend definiert. Es werden mehr Beiträge zu Modifikationen operativer Techniken publiziert als Daten zu Behandlungsergebnissen.

Bezüglich der operativen Versorgung frischer Quadrizepssehnenrupturen sind in der Literatur zu 60–80 % gute Ergebnisse beschrieben. Die Ergebnisse hängen im Wesentlichen davon ab, welche Parameter zur Bewertung des Erfolgs verwendet wurden, und werden objektiv meist schlechter bewertet als subjektiv.

Der Bewegungsumfang ist in aller Regel nur gering eingeschränkt. Hauptproblem ist der postoperative Kraftverlust. In isokinetischen Messungen wurden bei bis zu 50 % der Patienten Kraftverluste dokumentiert. 30 % der Patienten hatten 2 Jahre nach der operativen Versorgung im Vergleich zur Gegenseite ein Kraftdefizit von mehr als 20 %. Trotz dieses Kraftverlustes war bei den meisten Betroffenen (80–90 %) die Wiederaufnahme ihrer Arbeit möglich. Allerdings konnten in einigen Publikationen weniger als 50 % der Patienten ihre vorherigen Freizeitaktivitäten auf dem alten Niveau betreiben. Die subjektive Zufriedenheit der Patienten mit den Ergebnissen wird in der Literatur mit 80–90 % angegeben.

Verschiedene Autoren konnten zeigen, dass die frühe operative Versorgung bessere Ergebnisse erzielte. Einzelne Autoren beschreiben, dass bereits eine Verzögerung von mehr als 1 Woche die Chancen auf ein gutes Ergebnis reduziert. Die meisten Autoren gehen davon aus, dass eine primäre Versorgung innerhalb von 2 Wochen erfolgen sollte.

Postoperative Infektionen werden in der Literatur je nach Disposition der Patienten mit 2–10 % angegeben. Die Rerupturraten sind mit 4–10 % dokumentiert. Periartikuläre Ossifikationen wurden bei bis zu 20 % der Patienten beschrieben. Bei der Versorgung veralteter Rupturen sind die Komplikationsquoten deutlich höher. Hier werden Infektionsraten von bis zu 20 % und Rerupturraten von bis zu 40 % berichtet. Dies kann zum einen an den aufwendigeren operativen Verfahren liegen, zum anderen wird der Anteil der Risikopopulation in der Gruppe der veralteten Rupturen in der Literatur deutlich höher angegeben.

Mit steigendem Risikoprofil verschlechtern sich die Behandlungsergebnisse. Dies ist in der Literatur für Patienten mit insulinpflichtigem Diabetes, Adipositas, Nierenerkrankungen und Raucher dokumentiert. Auch für Patienten mit Quadrizepssehnenrupturen nach Knieprothese sind schlechtere Ergebnisse dokumentiert.

5.5.6 Fazit

- Verletzungen der Quadrizepssehne sind selten.
- Die meisten Rupturen treten ohne adäquates Trauma in der Altersgruppe > 40 Jahre mit einem Gipfel bei 60-jährigen Männern auf. Am häufigsten finden sich Rupturen bei vorgeschädigten Sehnen nach Bagatellereignissen.
- Die frische Quadrizepssehnenruptur lässt sich in der Regel klinisch gut diagnostizieren. Der klinische Verdacht kann mithilfe einer Ultraschalluntersuchung erhärtet und das Ausmaß der Verletzung bei unklaren Befunden oder inkompletten Rupturen mittels MRT differenziert werden.
- Partialrupturen sind von kompletten Rupturen und frische von veralteten Verletzungen zu unterscheiden. Partialrupturen ohne Kontinuitätsunterbrechung der Hauptportion der Quadrizepssehne sind konservativ behandelbar. Bei kompletten Rupturen gilt, dass eine frühzeitige operative Rekonstruktion und eine frühfunktionelle Nachbehandlung die besten Voraussetzungen für die Wiedererlangung der Quadrizepssehnenfunktion bilden.
- Die Operationstechnik richtet sich nach Ausmaß und Lokalisation der Ruptur sowie dem Alter der Verletzung:
  - Für die Primärversorgung steht die Refixierung mittels transpatellarer Naht oder Fadenanker im Vordergrund.
  - Für die Sekundärversorgung veralteter Rupturen mit Defektstrecken kommen die Defektüberbrückung mittels Umkippplastik in umgekehrter V-Technik oder eine V-Y-Verschiebeplastik federführend zum Einsatz.
- Die Ergebnisse der operativen Versorgung von frischen Quadrizepssehnenrupturen werden in bis zu 80 % als gut beschrieben.

LITERATUR

Hart ND, Wallace MK, Scovell JF, Krupp RJ, Cook C, Wyland DJ (2012). Quadriceps tendon rupture: a biomechanical comparison of transosseous equivalent double row suture anchor versus transosseous tunnel repair. J Knee Surg 25: 335–339.

Langenhan R, Baumann M, Ricart P, Hak D, Probst A, Badke A, Trobisch P (2012). Postoperative functional rehabilitation after repair of quadriceps tendon ruptures: a comparison of two different protocols. Knee Surg Sports Traumatol Arthrosc 20: 2275–2278.

Lighthart WA, Cohen DA, Levine RG, Parks BG, Boucher HR (2008). Suture anchor versus suture through tunnel fixation for quadriceps tendon rupture: a biomechanical study. Orthopedics 31: 441.

Lobenhoffer P, Thermann H (2000). Quadrizeps- und Patellarsehnenrupturen. Orthopäde 29: 228–234.

Mille F, Adam A, Aubry S, Leclerc G, Ghislandi X, Sergent P, Garbuio P (2016). Prospective multicentre study of the clinical and functional outcomes following quadriceps tendon repair with suture anchors. Eur J Orthop Surg Traumatol 26(1): 85–92.

Norris JB, Smith RT, White KL, Parks BG, O'Donnell JB (2010). Effect of suture size and type on bone cutout in transosseous tendon repairs. Arthroscopy 26: 324–327.

Perfitt JS, Petrie MJ, Blundell CM, Davies MB (2014). Acute quadriceps tendon rupture: a pragmatic approach to diagnostic imaging. Eur J Orthop Surg Traumatol 24: 1237–1241.

Petri M, Dratzidis A, Brand S, Calliess T, Hurschler C, Krettek C, et al. (2015). Suture anchor repair yields better biomechanical properties than transosseous sutures in ruptured quadriceps tendons. Knee Surg Sports Traumatol Arthosc 23(4): 1039–1045.

Schofer M, Kortmann HR (2005). Quadrizepssehnenruptur. Trauma Berufskrankheit 7: 157–161.

Yepes H, Tang M, Morris SF, Stanish WD (2008). Relationship between hypovascular zones and patterns of ruptures of the quadriceps tendon. J Bone Joint Surg Am 90: 2135–2141.

5.6 Verletzungen der Patellarsehne

Alexander Ellwein, Katharina Salmoukas und Helmut Lill

5.6.1 Patellarsehnenruptur

Ätiologie/Epidemiologie

Die Patellarsehne (Lig. patellae) stellt die Endstrecke des Kniestreckapparats mit Insertion an der Tuberositas tibiae dar. Sie ist die Fortsetzung der Quadrizepssehne, wobei die eingebettete Patella als Hypomochlion zur Kraftübertragung über das Kniegelenk fungiert. Die Patellarsehne entsteht aus der Endsehne des M. quadriceps femoris, wobei die maßgeblichen Fasern aus dem M. rectus femoris stammen. Diese überbrücken die Patella als Facies anterior patellae. Weitere Fasern des M. vastus medialis und lateralis ziehen teilweise seitlich an der Patella vorbei. Sie bilden Anteile des Retinaculum patellae longitudinale mediale et laterale, die am Tibiakopf inserieren (Reservestreckapparat).

Die Patellarsehne ist für eine kraftvolle Streckung im Kniegelenk unverzichtbar. Die Relevanz einer Verletzung liegt in der zentralen Bedeutung des Streckapparats für einen stabilen Stand und Gang. Fehldiagnosen oder ein Übersehen der Verletzung können für den Patienten weitreichende Folgen haben. Beschrieben sind Fehldiagnosen von bis zu 21 %, wobei diese aufgrund verbesserter diagnostischer Möglichkeiten heutzutage deutlich seltener auftreten.

Die Ruptur der Patellarsehne ist eine seltene Verletzung, wobei genaue Angaben zur Inzidenz nicht vorliegen. Es lassen sich jedoch relative Häufigkeiten im Vergleich zu anderen Läsionen beschreiben. So treten Rupturen der Quadrizepssehne doppelt so häufig und Achillessehnenrupturen 16-mal häufiger auf als Patellarsehnenrupturen. Patellafrakturen werden 15-mal häufiger beobachtet, sodass Patellarsehnenrupturen gerade einmal 3–6 % der

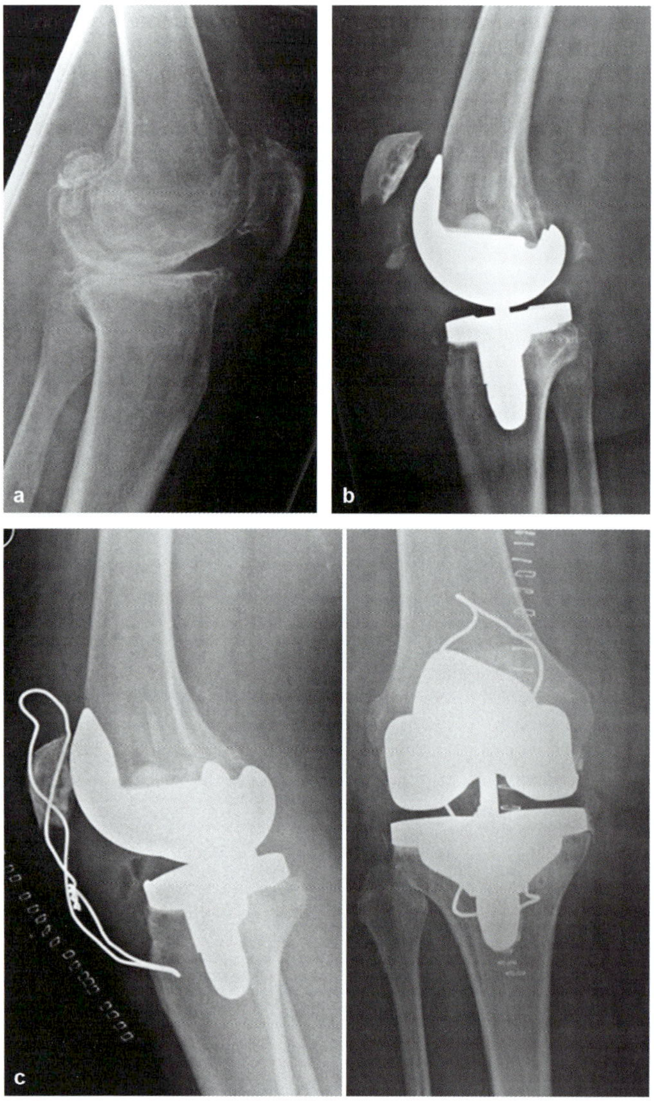

Abb. 5.6.1 Patellarsehnenausriss bei Implantation einer Knie-TEP rechts (72 J., w):
a) Ausgeprägte Gonarthrose zur geplanten Knie-TEP
b) Patellarsehnenausriss im Rahmen der Knie-TEP-Implantation
c) Revision mit Rekonstruktion der Patellarsehne und additiver Sicherungscerclage mit atypischem Verlauf (a.-p. und seitlich)

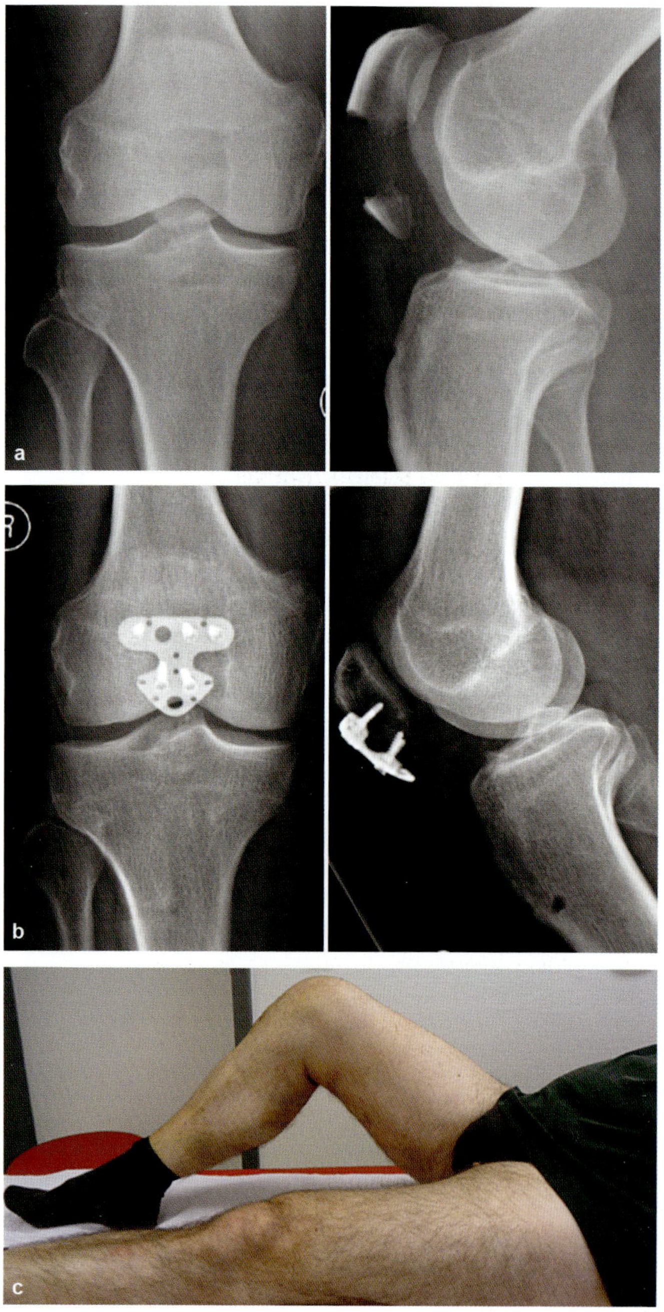

Abb. 5.6.2 Knöcherner patellaseitiger Patellarsehnenausriss (66 J., m):
a) Präoperativ (a.-p. und seitlich)
b) Offene Reposition und Fixation mittels winkelstabiler Arrow-Plate mit additiver Augmentation über eine Fadencerclage 3 Wochen post-OP (a.-p. und seitlich)
c) Klinische Funktion 3 Wochen post-OP

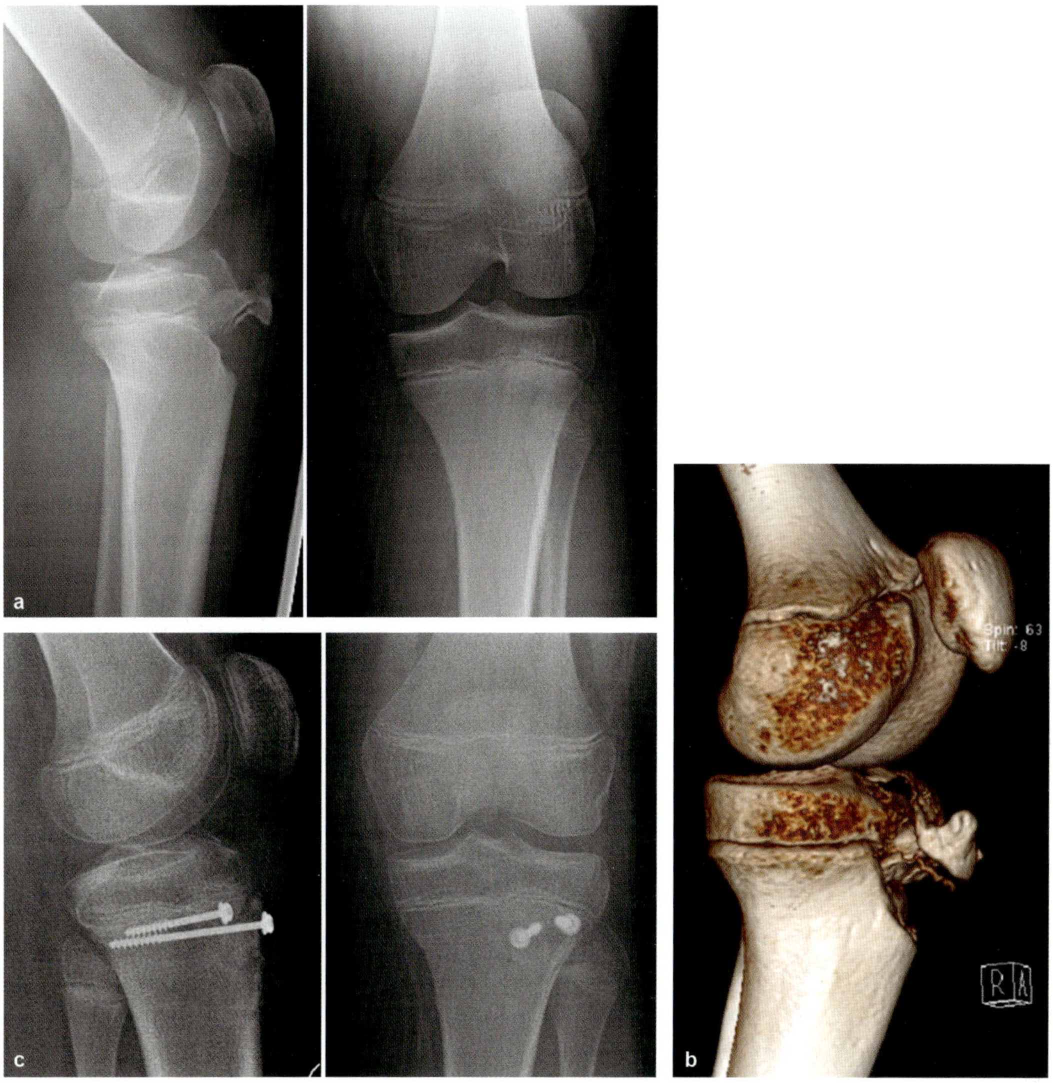

Abb. 5.6.3 Knöcherner tibialer Patellarsehnenausriss (12 J., m.):
a) Präoperativ (a.-p. und seitlich)
b) CT mit 3D-Rekonstruktion von medial
c) Offene Reposition und Fixation mittels zweier Schrauben (a.-p. und seitlich)

Verletzungen des Kniestreckapparats ausmachen. Das Durchschnittsalter der Patienten liegt bei ca. 40 Jahren.

Die Ruptur der Patellarsehne kann durch direkte und indirekte Krafteinwirkung verursacht sein. Intakte Sehnen reißen jedoch nur bei außerordentlich starker, direkter Gewalteinwirkung wie z. B. im Rahmen einer Kniegelenkluxation. Ein degenerativer Vorschaden ist bei indirekter Krafteinwirkung anzunehmen. Prädisponierende Erkrankungen, die mit einer degenerativen Vorschädigung der Sehne einhergehen, sind Niereninsuffizienz, Rheuma, Diabetes mellitus, Lupus erythematodes, Hyperparathyreoidismus, Ehlers-Danlos-Syndrom, eine immunsuppressive Therapie und lokale Kortikoidinjektionen.

Daneben können Rupturen die Folge einer iatrogenen Schwächung der Sehne durch operative Maßnahmen sein. Hierzu zählt die vordere Kreuzbandplastik mittels Knochen-Sehnen-Transplantat der Patellarsehne. Die Patellarsehnenruptur als Folge einer Transplantatentnahme ist jedoch eine Rarität. Sofern sie sich ereignet, tritt sie meist in der frühen postoperativen Phase innerhalb der ersten 6 Wochen auf. Einige wenige Fallberichte beschreiben Rupturen mehrere Jahre nach Entnahme eines patellaren Knochen-Sehnen-Transplantats. Daher stellt sich die Frage der vollständigen Heilung des Entnahmedefekts.

Die intra- oder postoperative Ruptur der Patellarsehne in der Kniegelenkendoprothetik ist ebenfalls eine seltene (0,17 %), jedoch gefürchtete Komplikation. Intraoperativ führen am häufigsten hohe Zugkräfte während der Exposition bzw. beim Aufstellen des Beines und bei zeitgleichem Evertieren der Patella zur Ruptur der Patellarsehne (➤ Abb. 5.6.1). Postoperativ können Patellarsehnenrupturen bei Malalignment, Infektion oder einem Trauma auftreten.

In Bezug auf die Rupturform sind knöcherne Sehnenausrisse von intratendinösen Sehnenverletzungen zu unterscheiden. Am Übergang vom distalen Patellapol zur Sehne scheint eine anatomische Schwachstelle vorzuliegen. Hier finden sich die meisten Rupturen im Erwachsenenalter. Ursächlich sind u. a. Insertionstendinopathien des distalen Patellapols. Oft gehen die Sehnenrupturen mit knöchernen Ausrissfragmenten am distalen Patellapol (➤ Abb. 5.6.2) oder der Tuberositas tibiae einher. Sehnenabrisse mit knöchernen Fragmenten der Tuberositas tibiae sind vorwiegend bei Kindern und Jugendlichen zu finden, da die Apophyse eine geringere Zugbelastung aufweist als die Sehne (➤ Abb. 5.6.3). Der Apophysenausriss der Tuberositas tibiae des Jugendlichen entspricht einer Epiphysenfraktur und geht üblicherweise nicht mit Wachstumsstörungen einher.

Diagnostik

Anamnese und klinische Untersuchung

Im Rahmen der Anamnese sollte neben dem Traumamechanismus – direktes oder indirektes Trauma – der Traumazeitpunkt ermittelt werden, um akute von chronischen Verletzungen zu unterscheiden. Zudem müssen Begleiterkrankungen und Voroperationen des betroffenen Kniegelenks erfragt werden. In der Regel berichten die Patienten über ein Trauma mit der Folge eines Verlustes der aktiven Streckfähigkeit des Kniegelenks und einer Belastungsunfähigkeit des Beines, weshalb sie an Unterarmgehstützen mobilisiert oder im Rollstuhl zur Untersuchung erscheinen.

Kennzeichnend für die klinische Untersuchung ist eine Trias aus palpablem Sehnendefekt, Patellahochstand und Einschränkung der aktiven Kniegelenkstreckung. Sofern Teile des Reservestreckapparats weiterhin intakt sind oder lediglich eine Partialruptur vorliegt, kann eine Reststreckfähigkeit erhalten sein. Bei knöchernen Sehnenausrissen besteht zudem eine Druckschmerzhaftigkeit über der entsprechenden Frakturzone.

Diagnostischer Hinweis

Trias der klinischen Untersuchung: palpabler Sehnendefekt, Patellahochstand, Einschränkung der aktiven Kniegelenkstreckung.

Bildgebende Diagnostik

Neben der klinischen Untersuchung ist die **Röntgen**diagnostik des Kniegelenks in 2 Ebenen obligat. Dadurch lassen sich Frakturen ausschließen bzw. knöcherne Sehnenausrisse erkennen. Zudem ermöglicht das Röntgen über den Insall-Salvati-Index und den Blackburne-Peel-Index einen Patellahochstand zu verifizieren. Im seitlichen Röntgenbild wird der **Insall-Salvati-Index** über das Längenverhältnis der Patellarsehne zur gesamten Patella ermittelt (➤ Abb. 5.6.4a). Am gesunden Kniegelenk beträgt das Verhältnis 1 : 1 (Norm: 0,8–1,2).

Diagnostischer Hinweis

Ein Insall-Salvati-Index > 1,2 in Kombination mit einem Trauma spricht für eine Patellarsehnenruptur.

Für den **Blackburne-Peel-Index** wird die Höhe zwischen distalem Pol, Patellagelenkfläche und Tibiaplateau mit der Länge der Patellagelenkfläche ins Verhältnis gesetzt (➤ Abb. 5.6.4b). Vorausgesetzt wird ein streng seitliches Röntgenbild in 30° Flexion.

Diagnostischer Hinweis

Ein Blackburne-Peel-Index > 0,8 gilt als Hinweis für eine Patellarsehnenruptur.

Sofern eine Patellarsehnenruptur diagnostiziert wird, sollte ein seitliches Röntgenbild der Gegenseite in 30° Flexion erfolgen, um intraoperativ die korrekte Patellahöhe einstellen zu können. Alternativ kann dies im Operationssaal mittels C-Bogen erfolgen.

Diagnostischer Hinweis

Eine seitliche Röntgenaufnahme der gesunden Gegenseite dient der intraoperativen Einstellung der Patellahöhe.

Die **Sonografie** sollte ergänzend zur Diagnosesicherung durchgeführt werden. Zunächst erfolgt die Sonografie der gesunden Seite. Im Anschluss wird die verletzte Sehne im Längs- und Querschnitt dargestellt. Die Kontinuitätsunterbrechung stellt sich im Längsschnitt dar. Die Rissränder imponieren echogen, die Ruptur echoarm. Auf diese Weise lassen sich mögliche Partialrupturen erkennen.

Zur Beurteilung des Verletzungsausmaßes bei Partialrupturen sollte eine zusätzliche **MRT** durchgeführt werden. Ansonsten spielt die MRT eine untergeordnete Rolle. Lediglich im Rahmen von chronischen Verläufen wird sie zur Beurteilung von fettiger Degeneration, Muskelatrophie und Defektstrecke (➤ Abb. 5.6.4c) sowie bei dem Verdacht einer Begleitverletzung des Kniegelenks zum Ausschluss eines Kniebinnenschadens empfohlen.

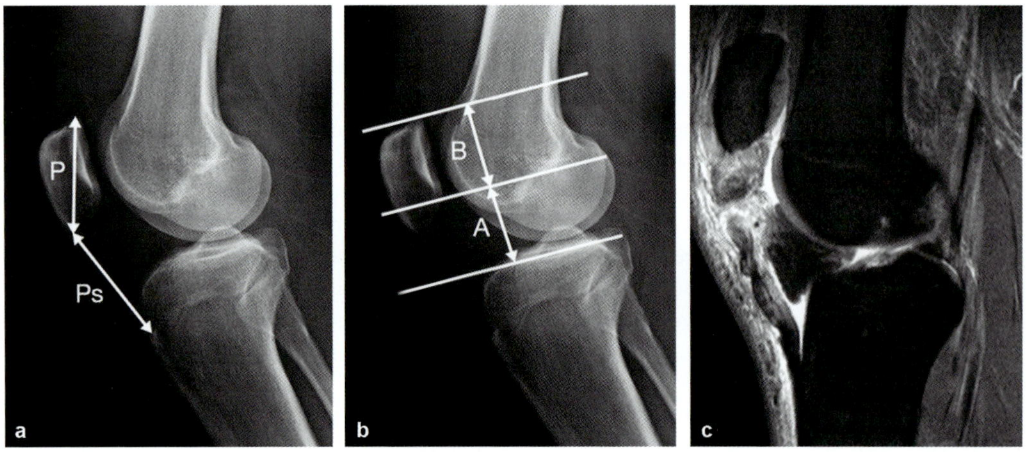

Abb. 5.6.4 Diagnostik bei Patellarsehnenruptur:
a) Insall-Salvati-Index: Längenverhältnis der Patellarsehne (Ps) zur gesamten Patella (P). Normwert: Ps/P = 0,8–1,2
b) Blackburne-Peel-Index: Verhältnis der Höhe zwischen distalem Anteil, patellarer Gelenkfläche und Tibiaplateau (A) zur Gelenkfläche der Patella (B). Normwert: A/B = 0,8
c) MRT: Beurteilung der Defektstrecke bei Patellarsehnenruptur

Therapie

Die komplette Patellarsehnenruptur stellt eine Indikation zur Operation dar. Ein konservatives Vorgehen ist nicht möglich, da die fehlende Readaptation der Rupturenden im Verlust der aktiven Streckfähigkeit des Kniegelenks resultiert. Eine Ausnahme stellen lediglich vital bedrohte Patienten oder Patienten mit ausgedehnten Begleitverletzungen dar: Hier steht die vitale Stabilisierung des Patienten im Vordergrund; die operative Versorgung ist sekundär zu planen.

In Bezug auf den Zeitpunkt der operativen Versorgung bietet eine frühzeitige Rekonstruktion die besten Voraussetzungen für die Wiedererlangung der Kniegelenkfunktion. Idealerweise wird daher die Versorgung innerhalb der Primärphase der ersten Tage nach Trauma empfohlen. Eine verzögerte Versorgung führt zur Retraktion der Sehnenenden mit Abnahme der Gewebequalität, Proximalisierung der Patella und Atrophie der Quadrizepsmuskulatur. Wegen dieses Chronifizierungsprozesses ist die Versorgung bis spätestens 14 Tage nach Trauma durchzuführen. Andernfalls wird eine aufwendige Rekonstruktion mit Sehnengraft erforderlich.

Das Prinzip der operativen Versorgung sieht die Adaptation der Sehnenenden mit additiver patellotibialer Augmentation vor. Letztere dient zur Sicherung der Sehne und verhindert ein Höhertreten der Patella. Knöchern ausgerissene Sehnenenden müssen reponiert und osteosynthetisch refixiert werden. Tibial erfolgt dies über eine Schraubenosteosynthese. Sofern die Größe des Knochenfragments es zulässt, sollten zwei Schrauben eingebracht werden, um eine Derotation des Fragments zu verhindern (➤ Abb. 5.6.3). Am distalen Patellapol können ebenfalls Schrauben zur knöchernen Refixation eingesetzt werden. Alternativ ermöglichen Patellaplatten eine winkelstabile Fixation des distalen Patellapols (➤ Abb. 5.6.2). Die additive Augmentation der Sehne bleibt jedoch weiterhin unerlässlich.

Bei intratendinösen Rupturen erfolgen zunächst ein sparsames Débridement und das Anfrischen der Sehnenenden, die anschließend mit resorbierbarem Fadenmaterial spannungsfrei End-zu-End vernäht werden. Knochennah erhöhen transossäre Nähte die Stabilität. Nach Anfrischen des distalen Patellapols wird das Sehnenende mit mindestens drei kräftigen nichtresorbierbaren Fäden fixiert. Alternativ können knochennah Fadenanker zur Sehnennaht verwendet werden. Um das Durchschneiden der Fäden durch die parallel verlaufenden Sehnenfasern zu vermeiden, sollten entsprechende Nahttechniken, z. B. nach Kirchmayr (➤ Abb. 5.6.5a) oder Mason-Allen (➤ Abb. 5.6.5b), zur Anwendung kommen.

Therapeutischer Hinweis

Das Prinzip der operativen Versorgung besteht in der Adaptation der Sehnenenden mit additiver patellotibialer Augmentation.

Grundlage der Augmentation ist die **Technik von McLaughlin** (1947). Eine patellotibiale Drahtcerclage sichert die Naht (➤ Abb. 5.6.6a) und verhindert das sekundäre Hochtreten der Patella. Hierfür wird ein Querkanal von 2,0 mm im distalen Patelladrittel gebohrt, wobei auf die Unversehrtheit der patellaren Gelenkfläche geachtet werden muss. Bei der tibialen Querbohrung ist auf eine stabile Knochenbrücke von etwa 7 mm zu achten. Die Patella wird im 90° flektierten Kniegelenk in Position gezogen und mit der Drahtcerclage oder Fadenkordel fixiert (➤ Abb. 5.6.6b).

PRAXISTIPP

Entscheidend für das postoperative Ergebnis ist die korrekte Einstellung der Patellarsehne, um eine Patella alta oder baja zu vermeiden. Da dies an der rupturierten Sehne schwierig zu beurteilen ist, empfiehlt es sich, die Patellahöhe anhand der gesunden Gegenseite einzustellen. Dies erfordert ein seitliches Röntgenbild der Gegenseite. Als weitere Referenz

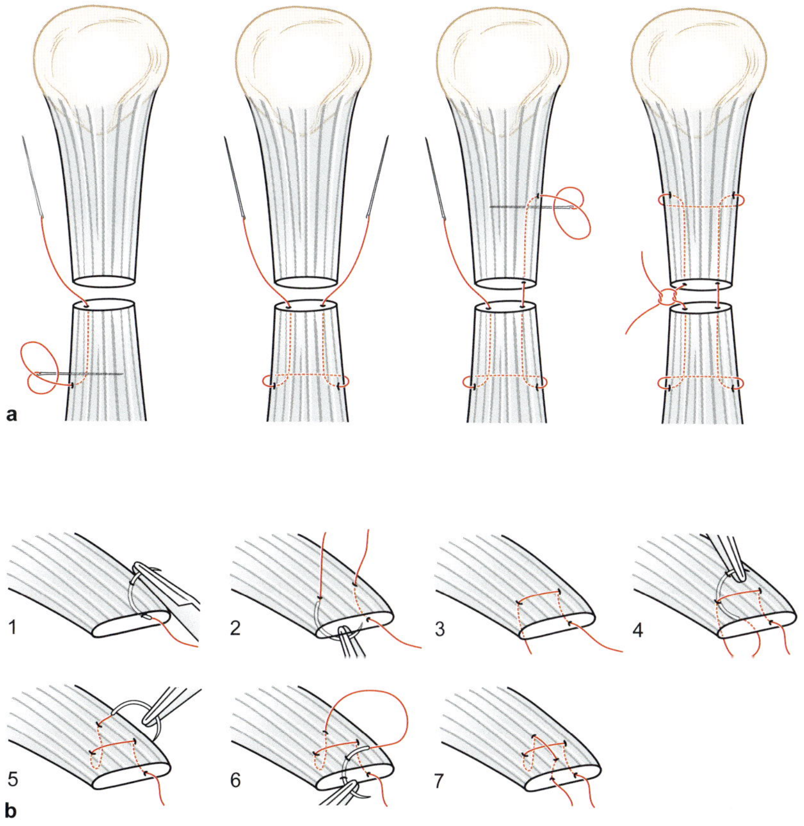

Abb. 5.6.5 Sehnennachttechniken:
a) Kirchmayr-Naht: Einstechen über das Sehnenende in Langsrichtung mit seitlichem Ausstich, Durchstechen des Sehnenstumpfes im Querverlauf, Ausstechen erneut in Längsrichtung. Selbiges Durchflechten der Gegenseite
b) Mason-Allen-Naht: Einstechen über das Sehnenende in Längsrichtung, parallel versetztes Durchstechen der Sehne, mittiger Rückstich mit kreuzförmigem Überqueren der Fadenbrücke, Ausstechen über das Sehnenende

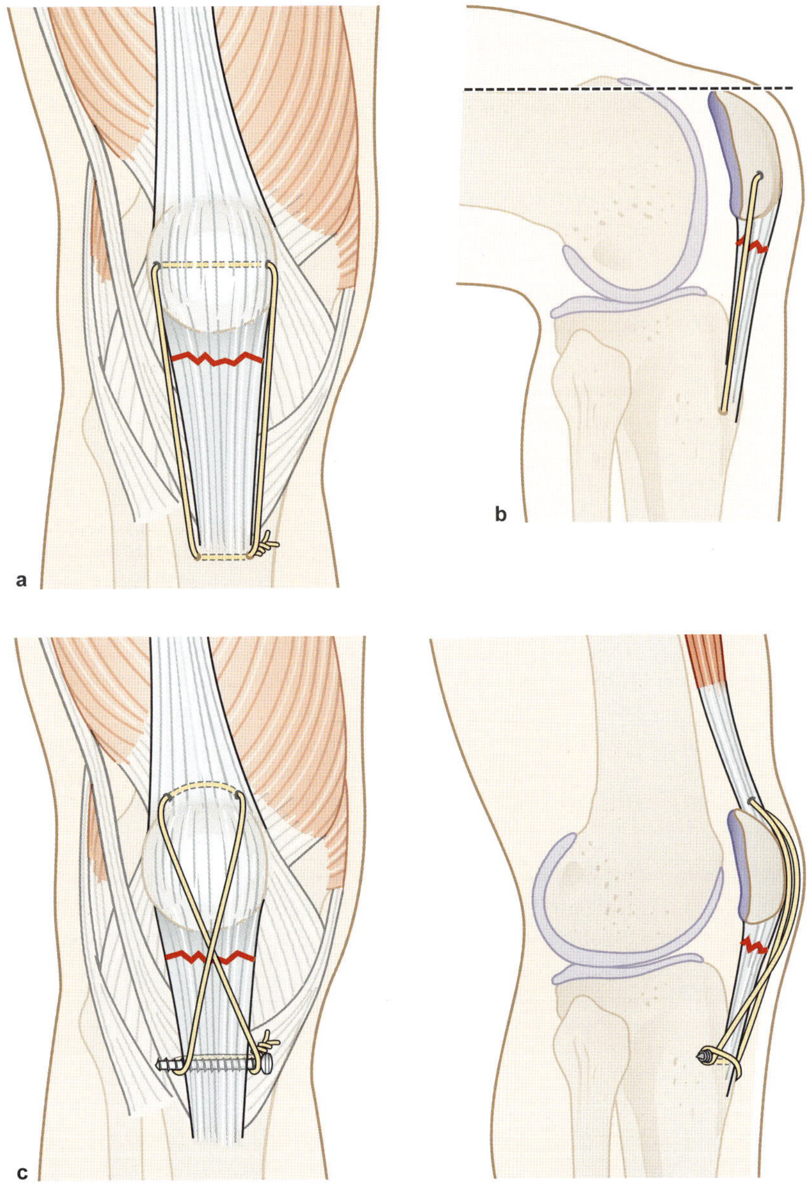

Abb. 5.6.6 Augmentationstechniken und Einstellung der Patellahöhe:
a) Augmentation der Patellarsehne mittels McLaughlin-Cerclage
b) Einstellen der Patellahöhe anhand der ventralen Femurkortikalis am 90° gebeugten Kniegelenk
c) AO-Technik: achterförmige Drahtcerclage mit tibialer Schraube

dient der proximale Patellapol, der am 90° gebeugten Kniegelenk in der Verlängerung der ventralen Femurkortikalis zu liegen kommt (➤ Abb. 5.6.6b).

Alternativ zur rahmenförmigen Cerclage von McLaughlin wird von der Arbeitsgemeinschaft für Osteosynthesefragen (AO) eine **achterförmige Drahtcerclage** empfohlen, die vom Ansatz der Quadrizepssehne bis zur Tuberositas tibiae reicht, wo sie um eine quer verlaufende transossäre Schraube gezogen wird (➤ Abb. 5.6.6c). In der Literatur wird jedoch diskutiert, dass die achterförmige Cerclage die Gefahr einer Kompromittierung der Blutversorgung der Sehne berge, ohne dass ein Stabilitätsvorteil gegenüber der ursprünglichen McLaughlin-Technik nachweisbar sei. Zudem werden Schmerzen im Bereich der in die Tuberositas tibia eingebrachten Schraube beschrieben.

Der Vorteil der Drahtcerclage gegenüber Cerclagen aus anderen Materialien liegt im seltenen Auftreten von Infektionen und Fremdkörperreaktionen. Nachteilig ist die obligate Drahtentfernung 12 Wochen postoperativ. Als Alternative gilt die Versorgung mittels **resorbierbarer Fadenkordel** (z. B. 2,0-PDS-Kordel, Fa. Ethicon, Johnson & Johnson, New Brunswick, NJ, USA) oder **nichtresorbierbarem Fadentape** (z. B. FiberTape, Fa. Arthrex, Naples, FL, USA), bei der sich ein Zweiteingriff zur Materialentfernung erübrigt. Ihr Einsatz zeigt jedoch vermehrt Fremdkörperreaktionen. Zudem ist die Augmentation aufgrund der Materialelastizität weniger stabil, wobei die funktionellen Ergebnisse mit denen der Drahtcerclage vergleichbar sind.

Alternativ zur Technik von McLaughlin ist eine **externe patellotibiale Transfixation mit dem MPT-Fixateur** beschrieben (➤ Abb. 5.6.7). Ein beidseitiger Rahmenfixateur zwischen Patella und Tuberositas tibiae überträgt die Quadrizepszugkräfte von der Patella auf den Unterschenkel. Der Vorteil liegt in einem Minimum an internem Fixationsmaterial sowie der sofortigen funktionellen Nachbehandlung unter Vollbelastung. Zudem ermöglicht der Fixateur auch die Versorgung bei schwierigen Weichteilverhältnissen. Nachteile des Verfahrens sind in der Gefahr von Pin-Track-Infektionen sowie der erforderlichen Materialentfernung zu sehen, die jedoch im Vergleich zur Entfernung der Drahtcerclage weniger aufwendig ist. Als Standardversorgung hat sich der Fixateur nicht durchgesetzt.

Für die Versorgung von veralteten Rupturen oder Rerupturen kann die Sehnendefektstrecke zu groß für einen konventionellen Verschluss sein. Zunächst ist zu prüfen, ob sich die Patella in die gewünschte Position reponieren lässt. Bei chronischer Retraktion des Streckapparats ist ggf. zunächst eine Lyse der Quadrizepsmuskulatur

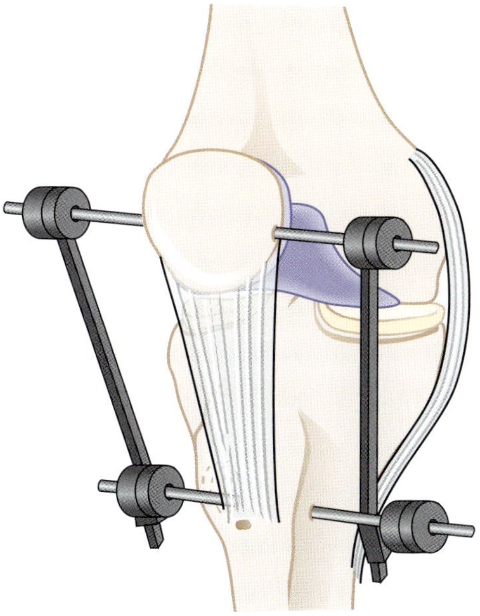
a

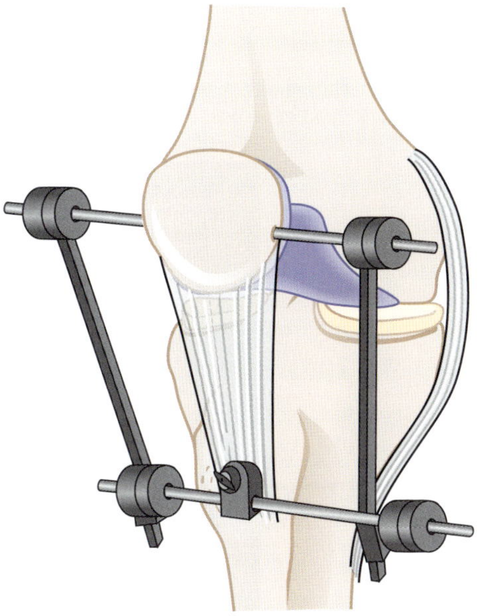
b

Abb. 5.6.7 Externe patellotibiale Transfixation mittels MPT-Fixateur:
a) Gewindenagel quer durch Patella und Tibia
b) Gewindenagel quer durch die Patella und eine Schanz-Schraube sagittal in die proximale Tibia

oder eine Reposition über Fixateur externe erforderlich. Bei bestehendem Sehnendefekt muss der Streckapparat über ein Transplantat rekonstruiert werden. Hierfür wurden verschiedenste Transplantate beschrieben: Quadrizeps-, Achilles-, Gracilis- und Semitendinosussehnen-, aber auch synthetische Transplantate. Aufgrund der geringen Fallzahlen, der vielen verschiedenen Versorgungsmöglichkeiten und der fehlenden Überlegenheit eines Verfahrens gegenüber den anderen liegt bzgl. der Versorgung keine sichere Evidenz vor.

Empfehlenswert in der Behandlung **chronischer Patellarsehnenrupturen oder -rerupturen** ist die Rekonstruktion über ein transossär fixiertes autologes Semitendinosus-/Gracilissehnentransplantat mit additiver Augmentation mittels McLaughlin-Drahtcerclage oder FiberTape-Cerclage (Arthrex, Naples, FL, USA) (➤ Abb. 5.6.8). Die Sehnentransplantate werden in einer Achter-Tour durch die horizontal angelegten Bohrkanäle der Tibia und Patella geführt. Nachdem die Patella in Position gezogen und mittels patellotibialer Cerclage fixiert wurde, können die Augmentationssehnen Seit-zu-Seit vernäht oder intraossär mittels bioresorbierbarer Interferenzschraube fixiert werden. Die verbliebenen Patellarsehnenenden werden miteinander vernäht. Bei großen Defektsituationen kann die Defektstrecke mit einem additiven Quadrizepssehnen-, Semitendinosussehnen- oder Fascia-lata-Transplantat überbrückt werden (➤ Abb. 5.6.9).

Therapeutischer Hinweis

Die Versorgung chronischer Patellarsehnenrupturen oder Rerupturen mit Sehnendefekt erfolgt über ein transossär fixiertes Semitendinosus- oder Gracilissehnentransplantat mit additiver Augmentation über Draht oder Tape.

Wiederholte Revisionen – z.B. im Rahmen eines Infektverlaufs – können zu einem vollständigen Verlust des Streckapparats führen. Über den **medialen Gastrocnemius-Flap** besteht die Möglichkeit zur Rekonstruktion des Streckapparats sowie zur Deckung eines Weichteildefekts. Große Weichteildefekte werden zusätzlich über den lateralen M. gastrocnemius gedeckt (➤ Abb. 5.6.10). Für den medialen Gastrocnemius-Flap wird die zentrale Inzision über dem Kniegelenk nach medial der Tibia erweitert. Am Übergang zur Achillessehne wird der M. gastrocnemius medialis abgesetzt, über den medialen Gelenkspalt nach ventral geschwungen und in Streckstellung des Kniegelenks am distalen Patellapol fixiert. Zur Fixation des Muskels an der Tibia wird die mediale Muskelkante mit dem anterioren Periost der Tibia, der Gelenkkapsel oder Resten der Patellarsehne vernäht. Wurde die Patella bereits entfernt, kann der Gastrocnemius-Flap erweitert werden, indem der Muskel mit einem Streifen der oberen Hälfte der Achillessehne abgesetzt wird. Somit kann der M. gastrocnemius nach ventralem Umklappen mit der Quadrizepssehne vernäht werden. Abschließend wird der Defekt mittels Meshgraft gedeckt.

Komplikationen

Eine häufige Komplikation nach Rekonstruktion der Patellarsehne ist die inkorrekt eingestellte Patellahöhe, die mit Schmerzen und der Gefahr der Entwicklung einer femoropatellaren Arthrose einhergeht. Eine Revision mit Korrektur der Patellahöhe ist anzustreben (➤ Abb. 5.6.11).

Während Drahtcerclagen quasi immer brechen und spätestens nach 12 Wochen entfernt werden müssen, treten in der Versorgung mit Fadenkordeln vermehrt Fremdkörperreaktionen auf. In diesen Fällen ist das Fadenmaterial zu entfernen. Ist die Patellarsehne noch nicht vollständig stabil verheilt, wird ein Verfahrenswechsel empfohlen. Rupturen der Sehnennaht, die insbesondere bei forcierter Flexion auftreten, erfordern ebenfalls eine Revision. Insgesamt liegt die Rerupturrate bei etwa 6 %. Ein chronischer Verlauf mit Sehnendefekt erfordert zudem die Rekonstruktion über ein Sehnentransplantat.

Im Falle einer Infektion gelten die allgemein gültigen Verfahrensweisen zur Behandlung eines Infektgeschehens. Hierzu zählt die vollständige Materialentfernung und Infektsanierung über Débridements und ggf. die Anlage eines VAC-Verbands. Bei Infektfreiheit ist eine erneute Rekonstruktion anzustreben. Entsprechende Weichteildefekte sind plastisch zu decken, z.B. über einen

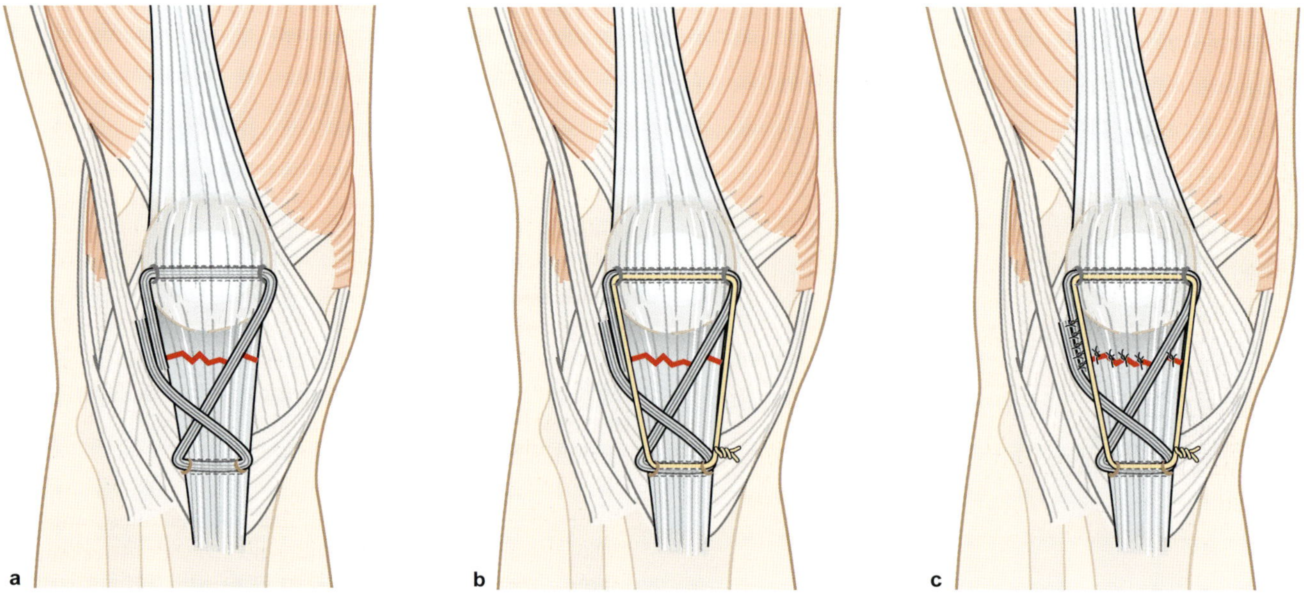

Abb. 5.6.8 Rekonstruktion einer chronischen Patellarsehnenruptur mittels Sehnengraft:
a) Achterförmiges transossäres Vorlegen des Sehnengrafts
b) Rahmenförmiges Einbringen der McLaughlin-Cerclage durch dieselben Bohrlöcher
c) Einstellen der Patellahöhe und Fixation über die McLaughlin-Cerclage. Anschließend Seit-zu-Seit-Naht des Sehnengrafts. Alternativ intraossäre Fixation mittels Interferenzschrauben. Abschließende Naht der Patellarsehnenstümpfe oder Überbrückung des Defekts mittels Quadrizeps- oder Fascia-lata-Streifen

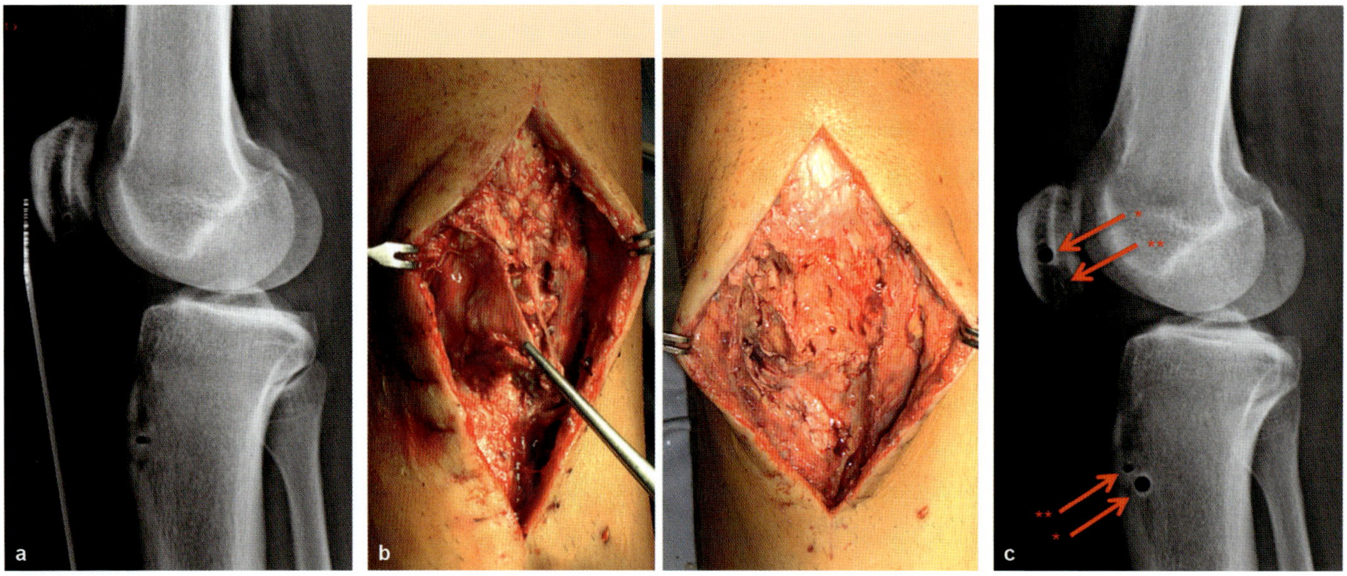

Abb. 5.6.9 Infektverlauf nach Patellarsehnenrekonstruktion (22 J., m):
a) Röntgenbild bei Vorstellung mit „unruhiger Wunde" nach auswärtiger Patellarsehnenrekonstruktion
b) Intraoperativ: Patellarsehnennekrose. Débridement, Nekrektomie, Patellarsehnenresektion
c) Infektsanierung und zweizeitige Patellarsehnen-Ersatzplastik mit Bohrkanälen für das Semitendinosus-Graft (*) und die McLaughlin-Fadencerclage (**)

Gastrocnemius-Flap, der zudem zur Rekonstruktion des Streckapparats verwendet werden kann.

Eine Ruhigstellung nach operativer Versorgung kann zur Arthrofibrose mit Bewegungseinschränkungen des Kniegelenks führen. Zunächst sollte diese mit intensiver Krankengymnastik, Motorschiene und analgetischer Therapie behandelt werden. Durch die Anlage eines Schmerzkatheters kann zudem die schmerzfreie Mobilisation erreicht werden. Verbleibt weiterhin eine relevante Bewegungseinschränkung, kann eine Narkosemobilisation zum Aufbrechen der Verklebungen durchgeführt werden. Alternativ besteht die Möglichkeit einer offenen oder arthroskopischen Arthrolyse.

Nachbehandlung

Ziel der primären operativen Versorgung ist die Schaffung einer übungsstabilen Situation. Diese ermöglicht die Durchführung einer frühfunktionellen Nachbehandlung unter Vollbelastung, die das Risiko von Bewegungseinschränkungen reduziert. Postoperativ wird eine Streckschiene angelegt, die ab dem 2. Tag post-OP gegen eine 4-Punkt-Orthese mit Bewegungslimitierung von 30° Flexion ausgetauscht werden sollte. Das Bewegungsausmaß wird nach 2 Wochen auf 60° und weiteren 2 Wochen auf 90° erweitert. Parallel wird das Kniegelenk passiv auf einer CPM-Schiene mobilisiert. Maximalbelastungen des Streckapparats sind für 6 Monate

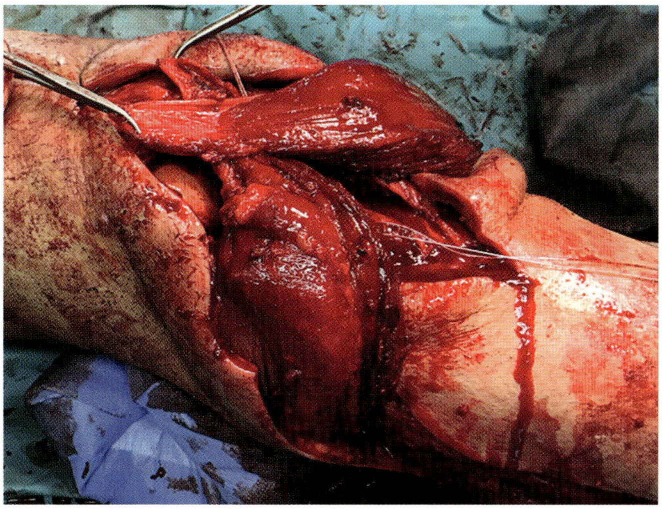

Abb. 5.6.10 Rekonstruktion des Streckapparats sowie Weichteildeckung mittels bilateralen Gastrocnemius-Flaps

zu vermeiden. Eine einliegende Drahtcerclage ist nach 12 Wochen zu entfernen.

Therapeutischer Hinweis
Frühfunktionelle Nachbehandlung unter Vollbelastung mit maximaler Flexion von
- 30° in den postoperativen Wochen 1 und 2
- 60° in den postoperativen Wochen 3 und 4
- 90° in den postoperativen Wochen 5 und 6

Die Nachbehandlung nach Implantation eines Sehnengrafts ist deutlich restriktiver. Wir empfehlen eine Ruhigstellung in Streckstellung Tag und Nacht mit entsprechender Orthese für 2 Wochen. Zudem ist eine Teilbelastung von 15 kg durchzuführen. Nach 2 Wochen Übergang zur Vollbelastung sowie Bewegungslimitierung in einer 4-Punkt-Orthese entsprechend des 30/60/90°-Schemas für jeweils 2 Wochen.

Prognose

Die primäre Versorgung von Patellarsehnenrupturen geht mit guten klinischen Ergebnissen einher. Insbesondere die Einschränkungen des Bewegungsumfangs und der Muskelkraft sind gering und im Vergleich zur gesunden Gegenseite nicht signifikant. Von einer Vielzahl von Patienten werden jedoch retropatellare Beschwerden angegeben. Die Rerupturrate liegt bei ca. 6 %. Revisionseingriffe gehen allerdings mit schlechteren Ergebnissen einher. Aufgrund eines Sehnendefekts erfordern Sekundäreingriffe in der Regel ein Sehnentransplantat. Dies ist operativ aufwendiger. Zudem ist die Nachbehandlung im Hinblick auf die Mobilisation restriktiver, sodass das Risiko von Bewegungseinschränkungen erhöht ist.

5.6.2 Patellaspitzensyndrom, Jumper's Knee

Epidemiologie, Ätiologie

Unter dem Begriff „Jumper's Knee" werden alle chronischen, schmerzhaften Überlastungsreaktionen im Bereich des Kniestreckapparats zusammengefasst. Die Mehrzahl der Fälle (65 %) betreffen den distalen Patellapol bzw. die proximale Patellarsehne (Patellaspitzensyndrom), 25 % die Quadrizepssehne oder den proximalen Patellapol und 10 % die Tuberositas tibiae. Sonderformen beim Jugendlichen in der Wachstumsphase sind der Morbus Osgood-Schlatter sowie der Morbus Sinding-Larsen-Johansson.

Betroffen sind vor allem Sportler aus Sprungsportarten mit repetitiven, intensiven Belastungen des Kniestreckapparats. Die Inzidenz ist von der Trainingsfrequenz, dem Leistungsniveau und der Belastungscharakteristik abhängig. Im Breitensport tritt das Patellaspitzensyndrom vor allem beim Volleyball (14 %), Handball (13 %), in der Leichtathletik (7 %) und beim Fußball (2,5 %) auf. Weitere Risikofaktoren sind neben dem männlichen Geschlecht (2 : 1) das junge Alter und ein hohes Körpergewicht.

Die Pathogenese des Patellaspitzensyndroms ist aktuell nicht vollständig geklärt, insbesondere die Frage, ob es sich um einen inflammatorischen oder degenerativen Prozess handelt. Repetitive Mikrotraumen im Rahmen einer Überlastungsreaktion scheinen der Auslöser zu sein. Mikrorisse der Sehnenfasern stimulieren sowohl die Expression von inflammatorischen Zytokinen als auch Faktoren des Heilungsprozesses. Nervenenden mit begleitenden Gefäßen wachsen in den Sehnenansatzbereich ein, welche die Schmerzsymptomatik erklären und zu einer Degeneration mit Schwächung der Sehne führen. Zudem werden neurogen vermittelte Entzündungsprozesse ausgelöst. Somit scheinen sowohl inflammatorische als auch degenerative Prozesse parallel abzulaufen.

Klinik und Diagnostik

Das Patellaspitzensyndrom ist primär eine klinische Diagnose. Im Vordergrund stehen die Sportanamnese und die klinische Untersuchung. In der Anamnese sollte gezielt nach Sprungsportarten oder einer Steigerung der Trainingsintensität gefragt werden. Typischerweise klagen die Patienten über lokale Schmerzen am Patellarsehnenansatz, die zunächst in Belastungsphasen, später dauerhaft auftreten. Klinisch zeigt sich eine Schwellung im Bereich des distalen Patellapols mit Druckdolenz sowie Schmerzen bei Extension gegen Widerstand.

Das klassische **Röntgen** des Kniegelenks in 2 Ebenen dient in erster Linie dem Ausschluss weiterer Differenzialdiagnosen. Veränderungen im Sinne von Kalzifikationen oder Elongationen des distalen Patellapols können frühestens nach 6 Monaten sichtbar werden.

Sonografisch lassen eine Schwellung, eine Verdickung der Sehne, ein unregelmäßig begrenztes Peritendineum oder eine heterogene Binnenstruktur auf degenerative Veränderungen schließen. Die Sonografie sollte immer im Seitenvergleich erfolgen. Ihre hohe Verfügbarkeit, die geringen Kosten und ihre hohe Sensitivität machen sie zum geeigneten Primärdiagnostikum sowie Diagnostikum für Verlaufskontrollen.

Die **MRT** hat sich vor allem in der präoperativen Planung etabliert. Verdickungen sowie Signalanhebungen in der Sehne können sichtbar gemacht werden. Durch seine gute Ortsauflösung erleichtert die MRT die intraoperative Lokalisation des Degenerationsherdes.

Fehlstellungen der LWS, des Beckens, Sprunggelenks und Fußes können zudem eine Fehlbelastung im Kniegelenk bewirken. Besteht diesbezüglich klinisch der Verdacht, sollte die radiologische Diagnostik entsprechend der Funktionskette erweitert wer-

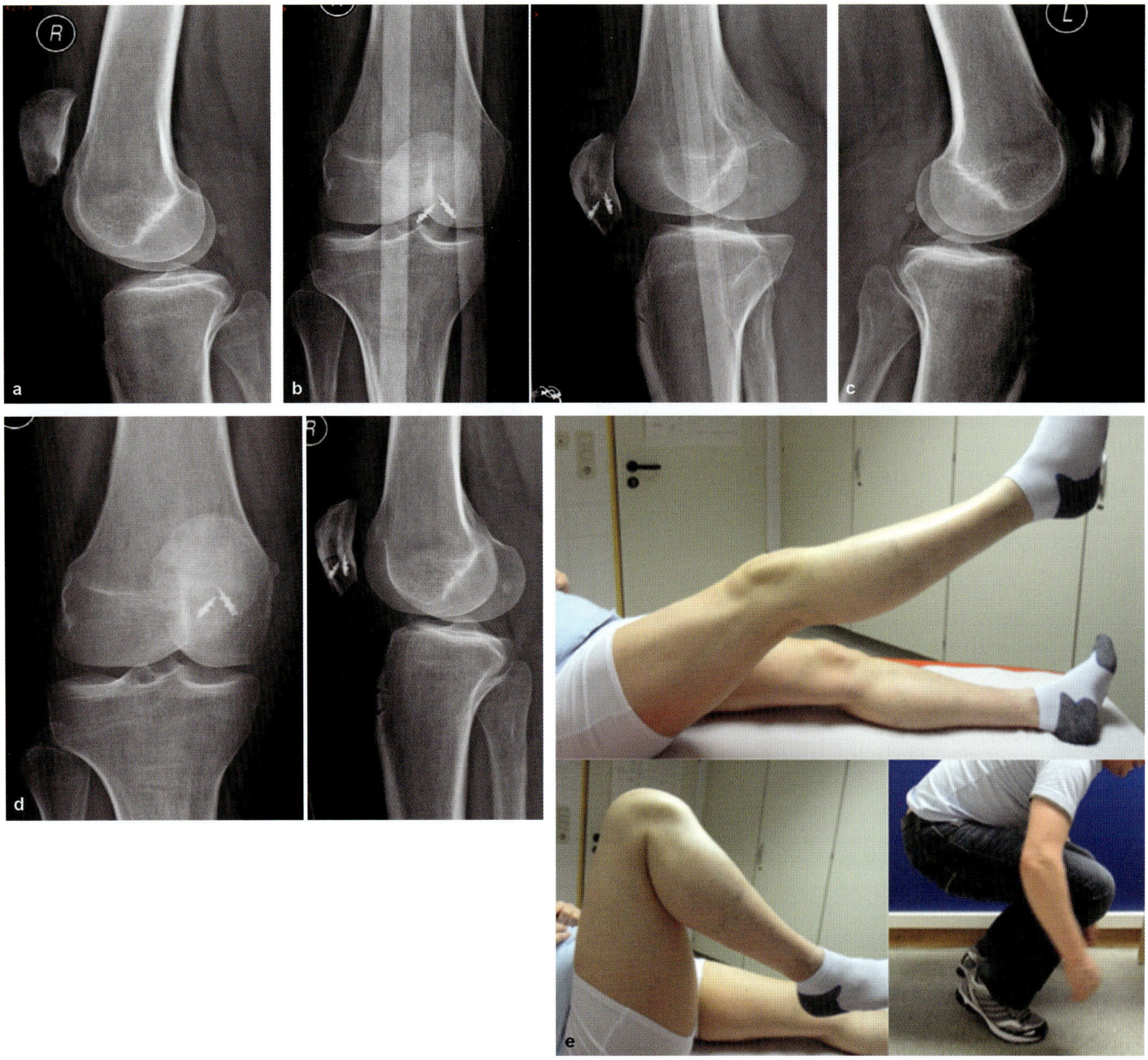

Abb. 5.6.11 Intratendinöse patellaseitige Patellarsehnenruptur rechts (46 J., m):
a) Patellahochstand bei Patellarsehnenruptur
b) Refixation mittels zweier Fadenanker sowie Augmentation mittels Fadencerclage (a.-p. und seitlich)
c) Seitliche Aufnahme des Knies der gesunden Gegenseite. Im Vergleich postoperative Patella baja der operierten Seite
d) Korrektur der Patella baja mit Neuanlage der Fadencerclage (a.-p. und seitlich)
e) Klinisches Ergebnis 7 Monate nach Versorgung

den. Nachdem es sich hierbei ausschließlich um statische Untersuchungen handelt, kann zur Beurteilung der funktionellen Veränderungen zusätzlich eine **Laufbandanalyse** durchgeführt werden.

Diagnostischer Hinweis

- Primär klinische Diagnose
- Röntgen Kniegelenk in 2 Ebenen zum Ausschluss von Differenzialdiagnosen
- Sonografie zur Diagnosesicherung und zur Beurteilung des Verlaufs
- MRT zur Beurteilung des Ausmaßes und der Lokalisation
- Umfelddiagnostik und Laufbandanalyse bei Störungen der Funktionskette

Therapie

Wegen ihrer hohen Effektivität, der niedrigen Kosten und eines geringen Komplikationsrisikos gilt die **konservative Therapie** beim Patellaspitzensyndrom als Therapie der 1. Wahl. In der Akutphase erfolgt eine Ruhigstellung mit konsequenter Sportpause, die Gabe von NSAR und Kältetherapie. Mit anschließendem exzentrischem Krafttraining 1- bis 2-mal täglich lassen sich bei 40–60 % der Patienten nach 6–12 Wochen gute Ergebnisse erzielen. In Kombination mit statischem Stretching wird eine weitere Schmerzreduktion und Verbesserung der Funktion erreicht. Insgesamt sollte das Training für 3 Monate (die Zeit, die für die Bildung neuer Fibroblasten erforderlich ist) fortgesetzt werden. Auf physiotherapeutischer Basis können zudem Querfriktionsmassage oder Elektrostimulation durchgeführt werden.

Weiterhin häufig eingesetzt werden, wenn auch kontrovers diskutiert, **Kortisoninfiltrationen**. Es liegt gute Evidenz vor, dass ultraschallgestützte peritendinöse Kortisoninfiltrationen kurzfristig schmerzlindernd wirken, langfristig jedoch die Sehne schwächen und zu Sehnenrupturen führen können. Eine intratendinöse Injektion ist auf jeden Fall zu vermeiden. Zunehmend kommt die Injektion von **autologem Eigenblut mit aktivierten Thrombozyten** (plättchenreiches Plasma, PRP) zur Anwendung. Durch Zentrifugieren werden die Thrombozyten aktiviert und setzen verschiedene Wachstumsfaktoren frei, die geweberegenerativ wirken sollen. Die Literatur zeigt diesbezüglich erfolgversprechende Ergebnisse, ein Vorteil gegenüber der Physiotherapie war jedoch nicht nachweisbar. Die **extrakorporale Stoßwellentherapie** (ESWT) hat in den letzten Jahren ebenfalls vermehrt Einzug in die Behandlung des Patellaspitzensyndroms gehalten. Ein Behandlungsvorteil konnte jedoch nicht nachgewiesen werden.

Therapeutischer Hinweis

Die konservative Therapie mit exzentrischem Krafttraining und statischem Stretching ist die Therapie der Wahl. Die zusätzliche Kortisoninfiltration wirkt kurzfristig schmerzlindernd, schwächt jedoch langfristig die Sehne mit Gefahr der Sehnenruptur. Eine intratendinöse Kortisoninfiltration muss vermieden werden.

Ein **operatives Vorgehen** ist lediglich bei anhaltender Beschwerdesymptomatik nach Ausschöpfung der konservativen Therapie erforderlich und sollte frühestens nach 12 Wochen erfolgloser konservativer Therapie erwogen werden. Ziel ist die Resektion des Peritendineums, Exzision des Degenerationsherdes, Desinsertion des distalen Patellapols, Längsinzision der Patellarsehne (Tendoplastik) und Stimulation des Heilungsprozesses durch Anbohren oder Resektion des distalen Patellapols. Im **offenen Vorgehen** wird der Degenerationsherd nach Längsspaltung der Patellarsehne entfernt. Nachdem der Degenerationsherd meist im dorsalen Anteil der Sehne lokalisiert ist, ist auch ein **arthroskopisches Vorgehen** möglich. Nach stumpfer Präparation zwischen Patellarsehne und Hoffa-Fettkörper werden der Degenerationsherd, hypertrophe Synovia und das Peritendineum mit einem Shaver oder Elektrokauter entfernt. Zudem wird eine Denervation des distalen Patellapols durchgeführt (➤ Abb. 5.6.12). Die Tendoplastik erfolgt unter arthroskopischer Kontrolle über eine ventrale Stichinzision.

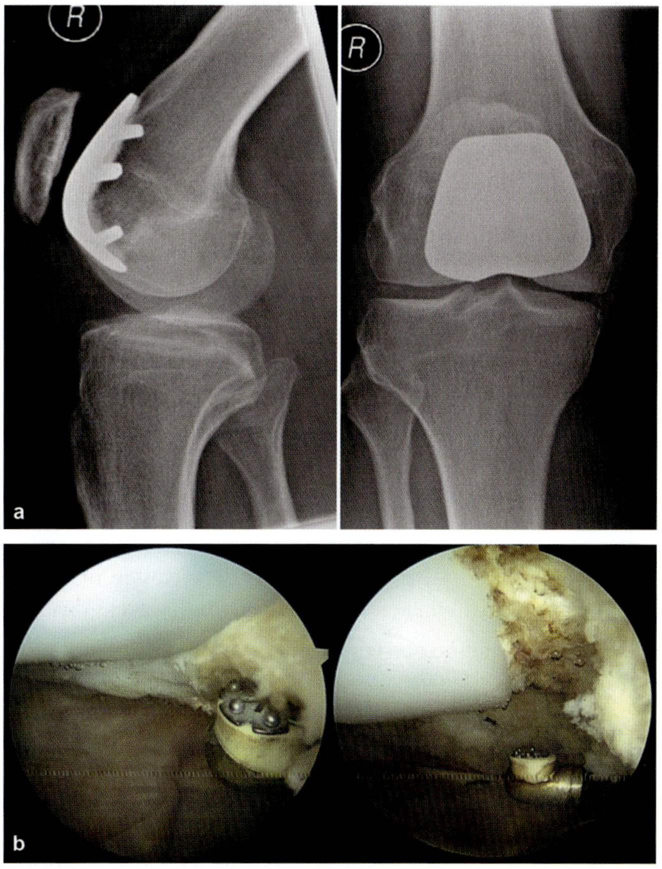

Abb. 5.6.12 Vorderer Knieschmerz bei Zustand nach Retropatellar- und Gleitlagerersatz (43 J., m.):
a) präoperativ (a.-p. und seitlich)
b) arthroskopische Patelladenervation

Therapeutischer Hinweis

Ein operatives Vorgehen ist erst nach erfolgloser konservativer Therapie über 12 Wochen indiziert. Hierbei zeigen offene und arthroskopische Verfahren vergleichbare Ergebnisse.

Prognose

Das Patellaspitzensyndrom ist geprägt von einer erheblichen Schmerzhaftigkeit im Bereich des Kniegelenks, die zu langen Ausfallzeiten führen kann. Im Leistungssport kann dies das Karriereende bedeuten. Unter entsprechender konservativer Therapie sind jedoch 70–90 % der Patienten erfolgreich behandelbar. Bei Therapieresistenz ist ein operatives Vorgehen erforderlich. Die Erfolgsquote nach operativer Versorgung liegt bei 70–93 %. In der Regel kehren die Patienten nach einer Operation jedoch nur auf niedrigem Niveau zu ihrer alten Sportart zurück.

5.6.3 Morbus Osgood-Schlatter

Ätiologie, Epidemiologie

1903 haben Osgood und Schlatter unabhängig voneinander erstmalig einen vorderen Knieschmerz aufgrund einer knöchernen Avulsion der Tuberositas tibiae beschrieben. Seitdem wird die Ätiologie des Morbus Osgood-Schlatter kontrovers diskutiert. Als Ursache wurden eine Degeneration der Patellarsehne, eine aseptische Knochennekrose oder Infektion vermutet. Die aktuell am weitesten verbreitete und akzeptierte Theorie ist, dass es sich beim Morbus Osgood-Schlatter um eine zugbedingte Apophysitis der Tuberositas tibiae handelt, die durch repetitive Belastungen und chronische Avulsion des sekundären Ossifikationszentrums der tibialen Tuberositas verursacht ist.

Die Prävalenz wird bei Jugendlichen zwischen 10 und 18 Jahren in Abhängigkeit von der sportlichen Aktivität mit 5–20 % angegeben, wobei 20–30 % davon bilateral auftreten. Typischerweise sind Jungen zwischen 12 und 15 Jahren bzw. Mädchen zwischen 8 und 12 Jahren betroffen.

Auslöser sind in der Regel intensive sportliche Aktivitäten, die aufgrund ihres Bewegungsablaufs zu wiederholt kraftvollen Zugkräften durch den M. quadriceps an der Tuberositas tibiae führen. Hierzu zählen Sprungsportarten wie Basketball, Volleyball oder Laufen. Die Avulsion der tibialen Tuberositas erfolgt in der Präossifikationsphase oder nach Ossifikation des sekundären Ossifikationszentrums. Nachdem sich Knochen oder Knorpel abgelöst haben, wird deren Wachstum bzw. Ossifikation fortgesetzt. Dies kann zu einer nicht vollständigen Verknöcherung mit einem separaten persistierenden Ossikel oder einer vollständigen knöchernen Verbindung mit Vergrößerung der Tuberositas tibiae führen.

Klinik und Diagnostik

Im Rahmen der Anamnese beschreiben die meist sportlichen Jugendlichen eine stetige Schmerzzunahme und Schwellung im Bereich der Tuberositas tibiae. Initial ist der Schmerz nur gering und intermittierend, jedoch bei sportlicher Belastung oder Hinknien progredient. Die Akutphase ist von einem starken Dauerschmerz geprägt. In der klinischen Untersuchung lässt sich ein Druckschmerz der Tuberositas tibiae auslösen. Zudem ist die Extension im Kniegelenk gegen Widerstand schmerzhaft.

Zum Ausschluss weiterer Differenzialdiagnosen wie Apophysenfraktur oder Tumor wird die Durchführung einer **Röntgen**aufnahme des Kniegelenks in 2 Ebenen empfohlen. Die seitliche Röntgenbildaufnahme kann sich vollständig unauffällig darstellen, sofern das Avulsionsfragment rein knorpelig ist. Ansonsten zeigt sich im frühen Stadium eine Separation der Apophyse von der Tuberositas tibiae bzw. eine Fragmentation im späteren Stadium. Nach Epiphysenschluss kann ein knöchernes Ossikel verbleiben. Nachdem der Morbus Osgood-Schlatter meist bereits klinisch diagnostiziert werden kann, ist die **MRT** nur in Ausnahmefällen bei atypischer klinischer Präsentation zur Sicherung der Diagnose erforderlich (➤ Abb. 5.6.13). Der **Ultraschall** wird ebenfalls nicht standardmäßig eingesetzt, kann jedoch in der Hand des Geübten die einzelnen Pathologien wie Fragmentation des tibialen Ossifikationszentrums, Läsionen der Patellarsehne oder eine reaktive Bursitis erkennen lassen und somit den Verlauf dokumentieren.

Therapie

Die Standardtherapie beinhaltet zunächst ein **konservatives Vorgehen,** unter dem 90 % der Patienten beschwerdefrei werden. Es besteht aus Reduktion der sportlichen Aktivität bis hin zur vorübergehenden Sportkarenz, Kältetherapie mit Eis und orale antiinflammatorische Medikation. Physiotherapie sollte erst nach Abklingen der Akutphase begonnen werden. Sie beinhaltet Muskelkräftigung und Stretching der das Kniegelenk umgebenden Muskulatur, wobei auf eine übermäßige Kräftigung der Quadrizepsmuskulatur zunächst zu verzichten ist. Trotz konservativer Maßnahmen kann es 12–24 Monate dauern, bis die Schmerzen vollständig rückläufig sind. Bei anhaltender Beschwerdesymptomatik zeigt die ESWT erfolgversprechende Ergebnisse.

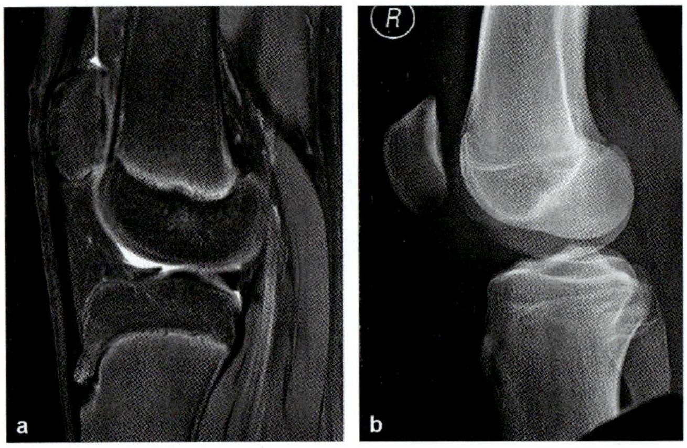

Abb. 5.6.13 Morbus Osgood-Schlatter:
a) Frühstadium: MRT rechtes Knie mit Avulsion der Tuberositas tibiae (14 J., m)
b) Spätstadium: Röntgen rechtes Knie seitlich mit Zeichen der Ossifikation (16 J., m)

Bei 10 % der Patienten persistieren die Schmerzen trotz konservativer Therapie über 24 Monate hinaus. In diesen Fällen ist ein **operatives Vorgehen** erforderlich. Ziel ist es, die knöcherne Erhebung der Tuberositas tibiae zu entfernen und die ursprüngliche Anatomie des Kniegelenks wiederherzustellen. Hierfür erfolgt ein Längsschnitt über dem distalen Drittel der Patellarsehne bis auf Höhe der Tuberositas tibiae. Es folgt eine Inzision der Weichteile lateral der Patellarsehne, wobei selbige geschont wird. Durch Anheben der Sehne können die Prominenz der Tuberositas tibiae bis zum Sehnenansatz reseziert und intratendinöse osteokartilaginäre Fragmente entfernt werden. Hierbei ist auf den Erhalt der Integrität der Patellarsehne zu achten.

Therapeutischer Hinweis

Ziel der operativen Versorgung ist die Entfernung der knöchernen Ossikel im Bereich der Tuberositas tibiae mit Wiederherstellung der ursprünglichen Anatomie.

Postoperativ erfolgt eine Mobilisation unter Vollbelastung ohne Limitierung des Bewegungsausmaßes. Maximalbelastungen der Quadrizepsmuskulatur sind für 6 Wochen zu unterlassen.

Prognose

Der Morbus Osgood-Schlatter hat eine sehr gute Prognose und ist in der Regel mit vollständiger Ossifikation der tibialen Apophyse selbstlimitierend. Symptomatische, konservative Therapiemaßnahmen können hierbei den Heilungsverlauf unterstützen und führen in 90 % zum Erfolg, wobei eine Therapiedauer von 12–24 Monaten erforderlich sein kann. Lediglich in 10 % der Fälle persistiert die Schmerzsymptomatik über 24 Monate hinaus und macht ein operatives Vorgehen erforderlich. Die Langzeitergebnisse nach operativer Intervention sind gut bis exzellent mit geringer verbliebener Schmerzhaftigkeit sowie niedriger Komplikations- und Revisionsrate. Insgesamt erreichen 75 % der Patienten wieder ihr präoperatives Sportniveau. Jedoch beklagen 60 % der Patienten nach konservativer Therapie bzw. 39 % nach operativer Therapie weiterhin anhaltende Schmerzen beim Knien.

5.6.4 Morbus Sinding-Larsen-Johansson

Beim Morbus Sinding-Larsen-Johansson handelt es sich um eine traktionsbedingte Apophysitis des distalen Patellapols. Die Pathogenese entspricht der des Morbus Osgood-Schlatter. Betroffen sind insbesondere sportliche Jugendliche zwischen 10 und 14 Jahren, die über eine lokale Schmerzhaftigkeit am Übergang des distalen Patellapols zur Patellarsehne mit Schwellneigung klagen.

!

Die Pathogenese des Morbus Osgood-Schlatter und des Morbus Sinding-Larsen-Johansson entsprechen einander, wobei ersterer an der Tuberositas tibiae und letzterer am distalen Patellapol lokalisiert ist.

Die Diagnose ist zunächst klinisch zu stellen. Im Röntgenbild zeigt sich im Frühstadium eine Fragmentation, während im Spätstadium eine Kalzifizierung der Patellarsehne sichtbar wird. Sonografisch lassen sich eine Auflockerung und Fragmentation des distalen Patellapols sowie eine Verdickung der Sehne darstellen. Die MRT, die lediglich in Ausnahmefällen erforderlich ist, zeigt eine Signalanhebung im Bereich des distalen Patellapols.

Die konservative Therapie stellt das Mittel der Wahl dar. Sie beinhaltet zunächst eine sofortige Belastungsreduktion. In der Regel wird eine Sportpause von 6 Wochen empfohlen. Zusätzlich sollten sowohl eine antiphlogistische Therapie als auch Krankengymnastik mit Muskelkräftigung und Stretching durchgeführt werden. Eis- und Elektrotherapie, ESTW, PRP, Kinesiotaping, Bandagen oder manualtherapeutische Behandlungen können zusätzlich den Heilungsverlauf unterstützen. In der Regel ist nach 6–14 Wochen konservativer Therapie eine Rückkehr zum Sport möglich und der Morbus Sinding-Larsson-Johansson nach 3–12 Monaten folgenlos ausgeheilt. Ein operatives Vorgehen ist lediglich in seltenen Fällen mit darüber hinaus persistierender Beschwerdesymptomatik indiziert.

5.6.5 Fazit

Patellarsehnenruptur

- Patellarsehnenrupturen sind seltene Verletzungen, die 3–6 % der Verletzungen des Kniestreckapparats ausmachen.
- Es handelt sich um eine primär klinische Diagnose: palpabler Sehnendefekt, Patellahochstand und Streckdefizit.
- Vollständige Patellarsehnenrupturen müssen operiert werden.
- Die operative Versorgung erfolgt mittels Sehnennaht und additiver Augmentation über eine patellotibiale Cerclage.
- Intraoperative Einstellung der Patellahöhe anhand des seitlichen Röntgenbildes der gesunden Gegenseite.
- Nachbehandlung unter Vollbelastung mit Flexionslimitierung von 30/60/90° für jeweils 2 Wochen.
- Chronische Rupturen werden zusätzlich mit Sehnengraft versorgt.

Patellaspitzensyndrom, Jumper's Knee

- Der Begriff „Jumper's Knee“ fasst alle chronischen, schmerzhaften Überlastungsreaktionen im Bereich des Kniestreckapparats zusammen.
- Ursächlich sind repetitive, intensive Belastungen des Kniestreckapparats, wie sie insbesondere bei Sprungsportarten auftreten.
- Es handelt sich um eine primär klinische Diagnose. Je nach Fragestellung Erweiterung der Diagnostik mittels Röntgen, Sonografie oder MRT.
- Hohe Erfolgsraten unter konservativer Therapie mit jedoch teilweise langen Ausfallzeiten.
- Bei Beschwerdepersistenz unter konservativer Therapie ist ein operatives Vorgehen indiziert.

Sonderformen des vorderen Knieschmerzes beim Jugendlichen sind der Morbus Osgood-Schlatter und der Morbus Sinding-Larsen-Johansson.

LITERATUR

Abate M, Silbernagel KG, Siljeholm C, Di Iorio A, De Amicis D, Salini V, et al. (2009).Pathogenesis of tendinopathies: inflammation or degeneration? Arthritis Res Ther 11(3): 235.

Abdou Y (2014). Reconstruction of a chronic patellar tendon rupture with semitendinosus autograft. Arch Orthop Trauma Sur 134(12): 1717–1721.

Ackermann PW, Renström P. Tendinopathy in sport. Sports Health, 4(3):193–201, 2012.

Blackburne JS, Peel TE (1977). A new method of measuring patellar height. J Bone Joint Surg Br 59(2): 241–242.

Coleman BD, Khan KM, Kiss ZS, Bartlett J, Young DA, Wark JD (2000). Open and arthroscopic patellar tenotomy for chronic patellar tendinopathy. A retrospective outcome study. Victorian Institute of Sport Tendon Study Group. Am J Sport Med 28(2): 183–190.

Dietz S-O, Rommens PM, Hessmann MH (2008). Transosseous repair of patellar tendon ruptures. Trauma Berufskrankh 20(1): 55–64.

Ferretti A, Puddu G, Mariani PP, Neri M (1985). The natural history of jumper's knee. Patellar or quadriceps tendonitis. Int Orthop 8(4): 239–242.

Fredberg U, Bolvig L, Pfeiffer-Jensen M, Clemmensen D, Jakobsen BW, Stengaard-Pedersen K (2004). Ultrasonography as a tool for diagnosis, guidance of local steroid injection and, together with pressure algometry, monitoring of the treatment of athletes with chronic jumper's knee and achilles tendinitis: a randomized, double-blind, placebo-controlled study. Scand J Rhematol 33(2): 94–101.

Gholve PA, Scher DM, Khakharia S, Widmann RF, Green DW (2007). Osgood Schlatter syndrome. Curr Opin Pediatr 19(1): 44–50.

Haasters F, Ockert B, Mutschler W, Kessler MA (2009). Late patellar tendon rupture 10 years after anterior cruciate ligament reconstruction using a bone-patellar tendon-bone graft. Unfallchirurg 112(8): 728–733.

Insall J, Salvati E (1971). Patella position in the normal knee joint. Radiology 101(1): 101–104.

Kasten P, Schewe B, Maurer F, Gösling T, Krettek C, Weise K (2001). Rupture of the patellar tendon: a review of 68 cases and a retrospective study of 29 ruptures comparing two methods of augmentation. Arch Orthop Trauma Surg 121(10): 578–582.

Kiene J, Paech A, Wenzl ME (2005). Patellarsehnenruptur. Trauma Berufskrankh 7(3): 162–167.

Lohrer H, Nauck T, Schöll J, Zwerver J, Malliaropoulos N (2012). Extracorporeal shock wave therapy for patients suffering from recalcitrant Osgood-Schlatter disease. Sportverletz Sportschaden 26(4): 218–222.

McLaughlin H (1947). Repair of major tendon ruptures by buried removable suture. Am J Surg 74(5): 758–764.

Ramseier LE, Werner CML, Heinzelmann M (2006). Quadriceps and patellar tendon rupture. Injury 37(6): 516–519.

Rand JA, Morrey BF, Bryan RS (1989). Patellar tendon rupture after total knee arthroplasty. Clin Orthop Relat Res 244: 233–238.

Wirth C, Mutschler W, Bischoff H (2009). Komplikationen in der Orthopädie und Unfallchirurgie. 1. A. Stuttgart: Thieme.

Zwerver J, Bredeweg SW, van den Akker-Scheek I (2011). Prevalence of jumper's knee among nonelite athletes from different sports: a cross-sectional survey. Am J Sport Med 39(9): 1984–1988.

Zwerver J, Hartgens F, Verhagen E, van der Worp H, van den Akker-Scheek I, Diercks RL (2011). No effect of extracorporeal shockwave therapy on patellar tendinopathy in jumping athletes during the competitive season: a randomized clinical trial. Am J Sport Med 39(6): 1191–1199.

KAPITEL

6 Frakturen

6.1 Tibiakopffrakturen

Dieter Rixen

6.1.1 Häufigkeit und Verletzungsmechanismen

Tibiakopffrakturen repräsentieren 1–2 % aller Frakturen und machen ca. 8 % aller Frakturen des älteren Erwachsenen aus. Sie entstehen meist als Folge von Verkehrs- oder Sportunfällen sowie nach Stürzen auf das Kniegelenk.

Tibiakopffrakturen können sowohl den Knochen als auch gelenksbeteiligend den Knorpel nachhaltig schädigen. Von einer Fraktur können Epiphyse, Metaphyse, Diaphyse sowie Tuberositas und Eminentia betroffen sein (➤ Abb. 6.1.1).

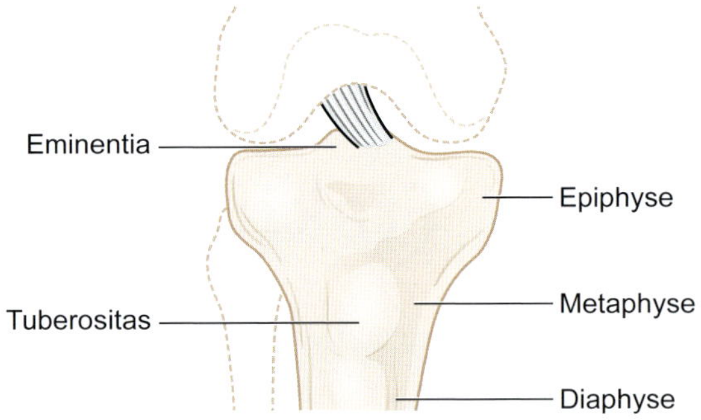

Abb. 6.1.1 Anatomische Darstellung des Tibiakopfes mit Epiphyse, Metaphyse, Diaphyse sowie Tuberositas und Eminentia

Eine Fraktur des isolierten lateralen Plateaus tritt häufiger auf (bis zu 70 % der Fälle) als eine Fraktur des medialen Plateaus oder die bikondyläre Fraktur, die jedoch mit steigender axialer Belastung zunimmt. Erschwerend kommt hinzu, dass neben der knöchernen Verletzung auch die Menisken und ligamentäre Strukturen geschädigt sein können. Eine zentrale Rolle spielen zudem die Verletzungsschwere und Schwellungen des äußeren Weichteilmantels (Haut, Muskulatur). Um Tibiakopffrakturen fachgerecht versorgen zu können, ist neben dem Frakturmuster gerade diese

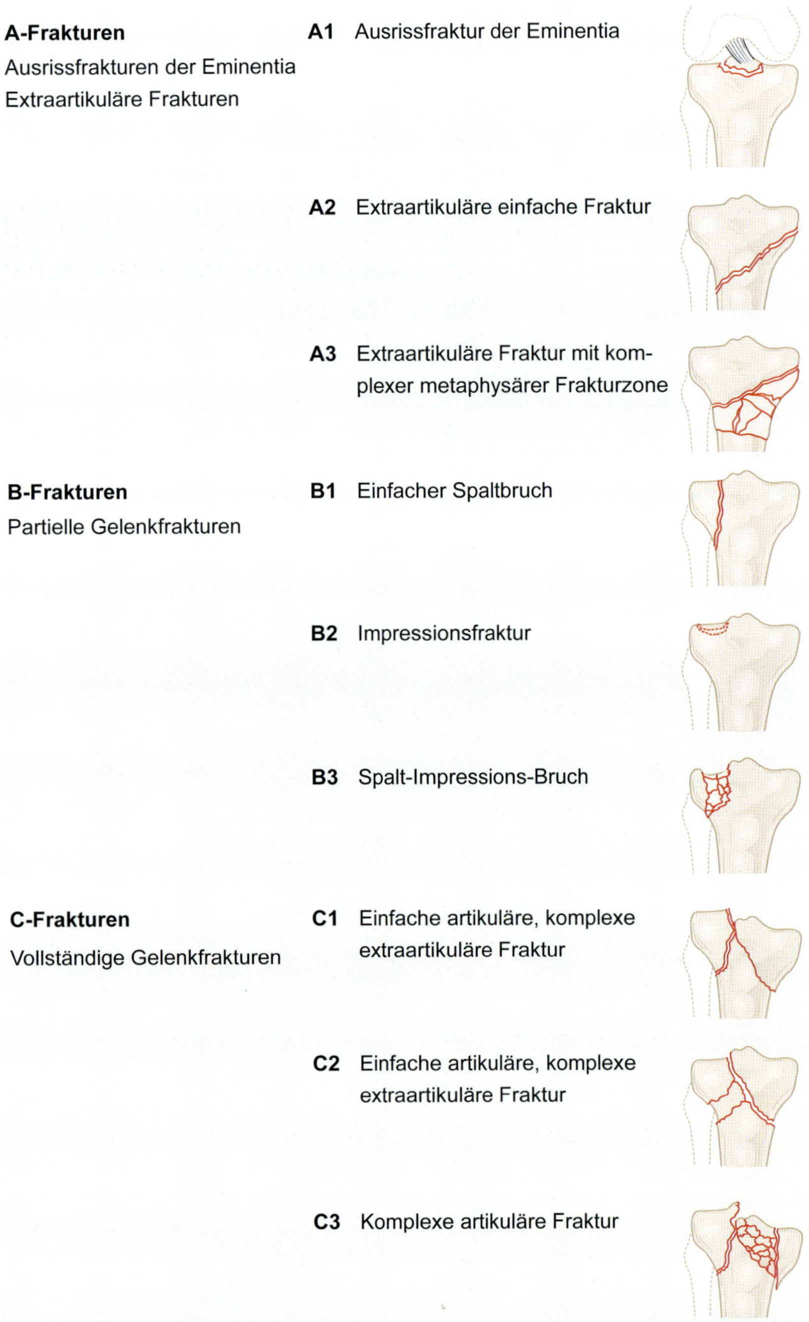

Abb. 6.1.2 AO-Klassifikation der Tibiakopffrakturen

Verletzungsschwere der Weichteile (einschl. Menisken und Bänder) richtungweisend zu berücksichtigen.

6.1.2 Klassifikation der Tibiakopffrakturen

Die Klassifikation der Tibiakopffrakturen bildet die Grundlage jeder Therapie, da mit der Klassifikation eine genaue Analyse der Frakturlokalisation, des Frakturlinienverlaufs und der Frakturbeschaffenheit erfolgt. Tibiakopffrakturen werden im deutschsprachigen Raum überwiegend nach der Klassifikation der Arbeitsgemeinschaft für Osteosynthesefragen (AO) eingeteilt (➤ Abb. 6.1.2). Danach gibt es A-, B- und C-Frakturen, wobei die Verletzungsschwere mit der Folge im Alphabet und der darauf folgenden Größe der Ziffer (1–3) steigt:

- Bei den **A-Frakturen** handelt es sich um Ausrissfrakturen der Eminentia (A1) oder um extraartikuläre Frakturen (A2, A3).
- **B-Frakturen** sind dagegen partielle Gelenkverletzungen, bei denen Spalt- und/oder Impressionsbrüche (B1–B3) typisch sind.
- Bei den höher-energetischen **C-Frakturen** ist das beteiligte Gelenk vollständig frakturiert (C1–C3).

6.1.3 Diagnostik der Tibiakopffraktur

Klinische Untersuchung

Die klinische Untersuchung der kompletten von einer Fraktur betroffenen unteren Extremität erfolgt nach Ausschluss (lebens)bedrohlicher weiterer Verletzungen. Bei der klinischen Untersuchung steht zunächst ein äußerlicher Überblick über die Weichteile im Mittelpunkt. Es wird dabei geprüft, ob

- es sich um eine geschlossene oder um eine offene Fraktur handelt,
- Hautabrasionen oder ein Weichteilgewebeverlust existieren (➤ Abb. 6.1.3),
- sich Spannungsblasen ausgebildet haben (➤ Abb. 6.1.3),
- Kontusionsmarken mit Hämatomen bzw. Ödemen ohne größere Beschädigungen der Haut zu erkennen sind.

Zu achten ist aber auch auf:

- ein Kompartmentsyndrom,
- eine Durchblutungsstörung und
- neurologische Störungen der Sensibilität und Motorik.

Gegebenenfalls ist die klinische Untersuchung im Verlauf der Behandlung regelmäßig zu wiederholen.

Gerade nach Hochenergietraumen oder nach stattgehabter Luxation spielen Durchblutungsstörungen, neurologische Störungen und das Kompartmentsyndrom eine gewichtige Rolle. Wie stabil das Knie trotz der erlittenen Verletzungen ist oder ob – nach osteosynthetischer Versorgung – noch eine ligamentäre Instabilität besteht, kann nur in Narkose hinreichend getestet werden.

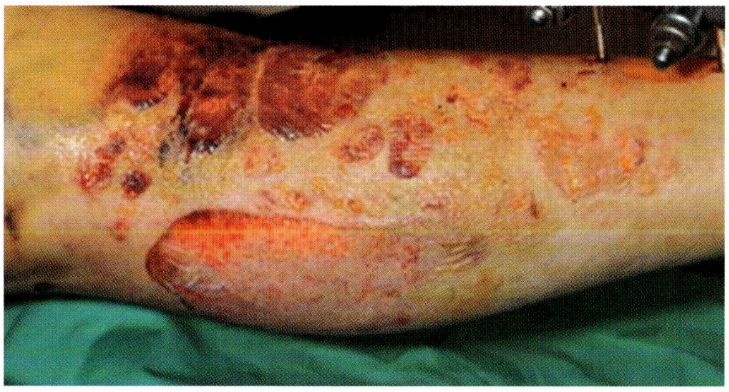

Abb. 6.1.3 Spannungsblasen und Hautabrasionen nach Tibiakopffraktur

Bildgebende Diagnostik

Um eine Tibiakopffraktur und mögliche Begleitverletzungen aussagekräftig beurteilen zu können, sind meist mehrere bildgebende, diagnostische Maßnahmen notwendig.

Nativ-radiologisches Röntgen

Das Routineverfahren zur Beurteilung von Tibiakopffrakturen ist das nativ-radiologische Röntgen des Kniegelenks im anteroposterioren (a.-p.) und lateralen Strahlengang sowie der Patella tangential. Mithilfe dieser Aufnahmen können vor allem die knöchernen Verletzungen ermittelt werden.

Computertomografie (CT)

In der Regel folgt auf das nativ-radiologische Röntgen eine CT einschl. 3D-Rekonstruktion. Diese diagnostische Maßnahme dient dazu, die eigentlichen Frakturverläufe dreidimensional besser beurteilen und daraus resultierend die therapeutischen Optionen besser planen zu können. Somit besteht die Indikation zur ergänzenden CT immer dann, wenn durch die konventionellen Röntgenübersichtsaufnahmen aufgrund der Frakturkomplexität oder -ausrichtung eine eindeutige Frakturbeurteilung mit Analyse der Frakturlokalisation und des Frakturlinienverlaufs nicht erzielt werden kann. Die CT kommt ergänzend, nicht als Ersatz für Röntgenübersichtsaufnahmen zum Einsatz.

Diagnostischer Hinweis
Die CT ersetzt die Röntgenübersichtsaufnahmen nicht, sondern ergänzt sie.

Magnetresonanztomografie (MRT)

Zur Beurteilung begleitender Weichteilverletzungen wie Meniskus- und/oder ligamentärer Schäden hat die CT keine klinische Relevanz – hierfür steht als bildgebendes Verfahren vor allem die MRT zur Verfügung. Sie gilt dabei als Goldstandard, da ihre Sensitivität und Spezifität zur Erkennung dieser Schäden bei mehr als 90 % liegt. Alternativ lassen sich vorhandene Meniskusrisse möglicherweise aber auch im Rahmen arthroskopisch assistierter Eingriffe diagnostizieren. Darüber hinaus stellt die klinische Untersuchung der Kniegelenkbänder vor und nach erfolgter Osteosynthese ebenfalls eine Möglichkeit dar, eine etwaige Bandverletzung sinnvoll einzuschätzen.

Diagnostischer Hinweis
Eine MRT muss bei der Versorgung von Tibiakopffrakturen nicht immer durchgeführt werden. Sie sollte als eine mit Bedacht zu wählende diagnostische Ergänzung zu klinischer Untersuchung, Röntgenaufnahmen und CT angesehen werden, um begleitende Weichteilverletzungen zu erkennen und einzuschätzen. Somit besteht eine Indikation zur MRT immer dann, wenn die vorgenannten Verfahren keine eindeutige Beurteilung der etwaig begleitenden Weichteilverletzung zulassen.

Gehaltene Röntgenaufnahme

Besteht der klinische Hinweis auf eine vordere oder hintere Kreuzbandverletzung, können darüber hinaus sog. „gehaltene“ oder „Stress-Röntgenaufnahmen“ erfolgen, die eine Objektivierung des Ausmaßes der ligamentären Instabilität des Knies erlauben. Diese Aufnahmen werden jedoch meist erst sekundär nach Stabilisierung einer instabilen Fraktur angefertigt. Sie müssen unbedingt kritisch indiziert und mit Vorsicht durchgeführt werden, um nicht aus einer undislozierten (stabilen) Fraktur iatrogen eine dislozierte (instabile) Fraktur zu provozieren (z. B. bei Eminentiaausriss).

Letztlich erhöhen Stressaufnahmen die diagnostische Sicherheit im Vergleich zu einer ausführlichen klinischen und arthroskopischen Untersuchung unter Narkose nicht.

Diagnostischer Hinweis

Dass Tibiakopffrakturen häufig mit Band- und/oder Meniskusverletzungen assoziiert sind, belegen unterschiedliche Studien mit jeweils 20–30 Patienten, die sowohl klinisch, arthroskopisch als auch per MRT überprüft wurden. Die Untersuchungen haben gezeigt, dass in Zusammenhang mit Tibiakopffrakturen eine große Anzahl von Rupturen der Bänder (in 33–58 % aller Fälle) und der Menisken (20–80 %) aufgetreten war.

Die Zahlen variieren auch in weiteren Studien zu diesem Thema deutlich. Das grundlegende Resultat aller Untersuchungen ist jedoch eindeutig: Begleitende Bandrupturen und Meniskusverletzungen sind bei Tibiakopffrakturen eher die Regel als die Ausnahme – eine Problematik, die diagnostisch erkannt und bei der Erstellung des Versorgungskonzepts angemessen berücksichtigt werden sollte.

6.1.4 Allgemeine Therapie der Tibiakopffraktur

Ziel der Versorgung von Tibiakopffrakturen

Bei der Versorgung von Tibiakopffrakturen werden verschiedene Ziele parallel verfolgt. So sollen alle durchgeführten Maßnahmen dafür sorgen, die Gelenkfläche wieder (annähernd) kongruent (stufenfrei) zu bekommen. Darüber hinaus sind die anatomischen Beinachsen und ein stabiles Kniegelenk wiederherzustellen. Weiterhin empfiehlt es sich, abschwellende Maßnahmen einzuleiten (Hochlagerung, Kühlbehandlung) und begleitende Meniskusverletzungen durch Teilresektion oder Naht zu versorgen, um in der Folge das Kniegelenk frühzeitig funktionell beüben zu können. Der Patient muss dazu – wie nach jeder Frakturversorgung – möglichst schmerzfrei sein. Schließlich geht es darum, eine posttraumatische Bewegungseinschränkung und/oder Kniegelenkarthrose (Gonarthrose) zu vermeiden.

Nicht immer wird es jedoch möglich sein, die aufgetretenen Schäden komplett zu beseitigen und den Tibiakopf optimal zu rekonstruieren. Eine Studie von Honkonen (1994) ging der Frage nach, welche verbleibenden Schäden für den Patienten als noch akzeptabel erscheinen. An 131 Patienten mit Tibiaplateaufrakturen, die im Schnitt nach 7,6 Jahren nachuntersucht wurden, konnte Honkonen zeigen, dass eine primäre Korrekturbedürftigkeit bei einer Gelenkstufe von > 3 mm oder einer Verbreiterung der Kondyle von > 5 mm bestand. Weiterhin wurde eine Varusfehlstellung gänzlich oder eine Valgusfehlstellung von > 5° funktionell vom Patienten nicht toleriert. Schließlich führte eine mediolaterale Instabilität zu „schlechten“ Langzeitergebnissen. „Schlechte“ Langzeitergebnisse liegen etwa vor, wenn keine freie Beweglichkeit des Kniegelenks gegeben ist und erhebliche funktionelle Einschränkungen verblieben sind. Als hinderlich für den Patienten gilt dabei insbesondere eine eingeschränkte Streckfähigkeit (bis 20°) des Knies, ein postoperatives Beugedefizit ist dagegen eher zu tolerieren. Verbliebene Bandinstabilitäten erhöhen zudem das Risiko einer posttraumatischen Gonarthrose.

Therapeutischer Hinweis

Wichtige Therapieziele bei Tibiakopffrakturen*:

- Funktionelle Wiederherstellung
- Schmerzfreiheit
- Stabiles Kniegelenk
- Stufenfreie Gelenkflächen
- Beseitigung intraartikulärer Schäden
- Anatomische Beinachse
- Vermeidung einer posttraumatischen Arthrose

* Eine allgemeine Priorisierung der Therapieziele ist nicht möglich. Eine individuelle Priorisierung hingegen ist u. a. abhängig vom individuellen lokalen und Gesamtverletzungsmuster sowie der Patientenerwartung.

Konservative Behandlung

Um die gesetzten Ziele der Behandlung zu erreichen, können manche Patienten konservativ versorgt werden. Dabei handelt es sich etwa um Patienten mit nicht (oder minimal) verschobenen, d. h. stabilen Brüchen, die frühzeitig funktionell üben können. Die frühfunktionelle Therapie ist dabei von besonderer Bedeutung, da hiermit der Einsteifung des Kniegelenks entgegengewirkt wird. Im Idealfall kann mithilfe der frühfunktionellen Übung das Therapieziel der vollständigen Streckung und Beugung des Kniegelenks erreicht werden.

In Ausnahmen kann bei allgemeinen (schlechter Allgemeinzustand, Infekte, Allergien und extreme Ängste etc.) oder speziellen Kontraindikationen (kritische Weichteilverhältnisse, periphere Durchblutungsstörungen usw.) die Operationsfähigkeit so eingeschränkt sein, dass selbst dislozierte bzw. instabile Tibiakopffrakturen konservativ behandelt werden müssen.

Die konservative Behandlung besteht aus lokalen abschwellenden Maßnahmen und der bereits erwähnten frühfunktionellen Bewegung. Hierunter wird ein frühzeitiges Üben der Streckung und Beugung des Kniegelenks verstanden, entweder aktiv durch den Patienten oder passiv unter Verwendung einer kontinuierlich-passiven Motorschiene (CPM). Hierbei ist auf eine begleitende ausreichende Schmerztherapie zu achten. Eine frühzeitige Mobilisation sollte bei temporärer Entlastung der Fraktur angestrebt werden. Eine Belastungszunahme kann – meist nach 6 Wochen beginnend – abhängig von Röntgenkontrollen erfolgen.

Operative Behandlung

Operationsindikation und Operationszeitpunkt

Eine operative Behandlung ist bei folgenden **Indikationen** angezeigt:

- Dislozierte Frakturen
- Offene Frakturen
- Frakturen mit Nerven- oder Gefäßläsionen bzw. Luxationsfraktur

Der **Operationszeitpunkt** hängt von der „Persönlichkeit der Fraktur“ ab. So gibt es im klinischen Alltag z. B. Notfallindikationen wie die begleitende Gefäßverletzung, eine offene Fraktur oder ein Kompartmentsyndrom, die ein unverzügliches Einschreiten notwendig machen.

Bei ausgeschlossener Notfallsituation spielen Patienten- und Weichteilfaktoren in Abhängigkeit vom Frakturausmaß eine entscheidende Rolle bei der Wahl des Operationszeitpunktes. So ist es notwendig abzuwarten, bis sich die Weichteile vom Trauma erholt haben, bevor man die Fraktur(en) letztlich versorgt. Eine Abschwellung ist dabei u. a. durch Hochlagerung, Kompressionsverband, Kühlbehandlung oder systemische Antiphlogistika zu erreichen.

Therapeutischer Hinweis

Das Frakturmanagement ist abhängig von der sog. **Persönlichkeit der Fraktur:**

- Frakturverlauf und -ausmaß (Klassifikation)
- Verletzungsausmaß und Schwellungsgrad der Weichteile (Haut und Muskulatur)
- Begleitende Meniskus- oder Bandverletzungen
- Begleitende Nerven- oder Gefäßläsionen

Die definitive Frakturversorgung sollte sinnvollerweise erst dann erfolgen, wenn der Wundverschluss der zur operativen Behandlung notwendigen Inzision spannungsfrei und ohne Risiko einer vermeidbaren additiven Weichteilkomplikation geschehen kann. Dieses ist u. U. in den ersten 6 Stunden nach dem Trauma möglich. Denn in diesem Zeitrahmen ist die Weichteilschwellung oft noch gering. Bei zunehmender Weichteilschwellung muss jedoch eine Abschwellung abgewartet werden, sodass die Operation erst nach mehreren Tagen, seltener auch nach mehreren Wochen durchgeführt werden kann. Unter der Voraussetzung einer stattgehabten Abschwellung empfiehlt es sich, den Eingriff idealerweise innerhalb der ersten 10 Tage durchzuführen, da eine fortschreitende Konsolidierung der Fraktur – das allmähliche Zusammenwachsen der Knochen – die operative Versorgung immer schwieriger macht. Da sich die fortschreitende Konsolidierung im angegebenen Zeitraum weder klinisch noch radiologisch objektivieren lässt, handelt es sich bei der Angabe der „10-Tages-Grenze“ um einen Erfahrungswert, der individuell variieren kann und manchmal aufgrund der noch vorhandenen erheblichen Weichteilschwellung überschritten werden muss. Letztlich erkennt der Operateur die fortschreitende Konsolidierung intraoperativ bei der Reposition der Frakturfragmente an der zunehmenden Schwierigkeit, die einzelnen Fragmente zu mobilisieren.

Mittelbar wichtig für die Festlegung des Operationszeitpunktes sind darüber hinaus die verfügbaren Mittel bzw. die Erfahrung und Fachkenntnis des gerade zur Verfügung stehenden Operationsteams. Dabei kann es, je nach Schwere der Fraktur, durchaus sinnvoll sein, eine Versorgung so lange zu verschieben, bis erfahrenere Spezialisten eingetroffen sind.

Operationszugänge

Die Wahl des adäquaten Operationszugangs hängt von der Lokalisation der zu versorgenden knöchernen „Schlüsselfragmente“ ab. Dabei handelt es sich um solche Bruchanteile, die wegen ihrer Größe und Lokalisation relevant zur Wiederherstellung der Gelenkkonfiguration und der knöchernen Stabilität beitragen und gut mittels Osteosynthese fixiert werden können (➤ Abb. 6.1.4).

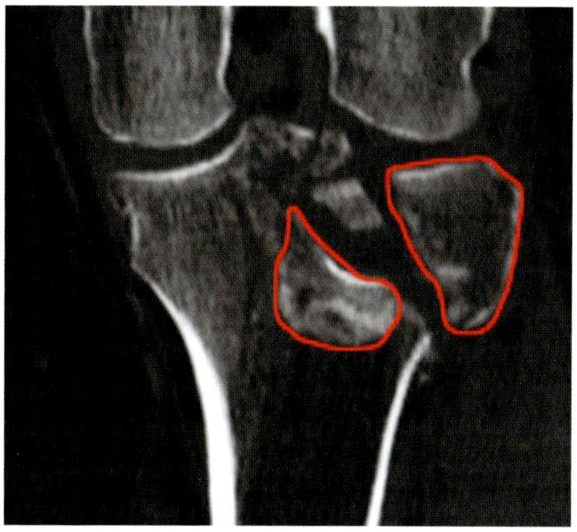

Abb. 6.1.4 Tibiakopffraktur mit Schlüsselfragmenten (rot markiert)

Die im Folgenden beschriebenen Zugänge sind Standardverfahren. Bei komplexen Frakturen kann es notwendig werden, eine Kombination (lateral und medial) unter Belassung einer adäquat durchbluteten Haut- und Gewebebrücke von mindestens 10 cm zu wählen.

Anterolateraler Zugang

Die Indikation zur Wahl des anterolateralen Zugangs ergibt sich, wenn die zu versorgenden Schlüsselfragmente im lateralen Tibiakopfbereich vornehmlich ventral des Fibulaköpfchens liegen. Der anterolaterale Zugang ist der am häufigsten angewandte Standardzugang, da ein Großteil der Tibiakopffrakturen das laterale Tibiaplateau betrifft.

Die Hautinzision erfolgt bei 30° gebeugtem Knie als anterolateraler Längsschnitt ca. einen Querfinger lateral der Patella und läuft bogenförmig nach distal zwischen Gerdy-Tuberkel und Tuberositas tibiae leicht lateral der vorderen Tibiakante aus (➤ Abb. 6.1.5a). Nach Inzision am Vorderrand des Tractus iliotibialis ist der Tractus subperiostal in einer Schicht mit der Extensorenmuskulatur vom Tibiakopf am Gerdy-Tuberkel abzulösen und nach dorsal wegzuhalten. Das meniskotibiale Kapselband wird quer inzidiert und der Außenmeniskus mit Haltefäden armiert. Durch Varusstress, Innenrotation und Hochziehen des Außenmeniskus kann das laterale Tibiaplateau eingesehen werden. Weiterhin kann es sinnvoll sein, den Gelenkspalt mittels Spreizer oder Distraktor offen zu halten, um die Anhebung der Impression zu visualisieren. Schließlich ist es manchmal notwendig, das Kniegelenk zu beugen (➤ Abb. 6.1.5b). Dadurch kann der anteriore oder mittlere Anteil der Gelenkfläche eingesehen werden, da beim gebeugten Knie die Femurfläche nach posterior rollt.

Posterolateraler Zugang

Die Indikation zur Wahl des posterolateralen Zugangs liegt in der Versorgung lateraler Schlüsselfragmente dorsal des Fibulaköpfchens. Die Anwendung dieses Zugangs ist nur selten notwendig.

Nach posterolateraler Längsinzision erfolgen das bogenförmige Umschneiden der Extensorenmuskulatur und die Osteotomie des Fibulahalses mit Retraktion des Fibulaköpfchens samt lateralem Kollateralband (➤ Abb. 6.1.6). Hierbei ist es wichtig, die Lage des N. peroneus unmittelbar dorsal des Fibulaköpfchens zu beachten

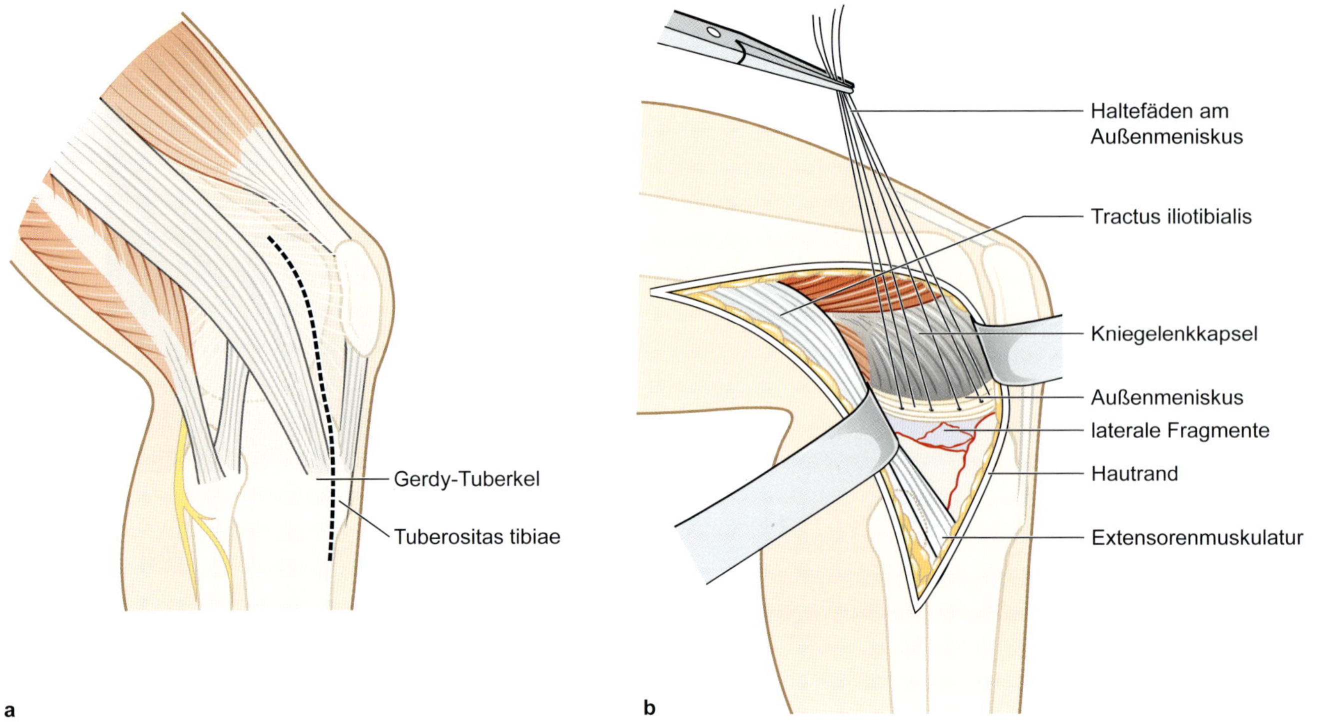

Abb. 6.1.5 Anterolateraler Zugang:
a) Die Hautinzision erfolgt bei 30° gebeugtem Knie als anterolateraler Längsschnitt ca. einen Querfinger lateral der Patella und läuft bogenförmig nach distal zwischen Gerdy-Tuberkel und Tuberositas tibiae leicht lateral der vorderen Tibiakante aus.
b) Freigelegte laterale Frakturansicht

und den Nerv zu schonen. Dieses gelingt durch Freipräparieren, Anschlingen und Beiseitehalten des Nervs während der Osteotomie. Alternativ muss – bei Verzicht auf die Freipräparation des Nervs – die Retraktion des osteotomierten Fibulaköpfchens (und damit auch des darunter befindlichen N. peroneus) mit Bedacht durchgeführt werden.

Die spätere exakte Refixierung der Fibula und damit auch des an der Fibulaspitze ansetzenden Außenbandes ist für dessen Stabilität von elementarer Bedeutung. Die Refixierung erfolgt mittels Zuggurtungsosteosynthese.

Anteromedialer Zugang

Die Indikation zur Wahl des anteromedialen Zugangs ergibt sich, wenn die zu versorgenden Schlüsselfragmente im medialen Tibiakopfbereich vornehmlich ventral liegen. Der anteromediale Zugang wird seltener angewendet als der anterolaterale Zugang, da der mediale Anteil des Tibiakopfes seltener betroffen ist als der laterale.

Die Hautinzision erfolgt als anteromedialer Längsschnitt. Nach Spaltung des medialen Retinakulums werden der Pes-anserinus-Ansatz und ggf. das mediale Seitenband „en bloc" nach dorsal zu-

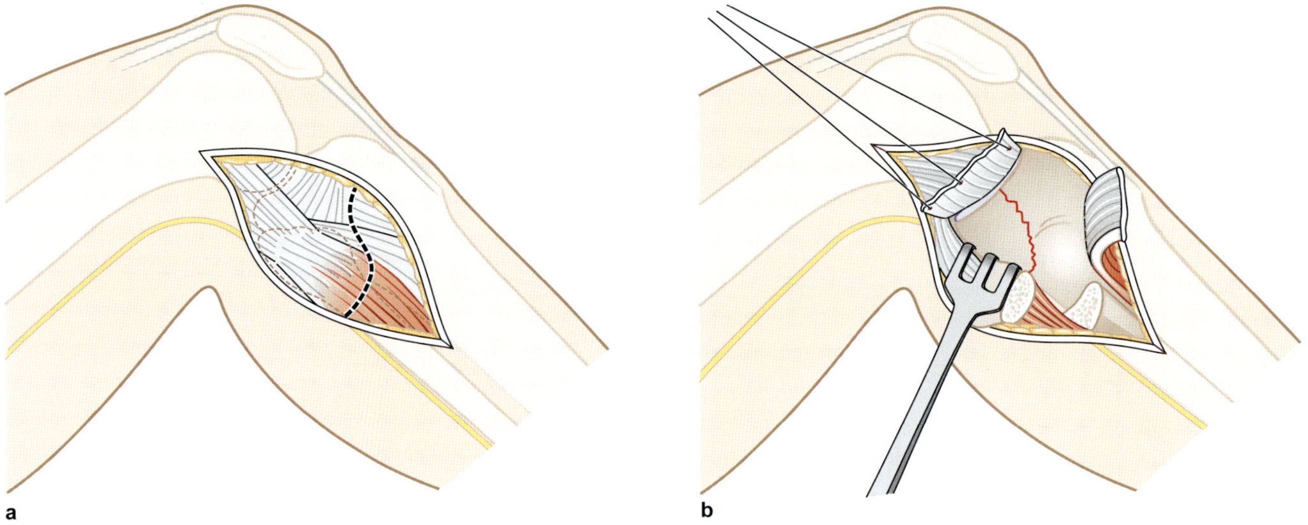

Abb. 6.1.6 Posterolateraler Zugang:
a) Bogenförmiges Umschneiden der Extensorenmuskulatur
b) Osteotomie des Fibulahalses und Retraktion des Fibulaköpfchens. Um Verletzungen zu vermeiden, ist während des Eingriffs die Lage des N. peroneus (gelbe Linie in a und b) zu berücksichtigen, der hinter dem Fibulaköpfchen in die Tiefe zieht.

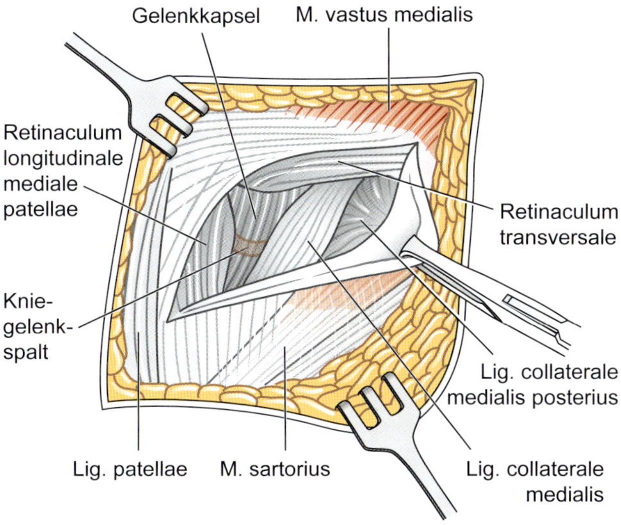

Abb. 6.1.7 Anteromedialer Zugang

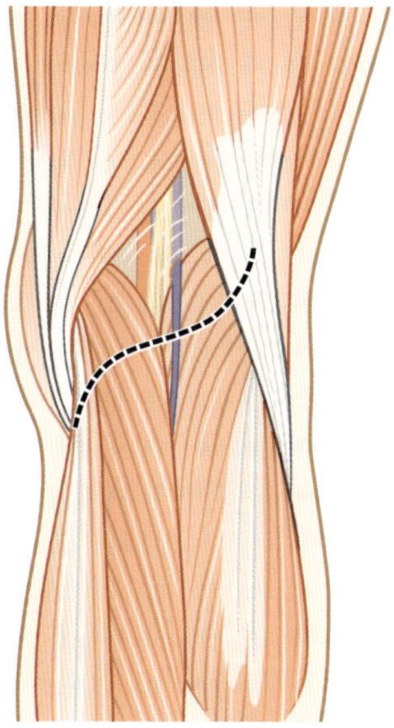

Abb. 6.1.9 Klassischer dorsaler Zugang: Schnittführung

rückgeschlagen und der mediale Tibiakopf freigelegt. Durch eine kleine quere mediale Arthrotomie kann in das Gelenk eingesehen werden (➤ Abb. 6.1.7).

Posteromedialer Zugang

Der posteromediale Zugang ist selten indiziert, aber notwendig, wenn die zu versorgenden Schlüsselfragmente im medialen Tibiakopfbereich vornehmlich dorsal liegen.

Zur Exposition der posteromedialen Tibiakante erfolgt die Hautinzision an der Tibiahinterkante parallel zum Hinterrand des Innenbandes (➤ Abb. 6.1.8). Die Pes-anserinus-Sehnen werden nach distal gehalten. Die Kapsel-Band-Strukturen können ggf. am Hinterrand des Tibiakopfes längs eröffnet werden.

Dorsale Zugänge

Die Indikation zur Wahl des dorsalen Zugangs besteht nur in seltenen Fällen, und zwar wenn die zu versorgenden Schlüsselfragmente mittig im dorsalen Tibiakopfbereich liegen. Insbesondere bei einem dislozierten knöchernen Ausriss des HKB im Bereich der Eminentia ist dieser Zugang notwendig. Der Eingriff erfolgt in Bauchlage:

- **Klassisch:** Es wird ein S-förmiger Hautschnitt, beginnend lateral proximal auf Höhe der Kniekehlenbeugefalte, quer nach medial verlaufend nach distal medial auslaufend ausgeführt. Die Präparation erfolgt unmittelbar durch die Fossa poplitea. Das Gefäß-Nerven-Bündel wird dargestellt, angeschlungen und nach lateral weggehalten. Die Arthrotomie des Gelenks erfolgt in vertikaler Richtung (➤ Abb. 6.1.9).
- **Direkt:** Ergänzend zur o. g. Versorgung eines dorsozentralen Schlüsselfragments oder eines dislozierten knöchernen tibialen Ausrisses des HKB ist die Indikation zur Anwendung des direkten dorsalen Zugangs bei Vorliegen einer „Medial-split-Fraktur" im dorsomedialen Tibiakopfbereich gegeben. Die Hautinzision erfolgt im medialen Bereich der Fossa poplitea direkt über dem medialen Gastrocnemiuskopf. Der Zugang erfolgt medial des medialen Gastrocnemiuskopfes, sodass dieser samt aller Weichteile (Gefäß-Nerven-Bündel) nach lateral gehalten wird. Der M. popliteus kann subperiostal partiell nach kaudal geschoben werden, der Semimembranosuskomplex ist dabei am posteromedialen Tibiakopf zu belassen

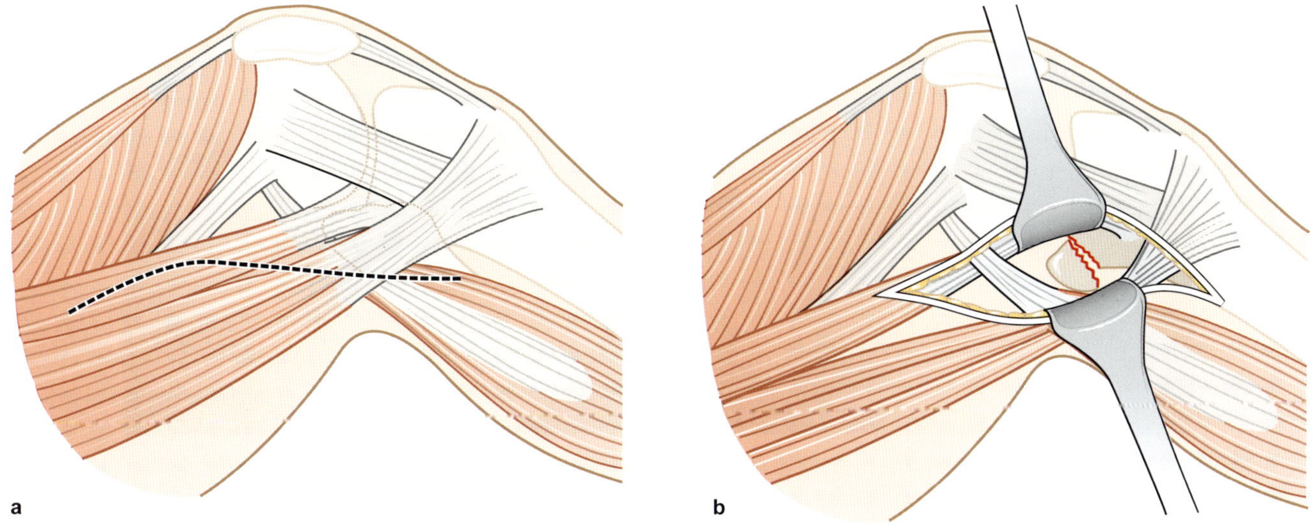

Abb. 6.1.8 Posteromedialer Zugang

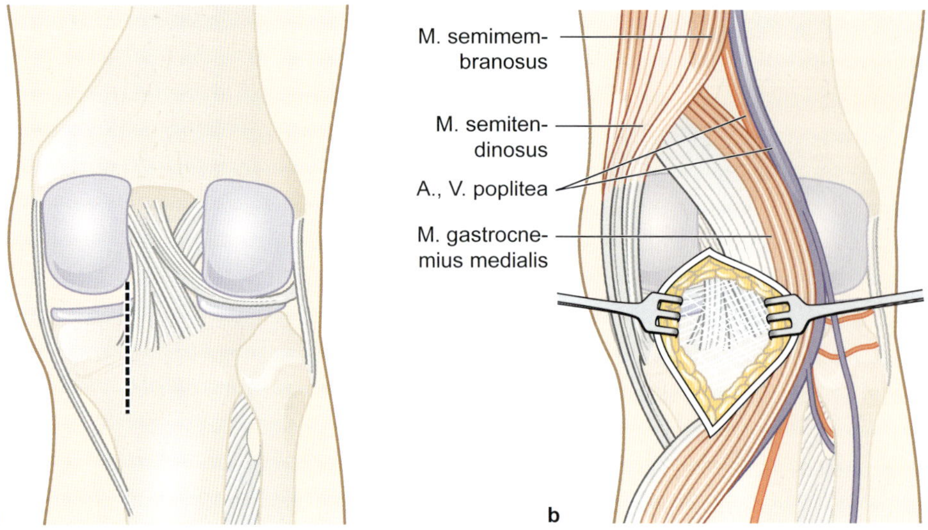

Abb. 6.1.10 Direkter dorsaler Zugang

(➤ Abb. 6.1.10). Die Vorteile des direkten gegenüber dem klassischen dorsalen Zugang liegen in der meist besseren Übersicht, dem minimalinvasiven Zugang mit Schutz des Gefäß-Nerven-Bündels durch den medialen Gastrocnemiuskopf und in der i. Allg. leichteren Durchführbarkeit.

Arthroskopischer Zugang

Stark zugenommen haben die minimalinvasiven arthroskopisch assistierten Operationen mit Anlage eines anterolateralen und anteromedialen Portals.

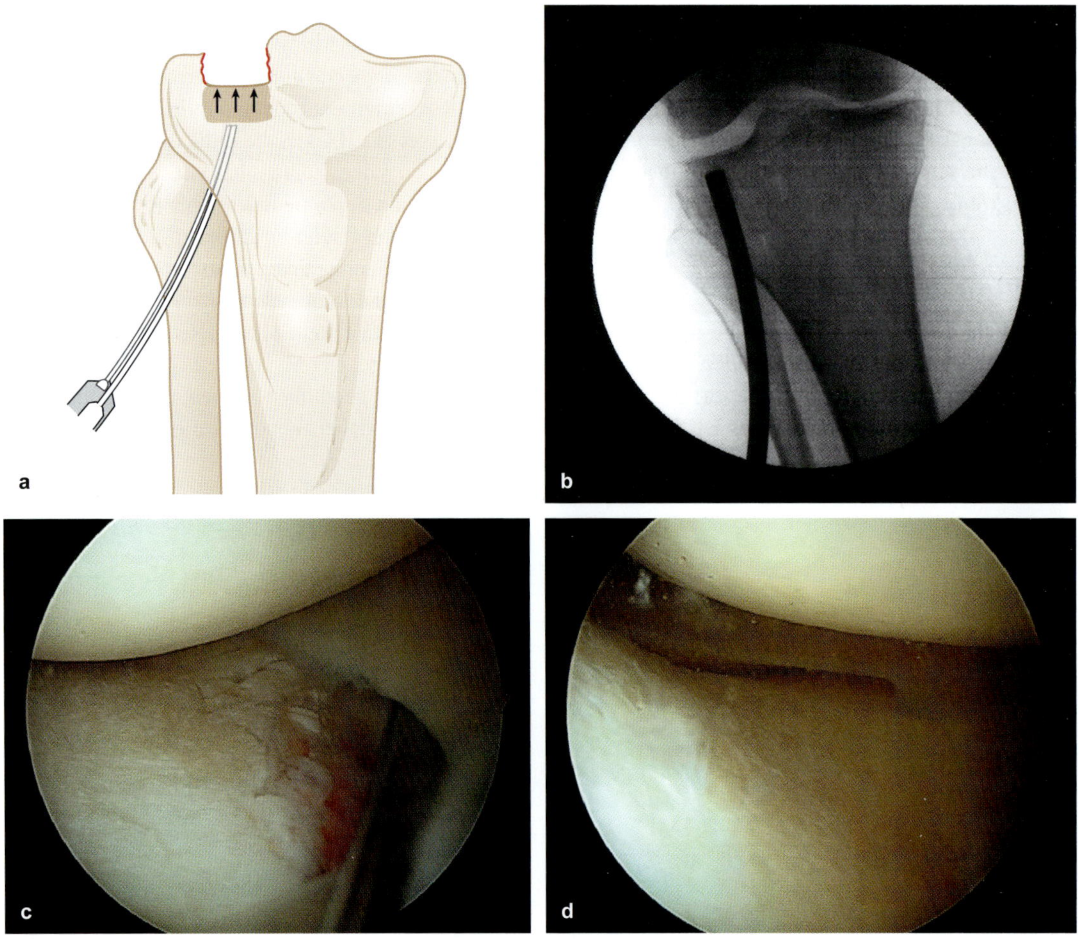

Abb. 6.1.11 Arthroskopisch assistierte fluoroskopisch kontrollierte Reposition einer Tibiakopf-Impressionsfraktur mittels Stößel:
a) Schematische Darstellung der Versorgung
b) Fluoroskopisch kontrollierte Reposition
c) Arthroskopische Beurteilung der Fraktur
d) Arthroskopische Beurteilung der stufenfreien Reposition der Gelenkfläche

Indiziert ist eine arthroskopisch assistierte Operation bei Eminentiaausrissen (knöcherner Ausriss des VKB), Spaltbrüchen, Impressionen oder auch Kombinationen davon. Die Komplexität der Fraktur muss jedoch absehbar eine sichere stufenfreie Reposition der Gelenkfläche zulassen und das Repositionsergebnis nur mit Schrauben sicher gehalten werden können. Entsprechend findet sich die Indikation zur arthroskopisch assistierten Frakturversorgung vornehmlich bei wenig fragmentierten A1-, B1- und B2-Frakturen. Obwohl diese Frakturtypen letztlich auch „klassisch offen" entsprechend den o.g. Zugängen operativ versorgt werden können, bietet der minimalinvasive, arthroskopisch assistierte Zugang den Vorteil der Weichteilschonung.

Bei den komplexeren B3- und C-Frakturen ist die arthroskopische Versorgung dagegen technisch kaum sinnvoll durchführbar. Zum einen lassen sich die einzelnen Schlüsselfragmente in dieser Situation nicht sicher adäquat reponieren, zum anderen bietet hier die Osteosynthese mittels Platte eine bessere Fragmentsicherung. Schließlich birgt die Arthroskopie bei komplexeren Frakturen die Gefahr, dass die ins Knie eingebrachte Flüssigkeit durch den Bruch ins Weichteil des Unterschenkels sickert und hier zu einem Kompartmentsyndrom führen kann.

In Ergänzung hängt die Entscheidung zur minimalinvasiven Versorgung – als Alternative zum klassisch offenen Zugang – auch von der arthroskopischen Erfahrung/Geschicklichkeit des Operateurs ab.

Therapeutischer Hinweis
Die arthroskopisch assistierte Versorgung ist für komplexe Frakturen (B3, C) nicht geeignet.

Während des Eingriffs erfolgt nach Ausspülung des Gelenks und Beurteilung etwaiger intraartikulärer Begleitschäden die Reposition der osteochondralen Fragmente unter arthroskopischer Kontrolle (➤ Abb. 6.1.11).

Repositionstechniken

Nach erfolgtem Operationszugang wird die Fraktur adäquat reponiert. Wichtigstes Ziel bei der Behandlung von Tibiakopffrakturen ist es, die geschädigte Gelenkfläche weitgehend stufenlos wiederherzustellen. Um eine möglichst optimale Längsausrichtung zu gewährleisten, ist im Rahmen der Operation zunächst eine distale Reposition von großen Schlüsselfragmenten durchzuführen. Weitere kleinere Fragmente können in der Folge an diesen Schlüsselstrukturen angepasst und an diesen ausgerichtet werden.

Während evtl. vorhandene reine Knorpelfragmente entfernt werden müssen, sind osteochondrale Bruchstücke im Rahmen der Reposition so gut wie möglich wieder einzufügen. Hierzu werden imprimierte Fragmente „en bloc" mittels gerader oder gebogener Stößel, Elevatorium oder Meißel in die ursprüngliche Lage zurückgeführt. Eine diskrete Überkorrektur ist hierbei von Vorteil, weil der korrigierte Bereich oft erneut geringfügig nachgibt.

PRAXISTIPP
Die zu hebende Impressionszone kann über einen metaphysär medial oder lateral angelegten Arbeitskanal – kleine Fensterung durch Bohrung oder Meißel – erreicht werden.
Zum Halten des Repositionsergebnisses können großbogige, den Tibiakopf umspannende Repositionszangen, z.B. Beckenrepositionszangen, verwendet werden. Diese sind ggf. gegenseitig transkutan zu verankern. Die temporäre Retention der Fraktur wird mithilfe von Kirschner-Drähten sichergestellt. Ist die Gelenkfläche wieder kongruent, können die Kirschner-Drähte nach und nach entfernt und durch Schrauben oder Platten substituiert werden.

Implantate zur Osteosynthese der Tibiakopffraktur

Die Implantate zur Osteosynthese von Tibiakopffrakturen unterliegen einer ständigen Weiterentwicklung. Im Folgenden werden die einzelnen Verfahren im Überblick beschrieben.

Fixateur externe

Bei erheblicher Weichteilbeteiligung kann ein **Fixateur externe** als temporäre, gelenkübergreifende, stabilisierende Maßnahme verwendet werden (➤ Abb. 6.1.12). Dieser dient hierbei dazu, die Zeit zur Abschwellung von vorliegenden Weichteilverletzungen bis zur endgültigen Osteosynthese zu überbrücken. Aufgrund der gelenkübergreifenden Anlage des Fixateurs ist eine Kniebeweglichkeit nicht gegeben. Daher sollte der gelenkübergreifende Fixateur nur als temporäre Maßnahme Anwendung finden, um das Risiko einer dauerhaften Bewegungseinschränkung des Kniegelenks zu minimieren.

Therapeutischer Hinweis
Der gelenkübergreifende Fixateur sollte nur als temporäre Maßnahme Anwendung finden, damit es nicht zu einer dauerhaften Bewegungseinschränkung des Kniegelenks kommt. „Temporär"

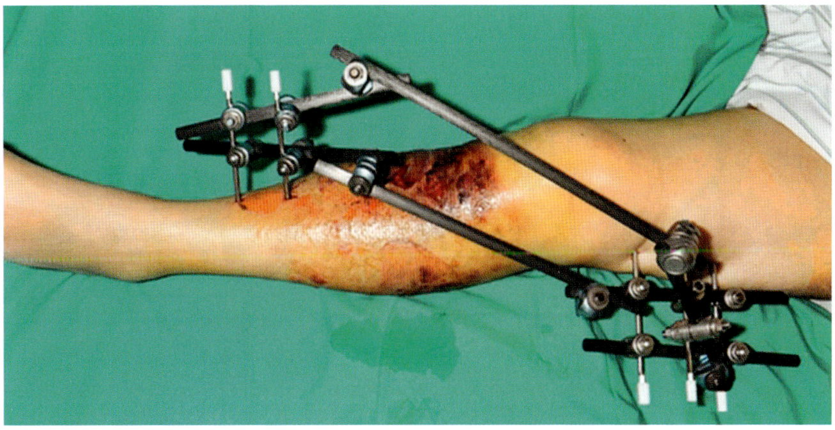

Abb. 6.1.12 Gelenkübergreifender Fixateur externe bei erheblichem Weichteilschaden

6

bedeutet in diesem Zusammenhang: bis zur Abschwellung der vorliegenden Weichteilverletzungen. Hierbei zählt jeder Tag.

Alternativ gibt es den sog. Hybridfixateur (➤ Abb. 6.1.13a, b), der das Gelenk nicht übergreift. Der Begriff *Hybrid* bezieht sich hierbei auf die proximale Anwendung von vorgespannten **dünnen** Drähten, die die gelenknahen Frakturanteile nach Reposition in einem Ringsegment retinieren, und die zeitgleiche distale Anwendung von **kräftigeren** konventionellen Schanz-Schrauben im Tibiaschaft. Die dazwischen liegenden metaphysären Frakturanteile werden dann durch V-förmig angeordnete Fixateurverbindungsstäbe achsgerecht überbrückt. Hierdurch bleibt die Möglichkeit der funktionellen Therapie des Kniegelenks erhalten. Der Hybridfixateur findet vor allem bei den Frakturen Anwendung, die langfristig (möglicherweise sogar bis zur Ausheilung) durch den Fixateur gehalten werden sollen.

Der Hybridfixateur hat jedoch den erheblichen Nachteil, dass es zu Infektionen im Bereich der Drahteintrittsstellen und damit auch im Frakturgebiet kommen kann. Daher ist es bei Anwendung eines Hybridfixateurs wichtig daran zu denken, dass die im Tibiakopfbereich eingebrachten Kirschner-Drähte mindestens 15 mm unterhalb des Kniegelenkspalts liegen sollten. So kann eine Penetration der Kniegelenkkapsel und damit die Möglichkeit der Entwicklung einer intraartikulären Infektion vermieden werden.

Schraubenosteosynthese

Schraubenosteosynthesen kommen häufig im Rahmen der operativen Behandlung von Tibiakopffrakturen zum Einsatz. Hat die Reposition eine stufenfreie Gelenkfläche ergeben, können die **zur temporären Fixierung** verwendeten Kirschner-Drähte schrittweise durch Schrauben ersetzt werden. Alternativ sind z. B. kanülierte (längs-hohle) Schrauben anwendbar, d. h. Schrauben, die über die Kirschner-Drähte als Leitschiene eingebracht werden können.

Die Verwendung von Schrauben erfolgt z. B. **zur Kompression eines Spaltbruchs.** Hierbei werden kurzgewindige Spongiosaschrauben meist vom lateral liegenden Schlüsselfragment ausgehend senkrecht zur Frakturlinie eingebracht. Durch das Anziehen der Schraube(n) wird die Fraktur komprimiert.

Darüber hinaus sind Schrauben **zur Abstützung einer reponierten Impression** sinnvoll. Bei Impressionsfrakturen werden die Schrauben (z. B. 6,5-mm-Spongiosaschrauben mit Unterlegscheiben) unmittelbar unter der gehobenen Fläche – z. B. von lateral nach medial parallel zur Gelenkfläche – platziert (➤ Abb. 6.1.14).

Additiv kann bei Impressionsfrakturen eine weitere Schraube von anterior nach posterior (a.-p.) unmittelbar unter den von lateral nach medial verlaufenden Schrauben eingebracht werden. Dies dient **zum weiteren Halt im Sinne eines Gittersystems oder Floßes** (Rafting) (➤ Abb. 6.1.14).

Bei osteoporotischer Knochenqualität (entweder auf dem Röntgenbild durch eine verringerte Knochendichte oder intraoperativ durch eine „weiche" Knochensubstanz erkennbar) kann die Auflagefläche des Schraubenkopfes an der Kortikalis (Widerlager) durch eine Unterlegscheibe vergrößert und damit das „Einschneiden" des Schraubenkopfes vermieden werden.

Plattenosteosynthese

Für komplexere Tibiakopffrakturen, die nicht allein mit Schrauben sicher retiniert werden können, stehen anatomisch geformte, winkelstabile Kleinfragmentplatten zur Osteosynthese zur Verfügung (➤ Abb. 6.1.15). Hierbei werden die Platten meist anterolateral und seltener auch anteromedial (je nach Lage des Schlüsselfragments) angebracht. Bei der Positionierung ist auf eine korrekte Achsausrichtung, die klinisch und unter Durchleuchtung beurteilt wird, zu achten.

Bei nur geringer Repositionsnotwendigkeit kann die winkelstabile Platte auch minimalinvasiv als eingeschobene Platte zum Einsatz kommen. Hierbei erfolgt die gelenknahe Reposition über einen kleineren proximalen Schnitt, über den dann auch die Platte nahe am Knochen nach distal heruntergeführt wird. Sie ist anschließend mit Schrauben zu fixieren, die zum einen über den

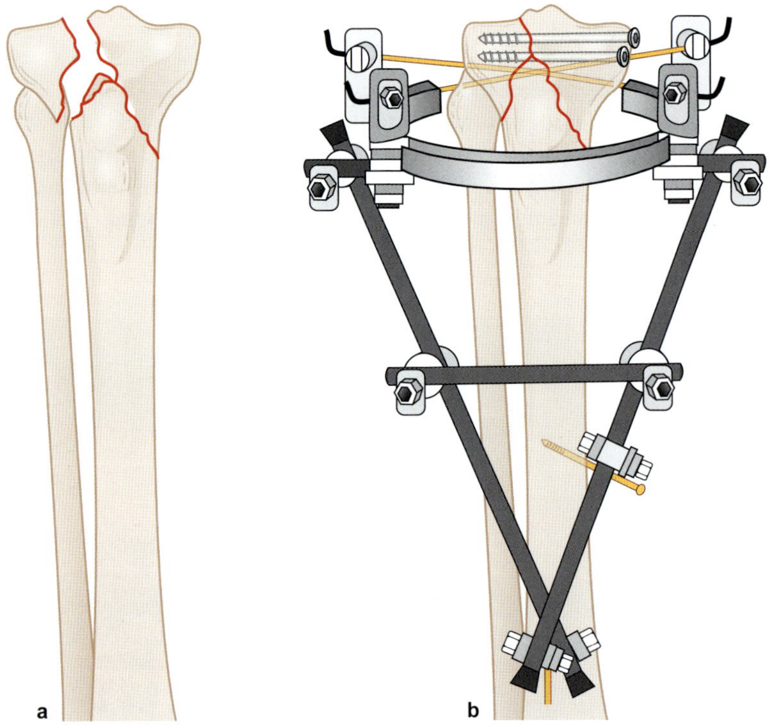

Abb. 6.1.13 Hybridfixateur

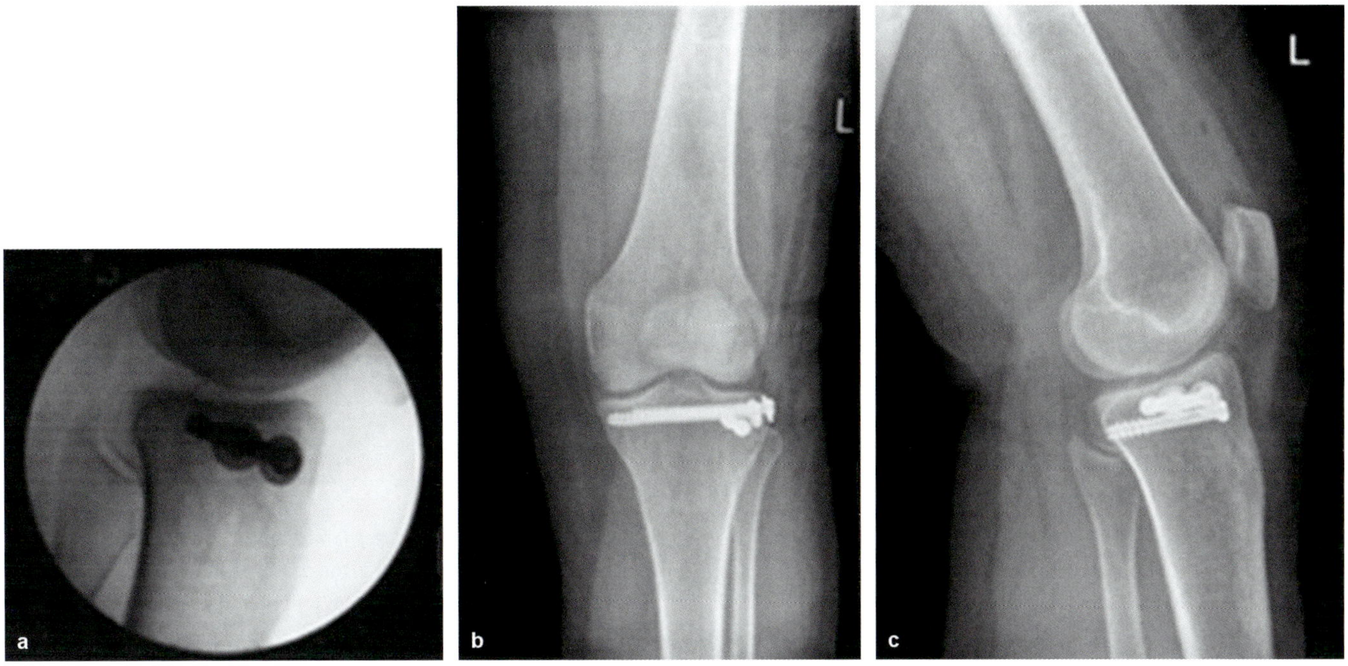

Abb. 6.1.14 Abstützung einer reponierten Tibiakopfimpressionsfraktur
a) mit zwei von lateral nach medial verlaufenden Spongiosaschrauben und
b, c) mit einer additiv in 90° dazu und darunter befindlichen weiteren „Unterstützungsschraube" (Rafting) in a.-p. (b) und seitlicher (c) Ausrichtung

letztgenannten proximalen Zugang und zum anderen über einen gesonderten minimalinvasiven distalen Zugang eingebracht werden.

Sind nicht alle reponierten Frakturanteile durch die Plattenosteosynthese ausreichend zu befestigen, können ergänzend dazu weitere Schrauben deren Halt sicherstellen.

Intramedullärer Nagel

Auch die intramedulläre Nagelung wird zur Versorgung proximaler Tibiafrakturen in der Literatur beschrieben (Rommens et al. 2011). Die Indikation für diese Technik ist in erster Linie gegeben, wenn die Fixierung von reponierten Frakturen im dia- und meta-

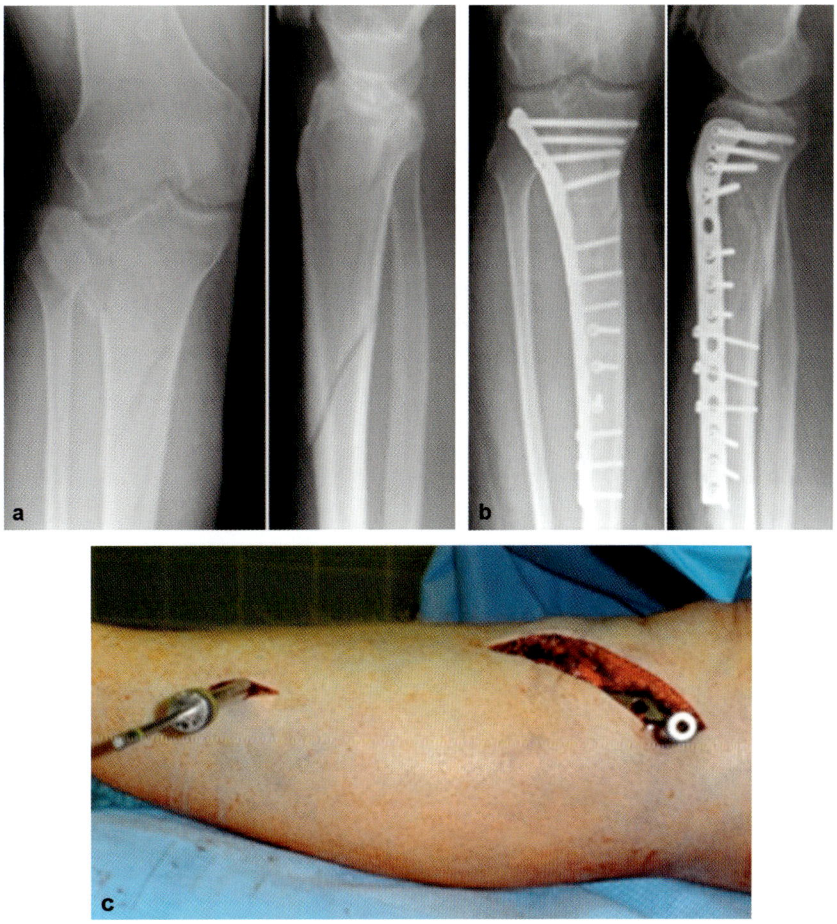

Abb. 6.1.15 Eingeschobene winkelstabile Platte:
a) Röntgenbilder der Fraktur in a.-p. und seitlich
b) Röntgenbilder der Plattenosteosynthese in a.-p. und seitlich
c) Minimalinvasiver Zugang als eingeschobene Platte

physären Bereich sicher gewährleistet werden kann. Hierbei werden spezielle Nägel verwendet, die als Stabilisierungsfaktor eine frakturnahe Verriegelung proximal und distal des Bruchs bewerkstelligen sollen. Langzeitergebnisse zur Anwendung dieser Nägel liegen noch nicht vor. Ob sich der intramedulläre Nagel als Standardverfahren für ausgewählte Frakturen etablieren kann, ist daher zurzeit noch offen.

Primärer Gelenkersatz

Der primäre Gelenkersatz stellt eine Rarität dar. Angebracht sein kann die Versorgungsmöglichkeit in speziellen Fällen, in denen das Ergebnis der Rekonstruktion vorhersehbar unbefriedigend sein wird. Dieses kann z. B. bei schwerer intraartikulärer Impaktierung oder bei Zertrümmerung der Gelenkoberfläche bei älteren Patienten mit erheblicher Osteoporose der Fall sein. Dabei ist zu beachten, dass eine adäquate Stabilität für die Verankerung der Prothese notwendig ist. In der Literatur ist der primäre Gelenkersatz deshalb auch nur in seltenen Fällen beschrieben.

Therapeutischer Hinweis
Primärer Gelenkersatz ist nur in Fällen indiziert, in denen von vornherein keine ausreichende Rekonstruktion und Kniefunktionalität zu erwarten sind. Dieses ist z. B. bei schwerer intraartikulärer Impaktierung oder bei Zertrümmerung der Gelenksoberfläche der Fall.

6.1.5 Differenzierte Versorgung spezifischer Frakturtypen

Da jeder Frakturtyp Besonderheiten in der Versorgung aufweist, wird im Folgenden die differenzierte Versorgung der spezifischen Frakturtypen beschrieben.

Eminentiafraktur (AO-Klassifikation: A1)

Bei der Eminentiafraktur muss differenziert werden zwischen
- einem knöchernen Ausriss des VKB,
- einem knöchernen Ausriss des HKB und
- einer Eminentiabeteiligung im Rahmen eines kondylären Bruchs.

Beim knöchernen Ausriss des VKB sind arthroskopisch assistiert angelegte Auszugsnähte nach distal gut geeignet, um die Verletzung zu sichern. Dagegen empfiehlt sich beim knöchernen Ausriss des HKB die Reposition des Fragments über einen dorsalen Zugang und – abhängig von der Größe und der Fragmentzahl – eine Schrauben- (➤ Abb. 6.1.16) oder Plattenosteosynthese (Krallenplatte) an der Tibiahinterkante. Bei einer Eminentiafraktur im Rahmen einer additiven kondylären Fraktur wird das Eminentiafragment eingepasst und im Rahmen der Schraubenosteosynthese eingeklemmt.

Laterale Spaltfrakturen (AO-Klassifikation: B1)

Ein dislozierter Spaltbruch des lateralen Tibiaplateaus wird i. Allg. als instabil eingeschätzt und erfordert eine osteosynthetische Stabilisierung. In der Regel kann die Reposition durch Applikation eines Varusstresses und der dadurch stattfindenden Ligamentotaxis erfolgen. Hierbei wird der Unterschenkel im gestreckten Zustand und bei fixiertem Oberschenkel nach medial gedrückt. Ergänzend kann die Anwendung eines Kugelspießes zur Reposition sinnvoll sein. Das Repositionsergebnis kann dann temporär mithilfe von Kirschner-Drähten fixiert werden. Alternativ ist eine perkutan angelegte, bikondylär angesetzte Repositionszange zu nutzen.

Wenn die Reposition durch Kompression schwierig erscheint und dazu größere Kräfte angewendet werden müssen, ist es wichtig daran zu denken, dass auch der laterale Meniskus im Frakturspalt inkarzeriert sein kann. Dieser muss dann zunächst arthroskopisch oder offen aus dem Bruchspalt reponiert werden, bevor die Fraktur zusammengefügt werden kann. Die Fixierung der Fraktur erfolgt typischerweise durch zwei oder drei kanülierte, perkutan eingebrachte Schrauben, oftmals mit Unterlegscheiben. Erlauben selbst Schrauben mit Unterlegscheibe bei ausgeprägter osteoporotischer Vorerkrankung keinen sicheren Halt, so kann es in seltenen Fällen notwendig werden, eine Plattenosteosynthese im Sinne einer „Antigleitplatte“ anzuwenden.

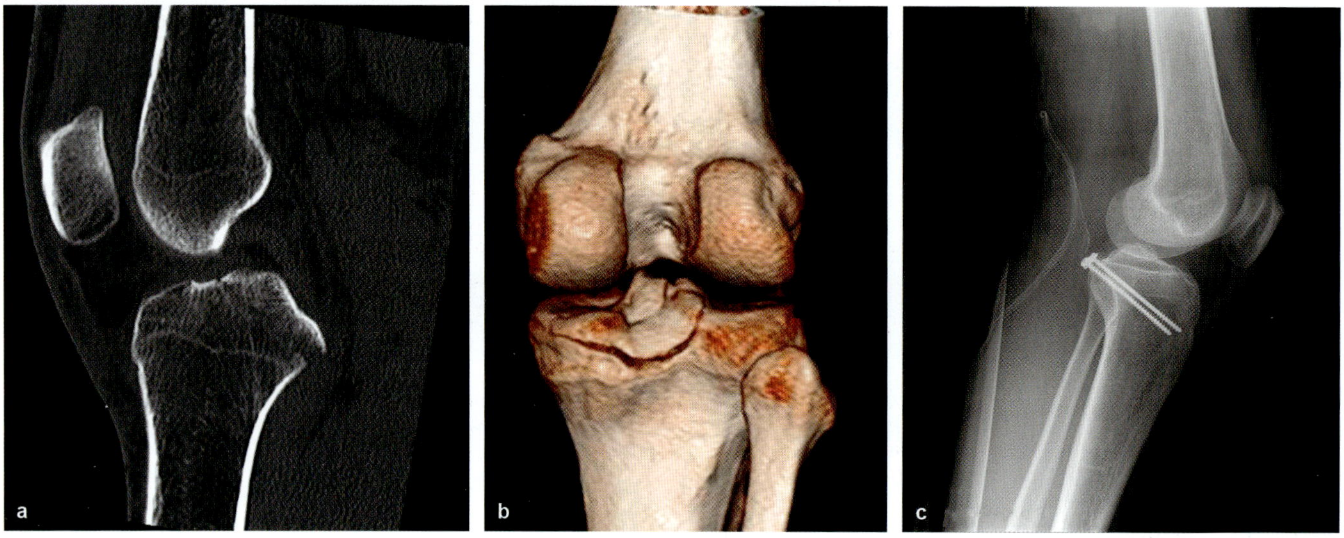

Abb. 6.1.16 Eminentiaausriss des hinteren Kreuzbandes:
a) CT-Bild seitlich
b) Dreidimensionale CT-Rekonstruktion
c) Postoperatives Bild mit dorsaler Schraubenosteosynthese

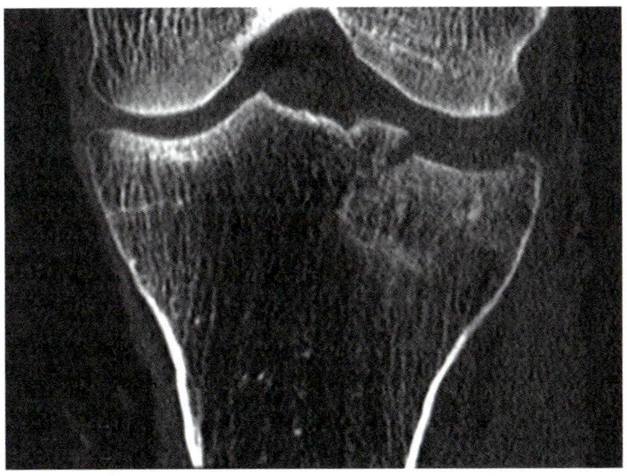

Abb. 6.1.17 Tibiakopfimpressionsfraktur

Laterale Impressionsfrakturen (AO-Klassifikation: B2)

Die Versorgung von Impressionsfrakturen (➤ Abb. 6.1.17) erfolgt in aller Regel arthroskopisch oder fluoroskopisch assistiert mit perkutaner Stabilisierung. Unter arthroskopischer oder fluoroskopischer Sicht der Gelenkfläche wird dabei ein kortikales Fenster metaphysär medial oder lateral angelegt. Mithilfe gebogener Stößel sind die imprimierten Frakturfragmente dann anzuheben (➤ Abb. 6.1.11). Eine geringfügige Überkorrektur (maximal 1–2 mm) kann hierbei von Vorteil sein, da der angehobene Bereich in aller Regel wieder leicht nachsintert. Die Lokalisation der Impression wird zuvor mittels CT geortet. Nach der Reposition erfolgt das Einbringen von Schrauben unmittelbar unter der Gelenklinie, um einen Kollaps der angehobenen Gelenkfläche zu vermeiden.

Therapeutischer Hinweis
Impressionsfrakturen werden in der Regel arthroskopisch oder fluoroskopisch assistiert mit perkutaner Stabilisierung versorgt.

Laterale Impressionsspaltfrakturen (AO-Klassifikation: B3)

Auch bei diesem Frakturtyp kann eine arthroskopisch assistierte Reposition der dislozierten Gelenkfläche durchgeführt werden (➤ Abb. 6.1.18). Während das Arthroskop die Frakturfläche abbildet, wird das imprimierte Fragment des meist lateralen Plateaus von einem distalen, medialen oder lateralen kleinen Zugang aus mithilfe gebogener Stößel aufgerichtet. Oftmals kann der Frakturspalt dabei selbst als Fenster dienen, um mittels Stößel eine Anhebung einer Impression zu erzielen. Das Arthroskop trägt hier ggf. dazu bei, die adäquate Aufrichtung des Gelenkflächenanteils zu beurteilen. Nach Anhebung des imprimierten Bereichs wird die reponierte Fraktur mithilfe von mehreren perkutan und subchondral eingebrachten, von lateral nach medial verlaufenden Schrauben – ggf. mit Unterlegscheiben – gehalten.

Wenn die Komplexität der Fraktur eine sichere Fixierung mittels Schrauben nicht zulässt (➤ Abb. 6.1.19a, b), ist eine offene Plattenosteosynthese zur Versorgung dieses Frakturtyps notwendig (➤ Abb. 6.1.19c). Hierbei erfolgt eine laterale parapatellare Arthrotomie, die eine gute Darstellung des lateralen Gelenkspalts aufweist. Die laterale Gelenkfläche kann submeniskal eingesehen werden. Die Fraktur wird anschließend mittels Plattenosteosynthese gehalten. Dabei kann das distale Ende der Platte entweder durch Eröffnung des anterioren Kompartments offen oder perkutan extraperiostal angelegt werden.

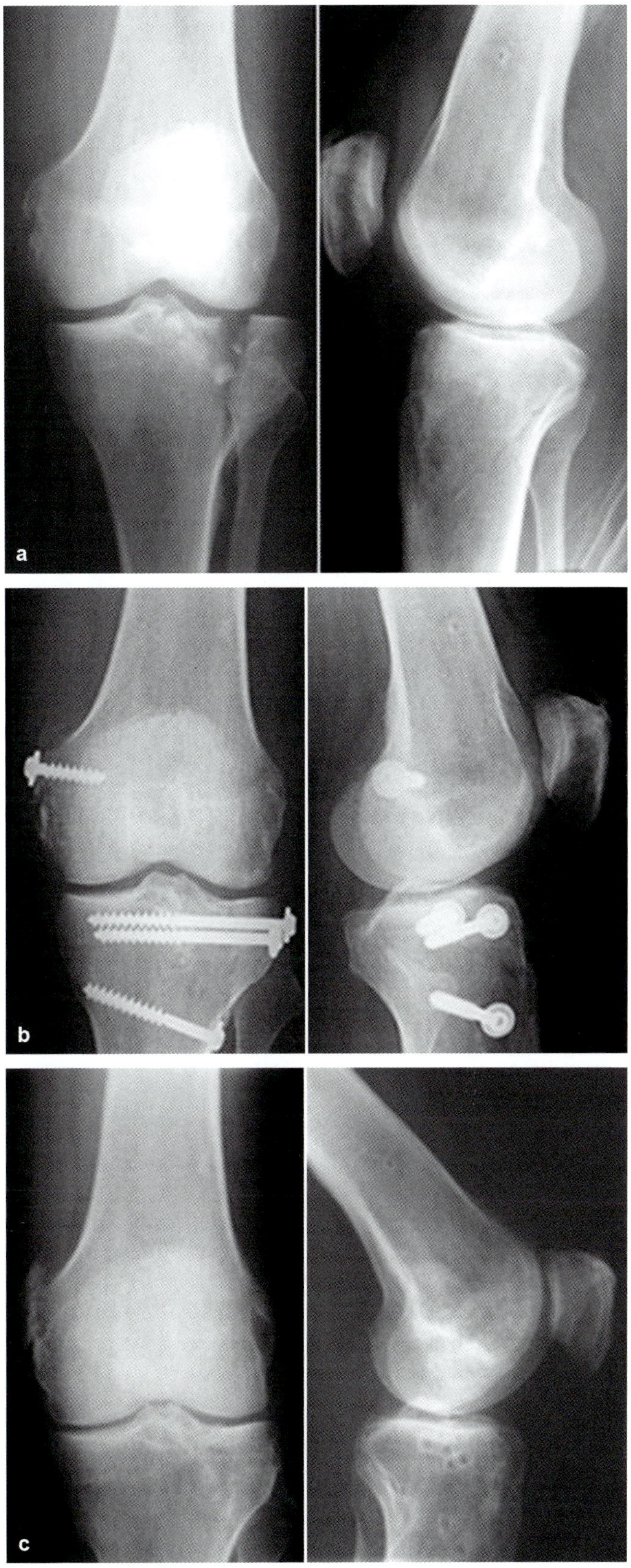

Abb. 6.1.18 Schraubenosteosynthetisch versorgter Impressionsspaltbruch:
a) Röntgenbilder eines Tibiakopf-Impressionsspaltbruchs a.-p. und seitlich
b) Röntgenbilder nach erfolgter Schraubenosteosynthese und
c) nach erfolgter Materialentfernung

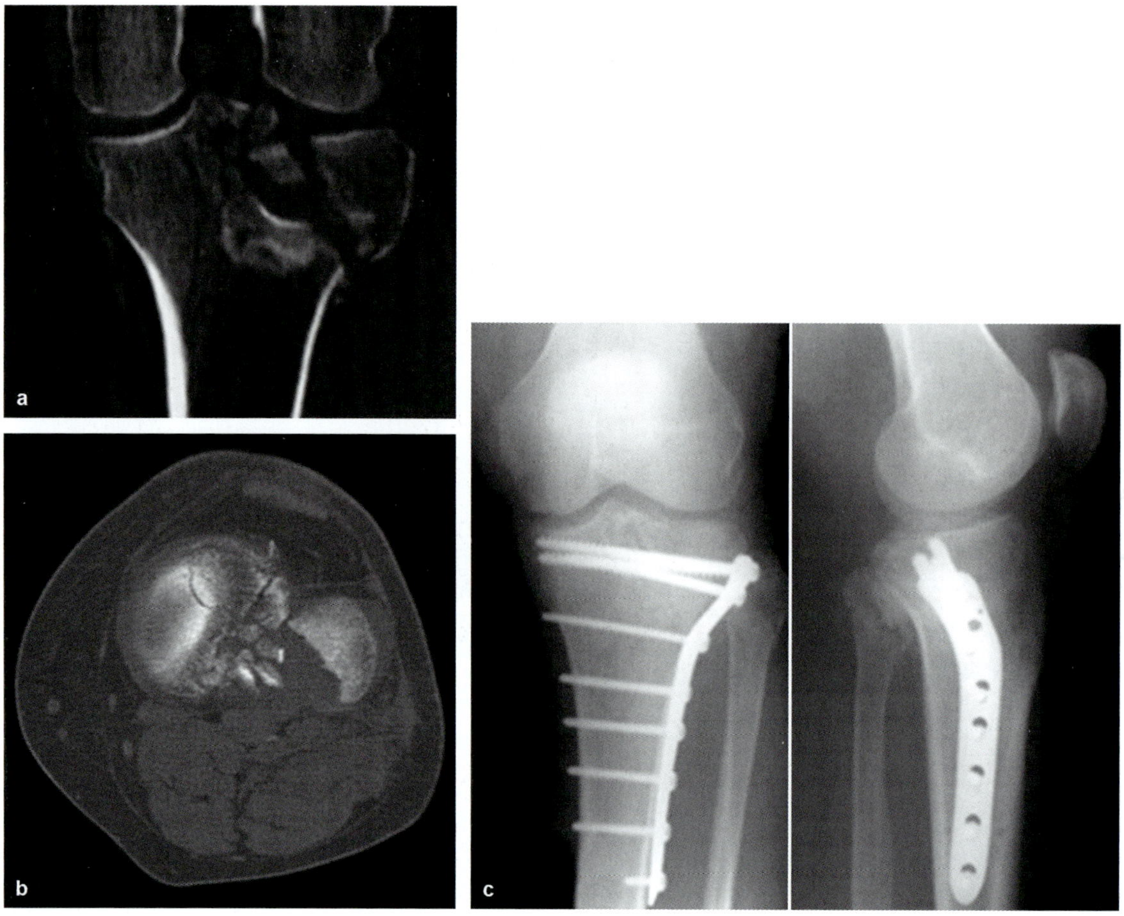

Abb. 6.1.19 Plattenosteosynthetisch versorgter Impressionsspaltbruch:
a) CT-Bild a.-p. eines Tibiakopf-Impressionsspaltbruchs
b) CT-Bild axial eines Tibiakopf-Impressionsspaltbruchs
c) Röntgenbilder nach erfolgter Plattenosteosynthese

Mediale Frakturen (AO-Klassifikation: B1–3)

Die Versorgung der selteneren medialen Frakturen erfolgt in ähnlicher Weise wie lateral. Nach Reposition ist die Fixierung mittels Schrauben und/oder Platte erforderlich. Die Platte wird typischerweise medial angebracht, wobei es sich empfiehlt, das mediale Kollateralband sowie den Pes anserinus zu identifizieren. Die Platzierung der Platte außerhalb des medialen, kollateralen ligamentären Komplexes hilft, die Durchblutung in diesem Bereich zu erhalten. In der seltenen Situation eines isolierten posteromedialen Frakturfragments wird ein posteromedialer Zugang durchgeführt werden.

Bikondyläre Frakturen (AO-Klassifikation: C1–3)

Bikondyläre Frakturen werden in aller Regel durch offene Reposition und Osteosynthese mittels Standard parapatellarer Arthrotomie versorgt (➤ Abb. 6.1.20).

Traditionell erfolgt dabei das Anbringen von Platten an beiden Kondylen. Auf die mediale Platte kann jedoch verzichtet werden, wenn das mediale Fragment groß ist und bei der Versorgung des lateralen Fragments mittels winkelstabiler Platte mit genügend Halt sicher mit gefasst ist. Somit können winkelstabile Plattensysteme bei einfachen bikondylären Frakturtypen eine zusätzliche Osteosynthese des kontralateralen Kondylus ersparen. Kurzzeitergebnisse sind diesbezüglich vielversprechend, Langzeitergebnisse fehlen bisher jedoch noch. Die Vermeidung einer doppelten Plattenanlage wird als „biologisch vorteilhaft" angesehen, da der iatrogene Schaden durch die notwendige operative Präparation (z. B. Kompromittierung der lokalen Weichteildurchblutung) halbiert wird und nur noch auf der Seite der Plattenlage erfolgen muss.

Therapeutischer Hinweis
Winkelstabile Plattensysteme können bei einfachen bikondylären Frakturen eine zusätzliche Osteosynthese des kontralateralen Kondylus ersparen.

Wenn eine Doppelplattenanlage erfolgen muss, ist es empfehlenswert, die mediale Platte winkelstabil oberflächlich zum medialen Kollateralband und zum Pes anserinus anzubringen. Typischerweise steigt die Wahrscheinlichkeit für die Notwendigkeit einer medialen Platte mit der Komplexität der medialen Fraktur. Für ein posteromediales Fragment sollte ein posteromedialer Zugang erfolgen.

Offene Frakturen

Offene Frakturen des Tibiaplateaus erfordern eine notfallmäßige Irrigation und ein notfallmäßiges Débridement. Die Anwendung eines Fixateur externe ist in dieser Situation sinnvoll. Ist eine Erweiterung der Inzisionen zum Débridement oder zur Fasziotomie notwendig, müssen später geplante Zugänge zur osteosyntheti-

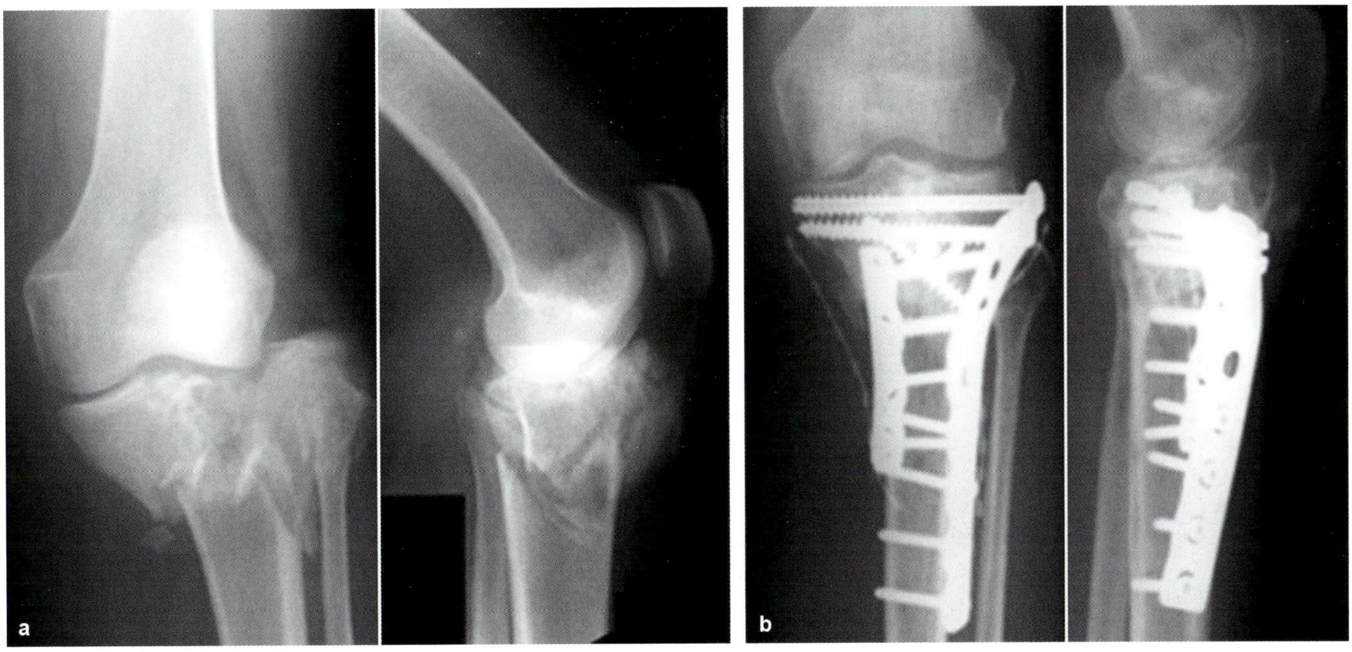

Abb. 6.1.20 Bikondyläre Tibiakopffraktur (C3-Fraktur):
a) Primäres Röntgenbild a.-p. und seitlich
b) Röntgenbilder nach operativer Versorgung mit lateraler und medialer Platte

schen Rekonstruktion mit bedacht werden. Die allgemeinen Prinzipien der offenen Frakturversorgung sind anzuwenden.

Grob kontaminierte Wunden oder Defekte erfordern ggf. wiederholte Débridements bzw. die wiederholte Anlage einer temporären Vakuumversiegelung. Bei einem großen Defekt ist letztlich sogar eine Lappendeckung zu erwägen. Die definitive Osteosynthese erfolgt in aller Regel erst, nachdem sich das Weichteilgewebe erholt hat und die Wunden sauber sind.

6.1.6 Knochentransplantation und Knochenersatzmaterialien

Wissenschaftlich noch nicht abschließend geklärt ist bisher, ob durch die Fraktur oder durch die Reposition entstandene Defektzonen im Tibiakopfbereich durch Knochentransplantation oder Knochenersatzmaterialien aufgefüllt werden müssen. Diese Unterfütterungen sollen als Widerlager fungieren, um eine Sinterung der reponierten Gelenkflächen zu verhindern.

Das Standardverfahren zur Unterfütterung eines hochgestößelten osteochondralen Fragments stellt herkömmlicherweise eine Spongiosaplastik oder das Einbringen von kortikospongiösen Spänen dar. Hier sind die zeitgleichen osteogenen, osteoinduktiven und osteokonduktiven Eigenschaften der **Spongiosa** Vorteile. Ungünstig sind jedoch die Zugangsmorbidität und die Operationsdauer bei der Spongiosaentnahme. Als Alternative stehen Knochenersatzmaterialien wie Hydroxylapatit, Kalziumsulfat oder Kalziumphosphat bereit (Kurien et al. 2013). Gerade das injizierbare kalthärtende **Kalziumphosphat** wird als vollständig, formschlüssig und mechanisch belastbarer Zement eingeschätzt (Lobenhoffer et al. 2002).

Watson (2004) untersuchte Tibiafrakturen, die mit injizierbarem **Kalziumsulfat** unterfüttert wurden. Im Rahmen der Studie heilten ⅞ aller Fälle aus. Nach 3 Monaten war dabei 90–100 % des Knochenersatzmaterials knöchern umgebaut. Bajammal et al. (2008) untersuchten in einer Metaanalyse ebenfalls die Anwendung von Kalziumphosphat und stellten nach Defektauffüllung eine signifikante Schmerzreduktion fest. Unberücksichtigt blieb in dieser Arbeit allerdings die Frage, ob der gleiche Effekt auch mit Spongiosaunterfütterung hätte erzielt werden können. Russell et al. (2008) führten deshalb eine prospektiv randomisierte multizentrische Studie mit der Frage „Kalziumphosphat oder Spongiosa" an 120 Patienten mit Tibiakopffrakturen durch. Dort gab es als Ergebnis eine signifikant geringere Plateaureduktion nach Kalziumphosphat-Applikation.

Therapeutischer Hinweis
Spongiosa, Hydroxylapatit und kalthärtendes Kalziumphosphat als Zement stehen als Knochenersatzmaterialien zur Verfügung.

Obwohl bereits viele Verfahren beschrieben und viele Produkte entwickelt wurden, gehen die Forschungsarbeiten weiter. Eine endgültige Klärung der Frage, ob Knochentransplantation bzw. Knochenersatzmaterialien bei der Versorgung von Tibiakopffrakturen zum Einsatz kommen sollten, bleibt abzuwarten.

6.1.7 Versorgung von Meniskus- und Kapsel-Band-Läsionen bei Tibiakopffrakturen

Die Versorgung von begleitenden Meniskus- und Kapsel-Band-Läsionen erfolgt im Zusammenhang mit der primären Versorgung der Tibiakopffraktur.

Im Rahmen eines arthroskopisch assistierten Eingriffs am Tibiakopf können Meniskusrisse aller Art mit adressiert werden. Bei der offenen Tibiakopfversorgung werden reparaturwürdige kapselnahe Meniskuslängsrisse direkt genäht.

Im Bereich der Kapsel-Band-Läsionen wird eine Refixation knöchern ausgerissener Kreuz-, Seiten- und Kapselbänder durchgeführt. Ausgedehnte Rupturen der kräftigen dorsalen Kapselstrukturen und des Außenbandes werden zeitnah (nach lokaler Abschwellung, idealerweise im Zeitintervall von etwa 10 Tagen) operativ rekonstruiert.

CAVE
Eine primäre Kreuzbandersatzplastik wird aufgrund der Invasivität des Verfahrens nicht empfohlen.

6.1.8 Postoperative Behandlung

Die postoperative Behandlung entspricht den Prinzipien der konservativen Therapie und besteht aus abschwellenden Maßnahmen und einer frühfunktionellen Mobilisierung bei adäquater Schmerzbehandlung. Die frühzeitige Beübung der Funktion (Streckung und Beugung des Kniegelenks) erfolgt mit dem Ziel, die Einsteifung des Gelenks zu verhindern. Hierbei ist auf eine begleitende ausreichende Schmerztherapie zu achten, da ansonsten die Beübung nicht möglich sein wird. Aus dem gleichen Grund wird auf das Tragen einer Orthese verzichtet. In aller Regel wird (bei impaktierten Frakturen) mit 15–20 kg Teilbelastung für 6 Wochen begonnen. Abhängig von Röntgenkontrollen zur Beurteilung der knöchernen Konsolidierung kann anschließend eine Belastungssteigerung erfolgen. Eine knöcherne Konsolidierung ist nach 6–12 Wochen zu erwarten.

Die frühfunktionelle Therapie ist dabei von besonderer Bedeutung, da hiermit der Einsteifung des Kniegelenks entgegengewirkt wird. Im Idealfall kann mithilfe der frühfunktionellen Übung das Therapieziel der vollständigen Streckung und Beugung des Kniegelenks erreicht werden.

Die konservative Behandlung besteht aus lokalen abschwellenden Maßnahmen und der bereits erwähnten frühfunktionellen Bewegung. Hierunter wird ein frühzeitiges Üben der Streckung und Beugung des Kniegelenks verstanden, entweder aktiv durch den Patienten oder passiv unter Verwendung einer kontinuierlich-passiven Motorschiene. Hierbei ist auf eine begleitende ausreichende Schmerztherapie zu achten. Eine frühzeitige Mobilisation sollte bei temporärer Entlastung der Fraktur angestrebt werden. Eine Belastungszunahme kann – meist nach 6 Wochen beginnend – abhängig von Röntgenkontrollen erfolgen.

6.1.9 Komplikationen nach Tibiakopffrakturen

Die Komplikationen bei der Versorgung von Tibiakopffrakturen werden nachfolgend erläutert.

Arthrofibrose

Die Einsteifung des Kniegelenks ist eine der häufigsten Komplikationen nach Tibiakopffrakturen – insbesondere bei zunehmender Komplexität der Fraktur. Die beste Prävention besteht in einer stabilen knöchernen Fixierung und frühfunktionellen Behandlung. Bei fortbestehender Bewegungseinschränkung trotz intensiver Physiotherapie, d. h. bei störendem Streck- oder Beugedefizit, kann eine Mobilisation des Kniegelenks in Narkose durchgeführt werden. Ist die klinisch relevante Bewegungseinschränkung durch eine solche Narkosemobilisation nicht zu beheben, besteht die Indikation zur arthroskopischen/offenen Adhäsiolyse.

Infektion

Erhöhte Temperatur, Schmerzen sowie Schwellung in Kombination mit fehlender CRP-Absenkung bzw. einem hohen CRP-Niveau deuten auf einen Infekt hin, noch bevor der eigentliche Keimnachweis erfolgt ist. In solchen Fällen muss eine offene Revision des Operationsbereichs erfolgen. Dabei sind eine Abstrichuntersuchung sowie eine Spülung und ein aggressives Débridement der Wunde durchzuführen. Anschließend wird eine gezielte antibiotische Therapie eingeleitet. Bei intraartikulärer Beteiligung kann additiv eine arthroskopisch assistierte Revision oder eine Arthrotomie notwendig werden.

Ob das verwendete Osteosynthesematerial an Ort und Stelle verbleibt, muss je nach Sachlage von Fall zu Fall neu entschieden werden. Abzuwägen ist hierbei, dass die Implantate nach erfolgter Osteosynthese die Fraktur stabilisieren. Andererseits reduzieren sie jedoch die Resistenz von Knochen gegenüber Bakterien um den Faktor 1 000. Üblicherweise wird deshalb der Versuch unternommen, das Metall zunächst zu belassen und die Infektion durch gezielte lokale und/oder systemische Antibiose so lange zu unterdrücken, bis eine knöcherne Konsolidierung erfolgt ist. Anschließend kann das Metall ohne Risiko einer Dislokation entnommen werden. Ist bei Belassung des Osteosynthesematerials jedoch die Infektunterdrückung nicht kurzfristig erfolgreich, sind ggf. mehrfache Wundrevisionen und die Metallentfernung vorzunehmen.

Erneute oder verbleibende Fehlstellung

Eine weitere Komplikation bei der Versorgung von Tibiakopffrakturen können erneute oder verbleibende Fehlstellungen sein. So ist trotz Operation gelegentlich eine kondyläre Einsenkung mit Varus- oder Valgusfehlstellung und relativer Bandinsuffizienz zu verzeichnen. Die Frage, ob in solchen Fällen sofort oder später rekonstruktiv vorgegangen werden soll, ist nicht leicht zu beantworten. Eine Sofortkorrektur ist jedoch immer dann angeraten, wenn der Verlauf der Primäroperation – einschl. der ermittelten Fragmentgröße, Knochenfestigkeit, Primärreposition, postoperativen Fraktur- und Bandstabilität – sowie die vorliegende Weichteilsituation diesen Eingriff erfolgversprechend erscheinen lassen. In der Regel steht dem Operateur dabei ein Zeitfenster von 2–3 Wochen offen, um frische Frakturen ohne anspruchsvolle Kallusosteotomien zu korrigieren. Vorteilhaft dabei ist, dass die Gelenkkonturen ohne Ausgleichsgewebe noch offensichtlich sind. Existieren nur moderate knöcherne Gelenkstufen (bis 3 mm), ist keine neue Intervention nötig, da Knorpel, Bindegewebe und Menisken diese ausgleichen.

Iatrogene neurovaskuläre Verletzungen

Während der Versorgung von Tibiakopffrakturen kann es in seltenen Fällen intraoperativ zu Verletzungen am N. peroneus – etwa bei der dorsolateralen Freilegung oder bei Bohrungen – bzw. am N. tibialis oder am N. saphenus (mediale Freilegung) kommen. Auch popliteale Gefäße können infolge der notwendigen Behandlungstätigkeit geschädigt werden.

Um neurovaskuläre Verletzungen sicher diagnostizieren und dann auch behandeln zu können, erfolgen nach der Primäroperation eine regelmäßige Pulskontrolle sowie eine Überwachung der Nervenfunktion. Liegen Indizien für einen vollständigen Durchblutungsausfall oder eine Nervendurchtrennung vor, muss sofort erneut operativ eingegriffen werden.

Kompartmentsyndrom

Ein Kompartmentsyndrom kann insbesondere bei Tibiakopffrakturen auftreten, die von großen Trümmerbereichen und weit in den Schaft auslaufenden Fragmenten gekennzeichnet sind. Zu beachten ist dabei allerdings, dass bei Befall der tibiofibularen Muskelloge alternativ auch eine isolierte Läsion des N. peroneus vorliegen könnte. Dies muss klinisch und diagnostisch differenziert werden (Lokalbefund, Palpation, Druckmessung, Sensibilitätsverlust des Profundusastes).

Lassen sich dabei keine eindeutigen Ergebnisse erzielen, ist eine umgehende Faszienspaltung aller betroffenen Muskellogen angeraten. Indikationen für eine Kompartmentspaltung sind klinische Aspekte wie Verletzungsmuster, Weichteilpalpation, Schmerz bzw. Verlauf. Als kritische Marke bei apparativen Druckmessungen sind 30 mmHg zu betrachten.

Kondylennekrosen

Von Kondylennekrosen – dem Zusammenbruch des betroffenen Tibiakopfbereichs nach erfolgreicher operativer Rekonstruktion – sind vor allem ältere Patienten betroffen. Merkmale dafür sind eine immer stärker werdende Fehlstellung oder andauernde postoperative Schmerzen.

Kondylennekrosen stellen bei Älteren eine Indikation für einen gelenkprothetischen Ersatz dar. Bei jüngeren Patienten sollten die Alternativen der Umstellungsosteotomie bzw. des Kondylenaufbaus mit Knorpelreparation (osteochondrale Transplantation, Chondrozytentransplantation) in Betracht gezogen werden.

Pseudarthrose

Kommt es nach einer Frakturbehandlung zu Störungen bei der Knochenheilung, können Pseudarthrosen die Folge sein (➤ Abb. 6.1.21). Bei Tibiakopffrakturen sind Pseudarthrosen typischerweise mit offenen Brüchen oder Hochenergietraumen im metadiaphysären Übergang bei bikondylären Frakturen assoziiert. Unter der Voraussetzung einer guten Knochenstabilität bzw. einer stabilen Osteosynthese werden diese durch bewährte Verfahren wie Ausräumung, Dekortikation, Spongiosaplastik, Kompressionsosteosynthese oder Umstellungsosteotomie – in der Regel erfolgreich – behandelt.

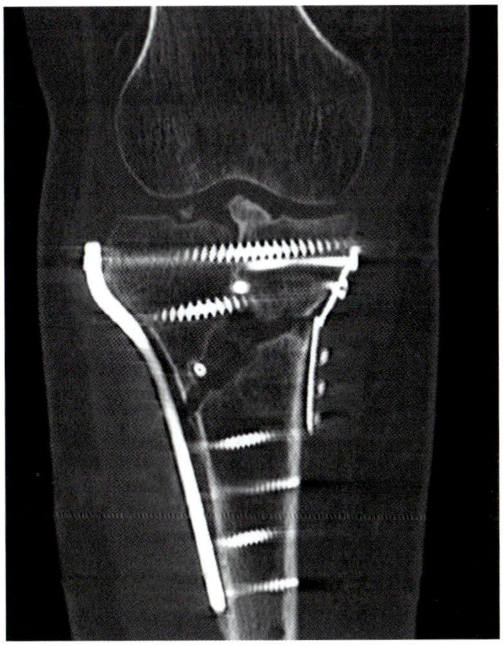

Abb. 6.1.21 Pseudarthrose mit medialem Plattenbruch nach osteosynthetisch versorgter Tibiakopffraktur

Arthrose

Selbst wenn Tibiakopffrakturen primär optimal versorgt werden, kann später eine Arthrose auftreten. Ursache dafür sind häufig Knochen-Knorpel-Nekrosen, Gelenkstufen sowie Achsfehlstellungen. Doch auch Meniskus- und/oder Bandverletzungen, Bewegungseinschränkung und Übergewicht können zur Ausbildung der Arthrose beitragen, die oft gegenüber konservativen Therapiemaßnahmen refraktär wird. Je nach Beurteilung von Ursache, Arthroseausmaß, Alter, Aktivität und Erwartungshaltung ist dabei individuell zu entscheiden, ob eine Korrekturosteotomie oder ein gelenkprothetischer (Teil-)Ersatz die bestmögliche Versorgung für den jeweiligen Patienten darstellt. Manchmal ist sogar eine Arthrodese notwendig.

6.1.10 Outcome nach Tibiakopffrakturen

Das Outcome nach Tibiakopffraktur ist von der primären Verletzungsschwere, aber auch von der Qualität der konservativen und operativen Behandlung abhängig. Eine entscheidende Rolle spielt dabei, wie die Wiederherstellung der Gelenkfläche gelungen ist, ob korrekte Achsverhältnisse erzielt werden konnten und inwieweit die Kniegelenkstabilität wieder ausreichend ist.

Laut Literatur lassen sich bei niedrigenergetischen Traumen – häufig A- oder B-Frakturen – gute Ergebnisse bei der operativen Versorgung erzielen. Dies gilt insbesondere für Patienten < 40 Jahren (Stevens et al. 2001). Erstklassig sind auch die Behandlungsresultate bei der perkutanen arthroskopisch assistierten Versorgung von B-Frakturen. Hier lag einer Studie zufolge die Zufriedenheit bei 95 %. 92 % der Studienteilnehmer zeigten darüber hinaus eine exzellente Beweglichkeit (Scheerlinck et al. 1998).

Die Prognose ist prinzipiell von folgenden Faktoren abhängig:

- Ausmaß der primären Verletzung
- Qualität der operativen Versorgung
- Wiederherstellung der Gelenkfläche
- Korrekte Achsverhältnissen
- Kniegelenkstabilität
- Kooperation des Patienten

Anders sieht es bei Hochenergietraumen aus. Nach Schwartsman et al. (1998) konnte eine Patientenzufriedenheit nach Hochenergietraumen des Tibiakopfes nur in 35 % der Fälle erzielt werden.

Kommen Probleme wie Meniskus(teil)entfernungen, Gelenkinkongruenzen oder Fehlrepositionen hinzu, erhöht sich z. B. die Arthroserate deutlich. So hatten nach einer Untersuchung von Honkonen (1995) 44 % der 131 nachuntersuchten Patienten nach durchschnittlich 7,6 Jahren eine Arthrose ausgebildet. Bei Zustand nach Meniskektomie fand sich sogar ein drastischer Anstieg auf 74 %.

6.1.11 Fazit

- Das Ausmaß des Weichteilschadens ist ein wesentlicher Faktor für die Planung der Behandlung und muss entsprechend berücksichtigt werden.

- Häufig weisen Patienten mit Tibiakopffrakturen gleichzeitig Band- und/oder Meniskusverletzungen auf. Diese sollten auch primär mit versorgt werden oder müssen zumindest erkannt werden, um im Laufe der Zeit mit behandelt werden zu können.
- Ziele der Versorgung sind: stufenfreie Gelenkflächen, anatomische Beinachsen und ein stabiles Gelenk.
- Guten Ergebnissen nach niederenergetischem Trauma und operativer Versorgung (z. B. arthroskopisch assistiert) stehen Langzeitprobleme nach hochenergetischem Trauma mit erheblichem Knorpelschaden trotz eines scheinbar perfekten postoperativen radiologischen Ergebnisses gegenüber.
- Die Weiterentwicklung von minimalinvasiven operativen Verfahren und Implantaten, winkelstabilen Plattenosteosynthesen und Knochenersatzmaterialien scheint das Outcome kontinuierlich zu verbessern.

LITERATUR

Babis GC, Evangelopoulos DS, Kontovazenitis P, Nikolopoulos K, Soucacos PN (2011). High energy tibial plateau fractures treated with hybrid external fixation. J Orthop Surg Res 14(6): 35.

Bajammal S, Zlowodzki M, Lelwica A, Tornetta P, Einhorn T, Buckley R, et al. (2008). The use of calcium phosphate bone cement in fracture treatment – a meta-analysis of randomized trials. J Bone Joint Surg Am 90: 1186–1196.

Enderle E, Frosch KH (2013). Arthroscopy-assisted management of knee fractures. Unfallchirurg 116: 311–317.

Frosch KH, Proksch N, Preiss A, Giannakos A (2012). Versorgung knöcherner hinterer Kreuzbandausrisse über einen minimal-invasiven dorsalen Zugang. Oper Orthop Traumatol 24: 348–353.

Högel F, Hoffmann S, Panzer S, Wimber J, Bühren V, Augat P (2013). Biomechanical comparison of intramedullar versus extramedullar stabilization of intra-articular tibial plateau fractures. Arch Orthop Trauma Surg 133(1): 59–64.

Honkonen S (1994). Indications for surgical treatment of tibial condyle fractures. Clin Orthop 302: 199–205.

Honkonen S (1995). Degenerative arthritis after tibial plateau fractures. J Orthop Trauma 9: 273–277.

Josten C, Marquass B, Schwarz C, Verheyden A (2010). Marknagelosteosynthese proximaler Tibiafrakturen. Komplikationen und Risikofaktoren. Unfallchirurg 113: 21–28.

Kurien T, Pearson RG, Scammell BE (2013). Bone graft substitutes currently available in orthopaedic practice. The evidence for their use. Bone Joint J Br 95: 583–597.

Lobenhoffer P, Gerich T, Witte F, Tscherne H (2002). Use of an injectable calcium phosphate bone cement in the treatment of tibial plateau fractures: a prospective study of twenty-six cases with twenty-month mean follow-up. J Orthop Trauma 16:143–149.

Potocnik P, Acklin YP, Sommer C (2011). Operative strategy in postero-medial fracture-dislocation of the proximal tibia. Injury 42(10): 1060–1065.

Rommens P, Attal R, Hansen M, Kuhn S (2011). Intramedulläre Nagelung von proximalen Tibiafrakturen. Oper Orthop Traumatol 23: 411–422.

Russell T, Leighton R (2008). Comparison of autogenous bone graft and endothermic calcium phosphate cement for defect augmentation in tibial plateau fractures – a multicenter, prospective, randomized study. J Bone Joint Surg Am 90: 2057–2061.

Scheerlinck T, Ng C, Handelberg F, Casteleyn P (1998). Medium-term results of percutaneous, arthroscopically assisted osteosynthesis of fractures of the tibial plateau. J Bone Joint Surg Br 80: 959–964.

Schwartsman R, Brinker M, Beaver R, Cox D (1998). Patient self-assessment of tibial plateau fractures in 40 older adults. Am J Orthop 27(7): 512–519.

Stevens D, Beharry R, McKee M, Waddell J, Schemitsch E (2001). The long-term functional outcome of operatively treated tibial plateau fractures. J Orthop Trauma 15: 312–320.

Watson JT (2004). The use of an injectable bone graft substitute in tibial metaphyseal fractures. Orthopedics 27 (Suppl 1): s103–107

Weimann A, Heinkele T, Herbort M, Schliemann B, Petersen W, Raschke MJ (2013). Minimally invasive reconstruction of lateral tibial plateau fractures using the jail technique: a biomechanical study. BMC Musculoskelet Disord 14: 120.

Xu YQ, Li Q, Shen TG, Li J, Wang G, Yao YR, Deng P, Luo ZL (2012). Case-control study on MDCT and MRI for the diagnosis of complex fractures of tibial plateau. Zhongguo Gu Shang 25(3): 184–189.

Zhang W, Luo CF, Putnis S, Sun H, Zeng ZM, Zeng BF (2012). Biomechanical analysis of four different fixations for the posterolateral shearing tibial plateau fracture. Knee 19(2): 94–98.

6

6.2 Kniegelenknahe Femurfrakturen

Paul Alfred Grützner und Sven Vetter

6.2.1 Einleitung

Die Therapie einer distalen Femurfraktur bedeutet für den behandelnden Chirurgen trotz der Entwicklung innovativer Implantate häufig eine Herausforderung. Obgleich die Rate an Komplikationen wie Knochenbruchheilungsstörungen, Infekten und sekundären Dislokationen mit den minimalinvasiven Implantaten in den letzten Jahren abgenommen hat, besteht weiterhin die Schwierigkeit einer anatomischen Wiederherstellung von Achse, Rotation und Länge des Femurs.

6.2.2 Epidemiologie

Statistisch betrachtet entfallen lediglich 4–6 % aller Frakturen des Femurs auf den distalen Anteil. Die Jahresinzidenz beträgt 37/100 000 Einwohner und stellt somit eine seltene Entität dar. Es existieren zwei Häufigkeitsgipfel in der Altersverteilung der Verletzten: Betroffen sind zumeist junge männliche Patienten nach Hochrasanztrauma und ältere weibliche Patienten, häufig mit begleitender Osteoporose, nach Sturz mit direktem Anprall.

6.2.3 Ätiologie

Die distalen Femurfrakturen können durch direkte oder indirekte Gewalteinwirkung entstehen.

Bei **indirekter Gewalteinwirkung** wirkt häufig die Kraft auf die Längsachse des gesamten Beines ein und führt zu einer Stauchung des Kniegelenks, bei der die Kondylen in das Tibiaplateau getrieben werden. Aufgrund der abnehmenden Stärke der Kompakta proximal der Kondylen kommt es häufig suprakondylär zu einer schräg bzw. quer verlaufenden Fraktur. Bei zunehmender Krafteinwirkung führt der Stauchungsmechanismus zu einer Sprengung der Kondylenregion, sodass eine bikondyläre Frakturform resultiert. Wirkt die Kraft lediglich bei Abduktion oder Adduktion auf das distale Femur ein, können Abscherfrakturen des medialen oder lateralen Kondylus entstehen. Ein Abriss der dorsalen Anteile der Kondylen folgt häufig auf eine hohe Krafteinwirkung bei flektiertem Kniegelenk.

Anpralltraumata der Patella, wie sie bei *dashboard injuries* im Rahmen von Verkehrsunfällen auftreten, können zudem zu distalen Femurfrakturen führen. Durch den Anprall wird die Patella wie ein Keil in die Interkondylenregion des Femurs gedrückt und kann diese auseinandertreiben. In einigen Fällen kann die Kraft nach proximal weitergeleitet werden und im Bereich des Hüftgelenks zu weiteren Frakturen oder Luxationen führen.

Spiralfrakturen aufgrund einer indirekten Krafteinwirkung mit Rotationskomponente werden seltener beobachtet. Dabei führt ein Drehmechanismus des Körpers gegenüber dem fixierten Unterschenkel – z. B. im Rahmen eines Skiunfalls – zu der Verletzung.

Eine **direkte Krafteinwirkung** auf das distale Femur führt in Abhängigkeit der Kraft und des Kraftvektors ebenfalls zu unterschiedlichen Frakturformen. Die Frakturdislokation wird zum einen durch den Verletzungsmechanismus und zum anderen durch den Zug der ansetzenden Muskulatur beeinflusst. Bei suprakondylären Frakturen wird das proximale Fragment aufgrund der Adduktoren meist nach medial gezogen, während das distale Fragment regelhaft proximal durch den M. gastrocnemius nach dorsal disloziert wird.

6.2.4 Begleitverletzungen

Begleitverletzungen der distalen Femurfraktur gehen in der Regel mit einer hohen Gewalteinwirkung einher. Der Unfallmechanismus beeinflusst das Ausmaß der Begleitverletzungen erheblich. Häufig werden neben den umliegenden Weichteilen Strukturen des Kniegelenks wie Gelenkknorpel, Menisken, Kreuz- und Kollateralbänder verletzt. Zudem kann es zu Schädigungen der angrenzenden Knochen kommen: am häufigsten der Tibia mit bis zu 8 % sowie der Patella mit bis zu 15 %. Begleitende Band- (10 %) und Meniskusverletzungen (8 %) sind initial schwierig zu diagnostizieren, da aufgrund der Instabilität der Fraktur und der Beschwerden keine differenzierte Untersuchung durchgeführt werden kann.

Knorpelverletzungen treten zu ca. 10 % als Begleitverletzungen auf und kommen vor allem bei direkten Anpralltraumata vor. Sie reichen von einfachen Kontusionen über Impressionen bis hin zu (osteo)chondralen Flakes, die aus dem Verbund herausgelöst sind. Nicht selten sind diese bereits im konventionellen Röntgenbild präoperativ zu erkennen.

Gefäß- (3 %) und Nervenverletzungen (1 %) treten als Begleitverletzungen nur selten auf, sind aber vor allem bei Luxationsfrakturen sowie bei stark dislozierten suprakondylären Frakturen in Betracht zu ziehen. Vor allem bei suprakondylären Femurfrakturen sind Gefäßverletzungen sicher auszuschließen, da sie hier häufiger auftreten als bei allen anderen Frakturlokalisationen des Femurs.

6.2.5 Anatomische Grundlagen

Die Form des Femurs weist einige Besonderheiten auf, die es bei der Rekonstruktion nach einer Fraktur zu berücksichtigen gilt.

Die Belastungsachse des Beines führt vom Hüftkopfzentrum in einer Linie mittig durch das distale Femur und das Kniegelenk zur Mitte der talaren Gelenkfläche (Mikulicz-Linie). Die Femurschaftachse verläuft lateral zu dieser und bildet mit ihr einen Winkel von 6–10° (➤ Abb. 6.2.1a). Dies führt zu einem Winkel der Femurschaftachse zur Kniegelenkebene von 98–100° medial und 80–82° lateral. Zudem liegt eine Antetorsion des Schenkelhalses zur dorsalen femoralen Kondylenachse von 10–12° vor.

Der laterale Kondylus ist in der Regel prominenter als der mediale. In axialer Ansicht verläuft daher die ventrale Gelenklinie schräg nach medial/dorsal. Zusätzlich verlaufen die Kondylen – axial betrachtet – von dorsal nach ventral konvergierend, wobei der Winkel der medialen Kondyle mit 15–25° größer ist als jener der lateralen Kondyle. Dadurch ähnelt das distale Femur einem Trapez mit längerem Schenkel dorsal und einem kürzeren ventral (➤ Abb. 6.2.1b).

6.2.6 Diagnostik

Die Diagnostik richtet sich nach dem Ausmaß und der Lokalisation der Verletzung sowie der Weichteilbeteiligung.

Im Rahmen der körperlichen Untersuchung ist auf Frakturzeichen wie Achs- und Rotationsabweichungen sowie Instabilitäten zu achten. Häufig ist die Beweglichkeit des Kniegelenks stark ein-

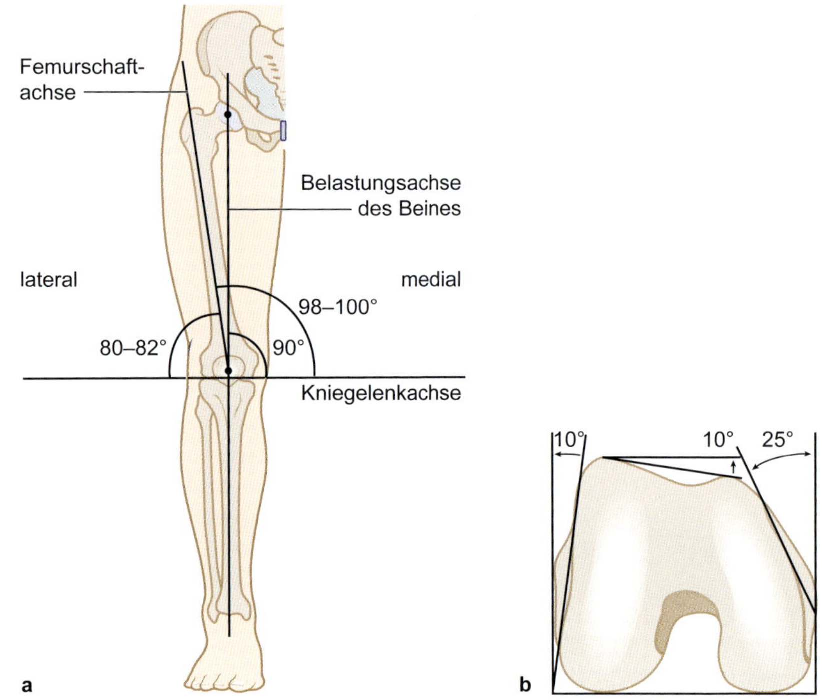

Abb. 6.2.1 Achsen des Femurs:
a) Belastungsachse des Beines (Mikulicz-Linie) und femorale Achse schneiden sich in einem Winkel von 6–10°. Der mediale Winkel der femoralen Achse zur Kniegelenkachse beträgt 98–100°, der laterale Winkel 80–82°.
b) Das Femur ähnelt in axialer Betrachtung einem sich nach ventral verjüngendem Trapez.

geschränkt oder vollständig aufgehoben. Ein offener Weichteilschaden ist in bis zu 40 % aller Fälle vorhanden. Aufgrund von Dislokationen, Krepitationen bzw. eindeutigen Instabilitäten sind Frakturen des distalen Femurs häufig bereits klinisch eindeutig.

Eine klinische Untersuchung der Bandstabilität des Kniegelenks ist durch die Instabilität der Fraktur jedoch häufig schwierig und nicht richtungweisend. Zudem ist bei sicheren Frakturzeichen am distalen Femur eine Untersuchung des Kniegelenks für den Patienten häufig sehr schmerzhaft.

Als diagnostischer Goldstandard gilt die **Röntgen**untersuchung in zwei Ebenen. Dabei sind Frakturen des Schaftbereichs und des proximalen Femurs auszuschließen. Um das Ausmaß der Fraktur zu erkennen, sollten die Röntgenaufnahmen auf das Kniegelenk zentriert werden. Röntgenologische Schrägaufnahmen in 45° sind in der Regel aufgrund der Beschwerdesymptomatik des Patienten nicht durchführbar. Daher sollte bei Verdacht auf eine begleitende Patellafraktur eine Computertomografie (CT) zum Ausschluss knöcherner Begleitverletzungen angefertigt werden.

Bei komplexen Frakturformen des distalen Femurs ist eine **CT**-Diagnostik anzuraten, um die Versorgung präoperativ zu planen. Die Indikation zur **MRT**-Diagnostik sollte präoperativ großzügig gestellt werden, um Band- und Meniskusverletzungen des Kniegelenks diagnostizieren und operativ adressieren zu können. Vor allem bei Abrissfrakturen der Epikondylen sind intraartikuläre Begleitverletzungen auszuschließen. Die Beurteilung des MRT nach einer Platten- oder Marknagelosteosynthese kann durch umfangreiche Artefakte, die durch das Osteosynthesematerial hervorgerufen werden, stark beeinträchtigt sein.

Um Verletzungen der Gefäße und Nerven in der Kniekehle nicht zu übersehen, ist eine gewissenhafte Untersuchung der Durchblutung, Motorik und Sensibilität erforderlich. In Ergänzung ist bei Verdacht auf eine Gefäßverletzung frühzeitig die Indikation zur **Doppler-Sonografie** bzw. **Angiografie** der peripheren Gefäße zu stellen, um Verletzungen sicher auszuschließen. Verletzungen des N. ischiadicus und des N. peroneus sind im Rahmen einer neurologischen Untersuchung sowie mithilfe einer **Nervensonografie** und ggf. **Elektromyografie** (EMG) zu evaluieren.

Ist die Frakturursache ein Hochrasanztrauma, sind begleitende kniegelenkferne Verletzungen in Betracht zu ziehen. Die Abklärung vital bedrohlicher Schädel-, Thorax-, Abdomen- und Beckenverletzungen ist bei Verdacht selbstverständlich vorrangig durchzuführen.

6.2.7 Verletzungsfolgen

Die Verletzungsfolgen einer distalen Femurfraktur sind vom Ausmaß der Fraktur abhängig. Bei einer Fraktur des distalen Femurs können sowohl der metaphysäre als auch der gelenkbildende Anteil betroffen sein. Die Femur- und Belastungsachse des Beines (➤ Abb. 6.2.1a) kann durch eine Fraktur am distalen Femur erheblich verändert sein. Zusätzlich kann auch der gelenkbildende Anteil des Femurs derart betroffen sein, dass intraartikuläre Frakturen bei den glatten, knorpelüberzogenen Gelenkanteilen des Kniegelenks erhebliche Verwerfungen hervorrufen können.

Um eine regelrechte Funktion der Extremität zu erlangen, ist eine anatomische Rekonstruktion sowohl der Achse als auch der gelenkbildenden Kondylen erforderlich. Posttraumatische Achsabweichungen können zu einer erheblichen Beeinträchtigung der Funktion und des Gangbildes führen und eine frühzeitige posttraumatische Arthrose begünstigen. Mehrfragmentfrakturen des distalen Femurs gehen – aufgrund des Verletzungsmechanismus oder der Knochenstruktur – häufig mit verbleibenden knöchernen Defekten einher, die nach Reposition der Fraktur zusätzlich mit einer Knochentransplantation unterfüttert werden müssen. Andernfalls sind Knochenbruchheilungsstörungen sowie sekundäre Dislokationen eine häufige Folge.

6.2.8 Klassifikation

Sämtliche Frakturen des distalen Femurs werden nach der Klassifikation der Arbeitsgemeinschaft für Osteosynthesefragen (AO) systematisch eingeteilt. Die Region des distalen Femurs ist durch die Klassifikation mit der Ziffer 33 gekennzeichnet. Die weitere

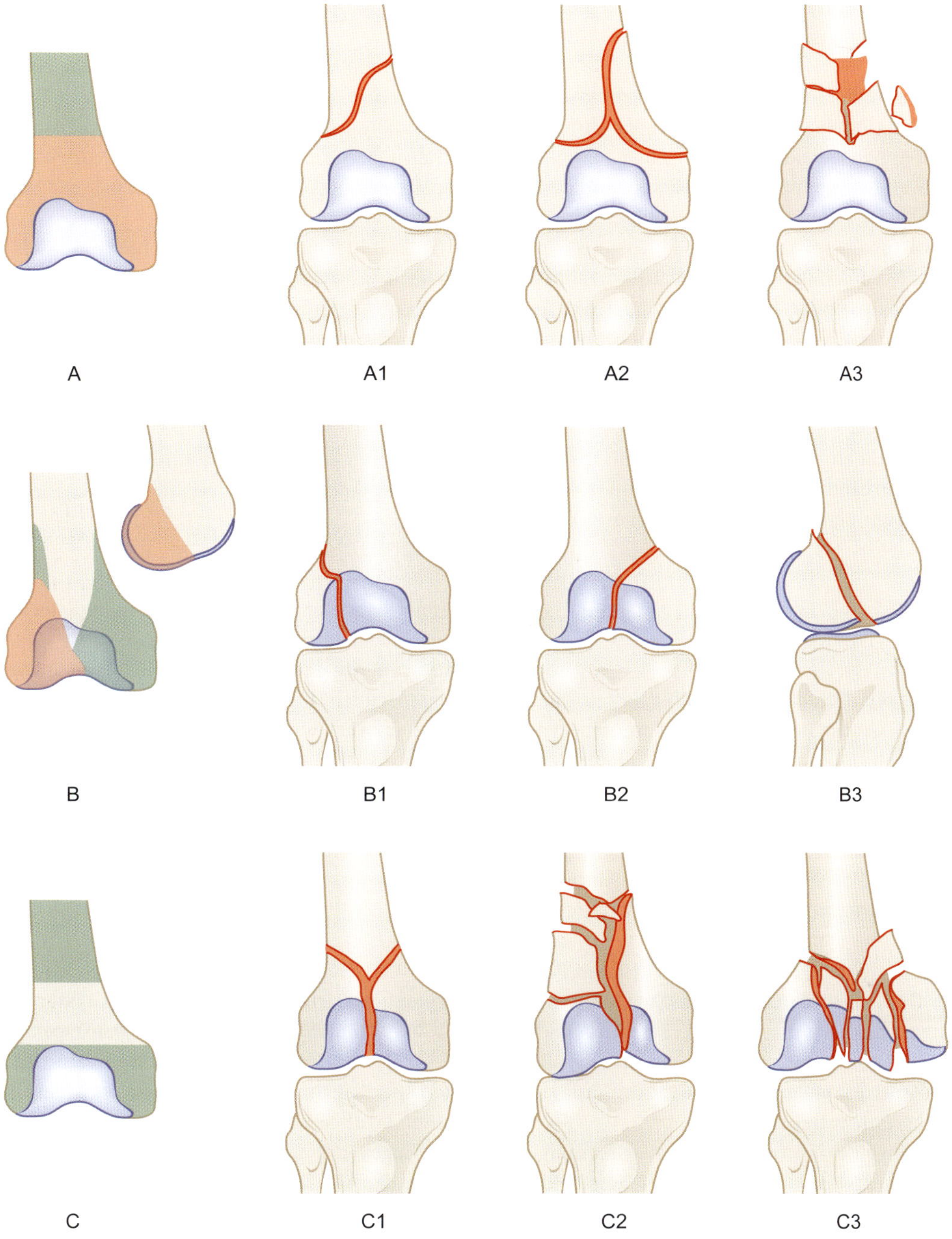

Abb. 6.2.2 Die AO-Klassifikation für das distale Femur unterscheidet:
A) Extraartikuläre Frakturen
B) Partiell intraartikuläre Frakturen
C) Vollständig intraartikuläre Frakturen

Einteilung erfolgt analog zu anderen gelenknahen Röhrenknochenfrakturen:

- **A1–3:** extraartikuläre Frakturen (➤ Abb. 6.2.2a)
- **B1–3:** partiell intraartikuläre unikondyläre Frakturen (➤ Abb. 6.2.2b)
- **C1–3:** vollständig intraartikuläre bikondyläre Frakturen (➤ Abb. 6.2.2c)

Diagnostischer Hinweis

Als **Hoffa-Fraktur** wird eine isolierte tangentiale Fraktur der dorsalen Femurrolle verstanden (AO-Typ 33 B3). In der konventionellen Röntgenaufnahme ist sie häufig schwierig zu erkennen, sodass bei Verdacht eine CT-Diagnostik anzustreben ist.

6.2.9 Konservative Therapie

Die Therapie der kniegelenknahen Femurfraktur zielt auf eine anatomische Wiederherstellung der Achsen, der Rotation und Gelenkflächen des Femurs, um eine zügige Mobilisation des Patienten und eine funktionelle Behandlung des Kniegelenks und der angrenzenden Gelenke zu gewährleisten. Da die Korrektur von Achs- und Rotationsabweichungen sowie dislozierten Fragmenten durch eine konservative Therapie nicht möglich ist, besteht die **Indikation zur konservativen Therapie** der kniegelenknahen Femurfraktur **nur in Ausnahmefällen** (z. B. bei dauerhaft immobilen Patienten und erheblichem Narkoserisiko) nach individueller Prüfung der Therapieoptionen. Sie ist, wenn überhaupt, nur bei Patienten mit hoher Compliance und undislozierten Frakturen vom Typ B1–3 denkbar. Frakturen mit erheblichen Weichteilschäden oder grober Dislokation lassen sich nicht konservativ therapieren.

Die konservative Behandlung der distalen Femurfraktur beinhaltet eine Ruhigstellung in einem Oberschenkelgips/-tutor oder in einem Extensionsverband. Beides führt zu einer erheblichen Immobilisation des Patienten ohne funktionelle Behandlung der angrenzenden Gelenke und damit zu inakzeptablen, schlechten funktionellen Ergebnissen. Eine 6–10-wöchige Extensionsbehandlung – wie sie bis Mitte der 1950er-Jahre standardisiert durchgeführt wurde – ist heutzutage weder dem Patienten noch den Angehörigen zuzumuten.

Therapeutischer Hinweis
Vor einer operativen Maßnahme kann allerdings kurzfristig eine Ruhigstellung im Gipsverband oder mittels Tibiakopfdrahtextension erforderlich sein, um eine ausreichende Analgesie zu erreichen.

6.2.10 Operative Therapie/Technik

Die operative Therapie der distalen Femurfraktur mittels interner Osteosynthese kann als Goldstandard betrachtet werden. Bei der Wahl der Osteosynthesetechnik sind sowohl die Begleitverletzungen als auch die unterschiedlichen Osteosyntheseverfahren zu beachten.

Operative Versorgung von Begleitverletzungen

Liegen Verletzungen der Gefäße im Bereich des distalen Femurs vor, ist – neben der Gefäßversorgung – eine rasche Osteosynthese anzustreben. Häufig ist hierbei ein kniegelenküberbrückender Fixateur externe die Therapie der Wahl. Nach der Rekonstruktion der Gefäße und der Reperfusion der Extremität ist im Verlauf eine definitive Osteosynthese anzustreben.

Bei Nervenverletzungen mit Kontinuitätsunterbrechung gilt eine primäre Osteosynthese und gleichzeitige Rekonstruktion der Nerven als Goldstandard. Wenn die Verletzungsschwere primär lediglich eine temporäre Stabilisierung erlaubt, ist beim Verfahrenswechsel die Nervennaht anzustreben. In Ausnahmefällen ist als weitere Möglichkeit die sekundäre Nervenrekonstruktion nach Ausheilung der Fraktur denkbar, wenn eine primäre Versorgung aufgrund anderer Begleitverletzungen nicht möglich war.

Kombinierte Meniskusverletzungen sollten im Rahmen der Osteosynthese direkt adressiert werden. Dabei ist entweder eine partielle Resektion oder eine Naht des betroffenen Meniskus vorzunehmen. Bei einer intraligamentären Verletzung der Kreuzbänder ist eine primäre adaptierende Naht gerechtfertigt, wenn zugangsbedingt die Kreuzbänder gut erreichbar sind und die ligamentäre Substanz (Bandstümpfe) eine primäre Naht zulässt. In allen anderen Fällen ist eine Rekonstruktion sekundär im Verlauf empfohlen. Ossäre Ausrisse der Kreuzbänder hingegen sollten im Rahmen der Osteosynthese primär refixiert werden.

Das Kompartmentsyndrom des Oberschenkels tritt zu 50 % als Begleitverletzung einer Fraktur auf, wird allerdings bei distalen Femurfrakturen seltener beobachtet als bei Schaftfrakturen.

Operationszeitpunkt

Lange präoperative Ruhigstellungen erscheinen nicht sinnvoll. Bei der internen Osteosynthese der distalen Femurfraktur handelt es sich häufig um einen komplexen Eingriff, der ein hohes Maß an Erfahrung und Kompetenz des Operateurs verlangt, der unter optimalen Bedingungen zeitnah (innerhalb der ersten 24 h) durchgeführt werden sollte.

Falls initial nur eine Osteosynthese mittels Fixateur externe möglich ist, so ist ein Verfahrenswechsel innerhalb von wenigen (z. B. den ersten 5) Tagen zu planen.

Die Osteosyntheseverfahren am distalen Femur reichen vom Fixateur externe über Schrauben- und Plattenosteosynthesen bis hin zu intramedullären Nägeln. Eine Osteosynthese ausschließlich mit Kirschner-Drähten und intramedullären Drähten bleibt der Versorgung von kindlichen Frakturen vorbehalten.

Patientenaufklärung

Bei der Patientenaufklärung sollten sämtliche allgemeinen Operationsrisiken aufgeführt werden. Zudem ist spezifisch für die Operation am distalen Femur über eine Bewegungseinschränkung des angrenzenden Kniegelenks, eine verzögerte oder ausbleibende Knochenbruchheilung, eine Reduktion der Belastung für mindestens 6–12 Wochen, Achs- oder Rotationsabweichungen, Beinverkürzung, Implantatversagen und erhöhtes Arthroserisiko aufzuklären. Ferner ist der Patient auf eine möglicherweise notwendige Implantatentfernung nach knöcherner Heilung hinzuweisen.

Lagerung

Es empfiehlt sich eine Rückenlagerung – unabhängig vom Implantat – auf einem röntgendurchlässigen Operationstisch. Auf die freie Lagerung der betroffenen Extremität ist zu achten. Häufig ist die Lagerung auf einem Kniekissen oder einer Knierolle sinnvoll, um einer dorsalen Abkippung der distalen Fragmente aufgrund des Zuges des M. gastrocnemius entgegenzuwirken (➤ Abb. 6.2.3). Um eine Durchleuchtung zu vereinfachen, kann das unverletzte Bein entweder abgesenkt oder das betroffene Bein angehoben werden (➤ Abb. 6.2.4). Die Lagerung des unverletzten Beines auf einer Beinabstützschale ist vor allem bei einer Osteosynthese mittels Marknagel zu empfehlen, um eine hindernisfreie Durchleuchtung der proximalen Verriegelung zu gewährleisten. Dabei

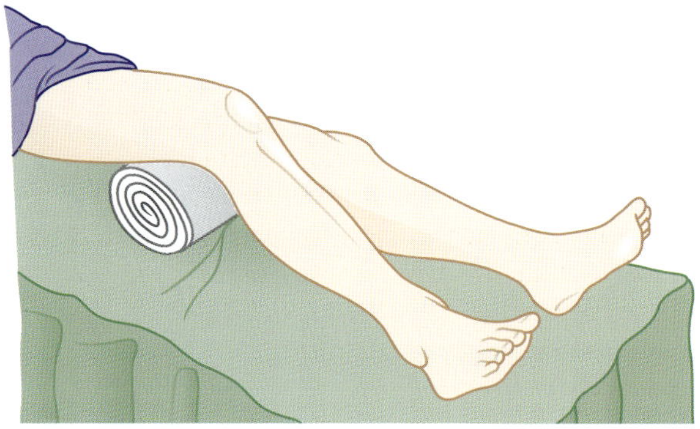

Abb. 6.2.3 Lagerung des Patienten in Rückenlage mit Unterstützung des distalen Femurs durch eine Rolle, um dem Zug des M. gastrocnemius am distalen Fragment entgegenzuwirken.

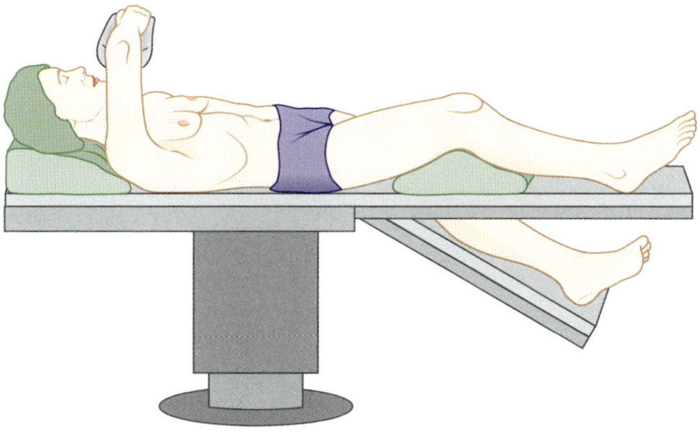

Abb. 6.2.4 Lagerung des Patienten auf einem Tisch mit geteilter Beinplatte und Anheben des betroffenen Beines, um eine Durchleuchtung mit dem Bildwandler zu erleichtern.

ist zudem auf eine druckstellenfreie Lagerung zu achten, um keine Kompression auf den N. peroneus auszuüben.

PRAXISTIPP

Das sterile Abdecken beider Beine hat den Vorteil der intraoperativen Kontrolle von Länge, Rotation und Achse am unverletzten Bein. Sollte auf das Abdecken beider Beine verzichtet werden, ist eine aufmerksame präoperative Untersuchung des unverletzten Beines dringend anzuraten, um Achs- und Rotationsabweichungen nach der Reposition der Fraktur zu vermeiden.

Bei der Planung eines langen Implantats sollte man sich vor dem Abdecken versichern, dass eine Durchleuchtung der erforderlichen Bereiche des Femurs möglich ist. Ansonsten ist die Lagerung des Patienten noch präoperativ anzupassen.

Operative Zugänge

Zugangsart und Länge der Inzision richten sich nach der Frakturform und der Wahl des Implantats. Dabei beeinflusst die Form der geplanten und durchgeführten Repositionstechnik die Länge der Inzision. Für eine direkte Reposition der Fraktur ist häufig ein ausgedehnterer Zugang mit Freilegung der Fragmente erforderlich als für eine indirekte Reposition und Osteosynthese mit einem eingeschobenen Implantat.

Anteriorer Zugang

Dieser Zugang ventral über dem Kniegelenk wird für die Osteosynthese mittels retrograden Femurnagels verwendet. Die Hautinzision erfolgt distal der Kniescheibe über eine Länge von ca. 4 cm. Dabei wird für die Arthrotomie des Kniegelenks entweder das Lig. patellae mittig im Faserverlauf gespalten oder unter Schonung der Patallarsehne medial paraligamentär vorgegangen. Eine zu kleine Inzision kann beim Präparieren und Einführen des Nagels zu Nekrosen des Lig. patellae führen, sodass auf eine ausreichend große Inzision zu achten ist (➤ Abb. 6.2.5).

Lateraler Zugang

Der laterale Zugang wird als Standardzugang für die Reposition und Osteosynthese mittels Platte und/oder Schrauben für das distale Femur verwendet (➤ Abb. 6.2.6). Auch ein minimalinvasives Vorgehen mit Einschieben der Plattenosteosynthese ist hierüber möglich.

Der Zugang erfolgt über einen Längsschnitt an der Außenseite des Oberschenkels vom Kniegelenkspalt ca. 5–10 cm nach proximal. Bei Bedarf kann die Inzision am lateralen Oberschenkel nach proximal und distal erweitert werden. Nach Spalten der Fascia lata und des Tractus iliotibialis wird der M. vastus lateralis nach ventral gehalten, sodass eine direkte Sicht auf das distale Femur erfolgt. Regelhaft müssen die A. und V. superior lateralis genu ligiert oder koaguliert werden. Häufig gewinnt man allein über diesen Zugang eine gute Übersicht über die Fraktur, um die Reposition und Osteosynthese durchführen zu können.

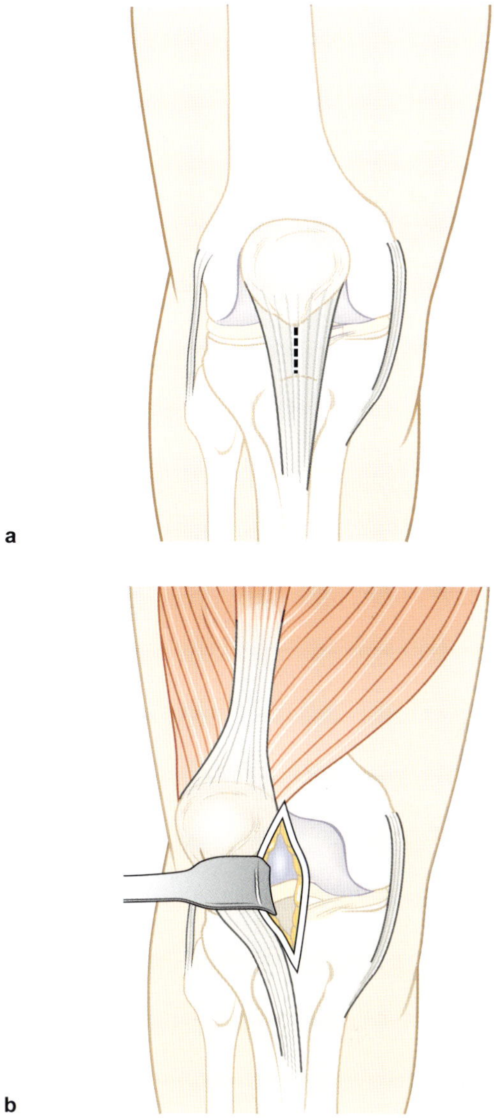

Abb. 6.2.5 Zugang für das Einbringen eines retrograden Femurnagels:
a) zentral
b) medial paraligamentär
Die Präparation wird am gebeugten Kniegelenk vorgenommen.

Medialer Zugang

Der mediale Zugang zum distalen Femur wird wesentlich seltener angewendet als der laterale Zugang. Dabei wird über einen längs verlaufenden Hautschnitt 2 cm distal des Epicondylus medialis über eine Länge von 10–15 cm das distale Femur dargestellt. Die Faszie wird gespalten, der M. vastus medialis stumpf mit dem Fin-

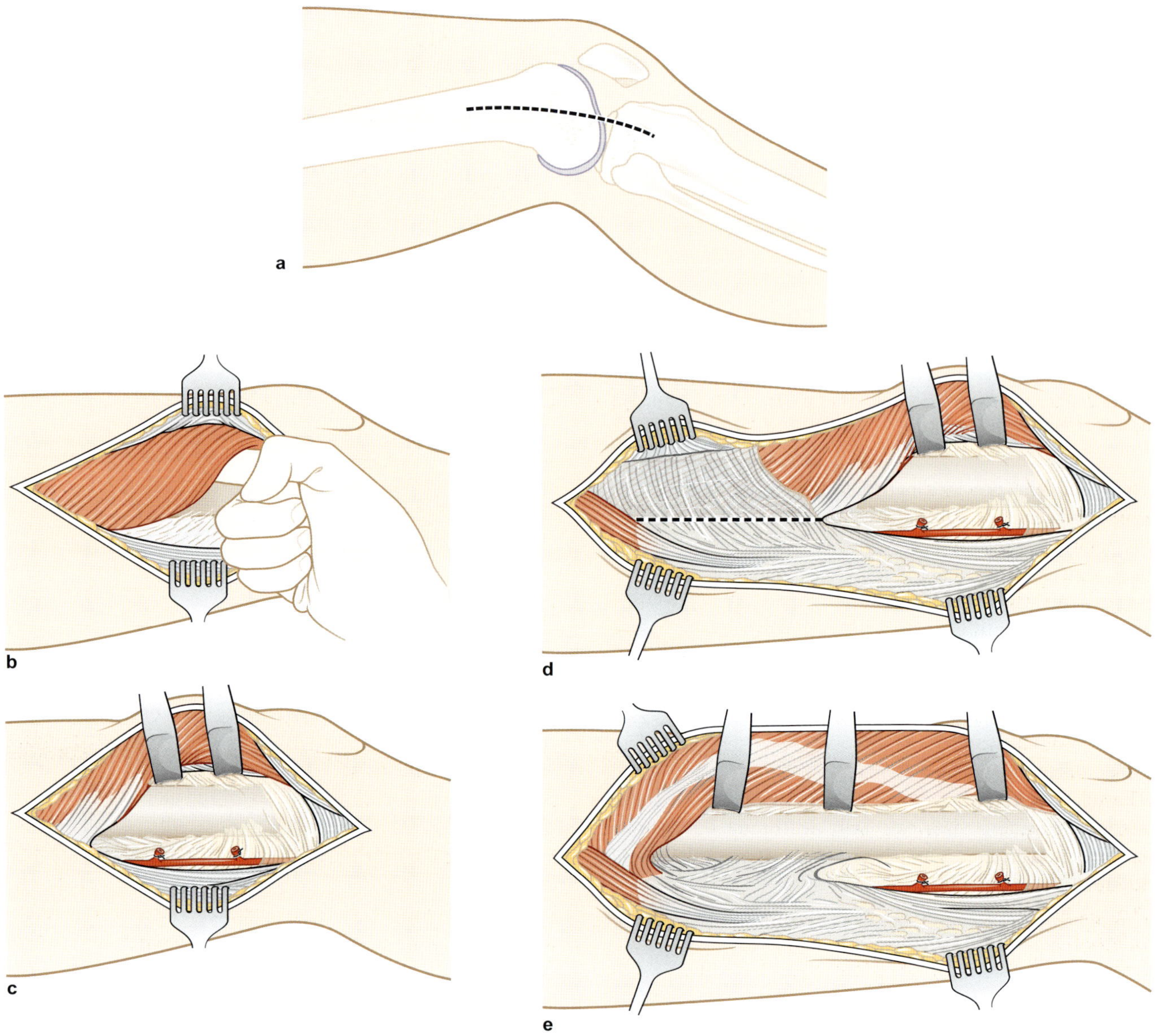

Abb. 6.2.6 Zugänge zum distalen Femur
a) Lateraler Zugang, um eine Versorgung mit einem eingeschobenen Implantat (z. B. LISS) durchzuführen
b–e) Medialer Zugang

ger vom Septum intermusculare getrennt und dann vom Periost abgeschoben. Durch Einsetzen von Hohmann-Hebeln wird der Muskel nach ventrolateral gedrängt und das Femur exponiert. Dabei gilt es, die Kniegelenkkapsel zu schonen und den Recessus superior nicht zu eröffnen. Für eine Erweiterung des Zugangs nach proximal muss die Membrana vastoadductoria gespalten werden, damit das Femur nach der Präparation des M. vastus medialis dargestellt werden kann. Dabei ist auf den Verlauf der A. und V. femoralis sowie des N. saphenus dorsal des Femurs zu achten (➤ Abb. 6.2.6).

Anterolateraler parapatellarer Zugang

Alternativ zum lateralen Zugang kann eine anterolaterale Inzision gewählt werden. Über diesen Zugang ist sowohl eine eingeschobene Plattenosteosynthese als auch eine Versorgung mittels retrograden Marknagels möglich (➤ Abb. 6.2.7a).

Vor allem laterale monokondyläre sowie intraartikuläre Frakturen können über diesen Zugang angegangen werden. Die Inzision erfolgt mittig von proximal der Patella und wird parapatellar streng lateral der Patellarsehne bis distal der Tuberositas tibiae geführt. Das laterale Retinakulum wird durchtrennt und der Übergang zwischen M. vastus lateralis und der Quadrizepssehne nach proximal präpariert. Dadurch kann die Patella nach medial gehalten werden, sodass Einsicht auf beide Kondylen besteht (➤ Abb. 6.2.7b).

Auf den dorsalen Zugang zum distalen Femur wird nicht näher eingegangen, da dieser äußerst selten für Osteosynthesen verwendet wird und lediglich eine untergeordnete Rolle spielt.

Osteosynthesen

Die Vorgehensweise zur Versorgung distaler Femurfrakturen hat sich in den vergangenen 2 Jahrzehnten durch die Einführung neuer Implantate drastisch verändert. Während in den 1980er-Jahren und zu Beginn der 1990er-Jahre die operative Versorgung durch offene Repositionen über ausgedehnte Zugänge gekennzeichnet war, wurden mit Einführung der winkelstabilen Implantate Ende der 1990er-Jahre weichteilschonendere Zugänge möglich.

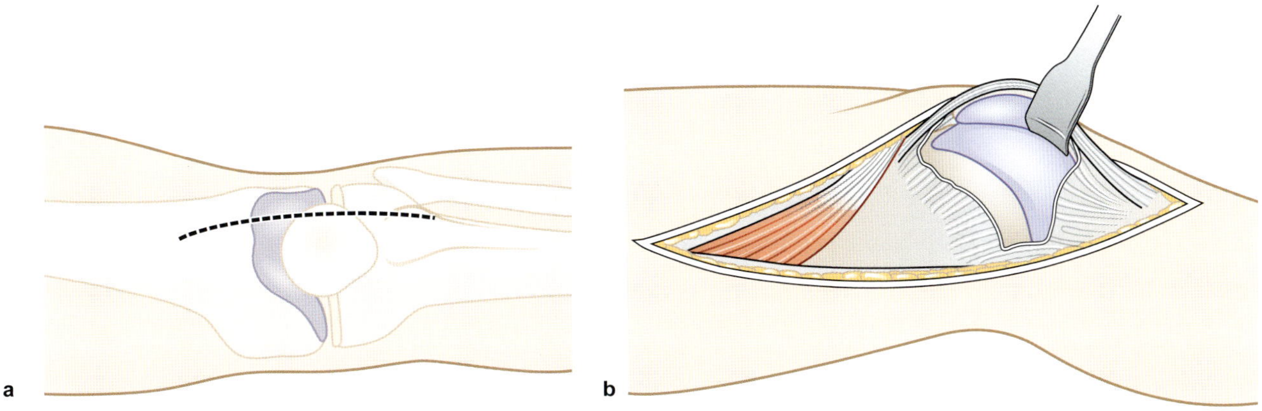

Abb. 6.2.7 Anterolateraler Zugang (a) mit Arthrotomie des Kniegelenks (b) zur Osteosynthese des distalen Femurs mit einer eingeschobenen Platte. Dieser Zugang erlaubt zudem eine Darstellung der femoralen Gelenkflächen.

Die Wahl des Implantats richtet sich vor allem nach der Frakturform und der Erfahrung des Operateurs mit dem jeweiligen Instrumentarium. Mehrere biomechanische Untersuchungen haben gezeigt, dass die winkelstabilen Plattenosteosynthesen den klassischen internen Osteosynthesen (retrograder Marknagel, dynamische Kondylenschraube [DCS], 95°-Kondylenplatte) überlegen sind. Fulkerson et al. (2006) untersuchten die Stabilität einer Osteosynthese mit LCP im Vergleich zu einem nicht winkelstabilen Implantat. Dabei zeigte sich bei der Versorgung mit LCP eine Erhöhung sowohl der axialen Kompression als auch der Torsion gegenüber nicht winkelstabilen Implantaten.

Zlowodzki et al. (2006) verglichen die Stabilität von LCP mit 95°-Kondylenplatte und retrogradem Marknagel bei Frakturen vom Typ A1–3. In der Untersuchung zeigte sich eine erhöhte axiale Kompression bei allerdings verminderter Torsionsstabilität bei LCP gegenüber den anderen Implantaten. Die LCP wies allerdings eine höhere Ausreißkraft im Kondylenbereich auf als die 95°-Kondylenplatte und der retrograde Marknagel. Daraus folgerten die Autoren, dass die Versorgung der distalen Femurfraktur mit einer winkelstabilen Platte eine höhere Stabilität bietet als mit anderen Implantaten.

Folgende Implantate stehen heutzutage prinzipiell zur Verfügung:

- Retrograder Marknagel
- LISS (Less Invasive Stabilization System) oder vergleichbares System
- VA-LCP-Kondylenplatte (Variable Angle Locking Compression Plate) oder vergleichbares System
- LCP (Locking Compression Plate) oder vergleichbares System
- Fixateur externe
- Schraubenosteosynthese
- 95°-Kondylenplatte
- Kondylenabstützplatte
- DCS (dynamische Kondylenschraube)

Dabei werden die 95°-Kondylenplatte, die Kondylenabstützplatte sowie die DCS mittlerweile nur noch selten angewendet, da sie gemeinsam mit dem Fixateur externe die höchste Komplikationsrate mit Pseudarthrosen und Infektionen aufweisen.

PRAXISTIPP

Häufig wird die optimale Reposition unter Längszug durch den Assistenten bei gleichzeitiger Beugung des Kniegelenks über ein Hypomochlion (z. B. Knierolle) in Höhe der Fraktur erreicht. Eine temporäre Fixation kann auch hier – wie im Gelenkbereich – mithilfe von gekreuzten Kirschner-Drähten (2,0 mm) erzielt werden. Lässt sich manuell die Länge nicht regelrecht einstellen, ist die Verwendung eines Distraktors, ggf. auch gelenküberbrückend, in Betracht zu ziehen.

Retrograder Marknagel

Der retrograde Marknagel gilt neben LISS und LC-Plattenosteosynthese als Standardimplantat für die Versorgung distaler Femurfrakturen.

Die Indikation für eine retrograde Marknagelung des distalen Femurs sind extraartikuläre Frakturen des AO-Typs A1–3. Typ-B-Frakturen sind für die Versorgung mit Marknagelosteosynthese nicht geeignet. Intraartikuläre Frakturen vom Typ C1 können ebenfalls noch regelhaft mit einem Marknagel versorgt werden, während die Osteosynthese von Trümmerfrakturen vom Typ C2 und C3 häufig günstiger mit einer Plattenosteosynthese zu versorgen sind, da das Einbringen des Nagels zu einer Dislokation der Fragmente führen kann. Sollte die Osteosynthese mittels Marknagel bei C1- und C2-Frakturen erfolgen, wird empfohlen, den Gelenkblock vor dem Einführen des Marknagels zu reponieren und mittels Schrauben zu fixieren. Die Platzierung der Schrauben darf allerdings nicht die Implantation des Marknagels beeinflussen oder gar behindern.

Regelhaft wird der anteriore Zugang zum Kniegelenk verwendet. Dabei ist auf eine ausreichende Inzisionslänge zu achten, um keine Drucknekrosen der Patellarsehne zu verursachen. Nach Eröffnen des Kniegelenks ist der Eintrittspunkt für den Führungsdraht und damit auch später für den Marknagel in das Femur zu identifizieren. Etwa 1 cm ventrolateral des HKB-Ansatzes wird unter ausreichender Flexion des Kniegelenks der Eintrittspunkt (➤ Abb. 6.2.8) aufgesucht und die Positionierung des Führungsdrahtes in 2 Ebenen mittels Bildwandler kontrolliert. Dabei ist sehr genau auf die korrekte Positionierung des Führungsdrahtes am Eintrittspunkt zu achten, da eine Fehlpositionierung später beim Einbringen des Nagels nicht mehr ausgeglichen werden und

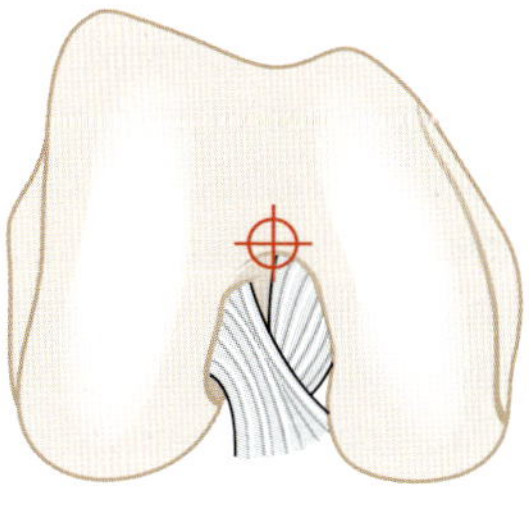

Abb. 6.2.8 Der Eintrittspunkt für den retrograden Marknagel liegt ca. 1 cm ventrolateral des Ansatzes des hinteren Kreuzbandes.

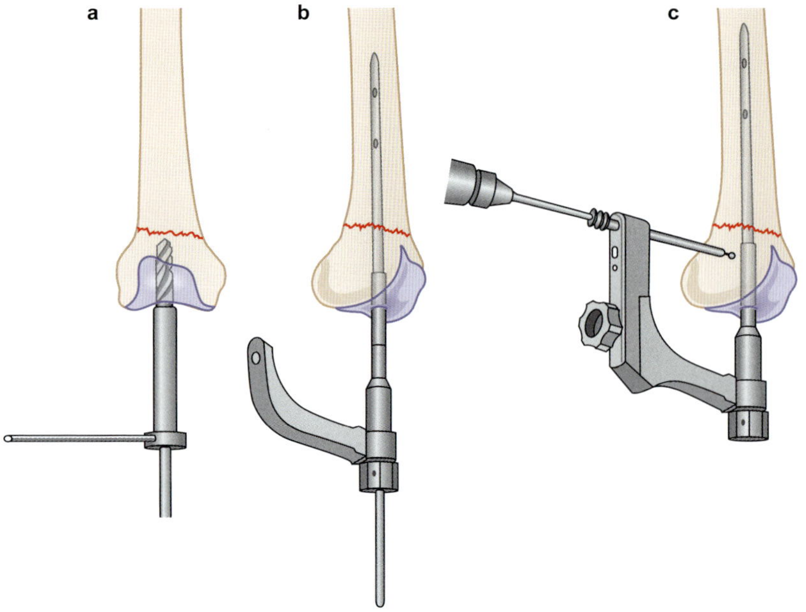

Abb. 6.2.9 Verwendung des retrograden Marknagels: Nach Platzieren des Drahtes erfolgt zunächst das Aufbohren des distalen Femurs (a), bevor der Nagel eingebracht (b) und verriegelt (c) werden kann.

zu Achsabweichungen führen kann. Weiterhin ist darauf zu achten, dass der Führungsdraht unter Durchleuchtung in 2 Ebenen so platziert wird, dass er mittig im Markraum des distalen Femurs zu liegen kommt, um auch hier Achsabweichungen zu vermeiden, die durch eine Fehlpositionierung hervorgerufen werden.

Im Anschluss wird über den Führungsdraht mit implantatspezifischen Bohrern (Eröffnungsbohrer und Markraumbohrer) der Markraum eröffnet und präpariert. Die Größe des Bohrers richtet sich nach der Größe des Marknagels und ist entsprechend anzupassen. Der Marknagel wird unter Sicht in das distale Fragment eingebracht und bis zur Fraktur vorgeschoben (➤ Abb. 6.2.9). Nach indirekter Reposition der Fraktur wird der Marknagel über die Fraktur in das proximale Fragment eingeführt. Auch hierbei ist wieder darauf zu achten, dass der Marknagel – entsprechend der Führung des Drahtes – mittig im Markraum platziert wird, um Achsabweichungen, die durch eine Fehlpositionierung hervorgerufen werden, zu vermeiden.

Nach Entfernung des Führungsdrahtes werden die Verriegelungsbolzen von lateral eingebracht. Hierzu sind in der Regel lediglich Stichinzisionen erforderlich. Nägel mit mehrfachen Verriegelungsmöglichkeiten weisen Vorteile gegenüber Nägeln auf, die lediglich eine frakturferne Verriegelung zulassen. Wenn der Nagel über mehrfache alternative Verriegelungshöhen verfügt, ist zur Erhöhung der Stabilität eine frakturnahe Verriegelung des Nagels anzustreben. Die Verriegelungsbolzen werden über den Zielbügel oder durchleuchtungskontrolliert „freihändig" eingebracht. Bei der „Freihand"-Platzierung der Bolzen ist auf eine gewissenhafte Kontrolle der Bolzenlage mit dem Bildwandler in 2 Ebenen zu achten, um Fehllagen auszuschließen.

Der Vorteil der Marknagelosteosynthese ist eine geschlossene Reposition der Fraktur mit einem in der Regel kleinen, minimalinvasiven Zugang. Zudem führt die Versorgung mit einem Marknagel primär zu einer höheren mechanischen Stabilität als die Versorgung mit einer Plattenosteosynthese. Da längere Marknägel den Vorteil einer erhöhten Achsstabilität bieten, sind sie bei instabilen Frakturen zu bevorzugen. Mehrere Verriegelungsbolzen, vor allem im distalen Anteil, tragen ebenfalls zu einer stabileren Osteosynthese bei. Daher ist bei Mehrfragmentfrakturen der Kondylen ein Marknagel mit mehreren distalen Verriegelungsmöglichkeiten als Alternative zur Plattenosteosynthese zu wählen.

Die Verwendung eines retrograden Marknagels birgt allerdings auch Risiken. Eine Eröffnung des Kniegelenks ist für das Einbringen des Implantats erforderlich, was zu Komplikationen wie Infektionen und Bewegungs- und Belastungsdefizit führen kann. Daher ist bei der Implantatwahl zu diskutieren, ob für die Versorgung von extraartikulären Frakturen eine Gelenkeröffnung erforderlich ist. Zudem ist zu bedenken, dass sich die Entfernung des Nagels als anspruchsvoll erweisen kann, vor allem wenn Knochen über das Gewinde des Nagels gewachsen ist oder eine Bewegungseinschränkung des Kniegelenks besteht und dadurch das Kniegelenk nicht ausreichend gebeugt werden kann, um den Nagel mit dem Ausschlaginstrumentarium zu verbinden.

PRAXISTIPP

Zur Vermeidung von Achsabweichungen nach Einbringen des Nagels kann es sich als hilfreich erweisen, die Fraktur vor dem Einbringen des Nagels zu reponieren und temporär zu retinieren. Führt das Einbringen

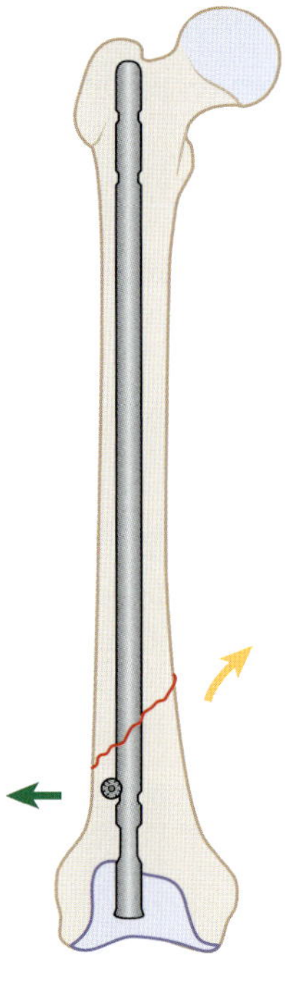

Abb. 6.2.10 Verwendung einer Poller-Schraube zur Reposition einer dislozierten Fraktur im Rahmen der Osteosynthese mit einem retrograden Marknagel

des Nagels bei Typ-C-Frakturen zu einer Dislokation der distalen Kondylenfragmente, ist der Umstieg auf eine Plattenosteosynthese anzuraten. In Einzelfällen kann sich das Einbringen einer Poller-Schraube von ventral als hilfreich erweisen, um eine dislozierte Fraktur mit einem Marknagel anatomisch zu retinieren. Die Poller-Schraube wird entgegen der Dislokationsrichtung eingebracht, um ein Verkeilen des Nagels im Fragment zu gewährleisten (➤ Abb. 6.2.10).

Plattenosteosynthese

Die Plattenosteosynthese kann – ebenso wie der retrograde Marknagel – als Standardimplantat für die Versorgung der distalen Femurfraktur angesehen werden. Dabei sind verschiedene Plattensysteme zu unterscheiden. Das am häufigsten verwendete Implantat ist das LISS. Neben mehreren ähnlichen Implantatmodellen bestehen noch die Versorgungsmöglichkeiten mit LCP, 95°-Kondylenplatte und der Kondylenabstützplatte.

LISS oder vergleichbares System

Das LISS und die VA-LCP werden gemeinsam besprochen, da die Zugangswege sowie die operative Handhabung große Ähnlichkeiten aufweisen. Hinsichtlich der Indikationsstellung verfügt die VA-LCP zusätzlich über die Möglichkeit, die distalen Schrauben polyaxial einzubringen.

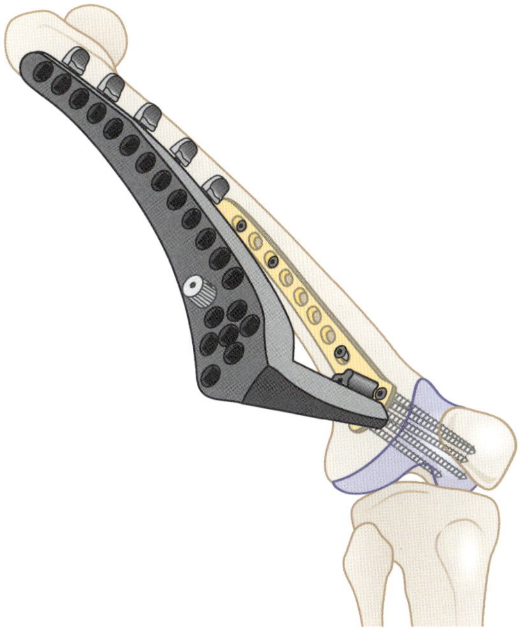

Abb. 6.2.11 Das LISS und die VA-LCP mit Zielinstrumentarium erlauben ein minimalinvasives Vorgehen bei Frakturreposition und Osteosynthese.

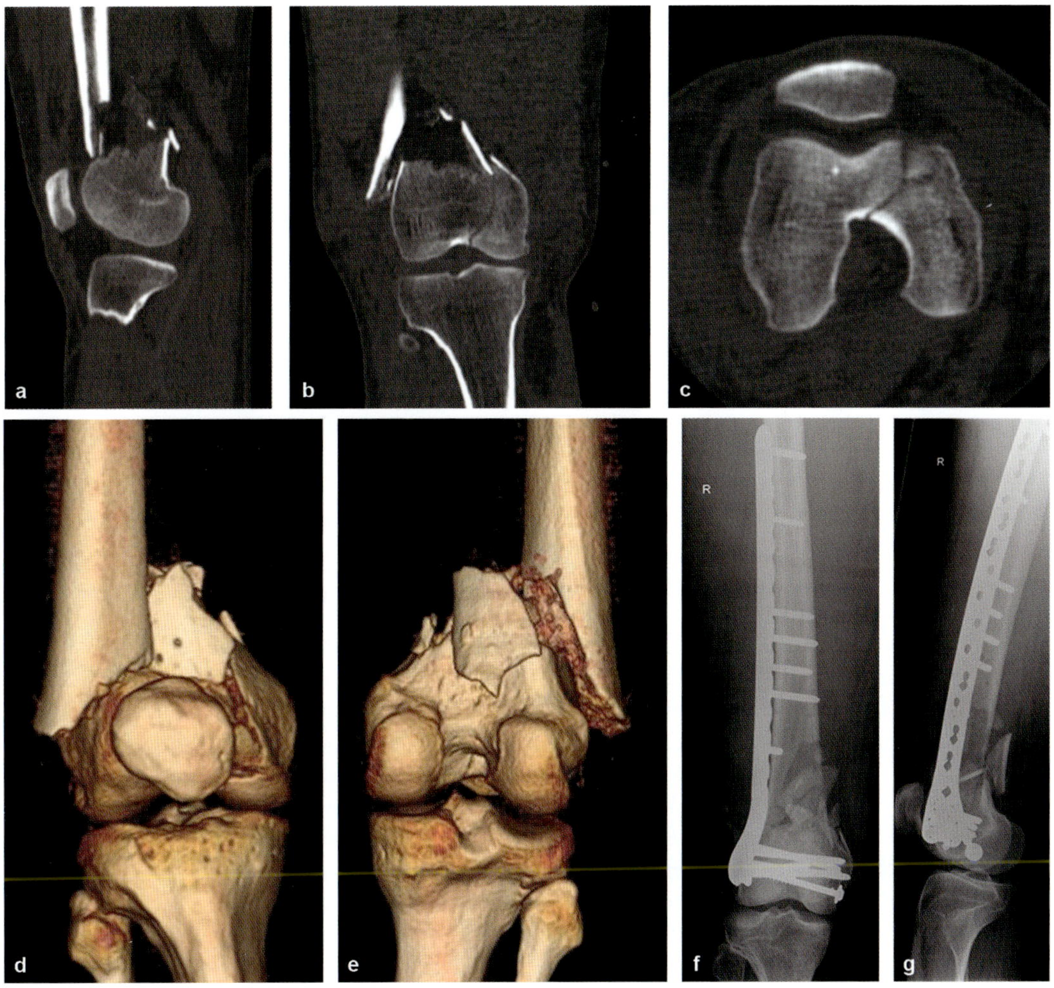

Abb. 6.2.12 Distale Femurfraktur AO-Typ C1 nach offener Reposition und Osteosynthese mittels LISS und Zugschrauben:
a–e) Ausmaß der Fraktur im CT
f, g) Postoperative Röntgenbilder im a.-p. und seitlichen Strahlengang

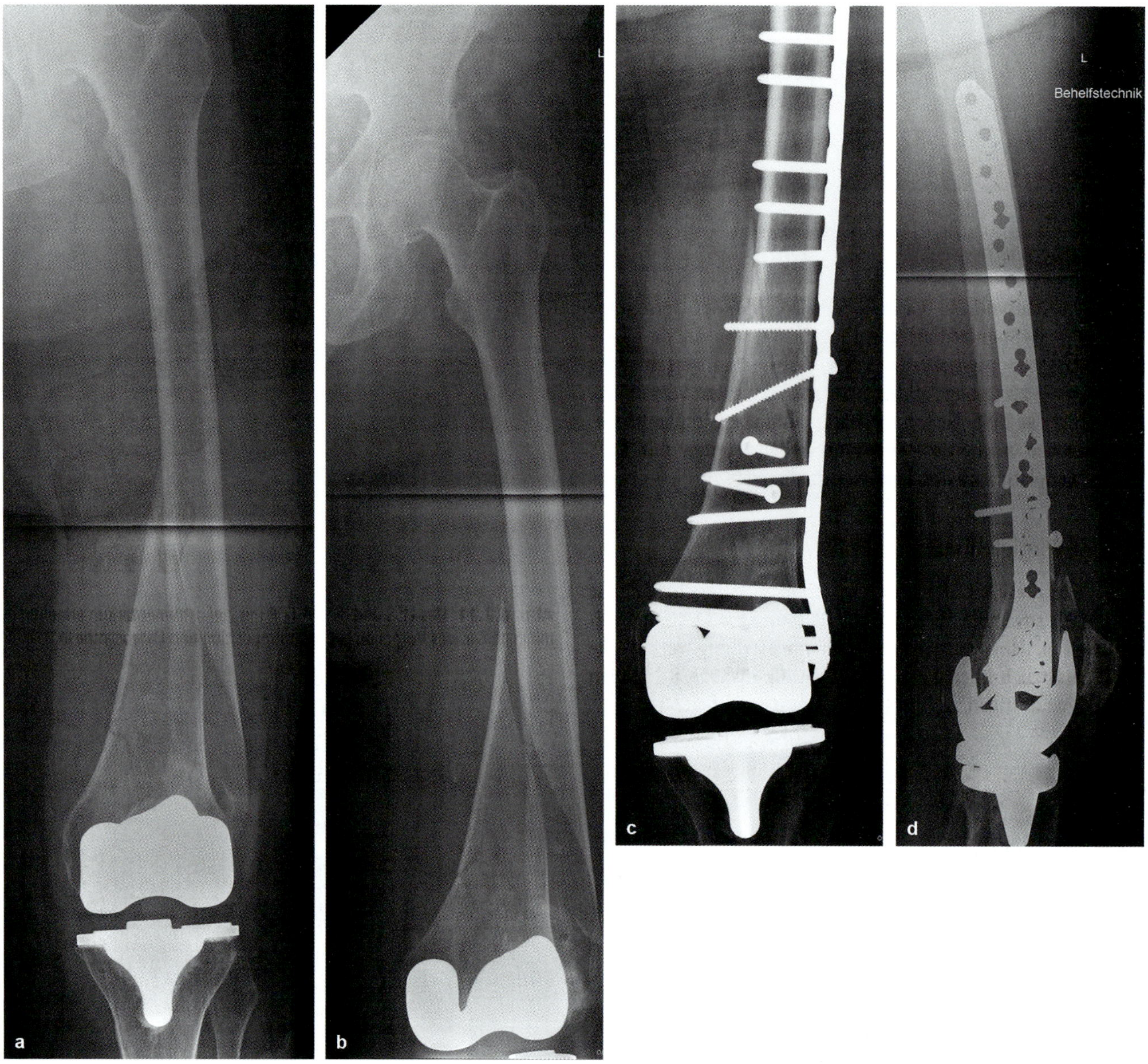

Abb. 6.2.13 Distale periprothetische Femurfraktur sowie Reposition und Osteosynthese mittels VA-LCP
a, b) Ausmaß der Fraktur im a.-p. und seitlichen Strahlengang
c, d) Postoperative Röntgenbilder im a.-p. und seitlichen Strahlengang

Das LISS und die VA-LCP werden mit ihrer rein winkelstabilen Verankerung als Fixateur interne zur Frakturversorgung verwendet (➤ Abb. 6.2.11). Beide haben ein breites Spektrum bei der Versorgung von distalen Femurfrakturen und können vielseitig eingesetzt werden. Das LISS und die VA-LCP sind bei Frakturen sowohl im Gelenkbereich als auch im Schaftbereich anwendbar. Sämtliche Frakturen von Typ A1–3, B1–2 und C1–3 können mit diesen Implantatsystemen versorgt werden (➤ Abb. 6.2.12a–g, ➤ Abb. 6.2.13a–d, ➤ Abb. 6.12.14). Lediglich für die Versorgung einer B3-Fraktur (Hoffa-Fraktur) bietet sich eine Schraubenosteosynthese an.

Ein großer Vorteil des LISS und der VA-LCP ist, dass sie über einen lateralen oder anterolateralen Zugang minimalinvasiv eingeschoben und somit die umliegenden Weichteile geschont werden können. Dislozierte Fragmente können mittels indirekter Reposition mit dem LISS oder der VA-LCP retiniert und fixiert werden. Beide Plattensysteme berücksichtigen mit ihrer Form die anatomischen Gegebenheiten des Femurs. Eine weitere Anpassung des Implantats an den Knochen mit Biegeinstrumenten sollte unterlassen werden, damit die Platzierung der Schrauben über den Zielbügel erfolgen kann. Vorteilhaft an der VA-LCP ist die Möglichkeit einer variablen Angulation der distalen Schrauben bei gleichzeitiger Winkelstabilität.

Repositionstechniken

Die Reposition der Fraktur kann bei A3-Frakturen häufig geschlossen unter Längszug erreicht werden. In einigen Fällen ist dies nur mithilfe eines Distraktors möglich. Dabei ist auf die richtige Einstellung der Länge, der Achse und der Rotation zu achten:

- **A1- und A2-Frakturen** bedürfen nicht selten einer zusätzlichen Inzision und Verwendung einer Repositionszange und Verwendung einer Zugschraube, um die reponierten Fragmente zu retinieren.
- **B1-Frakturen** können in der Regel ebenfalls mit dem LISS über einen minimalinvasiven Zugang von lateral versorgt werden. Bei **B2-Frakturen** ist eine Zugschraubenosteosynthese von medial und Stabilisierung mittels LISS von lateral anzustreben. Gegebenenfalls kann auch eine alleinige Schraubenosteosynthese bei den unikondylären B1- und B2-Frakturen bei

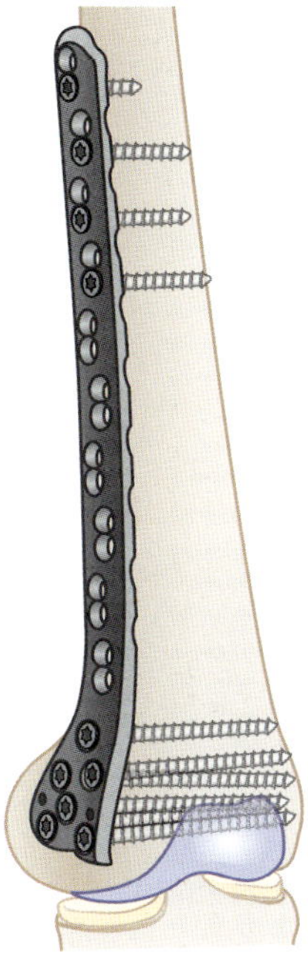

Abb. 6.2.14 Osteosynthese am distalen Femur mittels VA-LCP

guter Knochenqualität indiziert sein. Es empfiehlt sich, eine offene Reposition der Fragmente vorzunehmen, um eine stufenfreie, anatomische Rekonstruktion des Femurs zu erzielen.

- **Typ-C-Frakturen** bedürfen – ebenso wie sämtliche anderen intraartikulären Frakturtypen – einer stufenfreien Reposition der Gelenkfragmente, sodass eine visuelle Kontrolle der Reposition über einen anterolateralen oder anterioren Zugang sinnvoll ist. Die Strategie richtet sich zunächst nach der Rekonstruktion des Gelenkblocks, den es primär wiederherzustellen gilt. Dabei können Kirschner-Drähte für eine temporäre Retention eingesetzt werden. Zudem erscheint es häufig sinnvoll, interfragmentäre Zugschrauben außerhalb der Platte zu verwenden, um einzelne Fragmente sicher zu fixieren. Hierbei ist darauf zu achten, dass die Schrauben die Platzierung der Platte im Verlauf nicht stören. Bei Bedarf kann auch die Reposition von Fragmenten direkt mittels Joystick-Technik vorgenommen werden.

Nach Retention des Gelenkblocks erfolgt die Reposition der Fraktur im Bereich der Metaphyse. Eine Fixierung der Fragmente sollte vor der Verankerung der Platte erfolgen, da die Reposition sich bei liegender Platte als schwierig darstellen kann. Es besteht selbstverständlich auch die Möglichkeit, die Fraktur im Schaftbereich über die Platte zu reponieren. Dabei ist vor allem auf eine anatomische Einstellung der Achse und der Rotation zu achten. Dies kann sich anspruchsvoller gestalten, als es zunächst den Anschein hat. Ein spezielles Repositionsinstrument für das LISS und die VA-LCP kann dabei behilflich sein. Die Achse kann in der Frontalebene mit der Kabelmethode kontrolliert werden. Dabei wird das Kabel des Elektrokauters ventral auf die Haut des Beines gelegt und unter Bildwandlerkontrolle vom Hüftkopfzentrum zur Mitte des oberen Sprunggelenks gespannt, um die Mikulicz-Linie (mechanische Tragachse) zu kennzeichnen. Unter Bildwandlerkontrolle sollte sich das Kabel auf die Mitte des Kniegelenks projizieren.

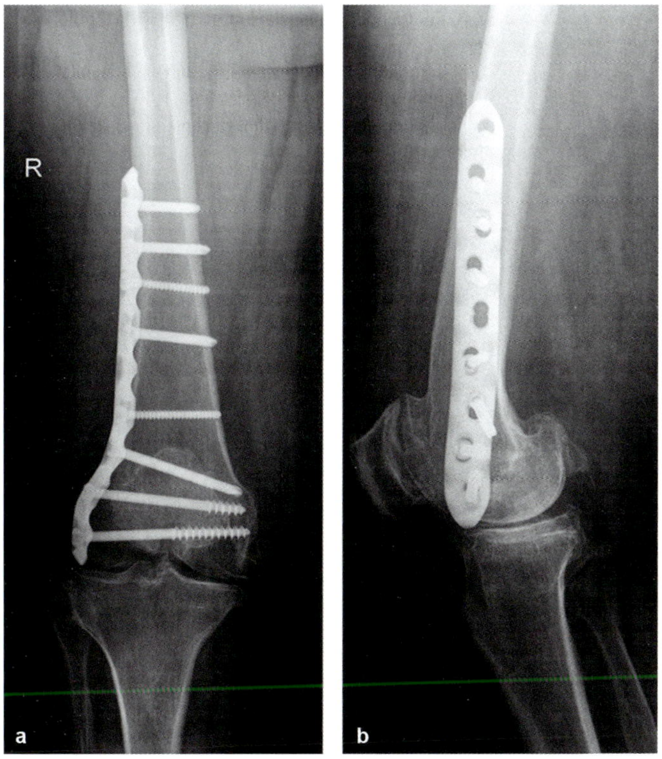

Abb. 6.2.15 Röntgenbilder der Osteosynthese einer distalen Femurfraktur mit einer LCP:
a) im a.-p. Strahlengang
b) im seitlichen Strahlengang

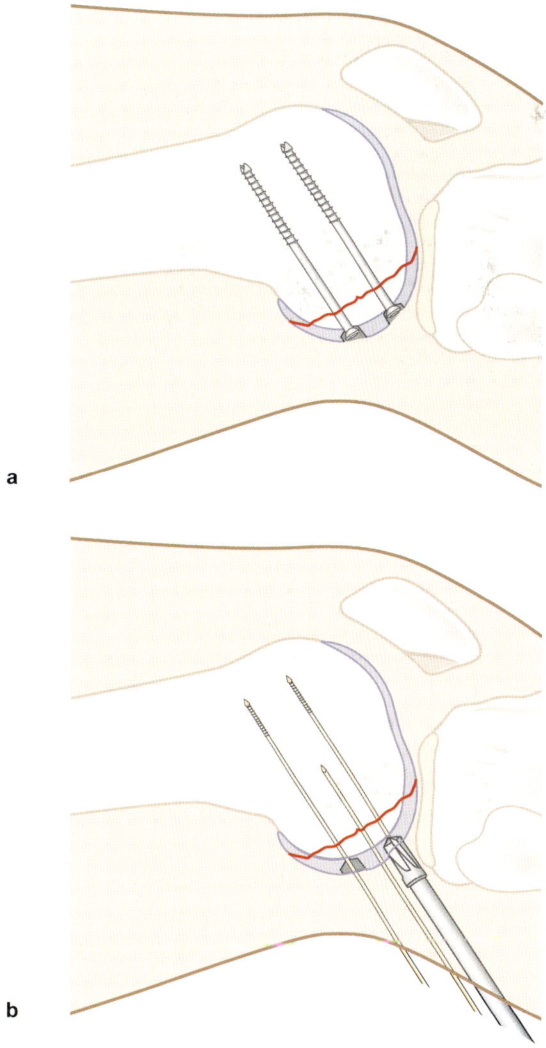

Abb. 6.2.16 Hoffa-Fraktur (AO-Typ B3):
a) Schraubenosteosynthese von dorsal.
b) Die Schraubenköpfe sollten dabei unter der Gelenkfläche versenkt werden.

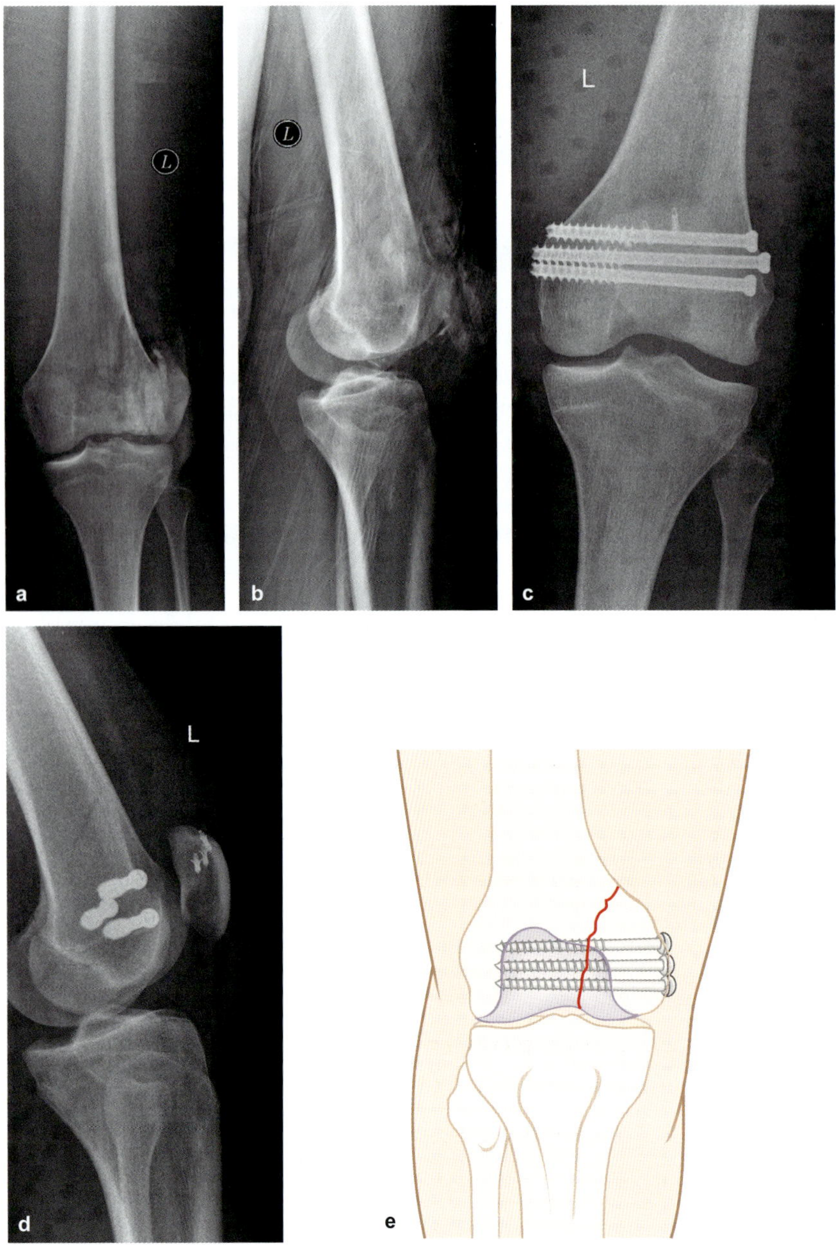

Abb. 6.2.17 Distale Femurfraktur AO-Typ B 1. Geschlossene Reposition und minimalinvasive Osteosynthese mittels Lochschrauben.
a, b) Röntgenbild: Kniegelenk a.-p. und seitlich präoperativ
c, d) Röntgenbild: Kniegelenk a.-p. und seitlich nach Schraubenosteosynthese distales Femur
e) Zeichnung der Osteosynthesetechnik des distalen Femurs a.-p.

Die Fixierung des LISS und der VA-LCP erfolgt zunächst distal nur mit Kirschner-Drähten. Die korrekte Lage des Implantats ist dann durch eine Kontrolle mittels Bildwandler vorzunehmen. Vor allem in der Seitprojektion ist darauf zu achten, dass die Platte das Femur im proximalen Bereich nicht überragt, da eine Fixierung mittels Schrauben sonst nicht möglich ist. Sollten Korrekturen erforderlich sein, so empfiehlt es sich, sie vor der Schraubenpositionierung durchzuführen, da die Achskorrektur bei liegender Platte anspruchsvoll sein kann. Die proximale Verankerung kann bei regelrecht liegender Platte dann weichteilschonend über den anliegenden Zielbügel minimalinvasiv per Stichinzision vorgenommen werden.

Beim Einbringen der distalen Schrauben im Kondylenbereich ist auf die trapezartige Form des distalen Femurs zu achten, um Schraubenfehllagen – vor allem aber ein Überstehen von ventral positionierten Schrauben – im a.-p. Strahlengang nicht zu übersehen. Wird das LISS oder die VA-LCP sehr distal und ventral angebracht, kann eine intraartikuläre Schraubenlage resultieren. Um dies sicher auszuschließen, ist eine dynamische Kontrolle mittels Bildwandler oder 3D-C-Bogen sinnvoll.

PRAXISTIPP

Kann das LISS oder die VA-LCP nicht regelrecht an das Femur angelegt werden bzw. scheint es, als müsste es mehr ante- oder rekurviert sein, so kann von einer nichtanatomischen Reposition oder Fehllage des Implantats ausgegangen werden.

Bei Frakturen vom Typ C3 ist eine anatomische Reposition der Fragmente manchmal nicht mehr möglich. In solchen Fällen ist eine indirekte Reposition der Hauptfragmente mittels Distraktor oder Fixateur externe zum Einstellen der Achsen sinnvoll, um nach knöcherner Heilung einen Gelenkersatz mit einer Endoprothese zu planen.

Locking Compression Plate (LCP) oder vergleichbares System

Die Versorgung distaler Femurfrakturen des Typ A1–3 sowie B1 und B2 kann mit einer LCP durchgeführt werden. Für Frakturen vom Typ C1 ist die LCP nur bedingt geeignet und sollte bei C2- und C3-Frakturen in Anbetracht der Alternative mit dem LISS

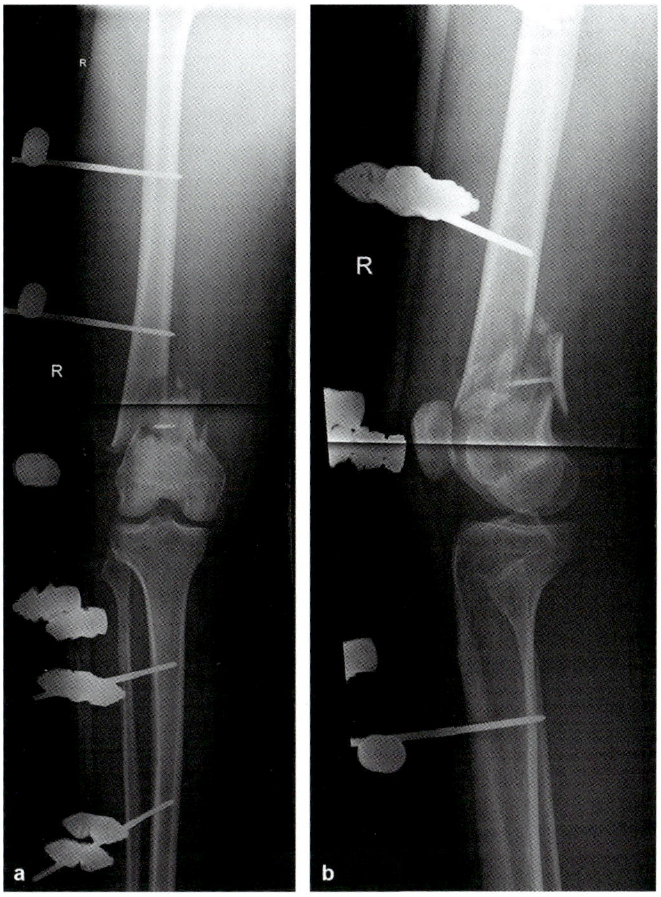

Abb. 6.2.18 Röntgenbilder einer geschlossenen Reposition und Osteosynthese mittels Kniegelenk überbrückendem Fixateur externe:
a) im a.-p.-Strahlengang
b) im seitlichen Strahlengang

nicht verwendet werden. Die LCP wird als gerade, als T- oder L-Platte geführt.

Das Plattendesign ist so konzipiert, dass die Kontaktfläche der Platte zum Knochen reduziert ist, um die Blutversorgung des Knochens weniger zu beeinträchtigen als bei konventionellen Plattensystemen. Die ovalen Schraubenlöcher (Kombilöcher) ermöglichen eine Fixierung der Schrauben winkelstabil in der Platte oder konventionell als bikortikale Verankerung. Zudem können auch Zugschrauben durch die Plattenlöcher verwendet werden (➤ Abb. 6.2.15).

Es wird analog zum LISS vorgegangen. Allerdings ist zu beachten, dass die minimalinvasive Operationstechnik des LISS durch Einschieben und Verriegelung der Platte mithilfe eines Zielbügels mit der LCP nicht möglich ist. Trotzdem ist auch hier ein nur wenig invasives Vorgehen anzustreben.

Die LCP ist ein sehr rigides Implantat. Ein Anmodellieren an das distale Femur ist mühsam, kann allerdings mit einer Biegepresse erreicht werden. Dabei ist jedoch zu beachten, dass die Winkelstabilität der Platte durch das Biegen beeinträchtigt wird.

Die distalen Schrauben sollten winkelstabil gewählt werden, um eine möglichst hohe Stabilität zu gewährleisten. Um allerdings zwei Fragmente mit Kompression zu retinieren, kann es sinnvoll sein, Zugschrauben (z. B. Spongiosaschrauben mit kurzem Gewinde) zu verwenden (➤ Abb. 6.2.15). Die Platte sollte ausreichend lang gewählt werden, sodass proximal der Fraktur mindestens vier Schrauben bikortikal verankert werden können. Auch eine winkelstabile proximale Fixierung der Platte wie beim LISS ist möglich. Typischerweise wird der laterale Zugang für die Osteosynthese verwendet, der nach proximal beliebig erweitert werden kann.

Schraubenosteosynthese

Die alleinige Schraubenosteosynthese der distalen Femurfraktur ist lediglich bei Typ-B-Frakturen indiziert. Vor allem Typ-B3-Frakturen (Hoffa-Fraktur) sind damit zu therapieren. Erforderlich ist eine offene Reposition der B3-Fraktur über eine Arthrotomie, die häufig in Streckstellung gelingt, da hierbei der Zug des M. gastrocnemius das dorsale Fragment nach distal zieht. Auf eine exakte stufenfreie Reposition ist zu achten. Eine temporäre Retention kann mit Kirschner-Drähten erzielt werden, bevor Spongiosaschrauben mit kurzem Gewinde als Zugschrauben eingebracht werden. Die Schrauben sollten von ventral nach dorsal außerhalb der Hauptbelastungszone des Gelenks platziert werden und den Frakturspalt senkrecht kreuzen. Ist eine Platzierung der Schrauben im Knorpelbereich erforderlich, sind die Schraubenköpfe unter das Knorpelniveau einzubringen (➤ Abb. 6.2.16).

Schrauben können bei geschlossener Reposition von B1- und B2-Frakturen perkutan minimalinvasiv per Stichinzision eingebracht werden (➤ Abb. 6.2.17). Um ein Überstehen der Schrauben zu vermeiden, ist auch hier – analog zu den anderen Implantaten – insbesondere bei der Wahl der Schraubenlänge die sich nach ventral verjüngende Form der Femurkondylen zu berücksichtigen.

Fixateur externe

Der Fixateur externe wird nur in Ausnahmefällen für eine endgültige Osteosynthese gewählt. Vielmehr wird er als temporäre Osteosynthese bei komplexen Weichteilverletzungen, im Rahmen der Polytraumaversorgung, bei Infektionen, bei begleitenden Gefäßverletzungen und zur kurzfristigen Stabilisierung vor einer endgültigen Versorgung verwendet. Die geschlossene Rekonstruktion der anatomischen Ausrichtung des Femurs kann anspruchsvoll sein. Häufig kann zur Stabilisierung lediglich ein kniegelenküberbrückender Fixateur angelegt werden, da die distalen Fragmente eine Fixierung nicht zulassen (➤ Abb. 6.2.18).

Bei der Platzierung der Schanz-Schrauben ist eine ausreichende Distanz zum Kniegelenk zu wahren, um die Gefahr einer intraartikulären Infektion zu reduzieren. Üblicherweise werden die femoralen Schanz-Schrauben von lateral und die tibialen von medioventral eingebracht und dann in modularer Technik über die Verbindungsrohre miteinander verbunden. Unter Bildwandlerkontrolle kann dann die regelrechte Ausrichtung der Fragmente überprüft werden, bevor eine Retention mit dem Fixateur externe erfolgt.

Bei einer geplanten lateralen Plattenosteosynthese im Verlauf ist ein temporäres Einbringen der femoralen Schanz-Schrauben von ventral sinnvoll. In Studien wurden bei dislozierten intraartikulären Frakturen bei alleiniger Versorgung und Ausheilung mit dem Fixateur externe häufige Komplikationen festgestellt (Pin-Track-Infekte, sekundäre Dislokationen, Pseudarthrosen). Daher sollte der Fixateur externe bei der Behandlung von distalen Femurfrakturen nicht als endgültiges Osteosyntheseverfahren betrachtet werden.

!

Die genannten Implantate können als Standardtherapie aufgefasst werden. Die im Folgenden aufgeführten Implantate werden lediglich zur Vollständigkeit erläutert. Sie haben sich früher großer Beliebtheit erfreut, werden heutzutage aufgrund von LISS, LCP und retrogradem Femurnagel allerdings nur noch selten verwendet.

95°-Kondylenplatte

Das Anwendungsspektrum der 95°-Kondylenplatte ist gegenüber der LCP und des LISS limitiert. Mit diesem Implantat können Frakturen vom Typ A1–3, B1 und C1 versorgt werden. Für die Therapie von C2- und C3-Frakturen ist es nur bedingt geeignet, da durch das Einschlagen der Klinge die Reposition der Fraktur beeinträchtigt wird.

Bei C-Frakturen sollte der Gelenkblock nach anatomischer Reposition zunächst mittels Zugschrauben retiniert werden, um eine Dislokation beim Einbringen der Platte zu verhindern. Die Schrauben sind so zu platzieren, dass die Klingenpositionierung regelrecht erfolgen kann. Die technische Umsetzung der Osteosynthese gilt aufgrund der Klingenplatzierung im Kondylenbereich als anspruchsvoll. Eine Korrektur des eingebrachten Implantats nach Fehlplatzierung kann aufgrund des großen – durch die Klinge verursachten – knöchernen Defekts dann fast nicht mehr vorgenommen werden.

Ein minimalinvasives Einbringen des Implantats ist nicht möglich, sodass die Länge des Zugangs an das Implantat anzupassen ist.

Es wird regelhaft der laterale Zugang verwendet. Der anspruchsvollste Operationsschritt ist die Platzierung der Klinge. Nach Reposition der Fraktur werden mit dem Klingensetzinstrumentarium Kirschner-Drähte zur Markierung eingebracht und deren korrekte Position mithilfe des Bildwandlers in 2 Ebenen kontrolliert. Die ideale Position der Klinge liegt ungefähr 1,5–2 cm proximal der Kniegelenkachse in lateraler Ansicht und mittig in der Femurschaftverlängerung, d. h. im seitlichen Strahlengang betrachtet im distalen/ventralen Quadranten der Kondyle (➤ Abb. 6.2.19a).

Die Klinge wird parallel zur Gelenkachse eingebracht. Bei geringer Abweichung der Klingenlage ist eine Fixierung im Schaftbereich ggf. nicht mehr möglich, da die Platte weiter proximal dorsal oder ventral am Schaft vorbeilaufen kann. Daher ist penibel auf eine ideale Positionierung der Klinge zu achten. Die trapezähnliche Form des distalen Femurs in axialer Ansicht ist dabei zu beachten (➤ Abb. 6.2.19b). Aufgrund der ventralen Positionierung der Klinge ist selten eine Klingenlänge von mehr als 60–70 mm zu wählen. Das Klingenlager wird mit dem Klingenmeißel durch Vor- und Zurückschlagen unter ständiger Bildwandlerkontrolle geschaffen. Eine harte Kortikalis kann im Einschlagsbereich zuvor mit dem Bohrer perforiert werden. Nach Einführen der Klinge wird die Platte im Schaftbereich fixiert (➤ Abb. 6.2.19c). Die Ausrichtung der Platte kann nach dem Einbringen der Klinge nicht mehr geändert werden.

Dynamische Kondylenschraube (DCS)

Die Indikationsstellung der DCS erfolgt analog zur 95°-Kondylenplatte. Die Osteosynthese von Frakturen vom Typ A1–A3, B1 und C1 ist mit diesem Implantat möglich. Ähnlich wie die Kondylenplatte ist auch die DCS für C2- und C3-Frakturen nicht geeignet.

Als Vorteil der DCS gegenüber der Kondylenplatte kann die Möglichkeit der variablen Plattenplatzierung zur Kondylenschraube angesehen werden. Zudem kann die Kondylenschraube bei C1-Frakturen als Zugschraube fungieren. Auch bei der DCS wird zum Einbringen des Implantats standardmäßig der laterale Zugang verwendet. Anders als die Kondylenplatte kann die DCS minimalinvasiv eingebracht werden. Denn die Platte kann auf die Schraube aufgesetzt und unter den M. vastus lateralis geschoben werden. Die Fixierung der Platte mit Schrauben kann per Stichinzision erfolgen. Mithilfe des Zielgeräts wird unter Bildwandlerkontrolle ein Kirschner-Draht zur Markierung eingebracht und überbohrt. Anschließend wird die Kondylenschraube eingebracht. Die Ausrichtung der Platte ist hierbei vor allem im seitlichen Strahlengang zu kontrollieren. Beim Einbringen der Platte ist auf die Femurachse sowohl im a.-p als auch im seitlichen Strahlengang zu achten. Eine Korrektur der Platte in dorsoventraler Ausrichtung ist durch Drehen der Schraube möglich. Ein Anmodellieren der Platte an das Femur ist nur bedingt möglich und zum Ausgleich von ausgeprägten Abweichungen nicht geeignet.

Kondylenabstützplatte

Die Kondylenabstützplatte ähnelt im Aussehen dem LISS. Ein wichtiger Unterschied besteht darin, dass bei der Kondylenabstützplatte keine winkelstabilen Schrauben verwendet werden können. Dies kann bei der Retention einzelner Fragmente von

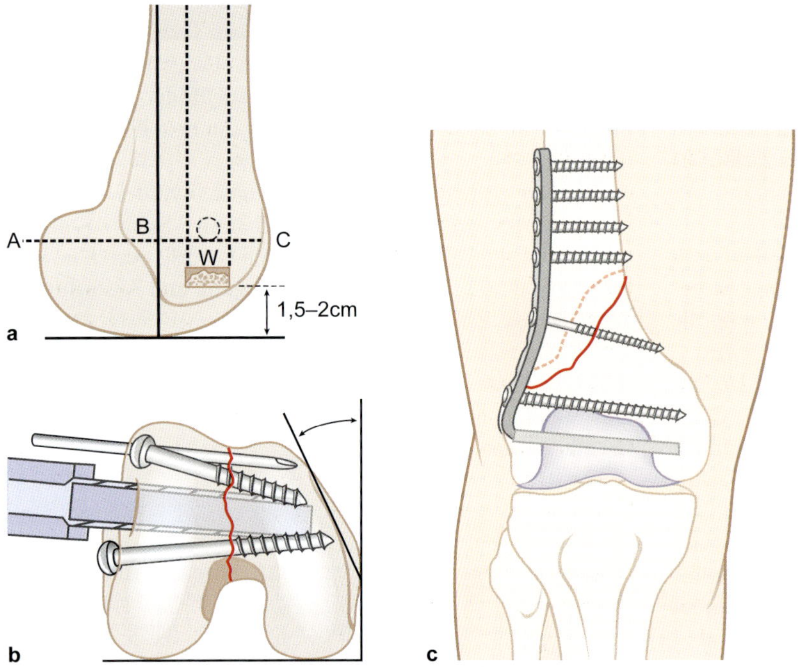

Abb. 6.2.19 Die Platzierung der Klinge der Winkelplatte im distalen Femur ist anspruchsvoll. Der richtige Eintrittspunkt ist wichtig, um die Klinge fixieren zu können (a). Zudem ist bei der Länge der Klinge die Form des distalen Femurs zu beachten (b, c).
AC: maximale anterior-posteriore Kondylentiefe
B: Verlängerung des dorsalen Femurs
W: ideale Position der Klinge

Vorteil sein, da die Schrauben divergent nach Bedarf eingebracht werden können. Aufgrund der fehlenden Winkelstabilität wird dieses Implantat allerdings nur noch selten verwendet. Vor allem bei fehlender medialer Abstützung ist eine Stabilisierung der Platte mit winkelstabilen Schrauben erforderlich, um eine Varusabweichung der Femurachse zu vermeiden. Daher ist in solchen Fällen bei Verwendung einer Kondylenabstützplatte eine Spongiosaplastik zur medialen Abstützung sinnvoll. Bei verminderter Knochenqualität wird dieses Implantat nicht empfohlen, da das Risiko einer Dislokation der Schrauben besteht.

Die Platte wird standardisiert über den lateralen Zugang eingebracht und kann bei Bedarf minimalinvasiv eingeschoben werden. Die Rekonstruktion der Kondylen sollte analog zum LISS vor dem Einbringen der Platte erfolgen. Dies kann über separate Schrauben oder temporär mit Kirschner-Drähten geschehen. Bei der Fixierung der Platte distal ist analog zu den anderen Platten die korrekte Ausrichtung zum Femurschaft in a.-p. und seitlicher Ansicht zu berücksichtigen. Die Platte kann an das Femur anmodelliert werden, um sie ideal zu positionieren.

6.2.11 Komplikationen

Die Komplikationen der Behandlung der distalen Femurfraktur können in intraoperative und postoperative Komplikationen unterteilt werden.

Intraoperative Komplikationen

Als intraoperative Komplikationen werden Gefäß-/Nervenverletzungen sowie Fehlpositionierungen von Implantaten angesehen. Zudem können grobe Fragmentdislokationen und Gelenkstufen als nicht vorgesehene Resultate aufgefasst werden.

Intraoperative Gefäß-/Nervenverletzungen sind analog zu den posttraumatischen Verletzungen zu therapieren. Eine umgehende Revaskularisierung des Beines ist mit direkter Naht oder Gefäßinterponat bei Verletzungen der A. oder V. femoralis vorzunehmen. Verletzungen mit Kontinuitätsunterbrechung des N. ischiadicus bzw. N. tibialis oder N. peroneus communis sollten nach Möglichkeit zeitnah versorgt werden. Ist eine umgehende Nervennaht nicht möglich, sind die Enden für die Revisionsoperation zu markieren.

Grobe Fragmentdislokationen mit verbliebenen Gelenkstufen, deutliche Achs- und Torsionsabweichungen sowie Implantatfehllagen sind nach postoperativer Röntgenkontrolle zu beurteilen und zu korrigieren. In Studien am Sprunggelenk konnte nachgewiesen werden, dass die klinischen Ergebnisse im Sinne einer frühzeitigen Arthroseentwicklung von Patienten, bei denen nach Osteosynthese eine Gelenkstufe > 2 mm verblieben ist, signifikant schlechter waren als bei Patienten, bei denen eine anatomische Reposition der Fraktur erfolgte.

Vor allem ist die Anatomie des distalen Femurs zu berücksichtigen, um intraartikuläre Implantatlagen zu vermeiden. Dies betrifft vornehmlich seitlich eingebrachte Schrauben, die im ventralen Anteil der Femurkondyle platziert werden.

Diagnostischer Hinweis

In der a.-p. Ansicht können intraartikuläre Schraubenlagen durch Projektion der dorsalen Kondylenanteile unerkannt bleiben. Mit einer dynamischen Durchleuchtung oder durch intraoperative Untersuchung mit einem 3D-Bildwandler können Fehllagen detektiert werden.

Lateral an das distale Femur angebrachte Implantate können bei Bewegung zu einer Irritation des Tractus iliotibialis führen. Um diese Beschwerdesymptomatik zu adressieren, ist nach der Knochenbruchheilung eine frühzeitige Entfernung des Osteosynthesematerials erforderlich.

Postoperative Komplikationen

Bei den postoperativen Komplikationen werden Früh- und Spätkomplikationen unterschieden.

Frühkomplikationen

Zu den Frühkomplikationen zählen das Kompartmentsyndrom, Wundheilungsstörungen/Infektionen und Implantatlockerung/-bruch.

Das **Kompartmentsyndrom des Oberschenkels** ist eine seltene Komplikation. Pathognomonisch sind der analgetikaresistente Schmerz sowie eine Schwellung der betroffenen Region. Bei einem ausgeprägten Befund sind zudem Parästhesien oder abgeschwächte periphere Pulse am Bein zu beobachten. Eine Logendruckmessung kann apparativ vorgenommen werden, ist allerdings in der Regel entbehrlich. Ab einem Druck innerhalb der Muskelloge von > 30 mmHg ist von einem manifesten Kompartmentsyndrom auszugehen. Die Therapie besteht in einer offenen, längs verlaufenden Fasziotomie. Tritt das Kompartmentsyndrom postoperativ auf, sind die Muskelfaszien über den bestehenden Zugang erneut zu eröffnen. Liegt ein Kompartmentsyndrom bereits vor der Operation vor, so ist zunächst die Fasziotomie durchzuführen und die Osteosynthese sekundär anzuschließen. Die Fasziotomie am Oberschenkel erfolgt über einen lateralen Zugang, der sich vom Trochanter major bis zu den Femurkondylen erstreckt. Verschlossen werden die Weichteile über eine temporäre Deckung mittels Epigard oder durch Vakuumversiegelung. Ein endgültiger Verschluss der Weichteile wird dann im Verlauf entweder durch eine Sekundärnaht oder durch eine Spalthauttransplantation vorgenommen.

Typische Zeichen für eine **Infektion** nach einer Osteosynthese sind das erneute Auftreten von Wundschmerzen, lokale Entzündungszeichen (Schwellung, Überwärmung, Rötung), eine Erhöhung der Körpertemperatur sowie ein Anstieg der laborchemischen Infektparameter (Leukozyten, CRP). Bei begründetem Verdacht auf eine postoperative Infektion ist eine **operative Revision** indiziert. Eine Antibiotikatherapie ohne chirurgisches Débridement sollte unterbleiben, da eine alleinige medikamentöse Sanierung des Infekts bei einliegendem Implantat nicht sinnvoll ist. Vielmehr kann eine Behandlung mit einem Antibiotikum vor der operativen Revision das mikrobiologische Ergebnis des intraoperativ gewonnenen Abstrichs beeinflussen und verfälschen. Zudem kann der Infekt durch die Antibiotikagabe maskiert und dadurch eine Revisionsoperation hinausgezögert werden. Die resistenzgerechte Therapie mit einem Antibiotikum entsprechend dem Antibiogramm nach dem chirurgischen Débridement wird angeraten.

Therapeutischer Hinweis

Bei der operativen Revision ist darauf zu achten, dass der gesamte Zugangsbereich vollständig eröffnet wird. Das Débridement des

Gewebes sollte im Gesunden erfolgen. Entscheidend für den Erfolg der Therapie ist ein gründliches Débridement des infizierten Gewebes.

Bei frühzeitiger Revisionsoperation kann der Versuch unternommen werden, das Implantat zu belassen, bis eine knöcherne Heilung eingetreten ist und das Implantat vorzeitig entfernt werden kann. Handelt es sich jedoch um ein florides Infektgeschehen, ist das Implantat zu entfernen. Bei unzureichender knöcherner Heilung ist eine Stabilisierung mittels Fixateur externe vorzunehmen (Näheres ➤ Kap. 11).

Die **Implantatlockerung** und der **Implantatbruch** sind Komplikationen, die regelhaft auftreten, wenn die Belastbarkeit der Osteosynthese überschritten wird. Die mechanische Beanspruchung des Implantats ist von mehreren Faktoren abhängig. Beim Implantatversagen spielen sowohl Bruchform, Implantatwahl, Nachbehandlung, Patientencompliance und Knochenbruchheilung als auch die Art der operativen Versorgung eine große Rolle. Um Implantatlockerungen und -brüche zu vermeiden, sind diese Aspekte allesamt zu berücksichtigen. Von chirurgischer Seite sind daher möglichst stabile Osteosynthesen durchzuführen, das Nachbehandlungsregime der Versorgung anzupassen und der Patient umfassend in die Therapie einzubeziehen.

Bei einem Implantatversagen ist eine erneute Osteosynthese indiziert. Präoperativ sollte der Grund für die Lockerung bzw. den Bruch des Implantats eruiert werden, um mögliche Ursachen für ein weiteres Implantatversagen zu vermeiden. Bei fehlender medialer Abstützung kann der Grund für eine Lockerung oder einen Bruch des Implantats eine Instabilität sein, die sich nur mit einer ergänzenden Osteosynthese korrigieren lässt. In solchen Fällen ist eine additive Plattenosteosynthese von medial indiziert. Zusätzlich ist bei der operativen Versorgung auf eine ausreichende Knochensubstanz zu achten. Nicht selten kommt es bei Trümmerfrakturen im Bereich der Metaphyse zu knöchernen Defekten. Eine alleinige Osteosynthese führt in solchen Fällen nicht zu einer Ausheilung. Daher ist eine frühzeitige Spongiosaplastik zur Defektauffüllung des Knochens notwendig. Um Primärkomplikationen zu vermeiden, wird diese nicht regelmäßig im Rahmen der initialen Osteosynthese, sondern elektiv nach 6 Wochen durchgeführt.

6

Spätkomplikationen

Zu den Spätkomplikationen werden ebenfalls Infektionen sowie Pseudarthrosen und sekundäre Achsabweichungen gerechnet.

Die operative Therapie der **Spätinfektion** unterscheidet sich von der Behandlung der Frühinfektion. Nicht selten ist die knöcherne Heilung bereits so weit fortgeschritten, dass das Implantat vollständig entfernt werden kann. Allerdings ist bei Spätinfektionen häufig mit einer schwierigeren Weichteilsituation zu rechnen. Ein gewissenhaftes Débridement ist ebenso erforderlich wie ein rücksichtsvoller Umgang mit dem Gewebe. Zusätzlich zu einem intraoperativen Abstrich für die mikrobiologische Untersuchung empfiehlt sich, eine Gewebeprobe zu entnehmen und die antibiotische Therapie dem Antibiogramm anzupassen. Sollte keine knöcherne Heilung vorliegen, ist bei Spätinfektionen davon auszugehen, dass diese mit dem einliegenden Implantat nicht zu erreichen ist. Daher ist nach Entfernung der internen Osteosynthese eine Fixierung mit einem Fixateur externe vorzunehmen. Liegt eine Osteitis vor, so ist zusätzlich zum Débridement der Weichteile der Knochen zu debridieren und ein etwaiger Sequester zu entfernen. Nach einem knöchernen Débridement können Defekte verbleiben. Hinsichtlich der Behandlung dieser Knochendefekte bestehen unterschiedliche Vorgehensweisen (Näheres ➤ Kap. 11).

Um die Defekte zu verschließen, kann eine verkürzende Osteosynthese durchgeführt werden, bei der die gesunden Knochenenden aufeinandergestellt werden und eine Osteosynthese durchgeführt wird. Um eine Beinlängendifferenz auszugleichen, ist im Verlauf ein Knochentransport möglich. Außerdem kann ein Knochendefekt mittels *Masquelet-Technik* behandelt werden. Dabei wird der Defekt im Rahmen der Primäroperation zunächst mit Zement aufgefüllt. Nach 8 Wochen wird der Zementspacer entfernt und die den Zement umgebende Membran mit autologer Spongiosa gefüllt. Additiv wird der Knochen durch eine Platte stabilisiert.

Die Therapie von **Pseudarthrosen** bedarf einer differenzierten Vorgehensweise. Dies ist vor allem den individuell unterschiedlichen Weichteil- und Knochenverhältnissen geschuldet. Daher sollte präoperativ die Knochenbruchheilungsstörung analysiert und der Grund für die fehlende Heilung gefunden werden. Dies setzt neben der bildgebenden Diagnostik mit Röntgen, CT und ggf. MRT die gewissenhafte körperliche Untersuchung voraus.

PRAXISTIPP

Die Gründe für eine Pseudarthrose sind mannigfaltig und im Detail noch nicht vollständig verstanden. Um den Behandlungserfolg sicherzustellen, ist der Patient in die therapeutische Entscheidungsfindung einzubinden.

Ist die Pseudarthrose durch eine mangelhafte Stabilität der Osteosynthese bedingt, ist zusätzlich zur Dekortikation und Spongiosaplastik entweder eine additive Plattenosteosynthese oder eine Reosteosynthese mit einem stabilen Implantat vorzunehmen. Liegt der Grund für die ausbleibende knöcherne Heilung in einer Infektion, so steht die Sanierung des Infekts im Vordergrund. Liegen der Pseudarthrose knöcherne Defekte zugrunde, sind diese mit einer Spongiosaplastik aufzufüllen.

Bei ausbleibender knöcherner Heilung wurde in einigen Studien eine zusätzliche Behandlung mit **Knochenwachstumsfaktoren** als vielversprechend beschrieben. Allerdings ist zu berücksichtigen, dass bisher kein kommerziell erhältlicher Knochenwachstumsfaktor für die Behandlung von Knochenbruchheilungsstörungen des Femurs zugelassen ist.

Achsabweichungen und **Beinverkürzungen** sind Komplikationen, die nicht selten bereits frühzeitig erkennbar werden können. Allerdings zeigt sich die vollständige Ausprägung dieser Komplikationen erst nach knöcherner Heilung. Die Therapie der Achsabweichung, vor allem der Varusabweichung, des distalen Femurs liegt in der Korrektur mittels orientierender Reosteosynthese. Abweichungen von > 10° in Varus- oder Valgusstellung sollten korrigiert werden, um eine vermehrte Belastung der angrenzenden Gelenke zu vermeiden.

Postoperative **Torsionsabweichungen** können erhebliche Beschwerden verursachen, da die Belastung auf Hüft- und Kniegelenk signifikant ansteigen kann, und bedürfen daher einer Revisionsoperation bei Abweichungen von > 15°. Als diagnostische Methode der Wahl hat sich die Messung nach Waidelich et al. (1992) etabliert. Dabei wird mithilfe einer CT-Diagnostik die Torsion des Schenkelhalses zur Femurkondylenrückseite bestimmt (➤ Abb. 6.2.20). Diese Methode ist allerdings nur anwendbar, wenn die Kondylen noch intakt sind, da die Messung bei Defekten der dorsalen Kondylenregion ungenau ist. Intraindividuelle Torsionsabweichungen um < 5° können als anatomische Abweichung gelten. Vor allem eine vermehrte Innentorsion führt zu einer ungünstigeren Prognose.

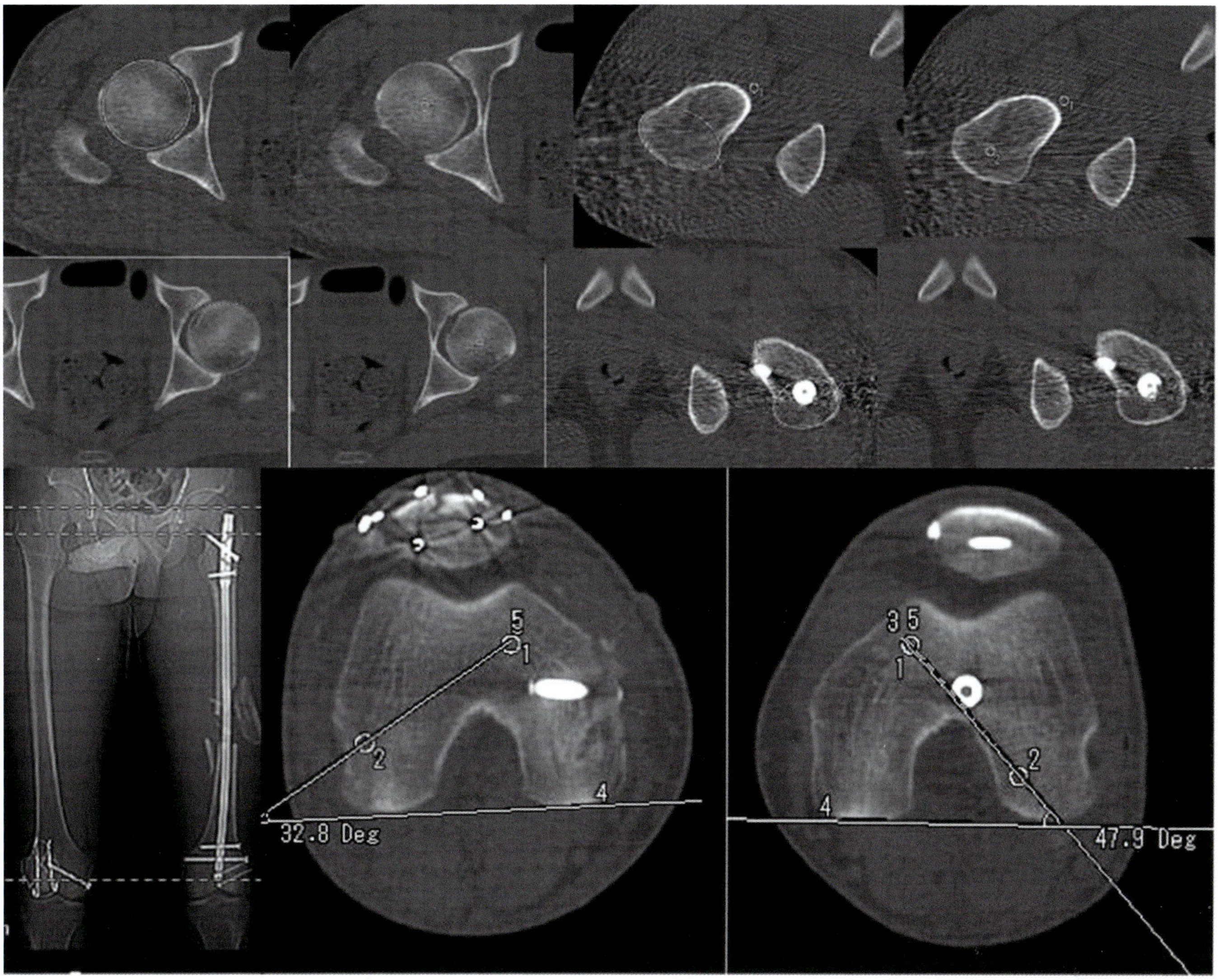

Abb. 6.2.20 Messung der Torsion des Femurs mittels CT nach der Methode von Waidelich. Dabei werden Schnittebenen durch den Schenkelhals (oben) und durch die Kondylen (unten) des distalen Femurs gelegt; anschließend wird der Winkel des Schenkelhalses zur dorsalen Kondylenebene bestimmt und dieser Wert mit der gesunden kontralateralen Seite verglichen.

Die Korrektur von Achsabweichungen richtet sich individuell nach Frakturtyp und Implantat. Bei Torsionsabweichungen und Einliegen von Marknagel/Platte ist es in der Regel günstiger, die proximale Verriegelung zu lösen und den distalen Block um den Schaft zu drehen, bis die Torsionsabweichung behoben ist. Aufwendiger ist die Korrektur von Varus- oder Valgusabweichungen, da zur Erzielung einer korrekten Reposition das Implantat vollständig entfernt werden muss.

Beinverkürzungen treten häufiger bei Impaktionsfrakturen auf, bei denen die Fragmente eingestaucht sind. Verkürzungen von > 1,5 cm sollten frühzeitig behoben werden. Über die Notwendigkeit einer Revisionsoperation ist nach individueller Prüfung gemeinsam mit dem Patienten zu entscheiden. Die Korrektur von Beinverkürzungen kann frühzeitig in den ersten Tagen nach der Osteosynthese häufig mit einer geringeren Invasivität durchgeführt werden. Nach Lösen der proximalen Verriegelung des Implantats wird ein Längszug, ggf. unter Verwendung eines Distraktors, bis zum Ausgleich der Differenz ausgeübt. Im Anschluss wird das Implantat erneut proximal verriegelt.

Therapeutischer Hinweis

Grundsätzlich sollte der Korrektureingriff frühzeitig und somit vor der endgültigen Knochenbruchheilung erfolgen, um eine Osteotomie zu vermeiden. Bei der Wahl des Zeitpunkts der Revisionsoperation sind sowohl der Zustand der Weichteile als auch der des Patienten zu berücksichtigen.

6.2.12 Nachbehandlung

Die operative Therapie erfolgt nach den oben genannten standardisierten Methoden. Für die Nachbehandlung hingegen liegen diese Standards nicht vor. Während in der Literatur vor allem auf die operativen Behandlungsformen eingegangen wird, werden die postoperativen Behandlungsarten nicht ausführlich diskutiert. Daher sollte die postoperative Behandlung unter Berücksichtigung der Frakturform, der Knochenqualität, der Osteosynthese und des Allgemeinzustands individuell an den Patienten angepasst werden. Dabei ist zu berücksichtigen, dass eine Teilbelastung für ältere Patienten häufig erschwert umsetzbar ist.

PRAXISTIPP

Eine frühe und gute postoperative Behandlung beeinflusst maßgeblich das spätere funktionelle Ergebnis. Daher ist eine rechtzeitige physiotherapeutische Behandlung wichtig.

Die Belastbarkeit der Extremität orientiert sich am Frakturausmaß und an der operativen Versorgung. Intraartikuläre Typ-B- und Typ-C-Frakturen werden in der Regel zunächst ohne Belastung für 6 Wochen nachbehandelt. Erst nach 6 Wochen wird mit einer Teilbelastung von 20 kg Körpergewicht an Unterarmgehstützen begonnen. Die Teilbelastung wird i. Allg. um ca. 10 kg Körpergewicht pro Woche gesteigert. Typ-A-Frakturen können regelhaft mit 20 kg Körpergewicht in den ersten 6 Wochen nachbehandelt werden. Eine Steigerung hin zur Vollbelastung ist dann im Anschluss anzustreben.

Osteosynthesen am distalen Femur sind als übungsstabil zu werten, sodass mit der **Bewegungstherapie** unter physiotherapeutischer Anleitung am Tag des Drainagezugs begonnen werden sollte. Eine Bewegungsschiene (CPM, *Continuous Passive Motion*) wird für die postoperative Behandlung empfohlen. Das Ausmaß der Bewegung sollte eine freie Streckung und eine Beugung bis 90° beinhalten, um Bewegungsdefizite im Verlauf zu vermeiden.

In den ersten postoperativen Tagen wird eine Hochlagerung der Extremität auf einem Schaumstoffkissen in Hüft- und Kniebeugung empfohlen, um Adhäsionen des Tractus iliotibialis mit konsekutiven Bewegungseinschränkungen vorzubeugen. Zudem ist bei der Nachbehandlung auf eine freie Streckung zu achten. Eine ausreichende Analgesie sollte erfolgen, und ggf. ist ein regionales Verfahren zur Schmerztherapie wie der Femoraliskatheter anzuwenden.

Eine Ruhigstellung in Schiene, Gips oder Orthese ist zusätzlich zu einer Osteosynthese regelhaft nicht erforderlich. Lediglich bei ligamentären Begleitverletzungen des Kniegelenks ist zusätzlich auf eine adäquate Stabilisierung zu achten.

Röntgenologische Kontrollen werden postoperativ nach 1, 3, 6 und 12 Wochen oder bei besonderen Ereignissen ergänzend bei Bedarf empfohlen.

Die Indikation zur **Entfernung des Osteosynthesematerials** ist in Abhängigkeit des Patientenalters und -zustands zu stellen. Sollte das Implantat Beschwerden bereiten, ist eine Entfernung nach knöcherner Heilung anzustreben. Nicht selten tragen lateral eingebrachte Platten auf und führen zu Beschwerden am Tractus iliotibialis. Vor allem jüngeren Patienten wird nach Platten- oder Nagelosteosynthese zu einer Entfernung des Implantats nach knöcherner Heilung (nach ca. 18–24 Monaten) geraten. Älteren Patienten kann ein Verbleib des Materials allerdings empfohlen werden. Vor allem isolierte Schrauben sollten nicht unbedingt entfernt werden, um iatrogene Schäden an Knochen und Weichteilen zu vermeiden. Die Entfernung von retrograden Marknägeln kann sich als schwierig erweisen, da der Eintrittspunkt häufig überknöchert oder mit Bindegewebe überzogen ist. Daher ist der Eintrittspunkt des Nagels entweder zuvor arthroskopisch oder unter Bildwandlerkontrolle aufzusuchen.

6.2.13 Prognose

Das funktionelle Ergebnis wird maßgeblich durch die operative Versorgung und die postoperative Behandlung bestimmt. Die extraartikulären Frakturen haben eine sehr gute Prognose und führen in der Regel zu guten klinischen Ergebnissen. Kann bei intraartikulären Frakturen intraoperativ eine anatomische Rekonstruktion der femoralen Gelenkfläche erzielt werden, ist auch hier von einer günstigen Prognose auszugehen. Verbleibende Gelenkstufen, Gelenkdefekte sowie Achs- und Torsionsabweichungen sowie Beinverkürzungen führen zu schlechteren Ergebnissen mit ungünstigeren Prognosen. Nicht selten resultiert daraus im Verlauf eine posttraumatische Arthrose, die einen endoprothetischen Gelenkersatz erforderlich macht. Auch postoperative Bewegungseinschränkungen führen zu einer ungünstigeren Prognose und können ebenfalls Folgeeingriffe notwendig machen.

6.2.14 Kombinierte Frakturen (Floating Knee)

Eine besondere Form der distalen Femurfraktur stellt das Floating Knee dar. Ein **Floating Knee** liegt vor, wenn das Kniegelenk durch eine distale Femurfraktur und eine gleichzeitige ipsilaterale proximale Tibiafraktur knöchern nicht mehr mit dem Rest der Extremität verbunden ist. Das Ausmaß der Frakturen reicht von einfachen diaphysären Frakturen der Tibia und des Femurs bis hin zu komplexen intraartikulären Frakturen beider Knochen.

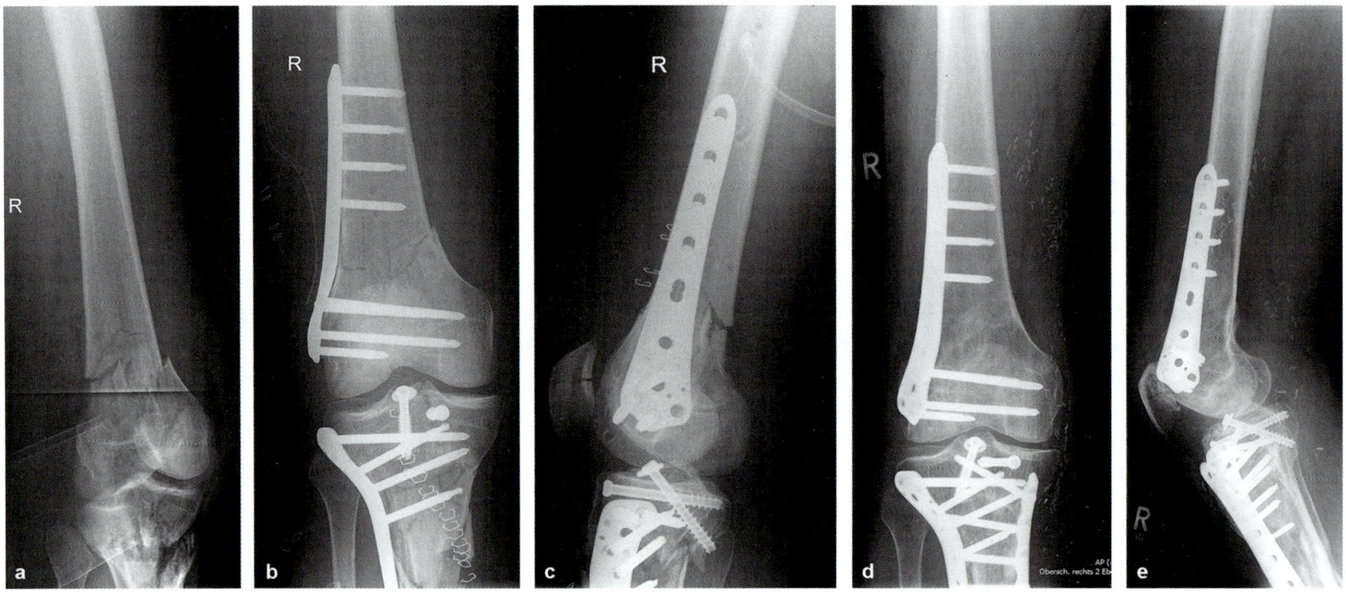

Abb. 6.2.21 Floating Knee mit Plattenosteosynthese des distalen Femurs und der proximalen Tibia:
a) Röntgenbild Knie a.-p.
b, c) Röntgenbilder Knie a.-p- und seitlich nach Plattenosteosynthese des Femurs und der Tibia
d, e) Röntgenbilder mit Ausheilungsergebnis

In der Regel handelt es sich bei dieser Kombinationsverletzung der Extremität um eine massive Gewalteinwirkung wie z. B. nach einem Verkehrsunfall oder einem Sturz aus großer Höhe (➤ Abb. 6.2.21). Häufig liegen daher zusätzlich weitere Verletzungen im Rahmen einer Polytraumatisierung des Patienten vor, die einer umgehenden Therapie bedürfen. Das Floating Knee ist eine seltene Verletzung; vornehmlich sind männliche Patienten betroffen. Aufgrund des massiven Traumas liegen regelhaft schwere Weichteilverletzungen vor. Daher geht die Floating-Knee-Verletzung mit einer hohen Komplikationsrate einher.

Klassifikation

Für das Floating Knee existieren die Klassifikationen nach Blake und McBryde sowie nach Letts und Vincent (➤ Abb. 6.2.22). Beide Einteilungen beziehen sich auf die Lokalisation sowie das Ausmaß der Frakturen. Zusätzliche therapeutische Konsequenzen gegenüber der AO-Fraktur-Klassifikation können aus diesen Einteilungen allerdings nicht abgeleitet werden.

Therapie

Vor Jahrzehnten wurde eine konservative Therapie einer oder beider Frakturen favorisiert. Aufgrund von verbesserten operativen Techniken und Implantaten wird mittlerweile allerdings empfohlen, beide Frakturen operativ zu stabilisieren.

Die operative Therapie der Frakturen richtet sich nach den vorliegenden Frakturtypen, den Begleitverletzungen sowie der Konstitution des Patienten. Bei Polytraumatisierung werden initial eine geschlossene Reposition und Osteosynthese mittels Fixateur externe durchgeführt. Ein Verfahrenswechsel ist dann zeitnah nach Stabilisierung des Patienten vorzunehmen. Die Versorgung der distalen Femurfraktur erfolgt nach den zuvor genannten gängigen Verfahren (➤ Kap. 6.2.10). Die Osteosynthese der Tibia wird nach den im ➤ Kap. 6.1 beschriebenen Versorgungsformen durchgeführt.

Spezielle Therapieformen, die nur bei dieser Kombinationsverletzung angewendet werden, liegen nicht vor. In der Literatur wird besonders auf weichteilschonende operative Versorgungsformen mit intramedullärer Marknagelung hingewiesen, um Komplikationen zu vermeiden. Die operative Versorgung des Femurs ist aufgrund von fehlenden Orientierungsmöglichkeiten am Unterschenkel häufig erschwert. Daher ist besonders auf eine anatomisch korrekte Reposition der Achse und der Torsion der Extremität zu achten. Zusätzlich ist bei der postoperativen Behandlung auf eine zielgerichtete physiotherapeutische Therapie Wert zu legen, um ein gutes klinisches Resultat mit hoher Funktionalität des Kniegelenks zu erreichen.

6.2.15 Fazit

Die distale Femurfraktur ist eine seltene Verletzung des Oberschenkels, die in der Regel bei jungen Patienten durch eine massive Gewalteinwirkung und bei älteren Patienten durch einfache Stürze verursacht wird. Das Ziel der Therapie ist eine anatomische Rekonstruktion der Achse, der Torsion und der Gelenkflächen, sodass eine frühzeitige Mobilisation des Patienten und eine funktionelle Nachbehandlung der Extremität durchgeführt werden können.

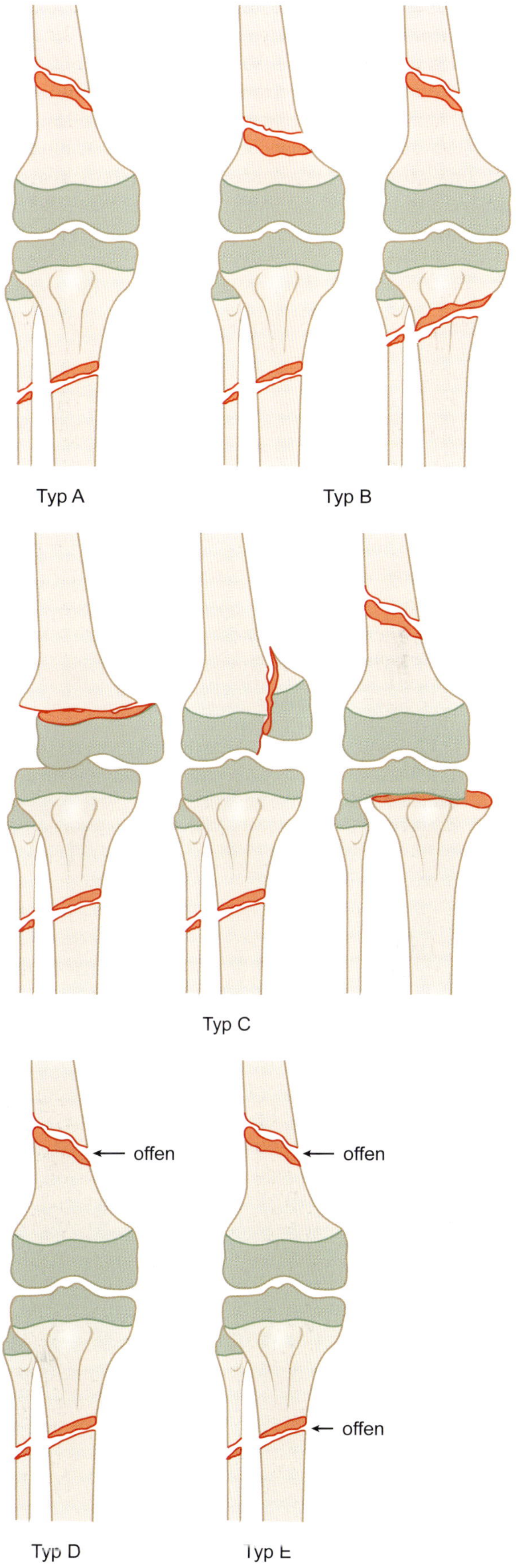

Abb. 6.2.22 Klassifikation des Floating Knee nach Letts und Vincent

Die Therapie der Wahl besteht in einer anatomischen Reposition der Fragmente und einer internen Osteosynthese der Fraktur. Versorgungsform und Implantatwahl werden vom Frakturausmaß und von den Präferenzen des Operateurs bestimmt. Winkelstabile Implantate haben die älteren nichtwinkelstabilen Implantate abgelöst und werden standardisiert verwendet. Eine zielgerichtete physiotherapeutische Nachbehandlung ist wichtig, um ein gutes klinisches Ergebnis mit einer hohen Funktionalität des Beines zu erzielen.

LITERATUR

Bel JC, Court C, Cogan A, et al. (2014). Unicondylar fractures of the distal femur. Orthop Traumatol Surg Res 100(8): 873–877.

David A (2006). Distale Femurfrakturen. Orthopädie und Unfallchirurgie up2date 1: 9–32.

Finkemeier CG, Chapman MW (2002). Treatment of femoral diaphyseal nonunions. Clin Orthop Relat Res 398: 223–234.

Franke J, von Recum J, Suda AJ, et al. (2012). Intraoperative three-dimensional imaging in the treatment of acute unstable syndesmotic injuries. J Bone Joint Surg Am 94(15): 1 386–1390.

Franke J, Wendl K, Suda AJ, et al. (2014). Intraoperative three-dimensional imaging in the treatment of calcaneal fractures. J Bone Joint Surg Am 96(9): 72.

Fulkerson E, Egol KA, Kubiak EN, et al. (2006). Fixation of diaphyseal fractures with a segmental defect: a biomechanical comparison of locked and conventional plating techniques. J Trauma 60(4): 830–835.

Grimme K, Gosling T, Pape HC, et al. (2004). Fraktur des medialen Femurcondylus als Komplikation bei der Entfernung eines retrograden Femurnagels. Unfallchirurg 107(6): 532–536.

Halvorson JJ, Anz A, Langfitt M, et al. (2011). Vascular injury associated with extremity trauma: initial diagnosis and management. J Am Acad Orthop Surg 19(8): 495–504.

Krettek C, Schandelmaier P, Tscherne H (1996). Distale Femurfrakturen: Transartikuläre Rekonstruktion, perkutane Plattenosteosynthese und retrograde Nagelung. Unfallchirurg 99(1): 2–10.

Masquelet AC, Fitoussi F, Begue T, et al. (2000). Reconstruction of the long bones by the induced membrane and spongy autograft. Annal Chir Plast Esthet 45(3): 346–353.

Neumann H, Breer S, Kienast B, et al. (2014). Standards in der Versorgung distaler Femurfrakturen. Trauma Berufskrankh 16: 53–59.

Oh JK, Hwang JH, Sahu D, et al. (2011). Complication rate and pitfalls of temporary bridging external fixator in periarticular communited fractures. Clin Orthop Surg 3(1): 62–68.

Reumann M, Schütz M (2012). Versorgungsmöglichkeiten am distalen Femur und Femurschaft: der Vorteil der Winkelstabilität. OP-Journal 28: 136–142.

Rethnam U, Yesupalan RS, Nair R (2007). The floating knee: epidemiology, prognostic indicators & outcome following surgical management. J Trauma Manag Outcomes 1(1): 2.

Salem KH, Maier D, Keppler P, et al. (2006). Limb malalignment and functional outcome after antegrade versus retrograde intramedullary nailing in distal femoral fractures. J Trauma 61(2): 375–381.

Schandelmaier P, Farouk O, Krettek C, et al. (2000). Biomechanics of femoral interlocking nails. Injury 31(6): 437–443.

Thomson AB, Driver R, Kregor PJ, et al. (2008). Long-term functional outcomes after intra-articular distal femur fractures: ORIF versus retrograde intramedullary nailing. Orthopedics 31(8): 748–750.

Vetter SY, Keil C, Recum J von, et al. (2014). Postoperative Torsionsdifferenz nach unaufgebohrter antegrader Marknagelosteosynthese des Femur: eine retrospektive 5-Jahres Analyse. Z Orthop Unfall 152(5): 498–503.

Waidelich HA, Strecker W, Schneider E (1992). Computertomographische Torsionswinkel- und Längenmessung an der unteren Extremität. RoFo: Fortschritte auf dem Gebiete der Röntgenstrahlen und der Nuklearmedizin 157(3): 245–251.

Zlowodzki M, Williamson S, Zardiackas LD, et al. (2006a). Biomechanical evaluation of the less invasive stabilization system and the 95-degree angled blade plate for the internal fixation of distal femur fractures in human cadaveric bones with high bone mineral density. J Trauma 60(4): 836–840.

Zlowodzki M, Bhandari M, Marek DJ, et al. (2006b). Operative treatment of acute distal femur fractures: systematic review of 2 comparative studies and 45 case series (1989 to 2005). J Orthop Trauma 20(5): 366–371.

6.3 Patellafrakturen

Dankward Höntzsch und Ulrich Stöckle

6.3.1 Häufigkeit und Verletzungsmechanismen

Patellafrakturen repräsentieren nach Rockwood und Greens (Bucholz et al. 2010) 1–2 % aller Frakturen. Die Jahresinzidenz liegt nach Court-Brown und Caesar (2006) bei 1/10 000 Einwohnern. Patellafrakturen entstehen als Folge von Stürzen oder anderen direkten Anpralltraumata auf das Kniegelenk. Häufig liegt, ohne das Ausmaß beziffern zu können, eine zusätzliche Fraktur im Bereich des kniegelenknahen Ober- und/oder Unterschenkels vor.

Die Patella ist ein integraler Bestandteil des Kniestreckapparats (➤ Abb. 6.3.1). Als Hypomochlion verbessert die Patella die Hebelverhältnisse. Die Patella und der Streckapparat sind starken Zugkräften, die Gelenkfläche starken Druckkräften ausgesetzt, wie Lotke und Ecker (1981) gezeigt haben. Beide Kräfte können das Körpergewicht um das 3- bis 7-Fache übersteigen.

6.3.2 Klassifikation der Patellafrakturen

Patellafrakturen können das gelenktragende Korpus oder den proximalen und distalen Pol der Patella betreffen. Neben einfachen Frakturen (am häufigsten quer, selten längs verlaufend) können alle Formen von Mehrfragment- und Trümmerfrakturen auftreten. Bei Frakturen des distalen Pols kann der gelenktragende Anteil mit betroffen sein oder nicht.

Für die Patellafraktur hat sich zumindest für die tagtägliche Diagnostik und Therapie keine einheitliche Klassifikation durchgesetzt. Die kurze Beschreibung der Frakturform und die Lokalisation sind für die Therapieentscheidung ausreichend. Im wissenschaftlichen Bereich kann die AO-Klassifikation (➤ Abb. 6.3.2) angewendet werden.

Entscheidend ist die Analyse der Verletzung der Gelenkfläche und ob und in welcher Form der Streckapparat erhalten oder verletzt ist. Es sollte beschrieben werden, inwieweit der proximale und/oder der distale Pol und die dazugehörigen Ansätze der Quadrizepssehne und des Lig. patellae betroffen sind.

6.3.3 Diagnostik der Patellafraktur

Klinische Untersuchung

Als erster Schritt wird die betroffene untere Extremität klinisch untersucht. Bei Mehrfachverletzungen oder einem Polytrauma steht die Diagnostik (lebens)bedrohlicher weiterer Verletzungen

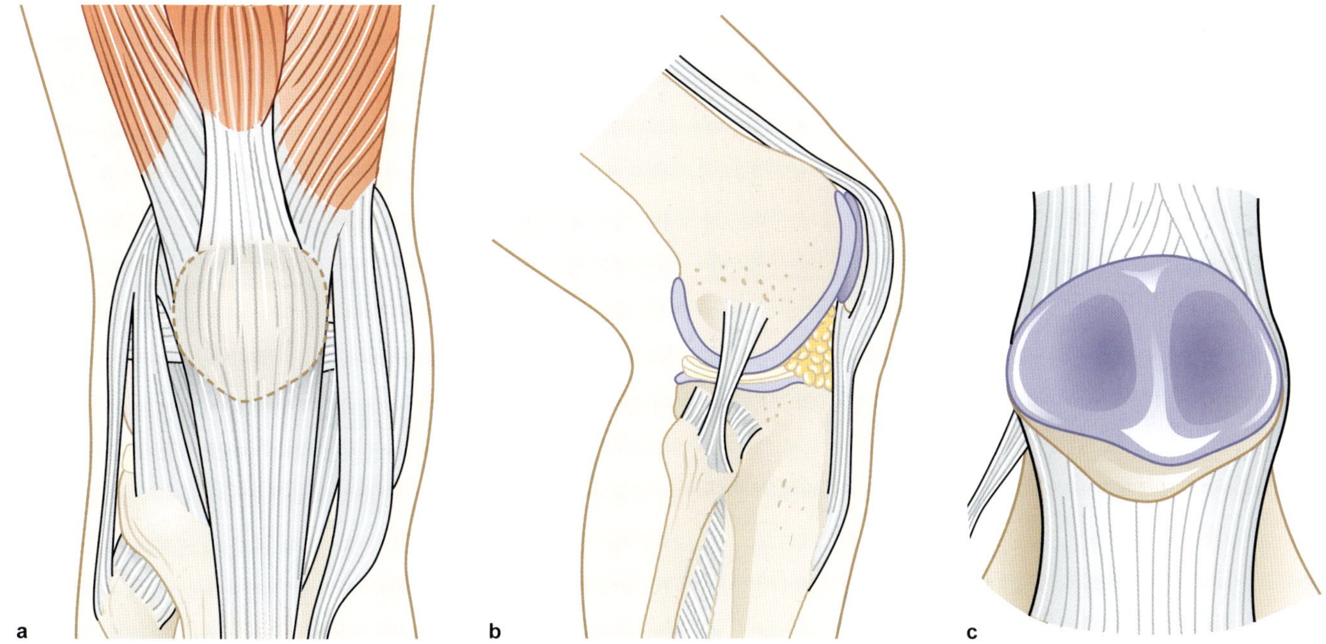

Abb. 6.3.1 Anatomische Darstellung der Patella im Verbund mit dem Kniegelenk:
a) von anterior
b) von seitlich
c) von der Gelenkfläche

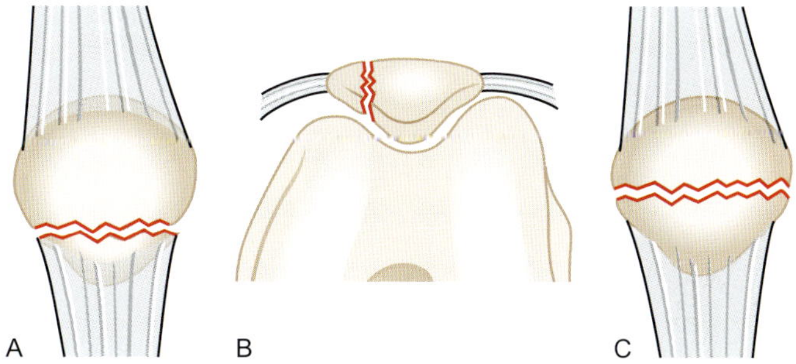

Abb. 6.3.2 AO-Klassifikation der Patellafrakturen
A: Extraartikuläre Frakturen des Patellapols
B: Partiell intraartikuläre vertikale Frakturen
C: Vollständig intraartikuläre quere Frakturen

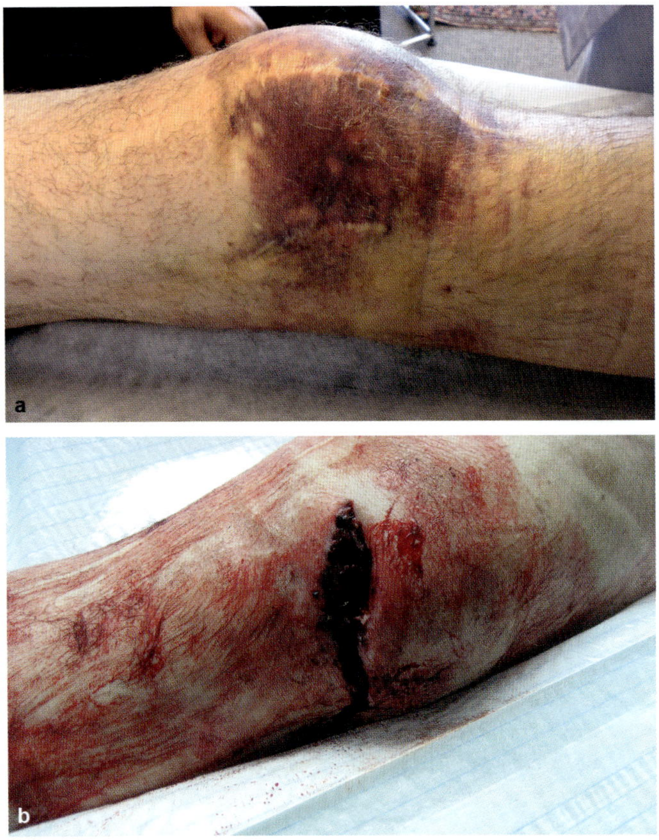

Abb. 6.3.3 Weichteilsituation bei Patellafraktur (Einteilung nach Tscherne und Oestern 1984):
a) Grad II geschlossen
b) Grad I offen

im Vordergrund. Eine generelle Untersuchung des Kniegelenks und des Kniebinnenraums ist bei vorliegender Patellafraktur eingeschränkt. Bei der klinischen Untersuchung steht der äußerliche Überblick über die Weichteile im Vordergrund. Es wird dabei geprüft, ob es sich um eine geschlossene (➤ Abb. 6.3.3a) oder um eine offene Fraktur (➤ Abb. 6.3.3b) handelt. Auch bei geschlossenen Frakturen sollte das Ausmaß von Weichteilverletzungen diagnostiziert und dokumentiert werden.

Im nächsten Schritt wird eine Untersuchung der ausgefallenen und/oder verbliebenen Funktion durchgeführt. Es gibt Frakturformen wie z. B. Längsfrakturen, bei denen der erhaltene Streckapparat eine teilweise oder ggf. vollkommene Streckung erlaubt.

In vielen Fällen lässt sich schon äußerlich eine Lücke im Frakturbereich der Patella tasten.

Bildgebende Diagnostik

Das Routineverfahren zur Beurteilung von Patellafrakturen ist das nativradiologische **Röntgen** des Kniegelenks in 2 Ebenen (➤ Abb. 6.3.4a, b). Patella-Tangentialaufnahmen sind für die Erstdiagnostik nicht notwendig.

Die **CT**-Untersuchung (➤ Abb. 6.3.4c) kann ergänzend helfen, komplexe Frakturen näher zu analysieren oder okkulte Frakturen zu erkennen. Es liegt keine Evidenz vor, dass das Ergebnis der Operation oder das endgültige Outcome durch diese Untersuchung signifikant verbessert wird.

Die **MRT** kann angezeigt sein, wenn überprüft werden soll, inwieweit bei polnahen Frakturen die Quadrizepssehne oder das Lig. patellae und der Retinakulum- oder Seitenbandapparat betroffen ist. Bei Rasanztraumata kann mit dem MRT beurteilt werden, ob weitere Kniebinnenverletzungen vorliegen.

6.3.4 Allgemeine Therapie der Patellafraktur

Ziel der Versorgung von Patellafrakturen

Bei der Versorgung von Patellafrakturen müssen verschiedene Ziele verfolgt werden. Die Gelenkfläche soll möglichst anatomisch und stufenfrei hergestellt werden. Der Streckapparat muss belastungsstabil heilen. Die Funktion sollte vor allem für die Streckung voll und für die Beugung am besten über 120° wiederhergestellt werden. Nicht in jedem Fall können alle Ziele voll umfänglich erreicht werden. Hierüber muss auch der Patient bei der Aufklärung informiert werden. Studien von Hung et al. (1985) zeigen, dass gute und sehr gute Ergebnisse nur in 70–80 % erreicht werden. Im Umkehrschluss heißt das, dass $^1/_5$–$^1/_4$ der Patienten keine zufriedenstellenden Ergebnisse haben. Die Ergebnisse sind ungünstiger, wenn eine Trümmerfraktur, eine offene Fraktur oder eine Osteoporose (hohes Alter) vorgelegen hat.

Therapeutischer Hinweis
Wichtige Therapieziele bei Patellafrakturen sind:
- Funktionelle Wiederherstellung des Streckapparats
- Wiederherstellung einer vollen Streckung
- Schmerzfreiheit bis -armut
- Stufenfreie Gelenkflächen zur Vermeidung einer posttraumatischen Arthrose

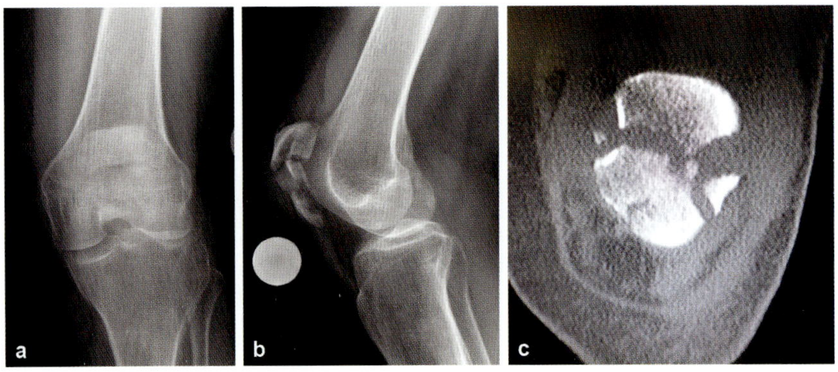

Abb. 6.3.4 Patella-Mehrfragmentfraktur:
a) a.-p. Röntgenbild
b) seitliches Röntgenbild
c) CT koronar

Konservative Behandlung

Auch bei der Patellafraktur kann unter bestimmten Konstellationen eine konservative Therapie angezeigt sein (Stürmer 2014). Dies gilt für Patienten mit nicht verschobenen und stabilen (insbesondere Längs-)Brüchen, bei denen der direkte und der kollaterale Streckapparat ausreichend erhalten sind. Auch bei der Indikation für eine operative Behandlung kann bei allgemeinen Kontraindikationen (schlechter Allgemeinzustand, Infekte, kritische Weichteilverhältnisse, periphere Durchblutungsstörungen) die Operationsfähigkeit so eingeschränkt sein, dass eine konservative Behandlung angezeigt ist.

Die konservative Behandlung besteht primär aus Ruhigstellung und abschwellenden Maßnahmen. Bei erhaltenem Streckapparat (z. B. bei Längsfrakturen) könnte auch frühfunktionell behandelt werden. Prinzipiell und insbesondere bei Unterbrechung des Streckapparats sollte das Kniegelenk aber für ca. 3 Wochen in einer Kniegelenkorthese ruhiggestellt werden. Mit angelegter Schiene kann axial voll belastet und die Orthese zur Pflege abgenommen werden. Nach entsprechender Röntgenkontrolle kann die Orthese dann stufenweise für die Flexion (z. B. 2 Wochen 30°, 2 Wochen 60° etc.) freigegeben werden.

Operative Behandlung

Operationsindikation und -zeitpunkt

Die operative Behandlung ist bei folgenden Indikationen angezeigt:
- Dislozierte Frakturen
- Frakturen mit Verletzung des Streckapparats
- Offene Frakturen

Der Operationszeitpunkt richtet sich nach dem Weichteilschaden. Offene Frakturen sollten innerhalb von 6 Stunden einer Erstbehandlung zugeführt werden. Geschlossene Frakturen ohne Weichteilschaden können ohne Zuwarten operiert werden. Bei Weichteilschaden sollte die Beruhigung der Weichteilsituation abgewartet werden. Die Zwischenzeit kann in einer Gips- oder Schienenhülse überbrückt werden. Wenn die Patellafraktur zeitgleich zu anderen Verletzungen an derselben Extremität vorliegt, müssen die Indikation und der Zeitpunkt für die operative Versorgung in das Gesamtkonzept eingebunden werden. Sollte z. B. eine geschlossene Patellafraktur zeitgleich mit einer distalen dislozierten Femurfraktur vorliegen, so kann Letztere als „führend" definiert werden. Die Patellafraktur wird dann im zeitlichen Konsens mit dieser „Hauptfraktur" versorgt.

Therapeutischer Hinweis

Das Management der Behandlung von Patellafrakturen ist von der Art der Fraktur sowie Alter, Gesundheitszustand und Compliance des Patienten abhängig.

Maßgeblich sind folgende Aspekte:
- Ist der Streckapparat unterbrochen oder erhalten?
- Liegen geschlossene oder offene Weichteilverletzungen vor?
- Liegen weitere Verletzungen an derselben unteren Extremität vor?
- Liegen allgemeine oder relative Kontraindikationen vor?

Operationsmöglichkeiten

Die Zuggurtungsosteosynthese gilt bis heute als Goldstandard für die Versorgung von Patellafrakturen (Stürmer 2014). Hierbei wird die Fraktur mit Kirschner-Drähten und Umschlingung des distalen und proximalen Pols mit Zuggurtung ventral fixiert. Der Grundgedanke ist, dass bei Beugung durch den Zuggurtungs- und Hebeleffekt eine gewünschte intrafragmentäre Kompression im Frakturspalt entsteht.

Je mehr jedoch eine Trümmerzone und eine fehlende großflächige Abstützung der Hauptfragmente gegeneinander vorliegen, umso weniger wirkt dieses Grundprinzip. Die Positionierung der schienenden Kirschner-Drähte und der Zuggurtung ist nur vermeintlich einfach. Die Drähte sollten mittig und nah an der Gelenkfläche liegen und 5–20 mm Abstand voneinander haben (Rüedi 2008; Stürmer 2014).

Nach einer Metaanalyse von Dy et al. (2012) gelingt es häufig nicht, die Zuggurtungsosteosynthese biomechanisch ausreichend wirksam durchzuführen; die Revisionsraten betragen bis zu 36 %.

Folgende Fehler können vorkommen und sollten vermieden werden:
- Die Kirschner-Drähte sind proximal und/oder distal zu lang.
- Der Zuggurtungsdraht liegt nicht ausreichend nah am Knochen an.
- Die Zuggurtung ist nicht straff genug gespannt.
- Es werden nicht alle Fragmente gefasst.
- Es verbleiben Stufen oder Dehiszenzen.

Bei Mehrfragmentfrakturen ist eine zusätzliche zirkuläre Cerclage hilfreich.

Der Durchblutung der Patella wird zunehmend Beachtung geschenkt. Mehrere Arbeitsgruppen, insbesondere um Gardner et al. (2005), haben nachgewiesen, dass die Blutversorgung der Patella sehr sensibel ist. Schüttrumpf et al. (2013) konnten zeigen, dass eine gestörte Durchblutung zu einer ausbleibenden Frakturheilung oder Teilnekrose führen kann.

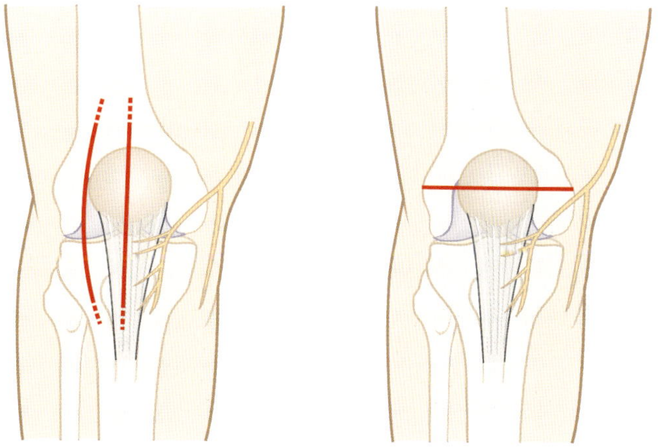

Abb. 6.3.5 Operationszugänge zur Patella: verschiedene mögliche quer und längs verlaufende Inzisionen

Operationszugänge

Grundsätzlich ist ein vertikaler oder horizontaler Zugang zur Patella möglich (➤ Abb. 6.3.5).

Bei den vertikalen Varianten ist eine Erweiterung leichter. Der horizontale Schnitt liegt im Verlauf der Langer-Linien, sodass bessere kosmetische Resultate zu erwarten sind. Wegen der fehlenden Erweiterungsmöglichkeit eignet sich dieser Zugang für einfache Frakturen, für komplexe Frakturen weniger gut.

Die vertikalen Zugänge können mittig oder lateral versetzt gewählt werden. Es gibt keine Evidenz, auf die sich die Entscheidung für die mittige oder lateral versetzte Variante stützen könnte. ➤ Abb. 6.3.6 zeigt ein Beispiel für einen längslateralen Zugang bei geschlossener Patellafraktur Grad II.

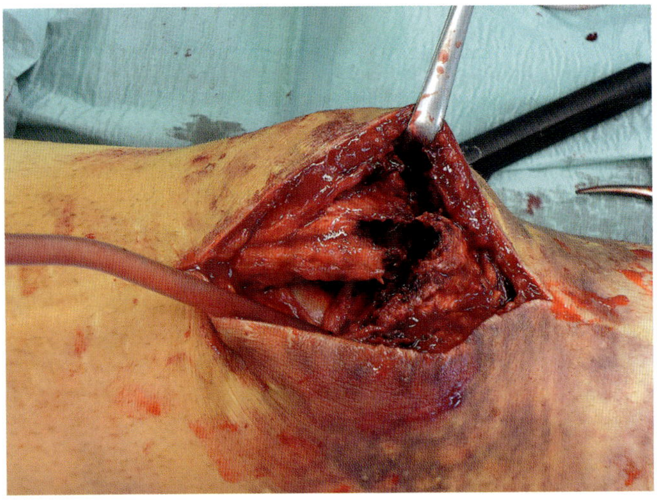

Abb. 6.3.6 Längslateraler Zugang bei geschlossener Patellafraktur Grad II

Darstellung und Manipulation der Frakturzone und der Frakturfragmente

Konventionell und standardmäßig wird vonseiten der anterioren Patellafläche her reponiert, retiniert und stabilisiert.

Die Wiederherstellung der gelenktragenden Fläche (stufenlose Reposition der Fragmente) kann wie folgt kontrolliert werden:

- Intraoperativ mit dem Röntgenbildwandler (➤ Abb. 6.3.7).
- Digital durch Tasten der patellaren Gelenkfläche über eine Arthrotomie. Ob die Arthrotomie lateral oder medial günstiger ist, ist letztendlich auch nicht entschieden. Die Betonung der Blutversorgung von kaudal-medial (Gardner 2005) spricht für eine laterale Arthrotomie.
- Bei multiplen Frakturfragmenten kann durch eine größere Arthrotomie ein direkter seitlicher Einblick der Gelenkfläche erreicht werden.
- Alternativ durch die Umkippung (Eversion) der Patella durch einen erweiterten parapatellaren Schnitt. Hierfür kann die Erweiterung nach proximal in die Quadrizepssehne so erfolgen, dass vom „biologischen" Gesichtspunkt keine größere Durchblutungsstörung verursacht wird. Dann kann die Patella um 60° bis über 90° evertiert werden. Diese Methode wurde von Gardner et al. (2005) vor allem zur Versorgung von Patella-Trümmerfrakturen beschrieben. Bei dieser Operationsmethode wird der anteriore Weichteilmantel restriktiv dargestellt, die Operation wird von der Gelenkflächenseite her gestaltet. Dadurch ist eine für die Frakturverhältnisse optimale Reposition und Osteosynthese, z. B. mittels Kirschner-Drähten oder kanülierter Schrauben, unter Sicht möglich (➤ Abb. 6.3.8a, b).

Repositionstechniken

Bei der klassischen Reposition vonseiten der anterioren Fläche (ggf. unter digitaler Kontrolle der patellaren Gelenkfläche) werden die Fragmente möglichst wenig devastiert. Bei Zweifragmentfrakturen werden das proximale und das distale Fragment so angenähert, dass

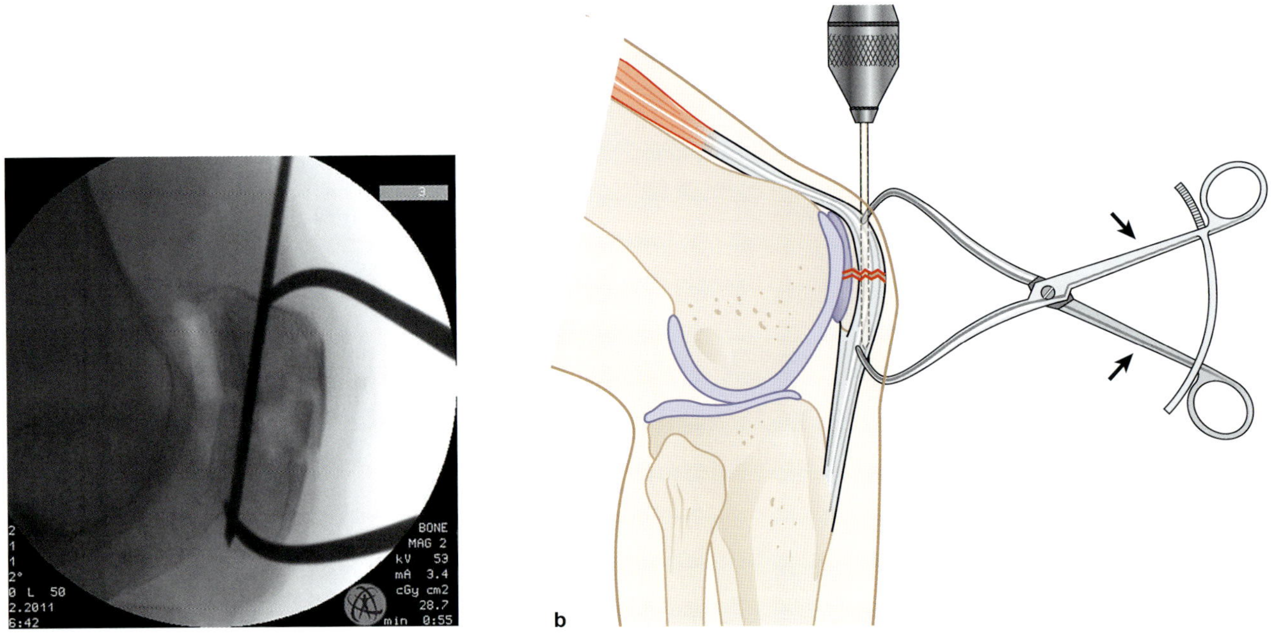

a b

Abb. 6.3.7 Reposition einer Patellaquerfraktur mit Repositionszange:
a) Röntgenbild (intraoperativer, seitlicher Strahlengang)
b) Schematische Darstellung

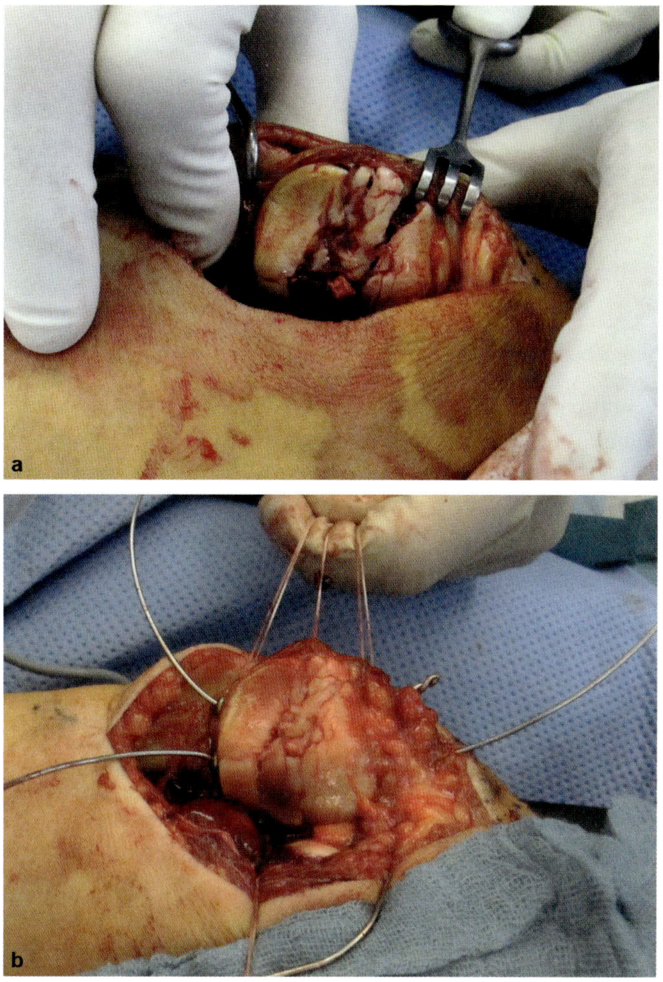

Abb. 6.3.8 Eversion der Patella bei einer Patellatrümmerfraktur zur Reposition, Retention und Osteosynthese mit kanülierten Zugschrauben, durch die dann die Zuggurtungsdrähte geführt werden. Letztere werden dann parallel oder gekreuzt zusammengeführt und verzwirbelt.
a) Vor Reposition
b) Nach Reposition und Osteosynthese mit kanülierten Schrauben und durchgezogenen Drähten

bei flächigem Kontakt durch eine äußere Zange die Retention und die erste interfragmentäre Kompression erzielt werden (➤ Abb. 6.3.7). Durch die großen Frakturflächen sollte es gelingen, die Fraktur in allen drei Raumebenen anatomisch zu stellen. Nach der Reposition erfolgt die Osteosynthese mit einem der u. g. Verfahren.

Bei der oben beschriebenen Methode mit Umkippen (Eversion) der Patella wird so vorgegangen, dass unter Sicht die Fragmente patellarückseitig reponiert werden. Diese Methode ist besonders dann vorteilhaft, wenn eine Mehrfragmentfraktur vorliegt. Das Repositionsergebnis wird dann ebenfalls mit einer oder mehreren Repositionszangen retiniert. Die Osteosynthese selbst wird dann von der Gelenkflächenseite durchgeführt (➤ Abb. 6.3.8).

Implantate und Techniken zur Osteosynthese der Patellafraktur

Nachfolgend werden die einzelnen Verfahren im Überblick dargestellt.

„Klassische" Zuggurtung mit Kirschner-Draht und Zuggurtung

Diese Technik stellt derzeit den empfohlenen Standard dar und stützt sich auf die Prinzipien der AO (Rüedi 2008) sowie die Leitlinien der Fachgesellschaften (Stürmer 2014; ➤ Abb. 6.3.9; ➤ Abb. 6.3.10).

> **!**
> Das Zuggurtungsprinzip neutralisiert die Zugkräfte und führt bei korrekter Durchführung der Technik im Bereich der Patella zu dem Effekt, dass bei Beugung die Zugkräfte in interfragmentäre Druckkräfte umgewandelt werden.

Die längs eingebrachten Kirschner-Drähte sollten einen Durchmesser von 1,6–2,0 mm haben. Sie sollen seitlich betrachtet im gelenkflächennahen Drittel und a.-p. betrachtet im mittleren Drittel des Patellakörpers liegen. Die Richtung ist freigestellt, vorzugsweise kann vom kleinen zum großen Fragment gebohrt werden. Alternativ können die Kirschner-Drähte in einem der Fragmente in der sog. *Inside-Outside-Technik* „rückwärts" vorgebracht wer-

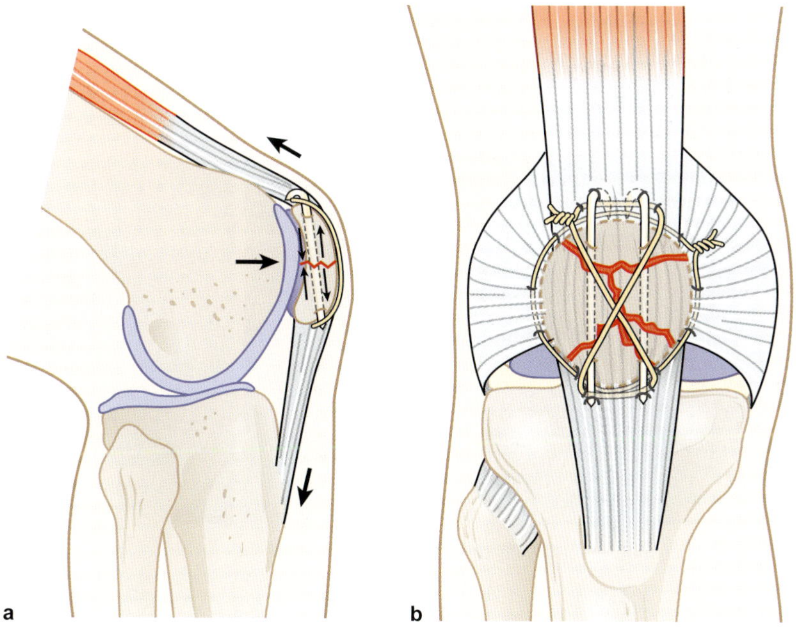

Abb. 6.3.9 Schematische Darstellung der klassischen Zuggurtung:
a) seitlich: Zug- und Druckkräfte (Pfeile)
b) a.-p.: Zuggurtung mit zusätzlicher Äquatorialcerclage bei Trümmerfrakturen

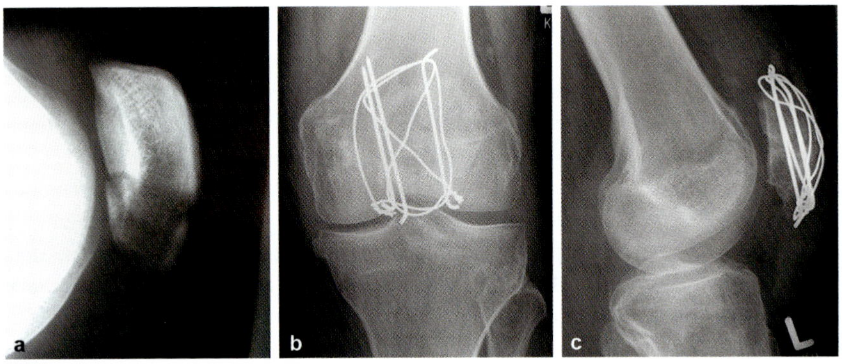

Abb. 6.3.10 Operative Versorgung einer Patellafraktur mit klassischer Zuggurtung und Äquatorialcerclage im Röntgenbild
a) seitlich vor Versorgung
b) a.-p. nach Versorgung
c) seitlich nach Versorgung

den, um dann die Drähte nach Reposition in das Gegenfragment vorzubohren.

Letztendlich muss die Fraktur korrekt reponiert, geschient und retiniert sein. Dieses Repositionsergebnis wird dann bis zur Fertigstellung der anterioren Zuggurtung mit einer Repositionszange gehalten und dadurch eine interfragmentäre Kompression aufgebaut.

Bei diesem zwischenzeitlich stabilen Zustand muss die möglichst stufen- und spaltfreie Wiederherstellung der Gelenkfläche erreicht sein und überprüft werden. Nur bei einfachen Querfrakturen kann von der guten Reposition des Korpus der Patella auf eine Wiederherstellung der Gelenkfläche geschlossen werden. Bei Mehrfragmentfrakturen sollte die Gelenkfläche über eine Arthrotomie zumindest digital kontrolliert werden.

Dann erfolgt die knochennahe Umschlingung der Drahtenden mit dem Zuggurtungsdraht am proximalen und distalen Pol. Im Regelfall wird ein Draht von 1,2–1,5 mm gewählt. Die Enden des Zuggurtungsdrahtes werden ventral verzwirbelt und durch Verwinden des Zwirbels angezogen.

6

PRAXISTIPP

Wichtig ist, dass die Drahtumschlingung direkt am Knochen des distalen und proximalen Pols sowie der anterioren Fläche zu liegen kommt. Die Zuggurtung kann nur bei einem stabilen Gegenlager wirken.

Ob eine O-förmige oder eine gekreuzte achterförmige Führung der ventralen Verbindung gewählt wird, ist freigestellt. Es gibt keine durch Evidenz gestützten Unterschiede. Rein mechanisch betrachtet ist ein Zwirbel an beiden Schenkeln (ob O- oder achterförmig) gegenüber nur einem Zwirbel vorteilhaft, da so die Zuggurtungskräfte lateral und medial gleichmäßiger verteilt werden können.

Zuggurtung mit Kabeln

Für die Zuggurtung mit Kabeln gelten dieselben Prinzipien wie für die „klassische" Zuggurtung. Labitzke (2000) konnte zeigen, dass Kabel rein mechanisch und in ihrer Flexibilität Drähten überlegen sind. Umgekehrt sind Kabel teurer als Drahtcerclagen und erfordern eine aufwendigere Instrumentation.

Äquatorialcerclage

Besonders bei Mehrfragmentfrakturen ist biomechanisch eine Äquatorialcerclage hilfreich. Hierbei wird eine Drahtcerclage oder ein Kabel zirkulär, knochennah um den Äquator der Patella gelegt.

Die Äquatorialcerclage kann auch bei der Reposition und Retention helfen, da die innerhalb der kreisförmigen Cerclage liegenden Fragmente beim Anziehen der Cerclage im Sinne des geringsten Widerstands aneinanderrücken. Allerdings muss die äquatoriale Drahtcerclage wirklich auf dem Äquator und nahe am Knochen liegen (➤ Abb. 6.3.9), sonst ist sie biomechanisch wirkungslos. Eine großvolumige kanülierte gebogene Nadel oder ein Dechant können helfen, den Zuggurtungs- und/oder Cerclagedraht knochennah und weichteilschonend einzubringen.

Zuggurtung über kanülierte Schrauben (➤ Abb. 6.3.11)

Bei dieser Methode wird die Längsschienung der Fraktur statt mit Kirschner-Drähten durch Schrauben erzielt, die bei ausreichender Größe der Fragmente gleichzeitig eine erste interfragmentäre Kompression aufbauen können. Allerdings ist es nicht ihre primäre Aufgabe; vielmehr werden durch die Kanülierung die Zuggurtungsdrähte oder Kabel geführt, was eine sichere Führung gewährleistet. Der Schraubenkopf liegt an oder unter der Knochenfläche. Die Schraubenspitze darf den Gegenpol nicht oder nicht wesentlich überragen. So gelingt es, das Prinzip der Zuggurtungsosteosynthese optimal umzusetzen. Dies zeigt sich auch daran, dass diese Osteosyntheseform in biomechanischen Untersuchungen als

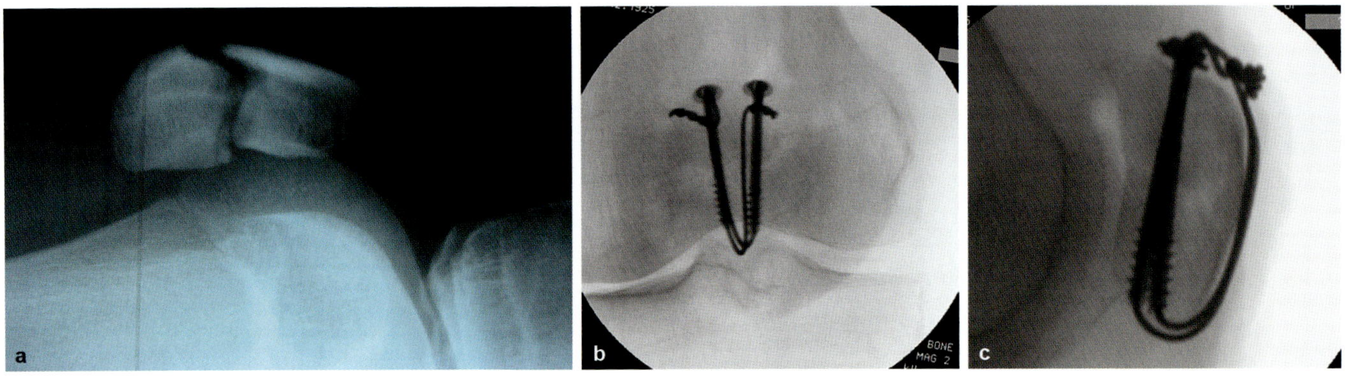

Abb. 6.3.11 Zuggurtungsosteosynthesen mit kanülierten Schrauben:
a) vor Versorgung
b) a.-p. nach Versorgung
c) seitlich nach Versorgung

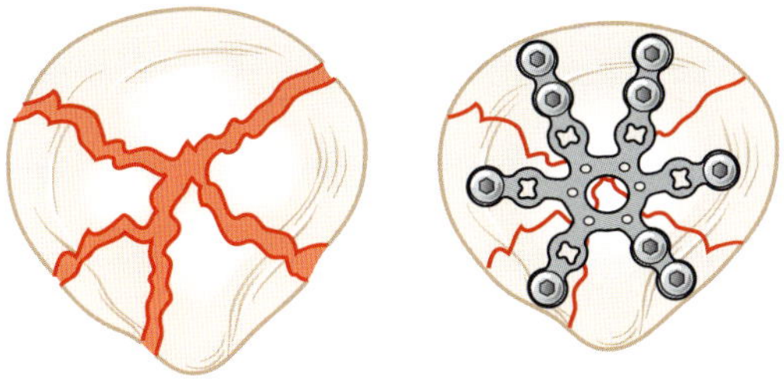

Abb. 6.3.12 Schematische Darstellung der Osteosynthese einer mehrfragmentären Patellafraktur mit ventraler Plattenosteosynthese mit winkelstabil eingebrachten Schrauben

stabilste Zuggurtungsosteosynthese bewertet werden konnte. Hierbei kann die Drahtcerclage (oder das Kabel) gleichermaßen entweder kastenförmig oder achterförmig angelegt werden.

Schraubenosteosynthese

In geeigneten Fällen bei guter Knochenqualität kann die Osteosynthese auch nur mit Zugschrauben durchgeführt werden. Geeignet sind hierfür vor allem Längsfrakturen.

Osteosynthese mit anteriorer Platte (➤ Abb. 6.3.12)

Mit speziellen winkelstabilen Platten ist eine „monokortikale", die Gelenkfläche nicht penetrierende Schraubenanlage möglich. Für diese Operationsmethode wird eine Vielzahl verschieden geformter Platten angeboten: sternförmige, (semi)zirkuläre, halbkreisförmige oder solche, die durch Biegen und Abkneifen der für die spezifische Frakturversorgung überflüssigen Elemente angepasst werden können. Vielen ventralen Plattenosteosynthesen ist eigen, dass besonders die kritischen Fragmentzonen mit „Armen" oder anderen Ausläufern über den Äquator hinaus umgriffen werden können.

Intraossäre Methoden (➤ Abb. 6.3.13)

Intraossäre Methoden lehnen sich an die Marknagelosteosynthese von Röhrenknochen an. Von Gehr und Friedl (2001) konnte ein intraossärer Kraftträger mit Querverriegelung eingeführt werden. Vonseiten der Biomechanik handelt es sich um eine sehr effektive Methode. In Zukunft werden hier sicher Weiterentwicklungen möglich sein.

McLaughlin-Schlinge zwischen Patella und Tuberositas tibiae

Um bei distaler Patellapolfraktur die Zugkräfte zwischen Patella und Tibiakopf aufzufangen, hat McLaughlin bereits 1946 die dann von Müller (1969) im AO-Manual beschriebene rigide Anschlingung der Patella vom Patellakorpus oder vom oberen Patellapol zur Tuberositas tibiae vorgeschlagen. Dadurch sollen während der Heilungsphase die Zugkräfte über die Patella und das Lig. patellae, insbesondere über den distalen Pol, neutralisiert werden. Hierzu wird das Patellakorpus im Regelfall im proximalen Drittel durchbohrt, um die Drahtschlinge durchzuführen. Alternativ kann die Drahtschlinge um den proximalen Pol der Patella geführt werden. Der Draht (oder ggf. Kabel oder resorbierbare und nichtresorbierbare dicke Fäden/Kordeln) wird dann entweder lateral und medial der Patella oder gekreuzt zur Tuberositas tibiae geführt. Dort wird sie durch ein queres Loch, durch eine kanülierte Schraube oder über den Kopf und das Ende einer quer zur Tuberositas eingebrachten Schraube geführt und in der gewünschten Länge fixiert (beim Draht gezwirbelt, beim Kabel gekrimpt, bei einer Kordel geknotet). Die „McLaughlin-Schlinge" ist eine sichere Methode, um die Distanz zwischen Patellakorpus und Tuberositas tibiae zu halten. (➤ Abb. 6.3.14)

Das Einbringen dieser Schlinge ist im Patellabereich gut machbar, bei der Fixierung im Bereich der Tuberositas tibiae jedoch schwierig. Im Bereich der Tuberositas tibiae muss der Zugang entweder offen wesentlich erweitert werden (nur mit Längsinzision möglich), oder es muss minimalinvasiv mit Untertunnelungsmethoden zur Tuberositas tibiae (oder z. B. mit Inzision und Gegeninzision) gearbeitet werden. Das Ziel ist ein möglichst gewebeschonendes Vorgehen.

Therapeutischer Hinweis

Möglichkeiten der operativen Versorgung von Patellafrakturen

- Zuggurtung mit Kirschner-Drähten und Drahtcerclage
- Zuggurtung mit Kirschner-Drähten und Kabeln
- Zuggurtung über kanülierte Schrauben mit Drähten oder Kabeln
- Reine Zuggurtung mit starkem Nahtmaterial

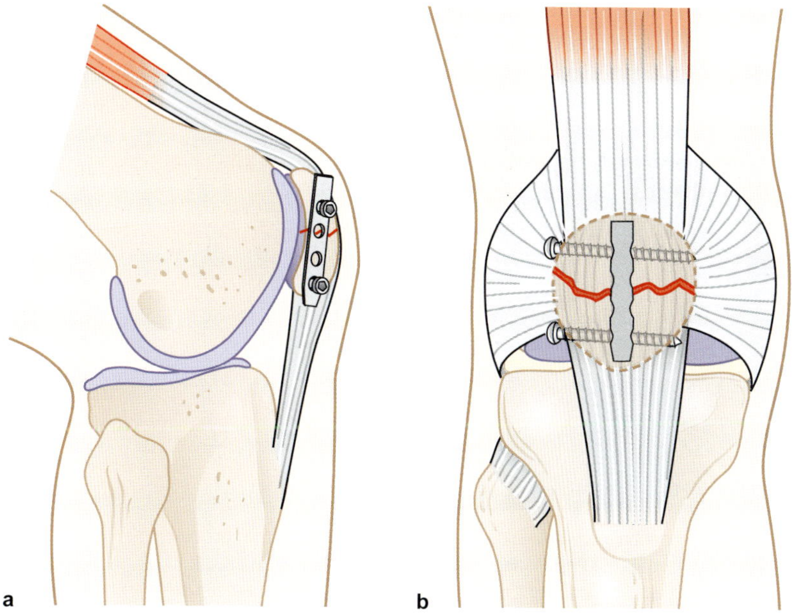

Abb. 6.3.13 Schematische Darstellung der Osteosynthese einer Patellafraktur mit intraossärem Kraftträger

6

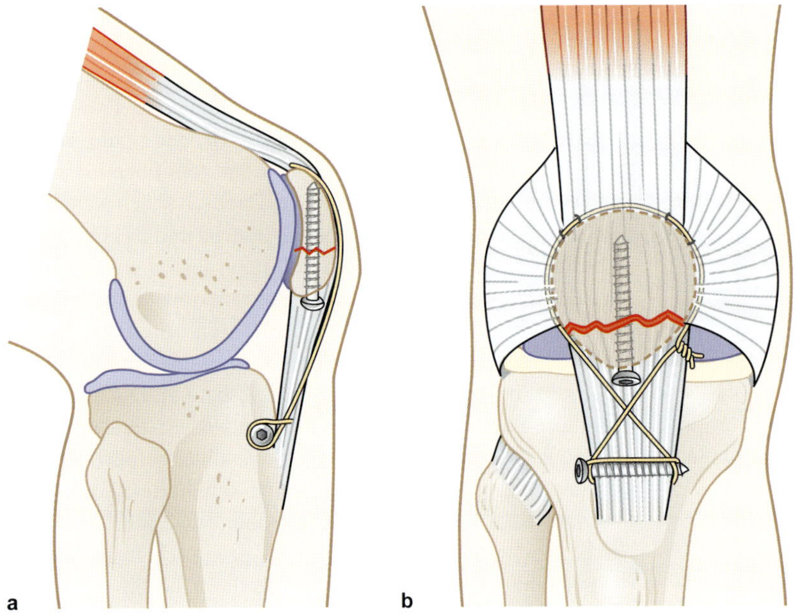

Abb. 6.3.14 Neutralisierung des Abstands zwischen Patella und Tuberositas tibiae mit McLaughlin-Schlinge

- Verschiedene Formen der anterioren Plattenosteosynthese mit im Regelfall winkelstabilen, die gelenkseitige Kortikalis nicht penetrierenden Schrauben
- Intraossäre Stabilisierung
- McLaughlin-Schlinge
- Kombinationen der oben genannten Möglichkeiten

Intraoperative Kontrolle mit dem Bildwandler

Entscheidende Schritte der Reposition und Osteosynthese sollten intraoperativ mit dem Bildwandler dargestellt und das Abschlussbild dokumentiert werden.

Beim a.-p. Strahlengang muss man die mittige Position der Patella gegenüber der Oberschenkelkondyle einstellen. Beim seitlichen Strahlengang ist auf eine streng seitliche Einstellung zu achten. Hierbei sollten die Kondylen orthograd sich deckend dargestellt werden. Darüber hinaus konnten Berkes et al. (2013) zeigen, dass die strenge laterale Darstellung die zentrale längsverlaufende Gelenkkante zeigt. Von dieser fallen die Gelenkflächen nach lateral und medial dreieckförmig ab. Da die beiden längs verlaufenden Kraftträger in der Regel nicht zentral liegen, kann es sein, dass beim rein seitlichen Strahlengang vermeintlich im Knochen liegendes Osteosynthesematerial doch außerhalb der konkav nach lateral und medial abfallenden Gelenkflächen erscheinen. Deshalb ist es notwendig, zusätzlich zwei um etwa 20–30° gekippte schräge bzw. angehobene Blickwinkel jeweils parallel zur medialen oder lateralen Gelenkfläche einzustellen (➤ Abb. 6.3.15).

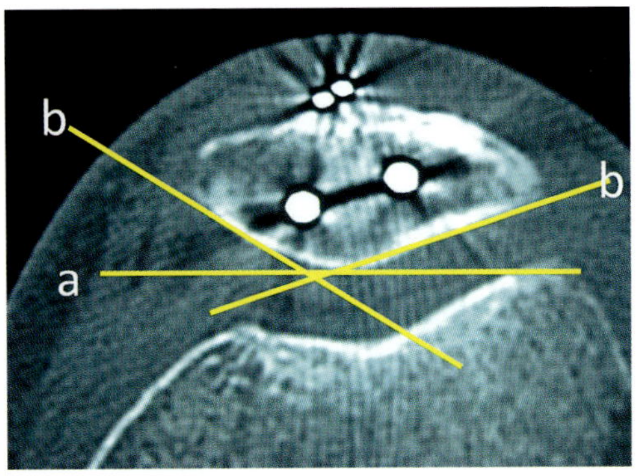

Abb. 6.3.15 Tangentiale Darstellung der Patella in einem CT-Schnitt, womit gezeigt werden kann, dass zur Beurteilung der Position der Osteosynthese zur Gelenkfläche neben der a.-p. Darstellung (a) eine streng seitliche und (b) zwei um etwa 20–30° nach innen und nach außen angehobene Aufnahmen notwendig sind.

Diagnostischer Hinweis

Die Kontrolle im Röntgen-Durchleuchtungsbild muss folgende Einstellungen beinhalten:
- a.-p.
- streng seitlich
- 30° nach innen und 30° nach außen angehobene Patella, um die abfallende mediale und laterale Gelenkfläche sowie die Position der Osteosyntheseimplantate darzustellen

Postoperative Behandlung

Die Nachbehandlung erfolgt meist mit einer Bewegungsorthese nach folgendem Schema:
- Für die ersten 10–14 Tage: Ruhigstellung in Streckstellung für die Wundheilung und Reduktion der Weichteilschwellung
- Danach bis 4 Wochen postoperativ: 30° Beugung
- Bis 6 Wochen postoperativ: 60° Beugung freigegeben
- Nach Röntgenkontrolle dann ggf. Freigabe oder 90° Beugung für weitere 2 Wochen

Je nach Knochenqualität, Stabilität der Osteosynthese und Compliance des Patienten kann die Nachbehandlung variieren.

Komplikationen nach Patellafrakturen

Zu den Komplikationen bei der Versorgung von Patellafrakturen zählen Implantatversagen, Infektionen, Pseudarthrosen und Arthrosen.

Implantatversagen

In bis zu ⅓ der Fälle wird entsprechend einer Metaanalyse von Dy et al. (2012) ein Nachgeben oder Versagen der Osteosynthese beobachtet. Dies ist insbesondere bei komplexen oder polnahen

Frakturen der Fall. Aber auch vermeintlich einfache Frakturen können ihre primär erreichte Reposition und Stabilität verlieren.

Gründe liegen darin, dass die Patella durch hohe Zugkräfte und die Patellarückfläche auf Druck sehr stark belastet ist. Gewisse biomechanische Prinzipien können manchmal aufgrund der Frakturkomplexität oder bei älteren Patienten aufgrund einer Osteoporose nicht ideal umgesetzt oder gar erreicht werden. Wenn das Versagen einer Osteosynthese zu einem funktionell störenden Streckdefizit oder zu einer Beugehemmung von unter 100° führt, wird eine Reosteosynthese angestrebt werden müssen.

Manchmal jedoch besteht auch trotz Osteosyntheseversagens eine gute und schmerzarme Funktion. In diesen Fällen sollte nicht nach Maßgabe des Röntgenbildes entschieden, sondern nach Maßgabe der Beschwerden und der Funktion die Indikation zum weiteren funktionellen Behandeln gestellt werden.

Infektion

Die Infektionsgefahr ist mit anderen Osteosyntheseverfahren vergleichbar und liegt bei 3 % (Dy et al. 2012).

Wie bei allen Infektionen beschrieben, sind eine möglichst rasche Vorwärtsstrategie mit entsprechender Revision der Weichteile und/oder des Gelenkbinnenraums sowie ggf. eine Metallentfernung angezeigt (s. auch ➤ Kap. 11). Als Besonderheit kann gelten, dass man im Bereich der Patella die einliegenden Implantate bei Infekt nicht alternativlos entfernen kann, da nicht einfach auf eine Stabilisierung der Fragmente mit z. B. einem Fixateur externe ausgewichen werden kann.

Pseudarthrose

Bei Patellafrakturen werden Pseudarthrosen von Dy et al. (2012) in 1–2 % der Fälle beschrieben. Eine Pseudarthrose kann mit und ohne Versagen der Osteosynthese oder des Implantats auftreten. Eine Revision ist nur dann notwendig, wenn die Pseudarthrose auch zu Beschwerden und/oder zu einer Funktionseinbuße führt.

Arthrose

Nach Patellafrakturen kommt es wie bei allen Gelenkfrakturen insbesondere bei Vorliegen von Stufen, Defekten und der Fehlstellung gelenktragender Anteile zu posttraumatischen Arthrosen. Ein gewisser Anteil der spät aufgetretenen Arthrosen wird von Schüttrumpf et al. (2013) einer Nekrose entweder des distalen oder des proximalen Patellapols zugerechnet.

Outcome nach Patellafrakturen

Das Outcome nach Patellafrakturen ist entsprechend von der Wiederherstellung der Gelenkfläche abhängig. Es liegt keine Evidenz aus prospektiven Studien vor, in denen die hier aufgeführten einzelnen operativen Behandlungsmethoden miteinander verglichen wurden.

!

Die **Prognose** nach Patellafraktur ist prinzipiell von folgenden Faktoren abhängig:
- Ausmaß der primären Verletzung
- Wiederherstellung der Form der Patella
- Wiederherstellung der Gelenkfläche

6.3.5 Fazit

- Wie bei anderen Frakturen ist das Ausmaß des begleitenden Weichteilschadens richtungweisend.
- Ziel der Versorgung sind die Wiederherstellung der Gelenkfläche, die anatomische Wiederherstellung der Form der Patella und die funktionelle Wiederherstellung.
- Es handelt sich um eine nur vermeintlich einfache Fraktur und Osteosyntheseform.
- Die Vielfalt der Operationsmethoden zeigt, dass für die Patellafraktur noch nicht die ideale Osteosyntheseform gefunden wurde.

LITERATUR

Berkes MB, Little MT, Pardee NC, Lazaro LE, Helfet DL, Lorich DG (2013). Defining the lateral and accessory views of the patella: an anatomic and radiographic study with implications for fracture treatment. J Orthop Trauma 27(12): 663–671.

Browner BD, Jupiter JB, Krettek C, Anderson PA (2014). Skeletal Trauma: Basic Science, Management and Reconstruction. 5th ed. Philadelphia: Elsevier Saunders.

Bucholz RW, Green DP, Rockwood CA, et al. (2010). Rockwood and Green's Fractures in Adults. 7th ed. Philadelphia: Wolters Kluwer Health/Lippincott, Williams & Wilkins.

Court-Brown CM, Caesar B (2006). Epidemiology of adult fractures: A review. Injury 37: 691–697.

Dy CJ, Little MTM, Berkes MB, Ma Y, Roberts TR, Helfet DL, Lorich DG (2012). Meta-analysis of reoperation, nonunion, and infection after reduction and internal fixation of patella fracture. J Trauma Acute Care Surg 4: 928–932.

Gardner MJ, Griffith MH, Lawrence BD, Lorich DG (2005). Complete exposure of the articular surface for fixation of patellar fractures. J Orthop Trauma 19(2): 118–123.

Gehr J, Friedl W (2001). Probleme der Zuggurtungsosteosynthese von Patellafrakturen und deren Konsequenzen für weitere Implantatentwicklungen. Chirurg 72: 1309–1318.

Hung L, Chan K, Chow Y (1985). Fractured patella: Operative treatment using the tension band principle. Injury 16: 343–347.

Labitzke R (2000). Manual of Cable Osteosyntheses. Berlin, Heidelberg, New York: Springer.

Lotke PA, Ecker ML (1981). Transverse fracture of the patella. Clin Orthop Relat Res 158: 180–184.

Müller ME, Allgöwer M, Schneider R, Willenegger H (1969). Manual der Osteosynthese, AO Technik. Berlin, Heidelberg, New York: Springer.

Oestern HJ, Tscherne H (1984). Pathophysiology and classification of soft tissue injuries associated with fractures. In: Tscherne H, Gotzen L (eds.). Fractures with Soft Tissue Injuries. Berlin, Heidelberg, New York: Springer; pp. 1–9.

Rüedi TP, Buckley RE, Moran CG (2008). AO Prinzipien des Frakturmanagements. Stuttgart: Thieme.

Schüttrumpf JP, Behzadi C, Balcarek P, Walde TA, Frosch S, Wachowski MM, et al. (2013). Radiologically hyperdense zones of the patella seem to be partial osteonecroses subsequent to fracture treatment. J Knee Surg 26(5): 319–326.

Stürmer KM, Schüttrumpf JP (2014). S1-Leitlinie: Patellafraktur AMWF online. Zugänglich unter: www.awmf.org/uploads/tx_szleitlinien/012-017l_Patellafraktur_2014-06.pdf.

Veselko M, Kastelec M (2005). Inferior patellar pole avulsion fractures: osteosynthesis compared with pole resection. Surgical technique. J Bone Joint Surg Am 87 (Suppl 1, Pt 1): 113–121.

6.4 Periprothetische Frakturen

Johann Pichl und Reinhard Hoffmann

In Deutschland werden jährlich ca. 165 000 Kniegelenkendoprothesen primär implantiert. Die große Zahl der endoprothetischen Eingriffe am Kniegelenk ist durch den demografischen Wandel bedingt. Zum einen nimmt die absolute Zahl älterer Menschen und somit auch die der Patienten zu, die infolge einer primären Arthrose einen künstlichen Gelenkersatz benötigen. Zum anderen steigen die Lebenserwartung und das Aktivitätsniveau alter Menschen stetig.

Hieraus resultieren nicht nur höhere Implantationszahlen als vor 10 Jahren, sondern auch längere Belastungszeiten bereits implantierter Knieendoprothesen, woraus sich wiederum eine in Zukunft steigende Zahl von Prothesenlockerungen und periprothetischen Frakturen sowohl ungekoppelter Oberflächenersatzprothesen als auch (modularer) Revisionsendoprothesen ergeben wird.

6.4.1 Häufigkeit

Die Häufigkeit von periprothetischen Frakturen nach totalem Kniegelenkersatz beträgt etwa 2 %. Die periprothetische Fraktur kann das Femur, die Tibia oder die Patella betreffen. Bei und nach Revisionseingriffen und Knie-TEP-Wechseloperationen muss mit einer höheren Inzidenz an periprothetischen Frakturen gerechnet werden. In der Literatur werden hier Gesamtfrakturraten von bis zu 38 % angegeben.

Am häufigsten kommen periprothetische suprakondyläre Femurfrakturen nach Knieendoprothese vor (Jahresinzidenz von bis 4 %). Wesentlich seltener, aber nicht weniger problematisch sind periprothetische Tibiafrakturen, die sich in 0,3–0,5 % der Fälle ereignen. Patellafrakturen treten vor allem nach Implantation eines Patellarückflächenersatzes auf. Hier liegt die Inzidenz nach Primärimplantation bei 0,15–0,6 %, steigt allerdings bei Revisionseingriffen auf das bis zu 6-Fache.

Durchschnittlich ereignen sich periprothetische Frakturen am Knie 2–4 Jahre nach Implantation; intraoperativ treten diese Frakturen mit einer Prävalenz von ca. 0,4 % eher selten auf (Fehringer et al. 2012).

6.4.2 Ätiologie

Ursächlich für periprothetische Frakturen nach Kniegelenkersatz sind zum einen Niedrigenergietraumata wie direkte Stürze auf das Kniegelenk oder Stürze mit einem Verdrehtrauma des Kniegelenks.

Weiter abzugrenzen sind periprothetische Frakturen, die infolge inadäquater Traumata auffällig werden. Hier ist nicht das (Bagatell-)Trauma hauptursächlich für die Fraktur, sondern eine Schwächung oder Lyse des die Prothese umgebenden Knochens (z. B. bei chronischer Prothesenlockerung). In diesen Fällen ist auch – und insbesondere bei schon erfolgter Wechseloperation – an einen Low-Grade-Infekt zu denken. Hochenergietraumata sind als Ursache periprothetischer Frakturen die Ausnahme.

Gesondert zu erwähnen sind Frakturen, die intraoperativ oder in der unmittelbar postoperativen Phase nach Protheseimplantation ohne adäquates Trauma auftreten, also implantationsbedingt sind.

In mehreren Arbeiten wurden Risikofaktoren für das Auftreten periprothetischer Frakturen nach Kniegelenkendoprothese herausgearbeitet. Eine Zusammenfassung enthält ➤ Tab. 6.4.1.

Tab. 6.4.1 Risikofaktoren für periprothetische Frakturen nach Knieendoprothese

• Osteoporose • Rheumatische Erkrankungen • Neurologische Erkrankungen • Steroidmedikation • Weibliches Geschlecht • Hohes Lebensalter	• Meta- und diaphysäre Knochendefekte • Knocheninfekt • Implantatlockerung • Achskopplung • Achsfehlstellungen

Die genannten Risikofaktoren gelten zunächst unabhängig vom Prothesentyp. Unterschieden werden kann im Einzelfall zwischen patientenbezogenen, operationstechnischen und implantatspezifischen Risikofaktoren, die wiederum für die möglichen Frakturlokalisationen Femur, Tibia und Patella spezifische Bedeutung haben.

Am Femur treten diese meist nach einfachen Stürzen auf. Aber auch forciertes Üben bei Bewegungseinschränkung und selten Hochrasanztraumata können eine Fraktur am Femur verursachen. Das femorale Notching – d. h. das Unterschneiden der anterioren Femurkortikalis bei der Durchführung des anterioren Sägeschnitts während der Prothesenimplantation – scheint hingegen das Frakturrisiko entgegen oft gehörter Meinung nicht signifikant zu erhöhen. Ritter et al. (2005) konnten 1 089 Patienten durchschnittlich 5 Jahre nach Knie-TEP-Implantation nachbeobachten. Während in 29,8 % ein femorales Notching festgestellt wurde, traten nur bei 2 Patienten, beide ohne Notching, postoperativ Femurfrakturen auf. Es ist anzunehmen, dass zumindest ein ausgedehntes Notching (mehrere Millimeter) durchaus ein Frakturrisiko darstellt.

Implantatspezifische Risikofaktoren für das Auftreten periprothetischer Femur- und Tibiafrakturen bei achsgeführten, (teil-) gekoppelten Knieendoprothesen sind die intramedullären Verankerungen der Prothesenstiele. Ähnlich den Prothesenschäften nach Hüftgelenkendoprothetik sind an den Spitzen der Führungsstiele bei festem Kortikaliskontakt besonders hohe Biegekräfte zu verzeichnen.

Durch die Achskopplung an sich erfolgt eine unmittelbare Kraftübertragung des Unterschenkels auf den femoralen Prothesenanteil und umgekehrt des Oberschenkels auf den tibialen Prothesenanteil, wodurch die Biege- und Torsionsbelastungen hier im Vergleich zu nicht achsgekoppelten Prothesen deutlich erhöht werden.

Die Implantation achsgeführter Kniegelenkendoprothesen ist darüber hinaus gelegentlich mit der Verwendung femoraler und tibialer Augmentationen verbunden. Die Augmentation kann in Form von Blöcken am distalen Femur oder am tibialen Plateau erfolgen. Bei ausgedehnten Knochendefekten ist jedoch auch der vollständige Ersatz des tibialen Plateaus oder des distalen Femurs, ggf. auch mit Schaftanteil notwendig. Mit der Reduktion des vorhandenen Knochenstocks verringert sich die Knochen-Implantat-Kontaktfläche, was zu einer höheren Krafteinleitung pro Kontaktfläche führt und das Risiko einer periprothetischen Fraktur erhöhen kann.

Die Risikofaktoren, die das Auftreten **periprothetischer Patellafrakturen** begünstigen, sind unabhängig vom implantierten Prothesentyp an Femur und Tibia. Lediglich die Umstände, dass durch eine Revisionsoperation an sich die Biologie des umgebenden Weichgewebes in stärkerem Maße kompromittiert wird und dass im Rahmen von Wechseloperationen ggf. der Patellarückflächenersatz entfernt oder gewechselt wird, können erklären, dass ein höherer Anteil periprothetischer Patellafrakturen infolge von Wechseloperationen beobachtet werden kann. Insgesamt sind diese Frakturen aber selten. ➤ Tab. 6.4.2 zeigt die von Parvizi et al. (2006) identifizierten patientenbezogenen, implantatbezogenen und operationstechnischen Risikofaktoren für eine periprothetische Patellafraktur. Der bedeutendste Risikofaktor ist der Ersatz der Patellarückfläche. Die Restpatelladicke nach Zubereitung der Patella für einen Rückflächenersatz beeinflusst hierbei wesentlich das Frakturrisiko. Laut Literatur soll eine Dicke von mindestens 10 mm erhalten bleiben (Fehringer et al. 2012).

Tab. 6.4.2 Risikofaktoren für eine periprothetische Patellafraktur

Patientenbezogene Faktoren	• Adipositas • Hoher Aktivitätslevel • Ausgeprägte Flexion • Patelladicke • Osteopenie
Implantatbezogene Faktoren	• Patellarückflächenersatz • Implantat mit zentralem Dübel • Zementfreie Fixierung
Operationstechnische Faktoren	• Dezentrale Lage der Patella • Ungenügende Dicke • Thermische Nekrose • Devaskularisation der Patella

6.4.3 Klassifikationen

In der Literatur finden sich mehrere Klassifikationssysteme zur Einteilung periprothetischer Frakturen nach Kniegelenkendoprothese für Frakturen des Femurs, der Tibia und der Patella. Sie beschreiben in erster Linie Frakturen nach primärem ungekoppeltem Oberflächenersatz und berücksichtigen nicht ausreichend die Situation achsgekoppelter und stielgeführter Knieendoprothesen. Das von Duncan und Haddard (2013, 2014) vorgeschlagene neue Klassifikationssystem **Unified Classification System** (UCS, *s. u.*) scheint hier besser geeignet, die jeweilige Fraktursituation zu beschreiben, kann aber auch auf die Frakturen bei Oberflächenersatzprothesen angewendet werden. Die Klassifikationen periprothetischer Patellafrakturen sind uneingeschränkt auf die Situation achsgeführter Prothesen übertragbar.

Klassifikation periprothetischer Femurfrakturen

Eine bekannte, in der Literatur oftmals benutzte Einteilung der häufigeren femoralen periprothetischen Frakturen nach Kniegelenkendoprothese ist die Klassifikation nach Rorabeck und Taylor (1999) (➤ Tab. 6.4.3, ➤ Abb. 6.4.1). Die Fraktureinteilung erfolgt nach Dislokationsgrad und Stabilität bzw. Lockerung der Prothese, gibt aber keine Auskunft über die Frakturhöhe im Verhältnis zur Prothese. Aus der Klassifikation sollen Therapieempfehlungen zur Osteosynthese (Frakturtyp 2), Notwendigkeit zur Revisionsendoprothetik (Frakturtyp 3) oder aber auch ggf. konservativen Frakturbehandlung (Frakturtyp 1) abgeleitet werden.

Tab. 6.4.3 Klassifikation periprothetischer Femurfrakturen nach Rorabeck und Taylor

Frakturtyp	Fraktur
1	Nicht dislozierte Fraktur Implantat intakt/fest integriert
2	Dislozierte Fraktur Implantat intakt/fest integriert
3	Fraktur disloziert oder nicht disloziert Implantat gelockert

Unter der Prämisse der operativen Behandlung entwickelten Su et al. (2006) später ein weiteres Klassifikationssystem (➤ Tab. 6.4.4). Als eine für die operative Therapie wesentliche Information erfolgt die Fraktureinteilung entsprechend der Frakturhöhe im Verhältnis zur femoralen Prothesenkomponente. Allerdings kann mit dieser Einteilung die für das operative Management ebenfalls wesentliche Information des Prothesenstatus „fest/locker" nicht angegeben werden.

Tab. 6.4.4 Klassifikation periprothetischer Femurfrakturen nach Su et al. (2006)

Frakturtyp	Frakturlokalisation
1	Fraktur proximal der Femurkomponente
2	Fraktur proximal der Femurkomponente Frakturlinie bis Prothese reichend
3	Fraktur distal der proximalen Komponentengrenze

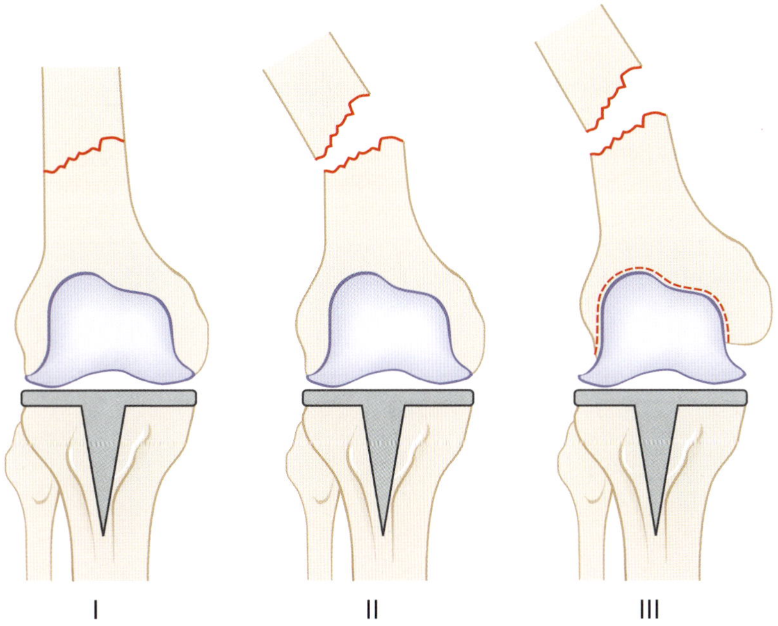

Abb. 6.4.1 Schema der Frakturklassifikation nach Rorabeck und Taylor (Erläuterungen ➤ Tab. 6.4.3) [L126]

6

Klassifikation periprothetischer Tibiafrakturen

Die gängigste Klassifikation für die selteneren tibialen periprothetischen Frakturen nach Kniegelenkersatz stammt von Felix et al. (1997). Die Klassifikation wurde anhand von 100 Patienten überprüft und gibt Auskunft über die Frakturlokalisation im Verhältnis zum tibialen Implantatanteil sowie darüber, ob die Prothese fest oder gelockert und ob die Fraktur intraoperativ aufgetreten ist. Es erfolgt die Zuordnung zu einem Frakturtyp (1–4); ergänzend wird der Status der Prothese beschrieben bzw. ob die Fraktur intraoperativ aufgetreten ist (Typ 1B z. B. beschreibt eine Fraktur mit Beteiligung des Tibiaplateaus bei gelockerter Prothese). Anhand der Klassifikation können Therapieoptionen abgeleitet werden. Die Klassifikation unterscheidet jedoch nicht zwischen unterschiedlichen Prothesentypen und gibt keine Auskunft über die Knochenqualität (➤ Tab. 6.4.5, ➤ Abb. 6.4.2).

Tab. 6.4.5 Klassifikation periprothetischer Tibiafrakturen nach Felix et al. (1997)

Frakturtyp	Fraktur
1	Fraktur mit Beteiligung des Tibiaplateaus, ins Interface ziehend
2	Proximale Tibiafraktur, zum Implantatstiel ziehend (meta-, diaphysär)
3	Fraktur distal des Implantatstiels
4	Fraktur der Tuberositas tibiae

Tab. 6.4.6 Klassifikation periprothetischer Patellafrakturen nach Ortiguera und Berry

Frakturtyp	Fraktur
I	Implantat stabil Streckapparat intakt
II	Streckapparat unterbrochen Implantat stabil oder gelockert
III	Implantat gelockert Streckapparat intakt
IIIA	Adäquates Knochenlager (> 10 mm Dicke)
IIIB	Insuffizientes Knochenlager (< 10 mm Dicke oder Mehrfragmentfraktur) Erneuter Rückflächenersatz nicht möglich

Klassifikation periprothetischer Patellafrakturen

Ortiguera und Berry (2002) haben eine Klassifikation zur Einteilung periprothetischer Patellafrakturen nach Patellarückflächenersatz entwickelt, die funktionelle und strukturelle Aspekte berücksichtigt (➤ Tab. 6.4.6, ➤ Abb. 6.4.3). Sie beurteilt die Kriterien „Implantatstabilität", „Integrität des Streckapparats" und „Qualität des Knochenlagers". Dies sind entscheidende Kriterien zur Therapiewahl und Prognose. Das Klassifikationssystem ist auch auf Patellafrakturen bei Revisionsknieendoprothetik anwendbar.

Unified Classification System (UCS)

Vor Kurzem haben Duncan und Haddard mit dem UCS ein neues Klassifikationssystem vorgestellt, das eine Vereinheitlichung der Beschreibung und Klassifizierung periprothetischer Frakturen an allen großen Gelenken der oberen und unteren Extremität herbeiführen soll. Aus der Klassifizierung lässt sich eine Therapieempfehlung ableiten. Das UCS basiert auf der allgemein akzeptierten, 1995 ebenfalls von Duncan publizierten Vancouver-Klassifikation für periprothetische Femurfrakturen bei Hüftendoprothese. Das UCS unterscheidet zwischen den Typen A–F, wobei B wie bei der Vancouver-Klassifikation in die Subtypen 1, 2 und 3 unterteilt wird.

Typ A beschreibt die Fraktur von knöchernen Muskel-, Sehnen- und Bandansätzen, Typ B die Fraktur des Implantatlagers: B1 bei festem Implantat, B2 bei lockerem Implantat, B3 bei lockerem Implantat und schlechter Knochenqualität. Typ C beschreibt die Fraktur eines implantattragenden Knochens jenseits des Implantatlagers, Typ D die Fraktur eines Knochens, der als Implantatlager für 2 Endoprothesen dient (interprothetische Fraktur). Typ E beschreibt die Fraktur beider prothesentragender Knochen eines künstlichen Gelenkersatzes und Typ F die Fraktur der Gelenkfläche eines Knochens, der mit einem künstlichen Gelenkersatz artikuliert.

➤ Tab. 6.4.7 zeigt das UCS mit Bezug zu periprothetischen Frakturen bei Knieendoprothese.

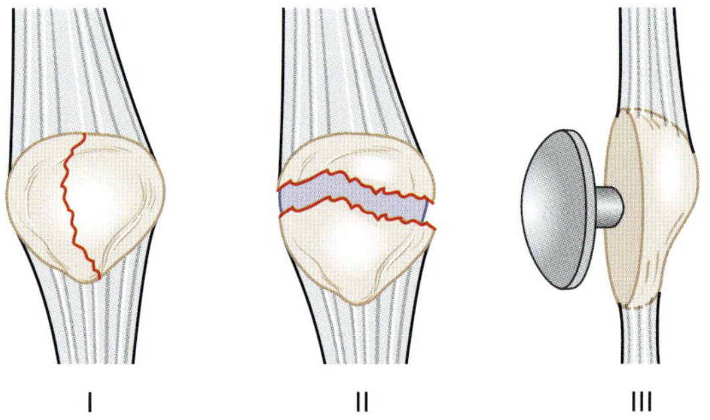

Abb. 6.4.3 Klassifikation periprothetischer Patellafrakturen nach Ortiguera und Berry (Erläuterungen ➤ Tab. 6.4.6) [L126]

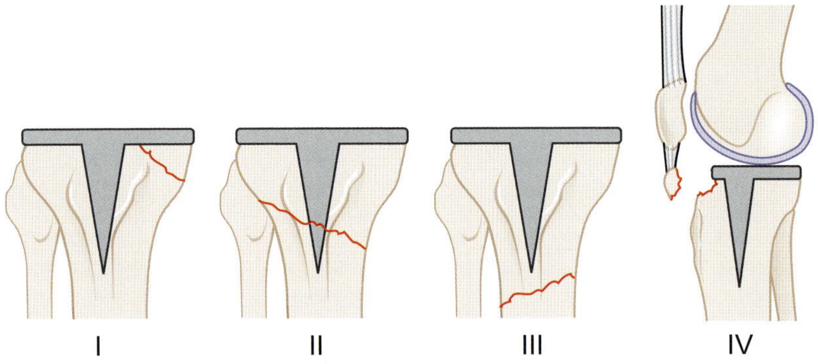

Abb. 6.4.2 Schema der Frakturklassifikation nach Felix et al. (Erläuterungen ➤ Tab. 6.4.5) [L126]

Tab. 6.4.7 Anwendung des Unified Classification System bei periprothetischer Fraktur nach Knieendoprothese

Typ	Allgemeine Beschreibung	Anwendung auf Knieregion	Therapieprinzipien
A	Fraktur einer Apophyse/eines Knochenvorsprungs als Ansatzpunkt für Muskeln/Sehnen/Bänder	• *Femur:* med. + lat. Epikondylen • *Tibia:* Rand und Tuberositas tibiae • *Patella:* Polfrakturen	Bei Dislokation + funktioneller Bedeutung Refixierung, sonst konservativ
B1	Fraktur, die das knöcherne Implantatlager eines Prothesenteils betrifft – Implantat fest	Femur, Tibia und Patella: im Bereich des Implantatlagers, Implantat fest	Osteosynthese, falls unverschoben: ggf. konservativ
B2	Fraktur, die das knöcherne Implantatlager eines Prothesenteils betrifft – Implantat locker	Wie B1 bei lockerem Implantat	• *Femur und Tibia:* Prothesenwechsel • *Patella:* Prothesenentfernung, falls geschädigt: Rekonstruktion Streckapparat
B3	Fraktur, die das knöcherne Implantatlager eines Prothesenteils betrifft – Implantat locker und schlechte Knochenqualität	Wie B2 bei schlechter Knochenqualität	Prothesenwechsel
C	Fraktur eines implantattragenden Knochens außerhalb des Implantatbetts	• Femur oberhalb Prothesenlager • Tibia unterhalb Prothesenlager • Patella: entfällt	Osteosynthese
D	Fraktur eines Knochens, der als Implantatbett für zwei Endoprothesen dient	• Femur zwischen Hüft- und Knie-TEP • Tibia zwischen Knie- und OSG-TEP • Patella: entfällt	Einzelanalyse jeder Prothesenkomponente in Relation zur Fraktur
E	Fraktur beider prothesentragender Knochen eines künstlichen Gelenkersatzes	• Femur und Tibia oder • Femur und Patella oder • Tibia und Patella	Einzelanalyse jeder Fraktur in Relation zur Endoprothese
F	Fraktur der Gelenkfläche eines Knochens, der mit einem Teilgelenkersatz artikuliert	• Femur und Tibia: entfällt* • Patella: Fraktur, wenn kein Rückflächenersatz implantiert ist	Je nach Dislokation und Fragmentzahl

* Femorale und tibiale Hemiarthroplastik sowie isolierter Patellarückflächenersatz sind keine Standardeingriffe.

6

6.4.4 Diagnostik

Anamnese und klinische Untersuchung

Bereits die **Anamnese** ergibt wertvolle Hinweise für die Therapieplanung. Allgemeinzustand, Begleiterkrankungen, vorbestehender Mobilitätsgrad sowie Patientenerwartungen müssen berücksichtigt werden. Insbesondere die Symptome einer schon vor dem Frakturereignis bestehenden Prothesenlockerung (z. B. Schmerzen bei Bewegung oder Belastung, Gehstrecke, Fehlstellung, Instabilität) oder einer chronischen Infektion (ggf. vorausgehende Revisionseingriffe, Wundheilungsstörungen, Schmerzen, Überwärmung, Allgemeinsymptome) sollen gezielt erfragt werden. Auch das Vorhandensein weiterer ipsilateraler Implantate (insbesondere gleichseitige Hüft-TEP, intramedulläre Kraftträger am proximalen Femur, Osteosyntheseplatte am Tibiaschaft oder an der distalen Tibia, Sprunggelenkprothese) beeinflusst die Therapieentscheidung.

PRAXISTIPP

Von besonderer Wichtigkeit sind Informationen über das implantierte Prothesendesign, da dies großen Einfluss auf die Therapiewahl haben kann. Wann immer möglich, sollen der Prothesenpass und der Operationsbericht über die Prothesenimplantation besorgt werden.

Der klinische Aufnahmebefund zeigt die typischen Zeichen einer Fraktur wie schmerzbedingte Schonhaltung, Schwellung, Hämatom, ggf. erkennbare Achs- und Rotationsfehlstellung. Die Erhebung des peripheren Pulsstatus und des neurologischen Status ist obligat, auch wenn traumatisch bedingte neurovaskuläre Verletzungen bei diesem Patientengut selten sind.

Bildgebende Diagnostik

Nächster diagnostischer Schritt ist die Anfertigung konventioneller **Röntgen**aufnahmen des Kniegelenks in 2 Ebenen und, falls schmerzbedingt möglich, der Patella tangential. Bei Hinweisen auf eine Verletzung des Kniestreckapparats ist die **Patella-Tangentialaufnahme** besonders wichtig, um nicht nur Frakturen, sondern auch (Sub-)Luxationen zu erkennen. Sämtliche Prothesenkomponenten müssen röntgenologisch vollständig abgebildet sein. Dies erfordert, falls achsgeführte Prothesen implantiert wurden, die Anwendung langer Speicherfolienformate, um die Darstellung bis jenseits der Stielspitzen zu gewährleisten. Dies gilt insbesondere auch für den Prothesenteil, der nicht von einer periprothetischen Fraktur betroffen ist, um Begleitpathologien wie unfallunabhängige Lockerung oder Fehlstellungen zu erkennen.

Diagnostischer Hinweis

Bei periprothetischer Femurfraktur sind zusätzlich Aufnahmen erforderlich, die das Femur vollständig abbilden. Zum einen müssen weit nach proximal reichende Frakturausläufer erkannt werden, zum anderen wird nach weiteren bereits einliegenden Implantaten gefahndet. Hieraus können sich Rückschlüsse für die Auswahl von Osteosynthese- oder Revisionsimplantaten ergeben. Gleiches gilt für die Tibia.

Die intramedulläre Ausdehnung des Knochenzements nach proximal bei zementiertem Stiel kann ebenfalls erkannt werden. Des Weiteren muss auf den Röntgenaufnahmen nach implantat- bzw. implantationsbedingten Ursachen für das Entstehen der Fraktur geforscht werden, z. B. Fehlplatzierung, Über- oder Untergröße des Implantats; auch Perforationen der Schaftkortikalis durch die Prothesenspitze sind möglich. Hieraus ergeben sich u. U. wesentliche Rückschlüsse für die Wahl des Therapieverfahrens. Analog gilt das Gesagte für periprothetische Tibiafrakturen.

Bei Oberflächenersatzprothesen ist die moderne **CT-Diagnostik** durch Unterdrückung von Metallartefakten in der Lage, gering verschobene Frakturen und Frakturverläufe darzustellen, die im konventionellen Röntgen u. U. nicht zu erkennen sind. Darüber hinaus ist im CT auch in der Fraktursituation eine Analyse der Komponentenrotation möglich, was besonders bei erforderlicher Prothesenwechseloperation hilfreich ist. Auch bei achsgeführten Prothesen kann eine CT-Untersuchung entsprechende zusätzliche Informationen liefern; allerdings können Metallartefakte die Aussagekraft einschränken.

Die **MRT** ist meist entbehrlich, da sie aufgrund der zu erwartenden prothesenbedingten Artefakte keine zusätzlichen Informationen bringt.

Labordiagnostik

Bei OP-Indikation sind in den meisten Fällen neben den üblichen präoperativen Laboruntersuchungen eine Blutgruppenbestimmung und ggf. die Bereitstellung von Blutkonserven erforderlich.

6.4.5 Therapie

Therapiewahl und Therapieziele

Grundsätzlich stehen als Optionen die konservative und die operative Therapie zur Auswahl.

Wird operiert, muss die Entscheidung zwischen Osteosynthese mit Prothesenerhalt und Prothesenwechsel, ggf. kombiniert mit einer Osteosynthese, getroffen werden. In Einzelfällen, z. B. bei Infektverdacht, kann auch eine ersatzlose Entfernung des Implantats eine Option darstellen oder ein mehrzeitiges Vorgehen mit zunächst Prothesenausbau und späterer Reimplantation sinnvoll sein.

Die Indikation zum operativen Vorgehen ist bei nahezu allen periprothetischen Femur- und Tibiafrakturen gegeben, auch bei geriatrischen Patienten. Auch bei vorher bereits immobilen, pflegebedürftigen Patienten, die von einem guten funktionellen Ergebnis nicht profitieren können, ist eine mehrwöchige Oberschenkelgipsruhigstellung bzw. Extensionsbehandlung bei deutlich erhöhtem Risiko für Thrombose/Embolie, Dekubitus, Pneumonie oft nicht zumutbar. Die Dauer der Ruhigstellung ist abhängig von der radiologisch kontrollierten knöchernen Konsolidierung, beträgt aber mindestens 6 Wochen. Darüber hinaus kann bei dislozierter Fraktur, auch wenn die einliegende Prothese fest scheint, in einem zumutbaren Zeitrahmen unter konservativer Therapie nicht mit einer knöchernen Ausheilung gerechnet werden.

Die Indikation zum konservativen Vorgehen sehen wir lediglich bei stabilen fissuralen Frakturen sowie bei Avulsionsfrakturen der Patella mit intaktem Streckapparat und bei Patienten, die aufgrund ihres reduzierten Allgemeinzustands nicht mit vertretbarem Risiko operabel sind.

Therapeutischer Hinweis
Therapieziel ist grundsätzlich die Wiederherstellung einer schmerzfreien, belastungsfähigen unteren Extremität unter Erhalt der Gelenkfunktion.

Eine Osteosynthese ist sinnvoll, wenn folgende Bedingungen erfüllt sind:

- Stabile Verankerung der Prothese im prothesentragenden Hauptfragment
- Vor der Fraktur korrekt implantierte und funktionsfähige Prothese
- Ausreichende Vitalität und Qualität des Knochenlagers am Prothesenstiel, die eine Frakturheilung erwarten lässt (besonders nach zementierter Stielverankerung oft fraglich)

Die Beurteilung der knöchernen Vitalität und Qualität geschieht präoperativ anhand der Röntgen- und CT-Bilder (Knochendicke und -struktur) und ggf. auch intraoperativ (Periost, Farbe, Konsistenz, Durchblutung).

Aseptische und septische Osteolysen, ausgeprägte Osteoporose, Knochenmetastasen und klinisch relevante ligamentäre Instabilitäten (wenn diese die Prothesen- bzw. Gelenkfunktion erheblich beeinträchtigen) sprechen gegen eine Osteosynthese, ebenso eine eingeschränkte Patientencompliance und die Unmöglichkeit, an Gehstützen zu entlasten bzw. teilzubelasten. Hier ist zu bedenken, dass eine zu frühzeitige Belastung ein Osteosyntheseversagen begünstigt.

PRAXISTIPP
Ein Abweichen von diesen Bedingungen ist möglich bei alten, polymorbiden Patienten mit sehr niedrigem Aktivitätsniveau. Diese sind auch bei lockerer Prothese oftmals beschwerdearm. Hier muss abgewogen werden zwischen dem zu erwartenden Outcome bei prothesenerhaltendem Vorgehen und einer Prothesenwechseloperation, die u. U. eine vitale Bedrohung darstellen kann.

Ist eine Osteosynthese nicht sinnvoll, bleibt unter Beachtung des o. g. Therapieziels nur der Prothesenwechsel. Der Wechsel einer Knieendoprothese in der Fraktursituation kann auch für den erfahrenen Operateur eine besondere Herausforderung darstellen. Hier ist eine besonders sorgfältige Planung und Implantatauswahl erforderlich. Unter Umständen muss der Endoprotheseneinbau mit einer additiven Osteosynthese kombiniert werden; bei knöchernen Defekten kann eine Spongiosaplastik sinnvoll sein, im Schaftbereich auch additive Strut Grafts. Je nach knöcherner Ausgangssituation kann der Einbau einer Sonderprothese, z. B. mit Ersatz des distalen Femurs, erforderlich werden.

Operationszeitpunkt und Operationsplanung

In den meisten Fällen erfolgt der operative Eingriff bei periprothetischen Frakturen mit aufgeschobener Dringlichkeit.

Der verantwortliche Operateur muss ein Therapiekonzept erstellen, das auch Alternativen zum eigentlich geplanten Eingriff enthalten soll. Er muss sicherstellen, dass die erforderlichen Instrumente und Implantate vorgehalten werden. Wenn präoperativ eine gelockerte Prothesenkomponente nicht sicher ausgeschlossen werden kann, müssen die ggf. erforderlichen Revisionsprothesenimplantate zur Verfügung stehen. Entsprechend muss ein Operateur bestimmt werden, der über ausreichende Erfahrung nicht nur mit den geplanten Osteosynthesetechniken, sondern auch mit Revisionsknieendoprothetik verfügt.

Anders stellt sich die Situation dar, wenn die Fraktur intraoperativ, d. h. während des Einbaus einer modularen Endoprothese, auftritt. Hier muss ad hoc entschieden und gehandelt werden. Eine primär stabile Verankerung der Endprothesenkomponenten in korrekter Position ist trotz erschwerter Bedingungen zu fordern, da dieses eine Voraussetzung für ein gutes funktionelles Ergebnis ist. Ist dieses Ziel mit den vorhandenen Implantaten bei intraoperativ aufgetretener Fraktur nicht zu erreichen (z. B. weil ein jetzt erforderlicher extralanger Stiel nicht zur Verfügung steht), empfiehlt sich ein zweizeitiges Vorgehen.

OP-Aufklärung – Spezielle Risiken

Auf folgende spezielle Risiken sollte bei der OP-Aufklärung neben den üblichen Risiken eines operativen Eingriffs besonders hingewiesen werden:

- Implantatversagen, insbesondere beim osteoporotischen Knochen
- Sekundäre Prothesenlockerung
- Bleibende Bewegungseinschränkung im Kniegelenk
- Bleibende Beeinträchtigung der Streckfunktion im Knie
- Pseudarthrose oder verzögerte Knochenheilung
- Postoperative Fehlstellungen (Achse, Rotation, Gelenkfläche)
- Erhöhtes Infektionsrisiko bei Begleiterkrankungen (Diabetes, pAVK) und bei offenen Frakturen
- Verletzung von Gefäßen und Nerven in der Kniekehle bei Wechseloperation
- Folgekomplikationen durch Immobilisation oder Notwendigkeit der Entlastung (z. B. Dekubitus, Thrombose, Pneumonie)

Interne Osteosynthese Femur und Tibia

Bei suprakondylärer periprothetischer Femurfraktur und Oberflächenersatzprothese sind grundsätzlich sowohl eine retrograde Marknagelung als auch eine Plattenosteosynthese denkbar.

Die retrograde Marknagelosteosynthese kann nur am Femur und nur bei einliegendem Oberflächenersatz mit offenem Box-Design durchgeführt werden.

PRAXISTIPP

Bei geplanter Nagelosteosynthese ist die Kenntnis der Breite der interkondylären Öffnung zwingend erforderlich, um abschätzen zu können, ob der Nagel überhaupt durchpasst.

Die Schwierigkeit bei der Nagelosteosynthese ist die korrekte Einstellung von Achse und Rotation. Werden hier Kompromisse eingegangen, können weitere Revisionsoperationen notwendig werden (➤ Abb. 6.4.4).

Zur Osteosynthese bieten sich in allen anderen Fällen am Femur und an der Tibia winkelstabile Großfragmentplatten an (➤ Abb. 6.4.5, ➤ Abb. 6.4.6). Bei einfachen, aber dislozierten Schräg- oder Spiralfrakturen ist die offene Reposition, interfragmentäre Verschraubung und Plattenosteosynthese zur Neutralisation zu empfehlen.

Entscheidet man sich für ein minimalinvasives Vorgehen, sollte man eine korrekte Reposition mit flächigem Fragmentkontakt anstreben. Die minimalinvasive überbrückende Osteosynthese birgt sonst die Gefahr der Pseudarthrosenbildung aufgrund einer Fixation mit klaffendem Bruchspalt.

Mehrfragmentäre und Trümmerfrakturen sowie nicht oder gering dislozierte Frakturen werden besser mit einer überbrückenden Osteosynthese, wenn möglich minimalinvasiv versorgt (➤ Abb. 6.4.7).

Insbesondere am osteoporotischen Knochen und bei metaphysären Frakturen hat sich in der Unfallchirurgie der Extremitätenknochen das Prinzip der Winkelstabilität gegenüber der konventionellen Plattenosteosynthese durchgesetzt. Mittlerweile gibt es mehrere Anbieter aus der Industrie, die geeignete Systeme zur Verfügung stellen. Unterschieden werden:

- Systeme mit **vorgegebener Verriegelungsschraubenrichtung** in festgelegtem Winkel (meist nahezu senkrecht) zur Plattenebene, z. B. LCP (Locking Compression Plate) Large und LISS (Less Invasive Stabilisation System), Fa. Synthes, und
- Systeme mit innerhalb eines bestimmten Winkels (meist 30°) **wählbarer Verriegelungsschraubenrichtung,** z. B. NCB (Non Contact Bridging)-Plattensysteme der Fa. Zimmer.

Letztere können den Vorteil bieten, dass die Platte besser am Implantat vorbei mit winkelstabilen Schrauben fixiert werden kann. Die Plattenfixierung am prothesentragenden Knochenfragment kann allerdings bei gestielten Prothesen oder bei sehr kurzem Fragment ein Problem darstellen. Die Schraubenfixierung der Platte ist hier oftmals nur monokortikal oder bei dickem Stiel und sehr dünnem kortikalem Knochen gar nicht möglich. Zu empfehlen für die monokortikale Verankerung im Prothesenbereich ist die Anwendung von speziell für periprothetische Frakturen ausgelegten Schrauben mit stark abgeflachter Spitze, sog. **periprothetischen Frakturschrauben.**

Zur Erhöhung der biomechanischen Stabilität bietet sich, falls ein Prothesenschaft das Einbringen von Schrauben verhindert, der Einsatz von **additiven Cerclagen** oder **Kabelcerclagen** an. Cerclageösen und Positionierstifte ermöglichen die sichere Positionierung und Festigung der Cerclagen in Relation zur Platte. Nachteilig ist, dass das zirkuläre Herumführen der Cerclagen um den Knochen auch bei Einsatz eines Umführungsinstruments ein erhebliches Trauma für Muskel und Periost darstellen kann, was die Knochendurchblutung beeinträchtigen kann mit entsprechenden Auswirkungen auf die Frakturheilung.

Zur Reduzierung des Weichteiltraumas steht als Alternative oder Ergänzung zu additiven Cerclagen seit einigen Jahren für das LCP-Large-System ein spezieller verriegelbarer Plattenaufsatz zur Verfügung, die **Locking Attachment Plate (LAP),** mit der am Prothesenschaft vorbei winkelstabile Kleinfragmentschrauben zur Fixierung der LCP eingebracht werden können. Die LAP wird mit einer Verbindungsschraube an der Großfragmentplatte befestigt.

➤ Abb. 6.4.8 zeigt beispielhaft die Möglichkeiten der Plattenfixierung am Knochen bei einliegendem Prothesenschaft.

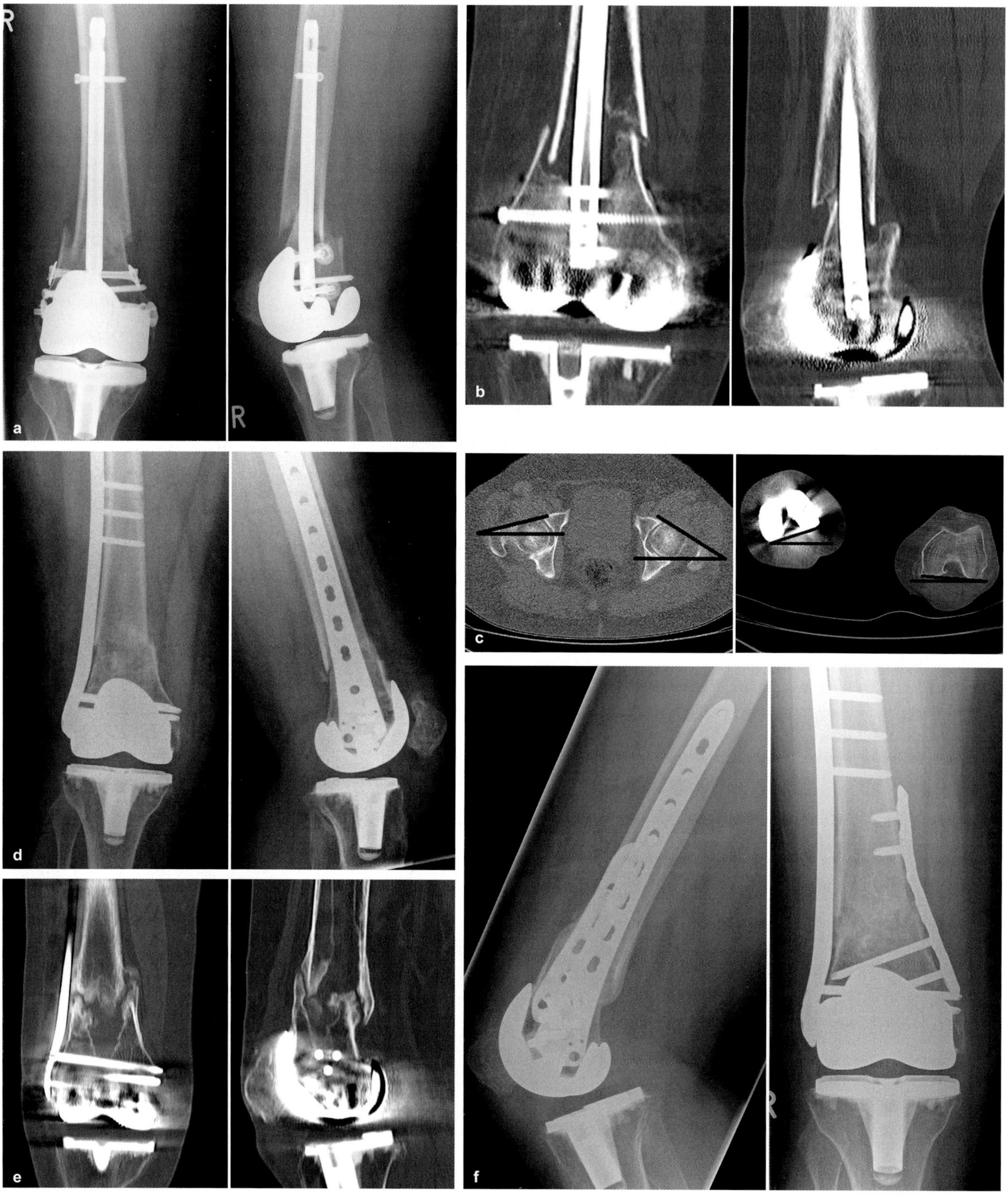

Abb. 6.4.4 58-jährige Patientin stellt sich erstmals 7 Monate nach Osteosynthese einer suprakondylären Femurfraktur bei fest einliegendem Oberflächenersatz am rechten Knie vor. Sie beklagt persistierende Schmerzen und Belastungsunfähigkeit des rechten Kniegelenks. Vor Fraktur kam sie mit der Prothese gut zurecht. Klinisch stabiles Gelenk, 0-0-100° (Ex/Flex), auffällige Außenrotationsstellung rechts

a, b) Die Röntgenaufnahmen a.-p. und seitlich sowie die koronaren und sagittalen CT-Rekonstruktionen weisen eine Fehlstellung in beiden Ebenen nach, keinerlei knöcherne Durchbauung, somit Pseudarthrose.

c) Die Rotationsanalyse zeigt eine Außenrotationsdifferenz rechts zu links von 20°.

d) Röntgenaufnahmen nach Revisionseingriff: ME retrograder Nagel, Ausräumung der Pseudarthrose, Spongiosaplastik, Stellungskorrektur in 3 Ebenen und Reosteosynthese mit winkelstabiler Platte (hier LISS).

e) CT-Untersuchung 8 Monate nach dem 2. Eingriff: wiederum Pseudarthrose, kein erkennbares Implantatversagen; Belastungsschmerzen. Es wird die Indikation zur erneuten Spongiosaplastik und additiven medialen Plattenosteosynthese gestellt. Intraoperativ zeigt sich eine Instabilität des Gelenkblocks in der koronaren Ebene mit provozierbaren Kippbewegungen von wenigen Graden in Varus- und Valgusrichtung. Durch die additive mediale winkelstabile Plattenosteosynthese (Großfragment-LCP) wird wieder ausreichend Stabilität hergestellt.

f) Ausheilungsergebnis 5 Monate nach dem 2. Revisionseingriff. Die Patientin ist jetzt beschwerdefrei.

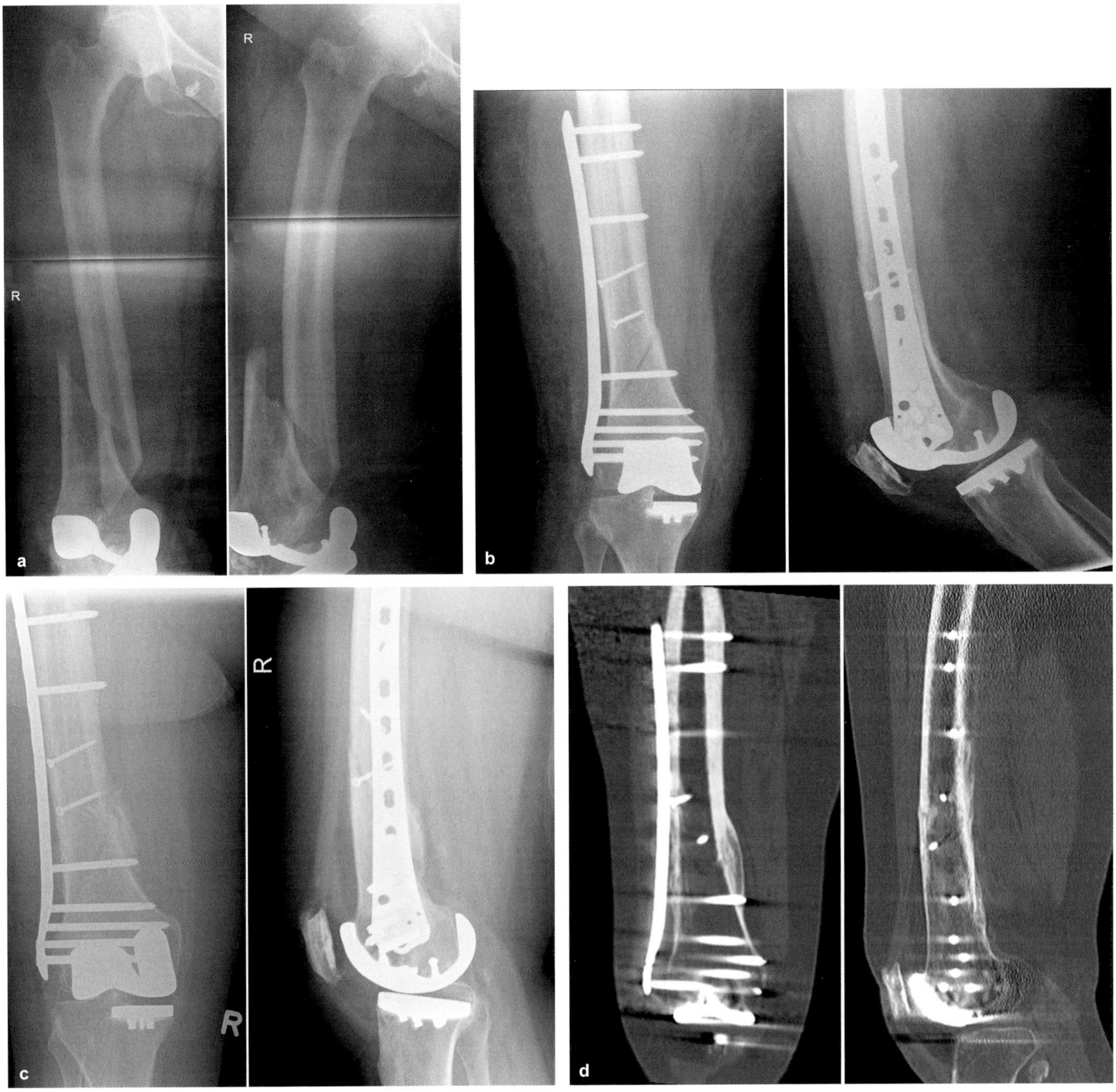

Abb. 6.4.5 73-jährige Patientin, Sturzereignis nach bikompartimenteller Knieendoprothese: periprothetische Fraktur UCS C, Prothese fest
a) Präoperative Aufnahmen
b) Nach Osteosynthese mit offener Reposition, interfragmentärer Verschraubung und LISS
c) Nach 4 Monaten partielle knöcherne Durchbauung, deutliche Kallusbildung medial
d) 1 Jahr postoperativ im CT Nachweis der vollständigen knöchernen Konsolidierung mit guter Remodellierung; Patientin wünscht ME wegen Weichteilirritationen über dem etwas abstehenden distalen Plattenende.

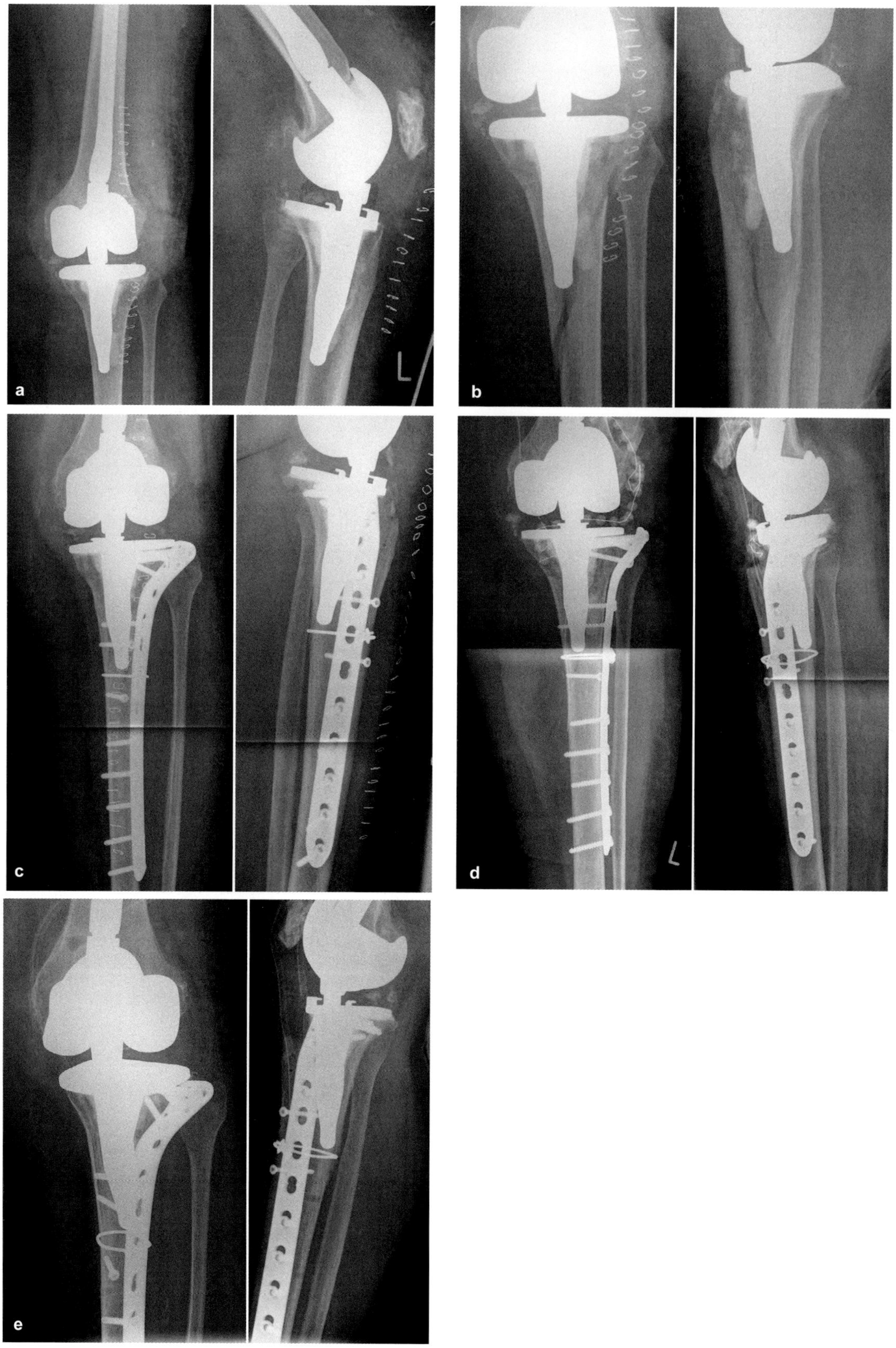

Abb. 6.4.6 77-jährige Patientin mit modularer Revisionsendoprothese (Rotating-Hinge-Knie-TEP)
a) Röntgenaufnahmen nach aseptischer Wechsel-OP
b) Nach Sturzereignis 9 Tage postoperativ: periprothetische Tibiafraktur, UCS: B1
c) Nach offener Reposition, interfragmentärer Verschraubung und LISS-Osteosynthese
d) Nach Revision mit Septopalketteneinlage wegen Frühinfekt
e) 3 Monate später nach erneuter Revisions-OP mit Kettenentfernung; die Fraktur ist mittlerweile knöchern durchbaut, die Patientin belastet voll.

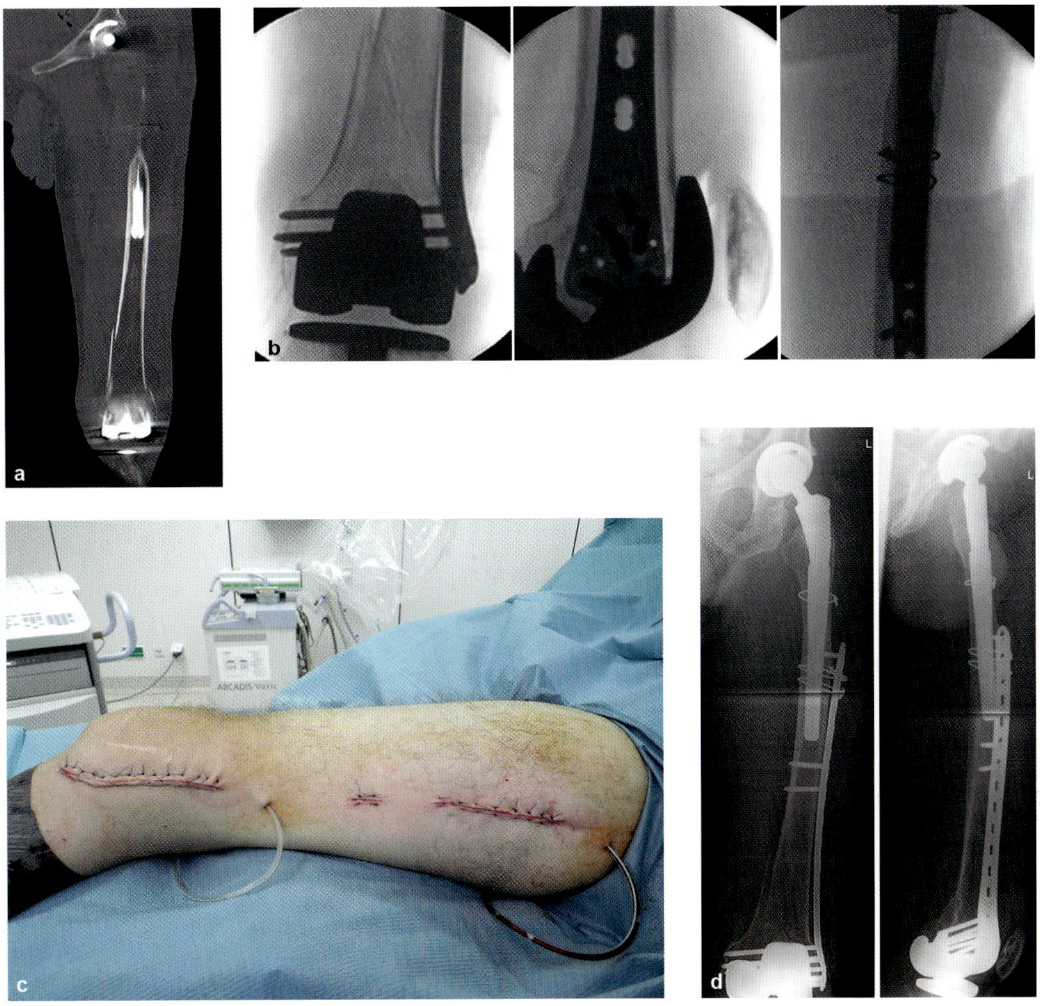

Abb. 6.4.7 69-jähriger Patient mit nahezu unverschobener suprakondylärer Femurmehrfragmentfraktur, interprothetische Fraktur (UCS D), bzgl. Hüftschaft jenseits des Implantatlagers (UCS C), bzgl. des Femurschildes an das Implantatlager heranreichend ohne Lockerungszeichen (UCS B1). Hier bietet sich eine minimalinvasive winkelstabile Plattenosteosynthese an. Bei Anwendung eines kurzen retrograden Nagels würde eine Spannungsspitze zwischen Hüftprothesenschaftspitze und proximalem Nagelende mit erhöhtem Frakturrisiko entstehen, weshalb in diesen Fällen die Plattenosteosynthese bevorzugt werden sollte.

a) Präoperative CT-Untersuchung

b) Intraoperative Durchleuchtung: Die Platte (hier LISS) sollte so platziert werden, dass distal zumindest 4 Schrauben bikondylär eingebracht werden können; proximal soll die Platte sich in beiden Ebenen in der Schaftachse ausrichten, um ein Osteosyntheseversagen zu vermeiden.

c) Weichteilsituation nach minimalinvasiver Osteosynthese; auch bei einer minimalinvasiven eingeschobenen Plattenosteosynthese sollen die Zugänge ausreichend lang angelegt werden, um die Platte in beiden Ebenen korrekt am Knochen auszurichten.

d) Radiologisches Ergebnis postoperativ

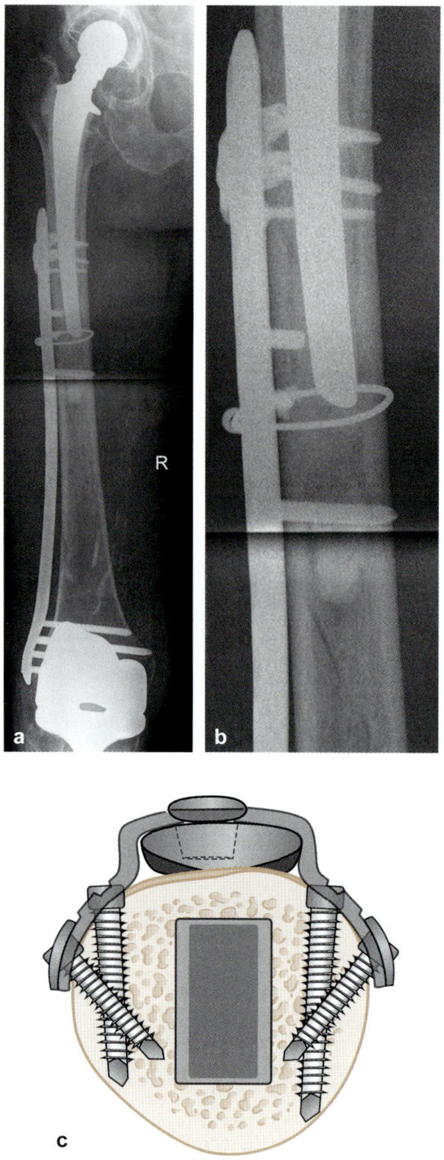

Abb. 6.4.8 Langstreckige interprothetische Femurfraktur:
a) Osteosynthetische Versorgung (UCS: Typ D; beide Implantate fest) mit LISS
b) Fixierung der LISS im Bereich des Prothesenschaftes mit einer am Schaft vorbei gebohrten nicht winkelstabilen Kortikalisschraube, mit einer an der Spitze abgeflachten periprothetischen Frakturschraube, mit einer Kabelcerclage und einer LAP
c) Schematische Darstellung der LAP [L126]

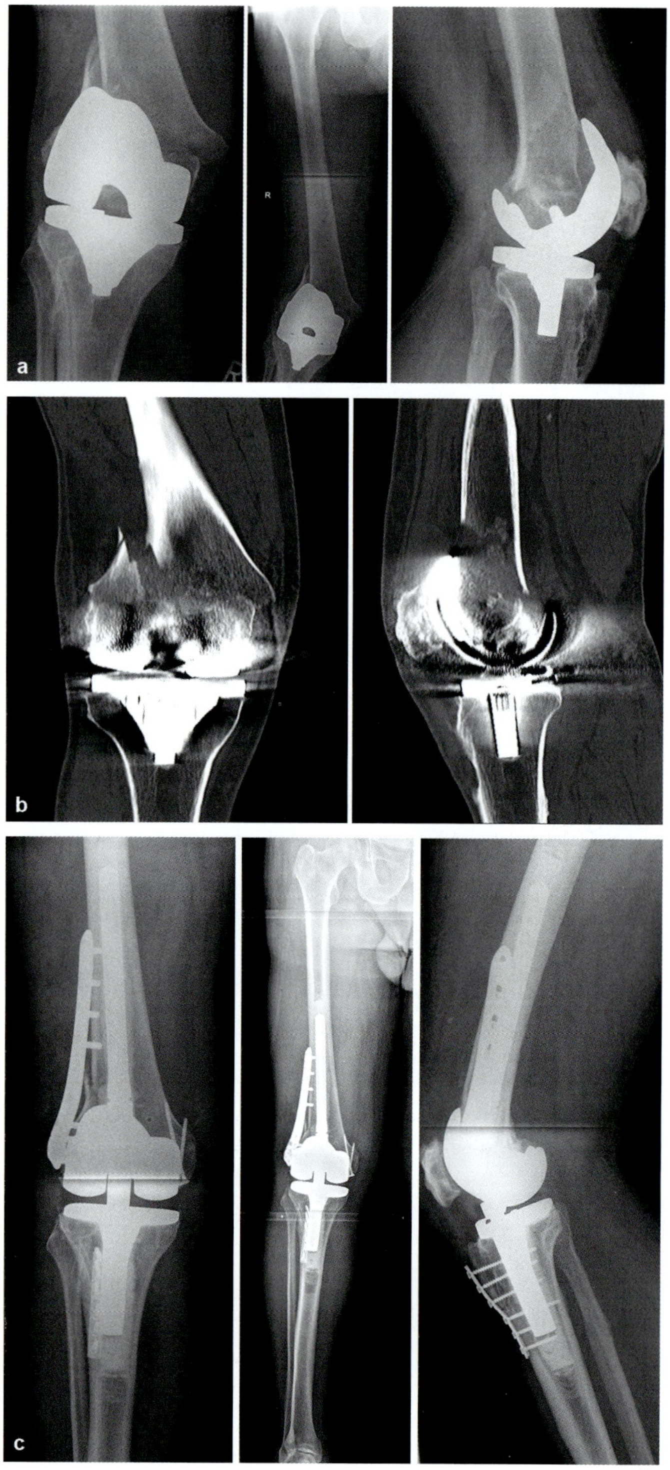

Abb. 6.4.9 79-jähriger Patient, periprothetische distale Femurfraktur, Trümmerzone per- und suprakondylär, Femurschild locker (UCS: B3)
a) Röntgenaufnahmen und
b) CT-Aufnahmen nach Unfall
c) Postoperative Röntgenaufnahmen: Es erfolgte der Endoprothesenwechsel auf eine zementierte modulare Revisionsprothese mit additiver Osteosynthese des distalen Femurs (laterale Femurkondyle LISS mit periprothetischen Frakturschrauben, mediale Femurkondyle Schraubenosteosynthese); zur Mobilisierung des Streckapparats erfolgte eine Osteotomie der Tuberositas tibiae, die mit Plattenosteosynthese versorgt wurde.

Endoprothesenwechsel Femur und Tibia

Der Wechsel einer Knieendoprothese in der Fraktursituation stellt eine besondere Herausforderung dar, die eine entsprechend sorgfältige Planung und Implantatauswahl notwendig macht. Meist kommen hier modulare Revisionsprothesen zum Einsatz. Bei vor dem Frakturereignis guter Prothesenfunktion und fest sitzender Prothesenkomponente am nicht frakturierten Knochen (bei Femurfraktur die Tibiakomponente, bei Tibiafraktur die Femurkomponente) kann auch ein Komponentenwechsel am betroffenen Knochen ausreichen, wenn diese Komponente vom Hersteller mit Stielverlängerung angeboten wird, um eine stabile Verankerung auch im frakturierten Knochen zu ermöglichen. Unter Umständen muss der Endoprotheseneinbau mit einer additiven Osteosynthese kombiniert werden (➤ Abb. 6.4.9).

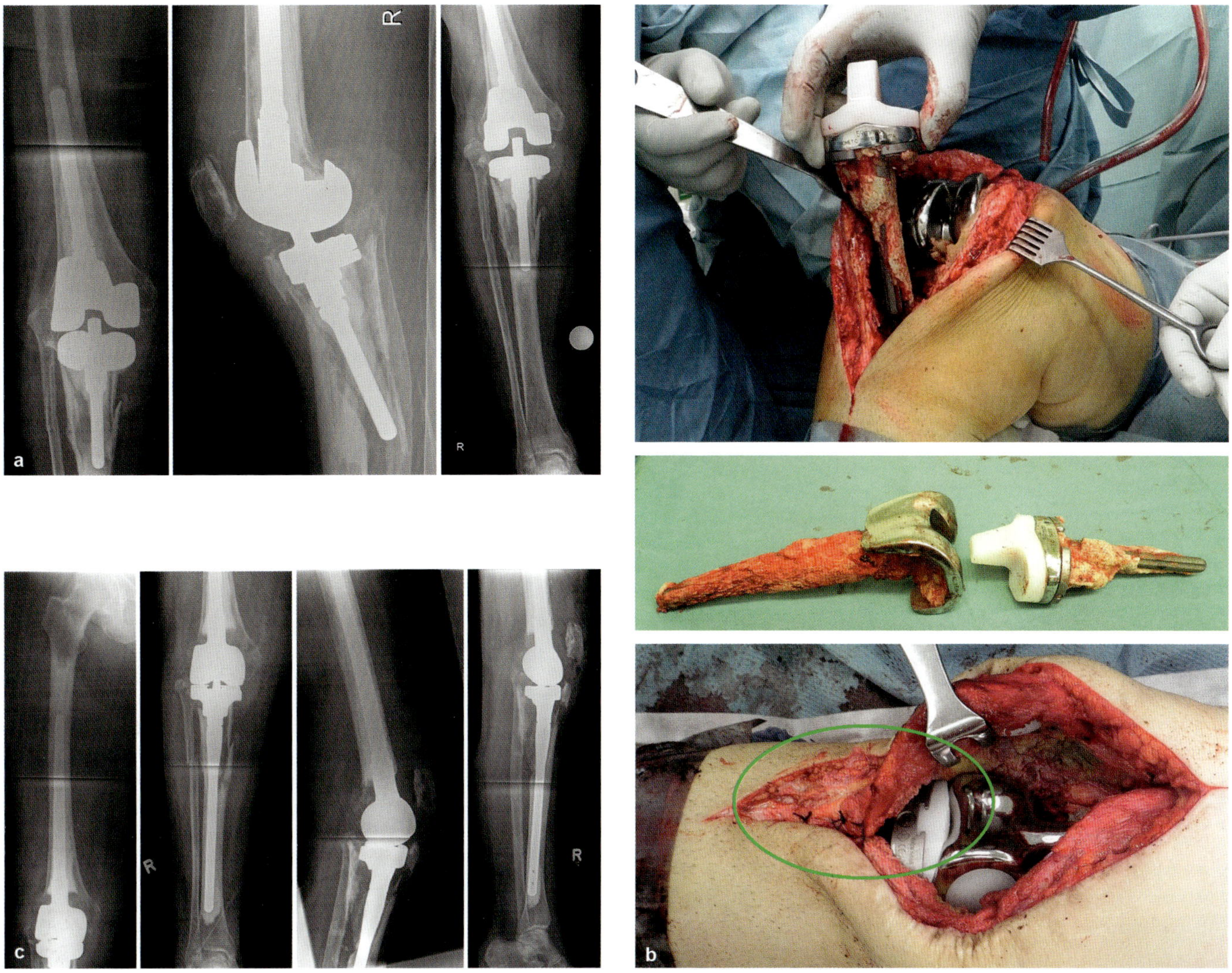

Abb. 6.4.10 69-jährige Patientin mit seit Wochen zunehmenden Schmerzen im Unterschenkel, kein Traumaereignis erinnerlich; Z. n. mehrfachen Prothesenwechseln, zuletzt vor 4 Jahren, anamnestisch seither nie beschwerdefrei mit instabilem Gefühl:
a) Die präoperative Röntgendiagnostik zeigt eine chronische tibialseitige Lockerung mit Ausbruch des tibialen Prothesenteils samt Zementmantel aus der proximalen Tibia; die Gelenklinie ist deutlich zu weit distal; femoral kein Hinweis auf Lockerung.
b) Intraoperative Befunde: Der tibiale Teil kann nach Gelenkeröffnung problemlos entfernt werden, femoral Ausbau bei fest sitzender Prothese, ausgedehnte segmentale und kavitäre Knochendefekte am distalen Femur; die Tuberositas tibiae zeigt sich intraoperativ pseudarthrotisch angeheilt, sie wird im narbigen Verbund mit dem proximalen Tibiaperiost belassen (grüner Kreis).
c) Postoperative Röntgenaufnahmen: gekoppelte modulare Revisionsprothese mit Ersatz des distalen Femurs; Verankerung femoral und tibial mit langstreckigen zementierten Schäften. Eine Rekonstruktion der physiologischen Gelenklinie konnte aufgrund der Weichteilsituation nicht erreicht werden, um die Integrität des Streckapparats nicht zu gefährden.

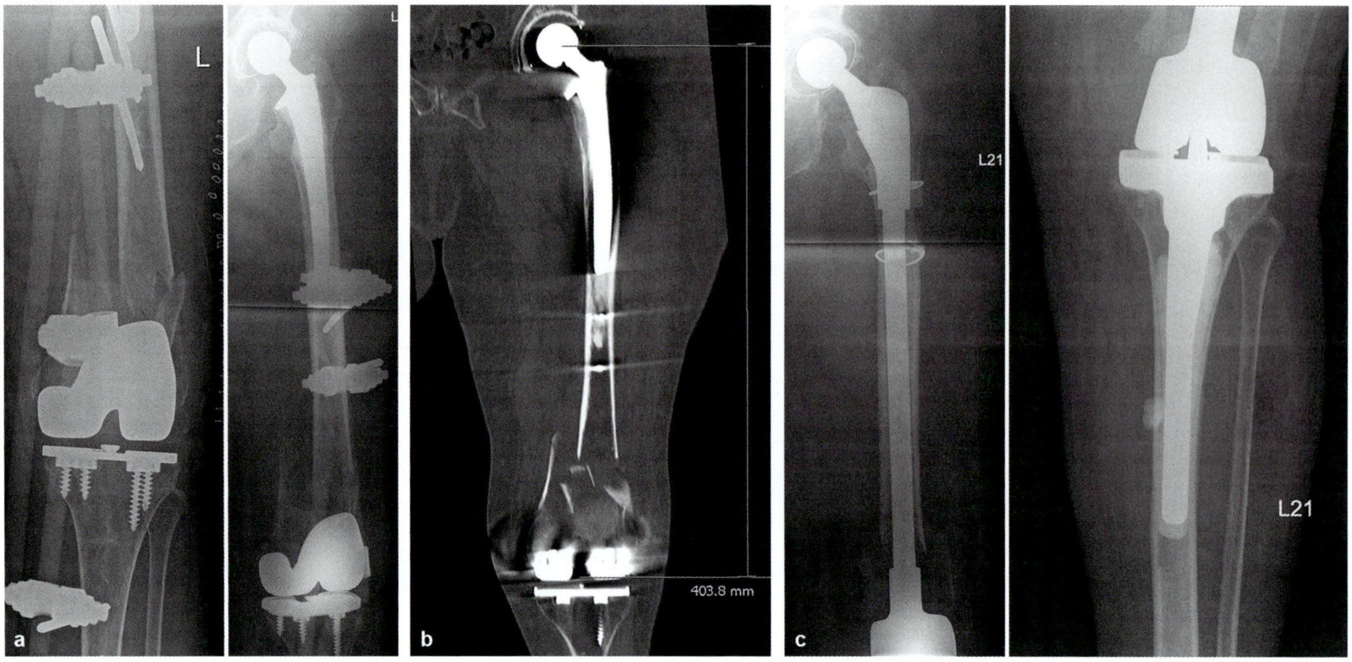

Abb. 6.4.11 83-jährige Patientin mit peri- und interprothetischer Femurfraktur. UCS D (interprothetisch), bzgl. des Hüftschaftes UCS C, bzgl. des Femurschildes UCS B3. An einer auswärtigen Klinik war ein interner Osteosyntheseversuch unternommen worden; bei multifragmentärer Destruktion des distalen Femurs und lockerem Femurschild wurde letztlich ein gelenküberbrückender Fixateur externe angebracht und die Patientin zur weiteren Versorgung zuverlegt.
a) Präoperative Röntgenaufnahmen
b) Zur Planung der Rekonstruktionslänge CT des ganzen Femurs
c) Röntgenaufnahmen nach Wechsel auf intramedullären totalen Femurersatz

Je nach knöcherner Ausgangssituation kann der Einbau einer Sonderprothese mit Ersatz des distalen Femurs und langstreckiger Stielverankerung (➤ Abb. 6.4.10) bis hin zum intramedullären totalen Femurersatz erforderlich werden (➤ Abb. 6.4.11).

Therapie der periprothetischen Patellafraktur

Periprothetische Patellafrakturen können mit und ohne Patellarückflächenersatz auftreten. Entscheidend für die Therapiewahl sind die Funktion des Kniestreckapparats und bei einliegendem Patellarückflächenersatz die Stabilität desselben.

Bei intaktem Streckapparat kann in der Regel konservativ therapiert werden. Bei defektem Streckapparat muss dieser rekonstruiert werden, um eine suffiziente Funktion der Prothese zu gewährleisten. In der Literatur werden hier Osteosynthesen mit Zuggurtung und Cerclagen angegeben, ggf. kombiniert mit Zugschrauben; die Versagensraten liegen allerdings bei bis zu 90 % (➤ Abb. 6.4.12). Ist der Patellarückflächenersatz gelockert, kann bei ausreichendem Knochenlager ein Implantatwechsel oder auch eine Resektionsarthroplastik durchgeführt werden, bei insuffizientem Knochenlager ebenfalls die Resektionsarthroplastik, im Einzelfall auch eine Patellektomie, wobei hier die Indikation streng zu stellen ist, da in diesem Fall mit einem Kraftverlust des Streckapparats von 70 % gerechnet werden muss. Besteht noch Fragment-

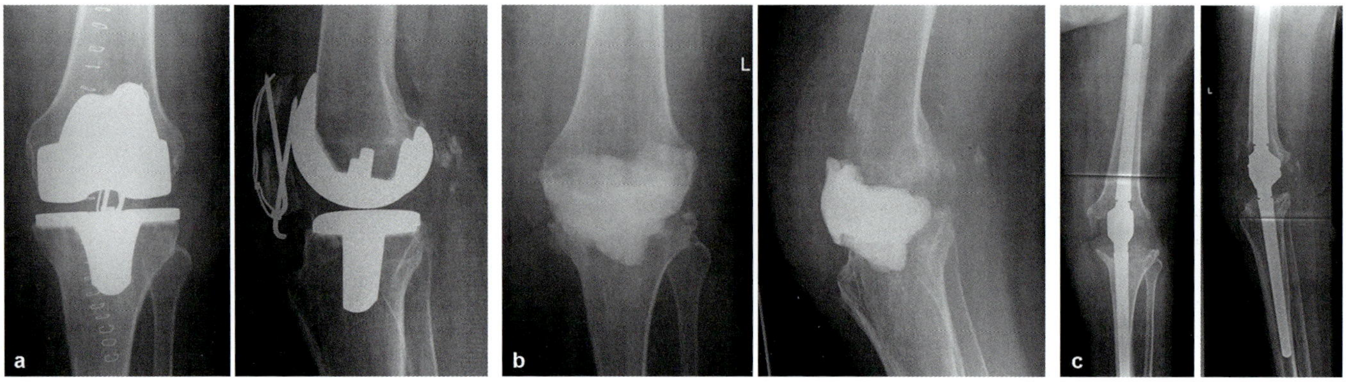

Abb. 6.4.12 83-jährige Patientin, Zuverlegung von auswärtiger Klinik wegen Osteosyntheseversagen 12 Tage nach Zuggurtung einer Patellafraktur bei liegender Knie-TEP; bei der Revisionsoperation zeigt sich ein manifester Infekt. Letztlich sind zur Infektsanierung eine Patellektomie und ein Prothesenausbau erforderlich, bei fehlendem Streckapparat und Knochendefekt distales Femur und proximale Tibia erfolgt nach Infektberuhigung die Kniearthrodese mit einem Knie-Arthrodese-Modul (KAM) zur Defektüberbrückung.
a) Röntgenbilder bei Zuweisung
b) Nach Patellektomie und Prothesenausbau sowie Einbringen eines antibiotikahaltigen Palacosspacers
c) Nach Arthrodese mit KAM

kontakt und ist die Knochensubstanz für eine Osteosynthese ungenügend, kann eine Ausheilung der Fraktur im Einzelfall auch durch eine konservative Therapie mit Ruhigstellung erzielt werden. In speziellen Situationen kann der Streckapparat auch mit Kunstbändern in Kombination mit Spezialprothesen wiederhergestellt werden. Die Ergebnisse sind nicht immer zufriedenstellend (Chalidis et al. 2007).

6.4.6 Chirurgische Komplikationen

In der Literatur werden teils hohe Komplikationsraten periprothetischer Frakturen nach Knie-TEP berichtet, je nach Lokalisation und Frakturtyp. Besonders operativ zu behandelnde periprothetische Tibia- und Patellafrakturen weisen hohe Komplikationsraten von bis zu 50 % und ein schlechtes Outcome auf, bei allerdings geringer Fallzahl in der Literatur (Mittlmeier et al. 2005).

Bei operativ behandelten distalen Femurfrakturen zeigt eine Metaanalyse von 361 Fällen eine mittlere Komplikationsrate von 19 % mit 7 % Pseudarthrosen, 4 % Fehlstellungen, jeweils 3 % tiefen Infekten und Implantatversagen (Su et al. 2004).

Tiefe Infektion

Bei Zeichen der tiefen Infektion ist ein u. U. wiederholtes chirurgisches Wunddébridement mit Entfernung abgestorbenen Gewebes erforderlich, ggf. auch die Einlage einer antibiotikahaltigen Kette (➤ Abb. 6.4.6). Bei stabiler Fixation und Infektbeherrschung kann das Implantat belassen werden, ansonsten ist die Implantatentfernung und im ungünstigsten Fall die Prothesenentfernung und eine gelenküberbrückende Fixateur-externe-Anlage erforderlich. Nach Infektsanierung kann ggf. eine Neuimplantation erfolgen. Bei knöchernen Defekten kann eine Spongiosaplastik erforderlich werden, um eine Frakturheilung zu ermöglichen und einem Implantatversagen vorzubeugen. Begleitend erhält der Patient eine resistenzgerechte Antibiose.

CAVE

Eine alleinige Antibiose ist keinesfalls ausreichend und führt nicht zur Infektsanierung.

Als Alternative zur Reimplantation bleibt nur die Arthrodese unter Verkürzung mit entsprechendem Funktionsverlust (➤ Abb. 6.4.12).

Osteosyntheseversagen

Hier muss zunächst die Ursache evaluiert werden. War die Implantatverankerung unzureichend, kann eine entsprechend modifizierte Reosteosynthese durchgeführt werden. Liegt die Ursache in der unzureichenden Qualität des Knochenstocks, bleibt die Möglichkeit des Prothesenwechsels. Eine Spongiosaplastik soll bei verzögerter Heilung, Pseudarthrosenbildung und Defekt erwogen werden.

Pseudarthrose und Fehlstellung

Bei Pseudarthrosenbildung ist in diesen Fällen zu bedenken, dass die Vitalität des Knochens für eine Frakturheilung u. U. nicht ausreichend ist. Außerdem kann eine Lockerung der Prothese vorliegen. In beiden Fällen ist eine Reosteosynthese nicht sinnvoll. Es muss dann ein Prothesenwechsel durchgeführt werden, abhängig vom Ausmaß des Knochendefekts kann der Einbau eines metallischen Knochenteilersatzes erforderlich werden. Der Prothesenstiel muss ausreichend lang gewählt werden, um sicher im gesunden Knochen zu verankern, ggf. muss zementiert werden. Bei ausgedehntem Knochendefekt bei jungen Patienten ist im geeigneten Einzelfall auch der Knochenaufbau mit einem strukturellen Allograft möglich.

Bei vitalem Knochen, stabiler Osteosynthese und festem Prothesensitz kann eine Spongiosaplastik durchgeführt werden. Ist die Osteosynthese instabil oder besteht zusätzlich zur Pseudarthrose eine klinisch relevante Fehlstellung, kann die Spongiosaplastik mit einer Reosteosynthese kombiniert werden, um die Fehlstellung zu korrigieren (➤ Abb. 6.4.4).

6.4.7 Fazit

Periprothetische Frakturen nach Knieendoprothetik sind in ihrer Inzidenz zunehmend. Häufig sind geriatrische Patienten mit zahlreichen Komorbiditäten und eingeschränkter Compliance betroffen. Ziel der Therapie ist die Wiederherstellung einer belastbaren Extremität mit funktionsfähigem Gelenk. Entscheidend für die Therapiewahl sind der Status der einliegenden Endoprothese und die Knochenqualität:

- Bei fest sitzender und vor Fraktur funktionsfähiger Endoprothese sowie ausreichender Knochenqualität zur Verankerung von Osteosynthesematerial ist die Osteosynthese die Therapie der Wahl. Die konservative Therapie spielt nur eine untergeordnete Rolle und kommt nur für Patienten mit unverschobenen Frakturen und/oder unvertretbar hohem perioperativem Risiko in Betracht.
- Bei gelockerter oder nicht funktionsfähiger Prothese und/oder schlechter Knochenqualität wird ein Prothesenwechsel empfohlen. Es handelt sich hierbei oftmals um schwierige Revisionseingriffe bis hin zum Knochenteilersatz und intramedullären Femurersatz. Gegebenenfalls muss die Revisionsprothese mit einer Osteosynthese kombiniert werden.
- Periprothetische Patellafrakturen erfordern bei nicht intaktem Streckapparat und Fragmentdehiszenz ein operatives Vorgehen mit Osteosynthese.

LITERATUR

Chalidis BE, Tsiridis E, Tragas AA, et al. (2007). Management of periprosthetic patellar fractures. A systematic review of literature. Injury 38: 714–724.

Duncan CP, Haddard FS (2013). Classification. In: Schütz M, Perka C (eds.). Periprosthetic Fracture Management. Stuttgart, New York: Thieme, pp. 47–90.

Duncan CP, Haddard FS (2014). The Unified Classification System (UCS): improving our understanding of periprosthetic fractures. Bone Joint J Br 96: 713–716.

Fehringer M, Münzberg M, Grützner PA, Franke J (2012). Periprothetische Frakturen des Kniegelenks. Z Orthop Unfall 150: e143–e154.

Felix NA, Stuart MJ, Hanssen AD (1997). Periprosthetic fractures of the tibia associated with total knee arthroplasty. Clin Orthop Relat Res:113–124.

Mittlmeier T, Stöckle U, Perka C, Schaser KD (2005). Periprothetische Frakturen nach Knieendoprothetik. Unfallchirurg 108: 481–496.

Ortiguera CJ, Berry DJ (2002). Patellar fracture after total knee arthroplasty. J Bone Joint Surg Am 84: 532–540.

Parvizi J, Kim KI, Oliashirazi A, Ong A, Sharkey PF (2006). Periprosthetic patellar fractures. Clin Orthop Relat Res: 161–166.

Ritter MA, Thong AE, Keating EM, Faris PM, Meding JB, Bering ME, et al. (2005). The effect of femoral notching during total knee arthroplasty on the prevalence of femoral fractures and on clinical outcome. J Bone Joint Surg Am 87: 2411–2414.

Rorabeck CH, Taylor JW (1999). Classification of periprosthetic fractures complicating total knee arthroplasty. Orthop Clin North Am 30: 209–214.

Su ET, DeWal H, Di Cesare PE (2004). Periprosthetic fractures above knee replacements. J Am Acad Orthop Surg 12: 12–20.

Su ET, Kubiak EN, Dewal H, Hiebert R, Die Cesare PE (2006). A proposed classification of supracondylar femur fractures above total knee arthroplasties. J Arthroplasty 21: 405–408.

KAPITEL

7

Peter Balcarek

Patellaluxation

7.1 Vorbemerkungen

Die Patellaluxation ist ein häufiges Krankheitsbild, das sich oftmals im Kindes- und Jugendalter manifestiert und mit erheblichen Beschwerden und Einschränkungen der körperlichen Aktivität vergesellschaftet sein kann. Gleichzeitig erhöht die chronisch rezidivierende Instabilität und die zugrunde liegende Pathoanatomie der Trochlea das Risiko des patellofemoralen Knorpelschadens, sodass dieses Krankheitsbild auch über unterschiedliche Altersstufen hinweg ein relevantes medizinisches Problem darstellt. In den letzten Jahren konnten zahlreiche wissenschaftliche Arbeiten das Verständnis der patellofemoralen Instabilität relevant weiterentwickeln, sodass diese Erkenntnisse eine zunehmend differenzierte und individualisierte Diagnostik und Therapie der Patellaluxation erlauben. Diese spiegeln sich auch durch Verbesserung der operativen Techniken mittlerweile in den klinischen Ergebnissen unserer Patienten wider.

7.2 Epidemiologie

Die Inzidenz der Patellaluxation variiert zwischen 2,3 und 5,8 pro 100 000 Einwohner und macht ca. 2–3 % aller Knieverletzungen aus. Das Manifestationsalter liegt in der Regel zwischen dem 10. und 17. Lebensjahr. Betroffen sind im Wesentlichen junge und sportlich aktive Patienten bei nahezu ausgeglichenem Geschlechterverhältnis (w/m: 53 %/47 %).

Der Großteil der Patella-Erstluxationen ereignet sich bei sportlicher Betätigung (55–72 %). Die Mehrzahl davon ist allerdings als atraumatische oder gering traumatische Luxation einzustufen. Echte traumatische Luxationen finden sich nur in 3–7 % der Fälle. Die etwas höhere Inzidenz der Patellaluxation beim weiblichen Geschlecht erklärt sich dabei z. T. durch die stärkere Ausprägung einzelner prädisponierender Faktoren wie der Trochleadysplasie oder dem Tuberositas-tibiae-Trochlear-Groove (TT-TG)-Abstand und begründet auch, warum Sportarten mit geringerem Verletzungsrisiko bei Mädchen und jungen Frauen ausreichen können, um die Patella erstmalig zu luxieren.

Neben dem akuten Ereignis mit Schmerzen, Bewegungseinschränkung und Kniegelenkerguss (Hämarthros) ist insbesondere die Entstehung einer chronischen Instabilität mit rezidivierender Luxation (zu unterscheiden von der chronisch [sub]luxierten Patella) und/oder ein vorderes Knieschmerzsyndrom ursächlich für eine dauerhafte Funktionseinschränkung des Kniegelenks, sodass nur etwa die Hälfte der Patienten 6 Monate nach konservativ behandelter Luxation wieder das zuvor ausgeübte Sportniveau erreicht.

Während das Risiko einer Rezidivluxation bei der Gesamtzahl der Patienten mit knapp 30 % angenommen wird, liegt es bei Kindern und Jugendlichen mit bis zu 71 % deutlich höher. Fithian et al. fanden zudem bei Mädchen im Vergleich zu Jungen im Alter zwischen 10 und 17 Jahren, insbesondere bei denjenigen, die bereits vor der eigentlichen Luxation Subluxationsepisoden erlitten hatten, ein um 33 % höheres Risiko einer Rezidivinstabilität.

!

> Junge Patienten (< 16 Jahre) mit noch offener Wachstumsfuge der Tibiaapophyse und bilateraler Instabilität sind besonders häufig von Rezidivluxationen betroffen. Auch wenn der kausale Einfluss des Alters nicht hinreichend geklärt ist, darf doch vermutet werden, dass die Erstluxation umso früher auftritt, je schwerwiegender die zugrunde liegende Pathologie ist.

7.3 Anatomie und Biomechanik

Die Stabilität des patellofemoralen Gelenks wird durch die Kombination aus aktiven (Muskeln), passiven (Kapsel, Bänder) und statischen (knöcherne Geometrie des Kniegelenks) Stabilisatoren gewährleistet. Im gesunden Gelenk interagieren diese Faktoren synergistisch, allerdings kommt ihnen in Abhängigkeit der Kniegelenkstellung eine unterschiedliche Bedeutung zu.

Der Bewegungsablauf der Patella aus der Streckstellung des Kniegelenks bis zur endgradigen Beugestellung wird bestimmt durch die knöcherne und knorpelige Geometrie der Trochlea femoris, die Spannungsverhältnisse der medialen und lateralen Retinakula einschließlich des medialen patellofemoralen Ligaments (MPFL) sowie die Zugkräfte und Zugrichtungen der das Kniegelenk umgreifenden Muskelgruppen, insbesondere des M. vastus medialis obliquus (VMO). Aus der vollständigen Extension kommt es innerhalb der ersten 20° Flexion zunächst zu einer medialen Translation, welche die Patella aus ihrer leicht superolateralen Stellung nach medial bewegt, bis sie in die proximale Trochlea eintaucht. Mit zunehmender Flexion vollzieht die Patella dann in Relation zur Femurschaftachse eine laterale Translation, die der Trochlea femoris folgt und die zusätzlich von einem ansteigenden Tilt (Kippung der Patella) und einer Rotationskomponente begleitet wird.

In Streckstellung des Kniegelenks tritt die Patella aus der knöchernen Führung der Trochlea heraus und wird in dieser Stellung lediglich durch die Kapsel-Band-Verbindungen des medialen Retinakulums einschließlich des MPFL in mediodorsaler Richtung gegen die laterale Luxation gesichert. Die Spannung des M. quadriceps, der die Patella in Extension nach proximal und lateral zieht, führt in dieser Stellung zur Anspannung des MPFL. Zu Beginn der Flexion (0–20°) beginnt der Lauf der Patella nach medial mit gleichzeitiger Erschlaffung des MPFL. In dieser Stellung, in der die Patella noch nicht die knöcherne Führung der Trochlea erreicht hat, ist sie für die laterale Luxation am anfälligsten.

Biomechanische Untersuchungen zeigten, dass eine flach ausgebildete Trochlea, wie sie bei den unterschiedlichen Schweregraden der Trochleadysplasie vorkommt, in 30° Flexionsstellung die laterale Stabilität der Patella um bis zu 70 % reduziert. Eine Erschlaffung des VMO verursacht in gleicher Beugestellung eine Reduktion um immerhin 30 %, während eine Durchtrennung des MPFL den stärksten Effekt im gestreckten Kniegelenk hatte und zu einer Reduktion der lateralen Stabilität von knapp 50 % führte. Besteht zusätzlich eine knöcherne Deformität mit Valgus- und Innentorsionskomponente des Femurs, führt dies zu einer weiteren Medialisierung der Trochlea bzw. zu einer relativen Lateralisation der Patella. Diese kann bei zunehmender Beugung dann nicht mehr in die knöcherne Führung der Trochlea eintauchen, und es kommt zu einer dauerhaften Subluxation mit Gleiten der Patella auf der lateralen Femurkondyle.

Medialer patellofemoraler Bandkomplex und mediales patellofemorales Ligament (MPFL)

Der mediale Retinakulumkomplex einschließlich des MPFL wurde erst 1979 durch Warren und Marshall detailliert beschrieben und in **drei Schichten** eingeteilt: Die erste Schicht beinhaltet die oberflächlichen Anteile des medialen Retinakulums, die Kniegelenkkapsel bildet die tiefe Schicht. MPFL, patellomeniskale und patellotibiale Bänder sind in der mittleren Schicht lokalisiert. Von diesen Bändern weist das MPFL mit 208 N die größte Widerstandskraft auf und übernimmt 50–60 % des ligamentären Gesamtwiderstands gegen eine laterale Luxation der Patella. Auch wenn zahlreiche anatomische Arbeiten das MPFL in 99 % aller Kniegelenke identifizieren konnten, schwanken die Aussagen insbesondere in Bezug auf die Anatomie des femoralen Ansatzes deutlich.

Das MPFL ist durch eine segelförmige Struktur gekennzeichnet, mit einem schmaleren Ansatz am Femur und einer breiteren Insertionsfläche an der Patella. Die durchschnittliche Länge wird mit 57 ± 5 mm angegeben. Der Ansatz an der superomedialen Patella beträgt 26 ± 4 mm. Verbindungen im ventralen Anteil bestehen mit der Quadrizepssehne und der Aponeurose des M. vastus intermedius. Schwächere Verbindungen wurden auch mit dem M. vastus obliquus (VMO) beschrieben. Einige Arbeiten sehen sogar eine feste und funktionelle Verbindung zwischen der tiefen Faszie des VMO und oberflächlichen Fasern des MPFL. Der femorale Ansatz liegt zwischen dem Epicondylus medialis femoris und dem Tuberculum adductorium und misst etwa 13 ± 3 mm. Es bestehen gleichzeitig tendinöse Verbindungen zum oberflächlichen Anteil des medialen Kollateralbandes und der Adductor-magnus-Sehne. Die enge Lagebeziehung dieser Strukturen erschwert die anatomische Abgrenzung und erklärt z. T. die angesprochene hohe Variabilität in den anatomischen Beschreibungen.

!

Über 90 % der Patienten zeigen nach einer Luxation der Patella eine **Ruptur des MPFL,** sodass dieser Verletzung für die Ausbildung einer Rezidivinstabilität eine entscheidende Bedeutung beigemessen wird.

Unterschiedliche Rupturlokalisationen wurden beschrieben, die im Wesentlichen Ausrisse an der Patella, interligamentäre Rupturen und Verletzungen am femoralen Ansatz beobachteten. Manche MRT-Studien beschreiben auch Fälle einer Kombinationsverletzung patellaseitig und femoral. Inwieweit hier eine tatsächliche Verletzung des MPFL an zwei Lokalisationen vorliegt oder diese nur durch ein Umgebungsödem (z. B. *bone bruise* an der medialen Patella) vorgetäuscht wird, ist letztlich nicht geklärt. Die Häufigkeit der einzelnen Rupturlokalisationen variiert jedoch je nach Studie erheblich. Zudem gibt es Hinweise darauf, dass der Ort der Verletzung möglicherweise auch von der Ausprägung anderer Risikofaktoren abhängt. Allerdings lokalisierten die meisten Untersuchungen die MPFL-Ruptur am femoralen Ursprung. Dies erscheint verständlich, da sich das MPFL nach femoral verjüngt und insbesondere die Blutversorgung am femoralen Ansatz geringer ausgeprägt ist. Dieser Umstand mag ursächlich dazu beitragen, dass Verletzungen des MPFL femoral mit einer höheren Inzidenz an Rezidivluxationen einhergehen.

Auch bei Kindern ist die Verletzung des MPFL nach einer Patellaluxation mit 78–94 % hoch. Balcarek et al. (2014) fanden in der Lokalisation und Häufigkeit der MPFL-Ruptur keinen Unterschied zwischen Kindern, Jugendlichen und Erwachsenen mit akuter Patella-Erstluxation. Auch hier überwog die femorale Ruptur. Andere Studien fanden jedoch Ausrisse des MPFL an der Patella mit 31 bzw. 61 % als die häufigste MPFL-Verletzung bei Patienten zwischen dem 10. und 18. Lebensjahr.

7.4 Ursachen der patellofemoralen Instabilität

Die Ursachen einer Patellaluxation sind vielfältig und können sowohl isoliert als auch in Kombination auftreten. In der Hälfte der Rezidivluxationen finden sich wenigstens zwei prädisponierende Faktoren und bei 20 % der Patienten immerhin drei oder mehr Risikofaktoren der patellofemoralen Instabilität. Nach Dejour et al. (1994) werden dabei Haupt- und Nebenfaktoren unterschieden:

!

Zu den **Hauptfaktoren** zählen die Trochleadysplasie, der Patellahochstand (Patella alta), der patellare Tilt und ein vergrößerter TT-TG-Abstand. Weitere Faktoren sind eine erhöhte femorale Antetorsion und tibiale Außentorsion, das Genu valgum oder das Genu recurvatum. Der Ruptur des MPFL als wichtigstem passivem Stabilisator in Streckstellung des Kniegelenks kommt für die Ausbildung der Rezidivluxation ebenfalls eine wesentliche Bedeutung zu.

Bislang nicht eindeutig geklärt ist die Bedeutung der aktiven Stabilisatoren an der Entstehung der Erstluxation und deren Bedeutung für die Entwicklung einer Rezidivluxation. Die verschiedenen Patellaformen (Wiberg-Typen, „Jägerhut"-Patella; ➤ Kap. 1) zeigen zwar eine Korrelation zur Trochleamorphologie, sind aber nicht ursächlich an der patellofemoralen Instabilität beteiligt und haben daher für die Analyse und insbesondere für die Therapie der Patellaluxation keinen relevanten Stellenwert.

7.4.1 Trochleadysplasie

Die Geometrie des distalen Femurs und der Trochlea femoris entwickelt sich im Verlauf der Embryonalentwicklung und ist bei Geburt bereits festgelegt. Die genetische Determination und damit vererbbare Veranlagung erklärt die oftmals positive Familienanamnese. Mit einer Häufigkeit von 85–96 % gilt die Trochleadysplasie als eine der entscheidenden Risikofaktoren der Patellaluxation. In einer Ultraschallstudie konnte Nietosvaara (1994) zeigen, dass der knorpelige Sulkuswinkel über alle Altersstufen gesunder Kinder zwischen 0 und 18 Jahren 134–155° betrug. Damit entsprach der Winkel bereits denen gesunder Erwachsener. Gleichzeitig fand Nietosvaara, dass bei Kindern von 12–18 Jahren sowie vorliegender patellofemoraler Instabilität ein konsistent erhöhter Sulkuswinkel von 154–195° vorlag. Andere Untersuchungen zeigten ebenfalls, dass auch bei den jüngsten Patienten die dysplastische Trochlea in den Parametern Sulkuswinkel, Trochleatiefe und Facettenasymmetrie die gleichen Kriterien erfüllt, wie sie bei Erwachsenen beschrieben wurden.

Die gebräuchlichste **Einteilung der Trochleadysplasie** geht auf Dejour et al. (1994) zurück; sie unterteilt die Schweregrade morphologisch in die Typen A–D (➤ Abb. 7.1): Die leichte Form der Dysplasie (Typ A) ist dabei durch einen erhaltenen, aber abgeflachten Sulkuswinkel (> 145°) gekennzeichnet. Typ B entspricht einer flachen oder beginnend konvexen Trochlea, die in den Typen C und D zusätzlich durch eine Asymmetrie und zunehmende Hypoplasie der medialen zur lateralen Trochleafacette gekennzeichnet ist. Typ D ist dabei im Unterschied zum Typ C durch eine zunehmende Konvexität der lateralen Facette und einen steilen Abfall *(cliff pattern)* nach medial charakterisiert. Dabei ist entscheidend, dass die Dysplasie in fünf von sechs Fällen den medialen und zentralen Anteil der Trochlea betrifft. Nur in einem von sechs Fällen ist die Höhe der lateralen Facette betroffen.

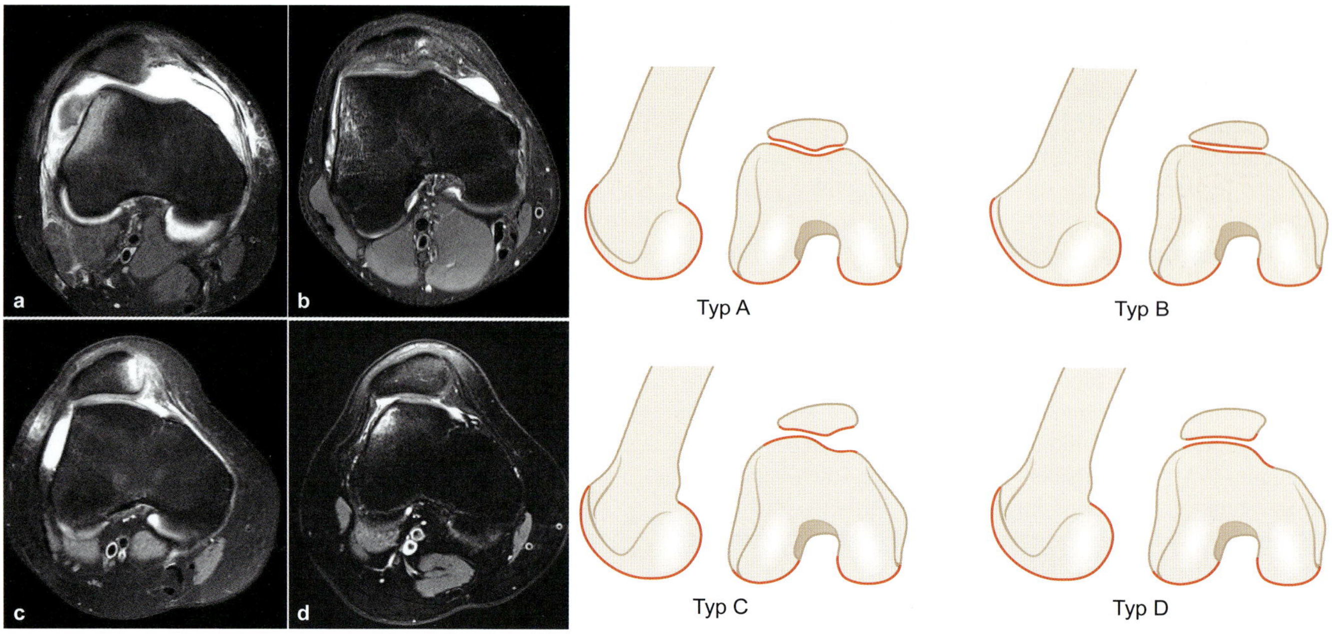

Abb. 7.1 Charakteristische Darstellung der Trochleadysplasie-Typen A–D nach Dejour:
a) Typ A
b) Typ B
c) Typ C
d) Typ D

Die morphologischen Veränderungen der Trochleadysplasie sind am besten auf transversalen MRT-Schichten analysierbar, können aber auch auf exakt seitlich eingestellten Röntgenbildern als „Crossing Sign", „supratrochleärer Sporn" und „Doppelkontur" erkannt werden (➤ Abb. 7.2). Die Patella-Tangentialaufnahme eignet sich nicht zur korrekten Quantifizierung der Trochleadysplasie, da sie nicht in der Lage ist, die Trochleaeingangsebene wiederzugeben. Aber auch bei Verwendung transversaler MRT-Bilder ist die Interobserver-Reliabilität bzgl. der Dejour-Klassifikation gering, weshalb es sich empfiehlt, die Klassifizierung lediglich auf eine leichte Dysplasieform (Typ A) und eine schwere Dysplasieform (Typen B–D) zu begrenzen.

Weitere radiologisch quantifizierbare Parameter zur Beurteilung der Trochleageometrie sind u. a. die Trochleatiefe, die Trochlea-Facettenasymmetrie oder der laterale Trochleainklinationswinkel.

Der **Trochleainklinationswinkel** zeigte die besten Übereinstimmungen in Bezug auf das patellofemorale Alignment und eine positive Korrelation zu bestehenden patellofemoralen Knorpelschäden. Ein Wert < 12° darf als pathologisch angesehen werden. Die quantitativen Messgrößen korrelieren allerdings nicht mit der Dejour-Klassifikation und können nicht allein die komplexe dreidimensionale Struktur des distalen Femurs bzw. die Trochleamorphologie wiedergeben.

Diagnostischer Tipp

Es empfiehlt sich daher, bei der Beurteilung der dysplastischen Trochlea eine Kombination aus den Dejour-Kriterien und einer quantifizierbaren Messgröße (z. B. lateraler Inklinationswinkel der Trochlea) anzuwenden.

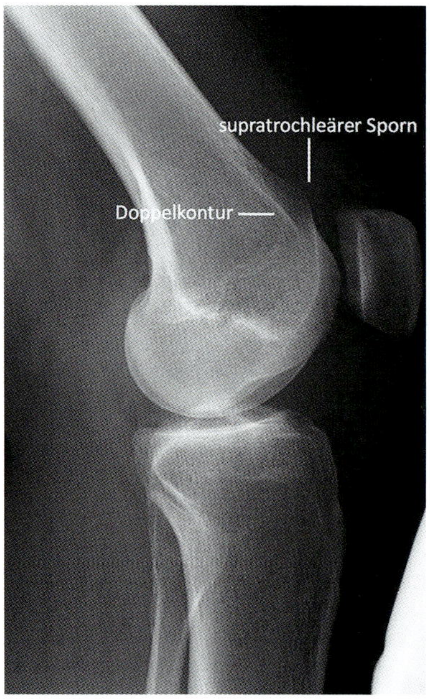

Abb. 7.2 Radiologische Zeichen der Trochleadysplasie am seitlichen Röntgenbild

7.4.2 Patella-Tilt

Als Patella-Tilt bezeichnet man die mediolaterale Kippung der Patella in der Frontalebene. Der Tilt wird anhand des größten transversalen Durchmessers der Patella im Verhältnis zur posterioren

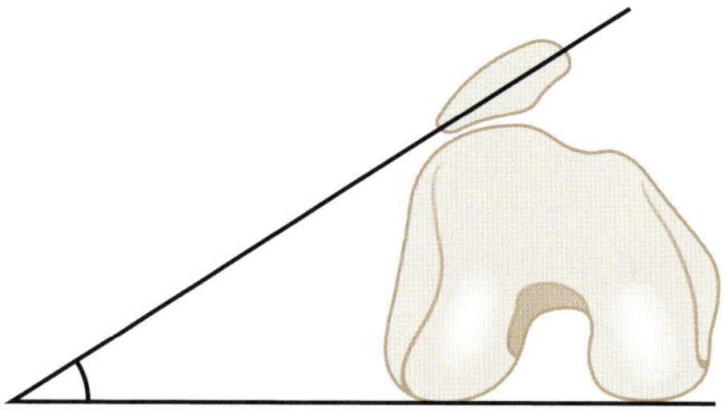

Abb. 7.3 Bestimmung des Patella-Tilt-Winkels anhand des größten transversalen Durchmessers der Patella zur posterioren Kondylenebene

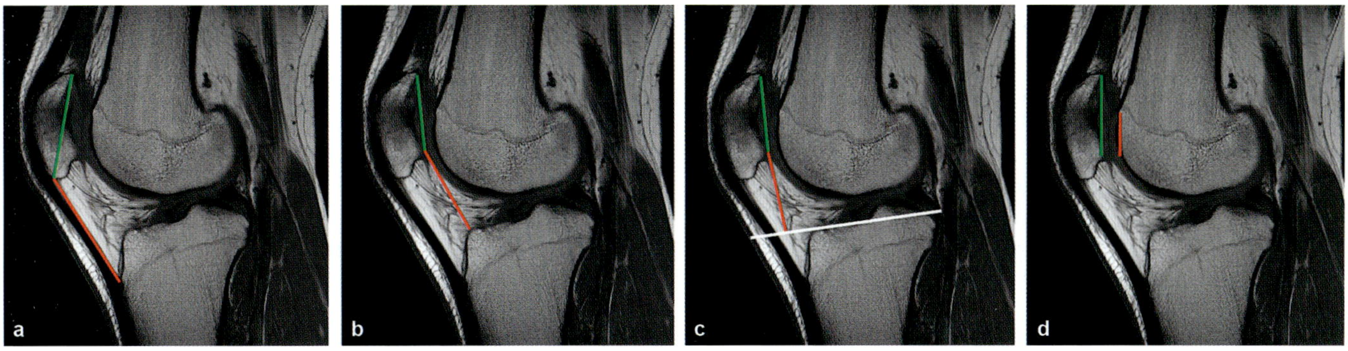

Abb. 7.4 Messmethoden zur Bestimmung der Patellahöhe:
a) Index nach Insall/Salvati, bestimmt aus dem Verhältnis der Patellarsehnenlänge (rot) zum längsten Durchmesser der Patella (grün) (Norm 0,8–1,2)
b) Caton-Deschamps-Index, bestimmt aus dem Verhältnis der Strecke des unteren knorpeligen Patellapols zur proximalen Tibia (rot) zur Länge der knorpeligen Patellarückfläche (grün) (Norm 0,8–1,2)
c) Blackburne-Peel-Index wie Caton-Deschamps-Index, nur mit orthogonaler Referenzierung an der tibialen Gelenkfläche (Norm 0,8–1,0)
d) Der Patella-Trochlea-Index repräsentiert den Anteil der Patellarückfläche, die im gestreckten Kniegelenk mit der kranialen Trochlea überlappt (rot), im Verhältnis zur Gesamtrückfläche der Patella (grün) (Norm > 12,5 %)

Kondylenebene bestimmt (➤ Abb. 7.3). Ein Wert von > 20° wird als kritisch angesehen und korreliert mit der Ausprägung der Trochleadysplasie. Weitere Faktoren, die eine Erhöhung des patellaren Tilts verursachen können, sind eine Insuffizienz des medialen Kapsel-Band-Apparats oder des VMO, eine Patella alta oder ein kontraktes laterales Retinakulum. Auch der unter Umständen ausgeprägte Kniegelenkerguss nach akuter Luxation mit Zerreißung des MPFL kann zur Erhöhung der Patellalateralisation und des Tilts beitragen.

7.4.3 Patella alta

Ein Patellahochstand findet sich zwischen 21 und 32 % der Patienten mit patellofemoraler Instabilität. Weil gerade bei den höhergradigen Formen der Dysplasie die Patella nicht aus ihrer superolateralen Stellung in die Vertiefung der trochleären Rinne eintauchen kann, findet sich oft eine Kombination aus Dysplasie und Patella alta. Bei der schweren Typ-D-Dysplasie „reitet" die Patella dabei auf der konvexen lateralen Trochleafacette, die sie bei Beugung wiederum nach kranial drückt.

Verschiedene Indizes stehen zur Verfügung, die anhand des seitlichen Röntgenbildes oder sagittaler MRT-Bilder den Patellastand messen können. Die gebräuchlichsten sind der Index nach Insall und Salvati (➤ Abb. 7.4a), der Caton-Deschamps-Index (➤ Abb. 7.4b), der Index nach Blackburne-Peel (➤ Abb. 7.4c) oder der Patella-Trochlea-Index nach Biedert und Albrecht (➤ Abb. 7.4d).

Der **Caton-Deschamps-Index** ist aufgrund seiner guten Reproduzierbarkeit empfehlenswert. Hierbei wird ein Index > 1,2 als Patella alta gewertet. Der **Insall-Salvati-Index** bezieht sich auf das Verhältnis der Patellarsehnenlänge zum längsten Durchmesser der Patella in der Sagittalebene. Dieses Verhältnis bleibt aber auch nach dem Versatz der Tuberositas tibae konstant, sodass dieser Index für den Vergleich präoperativer und postoperativer Veränderungen nicht geeignet ist.

Da das seitliche Röntgenbild die Patellahöhe lediglich anhand der knöchernen Gelenksituation bewerten kann, die dysplastische Trochlea aber durch ein gewisses Knorpel-Knochen-Mismatch charakterisiert ist, empfiehlt es sich, die Interaktion der knorpeligen Gelenkpartner auch mittels MRT zu beurteilen. Diese Interaktion der Gelenkpartner, d. h. die Überlappung der distalen Patella mit der Trochleaeingangsebene in Streckstellung des Kniegelenks, wird durch den **Patella-Trochlea-Index** wiedergegeben (➤ Abb. 7.4d). Ein Wert < 12,5 % wird dabei als Patellahochstand gewertet.

7.4.4 TT-TG-Abstand

Die Messung des Abstands zwischen der Tuberositas tibiae und der Trochleagrube (*tibial tuberosity-trochlear groove,* TT-TG-Abstand) erfolgt mittels transversaler MRT- oder CT-Untersuchung (➤ Abb. 7.5). Sie hat für die Bestimmung des Malalignments die klinische Messung des Q-Winkels aufgrund der besseren Reproduzierbarkeit abgelöst. Der TT-TG-Abstand repräsentiert den nach lateral gerichteten Zug des M. quadriceps und kann als Indikation für einen distalen Korrektureingriff herangezogen werden. Auch wenn die Studienlage jeweils erhöhte Werte bei Patienten mit patellofemoraler Instabilität gegenüber asymptomatischen Kontrollen zeigen konnte, schwanken die mittleren Absolutwerte der Studienpatienten zwischen 12 und 17 mm. Es besteht demnach weiterhin keine Einigkeit darüber, ab welcher Größe der TT-TG-Abstand als pathologisch anzusehen ist. Je nach Autor schwanken die Angaben zwischen 15 und 20 mm.

Die Beurteilung und Bewertung des TT-TG-Abstands fällt deshalb so schwer, weil die Messung von verschiedenen Parametern beeinflusst wird. Während eine frühere Studie keinen altersabhängigen Unterschied zwischen Kindern, Jugendlichen und Erwachsenen feststellen konnte, sodass demnach die Absolutwerte Erwachsener auch für Kinder und Jugendliche (ab dem 10. Lebensjahr) verwendet werden können, fanden andere Autoren einen alters- und körpergrößenabhängigen Wert. Dies betraf insbesondere Kinder unter 10 Jahren. Neben der Relation zur Körper- und Kniegelenkgröße nimmt die Flexionsstellung des Gelenks weiteren Einfluss auf die TT-TG-Messung, die sich nochmals unter Belastung

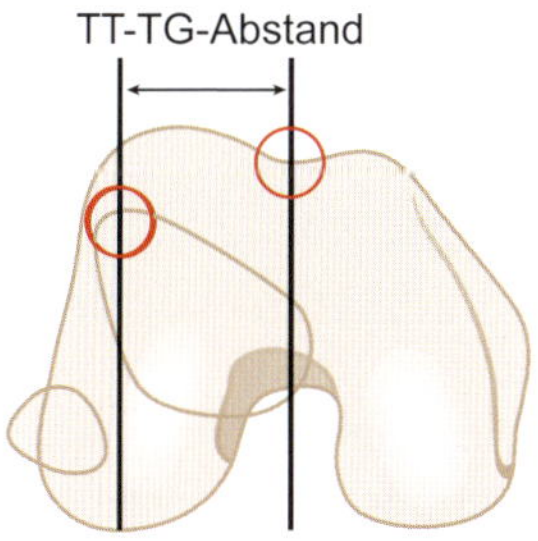

Abb. 7.5 Die Bestimmung des TT-TG-Abstands erfolgt mittels transversaler MRT- oder CT-Schichten. Gemessen wird der Abstand zwischen dem tiefsten Punkt der proximalen Trochleagrube und der ventralen Tuberositas tibiae orthograd zur posterioren Kondylenebene.

der Extremität ändern kann und damit eine dynamische Größe darstellt. So ist der TT-TG-Abstand im gestreckten Knie größer und nimmt mit zunehmender Flexion ab. Außerdem beeinflussen die Trochleadysplasie mit medialisierter Trochleagrube, eine hohe Antetorsion des Femurs und die vermehrte Außentorsion der Tibia den TT-TG-Abstand. So konnte gezeigt werden, dass nur bei knapp 60 % der erhöht gemessenen TT-TG-Werte eine „echte" Lateralisation der Tuberositas tibiae vorlag, wenn sich die Messung an der Insertion des hinteren Kreuzbandes orientierte.

7.5 Erstluxation der Patella

Die akute Erstluxation der Patella ist für den Patienten ein meist abrupt einsetzendes Ereignis, das mit einem plötzlichen Funktionsverlust des Kniegelenks und meist mit einem Sturz einhergeht. Oftmals kommt es zur spontanen Reposition, sodass die Luxation selbst für den Patienten oft unbemerkt bleibt und der Sturz als das eigentliche Trauma angegeben wird.

Anders verhält es sich bei der nicht spontan reponierten Luxation, die durch einen anhaltenden starken Schmerz gekennzeichnet ist und bei der das Knie in einer fixierten Beugestellung gehalten wird. Die luxierte Patella ist dabei inspektorisch und palpatorisch lateral des distalen Femurs auszumachen. In diesen Fällen muss unter Analgesie eine schonende Reposition der Patella erfolgen, die durch Streckung des Kniegelenks in der Regel problemlos gelingt.

Therapeutischer Tipp
Wichtig ist hierbei jedoch, die Patella zunächst lateral zu fixieren, um nicht eine unkontrollierte Reposition über den lateralen Kondylus zu provozieren, bei dem es zu osteochondralen Abscherverletzungen kommen kann.

7.5.1 Anamnese und klinische Untersuchung

Die Erhebung der Anamnese sollte den genauen Unfallmechanismus (traumatisch/atraumatisch), frühere Beschwerden (Subluxationsereignisse) und die Familienanamnese bzgl. einer patellofemoralen Instabilität erfassen. Diese Informationen helfen eine grobe Einschätzung in Bezug auf eine mögliche Prädisposition der Patellaluxation zu erlangen.

Die weiterführende klinische Untersuchung sollte schonend erfolgen. Häufig ist bereits ein Kniegelenkerguss palpabel, und es findet sich ein Druckschmerz über dem medialen Patellarand, im Verlauf des MPFL und/oder über dem Tuberculum adductorium. Bei einer relevanten Zerreißung der medialen Bandstrukturen sind mitunter auch Defekte des Bandapparats subkutan palpabel. Eine Untersuchung der Kniegelenkstabilität (Kreuzbänder/Seitenbänder/Menisken) komplettiert die Untersuchung. Orientierend sollte ebenfalls auf das Vorliegen einer Achs- oder Torsionsabweichung des Beins und auf eine generelle Bandhyperlaxität geachtet werden.

7.5.2 Weiterführende Diagnostik

Die weiterführende Diagnostik besteht in der Anfertigung von **Röntgenbildern** des Kniegelenks in zwei Ebenen sowie einer Patella-Tangentialaufnahme. Patella-Defilee-Aufnahmen in 30°, 60° und 90° Flexion bringen keinen zusätzlichen Informationsgewinn. Die Röntgendiagnostik soll einerseits Frakturen des distalen Femurs, des Tibiakopfes oder der Patella ausschließen, andererseits können größere osteochondrale Fragmente (Flake-Frakturen) mitunter bereits erkannt werden. Außerdem sind Zeichen der Trochleadysplasie auf exakt seitlichen Röntgenbildern erkennbar.

In jedem Fall sollte sich eine weiterführende **MRT**-Diagnostik anschließen, die mit einer höheren Sensitivität Knorpel-Knochen-Fragmente zu detektieren vermag. Fragmente finden sich in bis zu 39 % und Knorpelläsionen ≥ Grad II immerhin bei ca. 30 % der Patella-Erstluxationen. Darüber hinaus können das Ausmaß der Gleitlagerdysplasie und der TT-TG-Abstand bestimmt sowie die Rupturmorphologie des MPFL beurteilt werden. Letztere kann insbesondere im Fall der femoralen Ruptur nur kernspintomografisch sicher detektiert werden und bleibt der arthroskopischen Analyse verborgen. Auch in Fällen einer okkulten Luxation können pathognomonische Befunde wie das Knochenmarködem der lateralen Kondyle oder der medialen Patellafacette helfen, die Diagnose der Patellaluxation zu stellen bzw. zu verifizieren.

Findet sich in der Diagnostik ein osteochondrales Fragment, besteht in der Regel die Indikation zur **Arthroskopie,** bei der sorgfältig abgewogen werden muss, ob eine Refixation erfolgen kann oder das Fragment lediglich entfernt wird. Soweit möglich, empfiehlt sich eine Refixation mit resorbierbaren Implantaten zur Wiederherstellung der knorpeligen Gelenkfläche (➤ Abb. 7.6). Dies ist bei Fragmenten ab einer Größe von ≥ 1 cm^2 meist gut möglich. Auch wenn hierzu bislang keine Langzeitdaten vorliegen und die Evidenz spärlich ist, zeigen doch kurz- und mittelfristige Studien gute Ergebnisse.

In den Fällen einer zeitnahen Operation aufgrund einer Flake-Fraktur kann die Verletzung des MPFL in Abhängigkeit vom MRT-Befund durch eine Naht oder Refixation am Ort der Schädigung adressiert werden. Insbesondere die eher traumatischen Luxationen mit geringer ausgeprägten anatomischen Risikofaktoren (keine oder Typ-A-Dysplasie, kein Malalignment) können von der Naht/Refixation profitieren. Bei femoralen Ausrissen kann dies z. B. durch die Verwendung von Knochenankersystemen erfolgen. Die interligamentäre oder patellanahe MPFL-Ruptur kann durch eine arthroskopisch gestützte Naht nach Yamamoto versorgt werden (➤ Abb. 7.7).

Bei Kindern und Jugendlichen sowie für Patienten mit stärkerer Ausprägung der luxationsfördernden Faktoren (höhergradige Trochleadysplasie, Malalignment) ist das Reluxationsrisiko nach alleiniger Naht oder Refixaton des MPFL gegenüber der rein konservativen Therapie nicht signifikant gemindert, sodass die Naht oder Refixation bei diesen Patienten nicht mehr generell als primäre Therapie der Erstluxation empfohlen werden kann. Lediglich die MPFL-Plastik konnte in einer Studie bessere funktionelle Ergebnisse bei geringerer Reluxationsrate als die konservative Therapie erzielen. Nach Erstluxation und Refixation eines Knorpel-Knochen-Fragments kann daher bei Patienten mit erhöhtem Reluxationsrisiko (➤ Tab. 7.1) zur Protektion des refixierten Fragments bereits primär eine Plastik des MPFL diskutiert werden.

Die Therapie der Patella-Erstluxation ohne osteochondrale Fraktur erfolgt in der Regel konservativ mit einem Reluxationsrisiko von knapp 30 %. Dieses Vorgehen ist insbesondere der Studienlage der letzten Jahre geschuldet, die in Arbeiten höherer Evidenz, allerdings unter überwiegender Anwendung proximaler Weichteileingriffe (mediale Raffung oder Naht), teils noch mit einem *lateral release* kombiniert, keinen Vorteil der operativen Versorgung gegenüber der konservativen Behandlung fanden. Vor dem Hintergrund

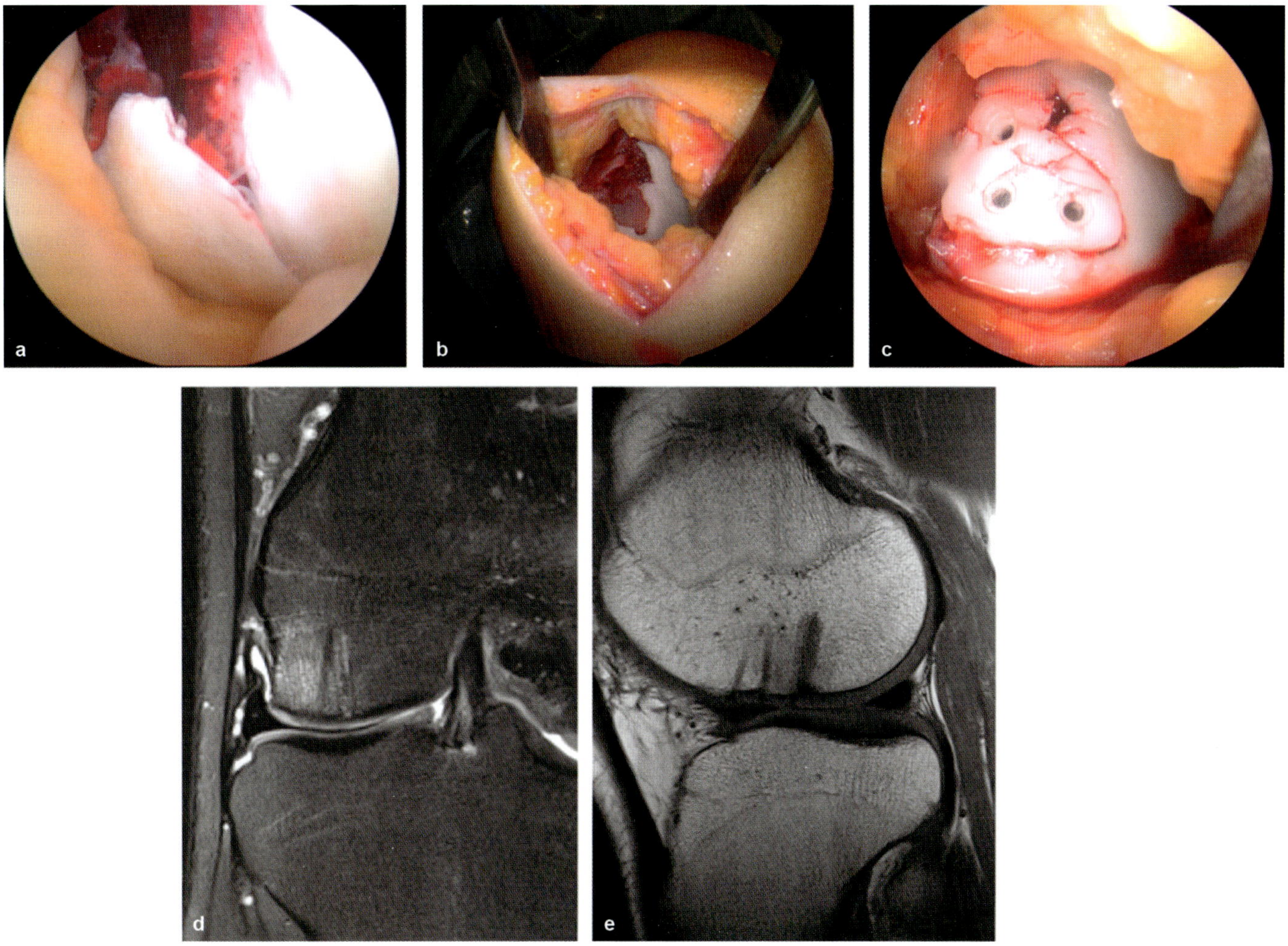

Abb. 7.6 Versorgung einer akuten osteochondralen Flake-Fraktur der lateralen Femurkondyle. Nach diagnostischer Arthroskopie und Visualisierung des Flakes (a) wird dieser zunächst geborgen und auf die Möglichkeit einer Refixation untersucht (Größe, Intaktheit). Dann erfolgt über eine Mini-Arthrotomie (b) die Refixation des Fragments durch resorbierbare Implantate (z. B. SmartNail®, Fa. ConMed) (c). Nach 9 Monaten zeigt sich eine gute Integration der osteochondralen Fraktur im MRT (d, e).

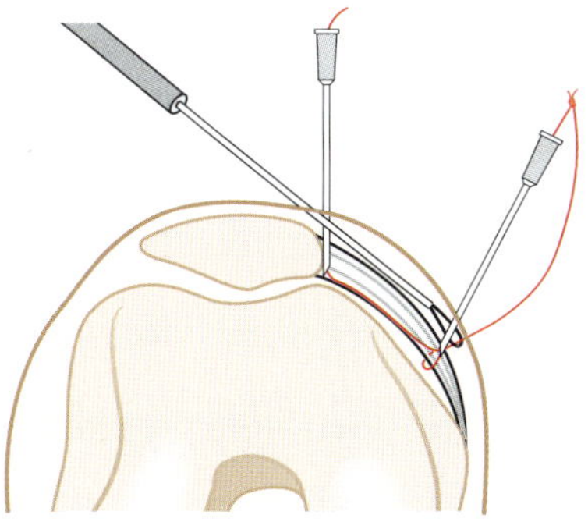

Abb. 7.7 Arthroskopisch gestützte Naht/Raffung des medialen Retinakulums/MPFL in der Technik nach Yamamoto bei akuter Patellaluxation mit patellanaher oder interligamentärer Rupturmorphologie

der hohen Reluxationsraten im Kindes- und Jugendalter, der z. T. hohen Morbidität der patellofemoralen Instabilität und des Risikos des retropatellaren Knorpelschadens bei Rezidivluxationen sollte daher die Therapieentscheidung unter sorgfältiger Berücksichtigung der anatomisch-biomechanischen Pathologie und der Einschätzung des individuellen Reluxationsrisikos erfolgen. Der **Patellar Instability Severity Score (PIS-Score)** bietet die Möglichkeit, Patienten mit hohem Reluxationsrisiko von denjenigen mit geringerem Reluxationsrisiko zu unterscheiden (➤ Tab. 7.1).

Tab. 7.1 Patellar Instability Severity Score, modifiziert nach Balcarek et al. (2014) [F902–001]

Risikofaktor	Punkte
Alter (Jahre)	
• > 16	0
• ≤ 16	1
Kontralaterale Instabilität	
• nein	0
• ja	1
Trochleadysplasie	
• nein	0
• leicht (Dysplasie Typ A)	1
• schwer (Dysplasie Typ B–D)	2
Patellahöhe	
• ≤ 1,2	0
• > 1,2	1
TT-TG-Abstand (mm)	
• < 16	0
• ≥ 16	1
Patella-Tilt (°)	0
• ≤ 20	1
• > 20	
Gesamtpunktzahl	7

Unter Verwendung von sechs anatomisch-epidemiologischen Parametern und einem maximalen Wert von 7 Punkten haben Patienten mit ≥ 4 Punkten im Vergleich zu Patienten mit ≤ 3 Punkten ein etwa 5-fach erhöhtes Risiko für eine Reluxation. Das eigene Vorgehen bzgl. Diagnostik und Therapieentscheidung nach Erstluxation der Patella ist daran angelehnt. Ergibt sich daraus eine Indikation zur primären operativen Therapie, orientiert sich das Vorgehen dabei an der individuell zugrunde liegenden Pathoanatomie.

Fällt die Entscheidung zur **konservativen Therapie,** besteht diese zunächst in symptomorientierten Maßnahmen mit Kühlung, Analgesie und kurzfristiger Ruhigstellung für die 1. Woche in ca. 20° Flexionsstellung mit einer Kniegelenkorthese. Von der 2. bis 4. Woche wird die Beweglichkeit auf eine Flexion von 60° erhöht und ab der 5. Woche auf eine Flexion von 90° weiter gesteigert. Ab der 7. Woche kann das Kniegelenk freigegeben und parallel mit gezieltem Muskelaufbautraining und Koordinationsübungen begonnen werden. Bislang besteht keine Evidenz für die Überlegenheit eines bestimmten Rehabilitationsprotokolls. Zur Anwendung kommen Bewegungsübungen mit aktiv assistiertem Training, Isometrie und progressivem Widerstand. Im weiteren Verlauf erfolgten Krafttraining in geschlossener und offener Kette, Isokinetik und Koordinationstraining.

7.6 Rezidivluxation der Patella

Etwa 50 % der Reluxationen ereignen sich innerhalb der ersten 2 Jahre nach erlittener Erstluxation. Bei Versagen der konservativen Therapie mit rezidivierenden (Sub-)Luxationen besteht eine Indikation zur operativen Stabilisierung. Wie im akuten Fall ist eine ausführliche Anamnese bzgl. des Unfallmechanismus der Erst- und der Rezidivluxation obligat. Auch die Familienanamnese sowie die sportliche und berufliche Aktivität sollten mit erfasst werden.

Klinisch zeigt sich im akuten Fall der rezidivierenden Luxation in der Regel eine geringer ausgebildete Schmerzsymptomatik bei ebenfalls geringerer Ergussbildung des Kniegelenks. Die klinische Untersuchung im Intervall prüft neben der allgemeinen Untersuchung der Kniegelenkbeweglichkeit und Stabilität insbesondere die mediolaterale Verschiebbarkeit der Patella (**Patella-Glide-Test**) und den Patellalauf (**Patella-Tracking**). Hierbei kann das **J-Sign** positiv ausfallen. Es wird am hängenden Knie geprüft, wobei es bei aktiver Streckung des Kniegelenks zu einer plötzlichen Lateralisation der Patella nahe der Extension kommt. Die plötzliche Bewegung der Patella erinnert hierbei an ein umgedrehtes „J". Umgekehrt kann es bei einer lateralisierten Patella mit zunehmender Beugung zu einer dynamischen Rezentrierung in die noch vorhandene Trochlea kommen (**reversed J-sign**). Beide Phänomene sind in der Regel mit einer ausgeprägten Pathoanatomie assoziiert.

Der **Apprehension-Test** prüft die manuelle laterale Instabilität und sollte in vollständiger Streckstellung sowie in 30°, 60° und 90° Flexion durchgeführt werden. Ein positiver Test zwischen 0° und 30° deutet auf eine Insuffizienz des MPFL hin, während ein positiver Test bei höhergradiger Flexion auf eine begleitende Trochleadysplasie und/oder eine Achs- oder Torsionsanomalie hindeutet. Untersuchungen der femoralen Antetorsion, der tibialen Außentorsion und der Achsverhältnisse in der Frontal- und Sagittalebene müssen daher die klinische Untersuchung komplettieren.

Die Bildgebung umfasst wie im akuten Fall das Anfertigen eines **Röntgen**bildes in 2 Ebenen sowie eine Patella-Tangentialaufnahme. Des Weiteren ist für die Evaluation der Gleitlagerdysplasie, des TT-TG-Abstands und des Tilts eine **MRT**-Untersuchung notwendig. Bei klinischem Verdacht auf eine Achs- oder Torsionsabweichung ist zusätzlich das Anfertigen einer Ganzbeinstandaufnahme und einer Torsions-CT/(-MRT) erforderlich.

7.7 Operative Therapie

7.7.1 Vorbemerkungen

Die operative Therapie sollte sich an der zugrunde liegenden individuellen Pathoanatomie (Therapie à la carte; H. Dejour) orientieren und beinhaltet neben den weichteiligen Ersatzoperationen des medialen Bandapparats sowohl die Korrektur der ossären Pathologie des Kniegelenks (Trochleadysplasie) als auch die knöcherne Korrektur des Malalignments durch Achs- und/oder Torsionsosteotomien oder den Versatz der Tuberositas tibiae (➤ Abb. 7.8).

Die **MPFL-Plastik** hat sich in den vergangenen Jahren zur Basistherapie der patellofemoralen Instabilität entwickelt und andere

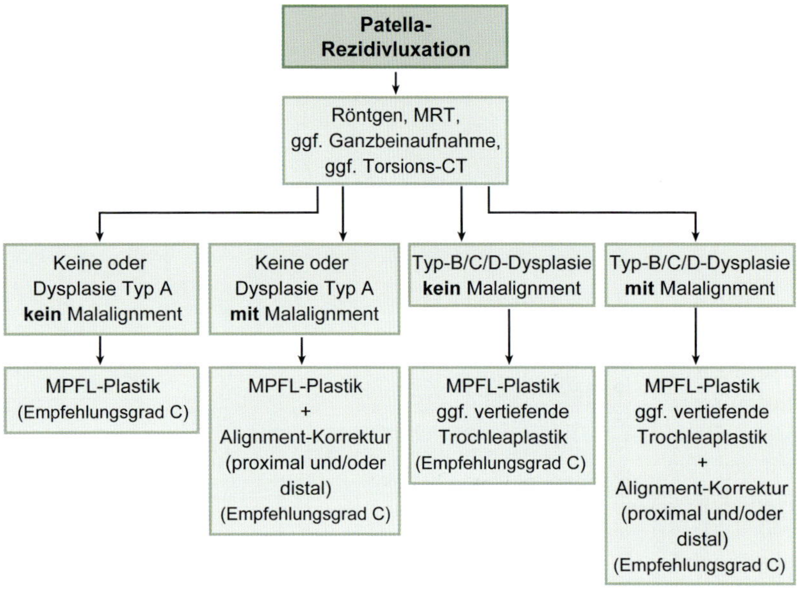

Abb. 7.8 Vorgehen bei Rezidivluxation der Patella. Proximale Malalignment-Parameter: Valgus ≥ 5°, Femurtorsion > (25°) 30°, Caton-Deschamps-Index ≥ 1,3 oder Patella-Trochlea-Index < 12,5 %. Distale Malalignment-Parameter: TT-TG > 20 mm, Tibiatorsion > 45°.

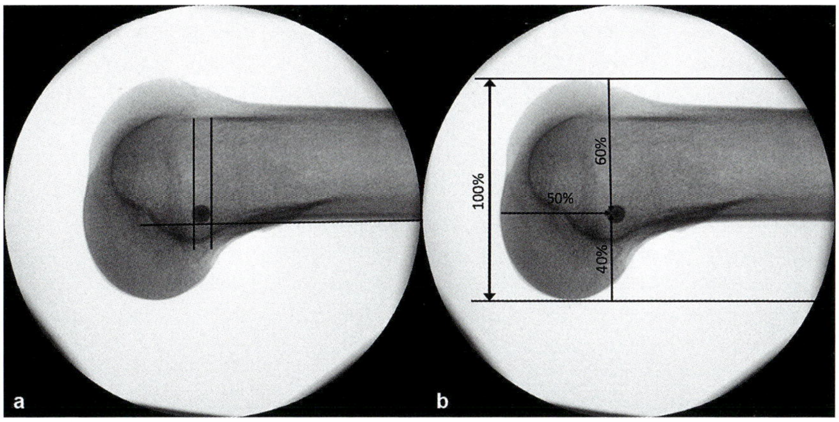

Abb. 7.9 Anlage des femoralen Bohrkanals (runde Markierung) unter exakt seitlicher Bildwandlerkontrolle in der Technik nach (a) Schöttle et al. (2007) oder nach (b) der 40–50–60 %-Methode nach Stephen et al. (2012). Der Schöttle-Punkt ergibt sich aus der Verlängerung der posterioren Femurkortikalis und zwei Linien, die rechtwinklig zu dieser durch den dorsalsten Punkt der Blumensaat-Linie und durch den Umschlagpunkt der dorsalen medialen Femurkondyle gezogen werden. In der Technik nach Stephen ergibt die Teilung der sagittalen Femurgröße (100 %) in 40 % von dorsal, 50 % von distal und 60 % von ventral den femoralen Isometriepunkt des MPFL. Beide Methoden ergeben dieselbe Lokalisation.

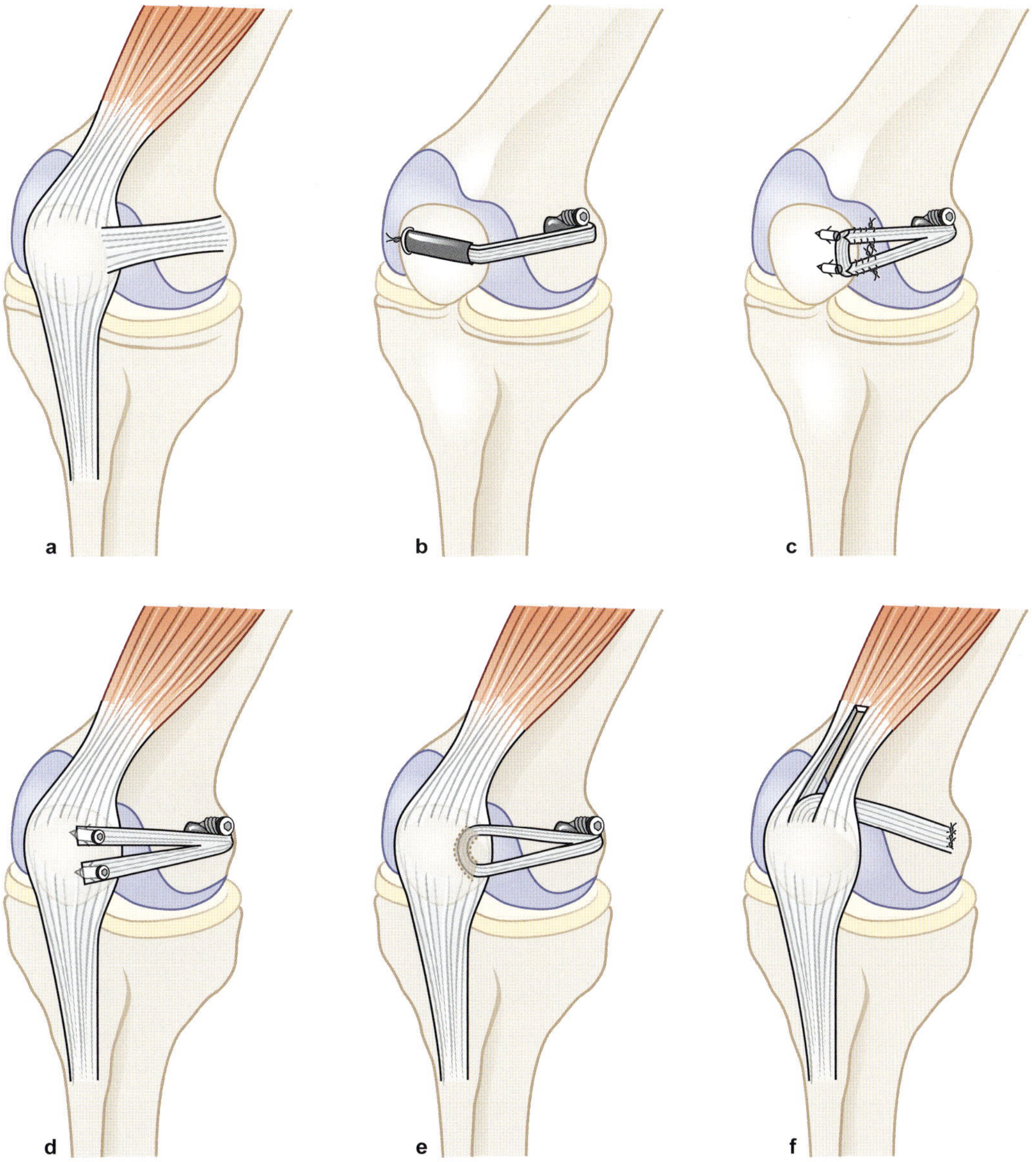

Abb. 7.10 Techniken der MPFL-Plastik:
a) Normale Anatomie des MPFL, das von der oberen Hälfte der medialen Patellafacette leicht triangulär zum Femur verläuft und hier zwischen Epicondylus medialis femoris und Tuberculum adductorium inseriert.
b) Plastik des MPFL über eine Einzelbündelrekonstruktion mit Fixation über einen transossären Bohrkanal an der Patella und am Femur.
c) Doppelbündelrekonstruktion des MPFL mit Fixation über Fadenanker in einer knöchernen Rinne an der medialen Patellafacette. Die freien Sehnenenden werden im femoralen Bohrkanal über eine Interferenzschraube fixiert.
d) „Aperture"-Fixation mit kurzen Bohrkanälen (Sackloch) in der Patella, in welche die freien Sehnenenden eingezogen und über Schrauben fixiert werden. Die Sehnenschlaufe wird in den femoralen Bohrkanal eingezogen und hier ebenfalls über eine Interferenzschraube fixiert.
e) Patellaseitige Fixation des MPFL über einen V-förmigen transossären Kanal.
f) Verwendung eines mittleren Quadrizepssehnenstreifens zur MPFL-Plastik, der an der Patella gestielt nach medial umgeschlagen wird. Die Fixation kann weichteilig über eine periostale Naht oder auch intraossär in einem Bohrkanal erfolgen.

weichteilige Verfahren wie die Raffung/Dopplung/Naht des medialen Retinakulums oder proximale Realignment-Verfahren wie die Operation nach Insall, die Operation nach Madigan oder Ali Kroegius weitestgehend abgelöst. Da es auch bei Kindern und Jugendlichen in der überwiegenden Zahl der Fälle zu einer Verletzung des MPFL kommt, dessen Insuffizienz für die Ausbildung einer chronischen Instabilität angeschuldigt werden muss, rückt auch bei den jüngeren Patienten die MPFL-Plastik als anatomisches Verfahren zunehmend in den Mittelpunkt der operativen Therapie. Hierbei muss ggf. die noch offene Wachstumsfuge des distalen Femurs respektiert werden, sodass „fugenschonende" Techniken zur Vermeidung einer medialen Epiphysenverletzung zu wählen sind.

Das *Lateral Release* hat seinen Stellenwert in der Behandlung der Patellainstabilität verloren. Biomechanische Arbeiten haben zeigen können, dass durch das Release die Patellainstabilität sogar verstärkt und nicht gebessert wird. Besteht im Einzelfall ein kontraktes laterales Retinakulum, sollte anstelle des Release besser eine Verlängerung des lateralen Retinakulums angestrebt werden.

7.7.2 Prinzipien der MPFL-Plastik

Die Indikation zur isolierten MPFL-Plastik besteht bei Patienten mit rezidivierender Patellaluxation aufgrund einer Insuffizienz der passiven Stabilisatoren und gering ausgeprägter knöcherner Pathologie (Typ-A-Trochleadysplasie, kein oder geringes Malalignment). Bei höhergradigen Formen der Trochleadysplasie, einer Patella alta und/oder Achs- oder Torsionsfehlern sollte eine ergänzende Therapie mit Trochleaplastik und/oder Osteotomie in Erwägung gezogen werden.

Die operative Therapie soll das insuffiziente oder laxe MPFL als wichtigsten passiven Stabilisator ersetzen bzw. augmentieren. Die hierfür am häufigsten verwendeten Transplantate sind die freie Gracilis- oder Semitendinosussehne, die Patellarsehne, ein Streifen der Quadrizepssehne oder ein Teil der Adductor-magnus-Sehne. Hierbei ist zu beachten, dass das MPFL in Streckstellung des Kniegelenks gespannt ist und bei zunehmender Beugung des Kniegelenks (ab ca. 20° Flexion) leicht erschlafft. Diese geringe

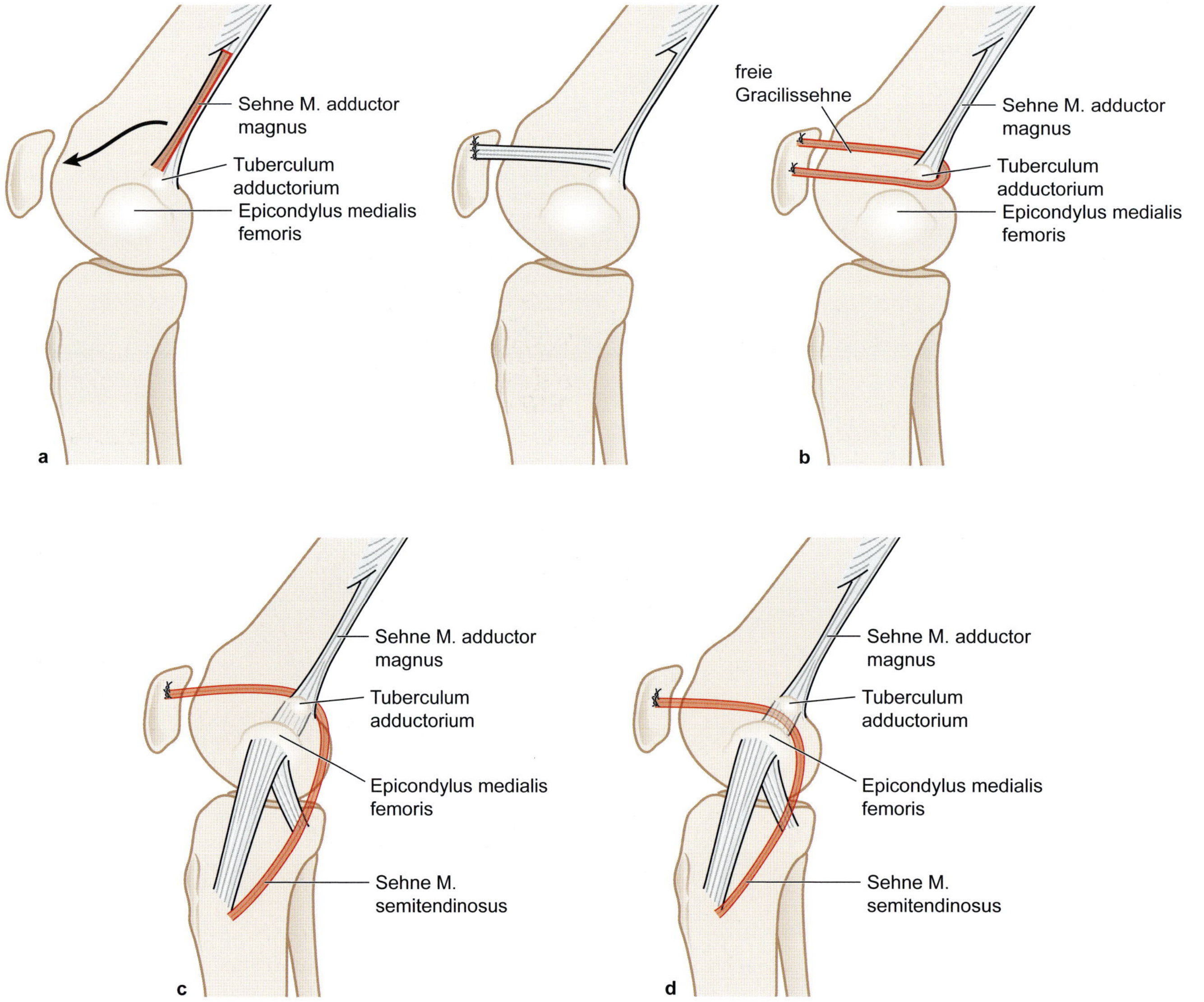

Abb. 7.11 Techniken der wachstumsfugenschonenden MPFL-Plastik im Kindes- und Jugendalter:
a) Die Adductor-magnus-Tenodese verwendet einen Streifen der Adductor-magnus-Sehne, die am Ansatz des Tuberculum adductorium verbleibt und von hier in der zweiten Schicht des medialen Retinakulums an die mediale Patellakante geführt wird.
b) Bei der Adductor-Sling-Technik wird eine freie Gracilissehne um den Ansatz der Adductor-magnus-Sehne geführt und von hier mit den freien Sehnenenden an der medialen Patellakante fixiert.
Die Semitendinosus-Tenodese verwendet das Tuberculum adductorium (c) oder die tendinösen Verbindungen zwischen dem Tuberculum adductorium und dem medialen Kollateralband/Epicondylus femoris medialis (d) als Hypomochlion. Hierbei verbleibt die Sehne am Pes anserinus.

funktionelle Anisometrie gilt es bei der Rekonstruktion zu berücksichtigen, um eine mediale Hyperkompression im Patellofemoralgelenk durch eine zu starke Vorspannung oder durch eine Fehlpositionierung des Transplantats zu vermeiden. Eine Vorspannung von 2 N ist ausreichend für die Wiederherstellung des Patella-Trackings und unterstreicht, dass das MPFL als passiver Stabilisator nicht dazu gedacht ist, die Patella nach medial zu „ziehen". Vielmehr soll es eine übermäßige Translation nach lateral begrenzen. Die Fixation erfolgt in ca. 30° Flexionsstellung des Kniegelenks. Orientierend sollte hierbei die laterale Patellafacette mit der lateralen Trochlea harmonisch abschließen.

Biomechanische Arbeiten konnten zeigen, dass bereits eine Fehlpositionierung von 5 mm vom femoralen Isometriepunkt zu einer relevanten Änderung der Bandspannung führen kann. Diese war besonders sensitiv bei Abweichungen in der kraniokaudalen Ausdehnung mit einer Verkürzung des Bandes bei zu weit proximaler Positionierung und Erschlaffung des Bandes bei zu weit distaler Positionierung. Die Platzierung des femoralen Bohrkanals sollte daher unter exakt seitlicher Bildwandlerkontrolle erfolgen und sich möglichst genau an den radiografischen Landmarken orientieren (➤ Abb. 7.9). An der Patella wird die Fixation an der oberen Hälfte der medialen Patellakante angestrebt.

Verschiedene operative Verfahren der MPFL-Plastik wurden beschrieben (➤ Abb. 7.10), wobei sich in den klinischen Studien bislang keine Technik gegenüber den anderen als wesentlich vorteilhafter erweisen konnte. Femoral erfolgt die Sehnenfixation meist über eine Interferenzschraube im Bohrkanal. An der Patella stehen ebenfalls Interferenzschrauben, Fadenankersysteme, transossäre Nähte oder die Befestigung über eine Knochenbrücke an der medialen Patella zur Verfügung. Letztere zeigte in biomechanischen Kadaveruntersuchungen die geringste Versagenslast, allerdings sind auch bei Anwendung dieser Technik bislang keine höheren Komplikationen (knöcherner Ausriss/Fraktur) beschrieben worden.

Bei Kindern und Jugendlichen werden zum Schutz der femoralen Epiphyse „fugenschonende" Verfahren angewendet. Hierzu zählen die Adductor-magnus-Tenodese, die Adductor-Sling-Technik oder die Semitendinosus-Tenodese (➤ Abb. 7.11; ➤ Abb. 7.12).

Einschränkend gilt, dass bei all diesen Verfahren der femorale Ansatz durch den Umschlagpunkt am Tuberculum adductorium etwas zu weit proximal liegt. Dies impliziert mögliche Konsequenzen für die Isometrie des Bandes, die sich jedoch nach unserer Erfahrung im klinischen Alltag bislang nicht bemerkbar gemacht haben. Dies mag darin begründet liegen, dass diese Techniken eine gewisse Elastizität des Konstrukts beinhalten und damit eine gewisse Kompensation der leicht proximalen Position femoral erlaubt. Allerdings liegen die Reluxationsraten dieser Techniken über denen der klassischen MPFL-Plastik des Erwachsenen.

Neuere Techniken verwenden auch bei offenen Wachstumsfugen einen femoralen Bohrkanal, der eine anatomischere Platzierung distal der Epiphysenfuge erlaubt. Diese steigt nach medial an, sodass der femorale Ansatzpunkt des MPFL knapp distal der Fuge und nicht, wie es das seitliche Röntgenbild suggeriert, auf Höhe der Epiphysenfuge liegt (➤ Abb. 7.13). Bei einem durchschnittlichen Patientenalter von 12 Jahren fanden sich nach einem Beob-

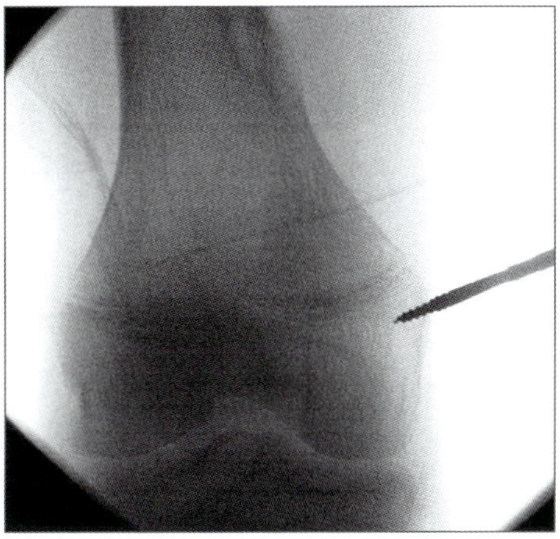

Abb. 7.13 Das Röntgenbild in der p.-a. Projektion zeigt, dass der femorale Isometriepunkt des MPFL distal der Epiphysenfuge liegt.

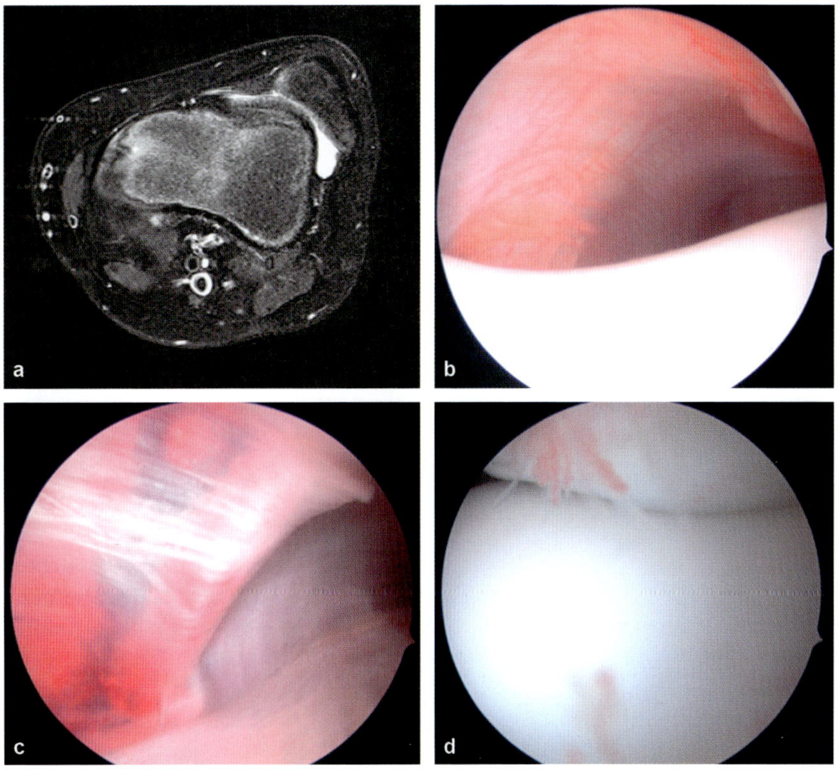

Abb. 7.12 MRT-Bild einer chronisch (sub)luxierten Patella bei einer 7-jährigen Patientin (a). Arthroskopisch zeigt sich die leere Trochlea bei lateral (sub)luxierter Patella (b). Nach Plastik des MPFL durch eine Semitendinosus-Tenodese (arthroskopische Sicht auf den subsynovialen Verlauf der Sehne an die mediale Patellakante) (c) konnte eine regelrechte Stellung im Patellofemoralgelenk erreicht werden (d). (Zusätzlich war eine Verlängerungsplastik des lateralen Retinakulums erforderlich.)

achtungszeitraum von knapp 3 Jahren keine Anzeichen einer Wachstumsstörung. Allerdings fehlen bislang Nachuntersuchungen nach Wachstumsabschluss. Ebenfalls nicht geklärt ist, inwieweit sich die Position des femoralen Bohrkanals während des weiteren Wachstums ändern wird. Dies würde auch mögliche Konsequenzen für die Isometrie des Bandes bedeuten. Bis zum Vorliegen weiterer Daten muss daher bei Kindern derzeit zwischen der anatomischeren, aber riskanteren Fixation distal der femoralen Epiphysenfuge und der sichereren, aber weniger exakten proximalen Platzierung abgewogen werden.

Bei richtiger Indikation und Durchführung zeigt die MPFL-Plastik gute und sehr gute klinische Ergebnisse bei geringer Reluxationsrate (0–5 %). Dieses operative Verfahren ist allerdings technisch herausfordernd und fehleranfällig. So finden sich Komplikationsraten von bis zu 26 %. Die Komplikationen beinhalten Frakturen der Patella, Reluxationen, Beugedefizite, Quadrizepsdysfunktionen u. a. Eine mögliche Ursache liegt in der hohen Anzahl der femoralen Fehlplatzierungen, die in bis zu 41 % der Fälle beschrieben wurden. Auch wenn eine klare Korrelation zwischen Fehlplatzierung und schlechtem klinischem Ergebnis bislang fehlt, erscheint es doch allzu verständlich, dass ein gutes Ergebnis nur durch eine anatomische Rekonstruktion erreicht werden kann. Eine zu starke Spannung des Bandes oder eine nicht beachtete/therapierte Begleitpathologie (schwere Trochleadysplasie, Achs- oder Torsionsfehler, Knorpelschäden) konnten als weitere Ursachen eines schlechteren klinischen Ergebnisses ausgemacht werden.

7.7.3 Distales Realignment

Die Korrektur des distalen Streckapparats kann durch die Option einer **multiplanaren Osteotomie der Tuberositas tibiae** sowohl für die Korrektur in der Frontalebene (Medialisierung bei hohem TT-TG-Abstand) eingesetzt werden als auch durch die Option der Anteromedialisierung (Entlastung lateraler und distaler Knorpelschäden) oder Distalisierung (Korrektur der Patella alta) verschiedene Aspekte der patellofemoralen Instabilität und deren Begleiterscheinungen therapieren. Die Indikationen sind in ➤ Tab. 7.2 zusammengefasst.

Entscheidend ist, dass die präoperative Planung einen vergrößerten TT-TG-Abstand (> 15–20 mm) oder einen Patellahochstand (Caton-Deschamps-Index > 1,2) bei symptomatischer Patellainstabilität zeigt. Die Korrektur sollte auf einen TT-TG-Wert von 10–12 mm oder einen Caton-Deschamps-Index von < 1,2 oder einen Patella-Trochlea-Index > 12,5 % eingestellt werden. In jedem Fall sind Überkorrekturen nach medial und distal zu vermeiden, die zu schwerwiegenden Komplikationen mit einer medialen Hyperkompression im Patellofemoralgelenk, einer iatrogenen medialen Instabilität oder einem Beugedefizit führen können. Ebenso muss in die Beurteilung mit einfließen, ob die entscheidende Pathologie der Instabilität durch das Realignment behoben werden kann oder ob mögliche Begleiteingriffe (z. B. MPFL-Plastik, Trochleaplastik etc.) additiv durchgeführt werden sollten. Gerade in Bezug auf die Trochleaplastik sei bereits an dieser Stelle erwähnt, dass durch eine Lateralisation der Trochleagrube bei der vertiefenden Trochleaplastik ebenfalls eine Korrektur des TT-TG-Abstands möglich ist. Dies ist insbesondere bei denjenigen Patienten zu empfehlen, bei denen der vergrößerte TT-TG-Abstand durch die Trochleadysplasie mit Medialisierung der Grube hervorgerufen wird und eben keine „echte" Lateralisation der Tuberositas vorliegt.

Tab. 7.2 Indikationen für einen distalen Korrektureingriff, modifiziert nach Duchman und Bollier (2014)

1. Rezidivluxationen der Patella bei Patienten mit: a. geschlossenen Wachstumsfugen b. TT-TG > 15–20 mm c. Caton-Deschamps Index ≥ 1,3
2. Zur Entlastung symptomatischer Knorpelschäden (bei Malalignment) a. der lateralen und/oder distalen Patella/Trochlea (Anteromedialisierung) b. ggf. der zentralen und/oder medialen Patella (Anteriorisierung)

Die Technik der **Anteromedialisierung** wurde 1983 von Fulkerson beschrieben und vereint die positiven Effekte der Medialisierung und Anteriorisierung der Tuberositas tibiae und schafft es gleichzeitig, die Einschränkungen beider Verfahren (notwendige Knochentransplantation bei der Anteriorisierung, kleine Auflagefläche der Osteotomie bei reiner Medialisierung) zu umgehen. Technisch erfolgt nach der Arthroskopie des Kniegelenks der Hautschnitt lateral der Tuberositas tibiae auf etwa 5–6 cm Länge. In den Fällen, in denen wir simultan eine MPFL-Plastik durchführen, erfolgt der Schnitt medial, um hierüber gleichzeitig die Gracilissehne bergen zu können. Nach Darstellung und Schutz des Patellarsehnenansatzes wird der Verlauf der Osteotomie mittels Elektrokauter markiert. Die Osteotomie erfolgt anschließend mit einer oszillierenden Säge oder mit Meißeln. Diese steigt im distalen Anteil nach ventral an und läuft an der ventralen Tibiakante aus, um hier die Gefahr einer Tibiafraktur zu minimieren. Der Knochenblock sollte eine Länge von 5–7 cm haben. Nach sparsamer Mobilisation der Tibialis-anterior-Muskulatur und des Retinaculums lateral erfolgt die Korrektur der Tuberositas tibiae unter Berücksichtigung des präoperativen TT-TG-Abstands und unter Kontrolle des Patella-Trackings in Extension und Flexion intraoperativ (eine Medialisierung von über 1–1,5 cm ist selten erforderlich). Durch die Möglichkeit, die Osteotomieebene unterschiedlich schräg anlegen zu können, kann, individuell angepasst, die Medialisierung oder Anteriorisierung der Tuberositas tibiae betont werden (➤ Abb. 7.14). Die Retention erfolgt durch mindestens zwei (ggf. drei) 3,5-mm-Kleinfragmentschrauben bikortikal, die als Zugschrauben gebohrt werden können und eine sehr gute Kompression ermöglichen. Die Verwendung von 4,5-mm-Großfragmentschrauben kann alternativ ebenfalls in Betracht gezogen werden. Sie ist zwar vonseiten der Stabilität nicht unbedingt erforderlich, erhöht aber durch den größeren Schraubenkopf das Risiko von implantatassoziierten Beschwerden mit der Notwendigkeit einer späteren Metallentfernung.

Kontraindikationen der Tuberositas-tibiae-Osteotomie bestehen bei Kindern und Jugendlichen mit offener Wachstumsfuge der proximalen Tibiaepiphyse und Apophyse der Tuberositas tibiae. Ein normwertiger TT-TG-Abstand und Hinweise auf eine mediale Instabilität sind ebenfalls Kontraindikationen. Eine reine Medialisierung sollte auch bei Knorpelschäden an der medialen Patella/Trochlea zurückhaltend erfolgen, allerdings kann in diesen Fällen eine reine Anteriorisierung (um ca. 1 cm) durchaus erfolgreich sein.

Besteht ein erhöhter TT-TG-Abstand im Wachstumsalter, kann eine **weichteilige Medialisierung** des Patellarsehnenansatzes in Betracht gezogen werden. Diese kann z. B. in der Technik **nach Roux-Goldthwait** oder in der Technik nach Grammont durchgeführt werden. Bei der Operation nach Roux-Goldthwait erfolgt eine Verlagerung des lateralen Patellarsehnendrittels nach medial, indem dieses unter der medialen Patellarsehne hindurchgeführt und medial in einer Periosttasche vernäht wird. Hierbei gilt es, die

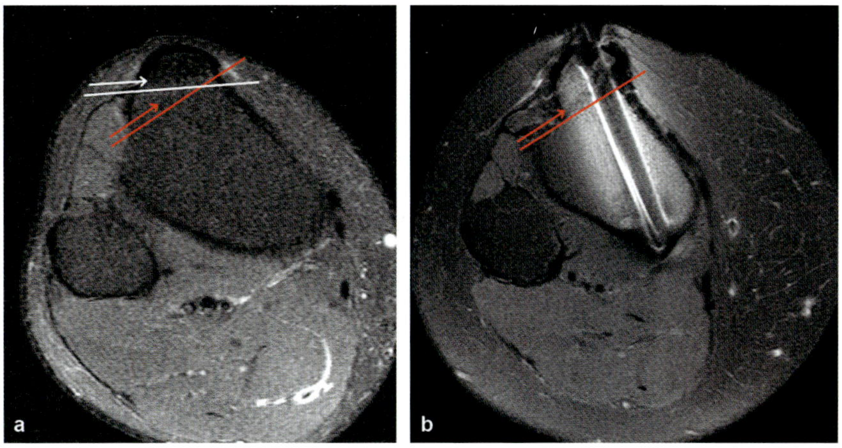

Abb. 7.14 Darstellung der unterschiedlichen Osteotomieebenen der Tuberositas tibiae zur Medialisierung (weiß) oder Anteromedialisierung (rot) (a). MRT nach Fulkerson-Osteotomie mit Anteromedialisierung und Retention über eine Kleinfragmentschraube (b).

beiden Sehnenschenkel gleichmäßig zu spannen. Die Technik **nach Grammont** löst den Patellarsehnenansatz subperiostal, wobei die Sehne distal am Periost verbleibt und es zu einer dynamischen Rezentrierung kommt.

Die Osteotomie der Tuberositas tibiae ist eine effektive Methode, das distale Alignment und/oder den Patellahochstand adäquat zu therapieren. Die Rate an Reluxationen nach diesem Eingriff variiert in der Literatur zwischen 0 % und 15 %. Wir führen diesen Eingriff jedoch selten isoliert durch, sondern kombinieren ihn in der Regel mit einer MPFL-Plastik. Neben der Reluxation wurden weitere Komplikationen dieses Eingriffs in etwa 7 % beschrieben. Davon entfällt die Hälfte auf mechanische Komplikationen durch die eingebrachten Schrauben, die eine anschließende Metallentfernung notwendig machen. Frakturen der proximalen Tibia wurden in 1–2,6 % der Fälle beschrieben.

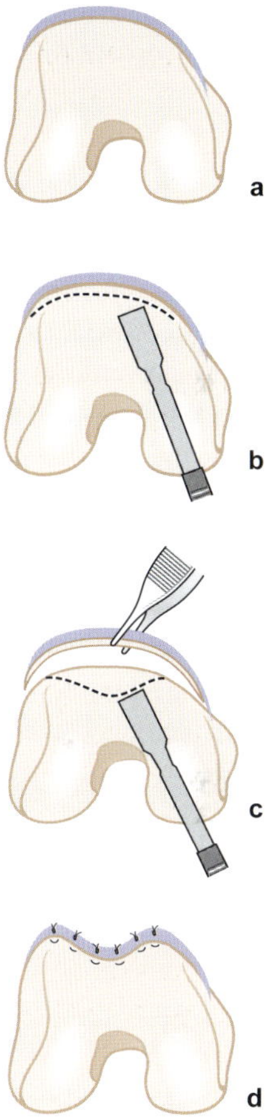

Abb. 7.15 Vertiefende Trochleaplastik nach Bereiter: a) Konvexe Trochleaeingangsebene der Typ-D-Dysplasie nach Dejour. b) Mit dem Meißel (Breite 6 oder 8 mm) erfolgt schrittweise die subchondrale Osteotomie der Trochlea, sodass diese mit einer dünnen Knochenlamelle flexibel angehoben werden kann und modellierbar wird. c) Die zuvor knöchern konvexe Trochlea wird dann V-förmig zu einer konkaven Form vertieft. Hierbei kann die Trochleagrube gleichzeitig lateralisiert werden, um den sekundär vergrößerten TT-TG-Abstand (medialisierte Grube bei Dysplasie) gleichzeitig mit zu korrigieren. d) Anschließend wird die zuvor angehobene Knorpel-Knochen-Lamelle (z. B. durch ein 3-mm-Vicryl-Tape®) in der neu entstandenen Trochleagrube refixiert. Bei Bedarf kann additiv ein zweites Vicryl-Tape® zur Fixierung des lateralen Trochleaanteils verwendet werden.

7.7.4 Trochleaplastik

Die Trochleadysplasie gilt als die häufigste anlagebedingte Veränderung des instabilen Patellofemoralgelenks und ist oftmals Ursache für erneut auftretende Luxationen nach vorangegangenen operativen Stabilisierungen. Auch wenn die alleinige MPFL-Plastik ggf. in Kombination mit einem Realignment-Verfahren bei Patienten mit bestehender Trochleadysplasie durchaus gute Ergebnisse erzielen kann, zeigt sich doch ein Trend zu besseren funktionellen Resultaten, geringerer Reluxationsrate und geringerer Retropatellararthrose nach erfolgter Trochleaplastik bei Patienten mit einer höhergradigen Dysplasie vom Typ B und D nach Dejour. Ungeachtet der verschiedenen operativen Techniken ist die Trochleaplastik damit eine sehr erfolgreiche operative Methode, sodass sie nicht nur als Revisionsoperation in Erwägung gezogen werden sollte, sondern zunehmend auch als primäres Verfahren der Wahl bei diesem ausgewählten Patientenklientel diskutiert werden kann. Hierbei wird allerdings empfohlen, sie immer mit einer MPFL-Plastik zu kombinieren.

Ziel der Trochleaplastik ist die Wiederherstellung einer normalen Trochleaeingangsebene, die das entscheidende Widerlager der Patella gegen eine laterale Luxation darstellt. Die Dysplasie ist in der Regel medial und zentral lokalisiert, sodass eine vertiefende Trochleaplastik empfohlen wird (➤ Abb. 7.15). Hierbei wird nach einer subchondralen Osteotomie die knorpelige Trochlea mit einem dünnen Anteil subchondralen Knochens angehoben und eine neue vertiefte Trochleagrube modelliert. Der knorpelige Trochleaanteil wird dann in der neuen Grube refixiert (z. B. Vicry-Tape®, Ethicon). Dabei kann in Abhängigkeit des präoperativ gemessenen TT-TG-Abstands gleichzeitig eine Lateralisation der Grube vorgenommen werden, sodass eine Medialisierung der Tuberositas tibiae zur Korrektur des Malalignments umgangen werden kann. Der TT-TG-Abstand kann dabei um bis zu 10 mm reduziert werden.

Therapeutischer Hinweis

Die von Albee 1911 beschriebene Erhöhung der lateralen Trochlea *(lateral facet-elevating trochleoplasty)* führt zu einer Druckerhöhung *(overstuffing)* im lateralen Patellofemoralgelenk und sollte nicht mehr durchgeführt werden.

Die vertiefende Trochleaplastik gilt als technisch anspruchsvoll und beinhaltet das potenzielle Risiko einer Verletzung des Trochleaknorpels mit konsekutiver Ausbildung der Retropatellararthrose. Diese Einschätzung ist aber insbesondere vor dem Hintergrund schwierig, dass die rezidivierende Patellaluxation wie auch die dysplastische Trochlea selbst Präarthrosen darstellen. Histologisch konnten im kurzfristigen Follow-up zwar kleine zystische subchondrale Läsionen gefunden werden, die Knorpelzellvitalität nach vertiefender Trochleaplastik war aber regelrecht, sodass das Risiko einer relevanten Knorpelschädigung als relativ gering angesehen wird. Neben den allgemeinen operativen Risiken zeigte sich nach einer Trochleaplastik ein etwas höheres Risiko einer postoperativen Bewegungseinschränkung als bei anderen operativen Verfahren. Es wird daher eine frühfunktionelle Nachbehandlung mit aktivem und passivem Bewegungstraining empfohlen. Eine Ent- oder Teilbelastung der Extremität ist für 2–3 Wochen erforderlich.

Kontraindikationen für eine Trochleaplastik sind offene Wachstumsfugen bei Kindern und Jugendlichen, relevante Knorpelschäden oder eine bereits bestehende Retropatellararthrose sowie das isolierte „vordere Knieschmerzsyndrom" ohne Instabilität.

7.7.5 Achs- und Torsionsosteotomien

Patellofemorale Instabilitäten sind auch durch komplexe Achs- und/oder Torsionsabweichungen gekennzeichnet. Cooke beschrieb 1990 das „inwardly pointing knee" als eine Kombination aus hoher Tibiaaußentorsion mit Genua vara et recurvata und dem klinischen Bild der einwärts gedrehten Kniescheiben sowie dem Symptom des patellofemoralen Schmerzes und der Instabilität.

Neben der hohen Außentorsion der Tibia kann die verstärkte Antetorsion des Femurs oder das Genu valgum Ursache der Patellaluxation sein. Während die Valgusabweichung den nach lateral gerichteten Zugvektor des M. quadriceps erhöht, führt die Innentorsion des Femurs zu einer weiteren Medialisierung der Trochlea bzw. zu einer relativen Lateralisation der Patella.

7

Diese Achs- und Torsionsabweichungen sollten in die Analyse der patellofemoralen Instabilität einfließen und sind ggf. korrekturbedürftig. In Analogie zur lateralen femorotibialen Arthrose des Valgusknies empfehlen wir eine suprakondyläre varisierende Femurosteotomie ab ca. 5° Valgusabweichung. Diese kann ggf. durch eine derotierende Osteotomie ergänzt werden, die ab einer Antetorsion > 25° (30° bei Verwendung der zentralen Oberschenkelhals- und der posterioren Kondylenebene) erwogen werden kann. Hierbei gilt es, die Standardwerte der verschiedenen Messverfahren zu kennen und zu berücksichtigen. Die Spontankorrektur der Femurtorsion bis Wachstumsabschluss gilt es hierbei natürlich zu beachten. Eine derotierende Tibiaosteotomie kann bei einer Außentorsion von > 45° (50°) in Erwägung gezogen werden.

7.8 Fazit

Die Erkenntnisse der letzten Jahre haben zu einer grundlegenden Neuausrichtung der Diagnostik und Therapie zur Behandlung der patellofemoralen Instabilität geführt. So wurden durch biomechanische Erkenntnisse und durch teils unbefriedigende klinische Ergebnisse nicht nur ältere operative Techniken infrage gestellt, sondern gleichfalls neue operative Methoden entwickelt.

Die genaue Anamnese und die eingehende klinische Untersuchung und Diagnostik mit einer individuellen Analyse der zugrunde liegenden Risikofaktoren sind dabei für das Verständnis und die Auswahl des geeigneten Therapieregimes essenziell.

Während die Erstluxation der Patella ohne Abscherfragment (Flake-Fraktur) unter Berücksichtigung des individuellen Reluxationsrisikos konservativ therapiert werden kann, erfolgt bei einer Erstluxation mit Abscherfragment die primär operative Therapie mit möglicher Refixation des Fragments und Versorgung der passiven medialen Stabilisatoren. Die Therapie der chronisch-rezidivierenden Patellaluxation beinhaltet neben den weichteiligen Ersatzoperationen des medialen Bandapparats (MPFL-Plastik) sowohl die Korrektur der ossären Pathologie des Kniegelenks (Trochleadysplasie), als auch die knöcherne Korrektur des Malalignments durch den Versatz der Tuberositas tibiae oder durch Achs- und/oder Torsionsosteotomien.

LITERATUR

Amis AA, Senavongse W, Bull AM (2006). Patellofemoral kinematics during knee flexion-extension: an in vitro study. J Orthop Res 24: 2201–2211.

Balcarek P, Frosch KH (2012). Die Patellaluxation im Kindes- und Jugendalter. Arthroskopie 25: 266–274.

Balcarek P, Oberthür S, Hopfensitz S, Frosch S, Walde TA, Wachowski MM, et al. (2014). Which patellae are likely to redislocate? Knee Surg Sports Traumatol Arthrosc 22: 2308–2314.

Bitar AC, Demange MK, D'Elia CO, Camanho GL (2012). Traumatic patellar dislocation: nonoperative treatment compared with MPFL reconstruction using patellar tendon. Am J Sports Med 40(1): 114–122.

Dejour H, Walch G, Nove-Josserand L, Guier C (1994). Factors of patellar instability: an anatomic radiographic study. Knee Surg Sports Traumatol Arthrosc 2: 19–26.

Dickschas J, Harrer J, Pfefferkorn R, Strecker W (2012). Operative treatment of patellofemoral maltracking with torsional osteotomy. Arch Orthop Trauma Surg 132: 289–298.

Duchman K, Bollier M (2014). Distal realignment: indications, technique, and results. Clin Sports Med 33: 517–530.

Fithian DC, Paxton EW, Stone ML, Silva P, Davis DK, Elias DA, et al. (2004). Epidemiology and natural history of acute patellar dislocation. Am J Sports Med 32: 1114–1121.

Hing CB, Smith TO, Donell S, Song F (2011). Surgical versus non-surgical interventions for treating patellar dislocation. Cochrane Database Syst Rev 9(11): CD008106.

LaPrade RF, Cram TR, James EW, Rasmussen MT (2014). Trochlear dysplasia and the role of trochleoplasty. Clin Sports Med 33: 531–545.

Lippacher S, Dejour D, Elsharkawi M, Dornacher D, Ring C, Dreyhaupt J, et al. (2012). Observer agreement on the Dejour trochlear dysplasia classification: a comparison of true lateral radiographs and axial magnetic resonance images. Am J Sports Med 40: 837–843.

Magnussen RA, De Simone V, Lustig S, Neyret P, Flanigan DC (2014). Treatment of patella alta in patients with episodic patellar dislocation: a systematic review. Knee Surg Sports Traumatol Arthrosc 22: 2545–2550.

Nietosvaara Y (1994). The femoral sulcus in children: an ultrasonographic study. J Bone Joint Surg Br 76: 807–809.

Ntagiopoulos PG, Dejour D (2014). Current concepts on trochleoplasty procedures for the surgical treatment of trochlear dysplasia. Knee Surg Sports Traumatol Arthrosc 22: 2531–2539.

Schöttle PB, Schmeling A, Rosenstiel N, Weiler A (2007). Radiographic landmarks for femoral tunnel placement in medial patellofemoral ligament reconstruction. Am J Sports Med 35: 801–804.

Senavongse W, Amis AA (2005). The effects of articular, retinacular or muscular deficiencies on patellofemoral joint stability: a biomechanical study in vitro. J Bone Joint Surg Br 87: 577–582.

Shah JN, Howard JS, Flanigan DC, Brophy RH, Carey JL, Lattermann C (2012). A systematic review of complications and failures associated with medial patellofemoral ligament reconstruction for recurrent patellar dislocation. Am J Sports Med 40: 1916–1923.

Smith TO, Song F, Donell ST, Hing CB (2011). Operative versus non-operative management of patellar dislocation. A meta-analysis. Knee Surg Sports Traumatol Arthrosc 19: 988–998.

Song GY, Hong L, Zhang H, Zhang J, Li X, Li Y, Feng H (2014). Trochleoplasty versus nontrochleoplasty procedures in treating patellar instability caused by severe trochlear dysplasia. Arthroscopy 30: 523–532.
Stefancin JJ, Parker RD (2007). First-time traumatic patellar dislocation: a systematic review. Clin Orthop Relat Res 455: 93–101.
Stephen JM, Lumpaopong P, Deehan DJ, Kader D, Amis AA (2012). The medial patellofemoral ligament: location of femoral attachment and length change patterns resulting from anatomic and nonanatomic attachments. Am J Sports Med 40: 1871–1879.

KAPITEL

8 Chondrale und osteochondrale Schäden/Läsionen

8.1 Übersicht

Björn Rath und Marcel Betsch

8.1.1 Grundlagen

Hyalines Knorpelgewebe ist ein avaskuläres, alymphatisches und anisotropes Gewebe, das nicht innerviert ist und aufgrund der fehlenden Vaskularisierung durch Diffusion aus der Synovialflüssigkeit und dem subchondralen Knochen ernährt wird. Neben der mechanischen Dämpfung ermöglicht das hyaline Knorpelgewebe ein fast reibungsloses Gleiten der Gelenkflächen während Kniegelenkbewegungen. Der subchondrale Knochen unterstützt das hyaline Knorpelgewebe durch seine dämpfende und absorbierende Wirkung. Diese Eigenschaften heben die Bedeutung und Notwendigkeit einer Interaktion zwischen Knochen- und Knorpelgewebe hervor. Die Dicke des hyalinen Knorpelgewebes beträgt zwischen 2 und 5 mm im Bereich der Femurkondylen und zwischen 6 und 8 mm im Bereich der Patellarückfläche, wohingegen die Dicke der subchondralen Knochenlamelle durchschnittlich nur 0,3–0,5 mm beträgt.

Gesundes hyalines Knorpelgewebe besteht aus einer glatten, mit einem sehr niedrigen Reibungskoeffizienten ausgestatteten Oberfläche. Histologisch finden sich im Knorpelgewebe neben Chondrozyten (1–3 %) Kollagenfasern und Proteoglykane. Die Knorpelmatrix besteht zum großen Teil aus **Kollagen** Typ II; des Weiteren finden sich in geringerem Anteil Kollagene vom Typ V, VI, IX, X, XII und XIV. **Proteoglykane** machen ca. 12 % der gesamten Knorpelmasse aus. Die Carboxy- und Sulfatgruppen auf den Glykosaminoglykanen sind negativ geladen, was zu einer hohen Affinität zu Wassermolekülen führt und eine hohe Widerstandsfähigkeit des Gewebes gegen Kompressionskräfte ermöglicht. **Chondrozyten** sind mesenchymalen Ursprungs und für die Produktion der Knorpelmatrix und deren zonale Gliederung verantwortlich. Hyaline Chondrozyten befinden sich in einer hypoxischen Umgebung, sodass ihr Stoffwechsel meist anaerob abläuft. Aufgrund einer geringen Mitoserate und des nur spärlichen Vorkommens von Chondrozyten in der Matrix besteht nur ein geringer Kontakt zwischen den einzelnen Knorpelzellen in der Matrix.

Das Überleben der Chondrozyten ist in erster Linie vom chemischen und mechanischen Umfeld, von Wachstumsfaktoren, der mechanischen Belastung und vom hydrostatischen Druck abhängig. Unterhalb des hyalinen Knorpelgewebes liegt die kalzifizierte Knorpelschicht, die über fortlaufende Kollagenfasern mit dem hyalinen Knorpelgewebe in Verbindung steht und überdies den Kontakt zum subchondralen Knochengewebe darstellt. Das kalzifizierte Knorpelgewebe hat im Gegensatz zum hyalinen Knorpel Kollagen Typ X als Hauptkomponente. Das subchondrale Knochengewebe stellt die Verbindung des Knorpelgewebes mit dem angrenzenden spongiösen Knochen an das jeweilige Gelenkareal dar (➤ Abb. 8.1.1).

> **!** Über Kollagenfasern besteht eine direkte Verbindung zwischen dem hyalinen und dem kalzifizierten Knorpelgewebe, jedoch nicht zwischen dem Knorpel- und Knochengewebe.

Aufgrund der fehlenden strukturellen Verbindung durch kollagene Fasern zwischen kalzifiziertem Knorpel und subchondralem Knochen besteht hier eine Schwachstelle der osteochondralen Kontaktfläche. Die biomechanischen Eigenschaften und eine optimale Vernetzung werden jedoch über eine Verzahnung der beiden Schichten erreicht. Im Gegensatz zum hyalinen Knorpelgewebe ist das subchondrale Knochengewebe gut vaskularisiert. Kleine Gefäßäste reichen bis in die kalzifizierte Knorpelschicht und stellen so einen Anschluss an das Gefäßsystem dar.

Im Kniegelenk werden die Last und Kraft während Bewegung durch das Knorpelgewebe gleichmäßig im Gelenk verteilt, sodass Belastungsspitzen im subchondralen Knochengewebe vermieden werden. Hyalines Knorpelgewebe, kalzifiziertes Knorpelgewebe und der subchondrale Knochen besitzen unterschiedliche biomechanische Eigenschaften, die eine optimale Verteilung der einwirkenden Kräfte auf das Gelenk ermöglichen, jedoch auch Verletzungen dieser Strukturen begünstigen.

8.1.2 Ursachen

Die Ursachen für Gelenkknorpel- und osteochondrale Schäden sind vielfältig und häufig multifaktoriell bedingt. Unterschieden wird zwischen Läsionen, die aufgrund eines vorbestehenden Risikofaktors entstanden sind, und Läsionen, die ohne Prädisposition degenerativ bzw. traumatisch bedingt sind. Aufgrund der verschiedenen Pathomechanismen sind Art und Therapieform der Läsionen unterschiedlich und müssen in die Diagnostik und Therapieplanung einbezogen werden.
Die chondralen/osteochondralen Läsionen werden eingeteilt in:

- Traumatische Knorpelläsionen
- Traumatische osteochondrale Läsionen

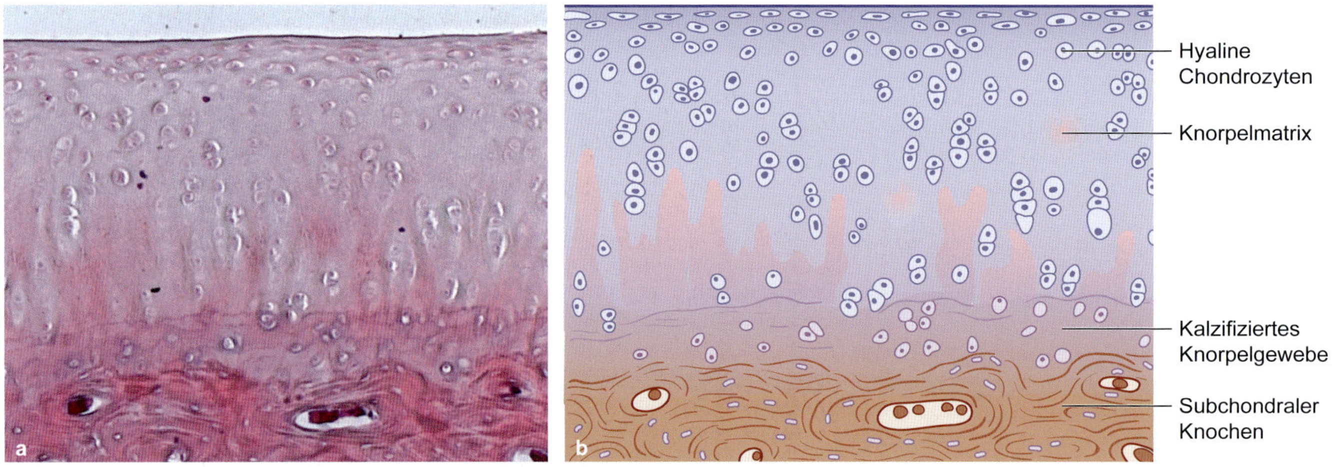

Abb. 8.1.1 Darstellung des hyalinen Knorpels und subchondralen Knochengewebes

- Degenerative osteochondrale Läsionen (Osteoarthrose)
- Osteonekrosen (z. B. Osteochondrosis dissecans, Morbus Ahlbäck)

Zu umschriebenen lokalen chondralen und osteochondralen Läsionen kann es durch eine direkte oder indirekte Krafteinwirkung kommen. Das Trauma bewirkt eine Knorpelkontusion, bei der es je nach Schwere des Traumas zu einer Mitbeteiligung des subchondralen Knochens kommt (➤ Abb. 8.1.2 und ➤ Abb. 8.1.3).

Beispiele für direkte Traumata sind z. B. ein direkter Anprall mit einem Gegenspieler bei Kontaktsportarten wie Fußball, Rugby oder American Football sowie Sturzereignisse auf hartem Untergrund. Indirekte Verletzungen können durch Rotationstraumata, meist bei fixiertem Standbein, entstehen. Hierbei kommt es im Knorpelgewebe zu Abscherverletzungen mit oder ohne Verletzung des subchondralen Knochens.

Degenerative chondrale und osteochondrale Läsionen kennzeichnen das Bild der Osteoarthrose des Kniegelenks und stellen eine flächige Läsion des hyalinen Knorpelgewebes mit einer vermehrten Druckbelastung und einer Umbaureaktion des subchondralen Knochengewebes dar. Zunehmend wird auch eine primäre Umbaureaktion im Bereich des subchondralen Knochengewebes aufgrund der erhöhten Belastung vermutet, die sekundär zu einer chondralen Pathologie führt.

Eine weitere Ursache ist die **Osteochondrosis dissecans.** Bei dieser Erkrankung handelt es sich um eine aseptische Knochennekrose mit einem segmentalen Befall des subchondralen Knochens und nachfolgend des darüber liegenden Knorpelgewebes. Die häufigste Lokalisation ist das Kniegelenk und hier insbesondere der posterolaterale Anteil der medialen Femurkondyle. Ätiologisch werden repetitive Traumata sowie lokale Durchblutungsstörungen im Rahmen des pubertären Wachstumsschubs als ursächlich angenommen. Die Pathologie besteht primär im Bereich des subchondralen Knochengewebes und führt sekundär zu einer Degeneration des Knorpelgewebes. Problematisch ist die daraus resultierende Instabilität des Gelenks, durch die es, neben Rissbildungen im Knorpelgewebe, unbehandelt auch zur Ablösung eines Knochen-Knorpel-Fragments kommen kann.

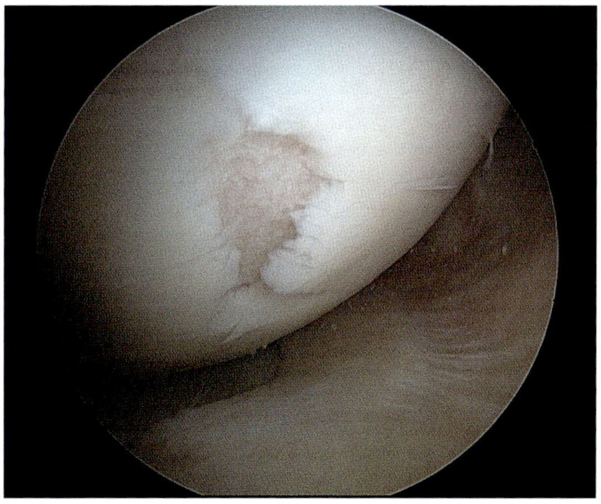

Abb. 8.1.2 Lokaler Knorpeldefekt der medialen Femurkondyle Grad 4 nach Outerbridge (arthroskopisches Bild)

Ebenfalls zur Gruppe der aseptischen Knochennekrosen gehört der **Morbus Ahlbäck,** die aseptische Osteonekrose der medialen Femurkondyle beim älteren Patienten. Der genaue Entstehungsmechanismus dieser Erkrankung ist unbekannt, es werden jedoch ähnliche Ursachen vermutet wie bei der Osteochondrosis dissecans. Durch die Nekrose des Knochens kommt es zu einer Sinterung mit Deformierung des Knochens und der Gelenkfläche mit sekundärer Verletzung des Gelenkknorpels. Diese Erkrankung manifestiert sich hauptsächlich im späteren Erwachsenenalter jenseits des 60. Lj.; meist ist nur eine Seite und bevorzugt das weibliche Geschlecht betroffen.

!

Chondrale und osteochondrale Läsionen können traumatisch oder degenerativ bedingt sein. Die Osteonekrosen stellen eine Sonderform der osteochondralen Läsionen dar, da es durch eine primäre knöcherne Pathologie zu einer sekundären Mitbeteiligung des Knorpelgewebes kommt.

8.1.3 Risikofaktoren

Risikofaktoren, die zu einer osteochondralen Läsion führen, werden in vier Gruppen unterteilt:

- Trauma
- Kontinuierliche Mehrbelastung eines Gelenkareals
- Dauerhafte Minderbelastung des Knorpelgewebes
- Störung der Blutversorgung

Bei einem Impaktionstrauma kommt es zu einer Belastung des Knorpel- und Knochengewebes, die zu einem *bone bruise* und zu einem primären bzw. sekundären Knorpelschaden führen kann. Dementsprechend kommt es häufig begleitend bei einer Ruptur des vorderen Kreuzbandes (Valgus/Innenrotationstrauma) zu einem Knochenödem im Bereich des dorsolateralen Tibiakopfes. Des Weiteren kann es auch direkt zu einer osteochondralen Fraktur kommen.

Als weiteres traumatisches Ereignis führt die Patellaluxation in über 50 % zu chondralen und osteochondralen Verletzungen (➤ Abb. 8.1.4 und ➤ Abb. 8.1.5).

8

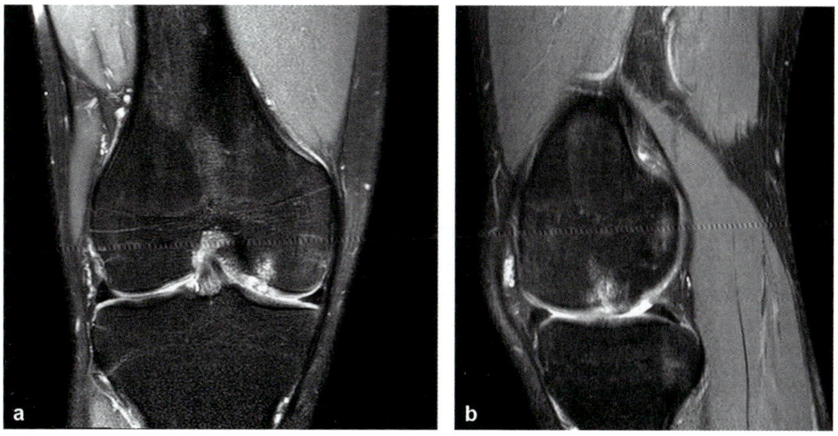

Abb. 8.1.3 Osteochondrale Läsion der medialen Femurkondyle nach einem Anpralltrauma beim Skateboard-Fahren:
a) Sagittale MRT-Schicht
b) Koronare MRT-Schicht

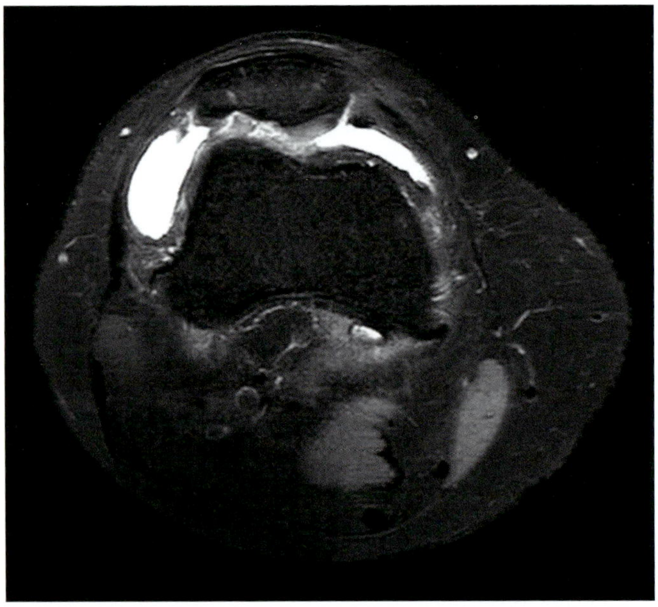

Abb. 8.1.4 Axiale MRT-Sequenz einer 28-jährigen Patientin bei einem Zustand nach Patellaluxation mit einem retropatellaren Knorpelschaden ICRS-Grad IIIc

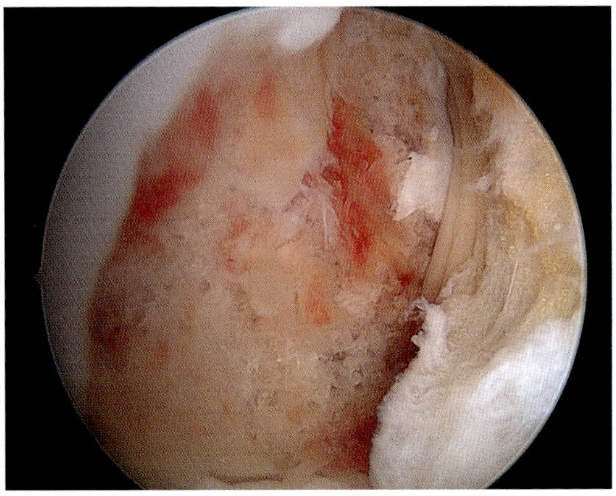

Abb. 8.1.5 Osteochondraler Defekt der lateralen Femurkondyle nach Patellaluxation (arthroskopisches Bild)

Betroffen sind hauptsächlich das trochleare Gleitlager, der inferiomediale Anteil der Patellarückfläche und der laterale Femurcondylus. Risikofaktoren für Patellaluxationen sind ein erhöhter Q-Winkel, Genu varum, Patelladysplasie sowie ein erhöhter TT-TG-Abstand.

Chronische Bandinstabilitäten können durch repetitive Überbelastungen in den entsprechenden Knorpelarealen zu Mikrotraumen führen, die im Verlauf zu einer osteochondralen Läsion fortschreiten können.

Bei der Osteoarthrose kommt es durch eine kontinuierliche (Mehr-)Belastung zu einer Degeneration des Knorpel- und Knochengewebes. Allgemeine Risikofaktoren, welche die Entstehung einer **primären Osteoarthrose** begünstigen, sind Fehlstellungen der Beinachsen (Genu varum, Genu valgum), Adipositas und eine genetische Disposition. Zudem ist bekannt, dass Frauen häufiger an Osteoarthrose leiden, wobei der genaue Pathomechanismus hierfür noch nicht geklärt ist. Vor allem die Rolle des Hormons Östrogen in der Pathogenese der Osteoarthrose ist weiterhin unklar.

Bei der **sekundären Osteoarthrose** kommt es zu vorzeitigen degenerativen Veränderungen des Gelenkknorpels. Faktoren, die eine sekundäre Osteoarthrose des Kniegelenks begünstigen, sind stattgefundene Traumata (z.B. Tibiakopffraktur, distale Femurfraktur, Patellafraktur, VKB-Ruptur), metabolische Erkrankungen (Gicht, Pseudogicht etc.), rheumatoide Arthritis, Osteonekrosen etc. Erkrankungen des rheumatoiden Formenkreises führen primär zu einer Entzündungsreaktion im Bereich der Synovia, wodurch das Knorpelgewebe durch die im Rahmen der Entzündung freigesetzten Enzyme angegriffen wird.

Eine seltene Entität der Mehr-/Überbelastung ist die **postarthroskopische Osteonekrose,** die nach einer Meniskusteilresektion exakt in diesem Bereich femoral oder tibial auftritt. Auch wenn die Ätiologie weiterhin nicht abschließend geklärt ist, so wird von einer erhöhten Kraftübertragung im Bereich des fehlenden Meniskusgewebes ausgegangen.

Die biomechanische Belastung des Knorpelgewebes ist für die Diffusion/Ernährung essenziell, und so führt neben einer zu hohen/traumatischen Belastung eine dauerhafte Minderbelastung zu einer Erweichung des hyalinen Knorpelgewebes und zu Strukturveränderungen.

Osteonekrosen ohne traumatisches Ereignis in der Patientenanamnese werden grundsätzlich in primäre und sekundäre spontane Osteonekrosen des Kniegelenks unterteilt. Während bei den **primären Osteonekrosen** (Osteochondrosis dissecans/Morbus Ahlbäck) die spezifischen Risikofaktoren weiterhin diskutiert werden, so entsprechen die Risikofaktoren für **sekundäre Osteonekrosen** des Kniegelenks denen der aseptischen Femurkopfnekrose (Kortison, Alkoholkonsum, Nikotinabusus, Chemotherapie, Fettstoffwechselstörung, Sichelzellenanämie etc.). Die Pathogenese der Osteonekrose wird durch eine Okklusion der Blutgefäße bzw. durch eine Erhöhung des intraossären Drucks und einer Störung des venösen Abflusses hervorgerufen.

Diagnostischer Hinweis

Bei einer fehlenden klinischen Besserung des Patienten nach einer arthroskopischen Meniskusoperation sollte immer an eine postarthroskopische Osteonekrose gedacht werden.

8.1.4 Häufigkeit

Chondrale und osteochondrale Läsionen sind eine häufige Pathologie des Kniegelenks, wobei die genaue Inzidenz nicht geklärt ist. Zudem kann in den meisten Fällen auch nicht zwischen einer primären osteochondralen Läsion und einer sekundären Beteiligung des subchondralen Knochengewebes nach einer Knorpelläsion unterschieden werden. Unterteilt man die osteochondralen Schäden des Kniegelenks, so kann man die Inzidenz für einige Untergruppen jedoch genauer angeben.

Die Inzidenz der **juvenilen Osteochondrosis dissecans** (OD) wird unterschiedlich beschrieben. Kessler et al. (2014) fanden eine Jahresinzidenz von 15,4/100 000 für das männliche und 3,3/100 000 für das weibliche Geschlecht zwischen dem 6. und 19. Lj., wobei der Altersgipfel der Erkrankung zwischen dem 12. und 19. Lj. liegt. Somit zeigt sich ein Verhältnis von Männern zu Frauen von 4 : 1. In ca. 90 % tritt die OD einseitig auf. Analysiert man die Lokalisation im Kniegelenk, so zeigt sich, dass in über 60 % der mediale Femurcondylus (loco typico) betroffen ist, gefolgt vom lateralen Femurcondylus mit ca. 30 %. Eine Lokalisation im Bereich der Patella, der Trochlea sowie der Tibiakondylen findet sich nur selten.

!

Die juvenile Osteochondrosis dissecans tritt in 90 % einseitig auf und betrifft in 60 % die mediale und in 30 % die laterale Femurkondyle.

Die spontane Osteonekrose des Kniegelenks bzw. der **Morbus Ahlbäck** tritt am häufigsten nach dem 65. Lj. auf und betrifft Frauen doppelt so häufig wie Männer. Anhand von MRT-Untersuchungen bei Patienten mit akut aufgetretenem Knieschmerz ohne Trauma wurde bei über 65-Jährigen eine Prävalenz von ca. 9 % festgestellt.

Die Inzidenz und Prävalenz von Kniegelenkknorpelschäden lässt sich ebenfalls nicht genau bestimmen, da Knorpelverletzungen in einer Vielzahl von Fällen nicht zu klinischen Symptomen führen und daher häufig erst in fortgeschrittenen Stadien diagnostiziert werden. In den letzten Jahren konnte jedoch mithilfe einiger retrospektiver Studien die **Prävalenz** dieser Läsionen untersucht werden. So fanden Aroen et al. (2004) in 11 % von 993 arthroskopierten Patienten vollschichtige (IV°) Knorpelschäden. In einer großen retrospektiven Studie von Curl et al. (1997) wiesen 63 % aller Patienten bei insgesamt 31 516 durchgeführten Arthroskopien Schäden des Gelenkknorpels auf, wobei es sich in 41 % um drittgradige und in 19 % um viertgradige Läsionen handelte. In einer prospektiven skandinavischen Studie von Hjelle et al. (2002) fanden sich Knorpel- und Knochenverletzungen bei insgesamt 61 % aller Patienten in 1 000 aufeinanderfolgenden Kniegelenkarthroskopien. Die durchschnittliche Größe des Gelenkknorpelschadens betrug hierbei 2,1 cm^2 (0,5–12 cm^2). Vollschichtige Knorpeldefekte fanden sich bei Patienten < 40 Jahren in 5,3 % der Fälle, während der Prozentsatz an Knorpelverletzungen bei den 45-Jährigen 6,1 % und bei den über 50-Jährigen 7,1 % betrug.

Die häufigste **Lokalisation** des Knorpelschadens war mit 58 % der Bereich der medialen Femurkondyle. Der retropatellare Knorpel sowie der Knorpel im Bereich der lateralen Femurkondyle und des lateralen Tibiaplateaus waren in 11 % der Fälle betroffen. Weniger häufig fand sich ein entsprechender Defekt im Bereich der Trochlea (6 %) und im Bereich des medialen Tibiaplateaus (5 %). Bei 26 % der Patienten wurde außerdem eine Verletzung des vorderen Kreuzbandes gefunden. Zusätzlich zeigte sich bei 42 % der Patienten ein begleitender Meniskusschaden. Als Hauptursache wurde ein erinnerliches Trauma (61 % der Patienten) angegeben. Das Durchschnittsalter von Patienten mit einem lokalisierten Knorpelschaden ohne weitere degenerative Veränderungen betrug 30 Jahre. Hauptursachen waren körperliche Betätigung, insbesondere Kontaktsportarten wie Fußball und Handball.

!

Zusammenfassend bleibt festzuhalten, dass vollschichtige Knorpelschäden im Bereich des Kniegelenks sehr häufig vorkommen. Sie betreffen meist jüngere Menschen und können über einen längeren Zeitraum in vielen Fällen zunächst auch ohne weitere klinische Symptome verlaufen.

8.1.5 Pathogenese

Bereits durch kleinere Verletzungen kann die komplexe Struktur und Funktion des hyalinen Gelenkknorpels und des subchondralen Knochens gestört werden. Die Gewebeantwort ist dabei abhängig von der Schwere bzw. der Impaktion des Traumas. Schon niederenergetische Verletzungen können zu Schädigungen der Chondrozyten und ihrer Matrix führen. Hierbei wird eine Kaskade der Degeneration initiiert. Dies kann selbst ohne makroskopisch sichtbare Veränderungen der Oberfläche stattfinden. Schwere Traumata können zu makroskopisch sichtbaren Knorpelverletzungen führen. Zu primären osteochondralen Läsionen bzw. Defekten kommt es, wenn der subchondrale Knochen bereits beim ersten Trauma mit betroffen ist, was zu einer **osteochondralen Fraktur** führen kann. Eine Reaktion des Knorpelgewebes auf Verletzungen ist die Reduktion des Proteoglykangehalts, was wiederum zu einer verminderten Wassereinlagerung in die Knorpelmatrix und zu Veränderungen der fibrillären Struktur des Kollagens führt. Nachfolgend kommt es zu einer vermehrten Sklerosierung des subchondralen Knochens, was in einer sekundären osteochondralen Läsion resultiert. Da es sich bei Knorpel um avaskuläres Gewebe handelt, kommt es bei reinen Knorpelverletzungen nicht zur Ausbildung eines Hämatoms oder eines Fibringerinnsels. Des Weiteren fehlt nach einem Trauma eine inflammatorische Reaktion des Gewebes. Durch eine oberflächliche Verletzung kommt es zur vermehrten Proliferation von Chondrozyten, wodurch die Matrixproduktion gesteigert wird, ohne jedoch die Oberfläche wiederherstellen zu können.

!

Reine chondrale Läsionen können aufgrund des fehlenden intrinsischen Reparationspotenzials nicht ausheilen.

Bei der Entstehung osteochondraler Läsionen kommen pathogenetisch unterschiedliche Ursachen in Betracht, wobei der Mechanismus für das weitere Vorgehen von besonderer Bedeutung ist:

1. Trauma mit direkter osteochondraler Läsion
2. Chondrale Läsion, die im zeitlichen Verlauf aufgrund einer erhöhten mechanischen Belastung zu einer Beteiligung des subchondralen Knochens führt
3. Primäre Osteonekrose mit Beteiligung des subchondralen Knochengewebes, die sekundär zu einer Beteiligung bzw. Degeneration des korrespondierenden Knorpelgewebes führt

Im Gegensatz zu einem rein chondralen Defekt kann bei einer akuten osteochondralen Verletzung ein Reparationsvorgang initiiert werden. Aufgrund der Verletzung kommt es zu einer Inflammation und einer Einblutung sowie konsekutiv zu einer Auffüllung des Defekts. Hierdurch können mesenchymale Stammzellen in den Defekt einwandern und sich entsprechend in Richtung Chondrozyten und Osteoblasten differenzieren. Unter entsprechender Matrixdeposition kommt es somit zur Bildung von subchondralem Knochengewebe und einem Knorpelregenerat. Das primär entstandene Knorpelregenerat besteht jedoch zu großen Teilen aus Typ-I-Kollagen und wird daher als **Faserknorpel** bezeichnet. Im weiteren Verlauf kommt es zu einer Zunahme von Typ-II-Kollagen, wobei dieser Reparationsvorgang mehrere Monate dauern kann. Im Vergleich zu hyalinem Knorpelgewebe bietet Faserknorpelgewebe eine verminderte Steifigkeit und Belastbarkeit, was in einer verminderten Haltbarkeit des Regeneratgewebes resultiert. Zudem kommt es im Bereich der Grenzflächen (Regeneratknorpel/hyaliner Knorpel) zu einer Abnahme der Chondrozyten und entsprechend zu einer mechanischen Minderbelastbarkeit des Gewebes. Diese Defektareale zeigen daher im weiteren Verlauf eine höhere Degenerationsrate als intaktes Knorpelgewebe.

Im Bereich des Knochendefekts kommt es zu einer Differenzierung der mesenchymalen Stammzellen in hypertrophe Chondrozyten mit entsprechender Matrixdeposition. Nachfolgend werden die hypertrophen Chondrozyten und deren Matrix durch einwandernde Osteoklasten abgebaut. Anschließend erfolgt der Aufbau von strukturiertem Knochengewebe durch Osteoblasten.

Die Möglichkeit einer kompletten Regeneration der osteochondralen Defekte ist allerdings von der Größe der Läsion und der posttraumatischen Belastungssituation abhängig. Bei zu großen osteochondralen Defekten (> 2 cm^2) und einer zu hohen Druckbelastung während der Reparation kommt es primär zu keinem oder einem nur insuffizienten Gewebeersatz. Hierbei kann es zu einer Verschiebung der osteochondralen Grenzschicht und zur Ausbildung posttraumatischer Osteophyten kommen.

!

Durch die Bildung eines Blutclots können akute osteochondrale Defekte grundsätzlich ein Reparationsgewebe bilden. Bei zu großen Defekten mit einer vermehrten biomechanischen Belastung während des Heilungsprozesses kommt es nur zur Bildung eines insuffizienten Reparationsgewebes.

Die degenerativen Prozesse der Osteoarthrose betreffen das chondrale und subchondrale Gewebe. Bereits in den initialen Stadien der Osteoarthrose findet aufgrund einer veränderten bzw. erhöhten Druckaufnahme des subchondralen Knochens ein Umbau mit einer Zunahme der subchondralen Lamelle und einer Veränderung des Elastizitätsmoduls statt. Im Verlauf kommt es so zu einem vermehrten Einsprossen von Gefäßen in den kalzifizierten Knorpel sowie zu Knochenödemen, Fissuren und Einblutungen, die zu subchondralen Zysten führen können. Zudem können durch das Eindringen von synovialer Flüssigkeit in den Knochen über Knorpel- und Knochenfissuren Zysten entstehen. Bei einem weiteren Fortschreiten der Osteoarthrose kann es zu Veränderungen des subchondralen Knochens und des darunter liegenden trabekulären Knochengewebes bis hin zur Osteonekrose und zum Gewebekollaps kommen. In neueren Untersuchungen konnten auch erste osteoarthrotische Veränderungen der subchondralen Knochenlamelle ohne ersichtliche degenerative Veränderungen des hyalinen Knorpelgewebes nachgewiesen werden.

Die Pathogenese der Osteonekrose ist trotz zahlreicher Untersuchungen nicht vollständig geklärt. Als erstes Anzeichen in der radiologischen Diagnostik ist ein Ödem in dem entsprechenden Areal darstellbar. Allerdings ist schon der Ursprung des Ödems unklar. Diskutiert wird einerseits ein Gefäßverschluss, der zu einer Störung der Mikrozirkulation führt. Andererseits wird ein verringerter venöser Abfluss im Bereich des medullären Kanals für die gestörte Mikrozirkulation verantwortlich gemacht. Im Verlauf kommt es dann zu einem erhöhten intraossären Druck mit einer Abflussstörung und Ausbildung eines Knochenödems, das sich bei weiterer Unterversorgung des Knochenareals zu einer Osteonekrose weiterentwickeln kann.

8.1.6 Diagnostik

Die Diagnostik chondraler und osteochondraler Läsionen erfolgt mittels ausführlicher Anamnese, körperlicher Untersuchung und bildgebender Verfahren. Hierzu gehören die Ultraschalldiagnostik, die konventionelle Röntgenaufnahme des Kniegelenks in 2 Ebenen im Stehen und eine Patella-Axialaufnahme. Zu den Standardverfahren in der Diagnostik zählen ferner die CT und die MRT.

Eine Besonderheit dieser Schäden liegt darin, dass die Beschwerden der Patienten häufig diffus lokalisiert sind und eine klinische Manifestation erst bei fortgeschrittenen Pathologien auftritt. Von besonderer Bedeutung ist die exakte Anamnese und klinische Untersuchung, bevor eine weitergehende bildgebende Diagnostik indiziert wird.

Erste Veränderungen können in der MRT teilweise schon vor dem Auftreten von Beschwerden (meist als Nebenbefund) erhoben werden. Aus diesem Grund und aufgrund dessen, dass ein Knorpelschaden und ein Knochenödem nur kernspintomografisch dargestellt werden können, ist die MRT der Goldstandard in der Diagnostik chondraler und osteochondraler Läsionen.

Diagnostischer Hinweis
Vor der bildgebenden Diagnostik ist eine ausführliche Anamnese und klinische Untersuchung durchzuführen.

Anamnese

In der Anamnese sollten der Beginn und der Verlauf der Beschwerden ermittelt werden. Dies kann bereits wichtige Informationen zur Ätiogenese erbringen. Zudem sind vor allem die Lokalisation des Schmerzes und die daraus entstehende Einschränkung für den Patienten wichtig. Bei einer Traumaanamnese mit entsprechender Klinik, Bewegungseinschränkung, Gelenkerguss und -instabilität sollte eine weiterführende bildgebende Diagnostik erfolgen. Besonders traumatische Ereignisse wie Distorsionstraumata oder ein direkter Anprall in der Anamnese sollten kritisch hinterfragt werden.

Berichtet der Patient über rezidivierende Gelenkblockaden ohne starke Schmerzen, muss an einen instabilen Knorpelschaden gedacht werden, da das hyaline Knorpelgewebe keine Nozizeptoren hat und daher nicht schmerzempfindlich ist. Sobald es zu einer Beteiligung des subchondralen Knochengewebes kommt, ist jedoch mit einer entsprechenden Schmerzangabe zu rechnen.

Bei älteren Patienten (> 65 Jahre) mit spontan aufgetretenen Schmerzen im Kniegelenk ohne Trauma muss an eine aseptische Knochennekrose gedacht werden. Bei Jugendlichen zwischen dem 10. und 20. Lj. sollte bei entsprechender Anamnese eine Osteochondrosis dissecans ausgeschlossen werden.

Zum Ausschluss einer sekundären Osteonekrose sollten Risikofaktoren wie regelmäßige Medikamenteneinnahme (z. B. Kortison), Erkrankungen des blutbildenden Systems (z. B. Leukämien) usw. abgeklärt werden. Die Frage nach operativen Voreingriffen am Kniegelenk ist ebenfalls von großer Bedeutung. Dies ist vor allem interessant, da Knorpelschäden und postarthroskopische Osteonekrosen nach Meniskusresektion oder nach Bandersatzplastik vermehrt auftreten können.

Körperliche Untersuchung

Für einen standardisierten Ablauf der Untersuchung des Kniegelenks sollte ein fester Algorithmus individuell festgelegt und durchgeführt werden. Beginnen sollte die Untersuchung mit der Observation und Inspektion. Die entsprechenden Untersuchungstechniken sind in ➤ Kap. 2 beschrieben.

Die genaue Untersuchung des patellofemoralen Gelenks ist aufgrund der hohen Inzidenz von chondralen und osteochondralen Läsionen bei entsprechenden Instabilitäten durchzuführen. In Streckstellung und in 30° Flexion sollten die mediale und laterale Verschieblichkeit der Patella und das Vorhandensein eines Patella-Tilts untersucht werden. Hintergrund hierbei ist, dass die Patella ab 30° Flexion Kontakt mit der Trochlea aufnimmt. Bei der Flexion sollte das Auftreten von Krepitationen und eine Schmerzangabe des Patienten vermerkt werden.

Eine Palpation des medialen und lateralen Femurcondylus in 90° kann ebenfalls einen direkten Hinweis auf eine Knorpelpathologie erbringen.

Sonografie

Die Sonografie ist eine sichere Methode, um einen intraartikulären Erguss nach der klinischen Untersuchung zu bestätigen und weiter zu beurteilen. Die Ultraschalluntersuchung der osteochondralen Strukturen ist jedoch durch die Anatomie des Kniegelenks eingeschränkt und deshalb häufig nicht aussägekräftig. Sie kann nach einer Patellaluxation zur Beurteilung des MPFL und der osteochondralen Lamelle retropatellar und im Bereich des lateralen Femurcondylus zur Anwendung kommen.

Röntgen

In der apparativen Diagnostik von Knorpel- und osteochondralen Schäden sollte ein konventionelles Röntgenbild des Kniegelenks in 3 Ebenen angefertigt werden. Dies ist von Bedeutung, da ein nativradiologisches Bild wertvolle Hinweise auf den Gelenkzustand liefern kann. Die Beurteilung der Retropatellarfläche erfolgt mittels Patella-Axialaufnahmen, bei denen das gebeugte Kniegelenk von kranial in einem Winkel von 45° geröntgt wird. Zudem sollten bei einem entsprechenden klinischen Befund auch Patella-Defilee-Aufnahmen angefertigt werden. Flexionsaufnahmen des Kniegelenks in p.-a. Richtung liefern besonders bei Pathologien im hinteren Anteil der Femurkondylen wertvolle Hinweise. Zur Beurteilung von Achsabweichungen können zusätzlich Ganzbeinstand-Aufnahmen erfolgen.

Mithilfe von konventionellen Röntgenbildern sind jedoch lediglich indirekte Anzeichen von Knorpelverletzungen wie eine arthrosebedingte Gelenkspaltverschmälerung, ein freier Gelenkkörper oder eine Chondrokalzinose feststellbar. Im fortgeschrittenen Stadium können osteochondrale Pathologien (Morbus Ahlbäck, Osteochondrosis dissecans und osteochondrale Frakturen) in der konventionellen radiologischen Diagnostik dagegen direkt dargestellt werden.

Computertomografie (CT)

Die CT spielt bei der Diagnostik chondraler und osteochondraler Läsionen im Bereich des Kniegelenks eine untergeordnete Rolle. Bei einer Kontraindikation für die MRT kann eine **CT-Arthrografie** durchgeführt werden. Bei dieser Untersuchung wird vor der CT Kontrastmittel intraartikulär injiziert. Die Grenze zwischen subchondralem Knochen/kalzifiziertem Knorpel und dem nicht kalzifizierten hyalinen Knorpelgewebe kann anhand des Dichtegradienten bestimmt werden. Außerdem werden durch das Kontrastmittel die Oberfläche des Knorpelgewebes und somit auch Fissuren und Läsionen dargestellt. Allerdings ist keine Beurteilung der Struktur des hyalinen Knorpelgewebes möglich. Auch das Frühstadium einer Osteonekrose und eines osteochondralen Defekts ist mittels CT-Untersuchung nicht nachweisbar. Bei großen osteochondralen Defekten sollte präoperativ ein CT zur Beurteilung der knöchernen Verhältnisse erfolgen, da dies im MRT nur unzureichend darstellbar ist (> Abb. 8.1.6).

Magnetresonanztomografie (MRT)

Der Goldstandard in der bildgebenden Diagnostik von chondralen und osteochondralen Läsionen ist die MRT-Untersuchung. In den letzten Jahren wurden die Möglichkeiten durch die Anwendung neuer Messsequenzen weiter optimiert. Es sollte immer auf eine ausreichende Feldstärke von mindestens 3 Tesla geachtet werden, um eine gute Bildqualität zu erreichen. Derzeit werden besonders protonendichte, T2-gewichtete, Fast-Spin-Echo- und 3D-spoiled-Gradienten-Echo- oder Fast-Low-Angle-Shot-Sequenzen zur Darstellung des Knorpelgewebes eingesetzt. Spezialsequenzen mit oder ohne Kontrastmittel wie die sog. **DGEMRIC-Sequenzen** ermöglichen zusätzliche Aussagen über den biochemischen Zustand und über die Zusammensetzung des Knorpelgewebes und werden daher immer häufiger eingesetzt.

Die Untersuchung von hyalinem Knorpelgewebe, Faserknorpelgewebe (Ersatzgewebe) und subchondralem Knochen ist mit hoher Spezifität möglich. Dicke, Aufbau bzw. Homogenität und Oberflächenbeschaffenheit des hyalinen Knorpelgewebes können beurteilt werden. Zusätzlich sind Begleitverletzungen wie z. B. Meniskusschäden oder Bandverletzungen erkennbar, die einen Einfluss auf die Behandlung von Knorpelverletzungen haben können.

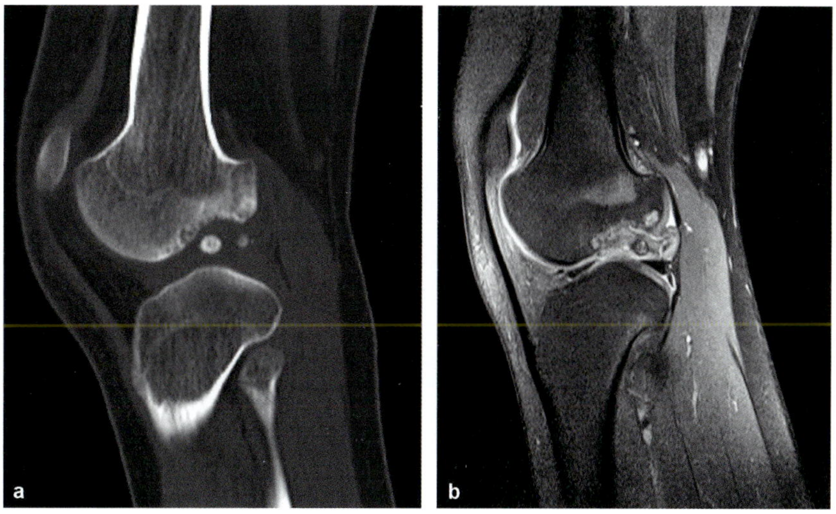

Abb. 8.1.6 Aseptische Osteonekrose des lateralen Femurcondylus einer 20-jährigen Patientin.
a) CT-Untersuchung
b) MRT-Untersuchung
In der CT ist der knöcherne Defekt gut dargestellt. Im MRT lässt sich der Knorpelstatus beurteilen. Aufgrund des fehlenden Knochenödems muss von einem älteren Prozess ausgegangen werden.

Im subchondralen Knochengewebe können Ödeme *(bone bruises)* frühzeitig dargestellt werden. Anhand von Lokalisation und Ausmaß kann dann auf eine entsprechende Ätiogenese (traumatische, atraumatische Osteonekrose) geschlossen werden.

Diagnostische Arthroskopie

Bei Patienten mit persistierenden Gelenkbeschwerden, für die kein Korrelat in der bildgebenden Diagnostik ersichtlich ist, oder bei Kontraindikationen gegen MRT-Untersuchungen sollte eine diagnostische Arthroskopie durchgeführt werden, die eine direkte Sicht- und Tasthakenprüfung des Gelenkknorpels ermöglicht. Im Rahmen der Arthroskopie des Kniegelenks kann außerdem eine exakte Bestimmung der Größe und Qualität des Knorpelschadens mit entsprechender Therapie erfolgen. Dies ist insbesondere im Hinblick auf eine Differenzialdiagnose und die Klassifikation des Knorpelschadens von Bedeutung.

Zudem wird auch eine bestehende Diskrepanz zwischen der Darstellung eines Knorpelschadens im MRT und während der Arthroskopie diskutiert. Campbell et al. (2013) konnten in einer Studie aufzeigen, dass bei über 80 % der Patienten das Areal des Knorpelschadens in der Arthroskopie deutlich größer war als in der präoperativen MRT. Allerdings sollte nicht unerwähnt bleiben, dass eine Arthroskopie Aussagen über den subchondralen Knochen und eine Beurteilung des Ausmaßes eines knöchernen Defekts nur sehr begrenzt zulässt.

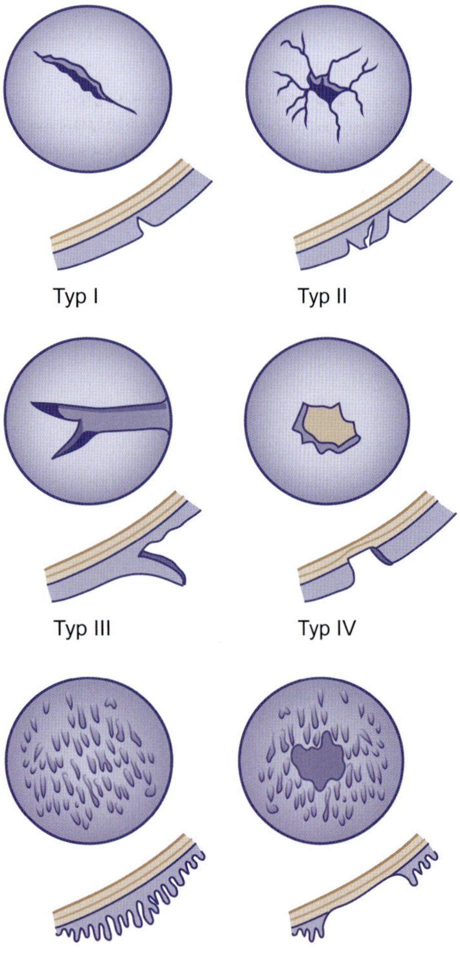

Abb. 8.1.7 Einteilung der chondralen Läsionen Typ I–VI nach Bauer und Jackson

8.1.7 Klassifikation

Die Einteilung von Knorpeldefekten orientiert sich an der Tiefe und Ausdehnung des Knorpelschadens. Knorpeldefekte können teil- oder vollschichtig sein. Im klinischen Alltag haben sich mehrere Klassifikationen zur Beschreibung eines Knorpelschadens durchgesetzt. Bauer und Jackson (1988) haben, basierend auf 167 Knorpelschäden der Femurkondylen, eine deskriptive Beschreibung des Knorpelschadens vorgenommen und unterscheiden **sechs arthroskopische Erscheinungsformen** (➤ Abb. 8.1.7). Zusätzlich werden Schäden am Gelenkknorpel nach der Genese in traumatische oder degenerativ entstandene Defekte eingeteilt.

- **Traumatisch bedingt:**
  - Typ I: linienförmiger Knorpeldefekt
  - Typ II: sternförmiger Knorpeldefekt
  - Typ III: lappenförmiger Knorpeldefekt
- **Degenerativ bedingt:**
  - Typ IV: kraterförmiger Knorpeldefekt
  - Typ V: aufgefaserter Knorpeldefekt
  - Typ VI: zerfallener Knorpeldefekt

Im klinischen Alltag geläufiger ist die Klassifikation der Knorpeldefekte im arthroskopischen Bild nach der **Einteilung von Outerbridge** (1961; ➤ Tab. 8.1.1). Ursprünglich zur Dokumentation der Chondromalacia patellae entwickelt, hat sich diese Einteilung inzwischen zur Klassifikation von Knorpelschäden aller Gelenke des menschlichen Körpers durchgesetzt.

2003 wurde die vierstufige Klassifikation von Knorpeldefekten nach Outerbridge durch die Klassifikation der *International Cartilage Research Society* (ICRS) erweitert. Diese Klassifikation gilt inzwischen als Goldstandard in der Beschreibung von Knorpelschäden und sollte in Fällen, in denen ein anderes Klassifikationssystem benutzt wird, ergänzend zur Anwendung kommen. Die **ICRS-Klassifikation** eignet sich insbesondere zur Einschätzung der therapeutischen Konsequenzen. Sie basiert auf der Einschätzung des bereits arthroskopisch debridierten Knorpelschadens unter Beachtung der Tiefe und Ausdehnung des Defekts (➤ Tab. 8.1.2). Die Klassifikation des Gelenkknorpelschadens sollte erst nach Entfernung von instabilen Knorpelanteilen, Fragmenten und ausgefransten Randbereichen durchgeführt werden, da sich ein Defekt nur so realistisch in Ausdehnung und Ausmaß abmessen lässt.

Die Beteiligung des subchondralen Knochengewebes ist bei osteochondralen Läsionen in der ICRS-Klassifikation ab dem

Tab. 8.1.1 Outerbridge-Klassifikation (➤ Abb. 8.1.8)

Grad	Befund
0	Normalbefund, unverletzter intakter Knorpel mit glatter weißer Oberfläche und guter Konsistenz
1	Erweichung der Knorpeloberfläche, aber keine Fibrillationen bei glatt erhaltener Oberfläche
2	Auffaserung der Knorpeloberfläche mit Einrissen und deutlicher Fibrillation
3	Tiefe Fissuren, Ulkus bzw. Krater mit instabilen oder unterminierten Rändern; der subchondrale Knochen ist noch nicht erreicht
4	Vollschichtiger Knorpelverlust bis auf den subchondralen Knochen

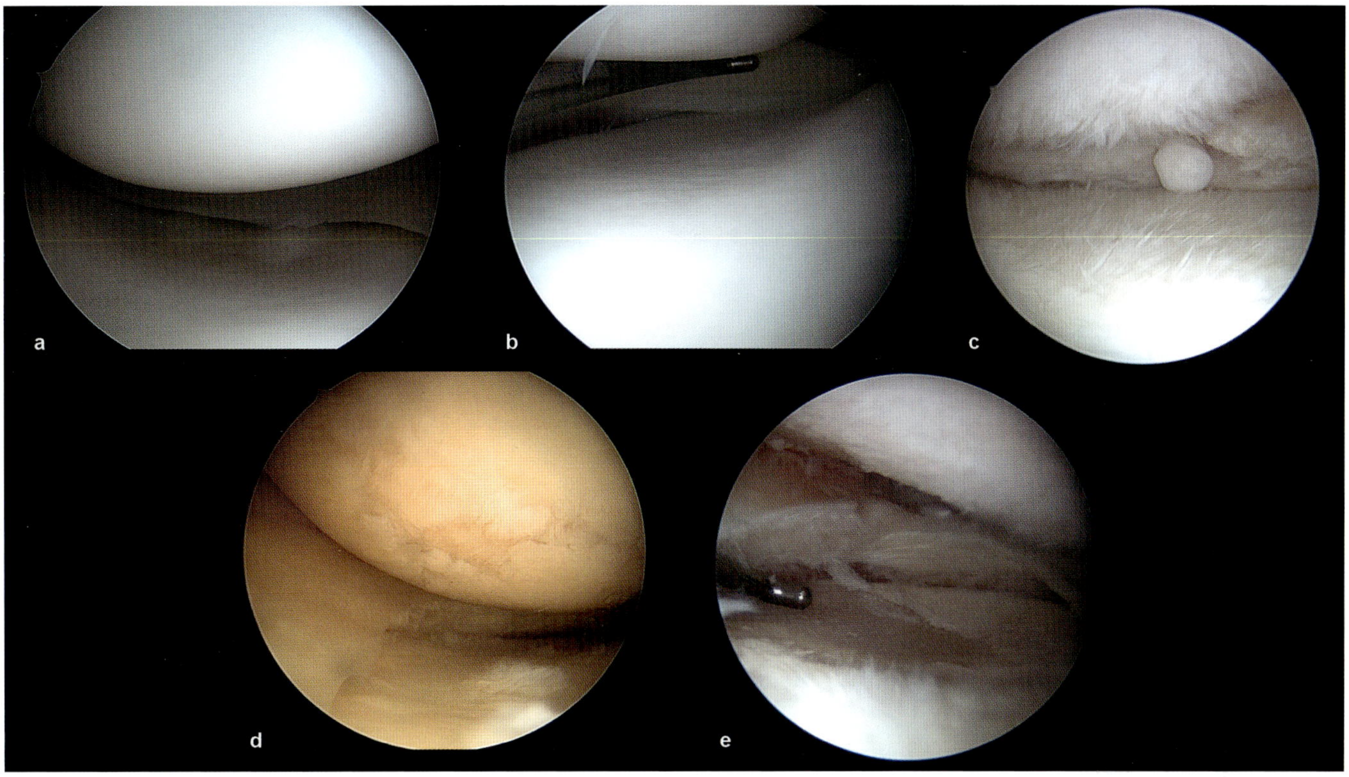

Abb. 8.1.8 Arthroskopische Darstellung des hyalinen Knorpelgewebes des Kniegelenks. Normalbefund und Knorpelschaden Grad 1–4

Grad IIIc dokumentiert. Hier geht man primär von einer chondralen Läsion aus, bei der es sekundär zu einer Mitbeteiligung des Knochengewebes kommt (➤ Abb. 8.1.9).

Primäre Pathologien des subchondralen Knochengewebes wie die Osteochondrosis dissecans und der Morbus Ahlbäck sind in der frühen Erkrankungsphase nur mittels MRT diagnostizierbar. Daraus ergibt sich die Bedeutung der MRT-Klassifikationen dieser Pathologien.

Die **Klassifizierung der Osteochondrosis dissecans** des Kniegelenks erfolgt anhand einer MRT-Untersuchung (➤ Tab. 8.1.3). Diese Einteilung ist von Bedeutung für die Therapie, da sich das jeweilige Verfahren an dieser Klassifikation orientiert.

Die **Klassifikation des Morbus Ahlbäck** orientiert sich an der Stadieneinteilung der aseptischen Knochennekrose (➤ Tab. 8.1.4).

Tab. 8.1.2 ICRS-Klassifikation

Grad	Befund
0	Keine erkennbaren Defekte
Ia	Intakte Oberfläche, Fibrillationen und/oder leichte Erweichung des Knorpels
Ib	Zusätzlich oberflächliche Risse/Fissuren
II	Tiefe des Defekts < 50 % der Knorpeldicke (abnormaler Knorpel)
IIIa	Tiefe des Defekts > 50 % der Knorpeldicke, jedoch nicht bis zur kalzifizierenden Schicht reichend (schwer abnormer Knorpel)
IIIb	Tiefe des Defekts > 50 % der Knorpeldicke, bis zur kalzifizierenden Schicht reichend
IIIc	Tiefe des Defektes > 50 % der Knorpeldicke, bis zur subchondralen Knochenplatte reichend
IIId	Tiefe des Defekts > 50 % der Knorpeldicke, mit Blasenbildung des Knorpels
IVa/b	Vollständiger Defekt des Knorpels mit Durchbruch der subchondralen Knochenplatte

Tab. 8.1.3 Klassifikation der Osteochondrosis dissecans des Kniegelenks

Stadium	MRT-Befund
1	Geringe Signalalteration (Osteolyse/Ödem) ohne klar dargestellte Fragmentgrenzen
2	Klar abgegrenztes osteochondrales Fragment ohne Flüssigkeitslinie zwischen Fragment und darunter liegendem Knochengewebe
3	Partielle Flüssigkeitsdarstellung zwischen Fragment und angrenzendem Knochengewebe
4	Komplett von Flüssigkeit umgebenes Fragment; das Fragment ist „in situ"
5	Komplett losgelöstes Fragment (freier Gelenkkörper)

Tab. 8.1.4 Klassifikation des Morbus Ahlbäck

Stadium	MRT-Befund	Röntgenbefund
I	Knochenödem im MRT	Keine Veränderung im Röntgenbild
II	Knochenödem/umschriebene Osteonekrose im MRT	Osteopenes Areal im Röntgenbild
III	Sklerosesaum um eine zentrale Osteonekrose mit umgebendem Ödem im MRT	Sklerosesaum im Röntgenbild
IV	Gelenkflächendefekt im MRT	Gelenkflächendefekt im Röntgenbild

Outerbridge	ICRS-Grad	Beschreibung nach ICRS	
	0	keine erkennbaren Defekte	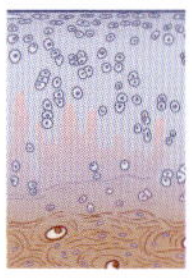
I	1a	intakte Oberfläche, Fibrillationen und/oder leichte Erweichung	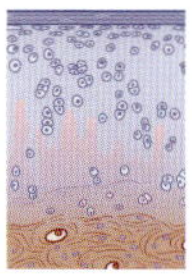
	1b	zusätzlich oberflächliche Risse/Fissuren	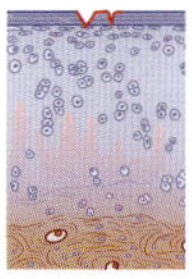
II	2	Läsionstiefe < 50% der Knorpeldicke (abnormaler Knorpel)	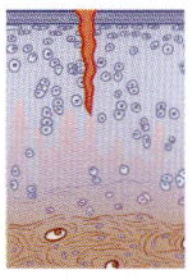
III	3a	> 50% Tiefe der Knorpeldicke, nicht bis zur kalzifizierten Schicht (schwer abnormer Knorpel)	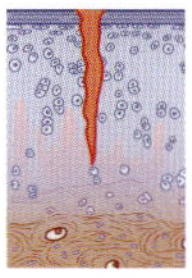
	3b	> 50% Tiefe der Knorpeldicke, bis zur kalzifizierten Schicht	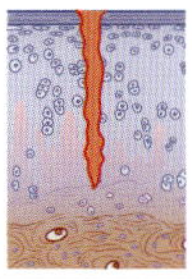
	3c	> 50% Tiefe der Knorpeldicke, bis zur subchondralen Platte	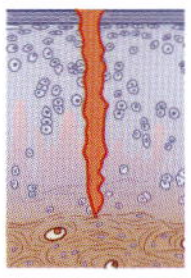
	3d	> 50% Tiefe der Knorpeldicke, mit Blasenbildung	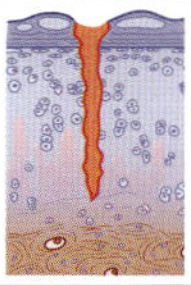
IV	4a/b	vollständige Knorpelläsion mit Durchbruch der subchondralen Platte	a 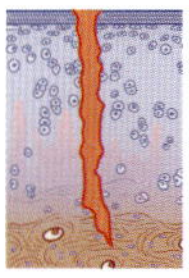 b 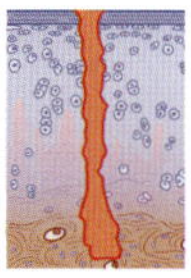

Abb. 8.1.9 ICRS-Klassifikation der chondralen (osteochondralen Läsionen)

Therapeutischer Hinweis

Die Klassifikation ist für die Therapieplanung osteochondraler Läsionen von enormer Bedeutung, da man das Vorgehen anhand der Stadien festlegen und das zu erwartende Outcome absehen kann.

8.1.8 Natürlicher Verlauf

Beim Erwachsenen wird eine spontane Regeneration bzw. ein natürlicher Heilungsverlauf bei einer reinen Gelenkknorpelverletzung ohne Eröffnung der Knochenlamelle nicht beobachtet. Grund für das fehlende Regenerationspotenzial sind die Hypozellularität und das geringe Proliferationspotenzial der Chondrozyten im hyalinen Knorpelgewebe. Im Gegensatz zu vollschichtigen Knorpeldefekten mit Eröffnung der Knochenlamelle kommt es bei oberflächlichen Schädigungen des Knorpels nicht zur Bildung von Faserknorpel, sondern im weiteren Verlauf zu einem zunehmenden Ausfransen und Ausdünnen der Defektränder. Durch eine Reduktion der lastaufnehmenden Flächen im Gelenk kann es zur Induktion von katabolen Stoffwechselvorgängen kommen. Als Reaktion hierauf produzieren die Chondrozyten vermehrt inflammatorische Botenstoffe und proteolytische Enzyme. Diese Stoffe sind in der Lage, das Kollagen der extrazellulären Matrix aufzuspalten und aufzuweichen, sodass es zu einer weiteren Knorpeldestruktion kommen kann. Die parallel ablaufende Aktivierung des anabolen Stoffwechsels reicht nicht aus, um die weitere Progression des Defekts aufzuhalten, sodass der Knorpeldefekt fortschreitet.

Klinisch macht sich der progrediente Knorpelverlust durch einen Entzündungsreiz mit Schmerzsymptomatik und Ergussbildung bemerkbar. Es gilt zu beachten, dass das **Arthroserisiko** mit der Größe des Knorpeldefekts signifikant ansteigt. Weitere Faktoren, die zu einer zusätzlichen Erhöhung des Arthroserisikos führen, sind Begleitverletzungen des Kniegelenks wie Meniskus-, Seitenband- oder

Kreuzbandverletzungen. Lediglich in Einzelfällen und dann vor allem bei jungen Patienten ist eine vollständige Wiederherstellung des Knorpelgewebes ohne chirurgische Therapie möglich. Ganz überwiegend bildet sich aber mit der Zeit eine Arthrose aus, verbunden mit den entsprechenden klinischen Symptomen.

Wie bereits im ➤ Kap. 8.1.5 beschrieben, kann es nach einer traumatischen primären osteochondralen Läsion im Defekt zur Bildung eines Blutclots kommen, in den mesenchymale Stammzellen einwandern. Diese Zellen sind dann in der Lage, mittels chondrogener Differenzierung ein faserknorpelartiges Ersatzgewebe zu bilden. Jedoch ist dieses Regeneratgewebe qualitativ minderwertig und daher weniger widerstandsfähig gegen Druck- und Zugkräfte, sodass es nur eine begrenzte Haltbarkeit aufweist. Das Regenerationsgewebe ist mechanisch weniger belastbar als das gesunde Gewebe, weshalb es im Verlauf zu degenerativen Gelenkveränderungen kommt.

8.1.9 Spätfolgen

Die häufigste und klinisch bedeutsamste Spätfolge von chondralen und osteochondralen Läsionen im Kniegelenk ist die Gonarthrose.

Chondrozyten befinden sich unter physiologischer Belastung in einem Gleichgewicht von anabolen und katabolen Stoffwechselprozessen, sodass die funktionelle und strukturelle Integrität der extrazellulären Matrix aufrechterhalten werden kann. Kommt es im Rahmen einer Läsion zur Ausbildung von **faserknorpelhaltigem Regeneratgewebe,** so ist dieses als biochemisch und biomechanisch minderwertig anzusehen. Mit der Zeit kommt es durch Belastung des Gewebes zu Fibrillierungen, Fissurenbildung und degenerativen Veränderungen im Knorpel- und Regeneratgewebe. Aufgrund der mangelnden Belastbarkeit des Regeneratgewebes ist mit einem Fortschreiten des Defekts in angrenzende Bereiche zu rechnen. Selbst oberflächliche Gelenkknorpelschäden können im Verlauf progredient sein, da minderwertiges Regeneratgewebe zu einer vermehrten Krafteinleitung in den subchondralen Knochen führt, worauf der Knochen sekundär versteift und so weitere Schäden am Knorpel und häufig die Entstehung einer sekundären Arthrose begünstigt werden.

Histologisch kommt es zu einer **Störung des Kollagenfasernetzes,** was eine biomechanische und biochemische Beeinträchtigung des Knorpelgewebes nach sich zieht. Verbunden hiermit ist eine Beeinträchtigung der Knorpelzellmatrix mit zunehmender Fissurenbildung sowie Apoptose der Chondrozyten. Aufgrund der Störungen im Kollagenfasernetz kommt es zu einer Veränderung der biomechanischen Kompressions- und Schersteifigkeit. Damit gehen eine Reduktion des Proteoglykangehalts mit erhöhter Permeabilität der Matrix sowie eine verminderte Syntheseleistung der restlichen Chondrozyten einher. Bedingt durch einen Knorpelschaden kommt es nicht nur zu Veränderungen in der Biomechanik des Knorpelgewebes, sondern auch zu Veränderungen in den Stoffwechselvorgängen der Chondrozyten. Aufgrund der mechanischen Reize sezernieren Chondrozyten eine Vielzahl von Stoffen wie z. B. degradierende Enzyme, Polypeptide, Eicosanoide, Hormone und Superoxide. Dadurch wird eine **Entzündungsreaktion im Knorpelgewebe** ausgelöst, was zu einer progredienten Zerstörung der Gelenkbiologie führen kann.

Zusätzlich kommt es zu Störungen auf zellulärer Ebene der Chondrozyten, wobei diese mit vermehrter Proliferation und Clusterbildung oder mit vermehrter Apoptose reagieren. Der Entzündungsprozess im arthrotischen Gewebe führt zu einem progredienten Abbau der extrazellulären Knorpelmatrix, verbunden mit Proteoglykan- und Aggrekanverlust sowie einer sukzessiven Degeneration des Kollagennetzwerkes. Mit dem progredienten Verlust von Proteoglykanen und Kollagenen gehen makroskopisch sichtbare Veränderungen der Knorpeloberfläche wie Schwellung und Erweichung des Gewebes einher. Diese Veränderungen sind der Grund für die typischen klinischen Symptome der Arthrose wie Schmerzen, Schwellungsneigung, Ergussbildung, Gelenkblockierungen und Bewegungseinschränkungen.

8.1.10 Prognose und Leistungsfähigkeit

Die Prognose von chondralen und osteochondralen Läsionen ist von folgenden Faktoren abhängig:

- **Defektspezifische Faktoren** wie Defektgröße, Defekttiefe, Begleitläsionen, Lokalisation und Vorhandensein multipler Defekte
- **Patientenspezifische Faktoren** wie Körpergewicht des Patienten (Adipositas), Beinachsenfehlstellungen (Genu varum und valgum), Systemerkrankungen (rheumatoide Arthritis), Stoffwechselstörungen (Hämochromatose), das Alter des Patienten, der Lebensstil und gewisse Sportarten (Kontaktsportarten wie Fußball, Handball usw.)

Zu den **Begleitverletzungen,** die unmittelbar einen Einfluss auf die Prognose von Knorpelschäden des Kniegelenks haben, zählen VKB- oder HKB-Rupturen, begleitende Meniskusverletzungen, Rupturen des Kollateralbandapparats sowie Instabilitäten der Patella.

PRAXISTIPP

Im Rahmen der Therapie der Knorpelverletzung ist daher die Mitbehandlung der Begleitverletzung(en) besonders wichtig, um ein Fortschreiten des Defekts mit Ausbildung einer Arthrose zu verhindern. Ein weiterer entscheidender Aspekt ist die richtige und konsequente Nachbehandlung nach erfolgter konservativer und operativer Therapie. Eine zu hohe Belastung kann zu einem sekundären Versagen des Regeneratgewebes führen.

Im Rahmen von Studien wurde festgestellt, dass Knorpeldefekte des Kniegelenks bei Jugendlichen und Kindern zu einer Verdreifachung und bei Erwachsenen zu einer Verfünffachung des Gonarthroserisikos führen. So konnte gezeigt werden, dass isolierte Knorpeldefekte im Kniegelenk junger Sportler bei mehr als 40 % der Patienten im Spontanverlauf innerhalb von 14 Jahren zu Zeichen einer Arthrose führten. Kommt es im Rahmen der Knorpelverletzung zusätzlich zu einer Meniskusverletzung, erhöht sich das Arthroserisiko nochmals um mehr als das Doppelte.

Therapeutischer Hinweis

Entsprechend der Art der Versorgung, der Größe des Defekts und patientenspezifischen Faktoren wie Alter, Gewicht und sportliche Aktivität wird die Nachbehandlung nach einer operativen Therapie für jeden Patienten individuell angepasst.

8.1.11 Prävention

Viele Kniegelenke könnten bis ins hohe Alter funktionstüchtig bleiben, wenn einige einfache Präventionsregeln eingehalten würden:

- Ein wichtiger Faktor zur Vermeidung von Gelenkschäden sind Vorsorgeuntersuchungen von Kindern und Jugendlichen, die Schmerzen im Bereich der Gelenke angeben. Zur Vermeidung von chondralen und osteochondralen Defekten sollte bei diesem jungen Patientenkollektiv mittels klinischer und bildgebender Untersuchungen ein Gelenkstatus erhoben werden.
- Dies gilt ebenso bei Gelenkfehlstellungen wie dem Genu varum oder Genu valgum, die eine Mehrbelastung im entsprechenden Kniekompartiment verursachen können.
- Ein weiterer wichtiger Punkt ist die frühzeitige und konsequente Behandlung von Stoffwechselstörungen wie z. B. der Hämochromatose, die unbehandelt ebenfalls zu Knorpelschäden führen kann.

In den letzten Jahren wurden **Präventionseinheiten für Sportler** etabliert (z. B. das FIFA-Präventionsprogramm „11+"), die zu einer signifikanten Reduktion fußballspezifischer Verletzungen um bis zu 50 % führten (Dvorak und Junge 2009; Soligard 2008). Im Rahmen dieser Einheiten werden Übungen zur Verbesserung der Propriozeption sowie eine exakte Fußarbeit (schnelle Positionswechsel) trainiert.

Sollte es dennoch zu entsprechenden Verletzungen kommen, dann sind die rechtzeitige und adäquate Therapie sowie die Behandlung etwaiger Begleitläsionen wie z. B. Meniskusverletzungen notwendig, um eine Progression des Knorpelschadens frühzeitig zu verhindern.

PRAXISTIPP

Konsequente Auf- und Abwärmprogramme haben in den letzten Jahren vor allem im Bereich des Profisports zu einer signifikanten (bis zu 50-prozentigen) Reduktion der Verletzungen durch entsprechende Prävention geführt.

Sport und der damit verbundene Muskelaufbau sind besonders wichtig, um die auf das Kniegelenk wirkende Belastung zu reduzieren. Hierfür eignen sich insbesondere gelenkschonende Sportarten wie Schwimmen, Fahrradfahren oder auch Nordic Walking auf Waldboden. Gelenkbelastende Sportarten mit hohen und repetitiven Belastungen für das Kniegelenk sowie einem hohen Verletzungsrisiko sollten insbesondere bei bereits vorliegendem Knorpelschaden vermieden werden. Insgesamt sollte auf eine ausreichende körperliche Betätigung geachtet werden, da hierdurch eine Verbesserung der Knorpelernährung sowie ein vermehrter Abtransport schädlicher Stoffwechselprodukte aus dem Gelenk erreicht werden kann.

Ein positiver Effekt von Kniegelenkbandagen, -orthesen und Schuhwerk konnte bisher nicht wissenschaftlich nachgewiesen werden. Der positive Einfluss von knorpelprotektiver Ernährung ist aktuell noch umstritten, es wird jedoch empfohlen, auf eine ausreichende Zufuhr von Kalzium und Vitamin D zu achten.

8.1.12 Fazit

- Chondrale und osteochondrale Läsionen sind häufige Pathologien im Bereich des Kniegelenks. Aufgrund des limitierten Regenerationspotenzials des hyalinen Knorpelgewebes ist eine frühzeitige Diagnose und Therapieeinleitung für ein gutes Outcome essenziell.
- Ursachen für diese Läsionen sind degenerative Prozesse und traumatische Ereignisse, die durch Risikofaktoren begünstigt werden können. Hierzu gehören u. a. chronische Bandinstabilitäten, Fehlstellungen der Beinachse und metabolische Erkrankungen.
- Nach der Anamnese und der körperlichen Untersuchung folgt eine Bildgebung des Kniegelenks. Unter den bildgebenden Verfahren zur Darstellung chondraler und osteochondraler Defekte ist die MRT der Goldstandard.
- Die Einteilung der Läsionen erfolgt im klinischen Alltag anhand des ICRS-Scores.
- In den letzten Jahrzehnten hat sich vor allem im Leistungssport ein Präventionstraining zur Verbesserung der Propriozeption etabliert, wodurch Fehlbelastungen und Verletzungen des Kniegelenks reduziert werden sollen.

LITERATUR

Aroen A, Loken S, Heir S, Alvik E, Ekeland A, Granlund OG, Engebretsen L (2004). Articular cartilage lesions in 993 consecutive knee arthroscopies. Am J Sports Med 32: 211–215.

Bauer M, Jackson RW (1988). Chondral lesions of the femoral condyles: a system of arthroscopic classification. Arthroscopy 4: 97–102.

Brittberg M, Winalski CS (2003). Evaluation of cartilage injuries and repair. J Bone Joint Surg Am 85 (Suppl 2): 58–69.

Campbell AB, Knopp MV, Kolovich GP, Wei W, Jia G, Siston RA, Flanigan DC (2013). Preoperative MRI underestimates articular cartilage defect size compared with findings at arthroscopic knee surgery. Am J Sports Med 41: 590–595.

Curl WW, Krome J, Gordon ES, Rushing J, Smith BP, Poehling GG (1997). Cartilage injuries: a review of 31 516 knee arthroscopies. Arthroscopy 13: 456–460.

Dvorak J, Junge A, Grimm K (2009). F – Marc – Football Medicine Manual. 2nd ed. Altstätten, Schweiz: RVA Druck und Medien AG.

Grimm NA, Weiss JM, Kessler JI, Aoki SK (2014). Osteochondritis dissecans of the knee. Clin Sports Med 33: 181–188.

Hjelle K, Solheim E, Strand T, Muri R, Brittberg M (2002). Articular cartilage defects in 1 000 knee arthroscopies. Arthroscopy 18: 730–734.

Kessler KI, Nikizad H, Shea KG, Jacobs Jr JC, Bebchuk JD, Weiss JM (2014). The demographics and epidemiology of osteochondritis dissecans of the knee in children and adolescents. Am J Sports Med 42: 320–326.

Madry H, van Dijk CN, Mueller-Gerbl M (2010). The basic science of subchondral bone. Knee Surg Sports Traumatol Arthrosc 18: 419–433.

Mc Cauley TR, Disler DG (2001). Magnetic resonance imaging of articular cartilage of the knee. J Am Acad Orthop Surg 9: 2–8.

Mont AM, Marker DR, Zywiel MG, Carrino JA (2011). Osteonecrosis of the knee and related conditions. J Am Acad Orthop Surg 19: 482–494.

Outerbridge RE (1961). The etiology of chondromalacia patellae. J Bone Joint Surg Br 43: 752–757.

Soligard T, Myklebust G, Steffen K, et al. (2009). Comprehensive warm-up programme to prevent injuries in young female footballers: cluster randomised controlled trial. BMJ 337: a2469.

Swart E, Redler L, Fabricant PD, Mandelbaum BR, Ahmad CS, Wang YC (2014). Prevention and screening programs for anterior cruciate ligament injuries in young athletes: a cost-effectiveness analysis. J Bone Joint Surg Am 96: 705–711.

Uchio Y, Ochi M, Adachi N, Nishikori T, Kawasaki K (2001). Intraosseous hypertension and venous congestion in osteonecrosis of the knee. Clin Orthop Relat Res 384: 217–223.

8.2 Konservative Therapie

Stephan Kirschner

Zur Behandlung von Patienten mit frühen Stadien der Gonarthrose wird eine Reihe von konservativen Therapiemaßnahmen eingesetzt. Als Basismaßnahme sind bei allen Patienten die Lebensgewohnheiten und Risikofaktoren zu erfragen, sodass sie dann über mögliche Modifikationen des Lebensstils und der erkannten Risikofaktoren beraten werden können. Alle Patienten sollten ausführlich über die Erkrankung, den anzunehmenden Verlauf und die Auswirkungen im täglichen Leben informiert werden.

Die konservative und mögliche operative Therapie orientiert sich an einem bewährten Stufenkonzept (Lomander et al. 2007), das die Erkrankungsschwere berücksichtigt (➤ Abb. 8.2.1). Die Deutsche Gesellschaft für Orthopädie und Orthopädische Chirurgie hat eine entsprechende Leitlinie verfasst, die sich aktuell in Überarbeitung befindet. Auf Basis der vorhandenen Literatur kann für die unterschiedlichen Therapiemöglichkeiten eine Empfehlung unter Berücksichtigung der evidenzbasierten Medizin (EbM) gegeben werden.

8.2.1 Patienteninformation

Durch das Patientenrechtegesetz sind die Pflichten des Arztes zur verständlichen Aufklärung über die Diagnose und Behandlungsalternativen verdeutlicht worden. Danach muss der Arzt den Patienten über die Diagnose sowie die voraussichtliche gesundheitliche Entwicklung informieren und ihn in verständlicher Form über die Therapie, die sich daraus ergebenden Konsequenzen sowie die nach der Therapie zu ergreifenden Maßnahmen unterrichten. Für die infrage kommenden Behandlungen sind die Risiken und Erfolgsaussichten zu schildern.

Diese gesetzlichen Vorgaben greifen das sog. *Shared Decision-Making* als zeitgemäße Form der Entscheidungsfindung in der individuellen Therapie auf.

Eine wesentliche Information bei frühen Erkrankungsstadien der Gonarthrose betrifft den natürlichen Verlauf der Erkrankung: Die initiale Gonarthrose führt nicht zwangsläufig zu den schweren Erkrankungsstadien mit stark eingeschränkter Funktion mit dauerhaftem Ruhe- und Belastungsschmerz. Aus radiologischen Longitudinalstudien über eine Dekade und länger wird die Progression der Arthrose nur bei einem Drittel oder der Hälfte der Probanden berichtet. Die begleitenden Risikofaktoren haben einen relevanten Einfluss auf die weitere Krankheitsentwicklung nach Diagnosestellung. Die schlechteste Prognose haben Patienten mit positiver Familienanamnese einer Gonarthrose, relevanten Achsabweichungen und Übergewicht. In der Betreuung der Patienten ist daher das Verständnis über die Risikofaktoren und deren Modifikation ein wesentlicher Baustein.

Durch eine internationale Expertenkommission wurden die wichtigsten Fakten, die Patienten mit Gonarthrose wissen sollten, abgestimmt. Zu jeder Information wurde die Bedeutung für die Therapie auch als Ranglistenplatz eingeschätzt (French et al. 2014).

!

Wissenswertes über Gon- und Koxarthrose für Patienten

Wissen über die Erkrankung

- Arthrose ist nicht nur eine Erkrankung des Knorpels, sondern betrifft das gesamte Gelenk mit Muskeln und Ligamenten. (Ranglistenplatz 12)
- Der Gelenkverschleiß auf Röntgenbildern gibt keinen Aufschluss darüber, wie stark die Arthrose Sie beeinträchtigt. (Ranglistenplatz 15)
- Die Symptome der Arthrose können von Person zu Person sehr stark variieren. (Ranglistenplatz 16)
- Arthrose ist kein unausweichlicher Teil des Älterwerdens. (Ranglistenplatz 20)

Forts. nächste Seite

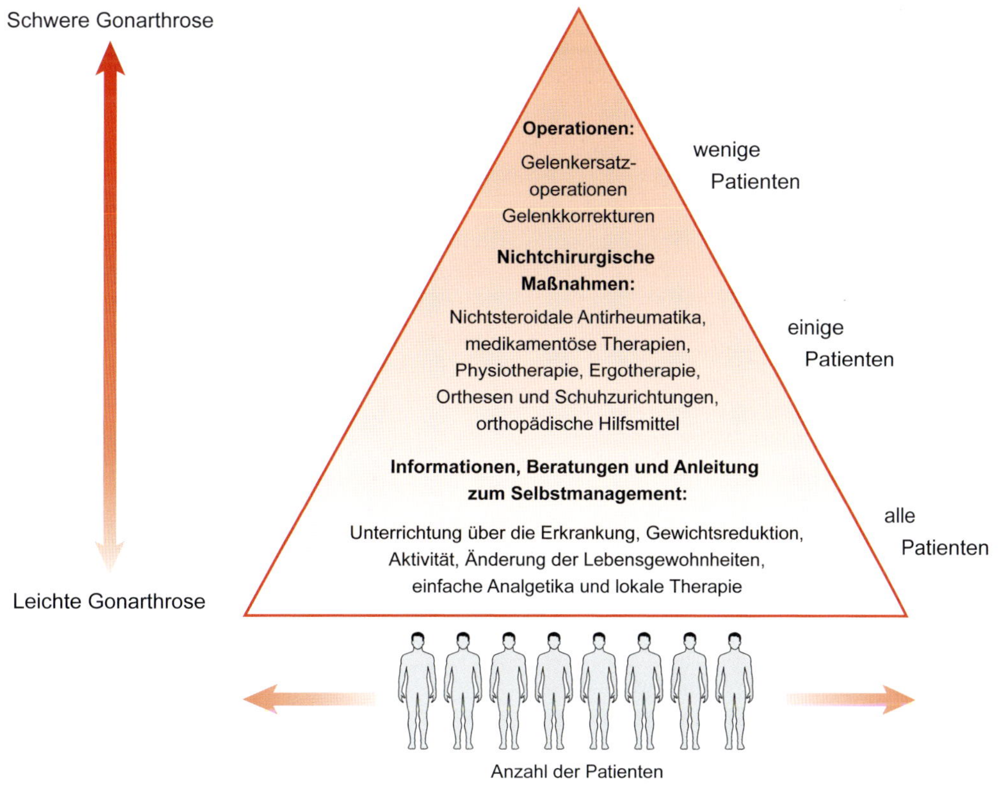

Abb. 8.2.1 Behandlungspyramide der Therapie bei Osteoarthrose. Die Breite der Pyramide entspricht dem Anteil der betroffenen Patienten, die eine derartige Therapie benötigen. In der Basis der Pyramide sind alle Basismaßnahmen zur Behandlung der Gonarthrose enthalten. An der Spitze der Pyramide sind die invasiven operativen Therapiemöglichkeiten genannt, die für Patienten mit schwerer Gonarthrose nach Versagen der konservativen Therapie infrage kommen.

Prinzipien der Behandlung
- Nichtpharmakologische Behandlungen haben einen vergleichbaren Benefit (Nutzen) auf die Arthrosesymptome wie Schmerzmedikamente, weisen aber nur sehr wenige unerwünschte Nebenwirkungen auf. (Ranglistenplatz 7)
- Durch Teilnahme an Programmen können Sie eine Verbesserung der Arthrosesymptome erreichen. (Ranglistenplatz 10)
- Die Behandlungen und Veränderungen der Lebensgewohnheiten bei Arthrose sollten individualisiert und in kurz- und langfristige Ziele gegliedert werden. Diese Ziele sollten regelmäßig mit Ihrem Arzt besprochen werden. (Ranglistenplatz 11)
- Maßnahmen zur Bewältigung der Arthrose sollten zwischen Patient und Arzt diskutiert und beschlossen werden. (Ranglistenplatz 18)

Physiotherapie, körperliche Aktivität und Gewichtsreduktion
- Regelmäßige körperliche Aktivität und individuelle Physiotherapie (Muskelkräftigung, Kardiotraining und Training der Beweglichkeit) können den Schmerz reduzieren, dem Fortschreiten der Arthrose vorbeugen und Ihren Alltag erleichtern. (Ranglistenplatz 1)
- Wenn Sie übergewichtig sind und Arthrose haben, ist es wichtig, dass Sie Ihr Gewicht mit einem individuellen Plan, der Ernährungsumstellung und erhöhte körperliche Aktivität umfasst, reduzieren und dauerhaft halten. (Ranglistenplatz 2)
- Eine bewegungsarme oder sitzende Lebensweise verstärkt Ihre Arthrose und erhöht zusätzlich Ihr Risiko für Zivilisationskrankheiten wie Diabetes und Herz-Kreislauf-Erkrankungen. (Ranglistenplatz 4)
- Individuelle körperliche Übungen sind für jeden Arthrosepatienten ein grundsätzlicher Bestandteil der Behandlung. (Ranglistenplatz 5)
- Die Erhaltung einer leistungsfähigen Muskulatur ist wichtig, um Gelenkschmerzen zu reduzieren und die Funktion zu erhalten; wenn Sie eine Operation benötigen, werden Sie in der prä- und postoperativen Behandlung von einer leistungsfähigen Muskulatur profitieren. (Ranglistenplatz 6)
- Die Einbindung der körperlichen Übungen in den Alltag ist günstig, um einen aktiveren Lebensstil zu erreichen. (Ranglistenplatz 8)
- Nur regelmäßige individuelle körperliche Übungen helfen gegen Ihre Arthrose. (Ranglistenplatz 9)
- Schon wenige körperliche Übungen, die regelmäßig durchgeführt werden, sind günstig gegen die Arthrose. (Ranglistenplatz 14)

Medikamente
- Nichtsteroidale Antiphlogistika zur Behandlung der Arthrose sollten nicht über einen längeren Zeitraum eingenommen werden. (Ranglistenplatz 17)
- Bei Arthroseschmerzen kann Paracetamol die Beschwerden verringern. (Ranglistenplatz 21)

Operationen
- Die Arthroseschmerzen können häufig auch ohne Operation verbessert werden. (Ranglistenplatz 3)
- Wenn die Schmerzen nicht mehr gelindert werden können, Sie eine angemessen lange Phase konservativer Therapie absolviert haben und im Alltag durch die Gelenkbeschwerden erheblich beeinträchtigt sind, ist der Gelenkersatz eine Behandlungsoption. (Ranglistenplatz 13)
- Arthroskopische Chirurgie zur Gelenklavage bei eingetretener Arthrose ist nicht zur Schmerzbehandlung indiziert, es sei denn, es liegen Gelenkblockierungen vor. (Ranglistenplatz 19)

8.2.2 Modifikation des Lebensstils und der Risikofaktoren

Ein günstiger Lebensstil für Patienten mit Gonarthrose umfasst körperliche Aktivität, Verzicht auf gelenkbelastende sportliche Aktivitäten (Impulssportarten), ggf. die Verminderung einer beruflichen Gelenkbelastung sowie erkrankungsgemäßes Schuhwerk.

Unter den Risikofaktoren nehmen das Übergewicht und die Achsabweichung eine herausragende Bedeutung ein. Maßnahmen zur Gewichtsreduktion und evtl. operative Maßnahmen zur Verbesserung der Gelenkbiomechanik sind mit den Patienten zu besprechen.

Die Aufklärung über die Erkrankung und günstige Verhaltensweisen ist als erste Unterstützung der Patienten einzuordnen. Allerdings führen diese Maßnahmen allein nicht zu den gewünschten Lebensstilveränderungen (Kroon et al. 2014). Weitere Maßnahmen für eine kontinuierliche Unterstützung der Patienten können z. B. Gelenksportgruppen sein. Selbsthilfegruppen mit regelmäßigen Informationsveranstaltungen und der Möglichkeit zum Austausch zwischen den Patienten sind ebenfalls als günstig einzuschätzen.

Gewichtsreduktion

Bei übergewichtigen Patienten ist eine Normalisierung des Körpergewichts anzustreben. Wenn dies nicht gelingt, führt auch die Reduktion des Körpergewichts zu einer relevanten Verbesserung der Beschwerden, selbst wenn der Gelenkstatus unverändert bleibt. Dies wurde durch eine entsprechende Metaanalyse nachgewiesen.

In einem dreiarmigen Vergleich nach Gewichtsreduktion wurde der Effekt der weiteren diätetischen Unterstützung und einer physiotherapeutischen Übungsbehandlung mit dem natürlichen Verlauf ohne weitere Unterstützung verglichen. Hierbei wurde der wesentliche Therapieeffekt nur bei Patienten gesehen, welche die Gewichtsreduktion über die 1-jährige Nachbeobachtungszeit hinaus halten konnten. Die physiotherapeutische Übungsbehandlung bei erhöhtem Körpergewicht war dem Behandlungseffekt einer Gewichtsreduktion unterlegen.

Therapeutischer Hinweis
Die erfolgreichste Kombination in Bezug auf den körperlichen Schmerz scheint in der intensiven Gewichtsreduktion und gleichzeitigen Aktivitätssteigerung zu bestehen (Messier et al. 2013).

Nahrungsergänzung

Die Stimulation des Knorpelstoffwechsels durch **Glukosamin** oder **Chondroitin** soll zur Verbesserung der Gelenksituation führen: Durch Glukosamine kann z. B. die Proteoglykansynthese stimuliert werden. Damit soll der Knorpelstoffwechsel langfristig ökonomisiert und verbessert werden. Für frühe Arthrosestadien wurde in prospektiv randomisierten Studien ein Therapieeffekt auf den Arthroseschmerz gefunden. Bei sehr günstigem Nebenwirkungsprofil kann die Medikation in dieser Behandlungssituation erwogen werden.

Bei eingetretener Gonarthrose existiert keine Therapieempfehlung für die Anwendung dieser Chondroprotektiva durch das *American College of Rheumatologists,* dem *National Institute of Health and Care Excellence* (NICE), der *European League Against Rheumatism* (EULAR) oder der *Osteoarthritis Research Society International* (OARSI).

8.2.3 Physiotherapie und körperliche Aktivität

Körperliche Aktivität

Eine Metaanalyse zur weiteren Aufklärung der Effekte von körperlicher Aktivität hat nach Synthese der vorhandenen Literatur von

2000–2012 fünf Bereiche identifiziert, in denen verstärkte körperliche Aktivität wirksam ist (Beckwee et al. 2013):

- neuromuskulär
- paraartikulär
- intraartikulär
- psychosozial
- allgemeine Fitness- und Gesundheitswahrnehmung

Neuromuskulär: Durch Verbesserung der Muskulatur wird von einer verbesserten Ansteuerung und Propriozeption ausgegangen, die im gesunden Gelenk Schäden vorbeugt und im erkrankten Gelenk die Progression weiterer Schäden verlangsamen kann. Ergänzend wirkt eine größere Hüftabduktionskraft dem medialen Adduktionsmoment im Knie entgegen und verringert damit die mediale Belastung im Knie.

Der Zustand der **paraartikulären** Weichteile und des benachbarten Knochens entspricht der Inanspruchnahme. Durch körperliche Beanspruchung kann eine Erhöhung der Knochenmasse erreicht werden.

Intraartikulär kommt es durch verstärkte körperliche Aktivität zur Verbesserung einer Reihe von Knorpelstoffwechselparametern wie z. B. der Erhöhung des Proteoglykangehalts. Die maßvolle körperliche Aktivität verbessert die Durchblutung des Gelenks und wirkt antiinflammatorisch.

Körperliche Aktivität wirkt auf eine Reihe chronischer Erkrankungen positiv oder kann im besten Fall sogar die Entstehung z. B. eines Diabetes mellitus vermeiden. Die Verminderung der Komorbidität wirkt sich wiederum günstig auf die Gelenkerkrankung aus.

Psychosozial kann durch eine vermehrte Aktivität mit einer größeren Sicherheit beim Laufen und einer abnehmenden Angst vor Stürzen gerechnet werden. Aerobes Fitnesstraining vermindert die depressiven Symptome sowohl bei stärker und schwächer depressiv verstimmten Patienten. Moderate körperliche Aktivität wie z. B. einmaliges wöchentliches Tai-Chi-Training verbessert die allgemeine Lebensqualität und auch die vom Patienten wahrgenommene Selbstwirksamkeit bei Osteoarthrose (Hartmann et al. 2000).

Physiotherapie

Wesentliche allgemeine Anforderungen an die Physiotherapie bei Gonarthrose sind durch ein Expertengremium auf Basis der verfügbaren Evidenz publiziert worden (Roddy et al. 2005). Die Übungsprogramme sollten sowohl die Kräftigung der Kniegelenkmuskulatur, insbesondere des Quadrizeps, als auch die allgemeine körperliche aerobe Fitness beinhalten und auf den Patienten, seine Begleiterkrankungen und seine körperliche Leistungsfähigkeit abgestimmt sein.

Ergänzend zur physiotherapeutischen Behandlung sollten regelmäßig Informationen über sinnvollen Gelenkschutz und die Anregung zur verstärkten körperlichen Aktivität vermittelt werden. Für den langfristigen Erfolg ist die Bindung der Patienten an solche Programme erforderlich. Hierbei können Gruppenbehandlungen für die Bindung und Motivation der Patienten von Vorteil sein.

➤ Tab. 8.2.1 fasst die Empfehlungen zum Umfang von körperlicher Aktivität für ältere Menschen mit schmerzhafter Osteoarthrose zusammen.

Zu Beginn der Behandlung stehen häufig Bewegungseinschränkungen, muskuläre Imbalancen und schmerzhafte Muskelverspannungen im Vordergrund. Im Rahmen der physiotherapeutischen Behandlung werden Dehnung, Traktion und Detonisierung der schmerzhaften Muskulatur angewendet. Ergänzt durch manuelle Therapie, kann die Gleitfähigkeit der paraartikulären Bindegewebe wieder verbessert und das Erreichen eines normalen Bewegungsumfangs unterstützt werden.

In der weiteren Behandlung werden die pathologischen Bewegungsmuster verlernt, und der Patient erhält Anleitungen zur Gelenkschonung im Alltag. Diese Übungen sind vom Patienten selbstständig zu wiederholen.

Nach Behandlung der akuten Situation ist mittelfristig durch Kräftigung der Muskulatur eine verbesserte Kontrolle über das Kniegelenk anzustreben. Die wesentliche Bedeutung des **Quadrizeps** wird durch weitere Untersuchungen unterstützt, bei denen gezeigt werden konnte, dass bei Frauen mit initialer Gonarthrose eine verminderte Quadrizepsaktivität gefunden wurde. Es besteht die Hypothese einer latenten Instabilität und einer nicht optimalen Auftrittsdämpfung als relevante Faktoren in der weiteren Arthroseprogression. Diese Hypothese wird durch eine weitere Studie unterstützt, in der eine Verbesserung der Auftrittsbelastung nach Kräftigung des Quadrizeps nachgewiesen wurde. Für den gezielten Muskelaufbau wird die gerätegestützte Physiotherapie als sog. **medizinische Trainingstherapie** (MTT) eingesetzt. Mit entsprechenden Trainingsgeräten und vorgegebenen Bewegungsbahnen werden die muskulären Defizite gezielt trainiert und dabei das Zusammenspiel der gelenkumspannenden Muskulatur verbessert.

Wasseranwendungen

Physiotherapeutische Übungsbehandlungen im Wasser erlauben auch bei symptomatischen Patienten ein Gelenktraining: Durch

Tab. 8.2.1 Empfehlungen zum Umfang körperlicher Aktivität für ältere Menschen mit schmerzhafter Osteoarthrose

Aktivität	Intensität	Umfang	Frequenz
Flexibilität zu Beginn: statische Dehnung	Dehnung bis zum subjektiv empfundenen Widerstand	1 Dehnung pro Muskelgruppe Halten der Dehnungsbelastung für 5–15 s	Einmal täglich
Flexibilität mit dem Ziel einer längerfristigen Verbesserung	Dehnung bis zum vollen Bewegungsumfang	3–5 Dehnungen pro Muskelgruppe Halten der Dehnungsbelastung für 20–30 s	3- bis 5-mal wöchentlich
Kräftigung: isometrisch	Niedrig bis mäßig: 40–60 % der willkürlichen MK	10–15 Wdh	2- bis 3-mal wöchentlich
Kräftigung: isotonisch	• Niedrig: 40 % MK • Moderat: 40–60 % MK • Hoch: > 60 % MK	• 10–15 Wdh • 8–10 Wdh • 6–8 Wdh	2- bis 3-mal wöchentlich
Aerobe Fitness	Niedrig bis moderat: 40–60 % der max. aeroben Kapazität	20–30 min Belastung	2- bis 5-mal wöchentlich

MK = Maximalkraft; Wdh = Wiederholungen

den Auftrieb im Wasser wird die Gelenkbelastung wesentlich reduziert. Bei Wahl einer geeigneten Wassertemperatur (> 32 °C) kann gleichzeitig ein muskelentspannender Effekt erreicht werden.

Das Wasser bietet bei der Übungsbehandlung je nach Geschwindigkeit der Gelenkbewegung einen unterschiedlich starken Widerstand und vermeidet eine Überbeanspruchung der Patienten. Es können sowohl Einzel- als auch Gruppenbehandlungen durchgeführt werden. Bei Gruppenbehandlungen werden häufig weitere Hilfsmittel wie Ringe oder Styroporstangen eingesetzt.

In einer randomisierten Studie wurden signifikante Verbesserungen in Bezug auf Schmerz, Funktion und Lebensqualität gefunden. In einer gesundheitsökonomischen Analyse dieser Therapieform wurden die positiven Effekte bestätigt und weiterhin ein günstiges Kosten-Nutzen-Verhältnis gefunden.

8.2.4 Orthopädietechnische Maßnahmen

Grundlage für die Anwendung von Unterarmgehstützen, Orthesen und Schuhzurichtungen in der Behandlung der Gonarthrose ist die biomechanische Lastsituation. Im normalen Gangzyklus kommt es in der Standbeinphase im Vergleich zum beidbeinigen Stand zu einer erheblichen medialen Verschiebung der Last (➤ Abb. 8.2.2).

Unterarmgehstützen

Bei aktivierter Gonarthrose kann die vorübergehende Teilbelastung oder Entlastung an Unterarmgehstützen als einfachste orthopädietechnische Maßnahme helfen, die akute Belastungsreaktion zu überwinden. Dabei sind Patienten mit isolierter Gonarthrose von Patienten mit polyartikulärem Befall zu unterscheiden: Sind gleichzeitig die Schultergelenke betroffen, ist die Anwendung von Unterarmgehstützen als problematisch einzustufen. Es muss mit einer Beschwerdezunahme an den Schultergelenken gerechnet werden. Die Anwendung von Unterarmgehstützen wird daher unter evidenzbasierten Kriterien als unsicher eingestuft.

Orthesen und Schuhzurichtungen

Die Anwendung einer valgisierenden Orthese beim nichtkontrakten Varusknie kann die mechanische Belastung relevant reduzieren und die Beschwerden häufig deutlich verbessern (➤ Abb. 8.2.3). Durch Kombination von Orthese und lateraler Schuhranderhöhung beim symptomatischen Varusknie kann ein verstärkter Effekt gegenüber der Orthese oder einer Schuhzurichtung erreicht werden. Die korrigierenden Orthesen weisen meist einen begrenzten Tragekomfort auf, der die Patientencompliance mittelfristig negativ beeinflusst.

Die Schuhzurichtung ist, bezogen auf das Adduktionsmoment, im Knie sogar wirksamer als die korrigierende Orthese. Dies gilt jedoch nicht für alle biomechanischen Aspekte. Der Schuh wird sinnvollerweise gleichzeitig mit einem Pufferabsatz versehen, sodass die Stoßbelastung beim Auftritt reduziert wird. Je nach klinischer Situation des Patienten kann die Schuhzurichtung um eine Abrollhilfe (z. B. Schmetterlingsrolle) ergänzt werden. Aufgrund der einfacheren Handhabung von Schuhzurichtungen kann im Vergleich zu den Orthesen von einer höheren Compliance ausgegangen werden.

Aktuell wird für Patienten mit symptomatischer Gonarthrose die Versorgung mit Schuhen untersucht, die eine dem Barfußlaufen vergleichbare Belastung erreichen. In einer systematischen Übersichtsarbeit wurde eine Verringerung der Belastung im Kniegelenk gegenüber konventionellen Schuhen gefunden. Die optimale Form solcher Schuhe mit variabler Sohlensteife, die dem barfüßigen Laufen nahekommen, ist noch Gegenstand der Forschung.

8.2.5 Physikalische Maßnahmen

Kälte-/Wärmetherapie

Im Stadium der akuten Gelenkreizung mit Schwellung und Überwärmung wird durch lokale **Kälteanwendung** eine Entzündungshemmung und Schmerzreduktion erreicht. Dabei sollte die Käl-

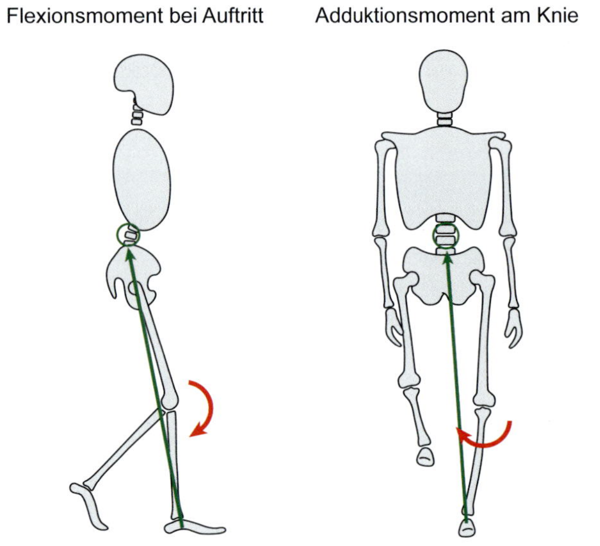

Abb. 8.2.2 Biomechanik des Laufens

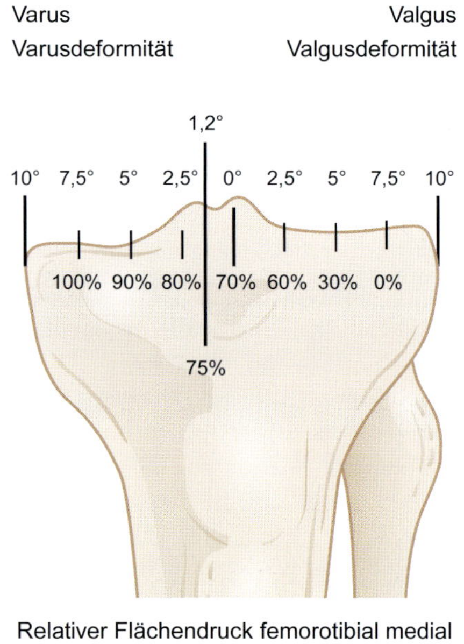

Abb. 8.2.3 Belastung im medialen femorotibialen Kompartiment in Abhängigkeit von der Beinachse

teanwendung (z. B. durch Eisbeutel) 20 min betragen. Ein kürzeres Intervall (3–5 min) birgt die Gefahr einer reaktiven Hyperämie, ein zu langes Intervall > 30 min kann zu einer verschlechterten Durchblutung und lokalen Erfrierungen führen.

Im chronischen Erkrankungsstadium kann **Wärmeanwendung** eine Anregung des lokalen Stoffwechsels und eine Entspannung verkürzter Muskulatur bewirken. Die gesteigerte Durchblutung kann genutzt werden, um mit gezielter Physiotherapie Kontrakturen zu behandeln und die Beweglichkeit zu verbessern.

Elektrotherapie

Bei der Stromanwendung werden nieder-, mittel- und hochfrequente Ströme unterschieden. Eine verbreitete Therapieform von **niederfrequenten Strömen** ist die *Iontophorese* zur Behandlung periartikulärer Reizzustände. Neben der Hyperämisierung werden lokal aufgebrachte Medikamente beschleunigt aufgenommen. Eine weitere Anwendung niederfrequenter Ströme ist die *TENS*-Behandlung zur Schmerztherapie.

Mit **hochfrequenten Strömen** wird eine lokale Wärmeentwicklung erreicht, die zur Hyperämisierung und Stoffwechselsteigerung eingesetzt werden kann. Da es nicht zu einer Kreislaufbelastung kommt, ist die Anwendung auch bei kardialen Risikopatienten möglich. Allerdings besteht eine Kontraindikation zur Elektrotherapie bei Patienten mit Herzschrittmachern.

Vibration

Vibrationsanwendungen zur Behandlung von Patienten mit Gonarthrose können mittels einer einzelnen Vibrationsplatte oder alternativ mit zwei Platten (bipedaler Stand) durchgeführt werden. Frequenz und Amplitude der Vibration variieren zwischen den unterschiedlichen Anwendungsformen.

Die Therapie wird mit einer Häufigkeit von 1–3 Anwendungen pro Woche durchgeführt.

In einer Metaanalyse von randomisierten Studien hatte die Vibrationsbehandlung bei Messung mit dem WOMAC-Instrument keinen Einfluss auf den Schmerz und die Steifigkeit bei Gonarthrosepatienten.

Ein signifikanter Therapieeffekt wurde in der WOMAC-Skala „Physische Funktion" gefunden. Als weiteres Indiz der verbesserten körperlichen Funktion konnte eine Verbesserung des 6-Minuten-Gehtests sowie der Balance gezeigt werden. Die Vibrationsbehandlung wirkt also positiv auf die funktionellen Beeinträchtigungen von Patienten mit Gonarthrose. Mögliche unterschiedliche Therapieeffekte in Abhängigkeit der verwendeten Geräte und Trainingsformen sind gegenwärtig noch nicht erkennbar.

8.2.6 Medikamentöse Schmerztherapie

Orale Medikation

Grundlage der Schmerztherapie ist zunächst die Schmerzmessung (z. B. mittels VAS). Weiterhin hat sich bewährt, die Schmerzen in Ruhe und unter Aktivität sowie deren Einfluss auf den Schlaf zu unterscheiden.

Aufgrund des günstigen Nebenwirkungsprofils wird zur Basistherapie **Paracetamol** empfohlen. Bei höherer Dosierung ist hier die mögliche Lebertoxizität zu beachten. Alternativ kommt in der ersten Stufe der Schmerztherapie auch **Novaminsulfon** zur Anwendung. In seltenen Fällen kann als relevante Nebenwirkung eine Agranulozytose auftreten. Beide Medikamente sind analgetisch wirksam.

Auch die **nichtsteroidalen Antirheumatika (NSAR)** werden zur Schmerztherapie eingesetzt. Ergänzend zu ihrer *analgetischen* Wirkung weisen die NSAR eine *antiphlogistische* Wirkung auf. Sie eignen sich daher zur kurzzeitigen Therapie einer aktivierten Arthrose und haben dabei einen günstigen Effekt auf den Gelenkerguss und die paraartikuläre Schwellung. NSAR sollten aufgrund ihrer unerwünschten Wirkungen nicht als Dauermedikation eingesetzt werden.

Die NSAR werden in unselektive und selektive Cox-2-Hemmer unterschieden. Bei der Auswahl sind insbesondere die *Nebenwirkungen* zu berücksichtigen. Sie unterscheiden sich relevant in dem Risiko, eine gastrointestinale Blutung oder kardiale Ereignisse zu verursachen. Die Komorbiditäten des Patienten spielen für die Auswahl also eine erhebliche Rolle: So sind NSAR bei Patienten mit Aspirin-Dauermedikation wegen des erhöhten Blutungsrisikos nur sehr zurückhaltend zu verordnen.

Allgemeine *Kontraindikationen* für die Verordnung von NSAR:

- Koronare Herzkrankheit
- Zerebrovaskuläre Erkrankungen
- Herzinsuffizienz
- Unkontrollierter arterieller Hypertonus
- Floride peptische Ulzera (ebenso bei bekannt rezidivierenden Ulzera)
- Niereninsuffizienz
- Dauermedikation mit einem ACE-Hemmer

Als weitere Substanzgruppe kommen zur Schmerztherapie bei Gonarthrose **Opioide** in Betracht, wobei niedrig- und hochpotente Präparate unterschieden werden. Ein typisches niedrigpotentes Opioid ist **Tramal.** Es eignet sich zur Kombinationstherapie mit NSAR oder auch Paracetamol, wenn durch die Monotherapie keine ausreichende Schmerzlinderung erreicht werden kann.

Die *Nebenwirkungen* von Opioiden sind:

- Atemdepression
- Übelkeit und Erbrechen
- Pruritus
- Obstipation

Insbesondere bei den hochpotenten Opioiden stellt die Atemdepression eine mögliche Gefährdung des Patienten dar. Diese Medikamente werden üblicherweise in der perioperativen Phase als i. v. Medikation unter einem entsprechenden Monitoring eingesetzt. Zur konservativen Behandlung der Gonarthrose sind sie in der Regel nicht geeignet.

PRAXISTIPP

Wenn die gewünschte Schmerzlinderung nicht erreicht wird, können höherpotente Opioide in retardierter Form oder in Kombination mit einem Antidot eingesetzt werden.

Die Schmerztherapie kann bei schmerzhaften Muskelverspannungen um **Myotonolytika** (z. B. Methocarbamol) ergänzt werden.

Zu den **Koanalgetika** zählen weiterhin Antidepressiva. Sie werden in Kombination mit Opioiden/Nichtopioiden eingesetzt, um deren Nebenwirkungen zu mindern und einen verbesserten analgetischen Effekt zu erreichen. In der Behandlung chronischer Schmerzen kommen sie als Kombinationstherapie zur Anwendung (Teßmann et al. 2011).

Ausblick

Die aus der Rheumatologie bekannten Basismedikamente und Immunsuppressiva spielen in der Behandlung der Gonarthrose gegenwärtig keine Rolle. Die Substanzklasse der **Biologika** hat bei Patienten mit rheumatoider Arthritis allerdings zu einer erheblichen Verbesserung der Behandlungssituation geführt: Die Häufigkeit von Eingriffen an Händen und Füßen bei entzündlicher Gelenkdestruktion ist deutlich zurückgegangen. Die gezielte Blockierung von entzündlichen Prozessen bei Rheumatikern konnte an den kleinen Körpergelenken erreicht werden. Die Häufigkeit des Gelenkverschleißes an den großen Körpergelenken wird durch Biologika nicht wesentlich verändert.

Bei der aktivierten Arthrose kommt es ebenfalls zu entzündlichen Prozessen im Gelenk und im weiteren Verlauf zur Knorpelzerstörung. Für die Arthrose sind erste Anwendungen von Biologika publiziert. Diese Therapie ist gegenwärtig als experimentell einzustufen, und die weitere Entwicklung bleibt abzuwarten.

Topische Medikation

Die Anwendung NSAR-haltiger Salben (Diclofenac, Ibuprofen) am Gelenk hat in einem Cochrane-Review eine 50-prozentige Verminderung des Schmerzes ergeben. Aufgrund der fehlenden systemischen Nebenwirkungen ist diese Anwendung auch in den frühen Erkrankungsstadien zu erwägen. Bei Patienten mit Kontraindikationen zur oralen Therapie mit NSAR stellt die lokale Anwendung eine Therapiealternative dar.

Weiterhin kann die lokale Anwendung von **Capsaicin** als Alternative empfohlen werden.

Intraartikuläre Medikation

Wenn sich mit rein konservativen Maßnahmen keine ausreichende Symptomkontrolle erzielen lässt, besteht als sekundäre Therapiemöglichkeit die intraartikuläre Injektion von Kortikoiden, Hyaluronsäure-Präparaten und Lokalanästhetika. Die Gelenkpunktion birgt das Risiko eines iatrogenen Infekts, einer Blutung oder allergischen Reaktion auf das Lokalanästhetikum oder die verwendeten Medikamente. Grundsätzlich ist auch das Abbrechen der Punktionsnadel bei unruhigen Patienten möglich. Patienten unter Antikoagulationstherapie weisen ein erhöhtes Risiko für Hämatome und intraartikuläre Blutungen auf. Patienten mit schuppenden Hauterkrankungen oder einer Steroiddauermedikation weisen ein erhöhtes Infektionsrisiko auf.

In jedem Fall sind bei einer Injektionstherapie eine spezifische Aufklärung über die Maßnahme und die Durchführung unter sterilen Kautelen notwendig.

Glukokortikoide

Die Anwendung von Kortikoiden ist bei aktivierter Arthrose mit florider Synovialitis zu erwägen. In diesen Fällen kann der akute Entzündungsreiz durch das Kortison vermindert werden.

CAVE

Aufgrund der immunsuppressiven Wirkung der Glukokortikoide ist die Infektionsgefahr erhöht.

Kortikoide sind typischerweise als Kristallsuspensionen aufbereitet und unterscheiden sich in der Verweildauer. Alternativ existiert auch eine kristallfreie Aufbereitung, um einen möglichen Entzündungsreiz durch die Kristallsuspension zu vermeiden. Da dieses Präparat Soja- und Nussbestandteile enthält, ist z. B. eine etwaige Unverträglichkeit gegenüber Nüssen zu beachten.

Die Anwendung wird üblicherweise in wöchentlichen oder mehrwöchentlichen Abständen wiederholt. Es gilt eine empirische Begrenzung der Behandlungshäufigkeit auf 3–4 Injektionen pro Jahr. Ein durch Studien belegter Effekt im Vergleich gegen Placebo kann für den Gelenkschmerz im Zeitraum von 1–3 Wochen post injectionem gezeigt werden. Der Nachweis einer funktionellen Verbesserung konnte nicht erbracht werden. in einem Nachbeobachtungszeitraum von 4 Wochen nach Injektion war **Triamcinolon** in Bezug auf den Gelenkschmerz wirksamer als **Betamethason.**

PRAXISTIPP

Bei aktivierter Gonarthrose ohne Gelenkblockierung ist die intraartikuläre Kortikoidinjektion ebenso wirksam wie die arthroskopische Gelenklavage.

Hyaluronsäure-Präparate

Hyaluronsäure ist ein Bestandteil der physiologischen Synovialflüssigkeit. Zwei Gelenkpartner, die mit Knorpel überzogen und durch physiologische Synovialflüssigkeit geschmiert sind, weisen einen sehr geringen Haftreibungskoeffizienten auf. Dieser Koeffizient liegt weit unter dem entsprechenden Wert für die Paarung Stahl/Eis. Gesunde Gelenke können daher als annähernd reibungsfrei betrachtet werden. Bei Patienten mit Gonarthrose ist eine Verminderung der Hyaluronsäure im Gelenk nachweisbar. Es existiert eine Auswahl an unterschiedlichen Präparaten, die sich in Zubereitung und Molekulargewicht unterscheiden. Nach gegenwärtigen Erkenntnissen hat das Molekulargewicht relevanten Einfluss auf die Wirkung des Medikaments.

Bei manchen Präparaten ist eine einmalige Injektion vorgesehen, bei den meisten Präparaten erfolgt eine mehrmalige Injektion, z. B. im zeitlichen Abstand von 1 Woche.

Die Wirksamkeit von intraartikulärer Hyaluronsäure ist durch eine Reihe von randomisierten Therapiestudien belegt, deren Ergebnisse in einem Cochrane-Review zusammengefasst wurden. Im Vergleich zu Kortikoiden hält der Therapieeffekt länger an und umfasst neben einer Schmerzreduktion auch eine Funktionsverbesserung.

PRAXISTIPP

Der Therapieeffekt wird in neueren Arbeiten als begrenzt eingeschätzt und die Indikation nur bei noch vorhandenem Knorpel und medikamentösem Therapieversagen gesehen.

Plättchenreiches Plasma

Die Anwendung von PRP stellt eine neue Behandlungsmethode bei Gonarthrose dar. Die Wirksamkeit von PRP-Injektionen ist gegen unterschiedlichste Therapien (einschließl. Placebo) getestet worden. In eine Metaanalyse zur Bewertung der Effektivität von PRP wurden nur Studien eingeschlossen, bei denen PRP mit Placebo oder intraartikulären Hyaluronsäure-Injektionen verglichen wurde (Laudy et al. 2015). Gegenwärtig existieren unterschiedliche Möglichkeiten der Aufbereitung von PRP, was bei der Auswahl einer Anwendungsform zu berücksichtigen ist. Auch in Bezug auf die Häufigkeit der Injektion und die Intervalle zwischen den Injektionen bestehen Unterschiede. Es zeichnet sich ein Trend zu 3 Injektionen mit Intervallen zwischen 1 und 3 Wochen ab.

Als wesentliche Zielparameter wurden bisher die Effekte auf den Schmerz und die Gelenkfunktion von Patienten mit Gonarthrose untersucht. Mittelfristige radiologische oder MRT-Untersuchungen stehen noch aus.

Bei der Nachuntersuchung nach 6 Wochen, 3 und 6 Monaten ließ sich für PRP im Vergleich zu Placebo ein relevanter Therapieeffekt bzgl. der Zielparameter Schmerzen und Funktion nachweisen. Auch beim Vergleich von PRP mit Hyaluronsäure waren signifikante Therapieeffekte bei Anwendung von PRP in Bezug auf Schmerz und Gelenkfunktion zu beobachten. In einer weiteren Studie wurde zwischen PRP und Hyaluronsäure keine Überlegenheit festgestellt. Die bisherigen Studien sind allerdings nur von mäßiger Qualität mit insgesamt zu kleinen Stichproben, sodass die Einschätzung der Therapieeffekte und Anwendungsempfehlungen zunächst noch als vorläufig einzustufen ist.

PRAXISTIPP

Aufgrund der begrenzten Datenlage kann die Anwendung von PRP aktuell – etwa vergleichbar der Indikationsstellung zur Hyaluronsäure-Injektion – nur bei Patienten mit mittlerer Erkrankungsschwere und noch vorhandenem Knorpel erwogen werden.

8.2.7 Akupunktur

Die Anwendung von Akupunktur zur Schmerzbehandlung bei peripheren Gelenkarthrosen ist in einer Reihe von randomisierten Studien untersucht worden. Im Vergleich zur Standardtherapie oder zu Wartelisten wurden klinisch relevante Therapieeffekte (kleine bis mittlere Effektstärken) nachgewiesen. Im direkten Vergleich zur Scheinakupunktur sind die Therapieeffekte uneinheitlicher. Die Anwendung der Akupunktur kann in Betracht gezogen werden.

8.2.8 Auswahl der Therapie für den individuellen Patienten

Bei der Auswahl der Therapie sind patientenindividuelle Risikofaktoren und die Erwartungen der Patienten an den Therapieeffekt zu berücksichtigen (➤ Abb. 8.2.4). Medizinische Komorbiditäten (z. B. Niereninsuffizienz oder ASS-Dauertherapie) schränken die medikamentösen Therapiemöglichkeiten mit NSAR deutlich ein. Ein kardiales Risikoprofil oder auch eine positive Anamnese für gastrointestinale Blutungen sind bei der Auswahl von NSAR differenziert zu berücksichtigen (Bhala et al. 2013). So weist z. B. **Naproxen** ein relevantes Risiko für gastrointestinale Komplikationen, aber kaum ein Risiko für kardiale Ereignisse auf. Es existieren Kombinationspräparate, bei denen die notwendige Prophylaxe von Ulzera realisiert ist. Damit kommt Naproxen zur Schmerztherapie bei Patienten mit kardialem Risikoprofil in Betracht, sofern nicht unter der Therapie gastrointestinale Symptome auftreten.

Für die Erstellung des Behandlungsplans ist zunächst das Ausmaß der Beeinträchtigung durch die Gonarthrose zu erheben. Zusammen mit den Patientenerwartungen ergibt sich daraus die gewünschte Verbesserung des Patienten.

Nach Empfehlungen der EULAR sollen alle Patienten eine **Basistherapie** erhalten. Die Effektivität der Therapiebausteine ist nach den Regeln der evidenzbasierten Medizin gegeben und in einem mehrstufigen Delphi-Verfahren von Experten unterschiedlicher medizinischer Professionen bestätigt worden. Diese Basistherapie umfasst nach Erhebung der Ausgangssituation die folgenden Empfehlungen:

- Informationen und Schulungen über die Erkrankung Gonarthrose und die Möglichkeiten der individuellen Beeinflussbarkeit
- Beratung über Möglichkeiten der Lebensstilmodifikation
- Verstärkung der körperlichen Aktivität bei Aktivitäten des täglichen Lebens, regelmäßige Wiederholungen und Ermunterungen zur körperlichen Aktivität

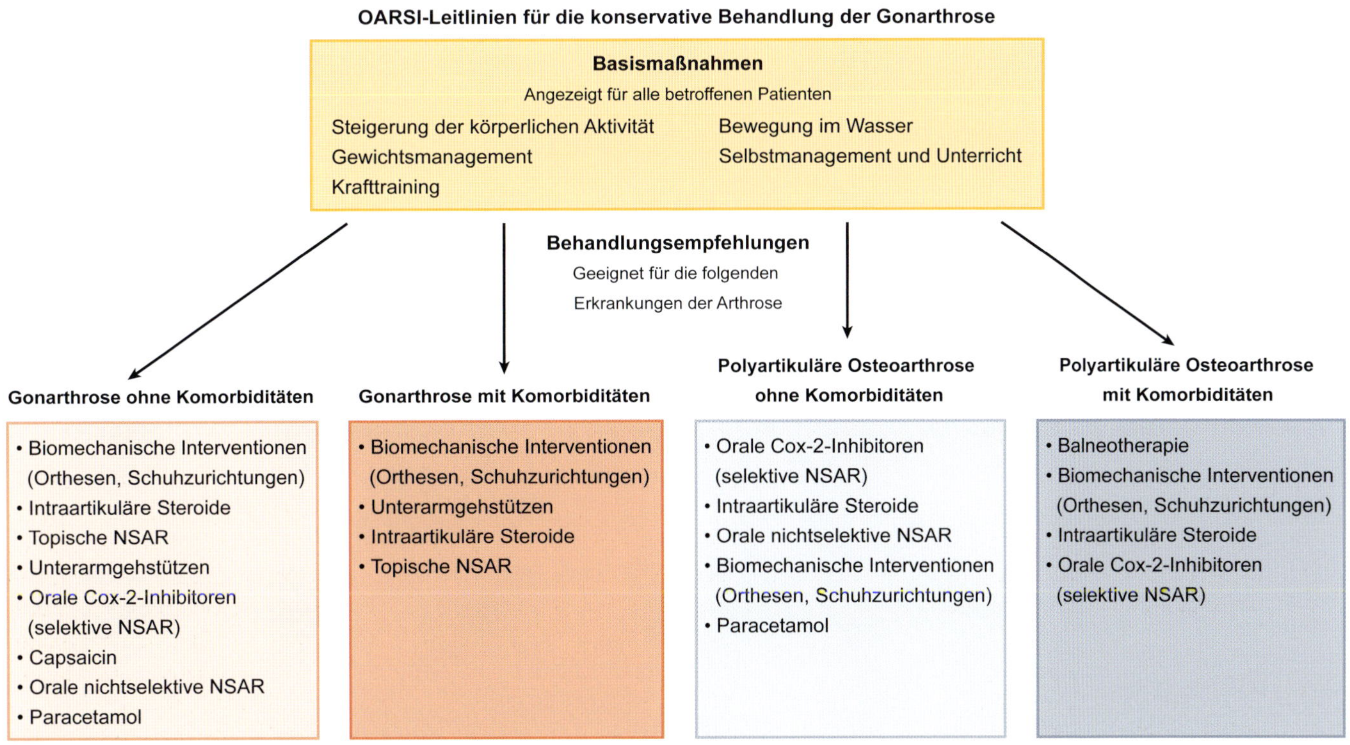

Abb. 8.2.4 Auswahl der Therapiemodalitäten in Abhängigkeit der Patientenfaktoren

- Krafttraining und Verbesserung der aeroben Leistungsfähigkeit
- Bei übergewichtigen Patienten die Anleitung zur Gewichtsreduktion durch Anpassung der Ernährungsgewohnheiten und Steigerung der körperlichen Aktivität
- Tragen von angemessenem Schuhwerk
- Temporäre Nutzung von Unterarmgehstützen
- Erhöhung von Stühlen, Bett und Toilettensitz
- Überprüfung der Arbeitsplatzbelastung und Möglichkeiten der Rehabilitation

Für die Modifikation des Lebensstils und die Erhöhung der körperlichen Aktivität benötigen die Patienten mehr Unterstützung als eine einmalige Information und Beratung. Mögliche Formate zur Unterstützung der Patienten stellen z. B. Gruppenaktivitäten zur Verbesserung der Aktivität oder auch wiederholende Schulungen zur Verbesserung der Ernährungsgewohnheiten dar.

8.2.9 Fazit

In älter werdenden Gesellschaften mit zusätzlichen Risikofaktoren wie z. B. einem erhöhten Körpergewicht muss mit einer steigenden Zahl symptomatischer Gonarthrosen gerechnet werden. Für den überwiegenden Teil dieser Patienten kann eine gute Symptomkontrolle unter Nutzung der konservativen Therapiemaßnahmen erreicht werden. Dabei kommt der Patienteninformation sowie der Unterstützung in Bezug auf eine Steigerung der körperlichen Aktivität und eine eventuelle Gewichtsreduktion eine wichtige Rolle zu, die bisher noch nicht ausreichend umgesetzt worden ist. Weiterhin sind bewährte orthopädische Behandlungsmöglichkeiten mit physikalischen Therapiemaßnahmen, Physiotherapie und Schmerztherapie verfügbar. Neue Therapieverfahren können in Abstimmung mit dem Patienten ebenfalls zur Anwendung kommen.

LITERATUR

American Geriatrics Society (AGS) Panel on Exercise and Osteoarthritis (2001). Exercise prescription for older adults with osteoarthritis pain: consensus practice recommendations. A supplement to the AGS Clinical Practice Guidelines on the management of chronic pain in older adults. J Am Geriatr Soc 49(6): 808–823.

Bennell KL, Hinman RS (2011). A review of the clinical evidence for exercise in osteoarthritis of the hip and knee. J Sci Med Sport 14(1): 4–9.

Bellamy N, Campbell J, Robinson V, Gee T, Bourne R, Wells G (2006a). Viscosupplementation for the treatment of osteoarthritis of the knee. Cochrane Database Syst Rev 2: CD005321.

Bellamy N, Campbell J, Robinson V, Gee T, Bourne R, Wells G (2006b). Intraarticular corticosteroid for treatment of osteoarthritis of the knee. Cochrane Database Syst Rev 2: CD005328.

Bhala N, Emberson J, Merhi A, Abramson S, Arber N, Baron JA, et al. (2013). Vascular and upper gastrointestinal effects of non-steroidal anti-inflammatory drugs: meta-analyses of individual participant data from randomised trials. Lancet 382(9894): 769–779.

Christensen R, Bartels EM, Astrup A, Bliddal H (2007). Effect of weight reduction in obese patients diagnosed with knee osteoarthritis: a systematic review and meta-analysis. Ann Rheum Dis 66(4): 433–439.

Cochrane T, Davey RC, Matthes Edwards SM (2005). Randomised controlled trial of the cost-effectiveness of water-based therapy for lower limb osteoarthritis. Health Technol Assess 9(31): iii–iv, ix–xi, 1–114.

Derry S, Moore RA, Rabbie R (2012). Topical NSAIDs for chronic musculoskeletal pain in adults. Cochrane Database Syst Rev 9: CD007400.

Fernandes L, Hagen KB, Bijlsma JW, Andreassen O, Christensen P, Conaghan PG, et al. (2013). EULAR recommendations for the non-pharmacological core management of hip and knee osteoarthritis. Ann Rheum Dis 72(7): 1125–1135.

Fransen M, Crosbie J, Edmonds J (2001). Physical therapy is effective for patients with osteoarthritis of the knee: a randomized controlled clinical trial. J Rheumatol 28(1): 156–164.

French SD, Bennell KL, Nicolson PJ, Hodges PW, Dobson FL, Hinman RS (2014). What do people with knee or hip osteoarthritis need to know? An international consensus list of essential statements for osteoarthritis. Arthritis Care Res (Hoboken) 67(6): 809–816.

Hernborg JS, Nilsson BE (1977). The natural course of untreated osteoarthritis of the knee. Clin Orthop Relat Res 123: 130–137.

Hochberg MC, Altman RD, April KT, Benkhalti M, Guyatt G, McGowan J, et al. (2012) American College of Rheumatology 2012 recommendations for the use of nonpharmacologic and pharmacologic therapies in osteoarthritis of the hand, hip, and knee. Arthritis Care Res (Hoboken) 64(4): 465–474.

Kroon FP, van der Burg LR, Buchbinder R, Osborne RH, Johnston RV, Pitt V (2014). Self-management education programmes for osteoarthritis. Cochrane Database Syst Rev 1: CD008963.

Laudy AB, Bakker EW, Rekers M, Moen MH (2015). Efficacy of platelet-rich plasma injections in osteoarthritis of the knee: a systematic review and meta-analysis. Br J Sports Med 49(10): 657–672.

Lohmander LS, Roos EM (2007). Clinical update: treating osteoarthritis. Lancet 370(9605): 2082–2084.

McAlindon TE, Bannuru RR, Sullivan MC, Arden NK, Berenbaum F, Bierma-Zeinstra SM, et al. (2014). OARSI guidelines for the non-surgical management of knee osteoarthritis. Osteoarthritis Cartilage 22(3): 363–388.

Moyer RF, Birmingham TB, Dombroski CE, Walsh RF, Leitch KM, Jenkyn TR, et al. (2013). Combined effects of a valgus knee brace and lateral wedge foot orthotic on the external knee adduction moment in patients with varus gonarthrosis. Arch Phys Med Rehabil 94(1): 103–112.

Penninx BW, Messier SP, Rejeski WJ, Williamson JD, DiBari M, Cavazzini C, et al. (2001). Physical exercise and the prevention of disability in activities of daily living in older persons with osteoarthritis. Arch Intern Med Oct 161(19): 2309–2316.

Radzimski AO, Mundermann A, Sole G (2012). Effect of footwear on the external knee adduction moment – A systematic review. Knee Jun 19(3): 163–175.

Roddy E, Zhang W, Doherty M, Arden NK, Barlow J, Birrell F, et al. (2005). Evidence-based recommendations for the role of exercise in the management of osteoarthritis of the hip or knee – the MOVE consensus. Rheumatology (Oxford) 44(1): 67–73.

Vangsness CT, Jr., Spiker W, Erickson J (2009). A review of evidence-based medicine for glucosamine and chondroitin sulfate use in knee osteoarthritis. Arthroscopy 25(1): 86–94.

Yang X, Wang P, Liu C, He C, Reinhardt JD (2015). The effect of whole body vibration on balance, gait performance and mobility in people with stroke: A systematic review and meta-analysis. Clin Rehabil 29(7): 627–638.

8.3 Akute Versorgungsmöglichkeiten und knorpelrekonstruktive Verfahren

Philipp Niemeyer und Norbert P. Südkamp

Knorpel stellt ein bradytrophes Gewebe dar, dessen Selbstheilungspotenzial limitiert ist. Auch wenn Knorpel selbst keine nervale Innervation aufweist (➤ Abb. 8.3.1), führen Schädigungen am Gelenkknorpel zu einer Exposition des subchondralen Gelenks und somit zu belastungsabhängigen Schmerzen, Ergüssen des betroffenen Gelenks und in vielen Fällen zu einer relevanten Einschränkung der Lebensqualität. Knorpel-(Knochen-)Defekte können z. B. im Rahmen von Distorsionen des Kniegelenks akut im Sinne einer chondralen Abscherung oder osteochondralen Fraktur auftreten oder als chronische, verletzungsunabhängige Schädigungen. Vor dem Hintergrund der unterschiedlichen Genese sowie diametraler biologischer Voraussetzungen zum Zeitpunkt der Diagnose bedarf es einer separaten Betrachtung dieser beiden Entitäten.

8.3.1 Akute (osteo)chondrale Läsionen

Epidemiologie

Osteochondrale und seltener auch chondrale Abscherverletzungen werden im Rahmen von Distorsionen des Kniegelenks beobachtet. Auch wenn diese Verletzungen grundsätzlich selten sind und beim Erwachsenen nur ca. 2 % der Gründe für einen unfallassoziierten Hämarthros darstellen, so besteht eine hohe Assoziation zur Patellaluxation und Ruptur des vorderen Kreuzbandes (VKB). Publikationsabhängig werden im Rahmen der Patellaluxation in 10–60 % der Fälle und im Rahmen von VKB-Rupturen in 10–15 % der Fälle osteochondrale Verletzungen beobachtet. Vor diesem Hintergrund entsprechen die Unfallmechanismen osteochondraler Frakturen und auch die Altersverteilung mit einem Maximum der Inzidenz in der 3. Lebensdekade weitestgehend denen der Patellaluxation und VKB-Ruptur. Während es beim Erwachsenen häufiger zu osteochondralen Verletzungen kommt, werden beim kindlichen Patienten auch rein chondrale Abscherungen beobachtet. Ursächlich für diese unterschiedlichen Verletzungsbilder ist eine beim wachsenden Skelett noch nicht abschließend ausgebildete Festigkeit der Verbindung von Knorpel und subchondralem Knochen (sog. *Tidemark*).

Diagnostik

Klinisch geht eine osteochondrale Fraktur am Kniegelenk in der Regel mit einem Hämarthros einher (➤ Abb. 8.3.2). Auch wenn es sich dabei um ein klinisch unspezifisches Zeichen handelt, können Fettaugen im blutigen Punktat zumindest hinweisgebend auf das Vorliegen einer knöchernen Begleitverletzung sein und werden somit auch bei osteochondralen Frakturen beobachtet.

Das Röntgenbild des Kniegelenks (wenn möglich bei vorhandener Beugefähigkeit in drei Ebenen mit axialer Patellaaufnahme) weist zwar eine hohe Spezifität, allerdings sehr limitierte Sensitivität für den Nachweis osteochondraler Frakturen auf. Vor diesem Hintergrund und vor dem Hintergrund, dass in vielen Fällen relevante diskoligamentäre Begleitverletzungen vorliegen, ist bei traumatischem Hämarthros großzügig zur Durchführung einer MRT zu raten. Sie stellt auch für den Nachweis eines osteochondralen Flakes die Standarddiagnostik dar, während eine CT nur in Ausnahmefällen erforderlich ist (➤ Abb. 8.3.3).

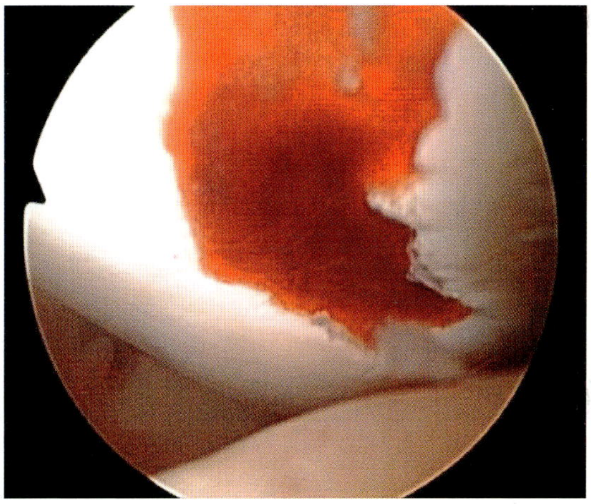

Abb. 8.3.2 Arthroskopischer Blick auf einen frisch ausgebrochenen Defekt an der Femurkondyle mit intraläsionalem Clot 4 Tage nach dem Unfallereignis

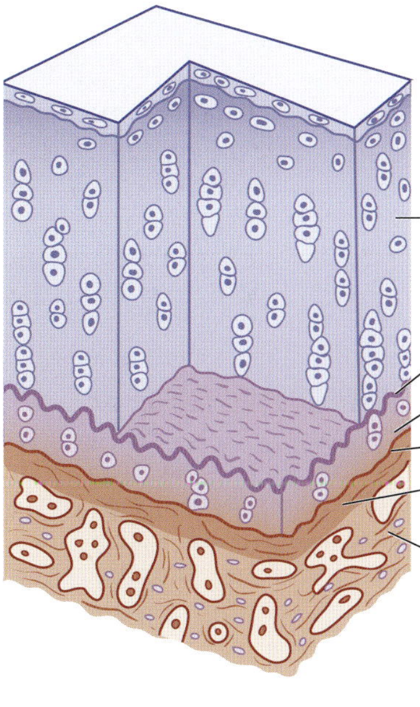

Abb. 8.3.1 Struktureller Aufbau des artikulären Knorpelgewebes

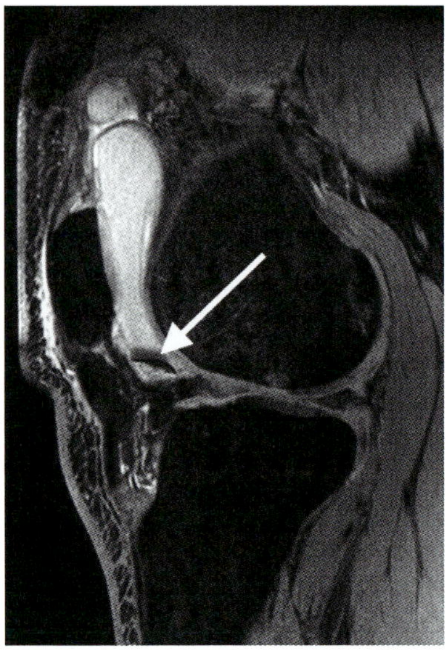

Abb. 8.3.3 MRT-Nachweis eines osteochondralen Flakes unmittelbar hinter dem Hoffa-Fettkörper (Fett-sat T2)

Eine rein diagnostische Arthroskopie zum Nachweis einer osteochondralen Fraktur erscheint vor dem Hintergrund der suffizienten bildgebenden Möglichkeiten und insbesondere der hohen Sensitivität der MRT als nicht mehr empfehlenswert. Sie sollte nur in eindeutig therapeutischer Absicht empfohlen werden, dient im Rahmen der Therapie von osteochondralen Verletzungen aber auch der Bergung des Fragments und der anschließenden Beurteilung einer Refixationsmöglichkeit durch Inspektion des dislozierten Fragments und auch des Defektbetts.

Diagnostischer Hinweis

Grundpfeiler der Diagnostik und Therapie bei V. a. osteochondrale Fraktur

- Konventionelles Röntgenbild zur Beurteilung der Artikulation und zum Nachweis osteochondraler Flakes, wenn möglich in 3 Ebenen (a.-p., seitlich, Patella axial).
- MRT-Untersuchung zum Nachweis eines freien Gelenkkörpers und zur Darstellung des Defektareals in der Regel mit Nachweis eines subchondralen *bone bruise.*
- Ein freier osteochondraler Gelenkkörper stellt in der Regel eine Indikation zur operativen Versorgung dar.
- Arthroskopie zur Verifizierung der Integrität und Vitalität des osteochondralen Fragments und somit Beurteilung der Möglichkeit einer Refixation.

Therapie

Während beim Erwachsenen seltene, sehr kleine chondrale Frakturen nicht zwingend einer operativen Intervention bedürfen, stellt der Nachweis einer osteochondralen Fraktur in der Regel eine Indikation zur operativen Intervention dar. Zunächst erfolgen die Bergung des dislozierten Fragments und die Beurteilung in Bezug auf Integrität und Vitalität.

Während beim Erwachsenen das Vorhandensein einer knöchernen Schuppe am Fragment als Grundvoraussetzung für ein Einheilen nach Refixation angesehen wird, existieren gerade bei jugendlichen Patienten Berichte über das erfolgreiche Einheilen rein chondraler Flakes, sodass hier bei großen Fragmenten in der Hauptbelastungszone durchaus ein Refixationsversuch auch bei fehlendem Knochenanteil zu erwägen ist.

Grundsätzlich sollte die Indikation zur Refixation großzügig gestellt werden. Bei früher Diagnosestellung ist ein früher Operationszeitpunkt möglichst innerhalb der ersten 10–14 Tage nach dem Unfallereignis anzustreben. Fragmentierte und aus technischer Sicht nicht zu refixierende Fragmente stellen eine der wenigen Kontraindikationen dar. Dass es zu einem in der Literatur häufig beschriebenen Degenerationsprozess eines dislozierten und im Gelenk frei flottierenden Fragments kommt, ist korrekt, aber in der Literatur sind auch eine Redifferenzierung und Reversibilität dieser Degeneration nach Refixation beschrieben, sodass dieses Phänomen keine Kontraindikation zur Refixation darstellt. Dies gilt auch für ein Anschwellen des Fragments, zu dem es nach Dislokation fast regelmäßig kommt und das dazu führt, dass auch nach anatomischer Reposition eine Stufe am Übergang zum nativen Umgebungsknorpel verbleibt (➤ Abb. 8.3.4). Auch in diesen Fällen ist das Anschwellen reversibel und eine Rückbildung der Größe und somit eine Reduktion der Stufe wahrscheinlich. Daher wird auch in diesen Fällen eine Refixation angestrebt.

Ein exakter Zeitpunkt (im Sinne eines Abstands zum Unfall), ab dem eine Refixation mit einer schlechten Prognose vergesellschaftet ist, kann aus der wissenschaftlichen Literatur nicht abgelesen werden. Ein Abstand von wenigen Wochen zum Unfall wird als unkritisch angesehen, auch wenn bei früher Diagnosestellung wie oben beschrieben natürlich eine frühestmögliche Versorgung anzustreben ist.

Für den Fall der Nichtrefixierbarkeit gelten in Bezug auf den entstandenen Defekt analog die Grundsätze der knorpelregenerativen Therapien (➤ Kap. 8.3.2), wobei im Akutstadium bei Vorliegen von Begleitverletzungen möglicherweise durch das traumatisierte Gelenk mit günstigem Einfluss auf den Heilungsprozess die Indikation zu knochenmarkstimulierenden Techniken etwas großzügiger zu stellen ist als bei chronischen Knorpelschäden.

Therapeutischer Hinweis

Je jünger der Patient, desto großzügiger sollte die Indikation zur Refixation eines (osteo)chondralen Fragments gestellt werden.

Bezüglich der zur Verfügung stehenden Refixationstechniken sind in der wissenschaftlichen Literatur unterschiedlichste Möglichkeiten beschrieben. Hierzu zählen Nähte (Suture Bridge), autologe (Knorpel-)Knochendübel und die Verwendung metallischer, aber auch resorbierbarer Implantate.

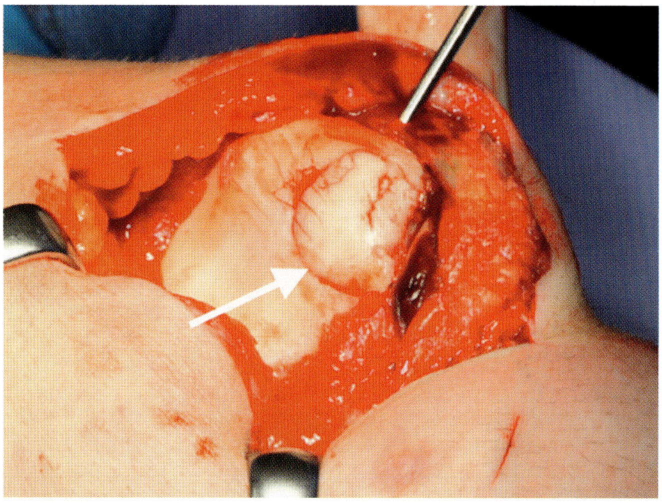

Abb. 8.3.4 Osteochondraler Flake im Bereich des medialen inferioren Patellapols nach Reposition. Erkennbare Größenzunahme durch Anschwellen 5 Tage nach dem Unfallereignis im Rahmen der operativen Versorgung

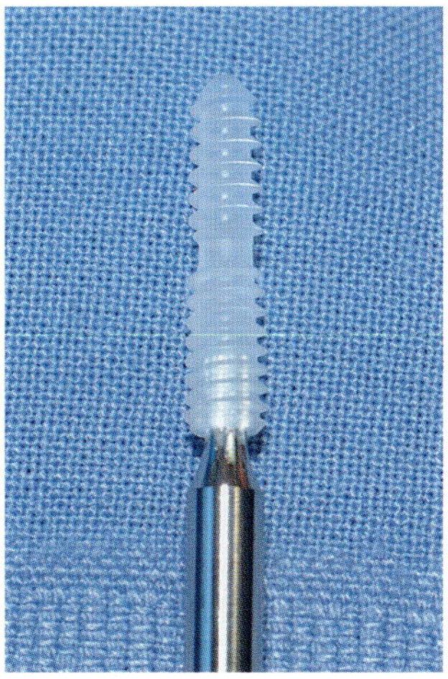

Abb. 8.3.5 Bioresorbierbare PLA-Schraube mit Doppelgewinde zur interfragmentären Kompression (BioCompression Screw, Fa. Arthrex, Naples, USA)

Die Refixation mittels metallischer oder resorbierbarer Schrauben (z. B. Herbert-Schrauben) erlaubt eine interfragmentäre Kompression, die gerade bei chronischen Defekten und Grenzindikation Vorteile gegenüber einer reinen Adaptation mittels resorbierbarer Pins bietet. Während bei metallischen Schrauben in der Regel eine Materialentfernung zu empfehlen ist, stehen zwischenzeitlich auch resorbierbare Implantate aus Polydioxanon (PDS), Polylaktid (PLA) und Polyglykolid (PGA) zur Verfügung, die im Körper belassen werden können und selbstauflösend sind. Bei der intraartikulären Anwendung von PGA sind abakterielle Entzündungen der Synovia in der Literatur beschrieben, während bei PDS gehäuft Osteolysen beobachtet werden. Vor diesem Hintergrund werden Implantate aus PLA empfohlen, die mittlerweile auch als Doppelgewindeschrauben mit der Möglichkeit zur Kompression in unterschiedlichen Durchmessern verfügbar sind (➤ Abb. 8.3.5).

Nachbehandlung

Die Nachbehandlung nach akuten osteochondralen Verletzungen richtet sich nach der Art der durchgeführten Therapie, der Defektlokalisation und den Begleitverletzungen bzw. nach der Art ihrer Behandlung. Nach isolierter Entfernung kleiner Fragmente sollte jedoch analog zu den Empfehlungen für die Nachbehandlung knochenmarkstimulierender Techniken (➤ Kap. 8.3.2) auch hier eine Teillast von 6 Wochen eingehalten werden, um im Defektareal eine Regeneration von Ersatzgewebe positiv zu beeinflussen. Wie bei den knorpelregenerativen Therapien kommt neben physikalischen und physiotherapeutischen Maßnahmen auch die motorschienengesteuerte Beübung (CPM) zur Anwendung. Der empfohlene Entlastungszeitraum von 6 Wochen gilt auch für Patienten nach Refixation von Knorpel-Knochen-Fragmenten. Bei patellofemoraler Defektlokalisation wird zudem eine Limitierung der Flexion auf z. B. 30°, 60° bzw. 90° für je 2 Wochen postoperativ empfohlen.

Ergebnisse

Akute unfallbedingte Knorpel-(Knochen-)Defekte sind mit einer im Vergleich zu chronischen Defekten günstigeren Prognose vergesellschaftet. Dennoch zeigt sich in großen Metaanalysen eine Versagerrate von ca. 17 %. Hochwertige Studien, in denen insbesondere Risikofaktoren für ein Therapieversagen identifiziert werden, fehlen bis heute.

8.3.2 Chronische (osteo)chondrale Läsionen

Epidemiologie

Knorpelschäden am Kniegelenk werden unabhängig von der indikationsrechtfertigenden Diagnose in einer relevanten Anzahl von Arthroskopien diagnostiziert und treten bevorzugt im Bereich der medialen Femurkondyle und der Patella auf. Die überwiegende Zahl dieser Knorpelschäden ist degenerativer Genese und zeigt ein diffuses Schädigungsmuster. Diese Arten der Knorpelschädigungen sind somit eher als frühes oder auch fortgeschrittenes Stadium einer Gonarthrose zu werten. Auch wenn isolierte Knorpelschäden über die Zeit eine Progressionstendenz aufweisen und somit als prädisponierender Faktor für das spätere Auftreten einer Arthrose gelten, unterscheiden sie sich aus ätiologischer und therapeutischer Sicht grundlegend von frühen und fortgeschrittenen Arthrosestadien, die neben der strukturellen Schädigung auch durch biochemische Veränderungen des Gelenks, der Synovia, der Menisken und der Ligamente charakterisiert sind. Diese biochemischen Veränderungen, die im Gelenk zu einer katabolen Stoffwechsellage führen, limitieren die Möglichkeiten und Erfolgsaussichten knorpelregenerativer Therapieansätze. Zudem weisen frühe Arthroseschädigungen häufig aus morphologischer Sicht kein fokales Schädigungsmuster mit umgebendem intaktem Knorpel auf. Somit können rein technisch gesehen knorpelregenerative Techniken, die auf intaktes Umgebungsgewebe (z. B. zur Fixation des Transplantats) angewiesen sind, nicht zur Anwendung kommen.

Im Gegensatz hierzu finden sich in nur einem geringen Anteil Knorpelschäden, die aus den o. g. Gründen einer knorpelregenerativen Therapie zugänglich sind. Dieser Anteil wird auf ungefähr 4–5 % geschätzt, wobei auch innerhalb dieses Kollektivs ein großer Anteil der Schäden eine degenerative Genese auf der Basis biomechanischer Begleitpathologien hat.

Der Anteil echter traumatischer Knorpelschäden ist deutlich geringer, beim Kind und Jugendlichen werden Flake-Frakturen auch vermehrt als rein chondrale Abscherverletzungen beobachtet. Am adulten Skelett stellen vor allem osteochondrale Frakturen, die mit dem Auftreten einer für die Patellaluxation typischen Lokalisation am inferioren medialen Patellapol oder an der lateralen Trochlea oder einer VKB-Ruptur (typische Defektlokalisation randständig an der lateralen Femurkondyle) assoziiert sind, ein typisches Bild der traumatischen Knorpelschädigung dar.

Häufiger sind Knorpelschäden zu beobachten, die sich auf Basis eines initialen Traumas entwickeln. So weisen mehrere Arbeiten darauf hin, dass sich im Bereich traumatischer Knochenmarködeme *(bone bruise)* eine strukturelle Schädigung des benachbarten Gelenkknorpels im betroffenen Areal entwickeln kann. Diese ist zumindest als „traumatisch assoziiert“ oder „posttraumatisch“ anzusehen, was aber nicht die Tatsache überlagern soll, dass der größte Anteil auch der fokalen Knorpelschäden mit Fehlbelastung, Fehlstellungen und/oder Instabilitäten assoziiert ist. Die Erkennung dieser Ursachen und das konsekutive Mitbehandeln der assoziierten Pathologien im Rahmen knorpelregenerativer Therapieansätze ist daher essenziell.

Diagnostik

Die MRT stellt für die bildmorphologische Darstellung des Gelenkknorpels heute den Goldstandard dar. Alternative Methoden, wie z. B. die CT-Arthrografie (die jedoch mit dem Nachteil der

Tab. 8.3.1 Beispielhaftes Protokoll für eine Routine-MRT zur Darstellung von Knorpeldefekten am Kniegelenk

MRT-Sequenz	Parameter
Sagittale PD TSE FS	Field-of-View 160 mm, Schichtdicke 3 mm, Matrix 384 × 384, TR 4 000 ms, TE 35 ms, 30 Schichten
Koronare PD TSE FS	Field-of-View 160 mm, Schichtdicke 3 mm, Matrix 384 × 384, TR 4 000 ms, TE 35 ms, 30 Schichten
Axiale PD TSE FS	Field-of-View 160 mm, Schichtdicke 3 mm, Matrix 384 × 384, TR 4 000 ms, TE 35 ms, Schichtung, wenn möglich, ganze Patella bis zur Tuberositas tibiae
Hochauflösende sagittale PD TSE	Field-of-View 120 mm, Schichtdicke 2 mm, Matrix 448 × 448, TR 3 000 ms, TE 35 ms, 40 Schichten
PD: Protonendichte; TSE: Turbo Spin Echo; FS: Fat Sat	

Strahlenbelastung und der Notwendigkeit der intraartikulären Applikation von Kontrastmittel vergesellschaftet ist), können für die exakte morphologische Beurteilung der Schädigung vor allem in Bezug auf die Defektgröße sogar Vorteile aufweisen.

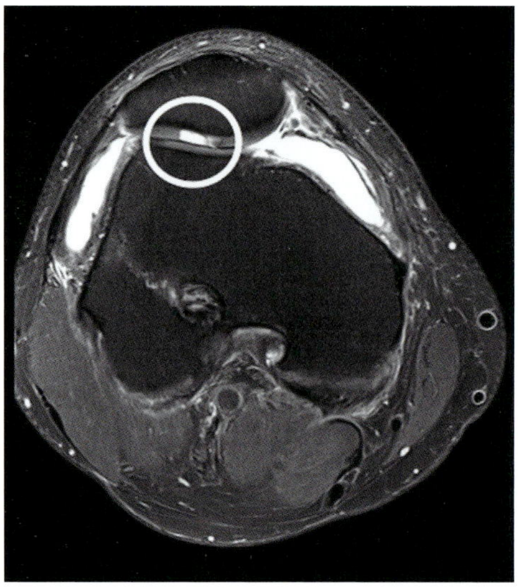

Abb. 8.3.6 Horizontal geschichtete fettsupprimierte T2-(Spin-Spin-)Sequenz mit Nachweis eines vollschichtigen fokalen Knorpelschadens im Bereich der lateralen Patellafacette

Magnetresonanztomografie (MRT)

Entscheidend für die Darstellung eines Knorpelschadens in der MRT sind zum einen die Ortsauflösung und die Schichtdicke der Aufnahme, zum anderen der Kontrast zwischen Knorpeloberfläche und den umgebenden Strukturen, also korrespondierender Knorpeloberfläche, Gelenkflüssigkeit sowie Meniskus auf der einen und der subchondralen Knochenlamelle auf der anderen Seite. Ein wesentlicher Grund, weshalb die MRT für Patienten mit Knorpelschädigungen als essenziell und die alleinige arthroskopische Evaluation des Knorpelschadens als nicht ausreichend angesehen wird, stellt die Tatsache dar, dass sich auch subchondrale Pathologien MR-tomografisch darstellen lassen. Diese müssen ggf. in das Behandlungskonzept eingeschlossen werden. Die frühzeitige Diagnostik des Knorpelschadens sowie der Begleitpathologien im MRT können zusätzlich die Patientenführung und die operative Planung erleichtern. Grundsätzlich liefern 2D-Sequenzen eine höhere Ortsauflösung als 3D-Sequenzen. Letztere bieten die Möglichkeit der multiplanaren Rekonstruktion und somit einer individualisierten Schichtnutzung, haben jedoch den Nachteil, dass sie die wirkliche Abmessung pathologischer Veränderungen wegen der größeren Schichtdicke ungenau darstellen. So gesehen sind 2D-Sequenzen mit knorpelsensitiven Gewichtungen nach aktuellem Kenntnisstand als Basisdiagnostik zu präferieren.

Die Basis der muskuloskelettalen MRT-Diagnostik sollten wassersensitive Sequenzen darstellen. Die häufigsten Verfahren sind hierzu die **relaxationszeitabhängige** (STIR; Short Tau Inversion Recovery) und die **frequenzselektive** (FS = „Fat Sat") **Fettsignalunterdrückung,** wobei wegen des günstigeren Signal-zu-Rausch-Verhältnisses Protonendichte-gewichtete Sequenzen mit Fettsignalunterdrückung (PD-FS) den STIR-Sequenzen vorzuziehen sind. In der Knorpelbildgebung gestattet die PD-Sequenz (auch FSE = Fast-Spin-Echo oder TSE = Turbo-Spin-Echo genannt; also PD-TSE oder PD-FSE) mit Fettunterdrückung eine sehr gute Darstellung von Knorpeldefekten und möglichen angrenzenden Knochenmarkveränderungen (Knochenmarködemen). Ebenso ist aber auch die PD-Sequenz **ohne Fettunterdrückung** in der Knorpelbildgebung als Standard mit sehr guter Darstellbarkeit von Knorpeldefekten anzusehen. Auch wenn Knochenmarködeme aufgrund der fehlenden Fettunterdrückung nicht darstellbar sind,

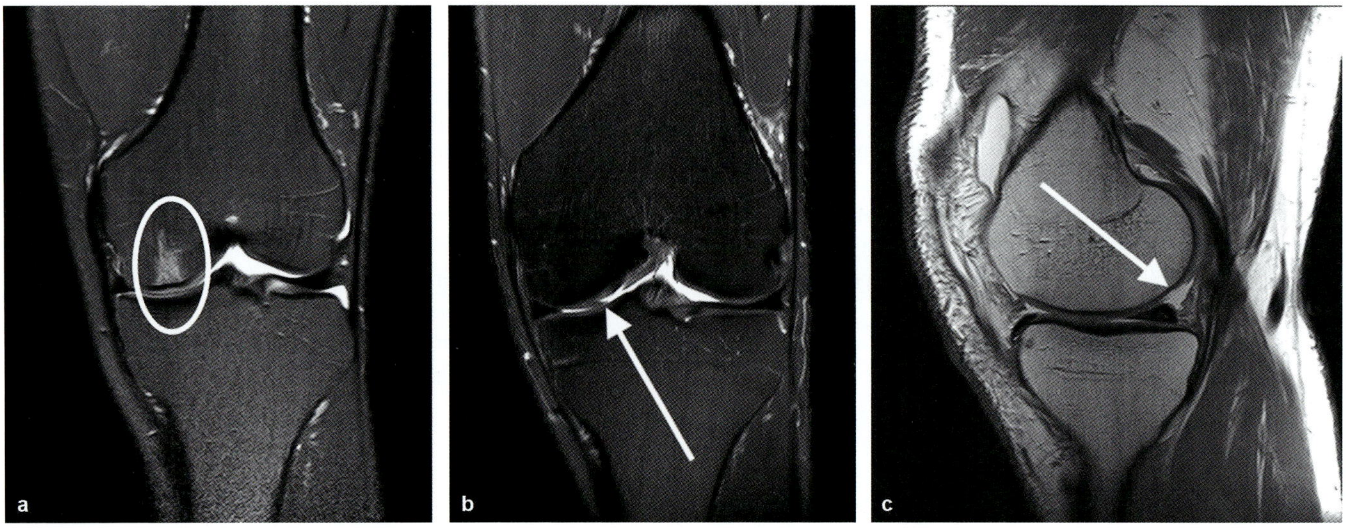

Abb. 8.3.7 Erscheinungsbild des Knorpelschadens im MRT:
a) Nachweis eines scharf begrenzten „geografischen" Knochenmarködems als indirektes Zeichen eines Knorpelschadens in der MRT (T2-Gewichtung)
b) Delaminierter Knorpel im Bereich der medialen Femurkondyle (T2-Gewichtung)
c) T1-(Spin-Gitter-)gewichtete MRT-Darstellung der subchondralen Lamelle bei einem Knorpelschaden an der posterioren Femurkondyle

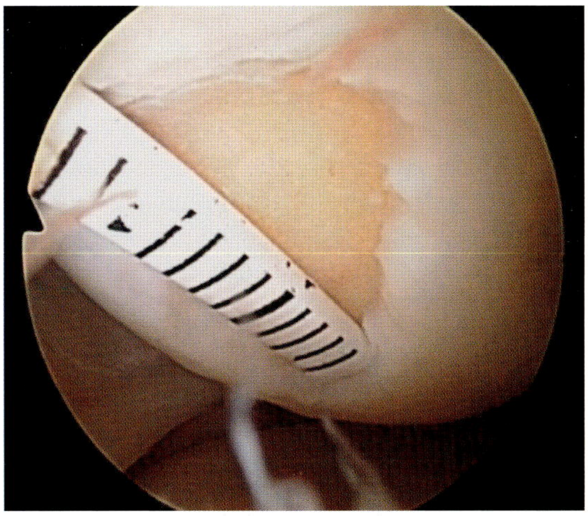

Abb. 8.3.8 Arthroskopisches Ausmessen der Defektgröße mit skaliertem Instrument

so ist diese Sequenz doch äußerst sensitiv in der Diagnostik der subchondralen Lamina. Unterbrechungen in der Lamina, Zysten, Granulationsgewebe, Sklerosierungen usw. können sehr genau visualisiert werden (➤ Abb. 8.3.6 und ➤ Abb. 8.3.7a–c).

Wie oben bereits erwähnt, ist neben der Beschreibung eines Knorpeldefekts vor allem die Darstellung des angrenzenden Knochens eine Stärke der MRT. Hierfür sollten also immer eine Sequenz mit Fettunterdrückung (Knochenmarksödem) und eine Sequenz ohne Fettunterdrückung (subchondrale Lamina) durchgeführt werden. Der Nachweis eines streng begrenzten Ödems (sog. geografisches Ödem) kann hinweisgebend auf einen darüber liegenden Knorpelschaden sein. Die Darstellung sollte in jedem Fall in allen drei Ebenen (axial, koronar und sagittal) erfolgen. Es wird jedoch nicht unbedingt in allen Ebenen eine Sequenz mit und eine Sequenz ohne Fettunterdrückung benötigt (➤ Tab. 8.3.1). Neben der beschriebenen PD-Sequenz zeigen Gradienten-Echo-Sequenzen (PD TSE FS) sehr gute Ergebnisse in der Knorpeldarstellung und haben sich in der Knorpelsegmentierung durch den klaren Kontrast zwischen Knorpel und Knochen durchgesetzt.

Ein neuer Ansatz, der auf Dauer möglicherweise zu den Standard-Knieuntersuchungen zählen wird, ist die **isotrope 3D-Darstellung** des Kniegelenks. Hier wird ein MR-Datensatz des Kniegelenks mit einer Auflösung von z. B. 0,5 mm in allen drei Ebenen (Isotropie) erhoben. Basierend auf diesem einen Datensatz können alle möglichen Ebenen rekonstruiert werden. Mittels schon heute häufig verfügbarer 3D-Bilddarstellungssoftware kann man sich virtuell zum Knorpeldefekt im Gelenk manövrieren. Solche Sequenzen sind meist Gradienten-Echo-gewichtet, aktuell jedoch auch Protonendichte-gewichtet.

Neben den knorpelsensitiven Standardsequenzen zur Beurteilung von Knorpelschäden wurden in den vergangenen Jahren verbreitet sog. **biochemische Sequenzen** verwendet, die eine Aussage über die Ultrastrukturen und die Zusammensetzung des Gelenkknorpels erlauben. Dazu gehören neben der **dGEMRIC-Technik,** die wiederum eine intraartikuläre oder intravenöse Applikation von Kontrastmittel notwendig macht, das **T2-Mapping, T1rho** (Spin Lock) und **T2*-Relaxation.** Auch wenn diese Aufnahmetechniken wichtige Zusatzinformationen generieren können, so stellen sie für die Standarddiagnostik des Knorpelschadens noch keine zu fordernde Basisuntersuchung dar. Ihr aktueller Nutzen und ihre Bedeutung sind vor allem in der longitudinalen Beurteilung von Knorpelschäden über die Zeit, insbesondere nach erfolgter knorpelregenerativer Intervention, sowie für die Beantwortung wissenschaftlicher Fragestellungen zu sehen. Durch die Weiterentwicklung und zunehmende Erfahrung kann sich jedoch der Stellenwert dieser Aufnahmetechniken weiter erhöhen.

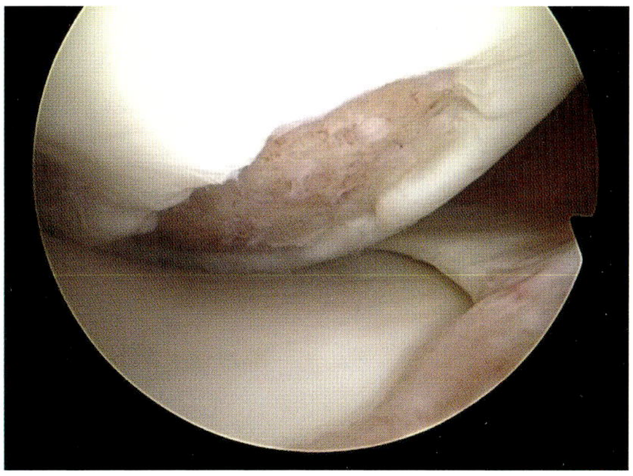

Abb. 8.3.9 Fokal begrenzte Knorpelschäden mit intaktem Umgebungsknorpel und intakter korrespondierender Gelenkfläche stellen die klassische Indikation zur knorpelregenerativen Therapie dar

Stellenwert der Arthroskopie zur Beurteilung von Knorpelschäden

Trotz Weiterentwicklung der kernspintomografischen Untersuchungstechniken wird im Konsens die definitive Prüfung der Indikation zur knorpelregenerativen Therapie im Rahmen einer diagnostischen Arthroskopie empfohlen. Diese stellt keinen zusätzlichen Eingriff dar, da sich im Fall einer Bestätigung von Diagnose und Indikation der therapeutische Eingriff unmittelbar anschließt (z. B. Biopsieentnahme im Rahmen der autologen Knorpelzelltransplantation zur Knorpelzellisolation oder Durchführung einer Alternativtherapie wie z. B. einer Knochenmarkstimulation). Eine rein diagnostische Arthroskopie nur mit dem Ziel der Beurteilung des Knorpelschadens ohne Übergang zur therapeutischen Maßnahme sollte dagegen die Ausnahme bleiben. Zur Bestimmung von Defektgrad und Defektgröße sollte ein skaliertes Messinstrument eingesetzt werden (➤ Abb. 8.3.8).

Die arthroskopische Bestimmung der Defektgröße ist vor allem vor dem Hintergrund zu empfehlen, dass die tatsächliche Defektgröße MR-tomografisch häufig falsch eingeschätzt wird. Gleichzeitig ist aber auch zu berücksichtigen, dass die arthroskopische Einschätzung der Defektgröße einen Trend zur Überschätzung aufweist. Im Rahmen der Arthroskopie sollen aber insbesondere auch intraartikuläre Begleitpathologien ausgeschlossen, die Integrität der korrespondierenden Gelenkfläche überprüft und das Containment des Defekts (also die Integrität des Umgebungsknorpels) beurteilt werden (➤ Abb. 8.3.9).

Umfelddiagnostik

Vor dem Hintergrund der Annahme, dass die überwiegende Zahl der Knorpelschäden fehlbelastungsassoziierter Genese ist, kommt der Identifizierung der Ursache eines Knorpeldefekts eine hohe Bedeutung zu. Diese ist in zugrunde liegenden Begleitpathologien wie Fehlstellungen (z. B. Varus- oder Valgusdeformitäten, pathologische Slope-Veränderungen), Inkongruenzen (z. B. Dysplasie der Trochlea), Fehlartikulation (z. B. Lateralisation oder Tilt der Patella) oder Instabilitäten (z. B. Insuffizienzen des vorderen oder hinteren Kreuzbandes oder des Patellahalteapparats) zu sehen. Die Umfelddiagnostik ist weiterhin eine Domäne der konventionellen Röntgenuntersuchung.

Femorotibiale Umfelddiagnostik

Bei der zusätzlich zu fordernden Diagnostik ist es sinnvoll, zwischen femorotibialen und femoropatellaren Defekten zu unterscheiden. Um den Grund für die entstandene Knorpelschädigung zu identifizieren, sollte bei den femorotibialen Defektlokalisationen die Achsgeometrie genau analysiert werden. Empfohlen wird eine Analyse nach Pauwels und Moreland (Einzeichnen der Traglinie des Gelenks durch Hüftkopf- und Sprunggelenkzentrum; ➤ Abb. 8.3.10).

Die **Beinganzaufnahme** sollte im Zweibeinstand mit jeweils 50-prozentiger Belastung durchgeführt werden, da der Einbeinstand mit einer unphysiologischen Tendenz zur Überschätzung einer Valgus- und zur Unterschätzung einer Varusdeformität einhergeht und somit zu einer Fehleinschätzung führen kann. Lediglich bei Patienten mit einem Varus-Thrust empfehlen einige Autoren die Einbeinstandaufnahme vor dem Hintergrund, dass diese hier möglicherweise die Belastungssituation besser abbildet. In jedem Fall ist aber eine präoperative Belastungsaufnahme des gesamten Beines zu empfehlen. Neuere digitale Techniken erleichtern sowohl das Anfertigen der Aufnahme mit niedrigeren Strahlendosen als auch die Auswertung.

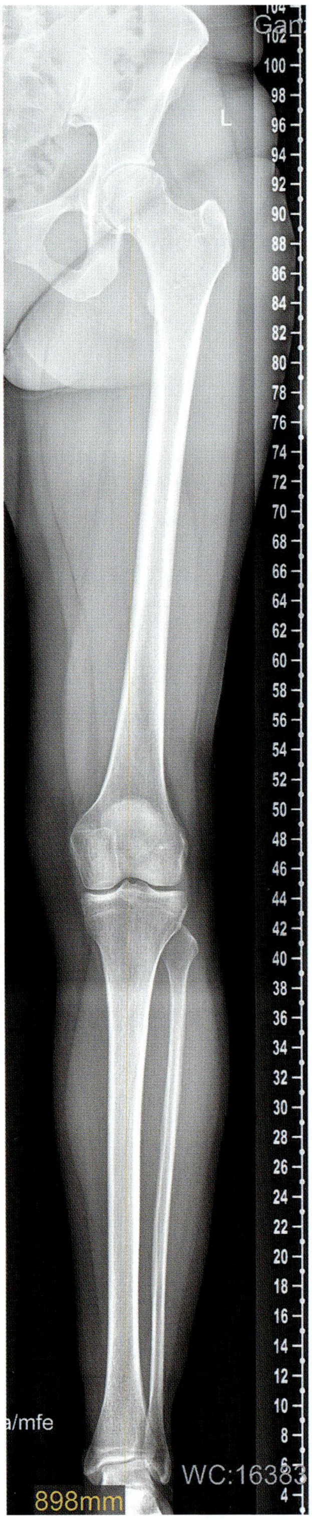

Abb. 8.3.10 Digitale Beinganzaufnahme mit 50 % Belastung beidseits zur Bestimmung der Beinachse im Rahmen der präoperativen Umfelddiagnostik

Auch auf die technischen Gütekriterien der Aufnahme, insbesondere eine korrekte Rotation, ist streng zu achten, da schon kleine Rotationsfehler oder eine fehlende Streckung des Kniegelenks zu einer Fehlbestimmung des Alignments führen. Bei erheblichem Streckdefizit muss man sich ggf. auf die röntgenologische Einzeldarstellung von Femur und Tibia sowie das Bestimmen der anatomischen Winkel (distaler anatomischer Femurwinkel, proximaler anatomischer Tibiawinkel) zurückziehen. Die Frage, ab welcher Gradstellung eine Achskorrektur im Rahmen der knorpelchirurgischen Maßnahme durchzuführen ist, soll nicht Gegenstand des vorliegenden Buchkapitels sein. Während in vielen Studien eine Korrekturnotwendigkeit bei Deformitäten von $\geq 5°$ angenommen wird, zeigen neuere Arbeiten, dass auch geringere Achsabweichungen bzw. deren Korrektur das Behandlungsergebnis nach autologer Chondrozytentransplantation (ACT) positiv beeinflussen.

Femoropatellare Umfelddiagnostik

Da die femoropatellare Defektlokalisation technikunabhängig im Bereich der knorpelregenerativen Medizin weiterhin eine Problemlokalisation darstellt, spielt die Zusatzdiagnostik im Bereich des anterioren Kompartiments eine besonders entscheidende Rolle. Je nach individuellem Untersuchungsbefund muss die empfohlene Basisdiagnostik ergänzt werden. Insbesondere kommt auch der Anamnese eine wichtige Bedeutung zu, da vor allem der Faktor „Instabilität" als solcher nicht bildgebend darstellbar ist, sondern lediglich prädisponierende Faktoren oder Instabilitätsfolgen abgebildet werden können.

Neben den konventionellen Röntgenbildern, die im streng seitlichen Strahlengang eine Beurteilung der Trochlea gemäß den Empfehlungen von Dejour erlauben, sollte auch in der MRT das **Alignment** beurteilt werden. Dazu muss zum einen die Trochleaform in den axialen Schichten beurteilt werden. Im Vergleich zur CT oder zum konventionellen Röntgen bietet sich hier sogar der Vorteil, dass man die wahre Gelenkoberfläche (im Sinne des Knorpelüberzugs) beurteilen kann und sich nicht nur auf die knöcherne Kontur beziehen muss. Auch die **Bestimmung des TT-TG-Abstands** kann im MRT erfolgen, allerdings setzt dies eine Abbildung der Tuberositas tibiae voraus, was als Qualitätskriterium unbedingt zu fordern ist.

Der Stellenwert **adjuvanter Defilee-Aufnahmen** ist umstritten. Sie erscheinen allenfalls geeignet, um weitere Aussagen über Patella-Tilt oder -lateralisation treffen zu können. Zur Beurteilung der Trochleamorphologie ist jedoch das MRT vorzuziehen.

Als weitere Basisdiagnostik ist auch eine Beinganzaufnahme anzusehen, um insbesondere eine begleitende Valgusdeformität zu erkennen. Klinisch sollte die Rotation exakt beurteilt und beim Verdacht auf eine Rotationsfehlstellung eine ergänzende Rotationsanalyse mittels CT oder bei Kindern/Jugendlichen auch mittels MRT ergänzt werden. Hier ist insbesondere auf die Detektion des sog. *inwardly pointing knee* (sich kompensierende kniegelenknahe Rotationsfehlstellung mit vermehrter Innenrotation am distalen Femur und vermehrter Außenrotation an der proximalen Tibia) hinzuweisen.

Insbesondere bei Diskrepanz zwischen intraartikulärer Pathologie und Beschwerdesymptomatik des Patienten kann es sinnvoll sein, ergänzend eine **isokinetische Kraftmessung** des Knie-, aber auch des Hüftgelenks (vor dem Hintergrund der höheren Inzidenz exzentrischer Kraftdefizite der Hüftabduktoren und -außenrotatoren) durchzuführen. Ebenfalls in die Kategorie individueller Zusatzdiagnostik fallen Untersuchungen wie die **Ganzkörperskelettszintigrafie** oder die neuerdings in der muskuloskelettalen Chirurgie vermehrt eingesetzte **SPECT-CT.** Diese kann zur Darstellung von Überlastungsarealen und somit zum biomechanischen Verständnis der individuellen Belastungssituation hilfreich sein.

Diagnostischer Hinweis

Grundpfeiler der Diagnostik von Knorpelschäden

- Konventionelles Röntgenbild zur Beurteilung der Artikulation und des Degenerationsgrades des Gelenks
- MRT-Untersuchung zur Defektlokalisation, Bestimmung der Defektgröße, Beurteilung des subchondralen Knochens und des Gelenkdegenerationsgrades
- Umfelddiagnostik inkl. Beinganzaufnahme, ggf. Rotationsanalysen u. a.
- Arthroskopie zur abschließenden Verifizierung der Defektgröße

Klassifikation

Für die Quantifizierung und Stadieneinteilung von Knorpelschäden liegen unterschiedliche Klassifikationen vor. Von großer Bedeutung ist jedoch zunächst die begriffliche Abgrenzung der Termini „Arthrose" und „Chondromalazie".

Während unter dem Begriff **Knorpelschaden** eine lokalisierte, umschriebene Schädigung des Gelenkknorpels an einer Stelle ohne generalisierte Veränderungen des Gelenks verstanden wird, wird eine Schädigung des Gelenkknorpels mit diffusem Schädigungsmuster als **Arthrose** beschrieben. Die Abgrenzung ist in Frühstadien häufig schwierig und unterliegt der subjektiven Einschätzung. Es gilt jedoch als akzeptiert, die Arthrose als nichtfokale Veränderung des Gesamtgelenks inkl. der Synovia zu definieren, sodass zumindest bei entsprechend diffuser Schädigung und auch Verdickung der Synovia dieser Begriff zu verwenden ist. Noch weniger konkret definiert erscheint der Begriff

Tab. 8.3.2 Stadieneinteilung von Knorpelschäden nach Outerbridge

Grad	Befund
0	Normaler Gelenkknorpel
1	Leichte Knorpelerweichung und -verdickung
2	Oberflächliche Rissbildung, Länge < 1,7 cm (0,5 Inch)
3	Tiefe Rissbildung, bis zum subchondralen Knochen reichend
4	Freiliegender subchondraler Knochen

Tab. 8.3.3 Stadieneinteilung von Knorpelschäden nach ICRS

ICRS-Grad	Befund
0	Keine erkennbaren Defekte
1a	Intakte Oberfläche, Fibrillationen und/oder leichte Erweichung
1b	Zusätzlich oberflächliche Risse/Fissuren
2	Läsionstiefe < 50 % der Knorpeldicke (abnormaler Knorpel)
3a	> 50 % Tiefe der Knorpeldicke, nicht bis zur kalzifizierenden Schicht (schwer abnormaler Knorpel)
3b	> 50 % Tiefe der Knorpeldicke, nicht bis zur kalzifizierenden Schicht
3c	> 50 % Tiefe der Knorpeldicke, bis zur subchondralen Platte
3d	> 50 % Tiefe der Knorpeldicke, mit Blasenbildung
4a/b	Vollständige Knorpelläsion mit Durchbruch der subchondralen Platte

Tab. 8.3.4 Beispiel eines MRT-Bewertungssystems zur Beurteilung des Degenerationsgrades des gesamten Kniegelenks (KOSS-Score)

1. Tiefe der Knorpelschädigung		C	**C**artilage
• Grad 0 (0 Punkte):	keine		
• Grad 1 (1 Punkt):	< 50 % der Knorpeltiefe		
• Grad 2 (2 Punkte):	> 50 %		
• Grad 3 (3 Punkte):	vollschichtig		
2. Tiefe der Schädigung der subchondralen Lamelle		B	**B**one
• Grad 0 (0 Punkte):	keine		
• Grad 1 (1 Punkte):	minimal (< 2 mm)		
• Grad 2 (2 Punkte):	moderat (2–5 mm)		
• Grad 3 (3 Punkte):	schwer (> 5 mm)		
3. Osteophyten		O	**O**steophytes
• Grad 0 (0 Punkte):	keine		
• Grad 1 (1 Punkte):	minimal (<3 mm)		
• Grad 2 (2 Punkte):	moderat (3–5 mm)		
• Grad 3 (3 Punkte):	schwer (> 5 mm)		
4. Subchondrale Zysten (größter Durchmesser)		BCy	**B**one **Cy**sts
• Grad 0 (0 Punkte):	keine		
• Grad 1 (1 Punkte):	minimal (< 3 mm)		
• Grad 2 (2 Punkte):	moderat (3–5 mm)		
• Grad 3 (3 Punkte):	schwer (> 5 mm)		
5. Knochenmarködem (größter Durchmesser)		E	**E**dema
• Grad 0 (0 Punkte):	keine		
• Grad 1 (1 Punkte):	minimal (< 5 mm)		
• Grad 2 (2 Punkte):	moderat (5–20 mm)		
• Grad 3 (3 Punkte):	schwer (>20 mm)		
6. Anterolaterales/anteromediales Meniskoid		M	**M**eniscoid
• 0 Punkte:	keines		
• 1 Punkt:	vorhanden		
7. Erguss		E	**E**ffusion
• 0 Punkte:	keiner		
• 1 Punkt:	vorhanden		
8. Freie Gelenkkörper		FJB	**F**ree **J**oint **B**odies
0 Punkte:	keiner		
1 Punkt:	vorhanden		
9. Synovitis (Verdickung)		S	**S**ynovitis
0 Punkte:	keine		
1 Punkt:	vorhanden		
10. Weichteilzysten (analog zur Baker-Zyste)		SCy	**S**oft tissue **Cy**sts
0 Punkte:	keine		
1 Punkt:	vorhanden		

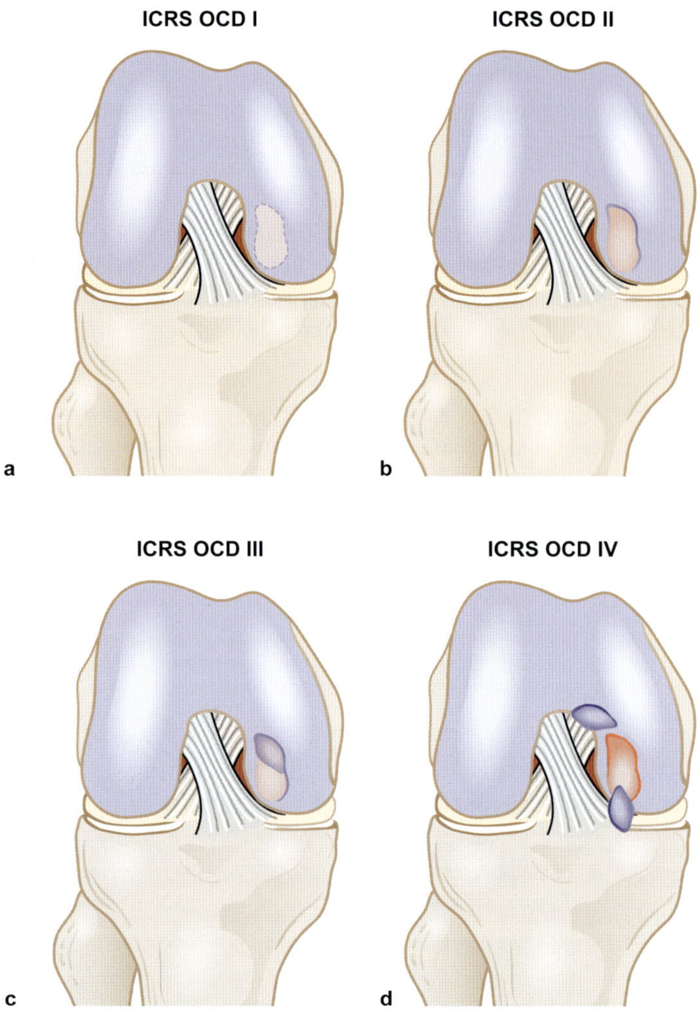

Abb. 8.3.11 Stadieneinteilung der Osteochondrosis dissecans nach ICRS
a) I: stabil, Kontinuität erhalten, erweichtes Areal bedeckt von intaktem Knorpel
b) II: partielle Diskontinuität, stabil
c) III: vollständige Diskontinuität, „dead in situ", nicht disloziert
d) IV: disloziertes Fragment, gelockert in seinem Bett oder leerer Defekt
- Subgruppe A: Defekt < 10 mm
- Subgruppe B: Defekt > 10 mm

Chondromalazie. Aus Sicht der Autoren ist dieser Begriff den Veränderungen des Gelenkknorpels (z. B. einer Veränderung des Signalverhaltens im MRT) ohne Substanzdefekt vorbehalten. Sowohl in der wissenschaftlichen Literatur als auch in der täglichen Praxis (z. B. auch in der schriftlichen Befundung von MRTs durch den Radiologen) wird hier jedoch nicht sauber getrennt und der Begriff teilweise synonym mit „Knorpelschaden" und „Arthrose" verwendet.

Während das Stadium der Arthrose auf dem Röntgenbild nach Kellgren und Lawrence in vier Schweregrade unterteilt wird, existieren für die Graduierung von Knorpelschäden unterschiedliche Klassifikationen, die neben der Lokalisation des Defekts und der Größe des Knorpelschadens für eine komplette morphologische Beschreibung des Defekts Anwendung finden. Klinisch traditionell werden die **Klassifikation nach Outerbridge** (➤ Tab. 8.3.2) und die ICRS-Klassifikation (International Cartilage Research Society) (➤ Tab. 8.3.3) eingesetzt, wobei Letztere im klinisch-wissenschaftlichen Sinn vorteilhaft erscheint und sich zunehmend durchsetzt. Auch wenn sie ursprünglich für eine arthroskopische Anwendung etabliert wurden, werden die Prinzipien der Stadieneinteilung vielfach auf die Beurteilung des geschädigten Gelenkknorpels auch in der MRT übertragen.

Da beide Klassifikationen nicht auf eine dezidierte Beschreibung des subchondralen Knochens eingehen, sind sie für die Einteilung der **Osteochondrosis dissecans** *nicht* geeignet. Da diese eine primäre Erkrankung des subchondralen Knochens mit nur sekundärer Auswirkung und Affektion auf den Gelenkknorpel darstellt, sind hier unterschiedliche Klassifikationen notwendig. Aus wissenschaftlicher Sicht ist die separate Einteilung der ICRS zur Beurteilung und Beschreibung der Osteochondrosis dissecans älteren deskriptiven Einteilungen vorzuziehen (➤ Abb. 8.3.11).

Die wichtigsten Grundpfeiler und Entscheidungsparameter für die Therapieentscheidung sind das Defektstadium, die Defektgröße und die Defektlokalisation. Ebenso erscheint es angesichts der oben aufgeführten Limitation in Bezug auf Aussagen zur Degeneration des betroffenen Gelenks sinnvoll, auch den Schädigungsgrad des gesamten Gelenks zu erfassen und zu quantifizieren. Traditionell wird hierzu die röntgenologische Beurteilung des Gelenks nach Kellgren und Lawrence verwendet, die jedoch nur eine grobe Einteilung auf Basis konventioneller Röntgendiagnostik mit einer relativ *hohen* Inter- und Intraobserver-Variabilität darstellt. Vor diesem Hintergrund sind neuere MRT-orientierte Scores wie z. B. der KOSS-Score zur Beurteilung des Gelenkstatus vorzuziehen (➤ Tab. 8.3.4).

Indikation zur operativen Therapie

Symptomatische fokale, vollschichtige Knorpelschäden (ICRS III und IV) des Kniegelenks ohne wesentliche degenerative Gelenkveränderungen stellen die charakteristische und beste Indikation zur operativen knorpelregenerativen Therapie dar (➤ Abb. 8.3.6). Auch wenn grundsätzlich eine intakte korrespondierende Gelenkfläche und bei femorotibialen Defekten ein intakter und erhaltener

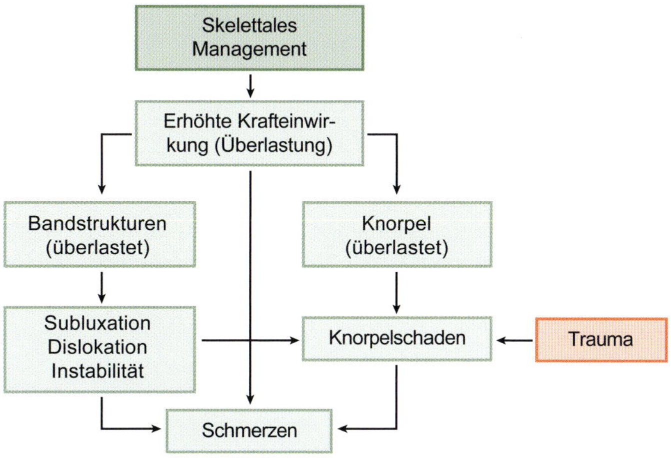

Abb. 8.3.12 Knorpelschaden im Kontext anderer Pathologien

Meniskus die günstigste Ausgangssituation darstellen, erscheint es vertretbar, hier kleine Pathologien wie erstgradige korrespondierende Läsionen zu tolerieren. Ziel der operativen Intervention sind die Verbesserung der Beschwerdesymptomatik und der individuellen Lebensqualität, die Wiederherstellung der körperlichen Aktivität und das Verhindern des Progresses der Knorpelschädigung im Gelenk.

Traditionell stellt neben dem Defektstadium die **Defektgröße** den für die Therapieentscheidung wichtigsten Parameter dar. In den letzten Jahren haben jedoch **patientencharakteristische Faktoren** wie z. B. individueller Aktivitätsgrad und körperlicher Anspruch zunehmend an Stellenwert gewonnen, sodass auch sie in den Empfehlungen vieler Fachgesellschaften als indikationsrechtfertigendes Kriterium berücksichtigt werden. Konkret wird bei sportlich aktiven Patienten mit hohem körperlichem Anspruch die Indikation zu aufwendigeren und invasiveren Verfahren (wie z. B. der autologen Knorpelzelltransplantation) großzügiger gestellt.

Ferner haben Begleitpathologien und deren Mitbehandlung, die im Rahmen der präoperativen Diagnostik als ursächlich für den Knorpelschaden identifiziert werden (➤ Abb. 8.3.12), an Stellenwert gewonnen. So stellt die Korrektur der Beinachse bei Varus- oder Valgusdeformität vor allem bei femorotibialen Knorpeldefekten eine wichtige Begleitmaßnahme dar. Realignment- und Stabilisierungsoperationen bei patellofemoralen Knorpeldefekten gewinnen ebenfalls an Bedeutung. Ob diese ein- oder zweizeitig durchzuführen sind, obliegt der Verantwortung des Behandlers. Es sind hier keine Vorteile des einen oder anderen Verfahrens in der wissenschaftlichen Literatur belegt. Der Grundsatz, dass zum Zeitpunkt der knorpelregenerativen Intervention die zugrunde liegende biomechanische Pathologie adressiert ist, sollte jedoch konsequent eingehalten werden.

Neben diesen Begleitpathologien wird auch dem subchondralen Knochen und seiner Mitbehandlung im Rahmen knorpelregenerativer Therapieansätze zunehmend Bedeutung eingeräumt. Substanzdefekte von > 2–3 mm Tiefe (gemessen am Niveau der umgebenden subchondralen Lamelle) sollten vor der knorpelregenerativen Maßnahme mittels (in der Regel „autologer") Augmentation gefüllt werden. Hier kommt die Transplantation autologer Spongiosa in loser Form oder in Form von Zylindern, die Transplantation kortikospongiöser Zylinder oder in Fällen großer Defektsituationen auch die kortikospongiöse Transplantation von Knochen vom Beckenkamm in Betracht. Auch hier ist grundsätzlich analog der Behandlung der Begleitpathologien ein ein- oder zweizeitiges Vorgehen zu diskutieren. Aus rein technischer Sicht lassen sich die Augmentation von Knochen und eine konsekutive knorpelregenerative Maßnahme problemlos einzeitig kombinieren. Als Beispiel ist hier die autologe Knorpelzelltransplantation (ACT) in Sandwichtechnik zu nennen. Darunter versteht man die ein- oder zweizeitige subchondrale Transplantation von Knochen mit konsekutiv folgender Knorpelzelltransplantation (➤ Abb. 8.3.13).

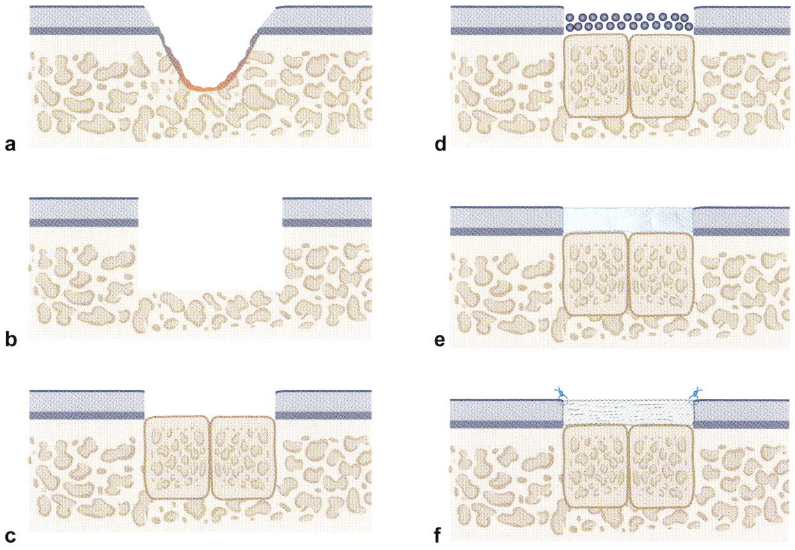

Abb. 8.3.13 Prinzip der Sandwich-ACT, die ein- oder zweizeitig mit konsekutiver Rekonstruktion des subchondralen Knochens und des Knorpelgewebes erfolgen kann

Operative Therapie: knorpelrekonstruktive Verfahren

Die zur Verfügung stehenden therapeutischen Verfahren zur Knorpelregeneration können grundsätzlich in knochenmarkstimulierende und Transplantationstechniken unterschieden werden (➤ Tab. 8.3.5).

Während zu den knochenmarkstimulierenden Techniken die Anbohrung, Abrasionsarthroplastik und die Mikrofrakturierung inkl. deren Modifikationen (z. B. matrixassoziierte Mikrofrakturierung) zu zählen sind, werden unter den Transplantationstechniken die autologe osteochondrale Transplantation (OCT) und die autologe Knorpelzelltransplantation (ACT) zusammengefasst. Techniken wie das alleinige Débridement, das im Rahmen einer fortgeschrittenen Gelenkdestruktion zur Entfernung instabiler Knorpelanteile angewendet wird, um hier eine lokale Irritation durch lockere Knorpelfragmente zu vermeiden, werden im engeren Sinne nicht zu den knorpelregenerativen Therapien gerechnet, da hier keine Neubildung von Gewebe angestrebt wird.

Eine Sonderstellung nimmt die sog. **Abrasionsplastik** ein. Dieses Verfahren kann in Ausnahmefällen, z. B. bei monokompartimenteller Arthrose, durch eine breitflächige Offenlegung des subchondralen Knochens durch Entfernung der *tight mark* und subchondralen Lamelle (Knorpel-Knochen-Grenzschicht) eine Ersatzgewebebildung induzieren. Auch wenn hierzu nur wenige Studien vorliegen, so zeigt sich auch im Langzeitverfahren durch die Abrasion bei Arthrose eine Besserung der Beschwerden im Sinne einer Palliativtherapie. Allerdings weist das Verfahren auch eine relevante Versagensquote auf, sodass es bis heute kontrovers diskutiert wird. Da die Indikation jedoch die fortgeschrittene Gelenkdestruktion, nicht aber der fokale Knorpelschaden darstellt, wird es ebenfalls im engeren Sinne nicht zu den knorpelregenerativen Therapien zur Behandlung von Knorpelschäden gezählt.

Trotz innovativer Weiterentwicklung der zur Verfügung stehenden Produkte und Verfahren zur Regeneration von Gelenkknorpel bleibt die fortgeschrittene Gelenkdegeneration im Sinne einer Arthrose die wichtigste und bisher nicht überwundene Limitation.

Als Indikation zur knorpelregenerativen Therapie ist nach wie vor der fokale Knorpelschaden mit intaktem Umgebungsgewebe, erhaltener korrespondierender Gelenkfläche am bandstabilen Kniegelenk bei intakter Biomechanik oder nach deren entsprechenden Korrektur anzusehen. Als wichtigster Parameter zur Therapieentscheidung wurde lange allein die Größe des Defekts angesehen. Danach eignen sich kleine Schäden mit einer Defektgröße von bis zu ca. 2,5 cm^2 für knochenmarkstimulierende Verfahren, darüber hinausgehende eher für zellbasierte regenerative Verfahren. Dabei rücken patientenindividuelle Faktoren wie z. B. der körperliche und der Aktivitätsanspruch des Patienten für die Indikationsstellung in den Vordergrund. So empfehlen die verschiedenen Fachgesellschaften beim jungen sportlich aktiven Patienten einen großzügigeren Einsatz zellbasierter Therapieverfahren, da hier der prozentuale Anteil von Rückkehrern in den Sport und der durchschnittliche postoperative Aktivitätsgrad höher ist.

Tab. 8.3.5 Zur Verfügung stehende Verfahren zur operativen Behandlung von Knorpeldefekten

Transplantationstechniken	Knochenmarkstimulation
• Autologe Knorpelzelltransplantation (ACT) • Osteochondrale Transplantation • (Periosttransplantation) • etc.	• Pridie-Bohrung • Arthroskopische Mikrofrakturierung • Autologe matrixinduzierte Chondrogenese (AMIC) • etc.

Knochenmarkstimulation

Trotz vieler neuartiger und innovativer Ansätze im Bereich der knorpelregenerativen Therapie spielt die Knochenmarkstimulation weiterhin eine wichtige Rolle. Auch wenn die histologische Unterlegenheit des Regeneratknorpels nach klassischer Mikrofrakturierung im direkten Vergleich zu zellbasierten Transplantationstechniken wissenschaftlich gut belegt ist, scheinen die Ergebnisse knochenmarkstimulierender Techniken bei kleinen Knorpeldefekten zuverlässig zu sein. Allerdings beschreiben neuere Studien hier einen Funktionsverlust über die Zeit sowie eine klinische Unterlegenheit bei älteren Patienten, was durch die möglicherweise niedrigere Regenerationskapazität älterer Patienten erklärbar ist.

Therapeutischer Hinweis

Als günstige Prognosefaktoren für eine knochenmarkstimulierende Therapie gelten:

- Junges Patientenalter (< 40. Lj.)
- Geringe Defektgröße
- Kurze Symptomdauer vor Operation
- Erhaltene korrespondierende Gelenkfläche
- Erhaltener Meniskus bei femorotibialer Defektlokalisation

Aus technischer Sicht stellt weiterhin die **klassische Mikrofrakturierung** die am weitesten verbreitete knochenmarkstimulierende Operationstechnik dar, die als Weiterentwicklung der klassischen Pridie-Bohrung von Richard Steadman eingeführt wurde. Die Mikrofrakturierung verfolgt das Ziel, mit speziellen Ahlen eine Perforation des subchondralen Knochens und somit eine Eröffnung des Markraums zu erzielen. Auch wenn neuere Arbeiten zeigen, dass der Anteil von Zellen, der dem Phänotyp mesenchymaler Stamm- oder Vorläuferzellen entspricht, sehr gering ist, kann mit diesem Prinzip eine Geweberegeneration im Defektareal erzielt werden.

Erster Schritt der Mikrofrakturierung ist das radikale Débridement, das in der Regel mit Ahlen oder einem scharfen Löffel erfolgt. Sämtliches erkranktes Knorpelgewebe wird bis in das gesunde Knorpelgewebe hinein entfernt. Stabile Knorpelränder sind Ziel des Débridements. Aus technischer Sicht sollte die tiefste Knorpelschicht (der kalzifizierte Knorpel) entfernt werden, um eine bessere Verbindung zwischen Regenerat und subchondralem Knochen zu erzielen. Makroskopisch ist dies durch Entfernen dieser samtig erscheinenden Schicht und das Auftreten von kleinen punktförmigen Blutungen vor Perforation des subchondralen Knochens verifizierbar.

Zudem zeigen neuere Studien, dass eine tiefe Perforation des subchondralen Knochens im Hinblick auf das Remodelling des subchondralen Knochens nach dessen Eröffnung zu einer verbesserten Mikroarchitektur sowie zum Austritt einer höheren Konzentration mesenchymaler Vorläuferzellen führt. Deshalb geht der Trend zu tieferen Perforationen (dann wieder mit Bohrern anstatt mit Mikrofrakturierungsahlen). Dabei scheinen kleinere Bohrer mit ca. 1 mm Durchmesser gegenüber größeren Bohrern von Vorteil zu sein. Die standardisierte Perforation mit kleinlumigem Durchmesser wird in neueren Ansätzen auch als **Nanofrakturierung** bezeichnet, unterscheidet sich im knochenmarkstimulierenden Prinzip jedoch nicht von der klassischen Mikrofrakturierung.

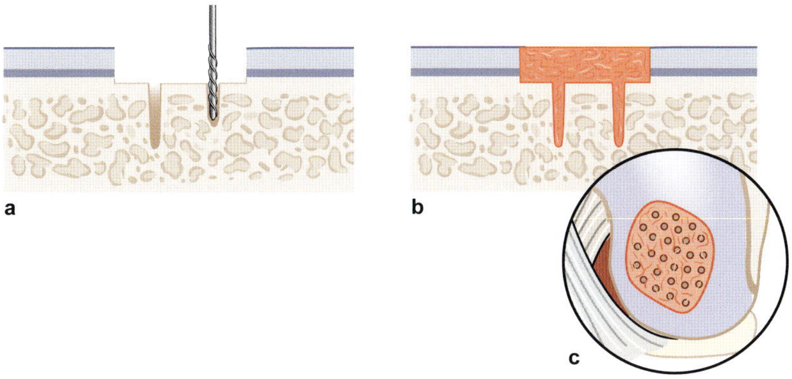

Abb. 8.3.14 Technik der arthroskopischen Mikrofrakturierung

Unabhängig von der Art der Perforation des subchondralen Knochens wird ein Abstand von ca. 2–3 mm zwischen den Perforationsstellen empfohlen (➤ Abb. 8.3.14). Es empfiehlt sich, die Perforation des subchondralen Knochens zunächst im Randbereich zu beginnen und im Defektzentrum zu enden. Kleinere Knochenfragmente, die gerade bei Verwendung von Ahlen oft herausbrechen, oder kleinere Knochenbrücken, die sich zwischen den einzelnen Perforationslöchern lösen, sollten sorgfältig entfernt werden, bevor die Operation beendet wird, da sie als potenzieller Ausgangspunkt für lokale Verknöcherungen des Regenerats diskutiert werden.

Vor Beendigung der Operation sollte zudem der intraartikuläre Druck abgelassen und das Austreten von Fett und subchondralem Knochenmark aus den einzelnen Perforationslöchern verifiziert werden (➤ Abb. 8.3.15). Kritisch ist jedoch anzumerken, dass die Mikrofrakturierung prinzipiell zu nichtanatomischen Veränderungen des subchondralen Knochens führt. Vor diesem Hintergrund und angesichts der in diesem Zusammenhang beobachteten Probleme wie der Bildung intraläsionaler Osteophyten, subchondraler Zysten sowie der in vielen Studien am ehesten auf Basis der histologisch geringen Gewebequalität postulierten limitierten Haltbarkeit des Regeneratknorpels wird das Verfahren auch zunehmend kritisch diskutiert.

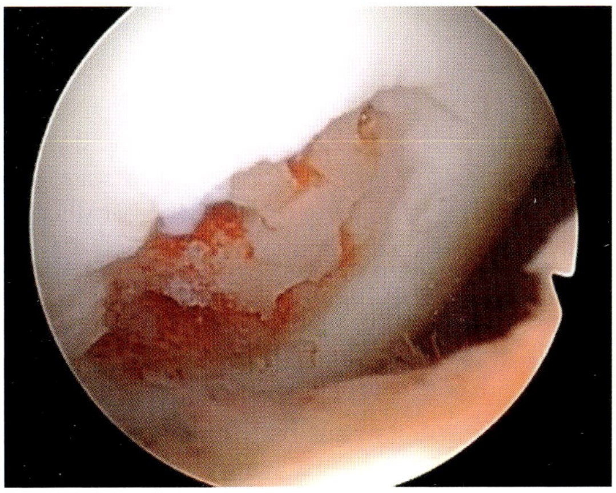

Abb. 8.3.15 Austritt von Blut und Fettaugen aus den Perforationslöchern nach stattgehabter Mikrofrakturierung als Zeichen einer suffizienten Perforation der subchondralen Lamelle

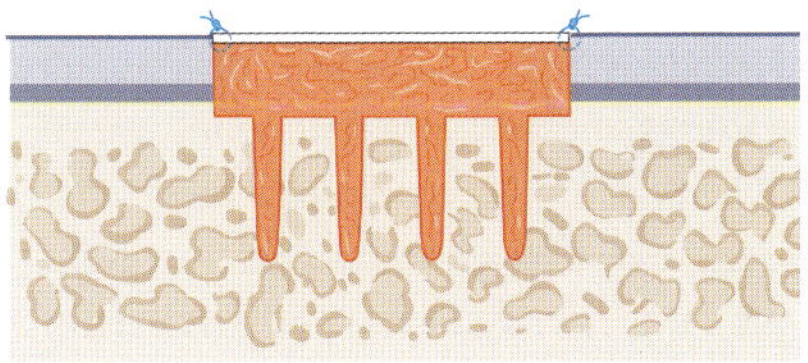

Abb. 8.3.16 Stabilisierung des Blutclots durch Abdeckung mit einer Membran

Matrixassoziierte Mikrofrakturierung

Einen möglichen Ansatz zur Überwindung der Nachteile der Mikrofrakturierung (z. B. schlechtere Behandlungsergebnisse bei größeren Knorpelschäden oder Bildung intraläsionaler Osteophyten) stellt die matrixassoziierte Mikrofrakturierung dar. Der Blutclot aus dem subchondralen Raum soll durch Applikation einer Matrix bzw. eines Biomaterials stabilisiert werden, um die auf diesem Clot basierende Regeneratbildung zu verbessern (➤ Abb. 8.3.16).

Technisch erfolgt die Mikrofrakturierung zunächst wie oben beschrieben. Nach Perforation des subchondralen Knochens wird dann ein Biomaterial (Matrix, Gele, z. T. in Kombination mit autologem Blut o. Ä.) in den Defekt gegeben. Das genaue Vorgehen inkl. der Art der Fixation des Biomaterials hängt von den jeweiligen Produkteigenschaften ab und soll hier nicht im Detail erläutert werden.

Regulatorisch gesehen unterliegt die matrixassoziierte Mikrofrakturierung dem Medizinproduktegesetz (MPG). Anders als bei zellbasierten Verfahren, die mittlerweile dem Arzneimittelgesetz (AMG) zugeordnet werden, ist somit die Zulassung erleichtert. Letztendlich ist für diese Produktkategorie kein Wirkungsnachweis, sondern nur ein Sicherheitsnachweis erforderlich. Da im Rahmen des Zulassungsprozesses auch keine vergleichende Studie zur Standardtherapie als zwingende Voraussetzung gefordert wird, ist die diesbezügliche Evidenzlage gerade im Vergleich zur zellbasierten Knorpelregeneration spärlicher. Einzelne Produkte haben sich jedoch bereits dem Wirksamkeitsnachweis im Rahmen einer Vergleichsstudie gestellt, sodass hier in den kommenden Jahren möglicherweise ein Zuwachs an Evidenz zu erwarten ist. Angesichts der limitierten Evidenz wurde das Verfahren bisher noch nicht in aktuelle Empfehlungen aufgenommen. Sein Stellenwert ist am ehesten im Grenzbereich der Indikation zwischen konventioneller arthroskopischer Mikrofrakturierung und dem Einsatz autologer Knorpelzellprodukte zu sehen.

Therapeutischer Hinweis

Operationsschritte bei arthroskopischer Mikrofrakturierung

- Verifizierung der Defektgröße und Indikation inkl. Beurteilung des Umgebungsknorpels und der korrespondierenden Gelenkfläche
- Débridement des erkrankten Gewebes inkl. Entfernung des kalzifizierten Knorpels (kleine Blutungen sind erlaubt, Ziel: stabile Randleisten und vollständig entfernter Knorpel im Defektareal)

- Perforation des subchondralen Knochens z. B. mit 1,0-mm-Bohrer beginnend im Randbereich (Abstand 2–3 mm)
- Entfernung lockerer Knochenanteile im Defektareal
- Ablassen des intraartikulären Drucks und Überprüfung des Austritts von Blut und Fettaugen aus jedem Perforationsloch

Osteochondrale Transplantation (OCT)

Die Transplantation osteochondraler Zylinder stellt das einzige Verfahren im Bereich der knorpelregenerativen Therapien dar, das an der Defektlokalisation unmittelbar nach dem Eingriff zu einem Vorhandensein hyalinen artikulären Gelenkknorpels führt. Prinzip des Verfahrens sind die Entnahme eines osteochondralen Zylinders an einer nicht bzw. wenig belastenden Stelle des Gelenks und der Transfer in das Defektareal. Typischerweise wird hierbei die Verankerung in Pressfit-Technik durchgeführt: Bei der Entfernung des Defektareals wird ein minimal kleinerer Durchmesser gewählt als im Entnahmebereich des Spenderzylinders.

Die Einheilung der Zylinder – und dies ist als verfahrensspezifischer Nachteil anzusehen – erfolgt rein knöchern, eine Integration des reifen transplantierten Knorpels und des Umgebungsknorpels findet in der Regel nicht statt. Ein weiterer Nachteil des Verfahrens ist, dem Prinzip der Therapie folgend, die Notwendigkeit der **Entnahme eines osteochondralen Zylinders** entsprechend der zu deckenden Defektgröße. Als potenzielle Entnahmestellen stehen für die osteochondrale Transplantation die **superolaterale Trochlea** und die posterioren Femurkondylen zur Verfügung:

- Die **posterioren Femurkondylen** sind bezüglich der Entnahmeproblematik als günstiger einzustufen; die Entnahme muss jedoch in der Regel in Bauchlage erfolgen, sodass der operative Aufwand (inkl. in der Regel zweier unterschiedlicher Zugänge zur Defekt- und Spenderstelle) hier erhöht ist. Gerade Zylinder mit einem größeren Durchmesser von bis zu 16–17 mm lassen sich an den posterioren Kondylen problemfreier entnehmen. Zudem erscheint die Krümmung des Zylinders für einen Transfer in die Hauptbelastungszone der Kondylen hervorragend geeignet. Die Entnahme aus den posterioren Kondylen erfolgt hierbei in Seiten- oder auch Bauchlage.
- Grundsätzlich ist eine Entnahme sowohl aus dem medialen als auch aus dem lateralen Kondylus möglich. Bei der Entnahme aus dem **lateralen Kondylus** ist im Rahmen des Zugangs auf die Schonung des N. peroneus in der Bizepssehnenloge zu achten, sodass hier eher der **medialen Kondyle** der Vorzug zu geben ist. Auch wenn hierfür keine Evidenz vorliegt, wird empfohlen, die Entnahme eher aus dem nichtbetroffenen Kompartiment durchzuführen (also bei Knorpel-[Knochen-]Defekt an der medialen Kondyle aus der posterioren lateralen Femurkondyle und umgekehrt).

Eine hohe Bedeutung kommt bei der Transplantation osteochondraler Zylinder, die das technisch schwierigste operative Verfahren zur Behandlung von Knorpelschäden darstellt, einer sauberen Operationstechnik zu. Eine Inkongruenz der Gelenkfläche nach Transplantation ist nicht zu tolerieren, und sowohl angulierte als auch überstehende Zylinder führen aus biomechanischer Sicht zu punktuellen Spitzendrücken an der Gelenkfläche, die möglicherweise mit konsekutiver Degeneration und/oder Knorpelschädigung vergesellschaftet sein können.

Vor diesem Hintergrund ist bei der Entnahme auf eine übereinstimmende Konvexität zwischen Spender- und Empfängerstelle zu achten (was ebenfalls wie bereits oben erwähnt als Vorteil der Entnahme an den posterioren Kondylen gewertet werden muss). Da die Knorpeldicke an Spender- und Empfängerstelle unterschiedlich sein kann, stellt der stufenfreie Abschluss des Gelenkknorpels hier das Operationsziel dar. Ein gewisser Niveauunterschied im Bereich der subchondralen Lamelle muss somit verfahrensspezifisch evtl. in Kauf genommen werden. Bezüglich der Knorpelfläche ist, wie oben erwähnt, in jedem Fall insbesondere eine Angulation oder ein Überstehen der Zylinder zu vermeiden. Im Zweifel ist ein minimales Einbringen der Zylinder unter Niveau für den Fall einer fehlenden Möglichkeit zur perfekten Wiederherstellung der Kongruenz der Vorzug zu geben. Um ein optimales Niveau der Zylinder nach Einbringen zu erreichen, besteht die Möglichkeit, den „Spenderzylinder" um 1–2 mm kürzer zu wählen, als die Präparation der Defektstelle erfolgt ist, und etwas lockere Spongiosa am Boden des im Defektareal entnommenen Zylinders einzubringen. Diese wird dann beim Eindrücken (Hammerschläge sollten wegen der konsekutiv unvermeidlichen Apoptose im Gelenkknorpel vermieden werden) so weit komprimiert, bis sich das Niveau des Zylinders in Harmonie zum Umgebungsknorpel befindet. Für den seltenen und unerwünschten Fall, dass beim primären Einbringen nicht das gewünschte Ergebnis erzielt wird und der Zylinder erneut temporär entfernt werden muss, kann in den Zylinder ein Gewindedraht eingebohrt werden, der dann als Joystick Verwendung finden kann.

Aus technisch-deskriptiver Sicht ist die **Mosaikplastik** von der klassischen osteochondralen Transplantation (OCT) zu unterscheiden. Die Mosaikplastik ist definiert als Deckung des Defekts mittels mehrerer kleinerer osteochondraler Zylinder. Aus biologischer und klinischer Sicht ist dieses Vorgehen vor dem Hintergrund der kritischen Vitalität zentraler Zylinder und der Problematik des Interface zwischen den einzelnen Zylindern nicht mehr zu empfehlen. Der Trend geht hier zu größeren Zylindern, die als einzelne oder maximal 2–3 überlappende Zylinder zur Anwendung kommen. Dem einzelnen Zylinder ist hier aus klinischer Sicht, wenn technisch möglich, immer der Vorzug zu geben.

Aus diesen Forderungen leiten sich konsekutiv auch die Indikationen zur OCT ab, die in umschriebenen kleinen osteochondralen Defekten zu sehen ist. Die als Modifikation für größere Defekte beschriebene **Mega-OATS-Technik** (OATS = osteochondrales autologes Transplantationssystem), bei der Teile der mittels eines Sägeschnitts komplett abgetragenen posterioren Kondyle mit großem Durchmesser transplantiert werden, hat sich letztendlich in der Breite nicht durchgesetzt und ist Sonderindikationen vorbehalten.

Vor dem Hintergrund der Notwendigkeit multipler überlappender Zylinder und den damit verbundenen Problemen ist bei größeren osteochondralen Defekten der kombinierten subchondralen Knochentransplantation in Kombination mit zellbasierten Systemen zur Knorpelregeneration der Vorzug zu geben. Dennoch ist der Einsatz der OCT aufgrund ihrer günstigen Ergebnisse bei kleineren osteochondralen Defekten absolut gerechtfertigt. Die wichtigsten Vorteile des Verfahrens sind in einer relativ frühen Belastungsfähigkeit des transplantierten Gewebes und in einem hohen Anteil von Patienten, die zur Sportfähigkeit zurückfinden, zu sehen. Vergleichende Studien zur Mikrofrakturierung zeigen in Bezug auf diese Punkte bessere Ergebnisse für die OCT, allerdings stellt sich bei Anwendung eines eingreifenden osteochondralen Therapieverfahrens für rein chondrale kleine Defekte die Frage nach einer möglichen Übertherapie. Bei gleichzeitigem Vorliegen subchondraler Begleitpathologien (wie z. B. Zysten o. Ä.) bietet das Verfahren hier jedoch eindeutige Vorteile.

Autologe Knorpelzelltransplantation (ACT)

Die ACT wurde 1994 von der Arbeitsgruppe um Lars Peterson als *erste* Tissue-Engineering-Anwendung beschrieben. Es handelt sich um ein zweizeitiges operatives Verfahren, das durch die Grundschritte initiale Zellentnahme, Zellexpansion und anschließende Transplantation gekennzeichnet ist. Während das ursprüngliche Verfahren die Injektion einer Zellsuspension unter einen in gleicher Sitzung (in der Regel von der Tibia) entnommenen autologen Periostlappen beinhaltete, wurde die Technik dahin gehend weiterentwickelt, dass man als Zellträger vermehrt minimalinvasiv applizierte Biomaterialien einsetzt. Vertreter der aktuellen Generation autologer Knorpelzellprodukte stellen so z. B. rein autologe dreidimensionale Sphäroidkulturen mit rein autologer Matrix oder gelförmige Träger mit zusätzlichen antiossären und antiinflammatorischen Eigenschaften dar (➤ Abb. 8.3.17).

Unabhängig von der technischen Weiterentwicklung hat sich die ACT in den zurückliegenden Jahren klinisch und wissenschaftlich etabliert. So liegen Langzeitergebnisse mit Follow-up-Zeiträumen von bis zu 20 Jahren nach Transplantation vor, und die Anzahl prospektiv randomisierter Studien hat sich – auch vor dem Hintergrund der Zuordnung zum Arzneimittelgesetz – deutlich vergrößert, sodass der wissenschaftliche Nachweis der Methode als ausreichend erbracht gelten kann.

Die klassische Indikation zur autologen Knorpelzelltransplantation (ACT) stellt der großflächige Knorpelschaden ab einer Defektgröße von 2,5 cm^2 dar. Die Größengrenze, ab der zuungunsten der Empfehlung zur knochenmarkstimulierenden Therapie ein zellbasiertes Verfahren zur Knorpelregeneration empfohlen wird, ist in den vergangenen Jahren tendenziell gesenkt worden. Dies erfolgte vor dem Hintergrund der bekannten Limitationen der knochenmarkstimulierenden Therapie in Bezug auf die postoperative körperliche/sportliche Aktivität und die Haltbarkeit der Regenerate. Die aktuell von der deutschen Fachgesellschaft empfohlene Größenbegrenzung von 2,5 cm^2 aufwärts repräsentiert jedoch auch die internationale Entwicklung in den vergangenen Jahren.

Den ersten Schritt der Knorpelzelltransplantation stellt die **Biopsie von Knorpelgewebe** dar. Hierfür stehen die superolaterale oder -mediale Trochlea und der obere Rand der Fossa intercondylaris zur Verfügung. Der Entnahmeprozess stellt nach der bereits erwähnten Zuordnung der ACT zu den „Arzneimitteln für neuartige Therapien (ATMP)" und somit zum AMG den ersten Schritt der Herstellung eines Arzneimittels dar und unterliegt somit der entsprechenden Regulation. Nach § 23b AMG ist in Deutschland eine eigene Herstellungserlaubnis beim zuständigen Regierungspräsidium zu beantragen, oder es erfolgt eine Integration als Entnahmeeinrichtung in die Herstellungserlaubnis des Knorpelzellproduktherstellers. In der Praxis wird am häufigsten dieser letztere Weg beschritten, um den Regulationsanforderungen für autologe Knorpelzellprodukte Rechnung zu tragen.

Die wichtigsten Anforderungen im Zusammenhang mit der Entnahme von Knorpel für die konsekutive ACT sind der standardisierte Entnahmeprozess, die Prüfung der Spendereignung, die sorgfältige Dokumentation des Entnahmeprozesses, das Benennen von verantwortlichen Personen nach AMG, die Einweisung von Personal und dessen entsprechende Dokumentation sowie das Erfüllen der baulichen und hygienischen Voraussetzungen. Sämtliche Dokumente müssen in der „Spenderakte" für die Dauer von 30 Jahren nach Entnahme aufbewahrt werden. Die Verantwortung hierfür liegt beim beauftragten und bestellten Arzt. Nicht nur vor diesem Hintergrund sollte die Entnahme standardisiert erfolgen. Das Einsenden von herausgebrochenen Knorpelfragmenten oder Débridement-Anteilen entspricht nicht den Anforderungen an einen standardisierten Entnahmeprozess und ist somit nach AMG nicht zulässig. Am weitesten verbreitet ist die Entnahme von 2–3 definierten osteochondralen Zylindern mithilfe kleiner Hohlstanzen aus dem Bereich der Fossa intercondylaris (➤ Abb. 8.3.18).

Die Verwendung standardisierter Instrumente und ein generell standardisiertes Vorgehen entsprechend der *Standard Operating Procedure* (SOP) des Knorpelzellherstellers sind durch die Regulation und Zuordnung zum Arzneimittelgesetz (AMG) notwendig. Der Transfer der entnommenen Zylinder in ein entsprechendes Transportmedium erfolgt unter sterilen Bedingungen im OP. Die Dokumentation des Entnahmeprozesses liegt in der Verantwortung des nach § 20b Transplantationsgesetz zugelassenen Arztes, der im Vorfeld der Entnahme dem zuständigen Regierungspräsidium ebenso anzuzeigen ist wie die Abnahme der OP-Räumlichkeiten.

Nach Einsendung der Knorpelprobe erfolgen dann in der Regel der enzymatische Verdau des Gewebes sowie die Anlage der Primärkultur. Anschließend erfolgt die Expansion der Knorpelzellen in Abhängigkeit eines Expansionsprotokolls der kooperierenden Firma und die Herstellung des Produkts, die herstellerabhängig zwischen 3 und 8 Wochen dauert. Dieser Zeitrahmen ist nicht durch den Chirurgen beeinflussbar und richtet sich nach dem Herstellungsprozess des Knorpelzellanbieters. Dies gilt auch für die zwischenzeitliche Kryokonservierung der Zellen, die eine Anpas-

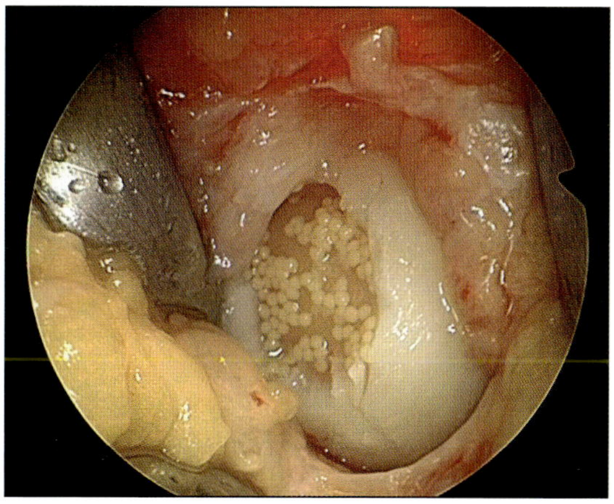

Abb. 8.3.17 Intraoperativer Situs einer ACT mit einem rein autologen matrixassoziierten ACT-Produkt (co.don chondrosphere™)

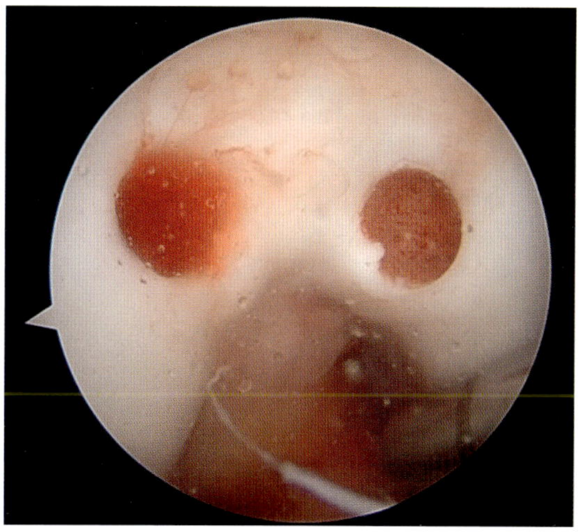

Abb. 8.3.18 Arthroskopische Entnahme von Knorpelzellen zur ACT aus der Fossa intercondylaris

8

sung des Transplantationszeitpunkts an die Bedürfnisse des Patienten erlaubt. Auch diese Möglichkeit wird von den meisten Knorpelzellanbietern angeboten.

Aus technischer Sicht stellt das **Débridement des erkrankten Knorpelgewebes** (analog zum Vorgehen bei der arthroskopischen Mikrofrakturierung) den ersten Operationsschritt dar. Im Gegensatz und im direkten Vergleich zur Mikrofrakturierung wird dieses bezüglich des Erhalts der Integrität des subchondralen Knochens etwas zurückhaltender durchgeführt. Der kalzifizierende Knorpel sollte hierbei belassen werden. Blutungen sollten – auch wenn hierfür keine definitive wissenschaftliche Evidenz vorliegt – vermieden und der subchondrale Knochen nicht eröffnet werden. Diese Empfehlung basiert auf der Vorstellung, das Prinzip der Regeneration durch die transplantierten Zellen nicht mit dem Prinzip der Knochenmarkstimulation zu vermischen. Einzelne In-vitro-Arbeiten zeigen diesbezüglich einen negativen Einfluss von Blut auf die Regenerationskapazität von Knorpel. Die klinische Relevanz ist jedoch ungeklärt. Ziele des Débridements sind somit die Integrität des subchondralen Knochens sowie stabile und glatte Defektränder. Dem radikalen Débridement und dem Vorhandensein von gesundem und vitalem Knorpelgewebe kommt hierbei große Bedeutung zu.

PRAXISTIPP

Bei arthroskopischem Débridement des Knorpelschadens im Rahmen der Mikrofrakturierung oder ACT erleichtert oft ein Wechseln zwischen den Arthroskopieportalen das Erreichen und saubere Bearbeiten der Defektränder.

Die eigentliche **Transplantation** erfolgt dann in Abhängigkeit vom verwendeten Produkt, weshalb an dieser Stelle nicht auf technische Details eingegangen wird. In der Regel werden heute ACT-Produkte der ersten (Zellsuspension mit Periostlappen) und der zweiten Generation (Zellsuspension mit Kollagen-I-III-Membran) nur noch in Ausnahmefällen verwendet. Zum aktuellen Zeitpunkt ist auch die Kostenerstattung autologer Knorpelzellprodukte zur Behandlung von Knorpelschäden am Kniegelenk auf Produkte der dritten ACT-Generation beschränkt. Als Drittgenerationsprodukte werden hier die matrixassoziierten Verfahren gezählt, bei denen die autologen Knorpelzellen mit artifizieller oder auch autologer Matrix kombiniert werden. Einige Hersteller kombinieren autologe Zellen bereits im letzten Kulturschritt mit kompakten oder auch gelförmigen Biomaterialien (Novocart 3D ™, Novocart Inject ™), andere Hersteller bevorzugen eine High-Density-Kultur in autologer Matrix (Co.don Chondrosphere ™).

Alle in diesem Kapitel erläuterten operativen Verfahren zur Knorpelrekonstruktion haben ihre spezifischen Indikationen und Grenzen. In ➤ Abb. 8.3.19 sind die einzelnen Verfahren gegenübergestellt, entsprechend den aktuellen Empfehlungen der AG Klinische Geweberegeneration der Deutschen Gesellschaft für Orthopädie und Unfallchirurgie (DGOU).

Therapeutischer Hinweis

Zeitmanagement bei Kombinationstherapien

Die Behandlung von Begleitpathologien im Rahmen der Therapie von Knorpelschäden erlangt zunehmende Bedeutung. Dazu gehören Stabilisierungsoperationen des Gelenks (z. B. VKB-Ersatzplastik oder Stabilisierungen der Patella) ebenso wie Achskorrekturen oder Korrekturen bei Rotationsfehlern. In der Regel können diese Operationen entweder einzeitig in Kombination mit der knorpelregenerativen Therapie durchgeführt oder auf zwei (in Ausnahmefällen mehrere) Eingriffe verteilt werden. Es gilt der Grundsatz, dass zum Zeitpunkt der Knorpeltherapie die zugrunde liegende Pathologie behandelt sein sollte.

Nachbehandlung

Mit Ausnahme der autologen osteochondralen Transplantation (OCT) stellen sowohl die zellbasierten Regenerationsverfahren als auch die knochenmarkstimulierenden Techniken sog. **In-situ-Regenerationsverfahren** dar. Dies bedeutet, dass die eigentliche Regeneration des erkrankten Knorpels erst im Anschluss an die erfolgte operative Intervention im Verlauf nach der Versorgung stattfindet. Nicht nur aus diesem Grund, sondern auch vor dem Hintergrund der Wiederherstellung der Gelenkfunktion, die sich aber im Grundsatz nicht von anderen Operationen unterscheidet, kommt der Rehabilitation nach knorpelregenerativen Therapien entscheidende Bedeutung zu. Während des Regenerationsprozesses ist das reifende Gewebe somit unterschiedlichen biochemischen und biomechanischen Stimuli unterworfen. Vor dem Hintergrund der Regeneratreifung lassen sich unterschiedliche Phasen der Rehabilitation unterscheiden, die unterschiedlichen Zielen zugeordnet werden können (➤ Tab. 8.3.6).

In der Regel kann die Teilbelastung nach knorpelregenerativen Eingriffen auf die Dauer von ca. 6 Wochen beschränkt werden. In Abhängigkeit von der exakten Lokalisation des Knorpeldefekts erscheint es bei vielen Patienten sinnvoll, gleichzeitig den Bewegungsumfang des Gelenks so zu limitieren, dass der Knorpelscha-

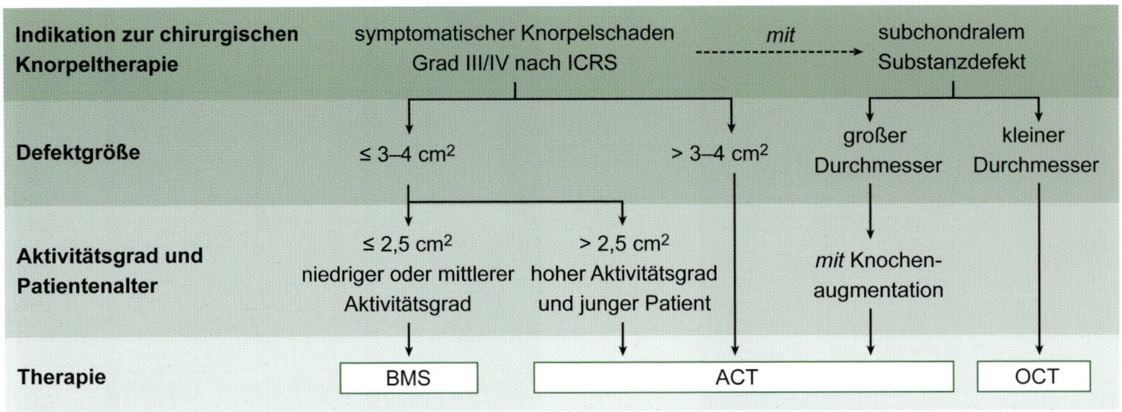

Abb. 8.3.19 Algorithmus zur Behandlung von Knorpelschäden am Kniegelenk in Anlehnung an die Empfehlungen der AG Klinische Geweberegeneration der DGOU (BMS = Bone Marrow Stimulation)

Tab. 8.3.6 Phasen und Ziele der Rehabilitation nach knorpelregenerativen Eingriffen

Phase	Zeitraum	Ziele
Proliferation	bis 6. Woche	Protektion des Regenerats Wiederherstellung der Gelenkhomöostase Schutz des Regenerats
Stimulation und Transition	6.–12. Woche	Wiederherstellung der Gelenkfunktion (Beweglichkeit, Übergang Volllast)
Remodelling	3.–6. Monat	Volle Wiederherstellung der Kraft und sensomotorischen Fähigkeiten
Maturation	6.–24. Monat	Wiedererlangung der sportartspezifischen Fähigkeiten, sekundäre Verletzungsprävention

den der Exposition von Kräften entzogen wird. Bei patellofemoralen Knorpelschäden bietet sich hierzu eine schrittweise Steigerung der erlaubten Flexion über den Zeitraum von 6 Wochen an (z. B. 30°, 60° und 90° jeweils 2 Wochen postoperativ). Bei femorotibialer Defektlokalisation kann die Einschränkung der Flexion individuell so gewählt werden, dass es nicht zu einer Exposition der Defektstelle in den ersten Wochen nach Transplantation kommt. Auch wenn der abschließende wissenschaftliche Beweis für die Notwendigkeit von Motorbewegungsschienen (CPM) noch nicht erbracht worden ist, scheinen diese als supportive Maßnahme mit dem Ziel der frühestmöglichen Wiederherstellung der Gelenkhomöostase sinnvoll zu sein.

Das reiz- und ergussfreie Kniegelenk soll während des gesamten rehabilitativen Prozesses höchstes Ziel der Nachbehandlung sein. Das Auftreten von Gelenkergüssen und Überlastungen sollte minimiert und beim Auftreten von Ergüssen deren Intensität konsequent reduziert werden. Da letztendlich aber auch die Exposition von regenerierendem Knorpelgewebe für die Gewebereifung von großer Bedeutung ist, sollte den Patienten aktiv zu einer Wiederaufnahme sportlicher Tätigkeit geraten werden. Ein grober Anhaltspunkt für die Rückkehr zu kniebelastenden Sportarten ist ein Zeitraum von ca. 1 Jahr. Grundvoraussetzung ist jedoch neben der weitestgehend seitengleich ausgeprägten Muskulatur auch die Wiederherstellung der neuromuskulären Funktion, die auch bei anderen Verletzungen des Kniegelenks in den Mittelpunkt der Beurteilung der Sportfähigkeit nach Verletzungen und Operationen am Knie rückt.

Komplikationen

Die Revisionsrate über einen Zeitraum von 10 Jahren nach erfolgter knorpelregenerativer Intervention variiert in Abhängigkeit von Technik und Indikation zwischen 5 und 15 %.

Sämtliche Verfahren sind hierbei mit verfahrensspezifischen Komplikationen vergesellschaftet. Diese machen individuelle und differenzierte Behandlungsstrategien auch für die Behandlung unerwünschter Verläufe notwendig. So kommt es **nach arthroskopischer Mikrofrakturierung** in einem nicht unerheblichen Teil der Fälle zur Ausbildung intraläsionaler Osteophyten oder zu einem flächenhaften Heraufwachsen des subchondralen Knochens (➤ Abb. 8.3.20). Trotz intakten Knorpelüberzugs führt dies wegen der relativ deutlichen größeren Härte des Knochens bei relativ dünnerem Knorpelüberzug zu einer relevanten Reduktion des Puffereffekts des Gelenkknorpels und stellt in vielen Fällen einen Grund für das Persistieren oder Wiederauftreten von Beschwerden dar, das eine Revision mit Abtragung der Osteophyten und konsekutiver erneuter knorpelregenerativer Therapie notwendig macht.

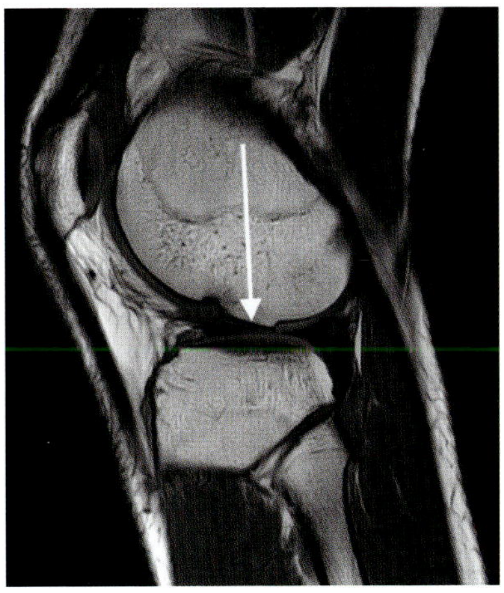

Abb. 8.3.20 Großer intraläsionaler Osteophyt nach arthroskopischer Mikrofrakturierung im Sinne einer das Niveau des subchondralen Knochens überschießenden Knochenreaktion

Im Gegensatz hierzu stellen bei der **osteochondralen Transplantation** die Degeneration des Umgebungsgewebes sowie das Auftreten subchondraler Zysten (am ehesten bedingt durch eine Spaltbildung in der Knorpelphase mit anschließendem Eintritt von Flüssigkeit) am Interface zwischen Zylinder und Umgebungsgewebe typische Komplikationen dar. Auch hier sind individuelle Verfahren zur Behandlung dieser Pathologien in erster Linie in Abhängigkeit der Größe des Folgeschadens notwendig.

Hauptkomplikationen **nach autologer Knorpelzelltransplantation** (ACT) stellen die Hypertrophie des Transplantats, die fehlende Fusion des Regenerats mit dem Umgebungsknorpel sowie eine vollständige oder partielle Insuffizienz des Regenerats dar. Insbesondere die Hypertrophie scheint hierbei eine verfahrensassoziierte Komplikation darzustellen, deren Inzidenz mit der Verwendung eines Periostlappens im Rahmen der ersten Generation der ACT assoziiert ist. Die Inzidenz der Transplantathypertrophie scheint bei Verwendung neuartiger ACT-Produkte deutlich reduziert zu sein. Zudem ist die im MRT nachgewiesene Hypertrophie des Regenerats reversibel und stellt somit in den meisten Fällen nach ACT keine Interventionsindikation dar. Lediglich ein Persistieren oder ein Progress, verbunden mit einer ausgeprägten Hypertrophie über einen Zeitraum von 18–24 Monate und entsprechender Beschwerdesymptomatik, stellt eine Indikation zum Abtragen der Hypertrophie in elektrothermischer Technik oder mit dem Shaver dar. Ergebnisse, die sich mit dem Therapieerfolg dieser Maßnahmen auseinandersetzen, liegen nicht vor. Die Behandlung partieller und vollständiger Insuffizienzen des Regenerats richtet sich nach der verbleibenden Defektgröße.

Behandlungsergebnisse und Evidenz

Auch wenn knorpelregenerative Operationsverfahren im Grundsatz neuere Techniken darstellen, liegt für einen großen Teil dieser Therapieverfahren bereits eine solide Basis wissenschaftlicher Evidenz vor. Ein Grund für die hohe Anzahl an prospektiven randomisierten Studien (RCT) ist der regulatorisch geforderte Wirkungsnachweis bei Anwendung von Arzneimitteln, zu denen autologe Knorpelzellen gehören. Die größte Zahl dieser Studien zielt auf einen direkten Vergleich der ACT mit der arthroskopischen Mikrofrakturierung (meist jedoch aus ethischen Gründen als *non-inferiority study* im Indikationsspektrum der Mikrofrakturierung). In diesem Kontext ist für beide Therapien zwischenzeitlich ein eindeutiger Wirkungsnachweis mit einem Empfehlungsgrad A erbracht worden. Zudem liegen Langzeitstudien mit einem Follow-up von bis zu 20 Jahren sowie Analysen der im Kontext knorpelregenerativer Verfahren zu beobachtenden typischen Komplikationen vor. Metaanalysen an mehreren tausend Patienten zum klinischen Behandlungsergebnis und zur Sportfähigkeit – bei jungen Knorpelpatienten ein durchaus relevanter und guter Outcomeparameter – ergänzen die zur Verfügung stehenden Daten.

8.3.3 Fazit

- Die wichtigste Kontraindikation für knorpelregenerative operative Therapien stellt die Arthrose dar.
- Die Wahl des optimalen Therapieverfahrens richtet sich vor allem nach der Defektgröße, aber auch nach der Defektlokalisation, dem Aktivitätsgrad des Patienten und etwaigen Voroperationen.
- Das Adressieren von Begleitpathologien (z. B. Achskorrekturen oder Bandstabilisierungen) stellt einen essenziellen Teil moderner knorpelregenerativer Therapien dar.

LITERATUR

Adachi N, Motoyama M, Deie M, Ishikawa M, Arihiro K, Ochi M (2009). Histological evaluation of internally-fixed osteochondral lesions of the knee. J Bone Joint Surg Br 91(6): 823–829.
Alleyne KR, Galloway MT (2001). Management of osteochondral injuries of the knee. Clin Sports Med 20(2): 343–64.
Brittberg M, Winalski CS (2003). Evaluation of cartilage injuries and repair. J Bone Joint Surg Am 85 (Suppl 2): 58–69.
Chen H, Sun J, Hoemann CD, Lascau-Coman V, Ouyang W, McKee MD, et al. (2009). Drilling and microfracture lead to different bone structure and necrosis during bone-marrow stimulation for cartilage repair. J Orthop Res 27(11): 1432–1438.
Deutsch AL, Mink JH, Shellock FG (1990). Magnetic resonance imaging of injuries to bone and articular cartilage. Emphasis on radiographically occult abnormalities. Orthop Rev 19(1): 66–75.
Eldracher M, Orth P, Cucchiarini M, Pape D, Madry H (2014). Small subchondral drill holes improve marrow stimulation of articular cartilage defects. Am J Sports Med 42(11): 2741–2750.
Farmer JM, Martin DF, Boles CA, Curl WW (2001). Chondral and osteochondral injuries. Diagnosis and management. Clin Sports Med 20(2): 299–320.
Kellgren JH, Lawrence JS (1957). Radiological assessment of osteoarthrosis. Ann Rheum Dis 16(4): 494–502.
Kreuz PC, Erggelet C, Steinwachs MR, Krause SJ, Lahm A, Niemeyer P, et al. (2006). Is microfracture of chondral defects in the knee associated with different results in patients aged 40 years or younger? Arthroscopy 22(11): 1180–1186.
Kühle J, Angele P, Balcarek P, Eichinger M, Feucht M, Haasper C, et al. (2013). Treatment of osteochondral fractures of the knee: a meta-analysis of available scientific evidence. Int Orthop 37(12): 2385–2394.
Kühle J, Südkamp NP, Niemeyer P (2015). Osteochondrale Frakturen am Kniegelenk. Unfallchirurg 118(7): 621–632.
Loredo R, Sanders TG (2001). Imaging of osteochondral injuries. Clin Sports Med 20(2): 249–278.
Mithoefer K, McAdams T, Williams RJ, Kreuz PC, Mandelbaum BR (2009a). Clinical efficacy of the microfracture technique for articular cartilage repair in the knee: an evidence-based systematic analysis. Am J Sports Med 37(10): 2053–2063.
Mithoefer K, Hambly K, Della Villa S, Silvers H, Mandelbaum BR (2009b). Return to sports participation after articular cartilage repair in the knee: scientific evidence. Am J Sports Med 37(Suppl 1): 167S–176S.
Niemeyer P, Pestka JM, Erggelet C, Steinwachs M, Salzmann GM, Südkamp NP (2011). Comparison of arthroscopic and open assessment of size and grade of cartilage defects of the knee. Arthroscopy 27(1): 46–51.
Niemeyer P, Andereya S, Angele P, Ateschrang A, Aurich M, Baumann M et al. (2013). Stellenwert der autologen Chondrozytentransplantation (ACT) in der Behandlung von Knorpelschäden des Kniegelenks – Empfehlungen der AG Klinische Geweberegeneration der DGOU. Z Orthop Unfall 151(1): 38–47.
Saris DB, Vanlauwe J, Victor J, Haspl M, Bohnsack M, Fortems Y, et al. (2008). Characterized chondrocyte implantation results in better structural repair when treating symptomatic cartilage defects of the knee in a randomized controlled trial versus microfracture. Am J Sports Med 36(2): 235–246.
Steadman JR, Miller BS, Karas SG, Schlegel TF, Briggs KK, Hawkins RJ (2003). The microfracture technique in the treatment of full-thickness chondral lesions of the knee in National Football League players. J Knee Surg 16(2): 83–86.
Trattnig S, Domayer S, Welsch GW, Mosher T, Eckstein F (2009). MR imaging of cartilage and its repair in the knee – a review. Eur Radiol 19(7): 1582–1594.
Weber O, Goost H, Kabir K, Florczyk A, Wirtz D, Burger C (2007). Distale osteochondrale Femurimpressionsfrakturen. Z Orthop Unfall 145(4): 436–440.
Widuchowski W, Widuchowski J, Trzaska T (2007). Articular cartilage defects: study of 25 124 knee arthroscopies. Knee 14(3): 177–182.

8.4 Primäre Endoprothetik

Dieter Christian Wirtz und Hendrik Kohlhof

Weltweit werden mehr als 1 Mio. Knieprothesen pro Jahr implantiert; die Tendenz ist aufgrund der demografischen Entwicklung der Bevölkerungen stark zunehmend. In Deutschland werden jährlich mehr als 150 000 dieser Operationen durchgeführt. Die primäre Gonarthrose stellt mit fast 90 % die Hauptindikation dar. Es können unterschiedliche Prothesentypen verwendet werden. Ausschlaggebend sind der Schweregrad und die Ausbreitung der Gonarthrose sowie das Ausmaß der Bandstabilität. Das heißt, je mehr die Funktionalität des natürlichen Bandapparats beschädigt ist und vom Implantat übernommen werden muss, desto höher ist der benötigte Koppelungsgrad. Aktuell stehen folgende Endoprothesentypen im Kniegelenkbereich für den primären Oberflächenersatz zur Verfügung:

- Unikondyläre Knieprothesen
- Bikondyläre Oberflächenersatzprothesen mit und ohne Patellarückflächenersatz
- Teilgekoppelte Knieprothesen
- Gekoppelte Implantatsysteme („Rotating“, „Fixed-Hinge“)

Erste operative Behandlungsversuche bei Gonarthrose wurden bereits Mitte des 19. Jh. mit sog. Interpositionsarthroplastiken durchgeführt. Hierbei wurden verschiedene Materialien (Muskel, Haut, Faszie etc.) zwischen die Gelenkflächen gelegt. Die Entwicklung des eigentlichen „Kunstgelenks“ in dem Sinne, wie wir es heute verstehen, gelang 1890 durch den deutschen Chirurgen Themistokles Gluck. Seine Knieprothese bestand aus Elfenbein und war als Scharniergelenk ausgeführt (➤ Abb. 8.4.1).

Dieses Vorgehen wurde zur damaligen Zeit in den Fachkreisen der chirurgischen Gesellschaft kontrovers diskutiert, letztendlich verurteilt und Gluck zeitweise ausgeschlossen. 1930 ernannte ihn ebendiese Gesellschaft allerdings zum Ehrenmitglied; heute wird er als führender Entwickler auf dem Gebiet der Endoprothetik angesehen.

Im Laufe der folgenden Jahrzehnte gab es in Bezug auf Design, verwendete Materialien und Gleitpaarungen kontinuierlich Weiterentwicklungen.

8.4.1 Unikondyläre Schlitten

Mit einer unikondylären Knieprothese wird meistens das mediale tibiofemorale Kompartiment und nur in seltenen Fällen das laterale Kompartiment ersetzt. Durch den Erhalt beider Kreuzbänder und eine im Vergleich zur Implantation von Oberflächenprothesen aufgrund des kleineren Zugangs geringere Schädigung der kapsulären Strukturen sollen durch unikondyläre Implantate die anatomisch-physiologische Kinematik, die Propriozeption und die Stabilität des Gelenks besser erhalten bleiben. Die Ursprünge der unikondylären Prothesen reichen in die 1970er-Jahre zurück.

Leider waren die frühen Ergebnisse dieses Verfahrens bei hohen Lockerungsraten nicht sehr vielversprechend. Aufgrund der kontinuierlichen Weiterentwicklungen der letzten Jahre haben die unikondylären Implantate aber eine deutliche Renaissance erfahren, die annähernd gleich gute Langzeitergebnisse zeigen wie der Oberflächenersatz. Der Aufbau dieser Implantate hat sich in den letzten Jahrzehnten deutlich geändert.

Während die Komponente femoral nach wie vor komplett aus einer Metalllegierung besteht, existieren tibial unterschiedliche Komponententypen: reine Polyethylenkomponenten *(all-poly)*, fest fixierte PE-Komponenten mit Metallbasis *(metal-backed)* oder Varianten mit mobiler PE-Komponente (➤ Abb. 8.4.2).

Zusätzlich sind die heute verwendeten Prothesentypen zur verbesserten Fixierung mit Ankerstiften, einem Kiel und/oder einer rauen Oberfläche versehen. Die vollzementierte Versorgung wird bevorzugt, da bei den zementfreien Systemen frühzeitige Lockerungen aufgrund von Sinterungen der Komponenten beobachtet werden.

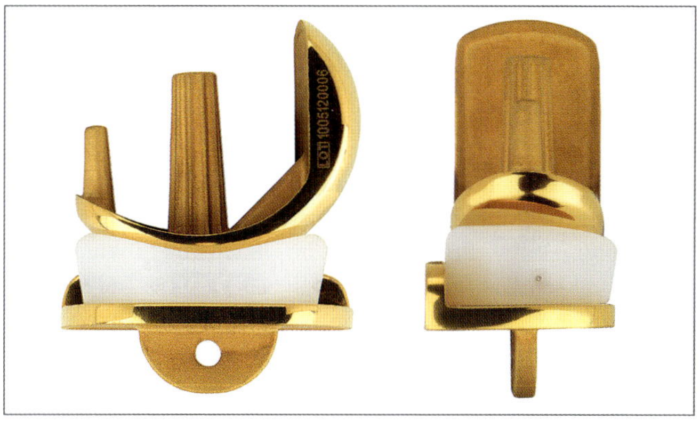

Abb. 8.4.2 Unikondylärer Mobile-Bearing-Oberflächenersatz [V708] mit hoher Kongruenz zwischen Femurkomponente und PE-Einsatz. Der PE-Einsatz ist auf der Tibiakomponente frei beweglich. Femorale Zapfen und Finnen gewährleisten eine hohe Rotationsstabilität der Komponenten (Quelle: Fa. Implantcast, Buxtehude)

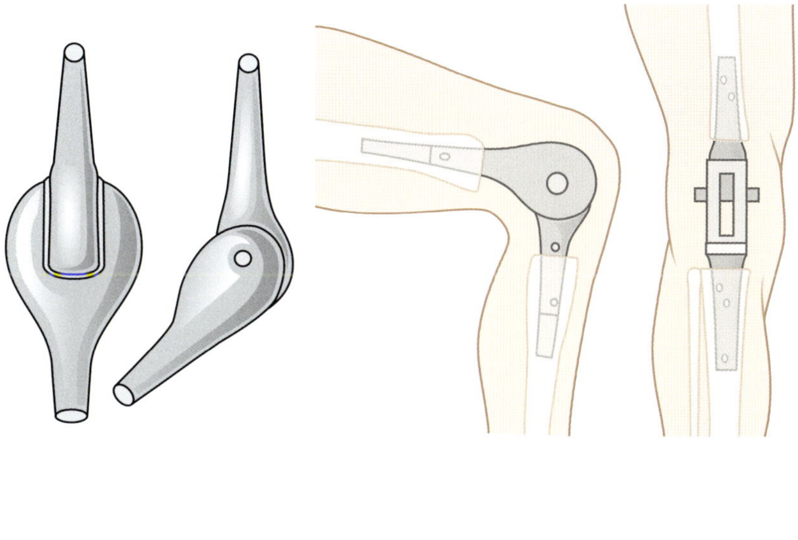

Abb. 8.4.1 Historische Abbildung einer Gluck-Prothese. Zur Fixierung im Knochen wurde eine Mischung aus Kolophonium und Gips verwendet. Durch mangelnde Asepsis kam es bei allen Patienten zum septischen Implantatversagen (aus: Wirtz 2010: S.48)

Therapeutischer Hinweis
Bereits präoperativ bestehende Degenerationen in Bandapparat bzw. Achse können bei Verwendung eines unikondylären Schlittens nicht korrigiert werden!

In verschiedenen Langzeitbeobachtungen werden Überlebensraten der unikondylären Prothesen zwischen 84 und 98 % nach mehr als 10 Jahren beschrieben. Allgemein gültige Indikationskriterien, die mit einem guten Langzeitergebnis verknüpft sind:

- Lebensalter > 60 Jahre bei „normaler" Aktivität
- Körpergewicht < 80 kg bei freier Beweglichkeit (> 90°) des Gelenks
- Keine hochgradigen Deformitäten (> 10–15°)
- Keine fortgeschrittenen Degenerationen (patellofemoral; kontralaterales Kompartiment)

In den genannten Langzeitstudien wurde mehrheitlich das mediale Kompartiment versorgt. Die Analyse der Ergebnisse der lateralen Versorgungen zeigt im Vergleich zur Versorgung des medialen Kompartiments laut Literatur zwar reduzierte Überlebensraten, insgesamt sind die Revisionsraten im Laufe der letzten 10 Jahre jedoch gesunken. Gleeson et al. (2004) berichten von einer Revisionsrate um 10 % nach 5–10 Jahren für laterale Schlitten.

8.4.2 Bikompartimentärer Ersatz

Einen weiteren Ansatz zur Wiederherstellung eines möglichst natürlichen Bewegungsablaufs stellt der sog. patellounikondyläre oder bikompartimentäre Oberflächenersatz dar (➤ Abb. 8.4.3).

Hierbei werden das mediale und das patellofemorale Kompartiment ersetzt. Gleichzeitig werden das hintere und auch das vordere Kreuzband erhalten. Kontraindikationen sind Degenerationen im lateralen Kompartiment, rheumatoide Gelenkerkrankungen, Beugekontrakturen, ausgeprägte Deformitäten und funktionell insuffiziente Kreuzbänder. Erste Ergebnisse bei strikter Indikationsstellung bestätigen einen positiven zukunftsweisenden Trend. Insbesondere das nahezu anatomische postoperative Bewegungsausmaß und das hohe Aktivitätsniveau der Patienten erscheinen vorteilhaft. Langzeitergebnisse stehen allerdings noch aus.

8

8.4.3 Bikondylärer Oberflächenersatz

Eine bikondyläre Primärprothese wird implantiert, wenn alle drei Gelenkabschnitte (inneres und äußeres Kompartiment sowie das patellofemorale Gleitlager) und ggf. auch das VKB beschädigt sind, bei ausreichender Funktionalität der beiden Seitenbänder und des HKB.

!
Ungekoppelte Oberflächenersatzprothesen ersetzen nur die Gelenkflächen; die Gelenkführung erfolgt durch den Kapsel-Band-Apparat!

Implantatdesign

Ungekoppelte Knieprothesen

Im Gegensatz zu unikondylären Knieendoprothesen wird beim bikondylären Oberflächenersatz im Kniegelenk das VKB reseziert. Neben dem intakten restlichen Kapsel-Band-Apparat können bestimmte Design- und Konstruktionsmerkmale an den Oberflächenersatzendoprothesen zusätzlich stabilisierend wirken.

Unabhängig vom Oberflächendesign ist das Ziel der Implantatgestaltung jeweils die Nachbildung der physiologischen Roll-Gleit-Bewegung zwischen Ober- und Unterschenkel. Im natürlichen Kniegelenk wird die hierfür notwendige Kongruenz zwischen den Gelenkpartnern durch die Menisken erreicht. In der Knieprothese übernimmt das Inlay die notwendige Kontaktflächenanpassung und Druckverteilung der Gelenkpartner.

Je nach dem Grad dieser Kongruenz werden Knieprothesen in kongruente Designs, d. h. mit aneinander angepassten Krümmungsradien in mindestens einer Ebene zwischen Femur-Komponente und Polyethylen-Inlay (Single-Kurve bzw. Single-Radius), und weniger kongruente Designs (Multi-Radius) unterschieden. Das Design der Tibiakomponente spielt hier eine maßgebliche Rolle. Bei einer hohen Kongruenz zwischen den Gelenkpartnern wird die PE-Komponente fest fixiert auf eine Metallkomponente aufgesetzt (Fixed Bearing; ➤ Abb. 8.4.4a). Beim sog. Mobile-Bearing-Typ wird eine bewegliche PE-Komponente auf die tibiale Komponente aufgesetzt (➤ Abb. 8.4.4b).

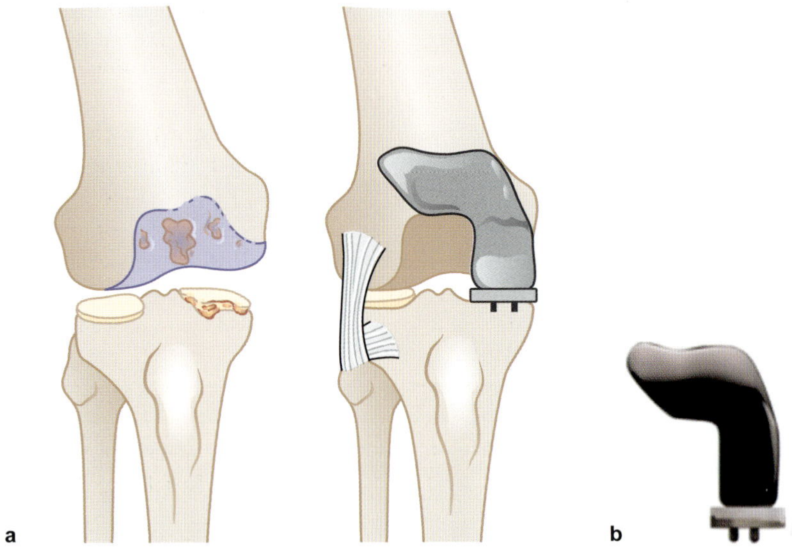

Abb. 8.4.3 Bikompartimentärer Oberflächenersatz (Fa. Smith & Nephew):
a) schematisch bei bikompartimentärer Gonarthrose (retropatellar und medial)
b) Implantat rechtes Kniegelenk [V330]

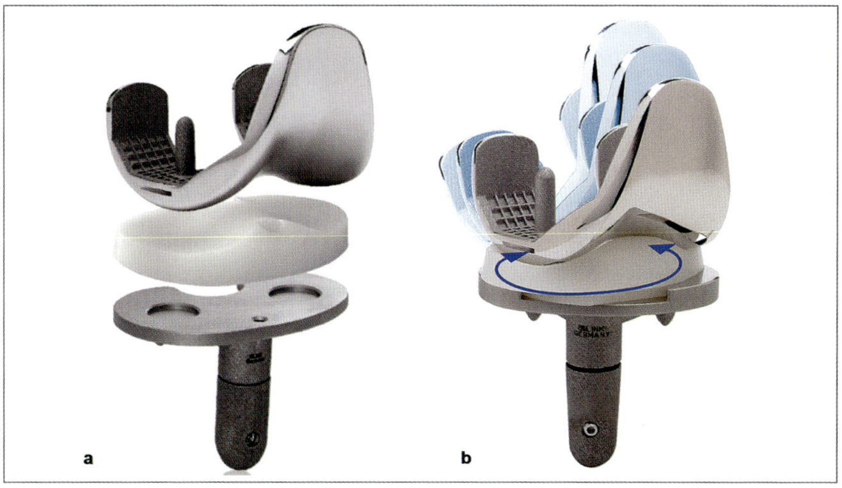

Abb. 8.4.4 Bikondylärer Oberflächenersatz [V127]:
a) Fixed-Bearing-Variante der Fa. Link (Gemini SL)
b) Rotating-Platform-Variante der Fa. Link (Gemini SL)
Diese und andere Produkte bauen in der Regel aufeinander auf und können intraoperativ an die jeweilige Situation angepasst werden.

!

Der Vorteil einer hohen Kongruenz durch eine **Fixed-Bearing**-Komponente besteht in der homogen verteilten Druckbeanspruchung der Kontaktflächen; hierdurch wird der Materialverschleiß reduziert.

Da diese hohe Kongruenz jedoch über sämtliche Bewegungsradien gewährleistet sein muss, wird dadurch die Bewegungsfreiheit eingeschränkt. Weniger kongruente Kontaktflächen können den physiologischen Bewegungsumfang besser reproduzieren, gehen jedoch mit einem erhöhten PE-Abrieb aufgrund der erhöhten und inhomogen verteilten Kontaktaufnahme einher.

Einen Mittelweg stellt das sog. **Mobile-Bearing**-Konzept dar. Hierbei werden kongruente Inlays zusätzlich beweglich gelagert. Die PE-Komponente kann sich daher frei (rotierend, gleitend oder kombiniert) gegenüber dem Tibiaplateau bewegen. Hierdurch sollen eine „physiologischere Kinematik" und ein größer Bewegungsumfang erzielt werden als durch Systeme mit „Fixed-Bearing"-Inlays. In klinischen Nachuntersuchungen konnten bisher jedoch keine signifikanten klinischen Unterschiede im Bewegungsausmaß zwischen Fixed- und Mobile-Bearing-Komponenten beobachtet werden.

Teilgekoppelte Knieprothesen: posterior-stabilized (PS) und semi-constrained (SC)

Bei dieser Form von Oberflächenersatzprothesen lässt sich durch ein spezielles Design eine Gelenkstabilisierung trotz eines z. T. insuffizienten Bandapparats erzielen. Bei einer funktionellen Insuffizienz des Bandapparats muss zwischen einer anteroposterioren und einer mediolateralen Instabilität unterschieden werden.

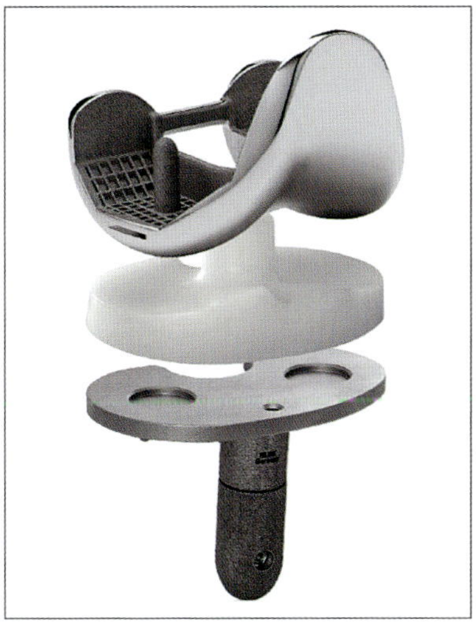

Abb. 8.4.5 Posterior-Stabilized-Knie (PS) der Fa. Link mit dorsalem Zapfen zur Stabilisierung in a.-p. Translation [V127]

PS-Modell

Bei einer posterioren Instabilität (d. h., das HKB ist degenerativ verändert oder musste intraoperativ abgelöst werden) stehen **posterior stabilisierende Systeme** (sog. PS-Knieprothesen, ➤ Abb. 8.4.5) zur Verfügung.

Hierbei wird durch eine posteriore Erhöhung des PE-Inlays oder einen Zapfen, der in die Femurkomponente greift, eine a.-p. Translation der Tibia in Flexion verhindert.

SC-Modell

Bei insuffizienten Seitenbändern und daraus resultierender mediolateraler Instabilität (Grad I–II) oder bei unausgeglichenem Bandalignment aufgrund erhöhter Kontraktilität der Seitenbänder kommen sog. **Semi-Constrained-Modelle** zum Einsatz (➤ Abb. 8.4.6).

Diese SC-Modelle verfügen über einen im Vergleich zu PS-Modellen vergrößerten zentralen Zapfen des Inlays, der mit einer vergrößerten femoralen Box artikuliert. Der PE-Zapfen wird während der Artikulation zwischen Femur- und Tibiakomponente im femoralen Kasten geführt und durch die femorale Spindel stabilisiert. Hierdurch kann sich der verlängerte Zapfen an den Wänden der femoralen Box abstützen und erzeugt die benötigte Varus-Valgus-Stabilität.

Durch den erhöhten Kraftanspruch von SC-Modellen auf die Prothese müssen insbesondere tibial Verankerungsschäfte verwendet werden. Die heute verwendeten femoralen und tibialen Verankerungsschäfte können zementiert oder zementfrei (Pressfit-Verankerung) implantiert werden.

Das Indikationsspektrum heutiger PS- bzw. SC-Modelle beinhaltet hauptsächlich Operationen bei anteroposterioren oder mediolateralen Instabilitäten. Zusätzlich kann bei ausgeprägter Varus- und Valgusstellung die Implantation einer SC-Prothese notwendig werden, da eine Korrektur der Beinachse in ausgeprägten Fällen mit erhaltenem Kreuzband deutlich erschwert wird und die mediolaterale Stabilität nur mit SC-Modellen möglich ist.

Therapeutischer Hinweis
Bei mediolateraler Instabilität kommen Semi-Constrained (SC)-Modelle zur Anwendung. Bei isolierter a.-p. Instabilität durch eine HKB-Insuffizienz werden posterior stabilisierte (PS-)Modelle eingesetzt.

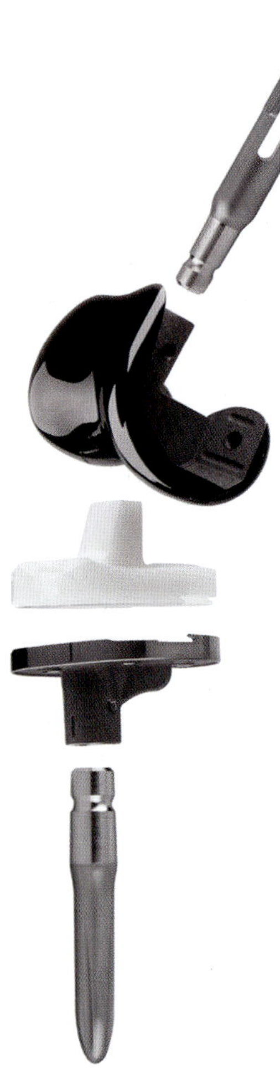

Abb. 8.4.6 Semi-Constrained (SC)-Knie der Fa. Smith & Nephew: Schaftverankerungsmöglichkeit femoral und tibial [V330]

Gekoppelte Knieprothesen

Wenn sowohl beide Kreuzbänder als auch das mediale und/oder laterale Seitenband beschädigt sind oder eine isolierte höhergradige mediolaterale Instabilität (Grad III) vorliegt, reicht die Versorgung mit einer teilgekoppelten Prothese nicht mehr aus. In solchen Fällen müssen achsgeführte Modelle verwendet werden. Bei diesen Modellen wird aufgrund des unterschiedlichen Kopplungsmechanismus zwischen Rotating-Hinge- und Fixed Hinge-Prothesenmodellen unterschieden.

Rotating-Hinge-Modelle
Diese Prothesenmodelle verfügen über einen Kopplungsmechanismus, der an der femoralen Komponente fixiert ist und bei dem ein langer Zapfen oder eine Hülse frei beweglich mit der Tibiakomponente konnektiert wird, sodass die Möglichkeit zur Rotation im gesamten Bewegungsumfang gegeben ist; Scherbelastungen und damit Belastungen an den Implantat-Knochen-Grenzen können hierdurch reduziert werden.

Fixed-Hinge-Modelle
Diese Prothesenmodelle besitzen eine feste Fixierung des Kopplungsmechanismus femoral und tibial im Sinne eines Scharniergelenks. Der Vorteil von Fixed-Hinge-Modellen besteht darin, dass die axiale Kraftübertragung über die Artikulationsflächen erfolgt. Seitlich einwirkende Kräfte werden von den tibialen und femoralen Kopplungskomponenten der Prothese und nicht vom Kapsel-Band-Apparat des Kniegelenks kompensiert. Hierdurch kann eine sichere Achsführung auch in extrem defizitären Bandsituationen und bei hohen Knochensubstanzverlusten ermöglicht werden. Als nachteilig gegenüber anderen Modellen ist jedoch die erhöhte Belastung des Prothesengelenks und der Verankerung im Knochen zu nennen.

Eine fehlende Rotationsmöglichkeit des Kopplungsteils (im Vergleich zu den Rotating-Hinge-Modellen) erhöhte die Grenzflächenbelastung zusätzlich.

Bei gekoppelten Knieprothesendesigns wird die Last überwiegend durch die Achse des Scharniergelenks vornehmlich über die Artikulations- bzw. Gleitflächen übertragen. Durch das Scharniergelenk ist nur ein Bewegungsfreiheitsgrad (Flexion-Extension) möglich; damit wird eine physiologische Kniegelenkkinematik im Sinne einer Roll-Gleit-Bewegung mit Rollback des Femurs bei Flexion verhindert.

Um die Kraftaufnahme in den Knochen zu gewährleisten, ist eine Schaftverankerung bei den gekoppelten Kniemodellen notwendig. Aus diesem Grund verfügen gekoppelte Systeme im Gegensatz zu ungekoppelten meist über femorale und tibiale Stielverlängerungen, um die hohen Belastungen auf ein möglichst großes Knochenlager übertragen zu können. Hierfür stehen zementierte, aber auch zementfreie Schäfte zur Verfügung. Eine Ankopplung dieser Schäfte erfolgt für viele Prothesenmodelle mittels Offset-Rekonstruktion femoral sowie tibial. Auf diese Besonderheiten wird in ➤ Kap. 8.5 noch genauer eingegangen.

Die häufigsten Indikationen für gekoppelte Prothesenmodelle sind in der Revisionsendoprothetik zu finden. In der Primärendoprothetik sind diese Modelle (Rotating-Hinge/Fixed-Hinge) nur sehr selten indiziert. Sie können jedoch bei schweren Gonarthrosen (> 35° Varus, > 25° Valgus) mit insuffizientem und nicht rekonstruierbarem Bandapparat sowie Instabilitäten (Subluxationen) auch im Primärfall eingesetzt werden.

Therapeutischer Hinweis
Bei geringgradiger Bandinstabilität (Grad I–II) kann im Primärfall eine SC-Variante sinnvoll implementiert werden. Bei höhergradiger Bandinstabilität (Grad III) ist ein gekoppeltes Prothesenmodell (in der Regel eine Rotating-Hinge-Variante) indiziert.

Implantatmaterialien

Zur Herstellung von Kniegelenkendoprothesen werden unterschiedliche Materialien wie Kobalt-Chrom-Molybdän (CoCrMo)- und Titanlegierungen, ultrahochmolekulares Polyethylen mit und ohne Oberflächenvernetzung (Crosslinking) sowie Keramik (in klinischen Anwendungsbeobachtungen) verwendet.

Titanlegierungen

Die Verwendung von reinem Titan hat Vor- und Nachteile. Es kann aufgrund seiner eher schlechten tribologischen[1] Eigenschaften nicht als direkter Gleitpartner verwendet werden. Andererseits ist reines Titan aufgrund seiner Oberflächenbeschaffenheit und seines Elastizitätsmoduls ideal für den Knochen-Implantat-Kontakt (Osteointegration) geeignet. Um diesen Widerspruch zu beheben, werden unterschiedliche Produktions- bzw. Bearbeitungs-

[1] Tribologie = Reibungslehre

verfahren eingesetzt (Polieren, Bestrahlen mit unterschiedlichen Korngrößen, Plasmaspray etc.), durch die neben dem Temperaturverlauf die Dauerfestigkeit des Materials verbessert wird.

Biomechanische Belastungstests mit 10 Mio. Zyklen bestätigen Dauerfestigkeitswerte bei den unterschiedlichen Herstellungsprozessen zwischen 200 und 600 MPa.

CoCrMo-Legierungen

CoCrMo-Implantate werden entweder in Gusstechnik (ISO 5832–4) oder im Schmiedeverfahren (ISO 5832–12) hergestellt. Bezüglich der tribologischen Eigenschaften ist CoCrMo den Titanlegierungen überlegen. Die Abriebfestigkeit der CoCrMo-Implantate ist vom Kohlenstoffanteil in der Legierung abhängig und entspricht einer maximalen Beimischung von 0,35 % (gemäß Vorgabe der ISO-Normen).

Biomechanische Belastungstests bestätigten Dauerfestigkeitswerte bei den beiden Herstellungsprozessen zwischen 300 und 600 MPa.

Keramik

Im Rahmen der fortwährenden Weiterentwicklung wurden in den letzten Jahren zunehmend Vorteile durch Einsatz von Keramik als Oberflächenmaterial gesehen. Obwohl die Abriebproblematik überwiegend auf das Polyethylen zurückgeführt wird, zeigt sich in einigen Studien zusätzlich das Problem, dass die Rauigkeit und insbesondere Oberflächenrisse und Kratzer des femoralen Gelenkpartners den Abrieb (adhäsiv und abrasiv) verstärkend beeinflussen. Keramik-PE-Gleitpaarungen reduzieren laut Literatur diese Abriebraten sowie die damit verbundenen Komplikationen (Lockerungen, Osteolysen etc.) signifikant, im Vergleich zu einer Metall/PE-Gleitpaarung sogar um das 2- bis 5-Fache. Keramik als Artikulationspartner in der Knieendoprothetik weist durch eine verbesserte Benetzbarkeit *(lubricity)* der Prothesenbestandteile, eine bessere synoviale Schmierung, eine erhöhte Formstabilität sowie eine stärkere Abriebresistenz noch weitere Vorteile gegenüber bisherigen Materialien auf.

Insgesamt wird hierdurch auch eine verbesserte Biokompatibilität erzielt. Biomechanische Testungen bestätigten bei der Zirkoniumkeramik Dauerfestigkeitswerte von mehr als 450 MPa.

Nachteilig zu nennen sind die noch deutlich erhöhten Herstellungskosten von Keramikbestandteilen bei Knieprothesen, die die potenziell positiven Effekte einer Keramikkomponente noch nicht aufwiegen. Zusätzlich besteht bei reinen Keramikprothesen das Problem der erhöhten Brüchigkeit des Materials insbesondere bei Keramik-Keramik-Gleitpaarung, da sich in dieser Konstellation die Hertz-Pressung (größte Spannung, die in der Mitte der Berührungsfläche zweier elastischer Körper besteht) und die Flächenpressung deutlich erhöhen. Aus diesem Grund wird bei den aktuell verfügbaren Keramikprothesen nur ein Oberflächenersatz aus Keramik mit einem PE-Inlay verwendet, da sich hierdurch insbesondere die Flächenpressung verkleinert und damit das Bruchrisiko sinkt.

Keramische Femurkomponenten sind derzeit nur für die zementierte Verankerung vorhanden. Bei Patienten mit Metallallergie bietet sich die Verwendung keramischer Prothesen aufgrund der o. g. Faktoren an, jedoch muss bei einer Knochenzementallergie auf metallische, zementfrei zu verankernde Knieimplantate mit beschichteten Oberflächen (in der Regel Titan-Niob [TiNiob]- oder Oxiniumbeschichtungen) zurückgegriffen werden.

Polyetyhlen (PE)

In der Knieendoprothetik wird PE als Gleitpartner der femoralen Komponente verwendet. PE ist ein Vinylpolymer, das aus Ethylenmonomeren besteht. Liegen die PE-Ketten ohne Verzweigungen vor, so spricht man von linearem Polyethylen oder HDPE *(high density polyethylene;* Molekulargewicht: 200 000–500 000 g/mol).

Wird das Molekulargewicht weiter erhöht (3–6 Mio. g/mol), erhält man *ultra-high molecular weight polyethylene* (UHMWPE). Bei der Sterilisation von UHMWPE kann sich die Materialeigenschaft drastisch verändern. Typischerweise wird konventionelles UHMWPE mittels Ethylenoxidgas oder Gamma-Strahlung von einer Kobaltquelle (25–40 kGy) sterilisiert, jedoch entstehen hierbei aufgrund der hohen Energie freie Radikale, die molekulare Kettenbrüche und Oxidationen des Materials und damit das sog. Altern (Aging) erzeugen. Um diesem Prozess entgegenzuwirken, hat sich die Sterilisation mittels ionisierender Strahlung in einem inerten Gas, im Vakuum oder in einer sauerstoffbindenden Atmosphäre durchgesetzt.

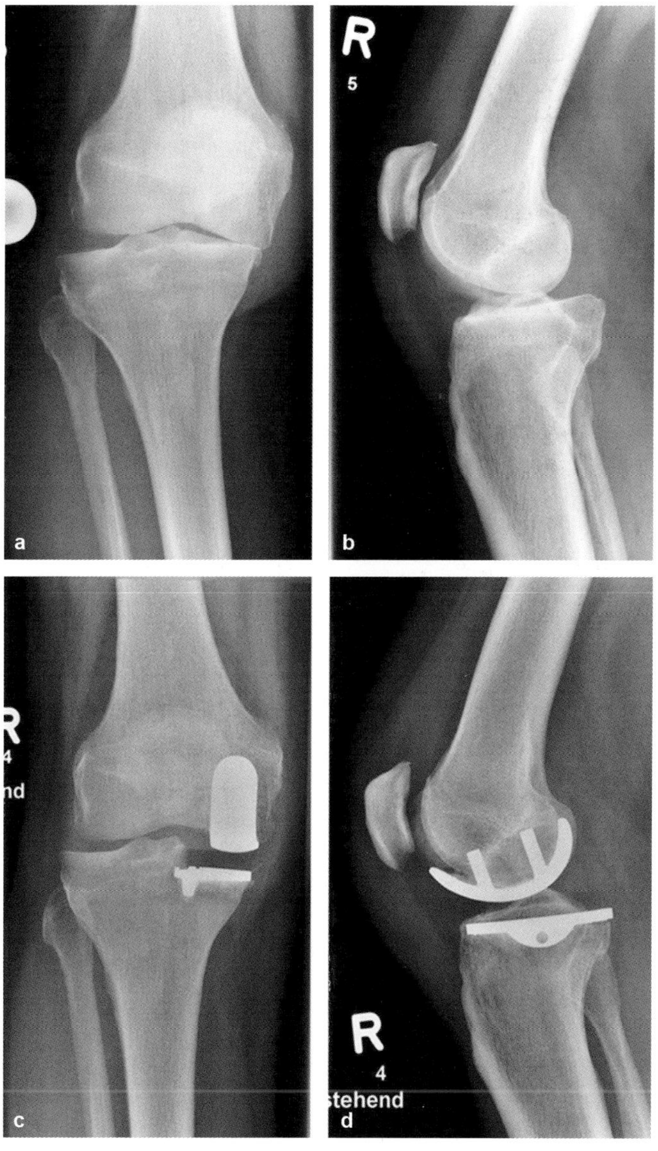

Abb. 8.4.7 35-jähriger Patient mit fortgeschrittener aseptischer Knochennekrose im medialen Kompartiment:
a, b) Vor Implantation arthroskopische Validierung des isolierten medialen Knorpelschadens. Lateral und retropatellar ist die Knorpelsituation unauffällig.
c, d) Postoperative Röntgenaufnahmen a.-p. und seitlich

Neuerdings werden auch UHMWPE auf dem Markt angeboten, die Vitamin E enthalten. Mit der Einbringung von Vitamin E in den Vernetzungsprozess ist es möglich, die freien Radikale wirksam zu binden, ohne das Polyethylen aufzuschmelzen oder auszuhärten. Hierdurch werden die Oxidationsprozesse reduziert und die Abriebrate gesenkt (je nach Literatur bis 90 %). Ob sich diese Zahlen in Langzeitergebnissen widerspiegeln, bleibt abzuwarten. Letztendlich zeigt die Verwendung von mit Vitamin E versetzten PE-Inlays das Potenzial der Weiterentwicklungen im Bereich der Knieendoprothetik, deren im Labor nachgewiesene Sinnhaftigkeit jedoch erst noch im klinischen Alltag bewiesen werden muss.

Planung

Die präoperative Vorbereitung beginnt mit der Indikationsstellung und beinhaltet alle Maßnahmen, die für die Implantation einer Knieendoprothese notwendig sind. Dazu gehören eine umfassende Anamnese, die körperlichen und apparativen Untersuchungen und die damit einhergehende Beurteilung der Operationsrisiken. Ebenso gehören hierzu ein ausführliches Aufklärungsgespräch und die Planung der Operation selbst.

Indikation

Die Indikation zur Implantation einer Knieendoprothese ist die primäre oder sekundäre Gonarthrose mit daraus resultierenden starken Schmerzen, Bewegungseinschränkung, Instabilität und radiologisch nachweisbaren Gelenkveränderungen. Je nach Ausmaß der arthrotischen Schädigung steht der Operateur vor der Aufgabe, das richtige Implantat für den Patienten zu finden.

Die Implantation einer unikondylären Prothese ist indiziert, wenn es sich lediglich um eine unikompartimentelle Gelenkdestruktion mit einem stabilen Kapsel-Band-Apparat, intakten Kreuzbändern und einem Bewegungsausmaß von mindestens 90° handelt (➤ Abb. 8.4.7). Der Patient sollte keine klinisch manifeste Retropatellararthrose haben und nicht stark übergewichtig sein.

Die Indikation zum ungekoppelten Oberflächenersatz besteht bei arthrotischen Veränderungen in allen drei Gelenkkompartimenten, bei stabilen Seitenbändern, einer Achsfehlstellung < 20° und guter Knochensubstanz (➤ Abb. 8.4.8).

Bei ausgeprägter ligamentärer Insuffizienz, Achsfehlstellungen von > 20° und erheblichen knöchernen Substanzdefekten sollte eine achsgekoppelte Knieendoprothese implantiert werden (➤ Abb. 8.4.9).

Funktion und Standzeit der Endoprothesen sind trotz vieler Innovationen in den letzten Jahren immer noch begrenzt. Daher sollte ein Patient, der sich zur Implantation einer Knieendoprothese entschließt, einen hohen Leidensdruck haben, verbunden mit Schmerzen unter Belastung und in Ruhe, Funktionseinschränkungen und entsprechenden radiologischen Veränderungen.

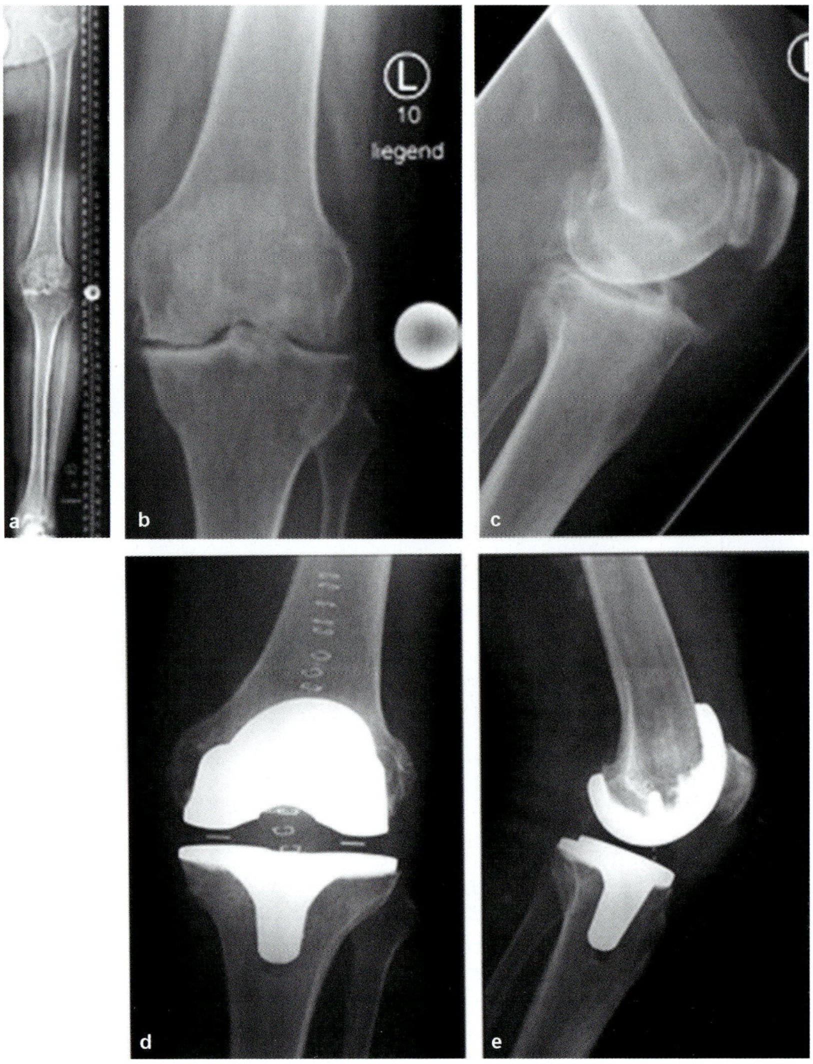

Abb. 8.4.8 67-jährige Patientin mit trikompartimentärer Pangonarthrose im linken Kniegelenk:
a) Die Ganzbeinaufnahme zeigt eine Varus-Beinachse
b) Röntgen Knie links a.-p. und c) lateral präoperativ
d, e) Postoperatives Röntgen nach Implantation eines ungekoppelten bikondylären Oberflächenersatzes

PRAXISTIPP

Die individuellen Ansprüche des Patienten an die Mobilität und sportliche Aktivität sollten präoperativ im Rahmen der Anamnese eruiert werden. Zudem muss präoperativ geklärt werden, dass der Patient realistische Erwartungen in Bezug auf das Operationsergebnis hat.

Die meisten orthopädischen Operationen und damit auch die endoprothetische Versorgung des Kniegelenks sind elektive Eingriffe und daher planbar. Eine medikamentöse Einstellung kann und muss präoperativ optimiert werden. Ebenfalls kann dem Patienten in dieser Zeit auch eine präoperative Konditionierung des Kniegelenks zur Verbesserung der Beweglichkeit und Muskelkraft angeraten werden.

Zusammenfassend bleibt festzuhalten, dass Grunderkrankungen, die mit einem hohen Narkoserisiko einhergehen, ein akuter Infekt des Kniegelenks, eine Osteomyelitis der Extremität und infizierte Hautulzerationen **absolute Kontraindikationen** für eine endoprothetische Versorgung des Kniegelenks darstellen. **Relative Kontraindikationen** für die Implantation einer Knieendoprothese sind ein sehr hohes Übergewicht, ein niedriges Alter des Patienten und das Kniegelenk belastende berufliche Tätigkeiten. Ausgedehnte Weichteildefekte, eine fortgeschrittene Osteoporose und arterielle Durchblutungsstörungen sind ebenfalls relative Kontraindikationen, bei denen Nutzen und Risiko für den Patienten sorgfältig abzuwägen sind.

Anamnese

Neben der präoperativen Erhebung der Anamnese mit der Aufstellung aller relevanten Erkrankungen, Unfälle und Operationen müssen auch die aktuellen Medikamente dokumentiert werden. Zudem ist auch der Nikotin-, Alkohol- und Drogenkonsum zu erfragen.

Allergien nehmen an Bedeutung zu. Ergibt sich in der Anamnese der Verdacht auf eine **Metallallergie,** sollte die Zeit vor der Operation zur weiteren Abklärung genutzt werden, um durch eine fachdermatologische Allergietestung etwaige Unverträglichkeiten auf die Prothesenmaterialien und/oder Zementbestandteile zu testen.

Insgesamt sind allergische Reaktionen nach Knieprothesen-Implantationen eher selten. In einer deutschen Studie von Thomas et al. (2008) fanden sich jedoch deutliche Geschlechts- und Altersunterschiede unter den Allergikern. Die Häufigkeit einer Metallunverträglichkeit betrug bei Frauen < 40 Jahre 23 %, bei Patientinnen im Alter von 40–59 Jahren 17 % und in der Altersgruppe der über 60-Jährigen 6 %. Bei Männern < 40 Jahren betrug die Rate an Metallallergien 4 %, im Alter von 40–59 Jahren 2 % und in der Altersgruppe ab 60 Jahre 1 %. Metallallergien scheinen zum jetzigen Zeitpunkt bei älteren seltener aufzutreten als bei jüngeren Patienten, was möglicherweise auf eine mit zunehmendem Lebensalter reduzierte Immunantwort hinweist.

In einer Studie aus dem Jahre 2013 wurden Mitglieder der Arbeitsgemeinschaft Endoprothetik (AE) in Deutschland zum einen gefragt, wie häufig sich Patienten im Jahr 2009 mit einer bekannten Allergie gegen Nickel und Kobalt zu einem geplanten künstlichen Hüft- oder Kniegelenkersatz in den entsprechenden Kliniken oder Abteilungen vorgestellt hatten. Des Weiteren wurden sie gefragt, wie häufig Patienten 2009 mit fraglich allergischen Beschwerden nach erfolgtem Hüft- oder Kniegelenkersatz vorstellig wurden. Obwohl nur bei 1,1 % der Patienten mit einer Knieendoprothese ein fragliches Allergieproblem mit der Prothese zu einer Vorstellung geführt hatte, implantierten die befragten Mitglieder bei bekannter Hautallergie gegen Nickel oder Kobalt in 84 % der Fälle ein sog. Allergieimplantat.

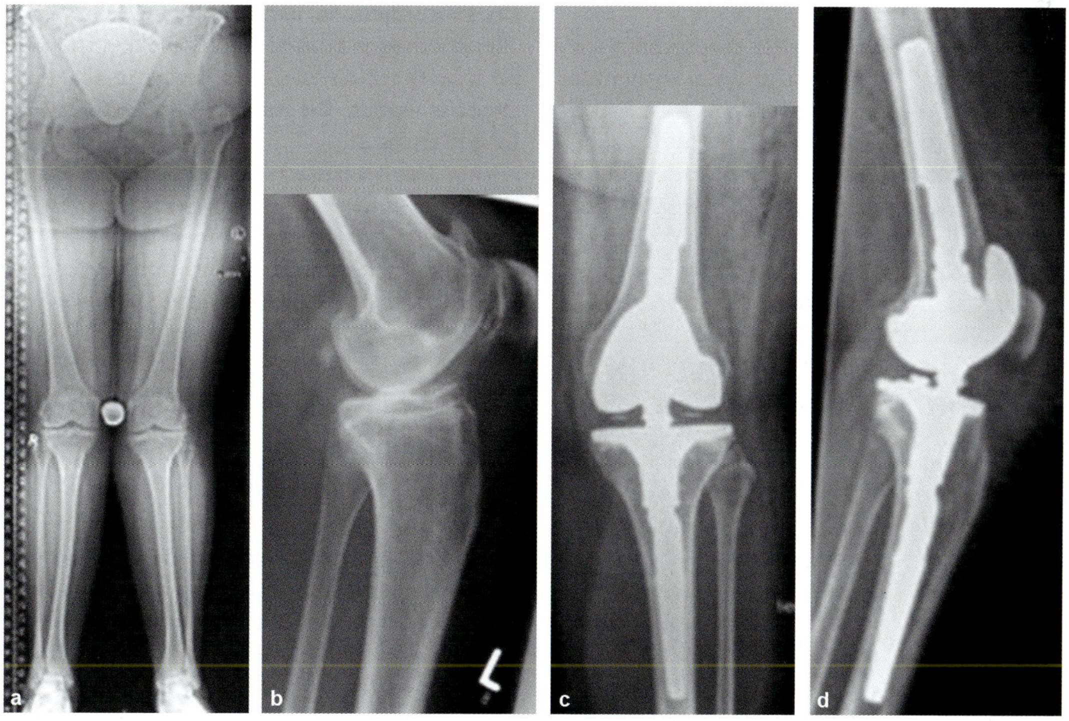

Abb. 8.4.9 61-jährige Patientin mit trikompartimentärer Gonarthrose links und in der Ganzbeinaufnahme verifizierter Valgusfehlstellung (15°). Bei mediolateraler Instabilität Grad II und prolongierter a.-p. Translation bei insuffizientem VKB und HKB Indikation zur achsgeführten Knieprothese (Fa. Brehm, Produkt BPKS, Rotating-Hinge-Variante) mit Offsetrekonstruktion (4 mm).
a, b) Röntgen-Ganzbeinaufnahmen beidseits und Knie links lateral präoperativ
c, d) Röntgen Knie links a.-p. und lateral postoperativ

Daher bleibt die Frage offen, ob die häufig getroffene primäre Entscheidung für ein Allergieimplantat bei bekannter Allergie gegen Nickel und Kobalt zum jetzigen Zeitpunkt gerechtfertigt ist.

Die Verwendung einer **hypoallergenen beschichteten Prothese** kann für den Patienten auch mit Nachteilen verbunden sein; so kann evtl. eine verlängerte Operationszeit notwendig werden und damit auch die Infektionsgefahr steigen. Des Weiteren kann eine Zerstörung der Beschichtung z. B. durch Abrieb zu einem erhöhten Verschleiß und damit zu einer verkürzten Standzeit der Prothese führen. Ob ein Zusammenhang zwischen einer Metallallergie und postoperativen Komplikationen, insbesondere Implantatlockerungen oder Hautreaktionen, besteht, lässt sich unter Berücksichtigung der vorliegenden Literatur bisher nicht eindeutig beurteilen.

Zusätzlich besteht eine große Unsicherheit auch beim Umgang mit einer potenziellen **Zementallergie.** In der oben erwähnten Befragung würden sich 72,0 % für eine zementfreie Versorgung bei fraglicher Zementunverträglichkeit entscheiden. Nur 8,4 % entschieden sich trotzdem für eine Zementierung. Die Unsicherheit spiegelt sich auch in dem Wunsch nach einem benzoylperoxidfreien Zement wider, den immerhin 32 % der Befragten angaben.

Zusammenfassend lässt sich festhalten: Bei bisher noch fehlenden Langzeitergebnissen für die Allergieimplantate und der angenommenen geringen Wahrscheinlichkeit einer allergischen Implantatreaktion müssen die Vor- und Nachteile des Einsatzes von Sonderimplantaten kritisch gegeneinander abgewogen und mit den betroffenen Patienten diskutiert werden.

PRAXISTIPP

Aus forensischen Gründen muss das Ergebnis bei vorliegender Implantat- und/oder Zementunverträglichkeit im Aufklärungsgespräch schriftlich festgehalten und durch den Patienten unterschrieben werden.

Klinische Untersuchung

Die **Inspektion** sollte am stehenden Patienten durchgeführt werden. Es erfolgt die Beurteilung der Beinachse, zudem können eine Atrophie der Muskulatur (M. quadriceps femoris) sowie Schwellungen und Narben inspektorisch erfasst werden.

Bei der am liegenden Patienten durchgeführten **Palpation** sollten Hauttemperatur und Muskeltonus erfasst werden. Die Kniekehle ist zu palpieren, um eine Poplitealzyste zu erkennen. Schmerzlokalisationen (z. B. der druckschmerzhafte innere Gelenkspalt bei der Varusgonarthrose) können erkannt werden. An der Patella ist auf einen Facettendruckschmerz zu achten. Zur Palpation gehört auch die Untersuchung des Gefäßstatus (A. femoralis, A. poplitea, A. tibialis dorsalis und A. dorsalis pedis). Auch eine orientierende neurologische Untersuchung ist erforderlich.

Es sollte stets eine **orientierende Untersuchung der Wirbelsäule und des Hüftgelenks** erfolgen, da Schmerzen im Kniegelenk auch durch eine Koxarthrose oder degenerative Veränderungen der Lendenwirbelsäule ausgelöst werden können.

Das **Bewegungsausmaß des Kniegelenks** wird nach der Neutral-Null-Methode bestimmt und beträgt Extension/Flexion 10/0/140°. In 90° Beugung hat ein gesundes Kniegelenk eine Innenrotation von 10° und eine Außenrotation von 20°. Über die Frage, ob von einer pathologischen Situation auszugehen ist, entscheiden jedoch der Vergleich zur Gegenseite und Abweichungen von derselben.

Danach folgt die **Überprüfung der Kniegelenkstabilität.** Bei einer Instabilität werden drei Grade unterschieden: Eine Aufklappbarkeit oder Schubladenbewegung von 5 mm entspricht Grad 1, von 5–10 mm Grad 2 und > 10 mm Grad 3.

Die **Stabilität der Innen- und Außenbänder** wird durch den Ab- und Adduktionstest in Kniestreckung und bei 30° Beugung erfasst. Die **Kreuzbänder** können mit dem Lachman-Test, dem Schubladentest und dem Pivot-Shift-Test überprüft werden.

Krepitation oder ein positives Zohlen-Zeichen deuten auf eine Retropatellararthrose hin. Ein Patellahoch- oder -tiefstand ist ebenso zu dokumentieren wie eine lateralisierte Patellaposition, die eine operative Rezentrierung erfordert.

Planung der Operation

Zur zeichnerischen OP-Planung erfolgen Röntgenaufnahmen des Kniegelenks im Stand in 2 Ebenen mit entsprechendem Maßstab, eine axiale Patellaaufnahme sowie eine a.-p. Ganzbeinstandaufnahme. Im Rahmen der Planung wird die Differenz zwischen mechanischer und anatomischer Femurachse gemessen und später am Instrumentarium eingestellt. Bei korrektem Maßstab kann die Prothesengröße vorher bestimmt werden.

Für die präoperative Planung finden zunehmend elektronische Systeme (z. B. MediCAD®, Hectec GmbH) Anwendung, die eine korrekte Planung am Röntgenbild deutlich vereinfachen. Ebenso lässt sich die definitive Achsausrichtung planen: damit können notwendige Korrekturen bereits präoperativ durchdacht werden. Ziel der Planung ist es, normale Achsen am Kniegelenk in allen Ebenen wiederherzustellen, sodass die mechanische Achse des Beins durch die Mitte des Kniegelenks zu liegen kommt (Miculicz-Linie). Die Messergebnisse und Achsverhältnisse werden entweder elektronisch erfasst und gespeichert oder in der Akte der Patienten dokumentiert.

Aufklärung

Der Patient muss bei der Indikationsstellung zur Operation über alle notwendigen Schritte der Behandlung informiert werden. Dabei sollten auch die möglichen Risiken und Komplikationen angesprochen werden. Die Aufklärung muss 24 h vor dem geplanten Eingriff erfolgen.

Zum Aufklärungsgespräch gehören der Verlauf der Operation und der gesamte postoperative Heilungsprozess. Die Möglichkeiten der intra- und postoperativen Komplikationen und Schädigungen müssen detailliert besprochen werden. Beim Kniegelenk ist der Patient im Besonderen darauf hinzuweisen, dass die Erholung in der Regel etwas langsamer verläuft als nach Hüftprothesenimplantation. Schwellung, leichte Überwärmung und Ergussbildung können je nach Aktivität des Patienten über mehr als 3–6 Monate anhalten.

Die allgemeinen Risiken, über die der Patient aufgeklärt werden muss, treffen für jeden operativen Eingriff zu; hierzu zählen Blutungen, Nachblutungen, Thrombose, Embolie, Lungenentzündung, Verletzung von Gefäßen mit transfusionspflichtiger Blutung, Verletzung von Nerven mit nachfolgender Gefühlsstörung oder Lähmung sowie Weichteil-, Knochen- und Gelenkinfektionen. Zu den speziellen Risiken zählen der Implantatinfekt, der Implantatbruch, der Implantatverschleiß (PE-Abrieb), die septische oder aseptische Implantatlockerung, eine verbleibende Bewegungseinschränkung, eine Patellamalfunktion mit Lateralisation und eine Bandauslockerung. Der Patient muss darüber informiert werden, dass diese Komplikationen u. U. eine Revisionsoperation notwendig machen.

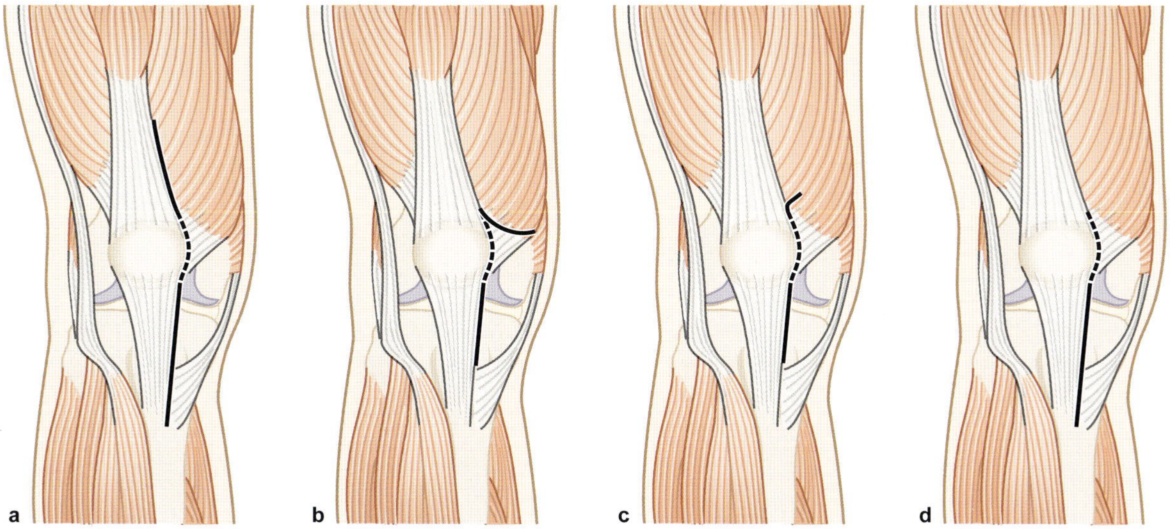

Abb. 8.4.10 Unterschiedliche Zugangswege:
a) Parapetallar mit medialer Umschneidung der Patella
b) Subvastus-Zugang
c) Midvastus-Zugang
d) Quad-Sparing-Zugang (ohne Quadrizepsinzision)

Wichtig ist auch der Zusatz „Erweiterung der Maßnahmen, falls intraoperativ notwendig", um in trotz guter Planung unvorhergesehenen Situationen im Sinne des Patienten entscheiden zu können. Des Weiteren muss aus juristischen Gründen ggf. anwesendes nichtmedizinisches Personal (Medizinprodukte-Vertreter) namentlich auf dem Aufklärungsbogen erfasst und die Zustimmung des Patienten schriftlich eingeholt werden. Zur schriftlichen Dokumentation können die handelsüblichen Aufklärungsbogen verwendet werden, wobei zu empfehlen ist, dass die besprochenen Risiken vom aufklärenden Arzt handschriftlich vermerkt sind.

Auf dem Aufklärungsbogen müssen Datum und Uhrzeit vermerkt sein. Zudem empfiehlt sich die Markierung der zu operierenden Extremität mit Filzstift, um eine Seitenverwechslung im OP auszuschließen.

Zugangswege

Standard ist der parapatellare Zugang (➤ Abb. 8.4.10a); zu den minimalinvasiven Zugängen zählen der Subvastus- (➤ Abb. 8.4.10b), der Midvastus- (➤ Abb. 8.4.10c) und der Quad-Sparing-Zugang (➤ Abb. 8.4.10d).

Mediale Zugänge

Für die Implantation von Knieendoprothesen existieren verschiedene Zugänge; als Standard gilt der parapatellare mediale Zugang (➤ Abb. 8.4.11).

Der Hautschnitt erfolgt von ca. 2 Querfingern proximal des oberen Patellapols bis zum oberen medianen Anteil der Tuberositas tibiae. Subkutan wird das mediale Retinakulum dargestellt und parapatellar das Knie eröffnet. Die Inzision läuft von der distalen Tuberositas tibiae bis zum Vastus-medialis-Ansatz, der parapatellar durchtrennt wird; der Schnitt wird dann in die Quadrizepssehne verlängert. Die Patella kann entweder unter Verwendung eines Hohmann-Hebels weggehalten oder evertiert werden. Die Quadrizepssehne wird, soweit notwendig, längs des Faserverlaufs gespalten. Bei Überführung des Beines in Beugung kann bei Bedarf zusätzlich eine Erweiterung der Quadrizepsspaltung durchgeführt werden.

Lateraler Zugang

Bei einer besonders starken Valgusdeformität, wie sie bei einem hypoplastischen lateralen Femurcondylus und ausgeprägten knöchernen Defektsituationen vorkommen kann, kann ein lateraler Zugang mit oder ohne Tuberositas-tibiae-Osteotomie die Operation übersichtlicher gestalten. Eine Tuberositasosteotomie ist in der Primärendoprothetik sehr selten notwendig. Falls der Operateur sich dennoch dafür entscheidet, muss er darauf achten, dass der entnommene Span mit dem Lig. patellae groß genug ist, um ihn nach Implantation wieder sicher verankern zu können. Bewährt hat sich die Methode nach Blauth mit einer Spanlänge von ca. 6 cm und einer Dicke von 1,5 cm.

Im lateralen Bereich kann es ggf. auch notwendig werden, den Tractus iliotibialis zu inzidieren. Ebenso können die Scarpaefasern des Septum intermusculare erheblich kontrakt oder verkürzt sein und müssten zur besseren Übersicht inzidiert oder sogar durchtrennt werden. Eine Verlängerung des Tractus iliotibialis wird ca. 10 cm oberhalb des Tuberculum Gerdii in einer schräg nach oben steigenden Inzision angelegt, sodass nach Ausheilung wieder eine tragende Funktion entstehen kann.

Um den Valgusausgleich bei kontrakten Bandstrukturen im dorsolateralen Bereich zu erreichen, ist ein schrittweises Ablösen des lateralen Seitenbandapparats am proximalen Ansatzpunkt zu empfehlen. Das schrittweise Release kann wie folgt vorgenommen werden:
1. Release/Inzision des femoralen Seitenbandes
2. Inzision der dorsolateralen Kapsel femoral
3. Release (Resektion) des HKB
4. Release der Popliteussehne.

Insgesamt ist darauf zu achten, dass diese Manöver schrittweise durchgeführt werden, um das Risiko einer (lateralen) Instabilität zu minimieren.

Da die meisten Valgusdeformitäten auch über einen mediopararapatellaren Zugang bei gleichzeitiger Durchführung eines latera-

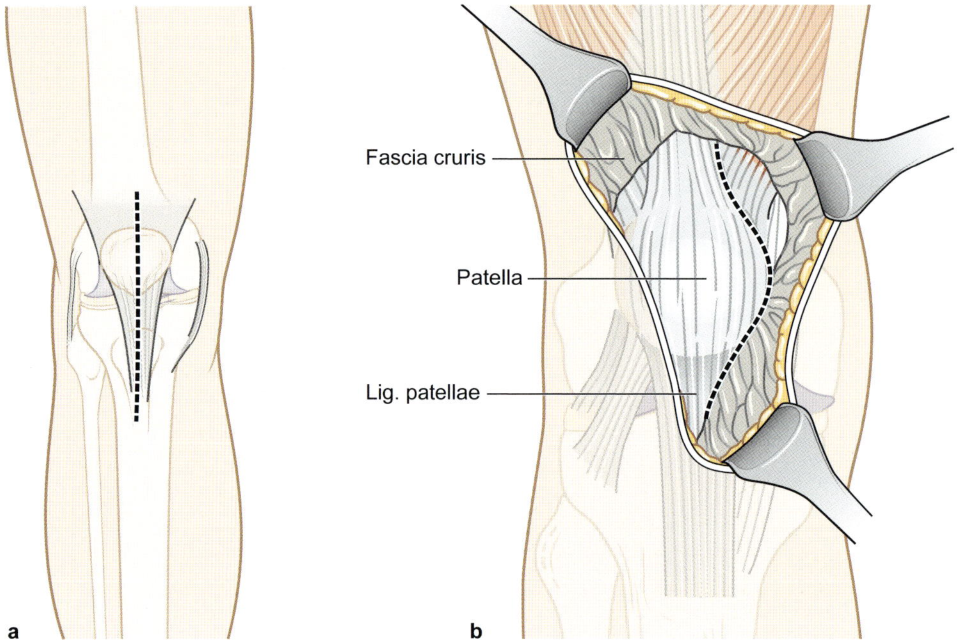

Abb. 8.4.11 Parapatellarer medialer Zugang:
a) Eingezeichnete Schnittführung kutan bei Standardzugang, rechtes Bein
b) Eröffnung nach Hautschnitt mit Präparation des Subkutangewebes und Darstellen der präpatellaren Faszie. Parapatellar medialseitige Umschneidung des Kniegelenks und Eröffnen desselben

len Release versorgt werden können, liegt die Entscheidung der Verwendung des Zugangs in der persönlichen Präferenz und Erfahrung des Operateurs.

Therapeutischer Hinweis
Bei ausgeprägten Valgusdeformitäten ist ggf. ein zusätzliches Release des HKB notwendig, da die Einstellung der notwendigen Achskorrektur durch das HKB deutlich erschwert werden kann. In diesem Fall muss auf ein (teil)gekoppeltes System (in der Regel PS-Variante) zurückgegriffen werden.

Minimalinvasive Knieendoprothetik

Die minimalinvasive Chirurgie hat sich in den letzten Jahren deutlich weiterentwickelt. Der wesentliche Unterschied der minimalinvasiven Zugänge in der Knieendoprothetik besteht im Verzicht auf eine Spaltung der Quadrizepssehne, wie sie bei den oben beschriebenen Standardzugängen üblich ist.

Der postulierte Vorteil liegt darin, dass die Weichteilstrukturen und insbesondere der Extensionsapparat geschont und damit ein besseres funktionelles Ergebnis erzielt werden kann. Nachteile liegen in der schlechteren Übersicht und der eingeschränkten Beurteilbarkeit der Landmarken für die Achsausrichtung und Bestimmung der Resektionslinie.

Therapeutischer Hinweis
„Minimalinvasiv" sollte nicht mit „Minimalinzision" gleichgesetzt werden. Ein kleinerer Hautschnitt (< 12 cm) bedeutet nicht gleichzeitig auch eine minimalinvasive Operationsweise. Entscheidend ist die Belastung der Weichteilstrukturen und insbesondere der Streckmuskulatur. Aus diesem Grund bevorzugen die meisten Operateure auch den herkömmlichen Standardzugang, der je nach Patientenkorrelat auch mit einem deutlich kleineren Hautschnitt als 12 cm durchgeführt werden kann.

Die Zugänge haben sich aus den konventionellen Standardzugängen entwickelt. Zur Anwendung kommen die **Miniarthrotomie** mit Minivastus-, Midvastus- und Subvastus-Zugang sowie die **Quadrizeps-Sparing-Techniken.** Diese Zugänge kommen jedoch nicht für alle Patienten in Betracht; bei ausgeprägten Achsfehlstellungen oder bei sehr hohem Übergewicht ist von solchen Zugängen abzuraten, da die reduzierte Übersicht aufgrund der Zugänge noch deutlich erschwert werden kann. Um postoperativ gute funktionelle Ergebnisse zu erzielen, ist deshalb eine gewisse Patientenselektion notwendig.

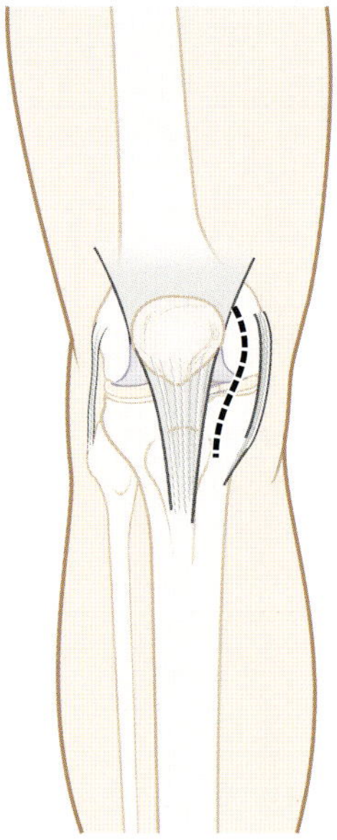

Abb. 8.4.12 Midvastus-Zugang, medial parapatellarer Hautschnitt

Midvastus-Zugang

Der sicherlich am häufigsten verwendete minimalinvasive Zugang ist der Midvastus-Zugang (➤ Abb. 8.4.12).

Dieser Zugang beginnt 1–2 cm medial der Patella und wird bis proximal der Tuberositas tibiae geführt. Der Zugang wird proximal bis zum M. vastus medialis geführt, der im Faserverlauf des M. vastus medialis obliquus (VMO) gespalten wird. Daher wird dieser Zugang auch als **VMO-Snip** bezeichnet. Hierdurch sind in Streckung die kranialen und in Beugung die distalen Gelenkanteile zugänglich. Eine Protheseninplantation ist bei diesem Zugang nur mit speziellen Hebeln und verkleinerten Schnittblöcken möglich.

Subvastus-Zugang

Der Subvastus-Zugang (➤ Abb. 8.4.10b) unterscheidet sich vom Midvastus-Zugang dadurch, dass der Schnitt unterhalb und nicht im M. vastus medialis nach medial geführt wird und der Muskel somit nicht verletzt wird. Insgesamt scheint durch minimiert invasive Zugänge lediglich die Zugangsmorbidität etwas gesenkt zu werden.

Weichteilbalancierung

Ziel der Weichteilbalancierung in der Knieendoprothetik ist es, einen symmetrischen Beuge- und Streckspalt zu erzeugen. Ein stufenweises Vorgehen bis zur Ausbalancierung ist notwendig, um eine zu starke Auslockerung der Bänder zu verhindern, was zwangsläufig zu einer frühzeitigen postoperativen Instabilität führen würde.

PRAXISTIPP

Das Überprüfen des Beuge- und Streckspalts mit einem Spacer kann sehr hilfreich sein.

Die Popliteussehne, das hintere Kreuzband, die Integrität der lateralen und medialen Kollateralbänder sowie deren Bandansätze sind bei Release-Manövern von entscheidender Bedeutung. Eine Durchtrennung kann zu relevanten Instabilitäten führen, die dann nur durch einen höheren Kopplungsgrad kompensiert werden könnten. Besteht ein kontraktes HKB, so fällt ein **tibiales Lift-off** bei der Probeprothese auf. In diesem Fall soll ein Release des HKB durchgeführt werden. Ist ein Ausgleich des Lift-offs bei zu kontraktem HKB nicht möglich, muss das HKB reseziert und dann durch die Verwendung einer HKB-ersetzenden Prothese kompensiert werden (PS-Prothese). In Beuge- und Streckstellung lässt sich durch Zug am Unterschenkel das erreichte Ausmaß des Weichteil-Release ermitteln, um die notwendige Resektion unter Beachtung der Rotation der Femurkomponente abzuschätzen. In korrekter Position und bei ausgeglichenem Balancing lassen sich die Probespacer/Inlays in Beuge- und in Streckstellung mit gleicher Kompression einpassen.

PRAXISTIPP

Das korrekte schrittweise Balancing ist einer der wichtigsten und entscheidenden Schritte in der Primärendoprothetik.

Aus diesem Grund werden nun die einzelnen Besonderheiten des Balancings in Abhängigkeit der Streck- und Beugelücke nach Durchführung der Knochenresektionen dargestellt (➤ Abb. 8.4.13):

- **Flexionslücke zu klein, Extensionslücke normal:**
  Um den Flexionsspalt zu vergrößern, ohne den Extensionsspalt zu tangieren, ergeben sich drei Möglichkeiten (ggf. in Kombination):
  - Release/Resektion HKB (**cave:** Instabilität!)
  - Resektion der Tibia im Sinne eines vermehrten Slopes
  - Downsizing der Femurkomponente (kleinere Größe)
- **Flexionslücke zu groß, Extensionslücke normal:**
  In diesem Fall muss eine größere Femurkomponente gewählt

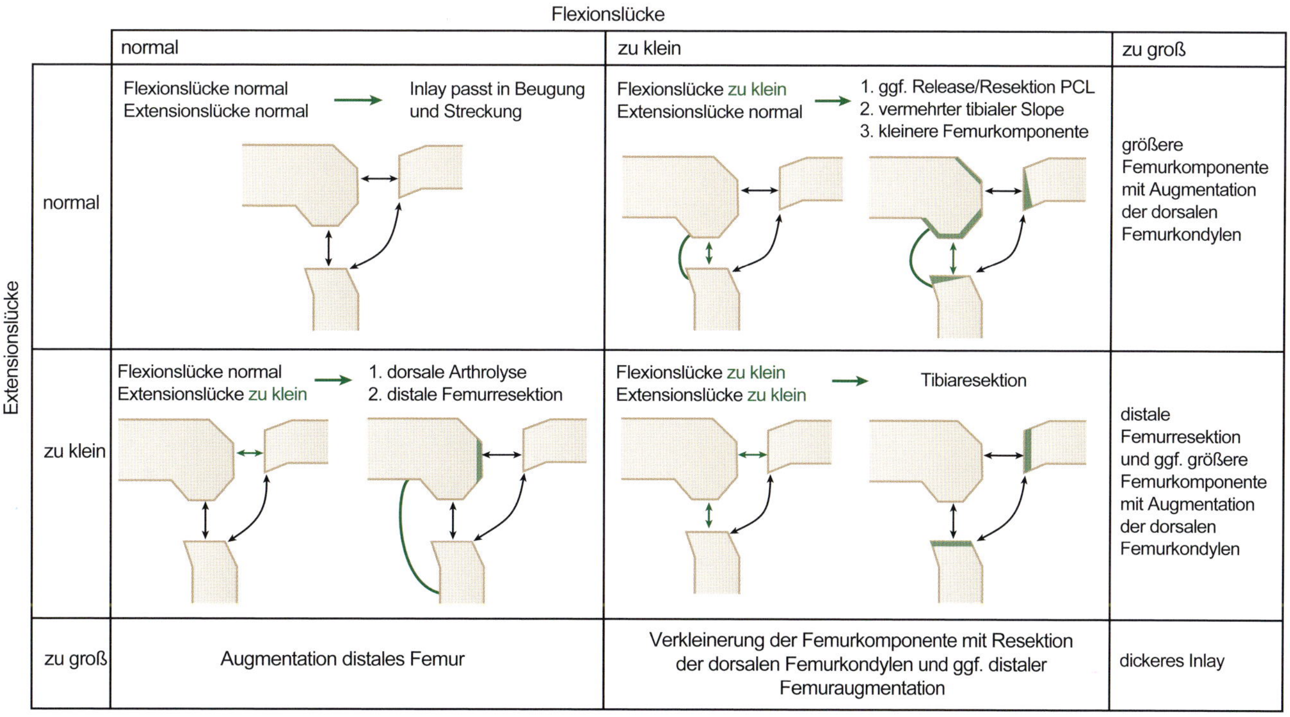

Abb. 8.4.13 Balancierung von Flexions- und Extensionslücke (aus: Ruchholtz S, Wirtz DC: Orthopädie und Unfallchirurgie Essentials: Intensivkurs zur Weiterbildung 26. Mai 2010; S. 550)

werden („Upsizing") mit Augmentation der dorsalen Femurkondylen (in der Regel unter Zuhilfenahme von sog. Wedges). Hierdurch wird die Flexionslücke verkleinert, die Extensionslücke jedoch nicht tangiert.

- **Extensionslücke zu klein, Flexionslücke normal:**
  Hier ergeben sich zwei Möglichkeiten (ggf. in Kombination):
  - Dorsales Kapselrelease
  - Distale Femurresektion

Durch diese Maßnahmen wird der Gelenkspalt in Extension vergrößert, nicht jedoch in Flexion.

- **Extensionslücke zu klein, Flexionslücke zu klein:**
  In diesem Fall muss eine schrittweise Resektion der Tibia erfolgen.
- **Extensionslücke zu klein, Flexionslücke zu groß:**
  Um insbesondere die überdimensionierte Flexionslücke zu korrigieren, sind auch hier die distale Femurresektion und die Verwendung einer größeren Femurkomponente mit Augmentation der dorsalen Femurkondylen notwendig.
- **Extensionslücke zu groß, Flexionslücke normal:**
  Augmentation des distalen Femurs
- **Extensionslücke zu groß, Flexionslücke zu klein:**
  „Downsizing" der Femurkomponente mit Resektion der dorsalen Femurkondyle
- **Extensionslücke zu groß, Flexionslücke zu groß:**
  Verwendung eines dickeren Inlays.

PRAXISTIPP

Die einzelnen Schritte des Weichteilbalancings müssen sorgsam durchgeführt werden, um ein optimales Ergebnis zu erzielen. Ein nicht korrekt durchgeführtes Weichteilbalancing führt zu deutlich erhöhten Versagensraten durch Lockerung und erhöhten Abrieb.

Zusätzliche Hilfsmaßnahmen stellen sog. **Tensorgeräte** (nach Freeman) dar. Mit ihnen kann die Spannung in Flexion und Extension objektiv gemessen und verifiziert werden. Dabei ist die Achsausrichtung des Kniegelenks in Streckstellung gut zu überprüfen.

Bei zusätzlich vorhandener **Varuskontraktur** kann das mediale Seitenband nach Durchtrennung des Semimembranosusecks am Tibiakopf schrittweise nach distal gelöst werden, um eine sichere Balancierung zu erreichen. Ebenso ist zu bedenken, dass bei **Varusdeformitäten** häufig ein Streckdefizit vorhanden ist, das seine Ursache in einer kontrakten dorsalen Kapsel hat. In dem Fall muss primär ein Release der posterioren Kapsel und der posteromedialen Ecke erfolgen, um ein korrektes Balancing zu ermöglichen.

Bei Standardimplantationen ohne wesentliche Deformitäten wird so ein gleich weiter Streck- und Beugespalt erreicht, und die Prothese kann implantiert werden.

Fixierung: zementiert, hybrid, zementfrei

Prinzipiell bestehen drei Möglichkeiten der Knochen-Implantat-Fixation:

- Vollzementierte Knieprothesen (ca. 80 % aller implantierten Knieprothesen in Deutschland)
- Unzementierte Prothesen (ca. 5 %)
- Hybridzementierte Prothesen (15 %)

Die (teil)zementierte Verankerung von Knieprothesen stellt sicherlich den aktuellen Goldstandard in der Knieendoprothetik dar. Die Fixierung der Implantate in der Knieendoprothetik mittels Polymethylmethacrylat (PMMA)-Knochenzement hat sich seit den 1970er-Jahren kontinuierlich durchgesetzt.

Zementfreie Implantatsysteme der 1. Generation zeigten schlechte Überlebensraten, wobei hierfür mehrheitlich nicht die biologische Fixierung, sondern andere Gründe wie Lockerungen der Patellakomponenten, Verwendung von dünnen Gleitlagern aus konventionellem PE und Ablösungen der Oberflächenbeschichtungen verantwortlich waren.

Diesbezüglich erwiesen sich zementierte Prothesen in den Resultaten als überlegen, da die Zementschicht eine Barriere für PE-Partikel darstellt. Zusätzlich wurden auch Vorteile durch eine gleichmäßigere Krafteinleitung von der Tibiabasisplatte zum Knochen nach Zementierung gesehen. Die Überlebensraten nach 15 Jahren betrugen für die zementierten Prothesen 80,7 % und für die zementfrei implantierten Prothesen 75,3 %. Modulare Systeme, insbesondere für Revisionsoperationen, verfügen heute über lange Schaftkomponenten mit metaphysärer bis diaphysärer Verankerung femoral und tibial. Es sind unterschiedliche Fixierungen von der rein zementfreien Pressfit-Versorgung über die Hybridverankerung (Schaft-Pressfit, Komponente zementiert) bis zur vollzementierten Versorgung möglich.

Individuelle Schnittblöcke

Zunehmend sind auf dem Markt sog. individuelle bzw. individualisierte Schnittblöcke erhältlich (➤ Abb. 8.4.14). Die Entwicklung individualisierter Sägeschablonen dient dem Ziel einer Vereinfachung bzw. Präzisierung der intraoperativen Sägeschnitte.

Auf Basis von CT- oder MRT-Bildern werden unter Berücksichtigung der Achsenverhältnisse Sägeschablonen patientenindividuell angefertigt und intraoperativ direkt auf den zu resezierenden Knochen aufgelegt. Durch die Verwendung von individualisierten Schnittblöcken sollen Operationsschritte und Instrumentarium eingespart, ein geringerer Blutverlust verursacht, eine bessere Achsenausrichtung sowie ein knochensparenderes Operieren erzielt werden.

Als nachteilig zu nennen sind die relativ langen Herstellungszeiten von etwa 3–8 Wochen, die zusätzlich erforderliche Untersu-

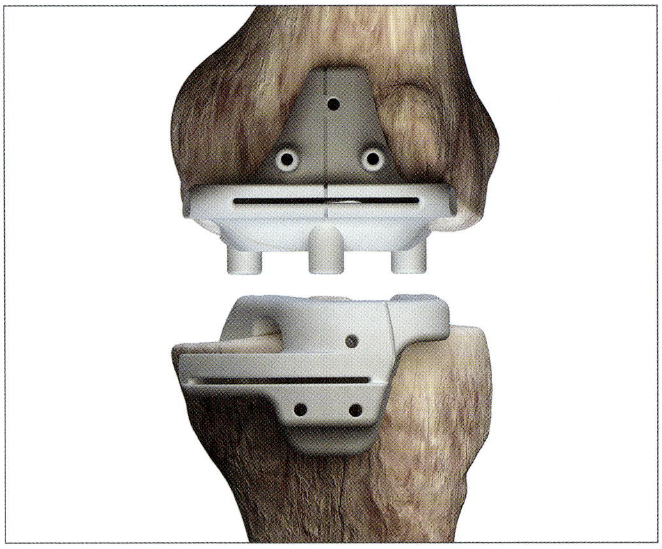

Abb. 8.4.14 Anhand von MRT-Aufnahmen angefertigte individuelle Schnittblöcke (Fa. Smith & Nephew) zur präzisen Positionierung und Ausrichtung der Femurkomponente an den mechanischen Beinachsen und an den eindeutig identifizierten Landmarken (Osteophyten) [V330]

chung (CT/MRT) und im Gegensatz zur navigierten Implantation auch die fehlende Kontrollierbarkeit der Sägeschnitte und Beinachse. In der Literatur zeigen sich in mehreren Studien, insbesondere im Vergleich zur navigierten Technik, sowohl relevante Abweichungen der Sägeschnitte als auch Achsabweichungen außerhalb der angestrebten Varus-/Valgusabweichung von 3°. Bisher sind durch die Verwendung individualisierter Schnittblöcke keine Vorteile im Vergleich zur Standardtechnik zu erkennen.

Die neueste Weiterentwicklung in der Knieendoprothetik stellen **maßangefertigte Individualimplantate** dar. Die postulierten Vorteile dieser Implantate sind eine bessere Implantatpositionierung, Achsausrichtung und Funktion. Dadurch soll das Risiko für ein postoperatives Nachsintern reduziert werden, was bei (teil-) zementierten Prothesen sehr selten, bei unzementierten Prothesen jedoch häufiger vorkommt. Relevant für eine potenzielle Nachsinterung der tibialen Komponente ist u. a. die kortikale Abdeckung des Implantats.

Für individuelle Schlittenprothesen konnten in diesem Zusammenhang bereits kortikale Abdeckraten von 98 % (min. 95 %) im Vergleich zu 57–67 % bei herkömmlichen Schlittenprothesen gezeigt werden.

Die Verwendung von individualisierten Schablonen und Prothesen unterliegt dem Prinzip der sog. *Measured Technique* (Knochenpunkte dienen als Referenzpunkte für die Resektion). Da bereits eine Unterlegenheit dieses Verfahrens im Vergleich zur **Gap-Balancing-Technik** (Resektion in Abhängigkeit von Streck- und Beugespalt) festgestellt wurde, bleiben Langzeitergebnisse im Hinblick auf Stabilität, Standzeiten und Funktion der individualisierten Prothesen abzuwarten.

Da Langzeitresultate noch ausstehen und zum jetzigen Zeitpunkt die Kosten durch Verwendung solcher individualisierten Implantate gegenüber den Standardprodukten deutlich erhöht sind, muss der Operateur jeweils selbst entscheiden, ob er diese Systeme einsetzen möchte oder nicht. Ein klarer Vorteil gegenüber Standardsystemen ist zum jetzigen Zeitpunkt in der Literatur nicht nachweisbar.

Geschlechtsspezifische Prothesen (Gender Knees)

Gleiches gilt auch für die sog. *Gender Knees.* In den letzten Jahren sind durch die Entwicklung solcher geschlechtsspezifischen Implantate neue Produkte auf den Markt gelangt, die von den Patienten teilweise aktiv nachgefragt bzw. gewünscht werden. Vor dem Hintergrund der teilweise höheren Implantatkosten für geschlechtsspezifische Prothesensysteme muss die Indikation für ein solches Implantatsystem genau eruiert und abgewogen werden.

Je nach Literatur werden unterschiedliche Ergebnisse in puncto Lebensqualität und funktionellem Outcome präsentiert. Die klinische Relevanz dieser Ergebnisse muss somit infrage gestellt werden. Eine 2009 durchgeführte Metaanalyse kam zu dem Schluss, dass es keinen klinisch relevanten Unterschied zwischen Standard- und geschlechtsspezifischen Knieprothesen gibt. In einer weiteren Multicenterstudie konnte nachgewiesen werden, dass mit einem nicht geschlechtsspezifisch aufgebauten System bei einer Nachuntersuchungszeit von 10 Jahren keine signifikanten Unterschiede zwischen Frauen und Männern bzgl. der Verbesserung von Funktion und Schmerzen dokumentiert werden können.

Zusammenfassend kann festgehalten werden, dass weder eine bessere Anpassung der Knieendoprothesen an die weibliche Anatomie noch eine bessere Funktion für geschlechtsspezifische Implantate nachgewiesen wurde. Aktuell zeigen sie keine Vorteile gegenüber den verfügbaren Standardimplantaten.

Computerassistierte Operation und Navigation

Ziel der Navigation ist die Verbesserung des intraoperativ erzielten Alignments der implantierten Komponenten. Über den klinischen Nutzen bei verlängerter OP-Zeit (10–30 min), höherem technischem Aufwand und höheren Kosten liegen in der Literatur unterschiedliche Resultate vor.

Von den entwickelten Systemen haben sich am Markt die sog. **bildfreien Systeme** durchgesetzt. Hierbei visualisiert das Computersystem mittels stereoskopischer Kamera und zweier Fixpunkte (Steinmann-Nagel mit Markern tibial und femoral) die beweglichen Gelenkpartner (➤ Abb. 8.4.15).

Die meisten auf dem Markt befindlichen Navigationssysteme arbeiten mit der Tibia-first-Technik (s. u.). Damit lässt sich laut Literatur die Achsausrichtung des Implantats im Vergleich zur konventionellen Technik verbessern, was auch durch Metaanalysen belegt ist. Vorteilhaft ist diese Technik insbesondere dann, wenn die Visualisierung des OP-Situs erschwert ist. Dies ist z. B. bei minimalinvasiven Zugängen oder ausgeprägtem Weichteilmantel der Fall. Zusätzlich kann die Navigation auch bei der Erzielung eines symmetrischen Streck- und Beugespalts hilfreich sein (➤ Abb. 8.4.16).

Im Vordergrund eines möglichen Benefits der Navigation steht das radiologische Prothesenalignment bzw. die Achsausrichtung des Implantats. Hierbei gilt als Referenz die koronare Implantatausrichtung (mit Toleranzbereich ± 3°), bezogen auf die mechanische Achse. Die Rotationsausrichtung der femoralen Komponente bezieht sich auf die transepikondyläre Linie. Die femorale Flexion und der tibiale Slope werden am sagittalen Profil mit implantatabhängigen Referenzwerten bestimmt.

In der Literatur finden sich Daten, die im Vergleich zur herkömmlichen Implantation von Knieendoprothesen für die Verwendung einer Navigation eine **höhere Implantationsgenauigkeit** in Bezug auf die oben genannten Zielparameter und das ge-

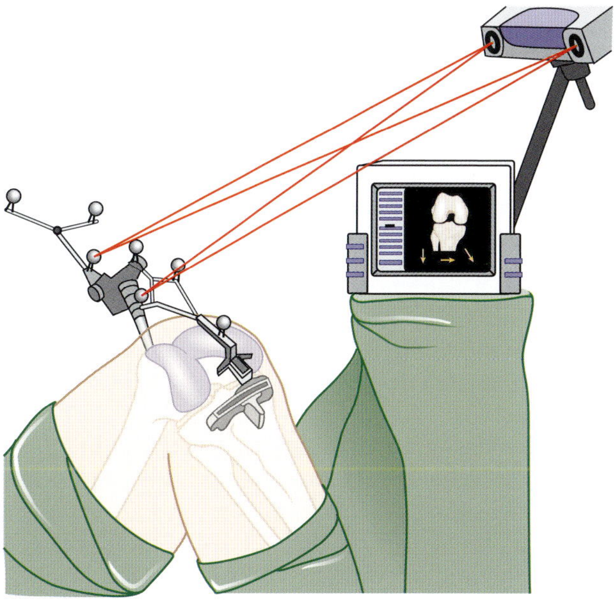

Abb. 8.4.15 Navigierte Knieprothese

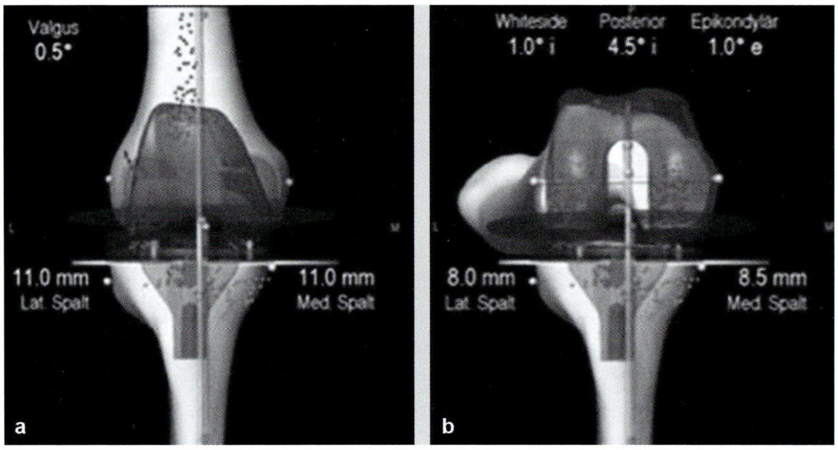

Abb. 8.4.16 Darstellung einer anhand eines Computermodells berechneten optimal implantierten Knieprothese:
a) in Streckstellung
b) in 90°-Flexion
(aus: Ruchholtz S, Wirtz DC: Orthopädie und Unfallchirurgie Essentials: Intensivkurs zur Weiterbildung 26. Mai 2010; S. 551)

nannte Referenzintervall nachweisen. Damit zeigen diese Ergebnisse, dass durch die Verwendung einer Navigation eine Verbesserung des radiologischen Prothesenalignments erzielt werden kann.

In Bezug auf das **klinische Patientenoutcome** ergaben sich in einer Metaanalyse, die sich auf einen Nachuntersuchungszeitraum von bis zu 6 Monaten postoperativ bezog, gegenüber der herkömmlichen manuellen Technik keine Vorteile der navigierten Implantation. Dies bestätigen auch andere Arbeiten, die sich über einen längeren Zeitraum (bis zu 8 Jahre) erstrecken.

Im Hinblick auf die **Komplikationsraten** lässt sich in der Literatur ebenfalls kein signifikanter Unterschied zwischen navigierter und manueller Implantation feststellen. In einer norwegischen Arbeit von 2011 mit Analyse der Revisionsraten nach navigierter Knieprothesenimplantation zeigt sich interessanterweise, dass das **Revisionsrisiko** nach navigierter Knieprothesenimplantation 2 Jahre postoperativ gegenüber den konventionell implantierten Prothesen sogar signifikant erhöht ist.

Aus diesem Grund kann zum jetzigen Zeitpunkt keine verlässliche Aussage getroffen werden, ob sich die Komplikations- und die Revisionsrate durch die Navigation reduzieren lassen oder nicht. Auch muss erwähnt werden, dass zwar eine wissenschaftlich erwiesene potenzielle Verbesserung des Prothesenalignments durch Navigation erzielt werden kann; allerdings spiegelt sich dies laut vorliegenden Studien im klinischen Outcome der Patienten nicht wider, sodass dieser „radiologisch" erwiesene Vorteil als Benefit fraglich bleibt.

8.4.4 Endoprothesenimplantation

Lagerung und Abdeckung

Bei der Implantation von Knieendoprothesen ist ein häufiger Lagewechsel von Streckung und Beugung bei den einzelnen Operationsschnitten notwendig. Bewährt hat sich die Lagerung mit einer Rolle zum Aufstellen des Beines in 90° unter Verwendung einer Seitenstütze.

Bei Verwendung einer intramedullären Tibiaausrichtung muss der Fuß nicht obligat mit abgewaschen werden, sondern kann bis zur Unterschenkelmitte in eine sterile Tüte verpackt werden. Weiterhin kann die Markierung des Hüftmittelpunkts präoperativ hilfreich sein, um intraoperativ bei ausgeprägter Beinachsendeformität die durch die Implantation vorgenommene Achskorrektur messen und ggf. dokumentieren zu können.

OP-Technik bei Standardsituationen

Grundsätzlich lassen sich zwei Standardsituationen unterscheiden: die Tibia-first- und die Femur-first-Technik. Welche Technik verwendet wird, richtet sich nach dem verwendeten Modell und dem dazugehörigen Instrumentarium. Beide Systeme bieten Vor- und Nachteile. Vorteil des Femur-first-Systems ist eine unabhängige Präparation von Femur und Tibia und somit eine maximal knochensparende Operationstechnik. Die Entfernung der resezierten Tibia ist aufgrund des resezierten Femurs deutlich erleichtert. Die Tibia-first-Methode beginnt mit der tibialen Resektion; die femorale Resektion erfolgt hierauf aufbauend.

PRAXISTIPP
Die Entfernung der resezierten Tibiascheibe ist bei der Tibia-first-Technik aufgrund der noch vorhandenen dorsalen Femurkondylen schwieriger.

Der Zugang unterscheidet sich bei den beiden Techniken nicht. Die nachfolgende OP-Beschreibung bezieht sich auf eine **Femur-first-Operation**, das verwendete Implantat ist eine Genesis-II®-Prothese.

Nach medialem Zugang zum Kniegelenk erfolgt die Resektion der hypertrophen Synovialis, wobei femoral die Schaftachse sichtbar werden sollte, um für die spätere Referenzierung des anterioren Sägeschnitts eine aussagekräftige Auflage zu haben. Nun erfolgen die Meniskusresektion medial und lateral und die Entfernung des VKB. Hierdurch wird ggf. die Auflage des femoralen Schnitt- bzw. Referenzblocks erleichtert. Die Entfernung des Restgewebes kann später nach Osteotomie und Entfernung des Tibiaplateaus komplettiert werden.

CAVE
Das hintere Kreuzband muss intakt bleiben!

Osteophyten am Femur sowie im Bereich der Notch werden abgetragen. Der Hoffa-Fettkörper wird teilreseziert und eine partielle Synovektomie durchgeführt.

Bei kontrakten Verhältnissen kann es notwendig sein, das HKB zu resezieren; in diesen Fällen ist dann jedoch die Implantation einer posterior stabilisierten Prothese notwendig. Nach vorsichtigem Release der Patellasehne an der Tuberositas tibiae mit Resektion der Bursa subpatellaris lässt sich die Patella evertieren. Zum Schutz der Seitenbänder werden kurze Hohmann-Hebel medial und lateral um das Tibiaplateau eingebracht und die Rückfläche der Patella während der weiteren Operationsschritte geschützt. Vorgängig können größere Osteophyten an der Patella abgetragen werden. Nun erfolgt die femorale Markraumeröffnung mittels eines Pfriems/Bohrers kurz oberhalb der Notch (➤ Abb. 8.4.17a).

Die femorale Schnittausrichtung erfolgt durch Einführen des Markraumführstabes mit der femoralen Ausrichtleere. Dabei gilt zu berücksichtigen, dass die Ausrichtung der mechanischen zur anatomischen Achse den physiologischen Valgus von 6° beinhaltet. Je nach verwendetem Implantat ist dieser Winkel im Design des Femurschildes und damit in der Sägeführung des Schnittblocks integriert. In diesem Fall kann der Schnittblock direkt an der anatomischen Achse ausgerichtet werden. Sollte das verwendete System bzw. Implantat diesen physiologischen Valguswinkel nicht integriert haben, muss dementsprechend die Ausrichtung an der anatomischen Achse korrigiert werden. Anschließend erfolgt die Rotationsausrichtung der Femurkomponente. Die Orientierung erfolgt anhand der dorsalen Kondylenlinie, der Epikondylarlinie sowie der Whiteside-Linie und sollte 3° Außenrotation in Bezug auf die posteriore Kondylenlinie betragen (➤ Abb. 8.4.17b).

Dies ist wesentlich für das physiologische Patellagleiten im Prothesensulcus. Auch hier unterscheiden sich die verfügbaren, auf dem Markt erhältlichen Implantatsysteme. Je nach verwendetem Modell kann der Schnittblock zur Rotationsausrichtung direkt an das Femur angelegt werden. Bei einigen Systemen ist jedoch primär der distale Resektionsschnitt notwendig, um anschließend den Schnittblock auf das Femur anzulegen; hiernach erfolgen dann die Rotationsausrichtung und die anschließenden Resektionsschnitte.

PRAXISTIPP

Bei der Größenbestimmung der Femurkomponente ist auf ein korrektes Boxmaß sowie auf die Vermeidung eines femoralen Notchings zu achten!

Die Zurichtung des Femurs erfolgt schnittblockgeführt. Anschließend kann der korrekte Sitz der Prothese mithilfe eines Probeimplantats geprüft werden (➤ Abb. 8.4.17c).

Wichtig ist das Abtragen der auf dem Röntgenbild erkennbaren dorsalen Osteophyten, um ein Impingement bei Beugung zu verhindern (➤ Abb. 8.4.17d). Die Knochenbohrungen für die Verankerungselemente der Femurkomponente werden mit den entsprechenden Schablonen eingebracht.

Nach abgeschlossener femoraler Präparation erfolgt die **Tibiapräparation.** Für die Darstellung der Tibia stehen verschiedene Retraktoren zur Verfügung, die das ventrale Luxieren der Tibia erleichtern. In diesem Schritt können bei kontrakten Verhältnissen ein dorsales Release durchgeführt und, falls vorhanden, dorsale Tibiaosteophyten abgetragen werden.

Danach erfolgt die Referenzierung des Tibiaschnitts je nach Prothesenmodell und Hersteller über eine intra- oder extramedulläre Ausrichtung:

- Bei der **intramedullären Ausrichtung** wird der Tibiamarkraum am Ansatz des VKB eröffnet und ein intramedullärer Ausrichtstab eingeführt (➤ Abb. 8.4.18a).

PRAXISTIPP

Diese Form der Ausrichtung eignet sich insbesondere bei Patienten, bei denen die Tibiavorderkante nicht gut darstellbar ist, und/oder bei geplanter Stemverwendung.

- Bei der **extramedullären Ausrichtung** wird ein Stab parallel zur Tibiavorderkante, durch die Sprunggelenkmitte auf den 2. Strahl zielend ausgerichtet (➤ Abb. 8.4.18b).

Je nach Instrumentarium und Modell ist der **tibiale Slope** in das Prothesensystem integriert oder muss separat eingestellt werden. Das physiologische Tibiaplateau weist einen posterioren Slope von 5–10° auf (➤ Kap. 1 und Kap. 9). Die zu implantierende Tibiakomponente wird meist in einem posterioren Slope von 5–7° implantiert, um eine gleichmäßige Weite von Streck- und Beugespalt herzustellen.

Manche Systeme geben einen Slope in ansteigender Größe im Tibiaplateau vor. Standardmäßig beträgt der tibiale Slope bei solchen Systemen 5°. Hierdurch reicht eine planare Osteotomie des Tibiaplateaus aus. Der annähernd physiologische Slope wird so durch das Implantat gewährleistet.

CAVE

Bei einem zu gering gewählten Slope ist die Flexionslücke zu eng und damit die Beugung eingeschränkt. Bei einem zu groß gewählten Slope ist die Flexionslücke zu weit und das Knie in Beugung instabil.

Die **Festlegung der Resektionshöhe** erfolgt über Fühlersysteme. Dabei wird die Resektionshöhe mithilfe eines Tasthakens bestimmt, der auf die tibiale Schnittlehre aufgesetzt wird, und mittels Fühler auf den Anteil tibial referenziert, der am wenigsten abgenutzt ist, um eine annähernd anatomische Positionierung des Plateaus zu wählen.

Nun erfolgt die **tibiale Resektion** nach Möglichkeit unter Erhalt des HKB (s. o.). Im dorsolateralen Gelenkeck ist darauf zu achten, dass die Popliteussehne nicht verletzt wird, da dies zu einer Erweiterung des lateralen Beugespalts führt.

Ziel der Osteotomie ist die Herstellung eines gleich weiten Extensions- und Flexionsspalts. Übermäßige Flexions- und Extensionsstellung, also eine zu weit nach ventral oder dorsal verkippte Tibiakomponente, sind genauso zu vermeiden wie eine zu weit nach lateral und medial oder fehlrotierte Komponente. Orientierungspunkte sind die ossäre Abdeckung des Implantats nach medial und lateral sowie die Positionierung in Bezug auf die mediale Begrenzung der Tuberositas tibiae.

Nach Durchführung sämtlicher Schnitte und Entfernung der Restmenisken kann mit Spacern die Bandstabilität überprüft und ggf. korrigiert werden. Bezüglich der einzelnen Schritte der Weichteilbalancierung wird auf ➤ Kap. 8.4.3 verwiesen. Die Knochenbohrungen für die Verankerungselemente des Tibiaplateaus werden analog zum Femurschild mit den entsprechenden Schablonen eingebracht. Standardmäßig werden bis zu 9 mm Tibiakopfgelenkfläche reseziert; das Ausmaß der Resektion richtet sich aber nach der Dicke des verwendeten Tibiaimplantats. Sind der Extensions- und Flexionsspalt gleich weit, kann mit der Testimplantation fortgefahren werden.

Nun erfolgt die **Bearbeitung der Patella,** um ein gutes Gleiten ohne Verkippung nach lateral oder medial zu ermöglichen. Hierbei stehen zwei Möglichkeiten zur Verfügung:

- **Patellarückflächenersatz:** Die Indikation für die Implantation eines Rückflächenersatzes wird kontrovers in der Literatur diskutiert. Während Daten aus dem schwedischen Endoprothesenregister deutlich rückläufige Zahlen bzgl. der Verwendung eines Rückflächenersatzes bei Primärimplantation einer Knieprothese zeigen (2,6 %), weisen andere Register deutlich ansteigende Zahlen aus (Norwegisches Implantatregister: 76 %). Für die Implantation sprechen u. a. eine schwere Retropatellararthrose, präoperativ starke retropatellare Schmerzen (positives Zohlen-Zeichen) und eine eingeschränkte Balancierung der Patella im femoralen Gleitlager.
  Komplikationen, die durch die Verwendung von Patellarück-

8

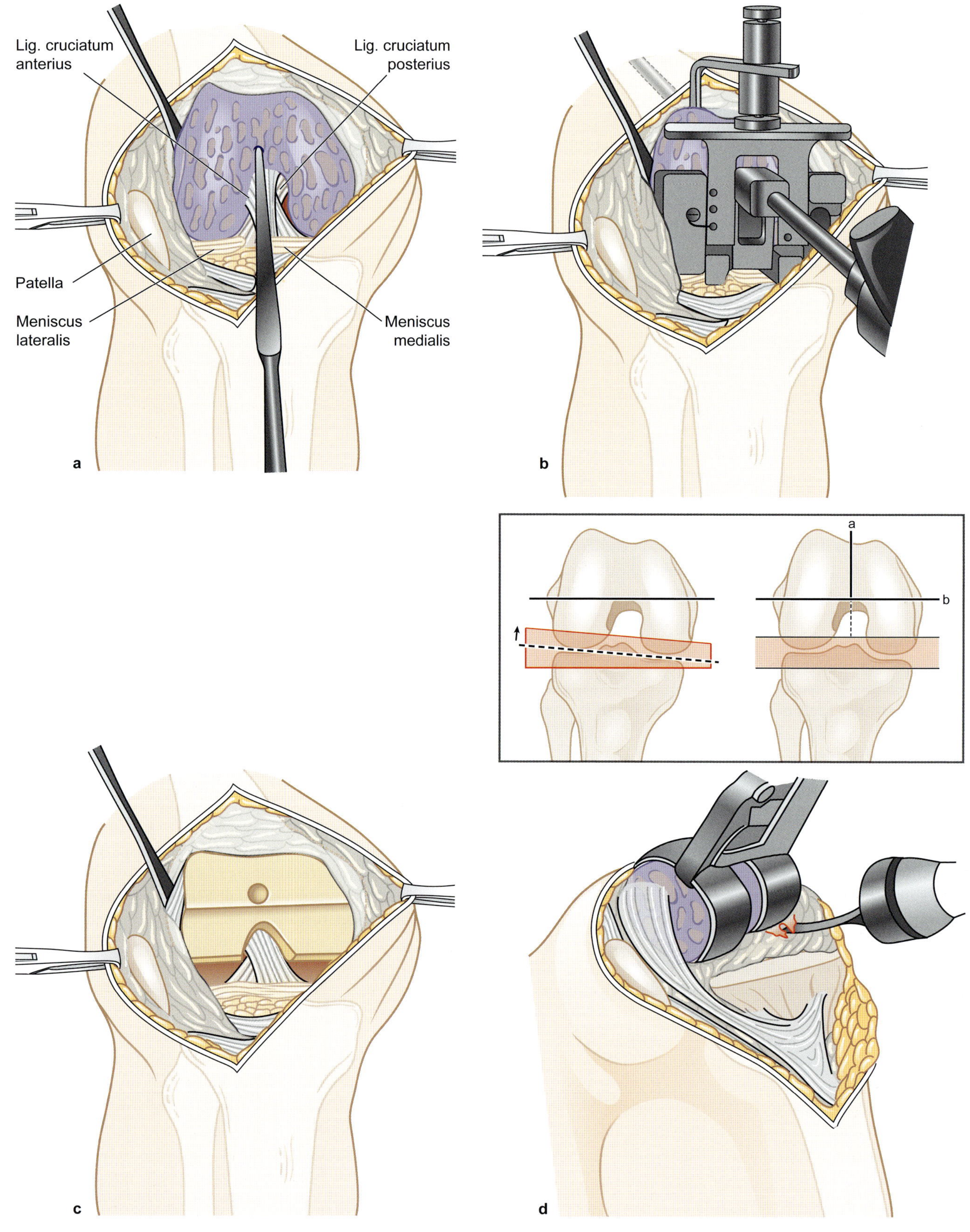

Abb. 8.4.17 Präparation des Femurs:
a) Femorale Markraumeröffnung mittels Pfriem/Bohrer zentral bzw. kurz oberhalb der Notch.
b) Nach Eröffnen des Markraums wird der Markraumführstab mit der femoralen Ausrichtlehre eingeführt. Die Ausrichtung erfolgt hierbei anhand der dorsalen Kondylenlinie, der Epikondylarlinie sowie der Whiteside-Linie.
c) Darstellung des Femurs nach Zurichtung/Resektion. Nun erfolgt die Kontrolle des korrekten Sitzes mittels Probeimplantat.
d) Abtragung von dorsalen Osteophyten; ggf. Wiederholung dieses Schrittes nach Tibiaresektion (wie in Zeichnung), da eine größere Übersicht besteht. Die Abtragung ist essenziell, um ein dorsales Impingement bei Beugung zu verhindern.

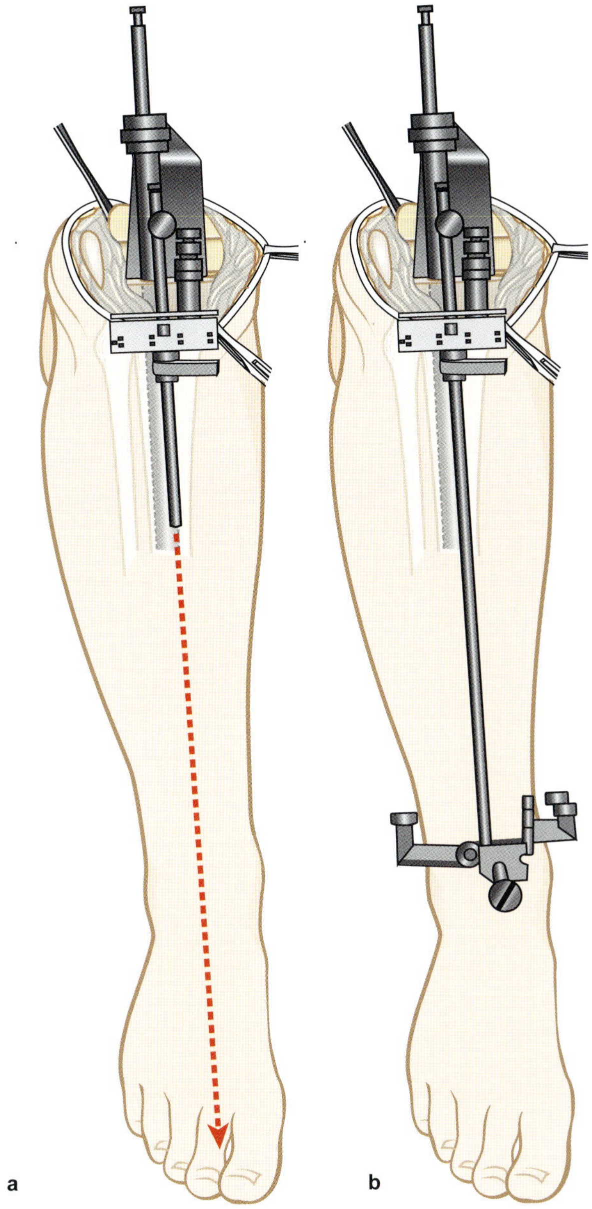

Abb. 8.4.18 Präparation der Tibia:
a) Eröffnen des Tibiamarkraums am Ansatz des vorderen Kreuzbandes und Einführen des intramedullären Ausrichtstabes mit tibialem Schnittblock. Die Festlegung der Resektion erfolgt über Fühlersysteme.
b) Bei der extramedullären Ausrichtung wird ein Stab parallel zur Tibiavorderkante durch die Sprunggelenkmitte auf den 2. Strahl zielend ausgerichtet. Die Festlegung der Resektion erfolgt auch hier über Fühlersysteme.

flächen entstehen können, sind: Patellafrakturen, Abrieb mit aseptischer Lockerung, Verkippung der Patella mit falschem Gleitverhalten, Instabilität des patellofemoralen Gelenks, avaskuläre Nekrosen der Patella und eine Fehlpositionierung des Implantats mit Kompromittierung des Streckapparats.
- **Spezielle Zurichtung der Patella:** Hierbei wird die Patellarückfläche mit einer oszillierenden Säge dachfirstartig präpariert, um ein harmonisches Tracking im Prothesensulcus zu ermöglichen.

Überstehende Osteophyten werden nach Implantation des Rückflächenersatzes oder Zurichtung abgetragen; anschließend kann peripatellar mittels Elektrokauter denerviert werden.

Nach Implantation der definitiven Prothese sollte die Patella ohne Verschluss der Retinakula bereits sicher auf dem vorgegebenen Weg gleiten *(no-thumb sign)*.

Bei der Implantation der originalen Prothese ist bei zementierten Modellen die Drittgenerationszementiertechnik zu beachten. Der Knochen wird mit der Jet-Lavage vorbereitet. Verwendet wird vorgekühlter, vakuumangerührter Zement. Während der Zement aushärtet, können überstehende Zementreste noch leicht entfernt werden. Der eröffnete femorale Markraum sollte vor der Zementierung mit Knochen verschlossen werden, um ein tiefes Penetrieren des Zements in den Femurmarkraum zu verhindern.

Das Retinakulum wird mit resorbierbarem Material in Einzelkopftechnik verschlossen. Vor Verschluss des Retinakulums kann die Blutsperre geöffnet werden, um Blutungen zu koagulieren und eine Verletzung der Poplitealarterie sicher auszuschließen. Alternativ kann die Blutsperre auch erst nach Verschluss und postoperativem Wickeln des Beines geöffnet werden, um eine Kompression auf das Gelenk auszuüben und das Risiko einer Hämatomentstehung bzw. eines erhöhten Blutverlustes zu minimieren.

Diagnostischer Hinweis

Der Nachweis einer potenziellen Gefäßverletzung ist durch dieses Vorgehen nicht möglich; zudem verlängert sich die Dauer der aktivierten Blutsperre um die Nahtzeit und das Wickeln des Beines.

Beide Vorgehensweisen haben Vor- und Nachteile und können je nach persönlicher Präferenz des Operateurs angewandt werden.

OP-Technik bei anatomischen Besonderheiten

Die anatomischen Besonderheiten sind zu gliedern in Veränderungen am Knochen und an den Weichteilen. So können angeborene Deformitäten oder erworbene (degenerative) Schäden vorliegen. In der präoperativen Planung ist es notwendig, die Ausmaße der Fehlstellung korrekt zu erfassen.

Besonderes Augenmerk ist auf Narbenbildung durch Voroperationen oder traumatische Veränderungen der Weichteile zu lenken. Wenn möglich, sollten immer alte Zugänge benutzt oder in die vorzunehmende Inzision integriert werden.

Therapeutischer Hinweis

Sind im Vorfeld Probleme mit der Hautdurchblutung zu erwarten, muss für eine sichere Weichteildeckung ggf. die Verwendung eines gestielten Muskellappens (in der Regel der mediale Gastroknemiuskopf) in Erwägung gezogen werden. Entscheidend ist immer ein sicherer Verschluss über der Prothese.

Valgusdeformität

Bei besonders starker Valgusdeformierung (> 20°) und/oder bei hypoplastischen Femurkondylen und Kontrakturen kann ein lateraler Zugang mit oder ohne Tuberositasosteotomie die Operation übersichtlicher gestalten (➤ Kap. 8.4.3, Zugangswege).

Varusdeformität

Die Varusdeformität ist die am häufigsten anzutreffende Deformität in der Knieendoprothetik. Bei der Varusdeformität genügen in der Regel zur Balancierung des Gelenks ein einfaches Weichteilrelease medial (➤ Kap. 8.4.3, Weichteilbalancierung) und ein

Kapselrelease dorsal. Bei ausgeprägt kontraktem Kniegelenk kann es notwendig sein, den dorsomedialen Seitenbandapparat stufenweise zu lösen. Das mediale Seitenband kann dann am dorsomedialen Gelenkeck nach distal weiter freipräpariert werden, bis eine Korrektur der Fehlstellung gelingt. Hiernach muss ggf. eine Knieendoprothese mit einem höheren Kopplungsgrad implantiert werden.

8.4.5 Retropatellarersatz

Neben den primären Arthrosen der retropatellaren Gelenkfläche, deren Ursache häufig nicht geklärt werden kann, spielen sekundäre Arthrosen eine wesentliche Rolle. Als Ursachen sind hier u. a. zu nennen: die Dysplasie der Patella, des patellofemoralen Gleitlagers, die Instabilität der Patella, die Osteochondrosis dissecans der Patella und die posttraumatische Arthrose.

Die Biomechanik des Retropatellargelenks ist komplex. Die Kniescheibenrückfläche hat mehrere Facetten, die unterschiedlich konfiguriert und unterschiedlichen Belastungen ausgesetzt sind. Zu berücksichtigen ist, dass in Abhängigkeit vom Bewegungsablauf verschiedene Patellaabschnitte mit dem Gleitlager in Kontakt stehen. Die patellofemoralen Anpresskräfte nehmen bis 90° Flexion zu und sinken dann wieder.

Die Lokalisation des Knorpelschadens ist vom Entstehungsmechanismus abhängig. Besteht eine Patellalateralisation oder ein vergrößerter Q-Winkel, so ist hauptsächlich die laterale Patellafacette betroffen, es entsteht ein sog. **laterales Hyperkompressionssyndrom.**

Wie im ➤ Kap. 8.4.4 angeführt, muss je nach Ausgangssituation die Indikation für einen Rückflächenersatz gestellt werden.

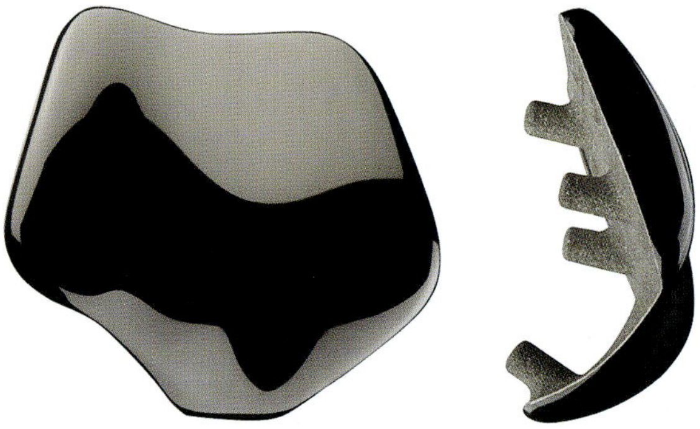

Abb. 8.4.19 Patellofemorale Prothese (PFJ, Fa. Smith & Nephew) [V330]

8.4.6 Isolierte patellofemorale Endoprothetik

Abnormitäten in der Patellaführung (z. B. Trochleadysplasie), posttraumatische Veränderungen (z. B. traumatische oder kongenitale Patellaluxation, Patellafraktur) sowie Veränderungen der an der Patella einwirkenden Kräfte (z. B. abnormale femorale Torsion) können eine überwiegend patellofemorale Arthrose bedingen. Die isolierte patellofemorale Arthrose tritt je nach Studie bei 14–24 % der Frauen und 11–15 % der Männer im Alter zwischen 55 und 60 Jahren auf. Eine andere Quelle beschreibt sogar eine Prävalenz von 9,2 % aller Patienten über 40 Jahre.

Zur Diagnostik sollten die klinische Untersuchung mit spezieller Beurteilung der Stabilität des Patellofemoralgelenks sowie die folgenden bildgebenden Verfahren gehören: Nativröntgen (Knie seitlich, p.-a., Rosenberg, Patella tangential); ggf. bei V. a. eine Instabilität: Patella-Defilee; ggf. bei V. a. auf eine Achsabweichung: Ganzbeinstandaufnahme; MRT und/oder Arthroskopie zur Beurteilung der tibiofemoralen Kompartimente; CT: TT-TG-Abstand

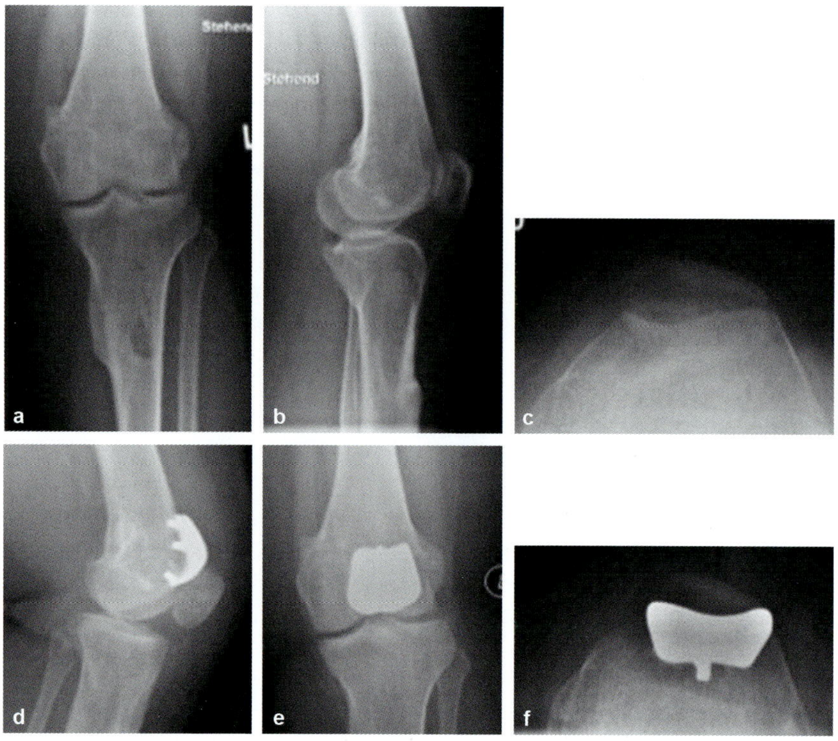

Abb. 8.4.20 24-jährige Patientin mit arthroskopisch gesicherter Retropatellararthrose (Grad IV nach Kellgren) bei Z. n. rezidivierenden habituellen Patellaluxationen und multiplen patellofemoralen Eingriffen (Tuberositas-Verlagerung, MPFL-Plastik, Lateral Release).
a–c) Präoperative Aufnahmen: Knie a.-p. und seitlich sowie Patella tangential
d–f) Postoperative Aufnahmen: Knie a.-p. und seitlich sowie Patella tangential (ohne Retropatellarersatz)

des Patellasehnenansatzes an der Tuberositas tibiae im Verhältnis zur Trochlea femoris bei V. a. Rotationsfehlstellungen der Trochlea und/oder der Tuberositas tibiae.

Nach Ausschöpfung aller konservativen Therapieoptionen und Ausschluss der möglichen operativen Alternativen (nichtkorrigierte patellofemorale Instabilität, nichtkorrigierte Achsfehlstellung, höhergradige Arthrose auch in den anderen Gelenkabschnitten) kann bei Beschwerdepersistenz der patellofemorale Oberflächenersatz indiziert sein (➤ Abb. 8.4.19).

Die femorale Trochlea wird mit einem Metallimplantat und die Patellarückfläche mit einer PE-Komponente ersetzt (➤ Abb. 8.4.20). In der Regel wird zunächst ein anteriorer Femurschnitt durchgeführt. Dieser darf nicht in Flexion/Extension verkippen und soll die Trochlea bis auf den anterioren Kortex resezieren. Hierbei ist insbesondere auf die Außenrotation der Komponente zu achten, um einen guten Patellalauf zu gewährleisten. Anschließend wird die Prothesengröße anhand von Proben ausgewählt und der Übergang in die Notch mit dem Meißel oder einer Fräse so präpariert, dass ein glatter Übergang zum Knorpel der Kondylen entsteht. Zementfreie und zementierte Versorgungsarten werden angeboten, wobei die Zementierung bevorzugt wird.

Postoperativ werden Patienten mit patellofemoralen Prothesen ähnlich mobilisiert wie Patienten mit einem herkömmlichen trikompartimentären Ersatz. Dieses Behandlungsregime beinhaltet u. a. eine schrittweise Belastungssteigerung der operierten Extremität an Unterarmgehstützen nach Maßgabe der Beschwerden mit Patellamobilisation und Lymphdrainage.

Die 5-Jahres-Überlebensrate einer modernen Patellofemoralprothese wird anhand des Kriteriums „Revision" mit 96 % und anhand des Kriteriums „starker Schmerz" mit 88 % angegeben. In einer 2-Jahres-Nachuntersuchung zeigten 93 % der Patienten sehr gute oder gute klinische Ergebnisse. Langzeitergebnisse präsentieren jedoch eher schlechte Resultate mit erhöhten Lockerungsraten und Anschlussdegenerationen der tibiofemoralen Komponenten.

Daher sollte die Indikation für solche Implantate zurückhaltend gestellt werden. Dennoch stellt der patellofemorale Oberflächenersatz eine Alternative für insbesondere junge und aktive Patienten mit isolierter patellofemoraler Arthrose dar.

8.4.7 Komplikationen

Intraoperative Komplikationen

Nervenverletzungen

Die Verletzung kleiner Hautäste kann zu einer zeitweisen oder bleibenden Asensibilität führen. Die Inzidenz der Verletzung des N. peroneus wird mit 0–9,5 % angegeben. Liegen nach der Operation die Symptome einer Peroneusirritation (z. B. Fallfuß) vor, sollte die Extremität nicht zu fest verbunden werden. Manche Autoren beschreiben einen positiven Einfluss durch Lagerung der betroffenen Extremität in 40° Flexion, da so der Peroneus in seinem Verlauf entlastet werden kann. Die Verabreichung von Vitamin B oder Kortison zeigte keine eindeutige positive Wirkung. Vorteilhaft erscheint die Behandlung mit Strom. Auch aus rechtlichen Gründen empfiehlt sich zu Beginn und im Verlauf die Hinzuziehung eines Neurologen (klinische Beurteilung, Messung der Nervenleitgeschwindigkeit im Verlauf). Die Mobilisierung erfolgt bei klinisch vorhandener Fallfußproblematik mit einer stabilisierenden Unterschenkelschiene (Peroneusfeder) zur besseren Mobilisation und Spitzfußprophylaxe.

Die Prognose ist bei einer Irritation der Nerven i. Allg. als gut einzuschätzen. Nur bei einer geringen Anzahl der Patienten (z. B. bei direkter intraoperativer Schädigung des Nervs durch Retraktoren/Haken) ist eine operative Sanierung notwendig. In diesem Fall wird eine umgehende (nach Diagnosestellung) operative Intervention mit Nervennaht oder Graftinterposition empfohlen.

Gefäßverletzungen

Die Verletzung der A. poplitea ist mit einer Häufigkeit von 0,03–0,05 % eine seltene Komplikation. Forcierte Extension und Hyperflexion sollten vermieden werden, da dadurch sehr hoher Zug auf die Arterie ausgeübt wird. Insbesondere bei arteriosklerotisch verändertem Gefäß besteht die Gefahr einer indirekten Verletzung (postoperative Thrombose).

Periprothetische Frakturen

Intraoperative oder unmittelbar postoperative Frakturen sind meist auf einen technischen Fehler zurückzuführen (z. B. femorale Kondylenfraktur oder suprakondyläre Femurfraktur) bei Verletzung der Kortikalis durch vermehrte Unterschneidung des anterioren Femurschildes oder Mehrfachpinnung der Tibia. Diese meist metaphysären Frakturen können durch Osteosynthese (Schrauben, Platte) fixiert und mittels Schaftaugmentation geschützt werden.

Verletzung der Seitenbänder

Kommt es intraoperativ zu einer Verletzung eines der beiden Seitenbänder, muss auf eine nicht bandgeführte Prothese gewechselt werden.

Avulsion des Lig. patellae

Die Ruptur bzw. Ablösung des Lig. patellae ist eine seltene, aber sehr schwere Komplikation. Durch entsprechende intraoperative Maßnahmen sollte eine Gefährdung des Patellabandes vermieden werden, etwa durch eine frühzeitige proximale Erweiterung des Standardzugangs durch einen „Quadrizeps-Snip" (Arthrotomie in 45° nach lateral) oder durch eine Osteotomie der Tuberositas tibiae (distale Erweiterung).

Perioperative Komplikationen

Thrombembolien

Die Häufigkeit einer tiefen Beinvenenthrombose nach Knieendoprothesenimplantation ohne Thromboseprophylaxe wird mit bis zu 47 % angegeben. Gemäß internationalen Leitlinien wird das Risiko als hoch eingestuft. Insbesondere individuelle Risikofaktoren (hohes Lebensalter, Z. n. Thrombose, Malignom, Adipositas, Thrombophilie) können die Wahrscheinlichkeit eines thrombembolischen Ereignisses erhöhen.

Fettembolien

Die Inzidenz einer Fettembolie nach einer Knieprothesen-OP wird mit < 1 % angegeben. Prophylaktisch muss von der Anästhesie ausreichend Volumen gegeben und der Patient kardiorespiratorisch stabil gehalten werden. Chirurgisch sollten während der Operation die tibialen und femoralen intramedullären Eröffnungskanäle vor dem Einführen der Führungsstäbe erweitert (Überbohrung) und lavagiert werden.

Postoperative Komplikationen

Nachblutungen

Postoperative interventionsbedürftige Nachblutungen sind eher selten. Gefäßverletzungen sollten rasch erkannt und dementsprechend schnell versorgt werden. Bei Verdacht auf eine Gefäßverletzung besteht eine Notfallindikation zur umgehenden operativen Hämatomevakuation und Gefäßversorgung/(-naht).

Stärkere Nachblutungen aus Knochen und Gewebe werden hingegen entsprechend konservativ behandelt (Kompression, Kryotherapie, Hochlagerung).

Periprothetische Frakturen (➤ Kap. 6.4)

Neben intraoperativen technischen Fehlern sind später auftretende Frakturen oft durch ein Trauma in Zusammenhang mit schlechter Knochenqualität (Osteoporose, rheumatoide Arthritis) bedingt. Wichtig zur Behandlung erscheint die Beurteilung der Stabilität des Implantats und der Fraktur.

Eine konservative Therapie ist nur dann sinnvoll, wenn die Fraktur und das Implantat als stabil beurteilt werden. Meist ist die Therapie der Wahl jedoch die operative Versorgung. Das chirurgische Vorgehen ist von der Stabilität des Implantats und der Knochenqualität abhängig. Die periprothetische Patellafraktur ist vergleichsweise selten. Die Inzidenz liegt nach Primärimplantation bei 0,15–0,6 % (➤ Kap. 6.4).

Klinische Symptome können bei einer nicht akut traumatischen Patellafraktur fehlen und werden oft erst bei einer Routinenachuntersuchung auf dem Röntgenbild diagnostiziert. Eine verschobene Fraktur > 2 mm, ein gelockerter Patellaersatz und ein rupturierter Streckapparat sollten operativ behandelt werden (➤ Kap. 8.4.8; Röntgenkontrollen).

Ruptur des Lig. patellae

Neben der traumatischen Ruptur des Ligaments gibt es verschiedene Ursachen, die zu einem postoperativen Riss führen können. Hier stehen vor allem chirurgisch-technische Ursachen (Malposition, Malrotation, Impingement, Störung der Durchblutung) im Vordergrund. Obwohl verschiedene Reparaturtechniken beschrieben wurden, hat sich keine als Standard herauskristallisiert. Die konservative Behandlung durch Ruhigstellung ist nur in Ausnahmefällen (z. B. bei prekären Weichteilverhältnissen) empfehlenswert. Primär ist die chirurgische Behandlung anzuraten. Nur bei der akuten zentralen Patellarsehnenruptur ist der Versuch einer Direktnaht mit nicht resorbierbarem Nahtmaterial gerechtfertigt.

Bei höhergradigen Strukturdefekten ist das Risiko einer Nahtinsuffizienz und damit einhergehender Reruptur der Patellasehne erhöht. In diesen Fällen ist die Rekonstruktion der Sehne mittels Graft (Tractusstreifen, Semitendinosus) die bessere Option.

Wundheilungsstörung

Die oberflächliche Wundheilungsstörung wird von der tiefen Protheseninfektion (Frühinfektion) abgegrenzt werden.

Bei der oberflächlichen Wundheilungsstörung wird zwischen protrahierter Wundsekretion, Hautnekrose (partiell oder total) und oberflächlichem Infekt unterschieden. Neben der adäquaten frühzeitigen Behandlung ist das Verhindern eines tiefen Protheseninfekts vorrangiges Behandlungsziel. Bei kritischer Wundsituation wird für einige Tage die Ruhigstellung des Kniegelenks empfohlen. Die rein oberflächliche Infektion (Haut/Subkutangewebe) ist manchmal sehr schwer von einer tiefen (das Gelenk betreffende Infektion) zu unterscheiden.

Hier sollte nach Möglichkeit vor der Antibiotikagabe eine Gelenkpunktion unter Berücksichtigung einer möglichen Verschleppung der Keime nach intraartikulär erfolgen. Postoperativ verlängerte Wundsekretion ohne Hinweis für eine tiefe Infektion kann jedoch unter Ruhigstellung einige Tage beobachtet werden. Sollte die Sekretion nach 5 Tagen nicht aufhören oder nicht deutlich geringer werden, ist das offene Débridement mit Inlaywechsel zu empfehlen. Eine protrahierte Sekretion > 5 Tage birgt das erhöhte Risiko, eine tiefe Infektion zu entwickeln.

Frühinfekt

Es existieren verschiedene Klassifikationen der infizierten Knieprothese. In der Regel erfolgt die Einteilung nach dem Zeitpunkt der Implantation. Wichtig für das weitere Vorgehen ist die Entscheidung, ob die Prothese erhalten werden kann oder entfernt werden sollte (➤ Kap. 11).

Besondere Verläufe und Probleme

Schmerzhafte Knieprothese

Abweichungen vom korrekten Implantationsergebnis können zu einer schmerzhaften Knieprothese und/oder zu Instabilität oder Steifheit führen. Neben mechanischen Ursachen muss bei schmerzhafter und/oder steifer Knieprothese auch die chronische/akute tiefe Infektion ausgeschlossen werden. Die Ursachen des vorzeitigen mechanischen Versagens sind in den drei Grundprinzipien der Knieendoprothetik zu suchen: Alignment, Rotation und ligamentäre/knöcherne Stabilität.

Alignment

Die mechanische Achse des Beines sollte nach der Implantation 0° betragen, mit einer in 90° darauf positionierten Femur- und Tibiakomponente. Abweichungen von diesem Alignment um > ± 3° können zu Beschwerden in Form von Schmerzen sowie Stand- und Gangunsicherheit führen. Neben der Standardbildgebung (Röntgen a.-p. und seitlich, Ganzbeinaufnahme) wird ggf. ein CT benötigt, um die Diagnose eines Malalignments zu sichern. Bei radiologisch gesicherter Abweichung um > 3° und einem klinischen Korrelat (Schmerzen, Instabilität) wird ein Wechsel der Komponenten empfohlen.

Rotation

Rotationsabweichungen der Implantatkomponenten von der idealen Positionierung wurde in den letzten Jahren als häufige Ursache von Schmerzen, Instabilität oder eingeschränkter Beweglichkeit einer implantierten Prothese erkannt.

Dabei gilt klinisch zu differenzieren, dass sich eine Rotationsabweichung der Tibiakomponente eher auf die Kinematik des Patellofemoralgelenks auswirkt und damit Schmerzen verursachen kann; eine Malrotation der Femurkomponente kann zusätzlich Auswirkung auf die Kinematik des Beugespalts im Sinne einer Asymmetrie verursachen und führt zu dementsprechenden Beschwerden. Bezüglich der weiteren bildgebenden Diagnostik empfiehlt sich neben den Röntgen-Standardaufnahmen die Anfertigung eines Rotations-CT, um etwaige Abweichungen der Implantatkomponenten zu detektieren. Bei einer Malrotation von > 3° (Innen-/Außenrotation) zur Epikondylenachse femoral muss bei klinischem Korrelat in puncto Schmerzsymptomatik eine Revision erwogen bzw. durchgeführt werden.

Tibial muss unter Berücksichtigung des Implantatdesigns (Fixed vs. Mobile Bearing) insbesondere die Positionierung der Komponente in Bezug auf die Femurkomponente begutachtet werden. Die Indikation für eine Revision bei Fehlrotation der Tibiakomponente ist im Einzelfall nicht eindeutig auf eine bestimmte Gradabweichung zurückzuführen; sie besteht vorrangig in der Korrelation der klinischen Symptomatik (Schmerzen; Maltracking der Patella etc.) mit einem radiologisch objektivierbaren Rotationsfehler. Besteht diese Korrelation, muss die Prothese unabhängig von der Höhe der Gradabweichung revidiert werden.

Ligamentäre und knöcherne Stabilität

Ein symmetrisch ausbalancierter Streck- und Beugespalt sollte immer erzielt werden. Die Knochenschnitte und die Größe der Implantatkomponenten müssen so gewählt werden, dass der Bandapparat in Beugung und Streckung nicht zu locker oder zu straff ist. Bei unterschiedlich großem Beuge- und Streckspalt muss eine Anpassung erfolgen.

Klinisch instabile Knieprothese

Die tibiofemorale Instabilität bei einer schmerzhaften Knie-TEP ist ein häufiges Phänomen und stellt etwa 20 % der Revisionsoperationen dar. Die meisten Instabilitäten treten in der unmittelbar postoperativen Phase bis 2 Jahre nach der Primärimplantation auf. Hier muss ein direkter Zusammenhang mit der chirurgischen Technik zwingend ausgeschlossen werden. Bei mechanisch aufgetretenen Komplikationen muss zusätzlich auch ein Versagen der Prothese selbst angenommen werden (Komponentenlockerung, Knochenverlust, Inlay-Bruch, Abrieb, Fraktur oder Prothesenbruch). Dennoch sollte auch hierbei an Implantationsabweichungen gedacht werden, die zum vorzeitigen Prothesenversagen geführt haben.

Steife Knieprothese

Das steife Kniegelenk nach Knieprothesenimplantation zeigt einen deutlich eingeschränkten Bewegungsumfang, der mit einer Einschränkung in den Aktivitäten des täglichen Lebens und fast immer mit Schmerzen einhergeht. Die Inzidenz wird mit 8–12 % nach Knieendoprothesenimplantation angegeben. Das steife Kniegelenk sollte nicht mit der primären Arthrofibrose (Fibrose aufgrund inflammatorischer Genese) gleichgesetzt werden, die mit einer Inzidenz von 0,8 % sehr selten ist.

Die häufigste Ursache einer steifen Knieprothese ist entweder in einem chronischen Protheseninfekt oder in technischen intraoperativen Faktoren zu suchen wie z. B. einem „Overstuffing" des Femoropatellargelenks, einer Fehlstellung der Femurkomponente in Flexion oder Extension oder einer zu geringen Resektion bei Patellaersatz. Weitere Faktoren können sein: Fehlrotation der Femur- und/oder Tibiakomponente, Balancierungsdefizit des Beugespalts gegenüber dem Streckspalt, Gelenklinienverschiebung, Patella baja, verminderter/zu steiler tibialer Slope, dorsale Osteophytenbildung. Weitere postoperative Faktoren einer eingeschränkten Beweglichkeit sind eine schlechte Patientencompliance oder Motivation, ein CRPS und heterotope Ossifikationen.

CAVE

Der tiefe Protheseninfekt muss immer ausgeschlossen werden.

Implantatallergie

Die durch die Implantation eingebrachten Materialien unterliegen der Korrosion bzw. dem Abrieb. Hierdurch werden Metallionen freigesetzt, die das Immunsystem aktivieren können und damit eine allergische Reaktion provozieren. Die Implantate enthalten klassische Kontaktallergene wie Nickel, Chrom oder Kobalt. Bis zum jetzigen Zeitpunkt steht kein eindeutiger klinischer Labortest zum Nachweis einer allergischen Reaktion auf ein eingebrachtes Implantat zur Verfügung. Auch das Vorliegen einer allergischen Hautreaktion auf ein bestimmtes Material (Patchtest) lässt keine sicheren Rückschlüsse auf eine Implantatallergie zu.

Bei einer bekannten Metallallergie bzw. bei V. a. Metallunverträglichkeiten empfiehlt sich die konsiliarische Vorstellung beim Allergologen zwecks Abklärung einer Allergie oder Unverträglichkeit auf Prothesen- und/oder Metallbestandteile. Bei positivem Nachweis einer Allergie wird die Verwendung von sog. hypoallergenen Prothesen empfohlen.

8.4.8 Postoperative Maßnahmen

Mobilisation und Pflege

Nach komplikationslos verlaufener Operation ist die **Mobilisation** am ersten postoperativen Tag Standard. Begonnen wird mit Aktivierung der Wadenpumpe (Anziehen und Strecken im Sprunggelenk), um das Risiko für die Entstehung einer postoperativen Thrombose zu minimieren. Zeitgleich empfiehlt sich ein beidseitiges synchrones Beugen und Strecken, soweit es das operierte Knie zulässt, um auch die nichtoperierte Gegenseite physiotherapeutisch zu aktivieren. Mit einer CPM-Schiene können diese Übungen bereits im Bett durchgeführt werden. Der Patient sollte täglich eine sich wiederholende Therapie mit bis zu 4- bis 6-mal 30 min durchführen. Dies zeigt signifikant bessere Ergebnisse als z. B. eine gestaffelte Therapie mit 2- bis 3-mal für 1 h/Tag.

Die Behandlung mit einer **CPM-Schiene** zeigt in den postoperativen Ergebnissen nach Knieprothesenimplantation positive Ergebnisse. Die Literatur belegt, dass bzgl. der Beweglichkeit bei ausreichender Einstellung der Motorschiene, genügend langer Übungszeit pro Tag und frühem postoperativem Beginn eine bessere Funktion am operierten Kniegelenk zu erreichen ist. Einige Studien zeigen darüber hinaus allerdings verbleibende Streckdefizite. Daher sind derzeitige Behandlungsabläufe bereits modifiziert, indem zusätzliche aktive **Quadrizepsübungen** durchgeführt werden.

Der Patient sollte während der gesamten Behandlungszeit weitestgehend schmerzfrei sein. Die postoperative Pflege des operierten Beines umfasst vor allen Dingen die Haut- und Wundpflege. Postoperative Laborabnahmen beinhalten die Kontrolle der Blutregeneration, die Beobachtung der Entzündungsparameter, der Leber- und Nierenwerte und des Elektrolythaushalts.

Für den postoperativ unauffälligen Patienten ohne kontrollbedürftig relevante Nebendiagnosen empfehlen sich während des stationären Aufenthalts Laborkontrollen am 1. und 5. postoperativen Tag.

Röntgenkontrollen

Die primäre Kontrolle des Implantatsitzes erfolgt bildwandlergesteuert bereits im OP. Am 1.–3. postoperativen Tag erfolgt die Standardkontrolle des Kniegelenks in 2 Ebenen; nach Implantation eines Rückflächenersatzes muss zudem eine Patella-Tangentialaufnahme erfolgen. Wenn es zu keinen weiteren Auffälligkeiten kommt, ist bis zum Abschluss der Rehabilitation keine weitere postoperative Kontrolle nötig.

8

Im Rahmen der postoperativen klinischen Nachkontrolle empfiehlt sich zudem nach Erreichen der Vollbelastung (ab 6 Wochen postoperativ) eine Röntgen-Ganzbeinaufnahme, um insbesondere Achskorrekturen, die durch die Implantation einer Knieprothese vorgenommen wurden, röntgenologisch zu dokumentieren. Für postoperative Röntgenkontrollen existiert derzeit keine Leitlinie; darüber muss vielmehr patientenindividuell durch den behandelnden Arzt bzw. Operateur entschieden werden.

Bei anhaltenden Schmerzen oder nach Trauma können jederzeit zusätzliche Röntgenkontrollen durchgeführt werden.

Medikamentöse Therapie

Grundsätzlich sollte die medikamentöse **Schmerztherapie** nach den Grundlagen des WHO-Schemas durchgeführt werden. Zu den wichtigsten postoperativen Maßnahmen nach Knie-TEP gehört die **Thrombose- und Embolieprophylaxe.** Die niedrig dosierte Heparintherapie ist dabei am wirkungsvollsten.

Wie in den aktuellen AWMF-Leitlinien vermerkt, wird diese Therapie durch durchblutungssteigernde **Frühmobilisation** ergänzt, die der Patient schon ab dem 1. postoperativen Tag im Bett erlernen kann. Diese physikalischen Maßnahmen haben zum Ziel, die Blutströmungsgeschwindigkeit in den Venen zu erhöhen und damit der Entstehung von Thrombosen vorzubeugen. Sie werden lokal an den unteren Extremitäten angewandt. Dazu gehören vor allem die angepassten medizinischen Thromboseprophylaxestrümpfe (MTPS) oder die intermittierende pneumatische Kompression (IPK). In einzelnen Fällen sind aktive und passive Bewegungsübungen an speziellen Apparaten (z. B. CPM) nützlich. In den einschlägigen Arbeiten, in denen die Effektivität von MTPS allein oder in Ergänzung zur medikamentösen Prophylaxe untersucht wurde, zeigt sich, dass bereits die alleinige Anwendung von MTPS wirksam war (Peto-OR 0,34; 95 %-KI 0,25 bis 0,46). Der Effekt bei Kombination mit einer medikamentösen Thrombembolieprophylaxe war jedoch noch deutlicher ausgeprägt (Peto-OR 0,24; 95 %-KI 0,15 bis 0,37). Dies reflektiert möglicherweise den synergistischen Effekt einer Kombination von physikalischen und medikamentösen Maßnahmen.

Zur medikamentösen **VTE-Prophylaxe** stehen Heparine, Fondaparinux und andere Antikoagulanzien zur Verfügung. Unter Abwägung von Effektivität, Blutungsrisiko und Risiko einer heparininduzierten Thrombozytopenie (HIT) Typ II soll niedermolekulares Heparin (NMH) gegenüber unfraktioniertem Heparin (UFH) bevorzugt eingesetzt werden.

Darüber hinaus gilt es, die Thrombozytenzahl postoperativ zu kontrollieren, um eine HIT möglichst früh zu erkennen. Insbesondere diese zwingt zu einer 5-tägigen Laborkontrolle. Gemäß AWMF-Leitlinie (aktuell in Überarbeitung) wird bei Verwendung von UFH eine regelmäßige Kontrolle der Thrombozytenzahl zwischen Tag 5 und 14 empfohlen.

Der während der ersten Behandlungstage bei **HIT I** auftretende Abfall der Thrombozyten ist gering ausgeprägt und klinisch meist bedeutungslos; nur selten erreicht er den Wert von < 100 000/µl. Das Heparin muss bei HIT I nicht abgesetzt werden; die Thrombozytenzahlen steigen auch bei Weiterbehandlung mit Heparin in den nächsten Tagen wieder an.

Die **HIT II** stellt eine gefährliche Komplikation dar. Bei Patienten mit großen orthopädischen Eingriffen muss unter UFH in ca. 3 % mit einer HIT II sowie seltener zusätzlich mit dem Auftreten von arteriellen und/oder venösen Thrombembolien gerechnet werden. Bei HIT II fällt die Thrombozytenzahl in der Regel zwischen dem 5. und 14. Tag nach Erstanwendung auf. Typisch dabei ist ein Abfall auf Werte um > 50 % des höchsten Thrombozytenwertes ab Tag 5 der Heparingabe.

Nach einem Kniegelenkersatz beträgt das TVT-Risiko ca. 50 %, und das Lungenembolierisiko liegt bei über 1 %. Auch wenn im Vergleich zum Hüftgelenkersatz die Datenlage zum Kniegelenkersatz insgesamt schwächer ist, so gilt auch hier die Kombination von physikalischer und medikamentöser Prophylaxe als Standard.

Laut AWMF-Leitlinie erweist sich die Gabe von **Fondaparinux** gegenüber NMH hinsichtlich der klinisch asymptomatischen Thrombosen als vorteilhaft. Bei Patienten mit *elektiven* Kniegelenkersatzoperationen haben große Phase-III-Studien die Wirksamkeit und Sicherheit einer 10- bis 14-tägigen postoperativ eingeleiteten Prophylaxe mit **Dabigatranetexilat** oder **Rivaroxaban** im Vergleich zu prä- oder postoperativ begonnenem Enoxaparin belegt. Dabei war Dabigatranetexilat in beiden untersuchten Dosierungen (150 bzw. 220 mg/Tag) vergleichbar wirksam und sicher wie 40 mg Enoxaparin.

Zusammenfassend lässt sich abgeleitet aus den AWMF-Leitlinien (aktuell in Überarbeitung) Folgendes festhalten:

- Patienten nach Knieprothesenimplantation sollen neben Basismaßnahmen (z. B. Frühmobilisation, Anleitung zu Eigenaktivierung der Wadenmuskulatur) eine medikamentöse VTE-Prophylaxe erhalten.
- Die medikamentöse Prophylaxe soll mit NMH oder Fondaparinux erfolgen.
- Bei elektiven Kniegelenkersatzoperationen können auch Dabigatranetexilat oder Rivaroxaban zur medikamentösen Thrombembolieprophylaxe eingesetzt werden.
- Bei früher aufgetretener Heparinunverträglichkeit wird die Gabe von Fondaparinux, Dabigatran oder Rivaroxaban empfohlen.
- Die Erstgabe von Fondaparinux soll frühestens 6 h postoperativ erfolgen.
- Die Erstgabe von Dabigatranetexilat soll mit der Hälfte der im Weiteren verwendeten Tagesdosis 1–4 h postoperativ begonnen werden.
- Die Erstgabe von Rivaroxaban soll 6–10 h postoperativ erfolgen.
- Im Unterschied zum Hüftgelenkersatz soll die medikamentöse VTE-Prophylaxe bei Eingriffen am Kniegelenk über 11–14 Tage durchgeführt werden.

Antibiotikatherapie

Die Wundinfektionsrate konnte durch den konsequenten Einsatz einer systemischen perioperativen Antibiotikaprophylaxe auf unter 1 % gesenkt werden. Zum Einsatz kommen in Deutschland vor allem **Cephalosporine der 2. Generation.** Dabei ist das Prozedere noch unterschiedlich und reicht von einem präoperativen „Single Shot" bis zum perioperativen Einsatz (3 Tage) bei Risikopatienten (Wechseloperation, Hämophilie, HIV, rheumatoide Arthritis).

Das gewünschte „Prophylaxefenster" umfasst den Zeitraum vom Operationsbeginn bis zum Operationsende. Gemäß AWMF-Leitlinie „Perioperative Antibiotikaprophylaxe (PAP)" muss die erste Dosis des Antibiotikums bei Berücksichtigung des Prophylaxefensters rechtzeitig (30–60 min) vor Operationsbeginn gegeben werden. Der späteste Zeitpunkt für die PAP ist intraoperativ bei Auftreten von Komplikationen. Bei Eingriffen an Extremitäten in Blutleere wird das Antibiotikum 10 min vor Anlage der Blut-

8

sperre und eine Folgedosis nach Eröffnung der Blutsperre empfohlen.

Eine einmalige Antibiotikagabe ist in der Regel für eine effektive Prophylaxe bei einer Operationsdauer von weniger als 2 h ausreichend und einer darüber hinausgehenden mehrmaligen Gabe von Antibiotika nicht unterlegen. Eine Applikation nach Wundverschluss hat keinen Einfluss auf die Infektionsrate. Bei starkem Blutverlust (> 1 l) oder längerer Operationsdauer muss in Abhängigkeit von der Halbwertszeit des applizierten Antibiotikums eine Folgedosis verabreicht werden.

Neben diesen allgemeinen Maßnahmen können bei Risikopatienten zusätzlich spezielle Wundverbände (Negativdruckverbände/PICO) eingesetzt werden. Hierzu stehen Langzeitergebnisse jedoch noch aus.

Physikalische Therapie

Ein wesentlicher Anteil am Erfolg einer Knieprothesenoperation ist von der physikalischen Therapie abhängig. Dazu stehen verschiedene Möglichkeiten wie Krankengymnastik, MTT, Wassertherapie, Mechanotherapie, Thermotherapie und Elektrotherapie zur Verfügung. Diese Maßnahmen ergänzen die Physio- und Bewegungstherapie und werden bereits während des stationären Aufenthalts initiiert. Krankengymnastisch können Funktionsmassagen, vorsichtige, mit kleinen Bewegungen arbeitende manuelle Therapie an den mit dem Muskel assoziierten Gelenken, die Querdehnung der Muskulatur und die progressive Muskelrelaxation nach Jacobson zum Einsatz kommen.

Wichtigster Bestandteil der postoperativen Maßnahmen ist die **Lymphdrainage.** Studien belegen, dass Patienten mit sofortiger postoperativer manueller Lymphdrainage nach Knieprothesenimplantation in Bezug auf Schmerz, Beweglichkeit und Ödem bessere Heilungsergebnisse erzielen als Patienten, die diese Maßnahmen nicht erhalten. In Studien kam es bei den Patienten, die postoperativ eine Lymphdrainage-Behandlung erhielten, zu einer signifikanten Reduktion des Schmerzempfindens um 4,4 auf der VAS (ohne Lymphdrainage: 1,75 VAS). In Bezug auf Beweglichkeit wurde im Vergleich zur Kontrollgruppe eine Verbesserung um 0,31° erzielt. Auch der bei Entlassung gemessene Knieumfang war in der Lymphdrainage-Gruppe verglichen mit der Kontrollgruppe signifikant geringer (Kontrollgruppe: +2,86 cm zu präoperativ; Lymphdrainage-Gruppe: −0,04 cm zu präoperativ). Neben diesen positiven Effekten der Lymphdrainage muss zusätzlich die Thromboseprophylaxe als physikalische Maßnahme genannt werden.

Einen weiteren wichtigen Faktor stellt die **Thermotherapie** als postoperative Maßnahme dar; sie umfasst überwiegend lokale Kälteanwendungen (z. B. Cool-packs). Hierbei muss darauf geachtet werden, dass eine kontinuierliche Kälteanwendung in puncto Wundheilung auch kontraproduktiv sein kann. Vorteilhaft ist die Kälteanwendung jedoch in Bezug auf die Schmerzlinderung durch Herabsetzen der Nervenleitgeschwindigkeit nozizeptiver Fasern. Hierdurch kann das betroffene Gelenk besser mobilisiert werden. Als vorteilhaft hat sich eine Kälteanwendung von nicht mehr als 2 min auf ein ruhiggestelltes Gelenk erwiesen; in Kombination mit einer Bewegungsschiene sind auch längere Anwendungen möglich (bis 10 min). Da die Kälteanwendung primär auf die Schmerzreduktion abzielt, sollte bei schmerzarmen Patienten auf eine Kälteanwendung verzichtet werden.

Zusammenfassend lässt sich festhalten, dass bei einer regelhaft durchgeführten Prothesenimplantation die zu empfehlenden physikalischen Therapiemaßnahmen postoperativ vor allem aus Lymphdrainage (manuell/maschinell) und Kompression sowie aus Kälteanwendungen zur Schmerzreduktion bestehen.

CAVE

Bei postoperativem Rötungen, persistierenden Schwellungen und Schmerzen muss immer ein Frühinfekt ausgeschlossen werden!

8.4.9 Standzeiten und Prognose nach Versorgung

Die Ergebnisse der Knieendoprothetik sind von vielen Faktoren abhängig und werden durch unterschiedliche Messverfahren analysiert. Maßgebliche Faktoren für den einzelnen Patienten sind jedoch die Verbesserung der Lebensqualität und eine möglichst lange Standzeit der Endoprothese; wünschenswert wäre eine Dauer von mindestens 10 Jahren.

Die Gründe für Revisionen in der Knieendoprothetik sind vielfältig. Um eine valide Aussage über die Langzeitergebnisse von Knieprothesen tätigen zu können, ist – wie in der Hüftendoprothetik auch – die Auswertung von Registerdaten essenziell.

Unikondyläre Prothesen

Wie dem Schwedischen Endoprothesen-Register zu entnehmen ist, weisen unikondyläre Prothesen im gleichen Zeitraum wesentlich höhere Revisionsraten auf als bikondyläre Oberflächenersatzprothesen.

Die Gesamtrevisionsrate für alle Marken beträgt dem Register zufolge ca. 11 %. Gründe sind möglicherweise eine zu großzügige Indikationsstellung für die Implantation eines unikondylären Ersatzes. Entscheidend für ein gutes postoperatives Outcome ist die Einhaltung der strengen Indikationsstellung (Knorpelzustand, ligamentäre Führung) bei der Implantation von unikondylären Schlitten. Insbesondere ist hier das Augenmerk auf weitere betroffene Kompartimente wie das retropatellare Kompartiment zu richten. Bei einem weiteren betroffenen Kompartiment ist der Einsatz einer unikondylären Prothese als kritisch zu betrachten. In der Literatur finden sich zahlreiche Hinweise für gute klinische Ergebnisse.

Ungekoppelte bikondyläre Prothesen

Die Standzeiten der ungekoppelten Prothesen haben sich in den letzten Jahren deutlich verbessert. So werden Standzeiten bis zu 94,1 % nach 15 Jahren sowie bis zu 91 % nach 23 Jahren berichtet. Diese Daten spiegeln sich ebenfalls im Schwedischen Knieprothesenregister wider. Die Indikationen für eine Revision einer Prothese sind jedoch vielfältig. Schon früh wurde erkannt, dass die **Lockerung der tibialen Komponente** ein großes Problem darstellt. Gemäß mehreren Studien zeigen sich nach einer 15-jährigen Standzeit in 94,6 % gute klinische Ergebnisse. In diesen Studien wurde aber auch festgestellt, dass nach 11 Jahren radiologisch in 72 % der Fälle tibiale Lysesäume nachweisbar waren, allerdings nur 2 % davon mit gesicherter Lockerung. Das Auftreten eines Lysesaums war dabei vom Körpergewicht abhängig.

Als Ursachen für das Versagen der tibialen Komponente wurden Wechselwirkungen am Knochen-Zement-Interface, Versagen des trabekulären Knochens, Veränderungen des Alignments der unteren Extremität sowie Fehler in der Implantationstechnik der Prothesen (tibiofemorale Varusfehlstellung, Varusfehlstellung der tibialen Komponente, ausgedehnte tibiale Resektion) angesehen.

Die Assoziation des Auftretens von radiologisch gesicherten Lysesäumen mit einer Lockerung muss im Einzelfall von einer vorhandenen bzw. nichtvorhandenen Klinik abhängig gemacht werden; hieraus ergibt sich entsprechend das weitere Vorgehen.

Ebenfalls von besonderer Bedeutung ist die korrekte Positionierung der Implantatkomponenten.

Da die im Rahmen der Lastübertragung auf die Prothese auftretenden Kontaktspannungen (Hertz-Pressung) von der Form der Kontaktflächen abhängig sind, muss die Prothesengeometrie bei allen Gelenkbewegungen berücksichtigt werden. So erfolgt die Lastaufnahme bei Varus- und/oder Flexionsfehlstellung der femoralen oder tibialen Komponente überwiegend auf dem medialen Kompartiment und kann so zu frühzeitigen Lockerungen führen. Kritische technisch-operative Faktoren, die zu einem frühzeitigen Versagen der Prothese führen können, sind: sagittale Malpositionierung, axiale Malrotation, schlechte Knochenfixation, nicht korrekt durchgeführtes Weichteilbalancing; nichtanatomische Rekonstruktion des Gelenkspalts.

In der Literatur findet sich bzgl. der Problematik des Malalignments mit Valgus-/Varusstellung der Komponenten und frühzeitigem Versagen der Prothesen schon bei niedrigen Belastungen ein Versagen des *bonestock* auf der überbelasteten Seite in 34–51 % und auf der unbelasteten Seite in 9–18 %. Auch durch Rotationsfehlstellungen der Prothesenkomponenten entsteht eine veränderte Translationsbewegung. Hieraus resultiert eine Änderung der jeweiligen belasteten Kontaktfläche, was wiederum zu einem erhöhten PE-Abrieb sowie deutlich erhöhten Druckbelastungen auf dem medialen Plateau führt und mit einer erhöhten Versagensrate verbunden ist.

Was die Verankerung des Oberflächenersatzes des Kniegelenks betrifft, so hat sich die zementierte Verankerung der tibialen Komponente bewährt. Bezüglich der klinischen Ergebnisse der femoralen Komponente ergeben sich in der Literatur keine Vorteile für die zementfreie oder für die zementierte Verankerung.

Die klinischen Ergebnisse bei Verwendung von Mobile- oder Fixed-Bearings waren in Vergleichsstudien in Bezug auf Funktion, Schmerz und Komplikationen ähnlich.

8

8.4.10 Fazit

- Maßgeblich für ein gutes postoperatives Outcome sind die präoperative Anamnese und Untersuchung sowie die damit verbundene richtige Indikationsstellung.
- Die Bandstabilität (Kreuzbänder/Seitenbänder) bestimmt die Wahl der zu implantierenden Prothese.
- Frühmobilisation und physikalische Therapiemaßnahmen direkt postoperativ (insbesondere Lymphdrainage) wirken sich positiv auf das postoperative Ergebnis aus.
- Unter Berücksichtigung aller genannten Punkte ist die Implantation von Knieprothesen ein sicheres und erfolgreiches Verfahren, um eine symptomatische Gonarthrose adäquat zu behandeln und die Lebensqualität der Patienten zu verbessern.
- Bei postoperativ schlechten bzw. nicht zufriedenstellenden Resultaten muss eine dezidierte klinische Untersuchung und Ursachenanalyse erfolgen (Instabilität, Fehlpositionierung etc.), um eine adäquate Therapie einzuleiten.

LITERATUR

Agneskirchner JD, Lobenhoffer P (2004). Endoprothetik des Kniegelenks. Unfallchirurg 107: 219–229.

Argenson JN, Parratte S (2006). The unicompartmental knee: design and technical considerations in minimizing wear. Clin Orthop Relat Res 452: 137–142.

Blunn G, Brach del Preva EM, Costa L, Fisher J, Freeman MA (2002). Ultra high molecular-weight polyethylene (UHMWPE) in total knee replacement: fabrication, sterilisation and wear. J Bone Joint Surg Br 84: 946–949.

Cushner D (2005). Surgical Techniques of the Knee. Stuttgart, New York: Thieme.

Gleeson RE, Evans R, Ackroyd CE, Webb J, Newman JH (2004). Fixed or mobile bearing unicompartmental knee replacement? A comparative cohort study. Knee 11: 379–384.

Gøthesen O, Espehaug B, Havelin LI, Petursson G, Hallan G, Strøm E, et al. (2014). Functional outcome and alignment in computer-assisted and conventionally operated total knee replacements: a multicentre parallel-group randomised controlled trial. Bone Joint J Br 96(5): 609–618.

Grelsamer RB, Feinstein CH (2001). Applied biomechanics of the patella. Clin Orthop 389: 9–14.

Hafez MA, Chelule KL, Seedhom BB, Sherman KP (2006). Computer-assisted total knee arthroplasty using patient-specific templating. Clin Orthop Relat Res 444: 184–192.

Johnson AJ, Costa CR, Mont MA (2011). Do we need gender-specific total joint arthroplasty? Clin Orthop Relat Res 469(7): 1852–1858.

Kirschner P (2004). CPM – Continuous Passive Motion: Behandlung verletzter und operierter Kniegelenke mit Mitteln der passiven Bewegung. Unfallchirurg 107(4): 328–340.

Lüring C (2006). The effect of medial soft tissue release in total knee arthroplasty: a navigation-controlled cadaver study. J Arthroplasty 21: 428–434.

Meding JB, Wing JT, Keating EM, Ritter MA (2007). Total knee arthroplasty for isolated patellofemoral arthritis in younger patients. Clin Orthop Relat Res 464: 78–82.

Neyret P, Verdonk P, Si Selmi TH (2008). Kniechirurgie. München: Elsevier Urban & Fischer.

Rolston L, Bresch J, Engh GA, Franz A, Kreuzer S, Nadaud M, Puri L, Wood D (2007). Bicompartmental knee arthroplasty: a bone-sparing, ligament-sparing, and minimally invasive alternative for active patients. Orthopedics 30(Suppl): 70–73.

Saleh K, Olson M, Resig S, Bershadsky B, Kuskowski M, GioeT, et al. (2002). Predictors of wound infection in hip and knee joint replacement: results from a 20 year surveillance program. J Orthop Res 20: 506–515.

Schinsky MF, Macaulay W, Parks ML, Kiernan H, Nercessian O (2001). Nerve injury after primary total knee arthroplasty. J Arthroplasty 16: 1048–1054.

Stern SH, Wills RD, Gilbert JL (1997). The effect of tibial stem design on component micromotion in knee arthroplasty. Clin Orthop 345: 44–52.

Thomsen M, Rozak M, Thomas P (2013). Verwendung von Allergieimplantaten in Deutschland: Ergebnisse einer Umfrage. Orthopäde 42(8): 597–601.

Wirtz DC (2010). AE Manual der Knieendoprothetik. Berlin: Springer.

Whiteside L (2004). Ligament Balancing – Weichteilmanagement in der Knieendoprothetik. Berlin, Heidelberg, New York: Springer.

8.5 Revisionsendoprothetik

Christian Lüring und Markus Tingart

8.5.1 Versagensgründe von Knieprothesen

Der künstliche Kniegelenkersatz hat sich in den letzten Jahrzehnten weltweit an vielen Zentren zu einer Standardoperation entwickelt. In Deutschland werden gegenwärtig pro Jahr ca. 180 000 primäre Knieprothesen implantiert und ca. 30 000 Revisionen durchgeführt. Für die USA wird bis 2030 ein Anstieg der Primärimplantationen um 670 % und eine Zunahme der Revisionen um 600 % prognostiziert (Kurtz 2007). Die demografische Entwicklung lässt auch für Deutschland einen weiteren Anstieg der Primär- und Revisionseingriffe erwarten. Belastbare Zahlen sind allerdings nur für Patienten einer großen Krankenkasse veröffentlicht. Hier zeigt sich ein Anstieg der Revisionseingriffe zwischen 2005 und 2011 um ca. 30 %. Im Schwedischen Prothesenregister wird das Gesamtrisiko einer Revision mit 8 % in 10 Jahren beziffert (Robertsson 2014).

Wann von einer gelockerten Prothese oder einem Implantatversagen gesprochen werden kann, ist nicht abschließend definiert. Relevante Entscheidungskriterien sind in ➤ Tab. 8.5.1 zusammengestellt.

Diagnostischer Hinweis

Entscheidend für die Diagnosestellung einer Prothesenlockerung ist die Summe der direkten und indirekten Zeichen. Eine objektivierbare Zahl an sicheren und unsicheren Zeichen, ab der eine Prothese sicher gelockert ist, wird in der Literatur nicht angegeben. Aus diesem Grund kann es im Einzelfall immer wieder vorkommen, dass sich eine vermeintlich lockere Prothese intraoperativ als fest darstellt oder eine scheinbar feste Prothese intraoperativ gelockert ist.

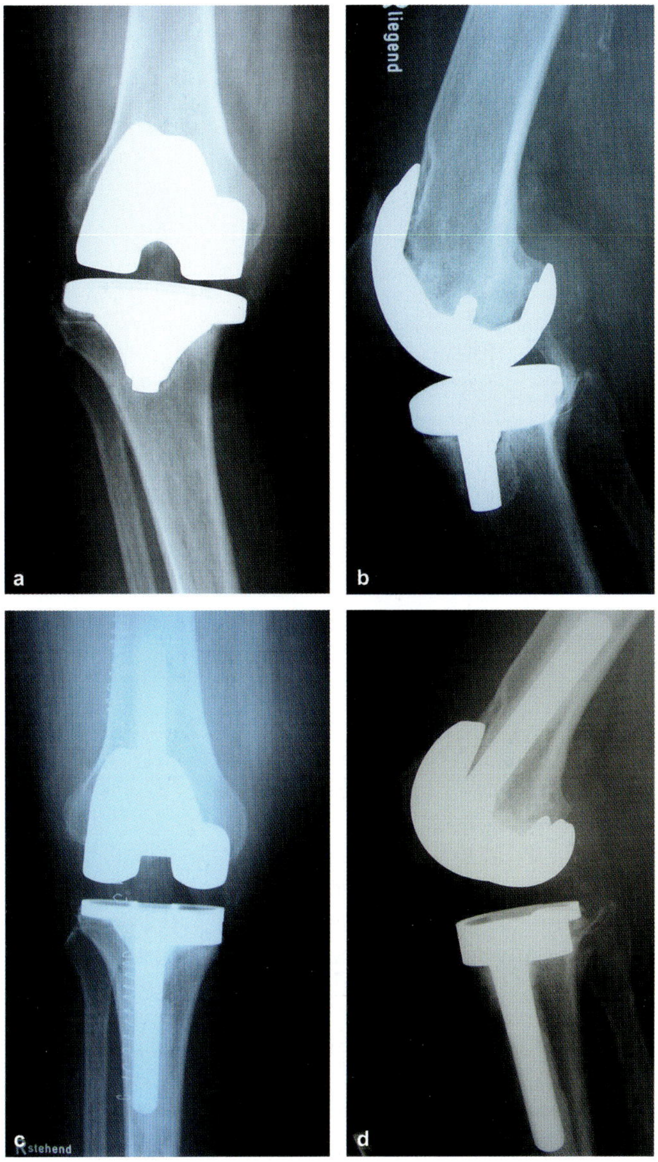

Abb. 8.5.1 84-jährige Patientin: gelockerter Oberflächenersatz rechts, Osteolysen und Achsabweichung
a, b) Röntgen a.-p. und seitlich
c, d) Röntgen a.-p. und seitlich nach Wechsel auf vollzementierte modulare Prothese mit Augmenten

Der **Polyethylen (PE)-Abrieb** ist historisch gesehen in bis zu 25 % der Fälle die Hauptursache für die Lockerung einer Knieprothese. Betrachtet man nur die späten Lockerungen (> 2 Jahre nach Implantation), ist der PE-Abrieb sogar für bis zu 44 % aller Prothesenlockerungen verantwortlich. Als Reaktion auf das unbefriedigende PE-Abriebverhalten wurden die PE-Eigenschaften seit Mitte der 1990er-Jahre weiterentwickelt und deutlich verbessert. Durch neue Fertigungs- und Sterilisationstechniken wurde das PE-Abriebverhalten optimiert. Moderne hochvernetzte Polyethylene sind sehr viel abriebresistenter. Durch Einsatz der Gammasterilisation wird die Gefahr einer Delaminierung deutlich reduziert. Nichtsdestotrotz wird auch in aktuellen Registerdaten und Studien der PE-Abrieb und die hierdurch induzierte sog. **Abrieb-** bzw. **Partikelkrankheit** weiterhin als Hauptgrund für eine späte aseptische Prothesenlockerung genannt (Sharkey 2014; ➤ Abb. 8.5.1). Die mikroskopisch kleinen PE-Abriebpartikel induzieren eine kontinuierlich fortschreitende Entzündungsreaktion, in deren Folge sich Granulations- und Bindegewebe an der Knochen-Implantat-Grenze ausbildet, das knochenverdrängend wirkt. Dieser Prozess führt in der Summe zur Bildung aseptischer **Osteolysen.** Im Zeitverlauf resultiert aus diesen aseptischen Osteolysen eine Lockerung der Knieprothese (➤ Abb. 8.5.2).

Tab. 8.5.1 Direkte und indirekte Zeichen eines Implantatversagens

Direkte Zeichen	Indirekte Zeichen
Bruch des Knochenzements	Periprothetische Osteolysen oder Lysesäume
Periprothetische Fraktur ohne adäquates Trauma	Erheblicher seitendifferenter Abrieb des Inlays
Implantat- oder Schraubenbruch	Zunehmende Achsveränderung ohne Trauma
Implantatmigration > 5 mm	Zunehmende Bandinstabilität ohne Trauma

Diagnostischer Hinweis

Entscheidend ist immer eine klare Abgrenzung zu infekt- oder tumorbedingten Osteolysen, streng nach der Maßgabe, dass jede Prothesenlockerung präoperativ so lange als potenzieller Infekt zu gelten hat, bis dieser mit größtmöglicher Sicherheit ausgeschlossen werden kann (➤ Kap. 11).

Dennoch ergibt in einem gewissen Prozentsatz der Fälle erst die mikrobiologische und histopathologische Aufarbeitung der intra-

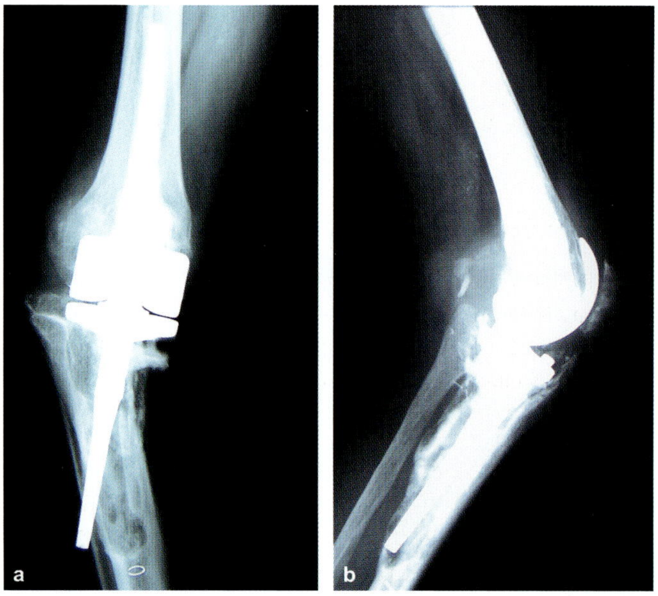

Abb. 8.5.2 76-jähriger Patient, gelockerte achsgeführte Prothese rechts, große Osteolysen und Ausbruch der Tibiakomponente
a) Röntgen a.-p.
b) Röntgen seitlich

operativ gewonnenen **periprothetischen Membranen** den entscheidenden Hinweis auf die tatsächliche Genese der Prothesenlockerung (➤ Tab. 8.5.2).

Die Klassifikation teilt die aseptischen Lockerungen in drei Typen ein (Typ I, Teile von Typ III und Typ IV). Da den Typen I–III keine einheitliche Entität zugrunde liegt und auch keine differenzialtherapeutischen Schlüsse gezogen werden können, ist es allein durch diese Klassifikation nicht möglich, eine Einordnung vorzunehmen. Daher bleibt abschließend nur die Zusammenschau des klinischen und radiologischen Verlaufs zur Beurteilung der individuellen Situation.

Nach den abriebinduzierten aseptischen Lockerungen stellen die Instabilitäten und Infekte die zweit- bzw. dritthäufigste Ursache für eine Prothesenlockerung dar (➤ Tab. 8.5.3).

Auf die Protheseninfektionen wird in ➤ Kap. 11 detailliert eingegangen. Ursächlich für eine frühzeitig bestehende Instabilität oder eine sich im Zeitverlauf entwickelnde späte Instabilität der Knieprothese sind vorrangig zwei Faktoren:

- Eine **späte Instabilität** ist meist Folge eines über Jahre erfolgten PE-Abriebs, ggf. in Kombination mit einer bereits manifesten Lockerung der Implantate.
- Eine **frühe,** oft schon in den ersten Wochen nach der Operation auftretende **Instabilität** ist hingegen meist auf die Operation zurückzuführen. Eine suboptimale Wahl der Implantatgröße, eine Asymmetrie oder Größendifferenz der Extensions- und Flexionslücke und/oder ein insuffizientes Weichteilbalancing können in einer postoperativen Instabilität resultieren (➤ Abb. 8.5.3).

Tab. 8.5.2 Klassifikation und Häufigkeitsverteilung der periprothetischen Membranen nach Morawietz et al. (2009)

Typ	Periprothetische Membran	Häufigkeit (%)
I	vom abriebinduzierten Typ	55
II	vom infektinduzierten Typ	20
III	vom Mischtyp	5
IV	vom Indifferenztyp	15
Nicht beurteilbar		5

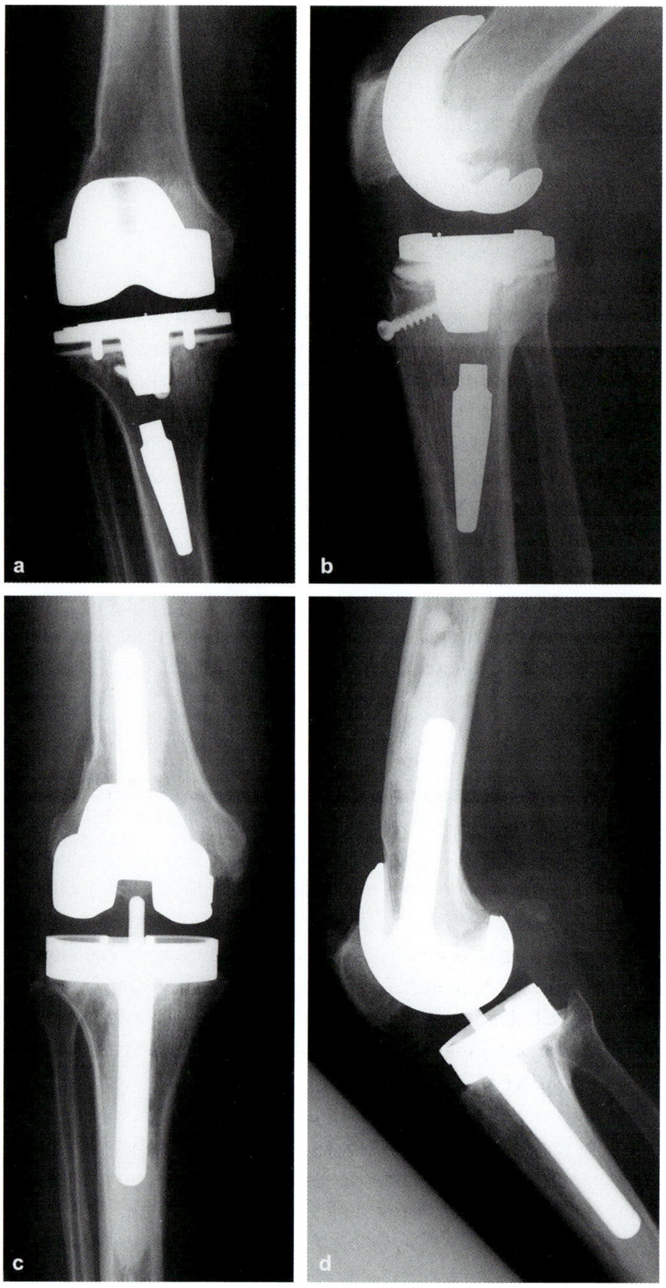

Abb. 8.5.3 82-jähriger Patient, gelockerte Revisionsprothese mit gelöstem zementfreiem Schaft der Tibiakomponente:
a, b) Röntgen a.-p. und seitlich
c, d) Röntgen a.-p. und seitlich nach Wechsel auf vollzementierte modulare Revisionsprothese mit Augmenten

Tab. 8.5.3 Gründe für ein Implantatversagen (Auswahl aktueller Studien)

Grund	Studien		
	Sharkey et al. (2014)	Schroer et al. (2013)	Dalury et al. (2013)
Aseptische Lockerung	40 %	31 %	23 %
Infektion	27 %	16 %	18 %
Instabilität	8 %	19 %	18 %
Periprothetische Fraktur	5 %		
PE-Abrieb		10 %	18 %
Arthrofibrose	5 %	7 %	9 %
Malalignment		7 %	3 %

Neben einer einfachen medialen oder lateralen Instabilität in Extension oder Flexion können kombinierte Formen mit oder ohne Instabilität des hinteren Kreuzbandes (HKB) vorkommen. Letztlich führen diese Instabilitäten, sofern sie unbehandelt bleiben, zu einem vermehrten PE-Abrieb, der konsekutiv in einer vorzeitigen aseptischen Lockerung endet.

Diagnostischer Hinweis

Bis zum Beweis des Gegenteils muss jede Prothesenlockerung als potenziell infektbedingt betrachtet werden. Nach der aseptischen abriebinduzierten Lockerung stellen Infektionen und Instabilitäten die häufigsten Ursachen für eine Lockerung dar.

8.5.2 Präoperative Diagnostik und Planung

Die sichere Diagnosestellung einer Prothesenlockerung ist oftmals schwierig. Oft muss die Summe anamnestischer und diagnostischer Kriterien in Zusammenschau bewertet werden, um sicher oder zumindest mit sehr großer Wahrscheinlichkeit die Lockerung einer Knieprothese zu diagnostizieren. Andererseits bedeutet die Diagnose einer Prothesenlockerung für jeden Patienten eine ein- ggf. zweizeitige Wechseloperation mit entsprechend aufwendiger Nachbehandlung.

Anamnese

Die Anamnese ist das einfachste Mittel, die Gründe für ein Implantatversagen zu identifizieren. Der Patient sollte detailliert über die Zeit nach der Erstimplantation befragt werden. Wichtig ist die dezidierte Frage nach beschwerdefreien Intervallen. Manche Patienten verneinen dies. Hier ist die Ursache häufig in der Implantation der Prothese selbst zu suchen. Andere berichten von einer kurzzeitigen Besserung der Beschwerden und dann erneut einsetzenden Problemen. Hier zeigt sich häufig ein Low-Grade-Infekt.

Klinische Untersuchung

Eine detaillierte, am besten standardisierte Untersuchung des Patienten ist eine Selbstverständlichkeit. Bereits bei der Inspektion ist auf die Beinachse in 2 Ebenen, den Beinlängenvergleich zur Gegenseite, eine mögliche Extensionsproblematik, die Silhouette des Gelenks und Verfärbungen der Narbe zu achten. Neben der aktiven, aber auch passiven Funktionsprüfung muss die Stabilität des Gelenks am besten dynamisch über den gesamten Bewegungsumfang getestet werden. Die Kniescheibe ist in ihrem Lauf, in ihrer Höhe und im Verhältnis zum Gelenkspalt zu beurteilen. Reibe-, Schnapp- und Klickphänomene sollten genau überprüft werden. Eine Überwärmung des Gelenks im Vergleich zur Gegenseite und eine fragliche Ergussbildung müssen in den Algorithmus einbezogen werden.

Bildgebung

An erster Stelle stehen das **konventionelle Röntgen** in 2 Ebenen und eine tangentiale Patellaaufnahme, um direkte und indirekte Lockerungszeichen zu identifizieren. Charakteristische Befunde für eine infektbedingte Lockerung gibt es nicht, da in aller Regel die Infektion schneller voranschreitet, als die radiologische Veränderung eintritt.

Chronische Infektionen können auf konsekutiv angefertigten Röntgenaufnahmen zu zunehmenden Osteolysen führen bzw. lokale Osteopenien verursachen. In aller Regel sind frühe Osteolysen infektbedingt, spät auftretende abriebbedingt.

Sinterungen und Wanderungen von Implantaten sind nicht zwingend gleichbedeutend mit einer Lockerung. Gerade Migrationen von bis zu 2 mm stellen in den ersten beiden Jahren kein klares Lockerungszeichen dar. Doppelkonturen können bei zementierten Prothesen als Hinweis auf eine Lockerung gewertet werden. Zementfrei eingebrachte Prothesen können auch ohne Saumbildung locker sein.

Die **MRT** hat im Prinzip keinen Stellenwert in der Lockerungsdiagnostik. Die hohe Artefaktbildung führt zu einer schwierigen Beurteilbarkeit der Implantat-Knochen-Grenzschicht. Gleiches gilt für die **CT.** Hier kann allerdings ein möglicher Rotationsfehler auf ein biomechanisches Problem hinweisen, sodass ein CT bei entsprechender Verdachtsdiagnose gerechtfertigt ist. **Arthrografien** mit Kontrastmitteldarstellung des Gelenkbinnenraums können das Ausmaß der Aussackung der Gelenkkapsel und etwaiger Abszedierungen zeigen. Es ist aber fraglich, ob diese Information zwingend erforderlich ist. Wägt man die Risiken und den klinisch nicht relevanten marginalen zusätzlichen Informationsgewinn ab, kann man auf dieses Verfahren in den meisten Fällen verzichten.

Die vergangenen Jahre haben eine Evolution der nuklearmedizinischen Verfahren erbracht. Speziell moderne Verfahren wie z. B. die **Positronenemissionstomografie (PET)** mit ^{18}F-Fluordesoxyglukose (FDG) und die **Antigranulozytenszintigrafie (AGS)** können Vorteile in der Diagnostik der Prothesenlockerung bieten. Die Verfahren weisen Areale eines erhöhten periprothetischen Knochenstoffwechsels nach. Diesen Aspekt gilt es insbesondere in der frühen postoperativen Phase (erste 12 Monate) zu berücksichtigen. Während dieser Zeit findet ein hypermetaboler Heilungsprozess im Knochen statt, der in der Regel eine unspezifisch gesteigerte Aufnahme im periprothetischen Gewebe zeigt. Hier handelt es sich meist um einen falsch positiven Befund, der zu diesem frühen Zeitpunkt zu vernachlässigen ist. Grundsätzlich kann man festhalten, dass die szintigrafischen Verfahren eine sehr hohe Sensitivität von 100 % haben, die Spezifität und damit die Aussage zur Lockerung allerdings deutlich geringer ausfällt. Die **^{99m}Technetium-Knochenszintigrafie** zeichnet sich durch eine hohe Sensitivität und einen zuverlässigen negativen Vorhersagewert aus und kann daher als zusätzliche Ausschlussdiagnostik einer Protheseninfektion verwendet werden.

Inwieweit neuere Verfahren wie die FDG-PET und die AGS Einzug in den klinischen Alltag finden werden, müssen weitere Studien zeigen. Aktuell sind diese ebenso zeitaufwendigen wie teuren Verfahren in vielen Häusern noch nicht verfügbar.

Diagnostischer Hinweis

Eine differenzierte Anamnese- und Befunderhebung sind selbstverständliche Voraussetzungen in der Diagnostik einer möglichen Prothesenlockerung. An bildgebenden Untersuchungen sind Röntgenbilder (Ganzbein a.-p., Knie seitlich und eine Patella-Tangentialaufnahme) in den meisten Fällen ausreichend. In unklaren Fällen sollten sie durch eine Skelettszintigrafie ergänzt werden. Beim Verdacht auf einen Rotationsfehler der Komponenten ist eine CT-Untersuchung erforderlich.

Laborchemie

Nach der Anamnese stellen laborchemische Parameter einen weiteren Hauptaspekt in der Lockerungsdiagnostik dar. Die Bestimmung des Differenzialblutbildes und des CRP-Wertes bilden die Standarddiagnostik.

Dabei bieten die **Leukozytenzahl** und deren weitere Differenzierung nur eine unzureichende Sicherheit im Hinblick auf die differenzialdiagnostischen Überlegungen bzgl. eines Protheseninfekts. Eine Leukozytose ist in aller Regel mit einer ausgeprägten klinischen Infektkonstellation vergesellschaftet, wohingegen chronische Infektionen eher eine Normozytose aufweisen.

Das **CRP** ist einer der sensitivsten Parameter im Hinblick auf einen Infekt, allerdings gilt es zu berücksichtigen, dass ein normwertiges CRP eine Infektion nicht sicher ausschließt. Als Verlaufsparameter ist das CRP sehr gut geeignet. Es besitzt aus diesem Grund in der postoperativen Phase hohe Bedeutung. In der Regel sehen wir einen gewissen Anstieg des Wertes ab dem 2. postoperativen Tag. Das Plateau wird meistens nach 3–4 Tagen erreicht. Eine weitgehende Normalisierung tritt meist ab dem 10. bis 12. Tag ein. Persistiert ein hoher Wert, ist immer an eine Infektion zu denken. Im Fall einer septischen Prothesenlockerung/eines septischen Prothesenwechsels ist die regelmäßige CRP-Kontrolle insbesondere zum Monitoring der Effektivität der laufenden Antibiotikatherapie sinnvoll.

Die in der Intensivmedizin etablierten Laborparameter **Interleukin-6 (IL-6)** und **Procalcitonin (PCT)** werden zunehmend auch für die Diagnostik periprothetischer Infekte herangezogen. Allerdings ist die Diskussion zum PCT noch nicht abgeschlossen. Das IL-6 könnte ein genaues diagnostisches Hilfsmittel werden (Sensitivität 100 %; Spezifität 95 %).

Gelenkpunktion

Die Aspiration von Gelenkflüssigkeit ist ein probates Mittel, um einen bestehenden Infektverdacht zu widerlegen bzw. zu bestätigen. Jede Prothese, bei der eine unklare Lockerung vorliegt, sollte punktiert werden, insbesondere bei fehlenden biomechanischen Gründen, einer Lockerung vor Ablauf der erwarteten Standzeit von mindestens 12–15 Jahren oder bei Verdacht auf einen Low-Grade-Infekt. Es gibt Kliniken, in denen jede gelockerte Prothese vor einem geplanten Wechsel punktiert wird. Lüring et al. (2012) halten dies nicht für zwingend erforderlich. Sie punktieren jede Prothese, die nach einer Standzeit von < 7 Jahren gelockert ist bzw. alle Fälle, bei denen klinisch oder laborchemisch der Verdacht auf eine Infektion besteht.

Die Punktion sollte bei einliegenden Prothesen unter OP-Bedingungen durchgeführt werden, um iatrogene Keimverschleppung zu vermeiden. Eine Kontamination mit typischen Hautkeimen ist möglich und muss bei entsprechendem Verdacht mit den Hygienikern/Mikrobiologen besprochen werden. Im Einzelfall empfiehlt sich, eine Punktion zu wiederholen. Wird bei der zweiten Punktion ein identischer Keim gefunden und ist die Resistenzlage die gleiche, liegt mit großer Wahrscheinlichkeit eine Infektion vor.

Die Meinungen dazu, ob die Punktion über eine vorher angelegte Stichinzision erfolgen sollte, gehen auseinander. Es besteht die Sorge, dass durch die Punktion ein Hautzylinder in das Gelenk verbracht und in der Folge eine iatrogene Infektion hervorgerufen werden könnte. Der schräge Schliff der Punktionsnadel wirkt allerdings wie ein Messer und nicht wie eine Stanze. Einigkeit herrscht darüber, dass die Infiltration von Lokalanästhetika unterbleiben sollte, da sie eine bakterizide Wirkung haben können. Ein Punktionsvolumen von wenigen Millilitern gilt als ausreichend. Ein Anspülen des Gelenks mit steriler Kochsalzlösung sollte unterbleiben, da der Verdünnungseffekt ein falsch negatives Ergebnis verursachen kann.

Je nach Studie wird die Sensitivität der Gelenkpunktion mit 40–100 % angegeben. Entscheidend ist, dass die gewonnene Probe möglichst schnell ins Labor gebracht und dort auch direkt weiterverarbeitet wird. Das Punktat sollte laut aktuellen Literaturempfehlungen routinemäßig 2 Wochen bebrütet werden, da einige Keime langsam wachsen und erst mit einer Latenz von 1 Woche in der Kultur nachweisbar werden.

Neben der mikrobiologischen Untersuchung des Punktats empfiehlt sich die mikroskopisch-zytologische Untersuchung. Ein Teil der Probe sollte in ein EDTA-Röhrchen gegeben werden. Hinweise auf eine Infektion sind ein erhöhter Proteingehalt, ein erniedrigter Glukosegehalt, eine erhöhte Leukozytenzahl und ein erhöhter Anteil polymorphkerniger neutrophiler Granulozyten. Nach Trampuz et al. (2004) ist ein Wert von **1 700 Leukozyten/µl** (Sensitivität 94 %; Spezifität 88 %) oder ein Anteil von **65 % neutrophiler Granulozyten** (Sensitivität 97 %; Spezifität 98 %) bei einliegender Prothese mit einer sehr hohen Infektwahrscheinlichkeit vergesellschaftet.

Bei klinischem Infektverdacht und gleichzeitig negativem Punktionsergebnis wird von Lüring et al. (2012) zur weiteren Abklärung eine arthroskopische oder offene Probengewinnung empfohlen. Die **arthroskopische Probenentnahme** bietet den Vorteil einer geringeren Operationsmorbidität. Allerdings erlaubt die **offene Probenentnahme** eine umfangreichere Materialgewinnung und gleichzeitig eine Beurteilung der Prothese hinsichtlich der Komponentenpositionierung und einer eventuellen Lockerung. Diese Vor- und Nachteile müssen im Einzelfall gegeneinander abgewogen werden.

Intraoperativ werden 6 Biopsate für die Mikrobiologie (in NaCl 0,9 %) und 1 Gewebeprobe für die histologische Untersuchung (Pathologie) gewonnen. Die Probengewinnung sollte, wenn möglich, vor Einleitung einer Antibiotikatherapie erfolgen. Eine Bebrütung muss für 2 Wochen stattfinden. Darüber hinaus sollte eine PCR-Diagnostik angefordert werden. Bei systemischen Infektzeichen sollten zusätzlich 4 Blutkulturflaschen abgenommen werden (2 × linker Arm, 2 × rechter Arm).

Ein Infekt gilt als nachgewiesen, wenn ein und derselbe Erreger in mindestens 2 mikrobiologischen Proben nachweisbar ist oder wenn ein potenziell pathogener Erregernachweis in einer mikrobiologischen Probe und ein Nachweis von 3+ Leukozyteninfiltrat in der histologischen Probe geführt werden. Der Nachweis eines potenziellen Erregers in nur einer mikrobiologischen Probe ist bei negativer Histologie am ehesten als Verunreinigung zu werten.

Diagnostischer Hinweis

Blutbild und CRP gelten als Standard in der laborchemischen Diagnostik. Bei jedem Verdacht auf einen Low-Grade-Infekt und bei jeder unklaren frühzeitigen Prothesenlockerung muss eine Punktion oder eine Probebiopsie erfolgen. Das Punktat oder die Proben müssen im Anschluss 2 Wochen bebrütet werden.

Präoperative Planung

Zur präoperativen Planung gehören Anamnese, Untersuchung sowie Labor- und Röntgendiagnostik. Außerdem sollten alte Befunde und Operationsberichte organisiert und gesichtet werden. Anhand dieser Unterlagen muss eine patientenindividuelle Planung des Eingriffs erfolgen. Besonderes Augenmerk ist auf den Knochen- und Weichteilstatus sowie die Stabilität zu legen. Außerdem müssen rechtzeitig Spezialimplantate für besonders aufwendige Versorgungen (z. B. totales Femur) oder passende Einzelkomponenten (z. B. Inlays) und Spezialinstrumente bestellt werden, wenn möglicherweise kein vollständiger Wechsel erforderlich ist.

8.5.3 Moderne Revisionsimplantate

Alle namhaften Endoprothesenhersteller haben für die Revisionsendoprothetik am Kniegelenk moderne Revisionsimplantate im Portfolio. Das Ziel dieser Implantate ist es, den individuellen Patienten, der ggf. bereits mehrere Wechseleingriffe am Kniegelenk durchlaufen hat und u. U. erhebliche ligamentäre und knöcherne Defekte aufweist, adäquat adressieren zu können.

Modularität und Kopplung

Im Rahmen der präoperativen Planung muss der Operateur alle wahrscheinlichen intraoperativen Konstellationen in Erwägung ziehen und sicherstellen, dass die erforderlichen Revisionsimplantate am Operationstag verfügbar sind. Gleichzeitig muss er durch die Modularität und Kopplungsmöglichkeiten moderner Revisionsimplantate in die Lage versetzt werden, intraoperativ folgende Ziele erreichen zu können:

- Ausgleich von Knochendefekten
- Sichere Verankerung der Prothese im Knochen gewährleisten
- Wiederherstellung der Gelenklinie und des Offsets
- Korrekte Einstellung der Rotationsachse
- Herstellung der a.-p. und der Varus-Valgus-Stabilität

Knochendefekte können in der Revisionsendoprothetik des Kniegelenks sehr unterschiedliche Ausmaße annehmen (➤ Kap. 8.5.5). Einerseits kann es sich um nur wenige Millimeter große Höhendefekte handeln, wenn intraoperativ eine geringe knöcherne Nachresektion erfolgt, um für die neue Prothese eine gute knöcherne Auflage zu erzielen. Andererseits sehen wir häufig ausgedehnte Defekte beim Wechsel einer bereits langstielig verankerten Revisions- oder Tumorprothese.

Kleine Defekte können mit **metallischen Augmenten** ausgeglichen werden, die tibial oder femoral an entsprechender Stelle an die Prothesenkomponente angeschraubt werden. Diese Augmente sind bei den meisten modularen Prothesensystemen in abgestuften Stärken bis ca. 15 mm verfügbar. Bei der Fixation dieser Augmente an der Prothese ist auf einen festen Sitz zu achten, da es sonst zum sog. Fretting mit einer Lockerung der Augmente zwischen Implantat und Augment kommen kann, das eine abriebbedingte Lockerung der Prothese begünstigt.

Für größere spongiöse Defekte, insbesondere metaphysär, bieten die Hersteller verschiedene Hülsenoptionen an (➤ Abb. 8.5.4). Diese **Metallhülsen** weisen meistens eine poröse Oberfläche auf. Sie werden vor Implantation der Prothese mit der eigentlichen tibialen bzw. femoralen Prothesenkomponente durch Aufschlagen kaltverschweißt und nachfolgend im metaphysären Knochenabschnitt zementfrei verankert. Neben der metaphysären Defektfüllung bieten diese Hülsen auch eine metaphysäre und damit weiter proximale Krafteinleitung. Bei Bedarf können sie zusätzlich mit einer Spongiosaplastik kombiniert werden. Erste Ergebnisse sind vielversprechend. Ein aufwendiges Auffüllen der Defekte mit allogener Spongiosa oder ein übermäßiges Einbringen von Zement zur Defektauffüllung entfällt.

Einzelne Hersteller bieten zum Ausgleich größerer vollständiger Knochendefekte femoral partielle und komplette Kondylenersätze aus Polyethylen an, die über den Stiel der Prothese aufgesetzt und aufzementiert werden. Bei noch ausgedehnteren Defekten muss auf modulare Tumorprothesen zurückgegriffen werden (➤ Abb. 8.5.5). Durch adjustierbare Hülsenaufsätze im tibialen und femoralen Schaftbereich lassen sich auch große Defekte patientenindividuell ausgleichen, und es kann, wenn erforderlich, ein vollständiger Femurersatz unter Einbeziehung des Hüftgelenks erfolgen.

Der Kopplungsgrad und die Notwendigkeit zu einem Mehr an Kopplung wird maßgeblich durch zwei Faktoren bestimmt: die Knochenqualität und die Bandstabilität. Ein starker Knochenver-

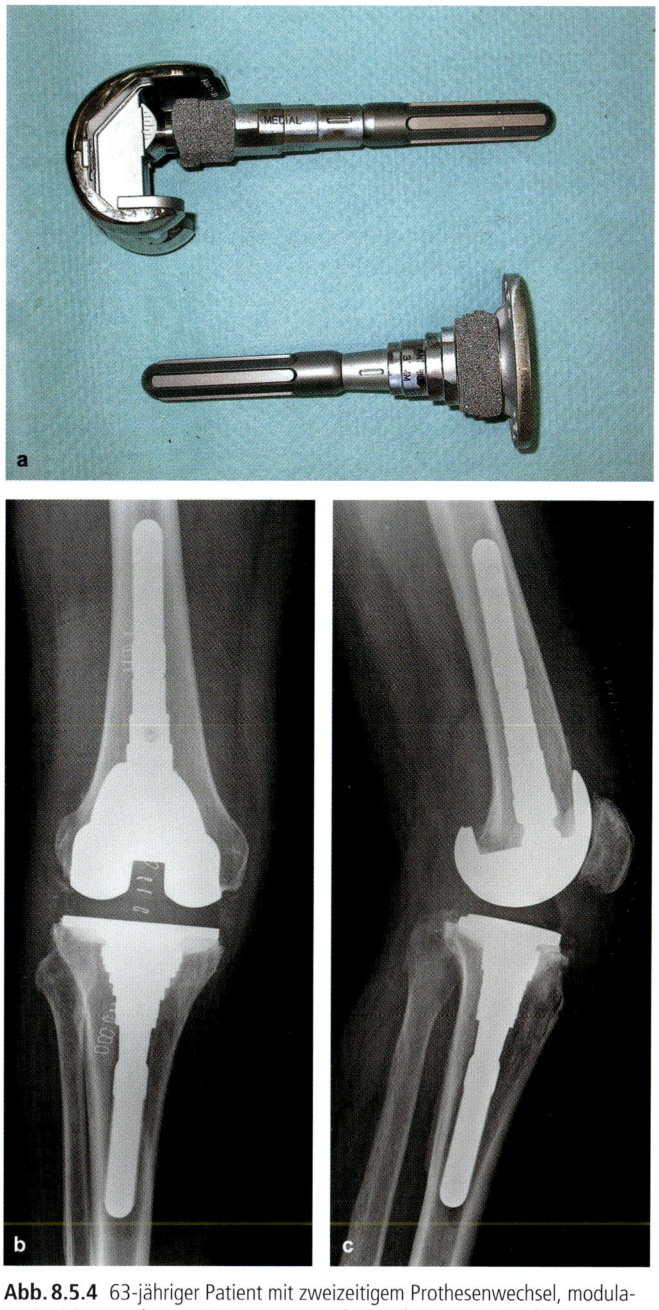

Abb. 8.5.4 63-jähriger Patient mit zweizeitigem Prothesenwechsel, modularer Revisionsprothese mit Augmenten und metaphysären Hülsen (DePuy, PFC Sigma Revision, MBT-Revisionsplateau)
a) Implantat
b, c) Röntgen a.-p. und seitlich postoperativ

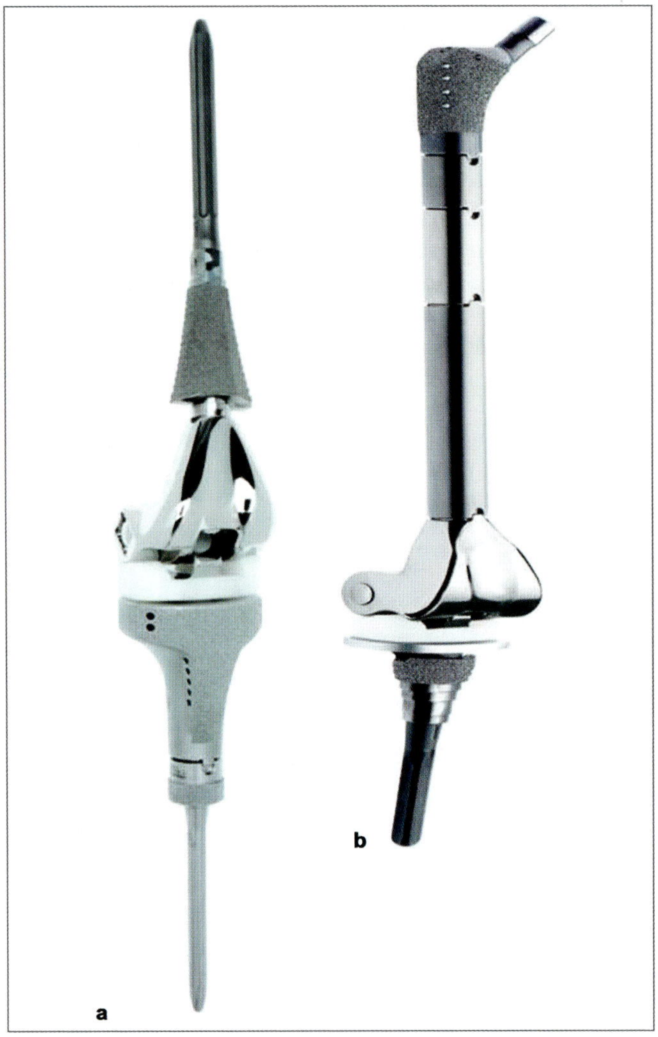

Abb. 8.5.5 Modulare Tumorprothesen zum Ausgleich großer Defekte am Beispiel des Limb Preservation System (LPS) von DePuy-LPS [V076–002]
a) Kniegelenknahe Defekte
b) Defekte des Femurs bis zum vollständigen Femurersatz

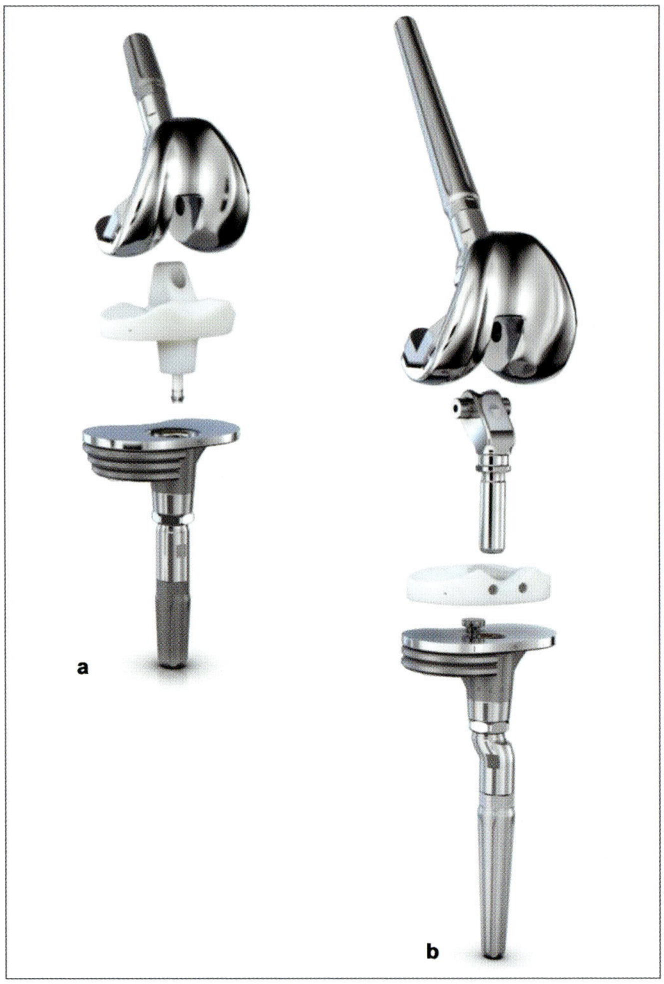

Abb. 8.5.6 Modulare Revisionsprothese (Beispiel: BPK-S Integration, Fa. Peter Brehm) [V471]:
a) „semi constrained"
b) Scharnierprothese

lust führt häufig zu einer hochgradigen Schwächung oder einem vollständigen Verlust der knöchernen ligamentären Insertionszonen und in der Folge zu einer Bandinsuffizienz. Umgekehrt können die Bänder (HKB, Seitenbänder) bei ausgeprägten Deformitäten durch eine chronische Überdehnung insuffizient sein, sodass trotz Anpassung der Inlayhöhe keine ausreichende Bandspannung aufgebaut werden kann. Gleiches gilt im Ergebnis für kontrakte Fehlstellungen. In diesem Fall wäre ein so ausgeprägtes Weichteilrelease erforderlich, um die angestrebte seitengleiche Bandspannung zu erzielen, dass de facto eine Instabilität erzeugt würde. Alternativ müsste der Operateur sich intraoperativ mit einem unzureichenden Weichteilmanagement zufriedengeben und in der Konsequenz eine asymmetrische Extensions- und/oder Flexionslücke akzeptieren.

In der Primärendoprothetik des Kniegelenks wird in ca. 70–80 % der Fälle eine Oberflächenersatzprothese mit Erhalt des HKB implantiert. Im Revisionsfall stellt dieser Prothesentyp die absolute Ausnahme dar. Auch bei einer sehr sparsamen tibialen Nachresektion besteht häufig die Gefahr, den Ansatz des HKB so stark zu schwächen, dass bei Verwendung einer HKB-erhaltenden Prothese postoperativ eine sagittale Instabilität resultiert. Gleiches gilt meist auch für den Wechsel einer unikondylären Schlittenprothese auf einen bikondylären Oberflächenersatz. Auch hier sollte höchstens im Einzelfall nach kritischer intraoperativer Prüfung eine HKB-erhaltende Variante gewählt werden. Femoral distal werden häufig, auch im einfachen Revisionsfall mit nur geringem Knochenverlust, Augmente erforderlich, um keine Anhebung der Gelenklinie mit relativem Patellatiefstand zu erzeugen. Werden Augmente verwendet, empfiehlt sich die zusätzliche intramedulläre Fixierung der Femurkomponente über einen (kurzen) Stiel, um die zusätzlich auftretenden Scherkräfte sicher abzufangen. Die Verwendung eines Stiels und von Augmenten ist bei den gängigen Prothesensystemen nur mit einer HKB-substituierenden Komponente möglich.

Im Revisionsfall stellt der HKB-ersetzende Oberflächenersatz normalerweise das Prothesensystem mit der mindestens erforderlichen Kopplung dar.

Liegt eine leicht- bis mäßiggradige laterale Seitenbandinsuffizienz vor, so kann diese u. U. noch durch eine **geführte nichtgekoppelte Prothese** adressiert werden. Diese Prothesen vom Typ *condylar constrained* oder *semi constrained* sind durch ein Inlay mit hoher und breiter Nocke gekennzeichnet, die in einer sehr tiefen femoralen Aussparung läuft (➤ Abb. 8.5.6). Gleichzeitig ist das Inlay stark konkav gestaltet, mit hohen seitlichen Rändern, um die Kondylen der Femurkomponente stärker zu umfassen. Das Spiel zwischen Inlay-Nocke und Metallaussparung der Femurkomponente ist bewusst gering gehalten, sodass eine partielle Substitution des lateralen Seitenbandes möglich ist.

Die Indikation zu einer geführten, nichtgekoppelten Prothese besteht bei einer lateral betonten Varus-Valgus-Instabilität bzw.

der Gefahr einer dorsalen Dislokation bei laxem Flexionsspalt. Kontraindiziert sind geführte nichtgekoppelte Prothesen hingegen bei einer Hyperflexionsfähigkeit im Kniegelenk, z. B. durch Verlust der Insertionspunkte der Muskulatur infolge eines ausgeprägten Knochenverlustes, sowie bei neuromuskulären Erkrankungen.

In der Literatur existieren nur wenige Studien mit kleinen Fallzahlen und kurzem Nachuntersuchungszeitraum, die über die Ergebnisse der geführten nichtgekoppelten Prothesen berichten. In diesen Arbeiten werden in 70–90 % gute und sehr gute Ergebnisse beschrieben.

Therapeutischer Hinweis

Eine Seitenbandinsuffizienz kann nicht mehr durch eine reine HKB-substituierende Oberflächenersatzprothese adressiert werden. Bei einer gering- bis mäßiggradigen lateralen Insuffizienz kann eine geführte nichtgekoppelte Prothese Verwendung finden. Bei einer medialen Seitenbandinsuffizienz und bei allen höhergradigen Varus-Valgus-Instabilitäten muss eine gekoppelte Prothese eingesetzt werden.

Gekoppelte Prothesen sind ein fester Bestandteil der Revisionsendoprothetik. Bei höhergradigen lateralen Seitenbandinsuffizienzen und insbesondere bei einer medialen Bandinsuffizienz sind gekoppelte Implantate erforderlich. Unterschieden werden Drehscharnierprothesen und reine Scharnierprothesen. Beide Prothesentypen verfügen konstruktionsbedingt über eine sehr gute Stabilität.

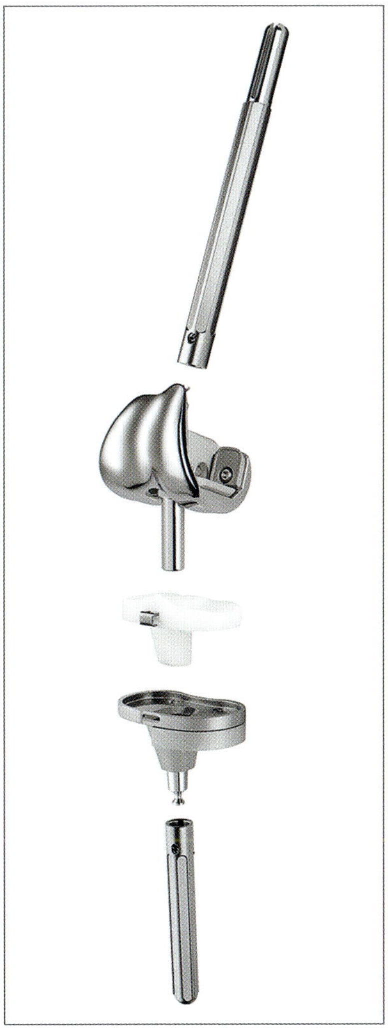

Abb. 8.5.7 Modulare Drehscharnierprothese (Beispiel: RT plus, Fa. Smith & Nephew) [V330]

Die **Drehscharnierprothesen** besitzen einen Zapfen-Hülsen-Kopplungsmechanismus, der zu einem gewissen Grad eine rotatorische Bewegungskomponente im Kniegelenk erlaubt (➤ Abb. 8.5.7). Unter biomechanischen Aspekten wird postuliert, dass es hierdurch zu einer besseren Einleitung der aufkommenden Scherkräfte in den Knochen komme und eine längere Standzeit möglich sein sollte. Gesicherte Daten liegen hierzu nicht vor. Erwähnt werden muss in diesem Zusammenhang, dass der Kopplungsmechanismus der Drehscharnierprothesen suboptimale operationstechnische Ergebnisse weniger verzeiht. Dies gilt für eine postoperativ persistierende deutliche Achsabweichung ebenso wie für ein übermäßiges Teleskoping (➤ Abb. 8.5.8).

Im Gegensatz hierzu gewährleistet eine **reine Scharnierprothese** eine stabile Gelenkführung und mit großer Wahrscheinlichkeit eine gute Beweglichkeit, da die Spannung des Kapsel-Band-Apparats für das Ergebnis zu vernachlässigen ist. Außerdem ist wegen der starren Führung der Prothese auch kein aufwendiges intraoperatives Weichteilmanagement erforderlich.

Allerdings sollte dies den Operateur nicht dazu verleiten, in vergleichsweise leichteren Revisionsfällen frühzeitig auf gekoppelte Systeme auszuweichen, wenn durch ein schrittweises und kontrolliertes Weichteilmanagement eine gute Seitenbandführung für eine nichtgekoppelte Prothese erzielt werden kann (➤ Abb. 8.5.9).

Die Ergebnisse der Scharnierprothesen wurden in zahlreichen, meist retrospektiven Studien mit kleinerer bis mittlerer Fallzahl nach 3–15 Jahren untersucht. Die meisten Autoren berichten über klinische Ergebnisse und Standzeiten, die mit denen nichtgekoppelter Knieprothesen vergleichbar sind.

Eine korrekte Positionierung und Ausrichtung der Prothesenkomponenten ist im Revisionsfall häufig nur durch Verwendung modularer **Offsetbolzen** oder **Offsetadapter** möglich. Durch die intramedulläre Verankerung der Revisionsimplantate wird die Po-

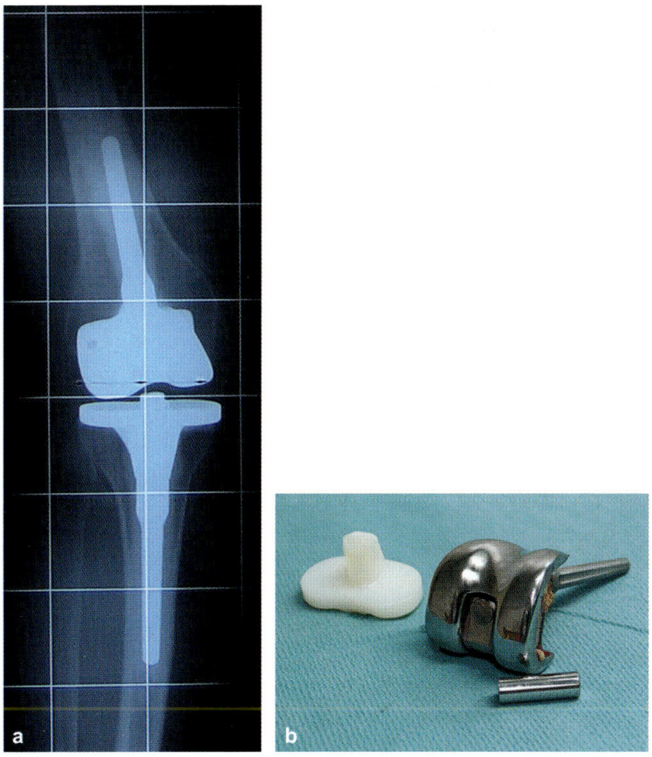

Abb. 8.5.8 65-jährige Patientin mit postoperativ verbliebener Valgusfehlstellung von 12°, Überlastung des Kopplungsmechanismus, nach 2 Jahren Zapfenbruch und einzeitigem Prothesenwechsel mit Achskorrektur
a) Röntgen a.-p.
b) Intraoperative Bilddokumentation

Knochenqualität ↓ / Bandinsuffizienz →	stabil	Hinteres Kreuzband	Laterales Seitenband	Mediales Seitenband Alle Bänder
gut	hinteres Kreuzband erhaltend oder ersetzend	hinteres Kreuzband ersetzend	geführt nicht-gekoppelt	gekoppelt
mittel	-	hinteres Kreuzband ersetzend, ggf. modular	geführt nicht-gekoppelt	gekoppelt
schlecht	-	-	-	gekoppelt

Abb. 8.5.9 Abhängigkeit des Kopplungsgrades von der Knochenqualität und der Bandinsuffizienz

sition der Femur- bzw. Tibiakomponente weitgehend vorgegeben. Ohne die Verfügbarkeit von Offsetadaptern könnte tibial ein medialer Überstand des Plateaus nur durch die Verwendung einer ggf. zu kleinen Tibiakomponente ausgeglichen werden. In diesem Fall erlaubt ein nach lateral gerichteter Offsetadapter die Implantation der korrekten Komponentengröße, ohne einen medialen Überstand zu erzeugen, der zu postoperativen Weichteilirritationen des Pes anserinus führen kann. Auf die Bedeutung der Offsetadapter bei der Ausrichtung der Femurkomponente wird in ➢ Kap. 8.5.7 im Detail eingegangen.

Intramedulläre Verankerung: zementierte vs. zementfreie Schäfte

Die reduzierte Knochenqualität und Bandstabilität machen in der Revisionsendoprothetik des Kniegelenks meist femoral und tibial eine zusätzliche intramedulläre Verankerung der Prothese über **Schäfte** erforderlich. Alle modularen Prothesensysteme bieten diese Schäfte in unterschiedlichen Durchmessern und Längen an. Die Schäfte werden mit den Prothesenkomponenten entweder kaltverschweißt und/oder verschraubt. Insbesondere die langen zementfreien Schäfte können solide oder am Ende geschlitzt sein. Es wird postuliert, dass durch die Schlitzung die Inzidenz des sog. **Schaftspitzensyndroms** vermindert wird. Klinisch imponiert es durch eine lokale Schmerzhaftigkeit auf Höhe der Schaftspitze, höchstwahrscheinlich durch eine punktuell deutlich erhöhte Krafteinleitung in den Knochen oder durch ein Schwingen der Schaftspitze. Die Häufigkeit des Schaftspitzensyndroms hängt offensichtlich mit dem Prothesendesign zusammen. Bei soliden Schäften tritt es in bis zu 20 % der Fälle auf, wohingegen Patienten mit geschlitzten Titanschäften nur in 8 % der Fälle über entsprechende Beschwerden klagen. Die therapeutischen Möglichkeiten sind begrenzt. In der Literatur wird eine Abnahme der lokalen Beschwerdesymptomatik im Zeitverlauf von 1–2 Jahren beschrieben. Alternativ wäre ein Komponentenwechsel unter Verwendung zementierter Schäfte zu diskutieren.

Kontrovers diskutiert wird in der Literatur, ob die Schäfte zementiert, teilzementiert oder zementfrei verankert werden sollen. In einer systematischen Literaturübersicht (Beckmann et al. 2011) wurde nur eine relevante Studie zur **zementfreien Verankerung** gefunden. Diese verfügt zwar über eine prospektive Datenerfassung, allerdings weist sie keine Vergleichsgruppe auf (Evidenzstufe 4). In dieser Arbeit fanden die Autoren eine Prothesenstandzeit,

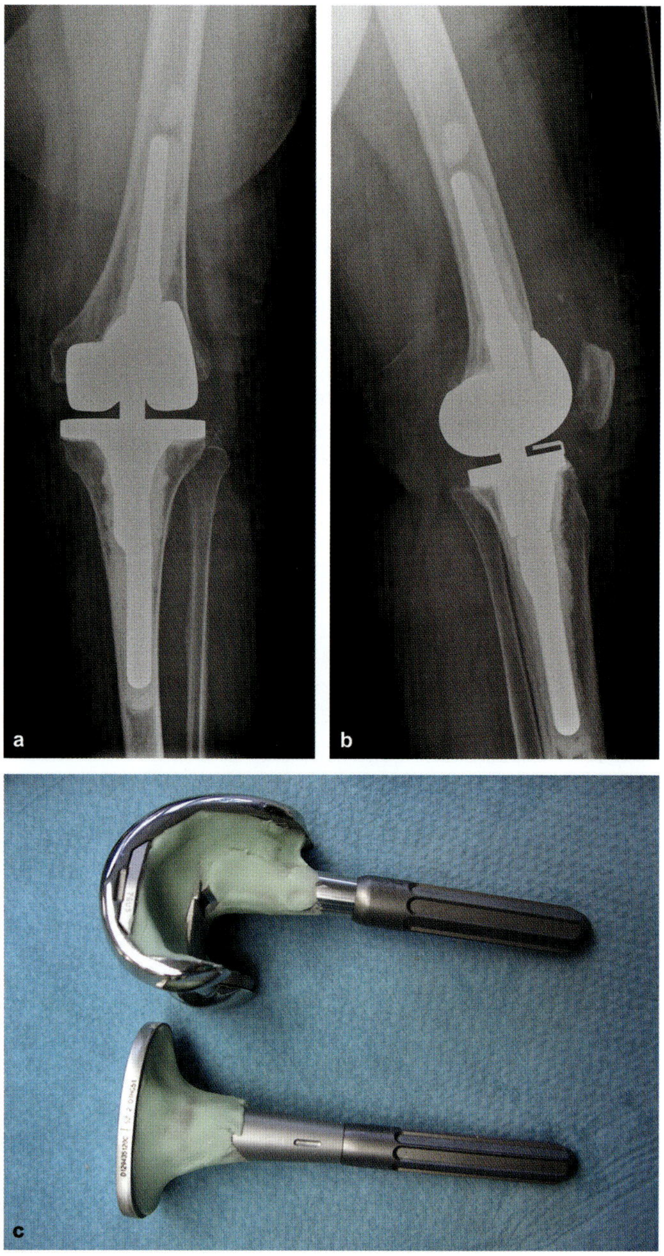

Abb. 8.5.10 Vollzementierte Verankerung einer Drehscharnierprothese: a, b) Röntgen a.-p. und seitlich c) Intraoperative Bilddokumentation

die mit den Standzeiten der Hybridtechnik bzw. der zementierten Technik vergleichbar ist.

Die meisten Arbeiten in der Literatur berichten über die Ergebnisse nach **Hybridfixierung.** Hierbei werden die Prothesenkomponenten und der metaphysäre Anteil des Schaftes zementiert, wohingegen die distale Hälfte bzw. die distalen zwei Drittel des Schaftes (je nach Schaftlänge) „pressfit" zementfrei verankert werden. Mit einer Ausnahme (Evidenzstufe 3) waren alle Arbeiten lediglich der Evidenzstufe 4 zuzuordnen, da sie über keine Vergleichsgruppe verfügten. Die Arbeiten schließen 50–190 Fälle ein. Die Rate der aseptischen Lockerungen wird in 6 von 8 Studien mit ≤ 6 % angegeben. Lediglich zwei Arbeiten berichten über eine deutlich höhere Rate an aseptischen Lockerungen (16–30 %), ohne dass hierfür ein Grund aus den jeweiligen Studien ersichtlich wurde. Kritisch anzumerken ist, dass die Zeitintervalle, die den Protheseüberlebensraten zugrunde lagen, mit 3–12 Jahren erheblich schwankten.

Zur **zementierten Verankerungstechnik** wurden vier relevante Arbeiten ermittelt. Wiederum mit einer Ausnahme (Evidenzstufe 3) wiesen auch hier alle Arbeiten eine Evidenzstufe 4 auf. Die angegebenen Fallzahlen lagen zwischen 40 und 95. Bei den Zahlen zur aseptischen Lockerung (0–7 %) fällt im Vergleich zu den Studien zur Hybridtechnik (0–30 %) eine geringere Schwankungsbreite auf. Auch schnitten die Arbeiten zur zementierten Technik bei den Nachuntersuchungszeiten, die den Prothesenstandzeiten und den Raten der aseptischen Lockerung zugrunde lagen, tendenziell besser ab.

Ein Vorteil der zementfreien Technik und der Hybridtechnik ist nach Ansicht einiger Autoren, dass eine bessere intramedulläre Achsausrichtung möglich ist als bei der zementierten Technik. Der Grund hierfür ist darin zu sehen, dass die zementierten Schäfte oft kürzer sind als die zementfrei verankerten Schäfte und keine/weniger kortikale Führung haben. Im Gegensatz hierzu ermöglichen die zementierten Schäfte dem Operateur allerdings mehr Variabilität hinsichtlich der Positionierung der Komponente, um ein seitliches Überstehen zu verhindern (➤ Abb. 8.5.10). Dies kann bei den zementfreien Schäften nur durch die Wahl einer anderen Komponentengröße oder durch die Verwendung von sog. Offsetschäften verhindert werden.

Therapeutischer Hinweis

Bei älteren Patienten mit einer vergleichsweise schlechten Knochenqualität wird eine Verankerung mit zementierten Schäften favorisiert. Jüngere Patienten, bei denen in Zukunft mit großer Wahrscheinlichkeit weitere Prothesenwechsel zu erwarten sind, werden in der Hybridtechnik mit teilzementierten Komponenten versorgt.

8.5.4 Zugangswege und Implantatentfernung

Zugangswege

Ein gut geplanter operativer Zugang ist essenziell für den Erfolg des Revisionseingriffs. Der Zugang muss ausreichend groß sein, um die gelockerte Prothese zu entfernen, ein suffizientes Weichteilbalancing durchzuführen, Knochendefekte auszugleichen und die Revisionsprothese in korrekter Position und Rotation zu implantieren.

Die meisten Patienten weisen eine gerade oder bogenförmig konvex nach medial gerichtete Narbe nach Primärprothesenimplantation auf. Seltener ist ein lateraler Zugang. Wann immer möglich, sollte die alte Narbe bei der Revisionsoperation wiederverwendet bzw. in den neuen Zugang einbezogen werden. Normalerweise lässt sie sich nach proximal und distal problemlos verlängern. Von Vorteil ist es, den alten Schnitt vor Folienabdeckung mit einem Stift zu markieren, da er ansonsten unter der Folie verfehlt werden kann. Um die Durchblutung der Haut nicht zu gefährden, sollte zu evtl. zusätzlich vorhandenen Narben ein Abstand von 2 cm eingehalten werden (Trieb et al. 2011). Der neue Schnitt sollte insbesondere distal nicht im spitzen Winkel auf alte Narben zulaufen. Die Haut und das Subkutangewebe sollten in toto durchtrennt werden mit einer Präparation direkt auf die Oberschenkelfaszie und den Streckapparat. Nachfolgend werden die Haut und das Subkutangewebe idealerweise stumpf oder mit einer größeren Präparierschere in toto von der Oberschenkelfaszie und vom Streckapparat abpräpariert.

Die Arthrotomie erfolgt meistens als parapatellar medialer Zugang ins Kniegelenk. Hierzu wird die Quadrizepssehne im Verhältnis ⅓ medial zu ⅔ lateral im Verlauf längs gespalten (➤ Abb. 8.5.11). Die Patella wird medialseitig im Abstand von ca. 5 mm umfahren, um beim Wundverschluss ausreichend Weichteilgewebe am medialen Patellarand zur Verfügung zu haben. Der Schnitt läuft distal ca. 1–2 cm medial neben der Tuberositas tibiae aus. Es ist darauf zu achten, dass die distale Schnittführung nicht zu weit nach lateral abweicht, da hierdurch der Ansatz des Lig. patellae an der Tuberositas unnötig geschwächt wird. Für die laterale Arthrotomie besteht keine zwingende Indikation; selbst kontrakte Revisionen mit einer Valgusdeformität können über den beschriebenen medialseitigen Zugang gut adressiert werden. Nichtsdestotrotz

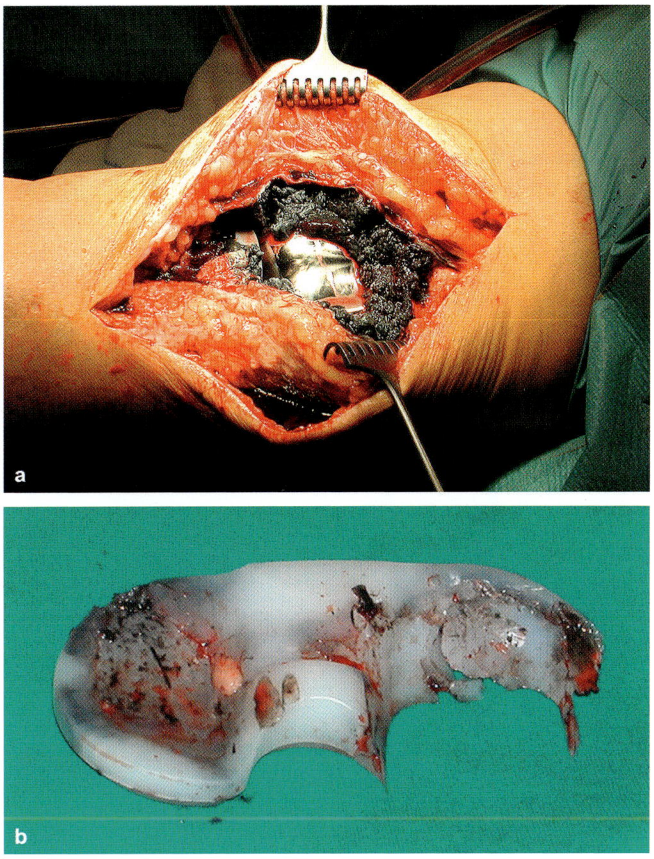

Abb. 8.5.11 77-jährige Patientin mit parapatellar medialem Zugang und ausgeprägter Synovialitis bei Inlay-Aufbrauch und Metallabrieb. Aufwendige Synovektomie mit Weichteilrelease erforderlich:
a) Synovialitis und Metallabrieb
b) PE-Inlay-Aufbrauch

kann jeder Operateur, abhängig von seinem persönlichen Erfahrungsgrad, für bestimmte Fälle eine laterale Arthrotomie wählen.

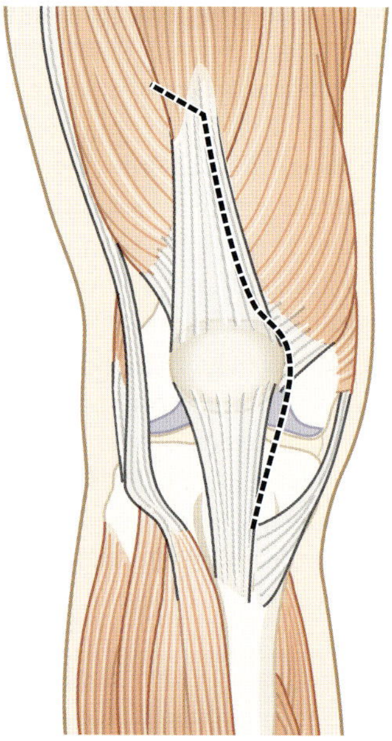

Abb. 8.5.13 Quadrizeps-Snip: Der Quadrizeps wird proximal im Sehnenspiegel des M. rectus femoris gespalten. Anschließend wird der Zugang im Faserverlauf des M. vastus lateralis nach proximal für 2–3 cm fortgesetzt.

Weichteilmanagement und Exposition

Im nächsten Schritt erfolgt die Wiederherstellung der Verschiebeschichten über eine subtotale Synovektomie und Arthrolyse im oberen sowie in den seitlichen Recessus. Hierzu arbeitet man sich am besten vom oberen Recessus medial und lateral nach distal vor. Abhängig von der geplanten Revisionsprothese ist auf den Erhalt der Seitenbänder zu achten. Sämtliche Verwachsungen müssen reseziert werden. Am medialen Tibiakopf muss der Streckapparat inkl. der tiefen und partiell auch der oberflächlichen Seitenbandanteile anterior auf einer Höhe von mindestens 20–30 mm medioventral, ausgehend vom Gelenkspalt bzw. von der tibialen Prothesenkomponente, scharf vom Knochen gelöst werden. Dies erfolgt am besten mit dem Kauter und nachfolgend mit dem Raspatorium. Im mediodorsalen Anteil des Tibiakopfes sollte der Kapsel-Band-Apparat nur noch auf einer Höhe von ca. 10–15 mm abgelöst werden (➤ Abb. 8.5.12).

Ein darüber hinausgehendes Release gefährdet die Stabilität des medialen Seitenbandes zu sehr. Hat sich der Operateur bereits präoperativ, aufgrund einer stark reduzierten Knochenqualität bzw. einer hochgradigen Bandinsuffizienz, für ein gekoppeltes Prothesenmodell entschieden, können an dieser Stelle die femoralen und tibialen Seitenbandansätze großzügig abgelöst werden, um einen besseren Zugang zu erreichen.

Häufig gestaltet sich die **Mobilisation der Patella** aufgrund ausgeprägter Vernarbungen des Hoffa-Fettkörpers und des lateralen Recessus problematisch. In vielen Fällen ist deshalb eine laterale Retinakulumspaltung im Abstand von 1–2 cm vom lateralen Patellarand hilfreich. Gleichzeitig kann der Tibiakopf anterior oberhalb der Tuberositas tibiae ebenfalls mit dem Raspatorium umfahren werden, um weitere Verwachsungen zu lösen.

Bei Vorliegen eines Patellarückflächenersatzes zeigen sich häufig zirkulär an der Patellarückfläche verlaufende Narbenstränge, ggf. mit Ausstrahlung in den lateralen Streckapparat. Diese müssen ebenfalls vollständig entfernt werden. Kann die Patella auch hiernach noch nicht vergleichsweise problemlos subluxiert werden, kommt ein **Quadrizeps-Snip** im proximal-lateralen Anteil als Zugangserweiterung zum Einsatz. Hierbei wird der Quadrizeps proximal im Sehnenspiegel des M. rectus femoris gespalten und anschließend im Faserverlauf des M. vastus lateralis nach proximal für 2–3 cm fortgesetzt. Bei sehr kontrakten Weichteilverhältnissen und der Gefahr einer Ablösung des Lig. patellae an der Tuberositas kann das Band temporär durch einen K-Draht oder Metallpin gesichert werden (➤ Abb. 8.5.13).

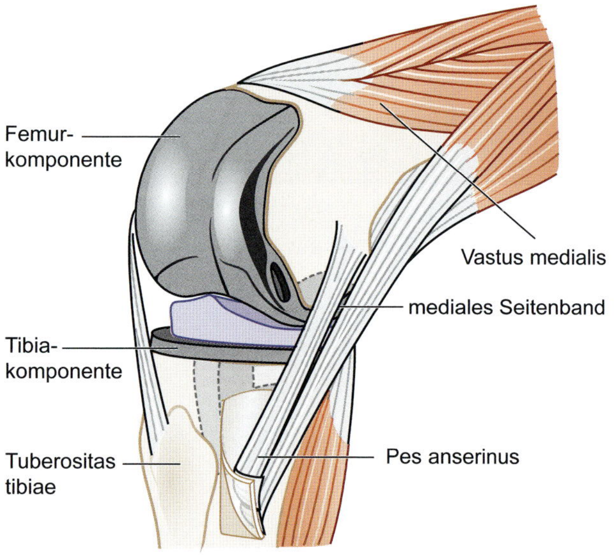

Abb. 8.5.12 Schrittweises mediales Release: Ausgehend vom Gelenkspalt bzw. von der tibialen Prothesenkomponente wird der Streckapparat inkl. der tiefen und partiell auch der oberflächlichen Seitenbandanteile von medioventral nach dorsal patientenindividuell abgelöst.

In ausgeprägten Fällen muss über eine **Tuberositasosteotomie** nachgedacht werden. Sie ist indiziert, wenn nach Resektion aller Vernarbungen und Durchführung aller Releaseschritte inkl. Quadrizeps-Snip keine adäquate Einsicht in das Gelenk möglich ist. Dies ist vor allen Dingen dann der Fall, wenn ein Patellatiefstand mit kontraktem vernarbtem Lig. patellae vorliegt. Sie bietet neben einer besseren Mobilisation des Gelenks den Vorteil, dass bei Refixierung der Tuberositas gleichzeitig eine Proximalisierung um 1–2 cm erfolgen kann, um die Patella baja zu adressieren. Als nachteilig sind eine mögliche Fragmentdislokation und Pseudarthrosenbildung sowie die aufwendige Nachbehandlung mit mehrwöchiger Flexionslimitierung zu sehen.

Therapeutischer Hinweis

Die vorbestehenden Narben sollten, wenn immer möglich, für die neue Inzision genutzt werden. Die Arthrotomie erfolgt standardmäßig über einen parapatellar-medialen Zugang. Auf ein umfassendes und suffizientes Weichteilrelease ist zu achten. Der Ansatz des Lig. patellae an der Tuberositas tibiae muss geschützt werden.

Implantatentfernung

Ist ein kompletter Prothesenwechsel erforderlich, sollte nach Exposition und Inlay-Entfernung mit der **Explantation der femoralen Komponente** fortgefahren werden (➤ Abb. 8.5.14). Das Ziel muss es sein, die Weichteile möglichst wenig zu kompromittieren und den Knochenverlust im Rahmen der Implantatentfernung zu minimieren. Dazu muss zunächst die Implantat-Zement-Knochen-Grenzschicht von Weichteilen befreit und sicher dargestellt werden. Nachfolgend wird die Prothese schrittweise an der Prothesen-Zement-Grenzschicht oder im Zement gelöst. Hierzu bieten sich flache Meißel (Klingenmeißel) mit breiter dünner Klinge oder eine Säge mit dünnem Blatt an. Der Schliff der Klinge ist in Richtung Knochen/Zement zu richten. Die Klinge ist von leicht schräg unten in Richtung der Prothese auszurichten. Ein Eintauchen der Klinge in den Knochen sollte, wenn immer möglich, vermieden werden. Nach dem anterioren Unterfahren des Prothesenschildes muss die Prothese im Verlauf der Kondylen ebenfalls gelöst werden. Hierzu ist ggf. eine schmalere Klinge erforderlich. Alternativ kann die Femurkomponente insbesondere im anterioren Anteil auch mit einer Gigly-Säge gelöst werden. Nachfolgend kann das Femurschild mit einem Stößel oder einem passenden Ausschläger mit schnellen kurzen Schlägen entfernt werden. Gelingt dies nicht, muss mit dem Klingenmeißel nochmals nachgearbeitet werden.

Die **Explantation der Tibia** erfolgt analog zur Femurkomponente. Schwierig kann sich ein isolierter Wechsel der Tibiakomponente gestalten, da die in situ befindliche Femurkomponente die Präparation und das Entfernen der Tibia behindert. Auch kann das Unterfahren der lateralen und posterolateralen Anteile des Tibiaplateaus bei unzureichend gelösten Weichteilen schwierig sein. Besonders ist auf das Lig. patellae zu achten, das auf keinen Fall mit dem Klingenmeißel geschwächt werden darf. Beim Herausschlagen der Tibiakomponente muss das Knie maximal flektiert werden, um die tibiale Komponente an den Femurkondylen vorbeizuführen. Der Stößel muss in einem möglichst spitzen Winkel unter dem Tibiaplateau angesetzt werden. Bewährt haben sich hierzu gebogene Stößel. Die Krafteinleitung muss nach kranial ge-

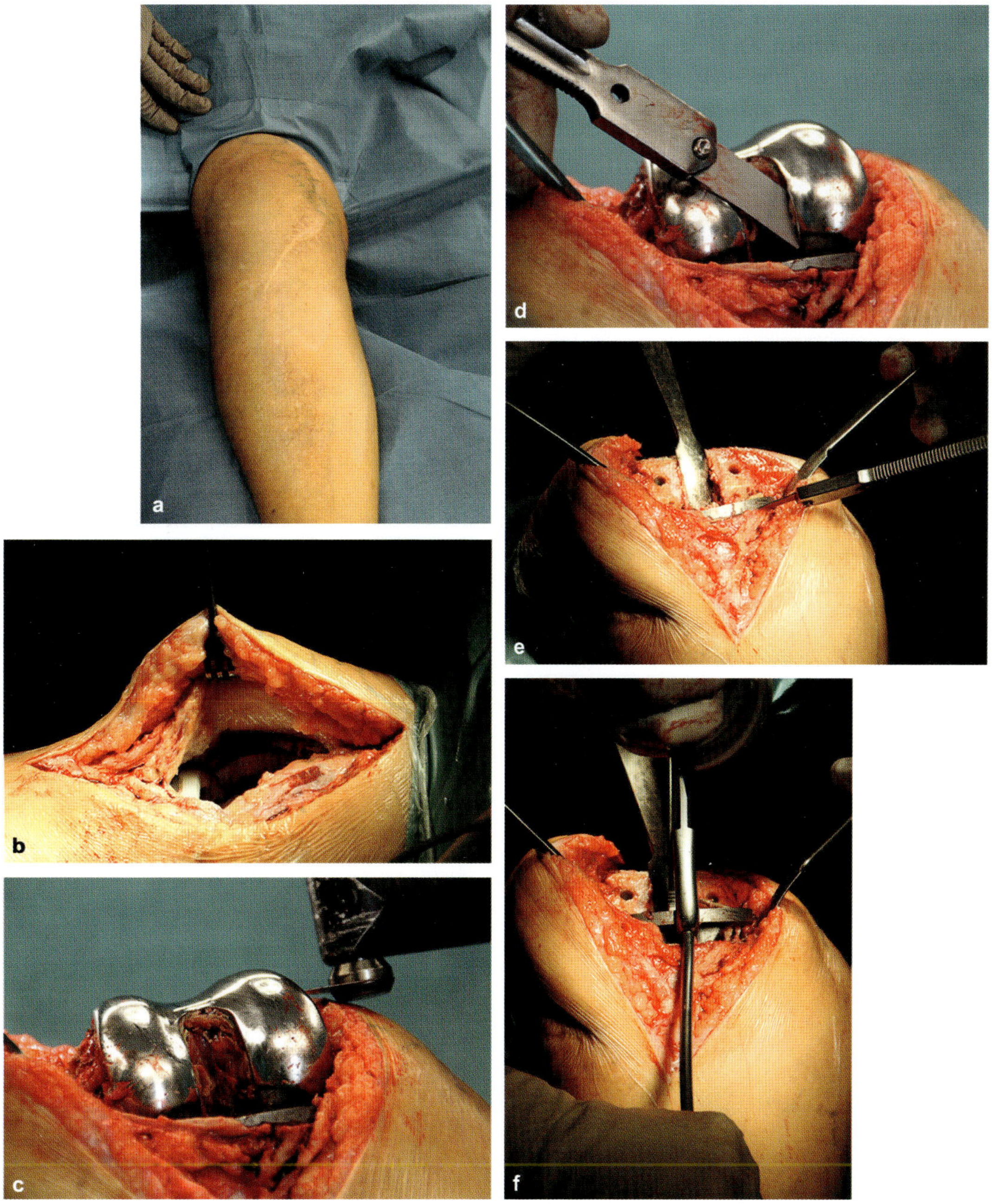

Abb. 8.5.14 74-jähriger Patient:
a) Alter parapatellar medial gelegener Zugang
b) Schnittführung im Verlauf des alten Zugangs mit ausgeprägten intraartikulären Verwachsungen
c–e) Unterfahren des Femurschildes und Tibiaplateaus mit Säge und Klingenmeißel
f) Herausstößeln des Tibiaplateaus unter Zuhilfenahme einer Fasszange

richtet sein, um eine Fraktur der dorsalen Anteile des Tibiakopfes zu vermeiden. Zementreste werden femoral, tibial und im Markraum mit feinen Meißeln, dem Luer und ggf. speziellen Zementextraktionsinstrumenten entfernt.

Ein evtl. vorhandener **Retropatellarersatz** wird zunächst mit dem Kauter zirkulär umfahren, um die Weichteile zu lösen. Nachfolgend wird er schrittweise mit feinen Lambotte- oder Klingenmeißeln entfernt. Zementreste werden nach Entfernung des Retropatellarersatzes mit einem feinen Meißel oder Küretten entfernt. Die Explantation ist insgesamt sehr vorsichtig durchzuführen, um eine Fraktur der Patella zu vermeiden.

Therapeutischer Hinweis
Die Implantate müssen schrittweise und sorgfältig in allen erreichbaren Abschnitten mit einem Meißel oder der Gigly-Säge in der Implantat-Zementschicht gelöst werden. Das Eintauchen des Meißels in den Knochen ist zu vermeiden. Als Erstes wird die Femurkomponente und anschließend das Tibiaimplantat entfernt.

8.5.5 Klassifikation und Behandlung von Knochendefekten

Klassifikationen von Knochendefekten

Ein wesentlicher Aspekt im Rahmen der Knierevisionsendoprothetik ist das Management des Knochenverlustes. Der Knochenverlust kann einerseits abriebbedingt osteolytisch, infektbedingt osteolytisch oder mechanisch bedingt auftreten. Schlüssel zur erfolgreichen Revisionsoperation ist eine genaue Einschätzung des Defekts und der notwendigen Augmentationsschritte. Dabei gilt der Leitsatz: „Es kommt meistens schlimmer, als man denkt."

Die Literatur bietet verschiedene Klassifikationen an, wobei die AORI-Klassifikation nach Engh (1999) eine der gebräuchlichsten ist (➤ Abb. 8.5.15). Sie unterscheidet drei verschiedene Schweregrade der knöchernen Defektsituationen, die wiederum getrennt für Tibia (T) und Femur (F) angegeben werden.

AORI-Klassifikation nach Engh

Tibiale Defekte

- **Grad T1:** beschreibt eine Situation, bei der sowohl die Kortikalis als auch der metaphysäre Knochen weitgehend intakt sind
- **Grad T2:** zeichnet sich durch eine fehlende kortikale Abstützung und einen defizitären metaphysären Knochen aus
  - **Grad T2a:** kennzeichnet ein Defizit auf der medialen oder lateralen Seite des Tibiaplateaus
  - **Grad T2b:** schließt die gesamte proximale Tibia mit ein
- **Grad T3:** entspricht einem fortgeschrittenen kortikalen und metaphysären Knochenverlust, der auch mit einer knöchernen Insuffizienz der Bandansätze einhergeht

Femorale Defekte

- **Grad F1:** beschreibt einen knöchernen Defekt, bei dem der kortikale Rand vorhanden und auch die Spongiosa tragfähig und belastbar ist
- **Grad F2:** zeichnet sich durch einen Knochenverlust im metaphysären Anteil aus, die Prothese ist nach proximal gewandert und der metaphysäre Knochen ist allein nicht mehr tragfähig
  - **Grad F2a:** beschreibt eine Situation, in der entweder der laterale oder der mediale Kondylus betroffen ist
  - **Grad F2b:** beschreibt eine Schädigung an beiden Kondylen.
- **Grad F3:** Hier kommt zu der defizitären knöchernen kortikalen und metaphysären Defektsituation noch eine Bandinstabilität durch Insuffizienz oder Fehlen der femoralen Bandansätze hinzu.

Klassifikation nach Huff und Sculco

Eine weitere im Alltag gebräuchliche und hilfreiche Klassifikation stammt von Huff und Sculco (2007). Sie beschreibt verschiedene Formen des Knochenverlustes, ebenfalls unterteilt nach tibialen und femoralen Defekten. Die einfachste Defektform ist die einer zystischen Schädigung. Im Übergangsbereich Prothese-Knochen werden kleine subchondrale Defekte gefunden. Weiter fortschreitend werden periphere epiphysär gelegene Defekte beschrieben; hier liegt ein Knochenverlust im epimetaphysären Bereich vor. Die nächste Stufe sind kavitäre Defekte mit einem intrakortikal-meta-

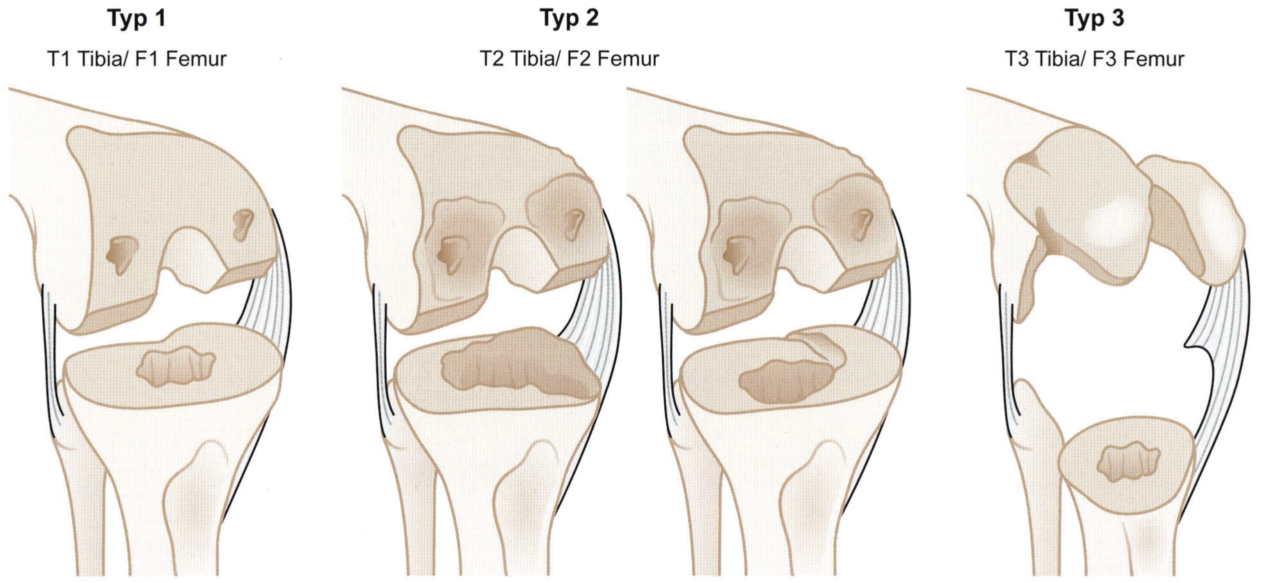

Abb. 8.5.15 AORI-Klassifikation

physären Knochenverlust. Die Schädigung mit der stärksten Ausprägung ist ein segmentaler Knochenverlust, der die Kombination aus epiphysärer und kavitärer Schädigung darstellt. Hier kommt es in aller Regel zur Kompromittierung der tibialen und/oder femoralen Bandansätze.

Chirurgische Therapieoptionen

Knochendefekte können durch verschiedene Materialien und Augmentationsoptionen adressiert werden. In der Regel steht kein Knochen aus Resektaten zur Verfügung. Deshalb sollten folgende Optionen in Erwägung gezogen werden:

- Knochenzement
- Allogene Knochenchips, Knochenblocks, Hüftköpfe
- Allografts
- Trabekuläre Metallkörper
- Modulare Prothesen mit Augmenten und Anbauteilen

Die Entscheidung, welche Augmentation die richtige ist, sollte in Abhängigkeit verschiedener Faktoren gefällt werden. Hierbei sind insbesondere das biologische Alter des Patienten, die Notwendigkeit weiterer Revisionen, die individuellen Funktionsansprüche und die Komorbiditäten zu berücksichtigen. Ein biologischer Aufbau mittels allogenen Spenderknochens (Hüftkopf, Knochenchips etc.) ist in jedem Fall zu favorisieren, sofern die verbliebene Knochensubstanz dies in Bezug auf Stabilität und Konfiguration zulässt.

Die einfachste Form der Defektfüllung ist die Knochenzementauffüllung. Diese weist aber gerade bei größeren Defekten äußerst schlechte Langzeitergebnisse auf, da die Lasteinleitung in den Knochen durch den Knochenzement ungünstig beeinflusst wird. Außerdem ist eine langfristige, stabile Verankerung an glatten kortikalen Oberflächen bei kavitären Defekten nicht zu erwarten. Aus diesem Grund ist eine Zementauffüllung nur bei sehr kleinen Defekten (< 5 mm) zu empfehlen bzw. wenn die kortikale Abstützung nur auf einer Strecke von einem Viertel der Zirkumferenz betroffen ist. Aus den genannten Gründen bietet sich die Zementauffüllung nur bei Patienten mit perspektivisch reduzierter Lebenserwartung und vergleichsweise kleinen Defekten an. Bei allen anderen Patienten sollte nach Möglichkeit ein biologischer Defektaufbau angestrebt werden.

Knochentransplantation

Eine Knochentransplantation ist grundsätzlich bei jeder Defektform möglich. Kleinere Zysten und Osteolysen lassen sich häufig mit dem Knochen aus Resektaten, z. B. der interkondylären femoralen Box, auffüllen. Bei größeren Defekten ist eine allogene Spongiosa-/Knochenplastik erforderlich. In der Regel können Spongiosachips oder -blöcke eingebracht werden. Bei größeren Defekttypen bietet sich das Einsetzen eines halben Spenderhüftkopfes an. Voraussetzungen für eine Knochentransplantation sind eine entsprechende Erfahrung des Operateurs, das Vorhandensein einer Knochenbank und eine defektadaptierte Vorgehensweise bei der Transplantation. Großen Erfolg haben Knochentransplantationen bei kleineren, begrenzten Defekten, die vorrangig zentraler kavitärer Natur sind. Das sog. *Impaction Bone Grafting,* das aus der Hüftrevisionschirurgie bekannt ist, eignet sich besonders für tibiale Defekte. Allerdings gilt es zu berücksichtigen, dass diese Technik zeitaufwendig ist und eine hohe Präzision bei der Transplantation erfordert. Darüber hinaus müssen in aller Regel lange Schäfte verwendet werden, die eine diaphysäre Verankerung ermöglichen und so die Einheilung des Transplantats erlauben.

Allografts kommen vor allem in den angloamerikanischen Ländern bei ausgeprägten Defektsituationen zur Anwendung; in Deutschland, Österreich und der Schweiz haben sie nur einen sehr geringen Verbreitungsgrad. In der Literatur wird noch kontrovers diskutiert, ob große Grafts dauerhaft tragfähig sind. Nicht selten werden diese Grafts nicht fest integriert und führen zu sekundären Instabilitäten und damit zur konsekutiven Implantatlockerung.

Trabekuläre Metallkörper

Die trabekulären Metallkörper nehmen eine Zwischenstellung bei der Defektaugmentation ein. Sie bieten eine hohe Porosität, geringe Steifigkeit und hohe Modularität. Dementsprechend können sie dem jeweiligen Defekt gut angepasst werden. Die Hersteller postulieren, dass der Knochen aufgrund der hohen Porosität nicht nur an das Augment heranwächst, sondern in dieses hineinwachsen kann und z. T. inkorporiert wird. Allerdings ist die Fixierung des Augments an der Prothese ebenso wichtig wie bei allen anderen Anbauteilen. In der Regel erfolgt die Fixierung durch Knochenze-

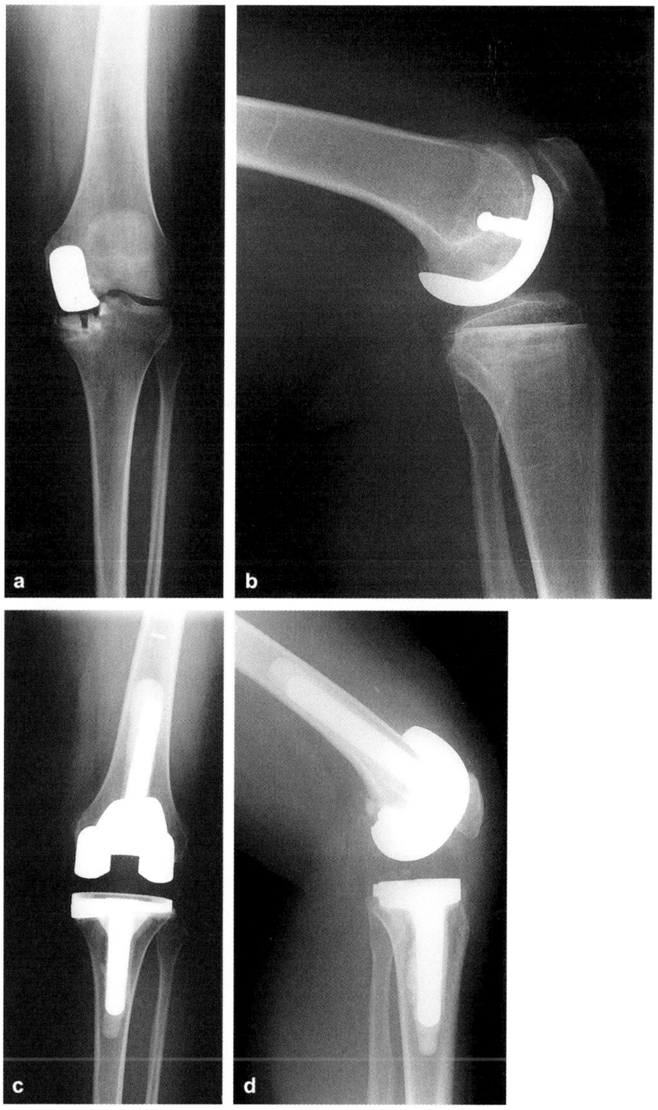

Abb. 8.5.16 61-jährige Patientin mit gelockerter medialer Schlittenprothese. Wechsel auf modulare Revisionsprothese mit medial-tibialer Metallaugmentation zum Ausgleich eines knöchernen Defekts:
a, b) Röntgen a.-p. und seitlich präoperativ
c, d) Röntgen a.-p. und seitlich postoperativ

ment, sodass hier zumindest nur partiell von einer biologischen Rekonstruktion gesprochen werden kann. Zwar beschreiben erste Publikationen positive Resultate, inwieweit sich dieses Material aber im Langzeitverlauf etablieren kann, bleibt abzuwarten. Daher kann an dieser Stelle keine abschließende Empfehlung für oder gegen die Verwendung trabekulärer Metallkörper abgegeben werden.

Modulare Implantate und Anbauteile

Typ-1- und Typ-2-Defekte können gut mit metallischen Augmenten ausgeglichen werden (➤ Abb. 8.5.16). Hierzu besitzt heutzutage jedes auf dem Markt verfügbare Revisionsprothesensystem metallische Anbauteile unterschiedlicher Form und Größe (➤ Abb. 8.5.17). Ausgedehnte Typ-3-Defekte sind neben einem großen Knochenverlust meist auch durch höhergradige ligamentäre Instabilitäten gekennzeichnet. Sie erfordern häufig gekoppelte Prothesen, die je nach Defektsituation bis hin zum vollständigen Femurersatz reichen können (➤ Kap. 8.5.3, Modularität und Kopplung).

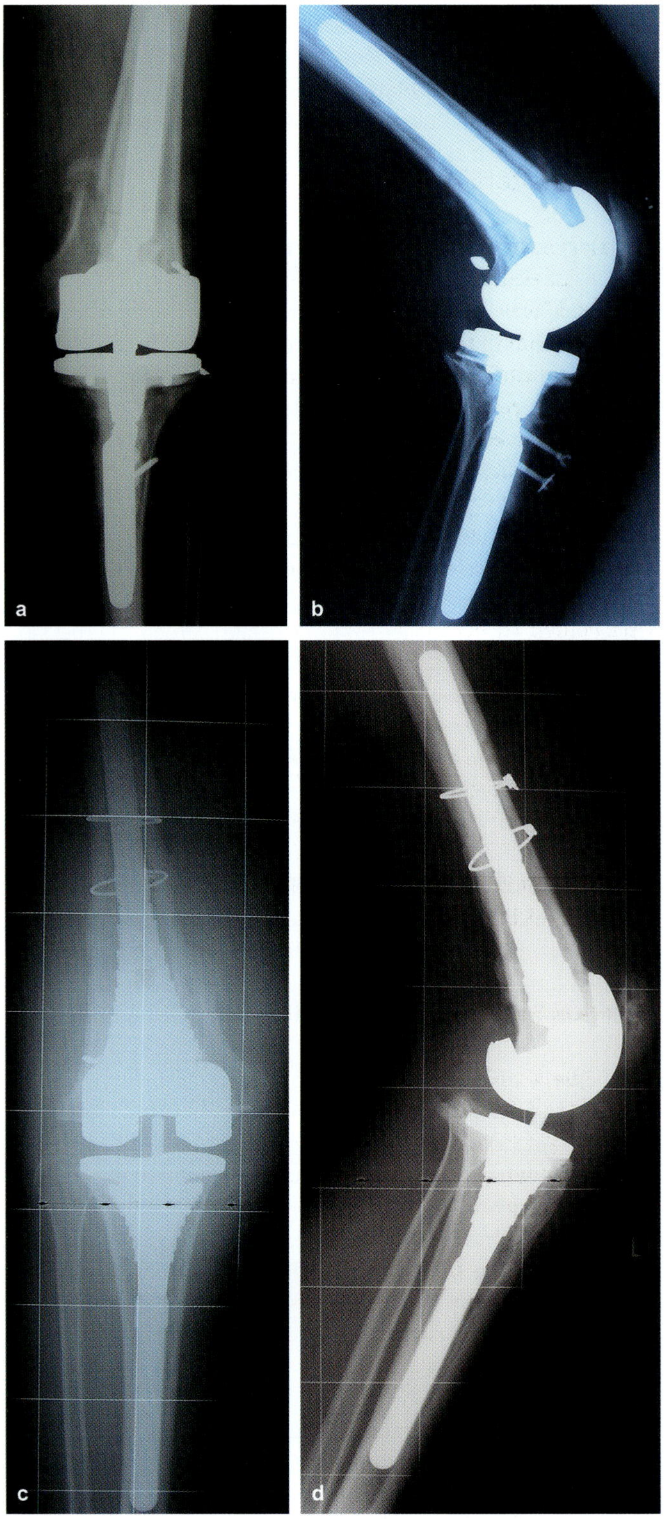

Abb. 8.5.17 69-jähriger Patient mit gebrochenem femoralem Schaft auf Höhe der Kopplung. Biologische Rekonstruktion mit Spongiosaplastik und metadiaphysärer Hülsen-Hybridverankerung:
a, b) Röntgen a.-p. und seitlich präoperativ
c, d) Röntgen a.-p. und seitlich postoperativ

8.5.6 Patellamanagement

Nach endoprothetischer Versorgung des Kniegelenks klagen vergleichsweise viele Patienten über peripatellare Beschwerden. In der Literatur wird eine Häufigkeit von bis zu 10 % angegeben (Springorum et al. 2011). Die Ursachen der Beschwerden können vielschichtig sein. Eine sagittale Instabilität des Kniegelenks bei HKB-Insuffizienz kann ebenso retropatellare Schmerzen verursachen wie eine Malrotation der Femurkomponente mit Lateralisation oder sogar Subluxation der Patella. Häufig lässt sich allerdings weder in der klinischen Untersuchung noch in der bildgebenden Diagnostik ein Grund für die beschriebenen Beschwerden verifizieren. Folgende Aspekte sind im Rahmen eines differenzierten Patellamanagements zu diskutieren:

- Patellarückflächenersatz
- Flexionsinstabilität
- Malrotation
- Patella baja

Patellarückflächenersatz

Die Vor- und Nachteile der Implantation eines Patellarückflächenersatzes werden in der Literatur kontrovers diskutiert. In der Mehrzahl der orthopädisch-unfallchirurgischen Kliniken in Deutschland (70–80 %) wird bei der Primärimplantation auf einen gleichzeitigen Rückflächenersatz der Patella verzichtet. Vielmehr wird die Patellarückfläche entweder vollständig unbearbeitet belassen oder nur eine Denervierung und Osteophytenabtragung durchgeführt, ggf. zusätzlich eine Patellaresektionsplastik. Eine aktuelle Metaanalyse von 16 prospektiv randomisierten Studien mit Einschluss von insgesamt 3 465 Primärimplantationen konnte keinen signifikanten Unterschied (Rückflächenersatz vs. Denervierung und Osteophytenabtragung) in den Parametern vorderer Knieschmerz und Patientenzufriedenheit nachweisen. Allerdings erfolgte in der Gruppe ohne Rückflächenersatz signifikant häufiger eine operative Revision, im Zweifelsfall, weil bei dieser Revision noch die Möglichkeit zur Durchführung eines Rückflächenersatzes bestand (Pilling et al. 2012).

Allerdings werden die Ergebnisse nach sekundärem Rückflächenersatz in der Literatur wiederum sehr kritisch gesehen. Die meisten Studien kommen zu dem Ergebnis, dass kein signifikanter Benefit für den Patienten nach sekundärem Rückflächenersatz besteht. Basierend auf den dargestellten Literaturergebnissen kann der primäre Rückflächenersatz nicht empfohlen werden. Ein sekundärer Rückflächenersatz bei peripatellarem Schmerzsyndrom stellt den Versuch einer operativen Besserung der Beschwerdesymptomatik dar. Die Indikation sollte jedoch zurückhaltend gestellt werden, und jeder Patient ist präoperativ umfassend über die eingeschränkten Erfolgsaussichten aufzuklären.

Flexionsinstabilität

Eine Flexionsinstabilität wird in den meisten Fällen durch eine HKB-Insuffizienz und/oder eine Größendifferenz zwischen Extensions- und Flexionslücke verursacht.

Bei der Primärimplantation muss der Operateur das HKB kritisch beurteilen. Es kann durch eine ausgeprägte präoperative Deformität oder eine intraoperative Schwächung des tibialen Ansatzes insuffizient sein. Ein intraoperatives Indiz für eine HKB-Insuffizienz kann eine deutlich größere Flexionslücke sein. Können Kontinuität und Stabilität des HKB intraoperativ nicht sicher abgeschätzt werden, sollte im Zweifelsfall eine HKB-substituierende Prothese implantiert werden. Nur so lässt sich eine sagittale Instabilität mit möglicherweise hieraus resultierenden peripatellaren Beschwerden vermeiden.

Wird aufgrund einer sagittalen Instabilität eine Revision erforderlich, muss auf eine HKB-substituierende Femurkomponente gewechselt werden (➤ Abb. 8.5.18). Zusätzlich muss bei Größendifferenz der Extensions- und Flexionslücke ggf. eine Rekonstruktion des dorsalen femoralen Offsets durch eine größere Femurkomponente mit dorsalen Augmenten erfolgen (➤ Kap. 8.5.7). Auf keinen Fall darf eine „kleine Revision" mit alleiniger Inlay-Erhöhung durchgeführt werden, weil hierdurch die Ursache der Instabilität nicht therapiert wird.

Malrotation

In der Primärendoprothetik des Kniegelenks stehen verschiedene knöcherne Referenzierungspunkte (Whiteside-Linie, Epikondylenachse, posteriore Kondylenachse) zur Rotationsausrichtung der Femurkomponente zur Verfügung. Alternativ kann eine bandspannungsadaptierte Ausrichtung erfolgen, um eine symmetrische Flexionslücke zu generieren.

Prinzipiell kann die Rotationsausrichtung der Femurkomponente in der Revisionsendoprothetik durch Knochendefekte mit Verlust der knöchernen Referenzierungspunkte und/oder Bandinsuffizienzen deutlich erschwert sein. Das Ziel des Operateurs muss es sein, eine symmetrische Extensions- und Flexionslücke gleicher Höhe zu schaffen. Hierzu können in Streckung und Beugung Platzhalter derselben Höhe verwendet werden, die in 90° Beugung unter den femoralen Schnittblock gelegt werden, um dessen finale Rotationseinstellung zu bestimmen. Häufig sind lateral-dorsal Augmente erforderlich, um bestehende Knochendefekte auszugleichen. Gegebenenfalls muss gleichzeitig, sofern die Gesamtanatomie des Kniegelenks dies erlaubt, eine größere Femurkomponente mit dorsalen Augmenten gewählt werden, um die Höhe der Flexionslücke an die Extensionslücke anzupassen (➤ Kap. 8.5.7).

Besteht bei entsprechender peripatellarer Beschwerdesymptomatik mit Lateralisation oder Subluxation der Patella der Verdacht auf eine Malrotation der Femurkomponente (➤ Abb. 8.5.19), kann diese mittels Rotations-CT diagnostiziert werden. In diesem Fall muss dem Patienten eine Neupositionierung der Femurkomponente empfohlen werden. Der Versuch, die Patella durch Weichteileingriffe zu zentrieren (z. B. laterale Retinakulumspal-

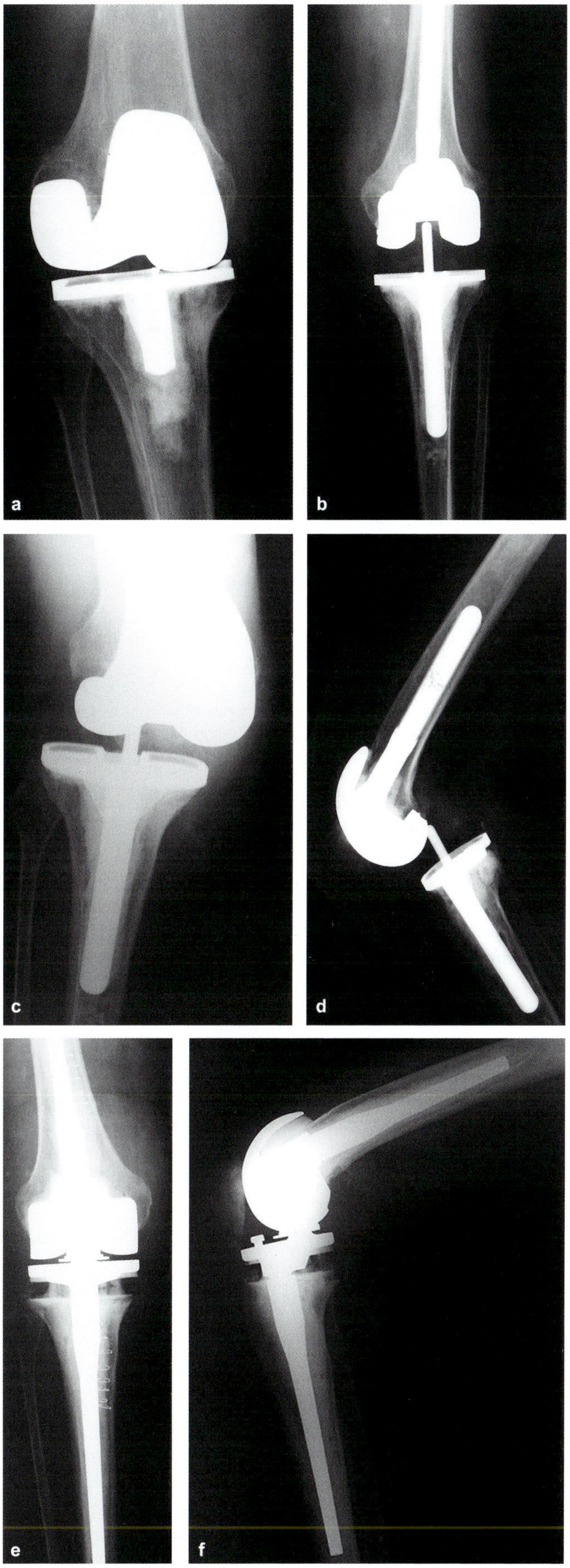

Abb. 8.5.18 78-jährige Patientin:
a) Aufgebrauchtes Inlay und Metallabrieb am Tibiaplateau medial
b) Wechsel auf modulare Revisionsprothese
c, d) Sagittale Instabilität mit Luxation der Prothese (Röntgen a.-p. und seitlich)
e, f) Wechsel auf Drehscharnierprothese (Röntgen a.-p. und seitlich)

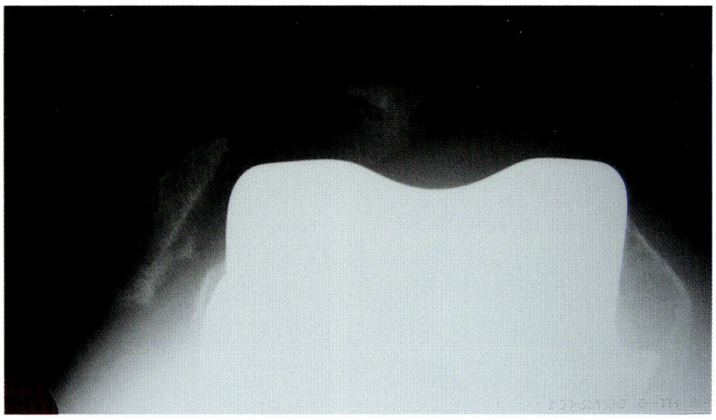

Abb. 8.5.19 Wechsel auf eine achsgeführte Revisionsprothese mit Malrotation der Femurkomponente (Innenrotation) und Subluxation sowie Fragmentierung der Patella

tung), ist nicht zielführend, weil die Malrotation als Ursache der Beschwerden nicht adressiert wird.

Patella baja

Die Patella baja stellt ein ungelöstes Problem in der Primär- und Revisionsendoprothetik des Kniegelenks dar. Selbst bei korrekt positionierter primärer Knieprothese kann sich nach der Operation eine Patella baja bilden. Ausgelöst wird dies durch Verkürzung des Lig. patellae oder Vernarbungen im Bereich des Hoffa-Fettkörpers. Was die Ausbildung bei bestimmten Patienten begünstigt, ist ungeklärt. Die Patienten klagen typischerweise über peripatellare Schmerzen und eine eingeschränkte Beugefähigkeit des Kniegelenks. Verursacht werden diese Beschwerden durch die tief stehende Kniescheibe, die in Beugung am Inlay anschlagen kann. Zusätzlich geht damit oft eine Verkürzung des gesamten Streckapparats einher.

Eine iatrogen verursachte relative Patella baja kann bei suboptimal durchgeführten Wechseloperationen kreiert werden. Der Operateur mag geneigt sein, einen femoralen Knochendefekt durch Wahl einer kleineren Femurkomponente und Proximalisierung derselben auszugleichen, anstatt Augmente zu verwenden. Dies führt neben einem femoralen Offsetverlust zu einer Anhebung der Gelenklinie mit relativem Patellatiefstand.

Die operative Therapie der Patella baja richtet sich nach der individuellen Beschwerdehaftigkeit des Patienten und den Ursachen des Patellatiefstands. Sind die Komponenten korrekt positioniert und liegt keine Anhebung der Gelenklinie vor, kann eine **Proximalisierung der Tuberositas tibiae** erwogen werden. Zu bedenken ist, dass die Versetzung der Tuberositas nicht in beliebigem Umfang erfolgen kann. Meist ist nur eine Strecke von 10–15 mm möglich. Außerdem besteht die Gefahr, dass die knöcherne Einheilung fehlschlägt, da das Knochenlager anterior und unmittelbar unter dem Tibiaplateau sehr dünn ist und keine idealen Voraussetzungen bietet. Die Nachbehandlung mit mehrwöchiger Beugelimitierung begünstigt eine Narbenbildung und Bewegungseinschränkung im Gelenk, die im Extremfall zu einem späteren Zeitpunkt operativ angegangen werden muss. Schlussendlich kann es nach einer erfolgreichen Proximalisierung der Patella im Verlauf zur weiteren Verkürzung und Vernarbung des Lig. patellae mit der Ausbildung eines Rezidivs kommen (➤ Abb. 8.5.20).

Besteht eine relative Patella baja nach Prothesenwechsel mit Proximalisierung der Femurkomponente, besteht die einzig sinnvolle operative Therapie in einem Wechsel der Komponente mit Knochenaufbau und Distalisierung (➤ Kap. 8.5.7).

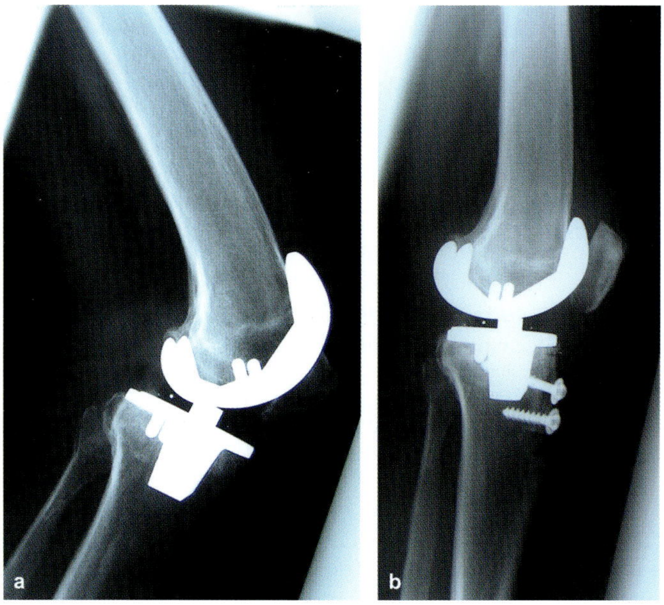

Abb. 8.5.20 72-jähriger Patient nach Knie-TEP mit postoperativer Patella baja:
a) Röntgen seitlich präoperativ
b) Versetzung der Tuberositas tibiae mit Proximalisierung der Patella (Röntgen seitlich postoperativ)

Therapeutischer Hinweis

Essenziell zur Vermeidung peripatellarer Schmerzen sind ein zentraler Kniescheibenlauf und eine hinreichende sagittale Stabilität in 90° Beugung. Entscheidende Kriterien hierfür sind der Erhalt bzw. adäquate Ersatz des HKB sowie eine symmetrische Extensions- und Flexionslücke, die ihrerseits weitgehend durch die richtige Größe und Rotation der Femurkomponente bestimmt wird. Die Vorteile eines Rückflächenersatzes in der Primär- und Revisionsendoprothetik sind nicht belegt.

8.5.7 Offset- und Gelenklinienrekonstruktion

Offset und posteriores femorales Impingement

Das **posteriore femorale Offset (PFO)** ist definiert als der Abstand zwischen einer Tangente am dorsalen Femurschaft und der maximalen dorsalen Ausladung der Kondylen in der Seitansicht

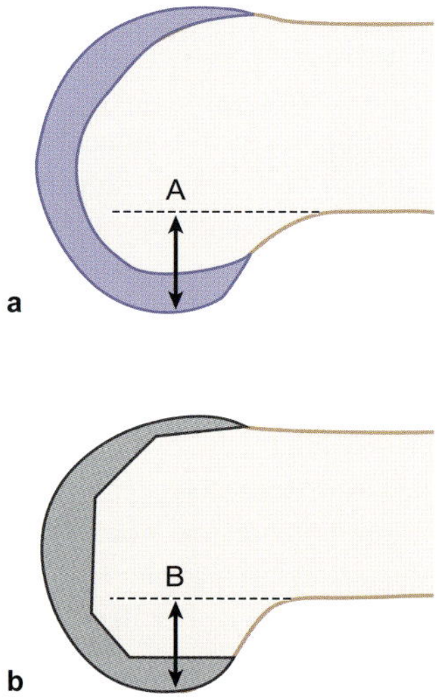

Abb. 8.5.21 Definition des posterioren femoralen Offsets als der Abstand zwischen einer Tangente am dorsalen Femurschaft und der maximalen dorsalen Ausladung der Kondylen in der Seitansicht:
a) Schemazeichnung PFO präoperativ
b) Postoperative Rekonstruktion nach Knie-TEP

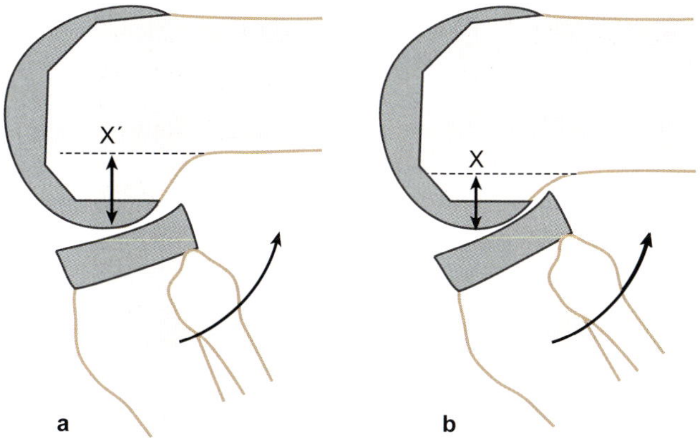

Abb. 8.5.22 Schematische Darstellung des posterioren femoralen Impingements in Flexion:
a) Korrekt rekonstruiertes posteriores femorales Offset
b) Vermindertes posteriores femorales Offset mit frühzeitigem Anschlagen des Tibiaplateaus/Inlays femoral dorsal

(➤ Abb. 8.5.21). Das **tibiale Offset** ist gleichbedeutend mit dem sog. tibialen Slope, also der Neigung des Tibiaplateaus in der Sagittalebene.

Die Bedeutung des PFO wird in der Literatur unterschiedlich eingeschätzt. Unter biomechanischen Aspekten begünstigt ein vermindertes PFO die Entstehung eines **posterioren femoralen Impingements** und eine reduzierte Beugefähigkeit nach endoprothetischem Gelenkersatz (➤ Abb. 8.5.22). Bellemans (2002) berichtet in 70 % der Fälle nach primärer Knieprothese über eine unzureichende Rekonstruktion des PFO mit posteriorem Impingement. In mehreren anderen Studien wird eine signifikante Korrelation zwischen der Rekonstruktion des PFO und der Beugefähigkeit gesehen. Allerdings existieren in der Literatur auch Arbeiten, die keinen Zusammenhang nachweisen können. Als mögliche Ursache hierfür wird diskutiert, dass die postoperative Beugefähigkeit multifaktoriell bedingt wird (Prothesendesign, In-vivo-Kinematik, Kapsel-Band-Apparat, Rekonstruktion der Gelenklinie und Patellamanagement etc.) und deshalb der Einfluss eines einzelnen Parameters naturgemäß schwierig abzuschätzen ist.

Gelenklinienrekonstruktion

Die Gelenklinie liegt in Streckung auf Höhe des distalen Femurs und wird in 90° Beugung durch die Höhe der posterioren Kondylen und das PFO bestimmt (➤ Abb. 8.5.23).

In der Literatur existiert eine Vielzahl von Arbeiten, in denen die Lage der Gelenklinie in Relation zu verschiedenen knöchernen Orientierungspunkten definiert wird (➤ Tab. 8.5.4). Zu betonen ist, dass alle Orientierungspunkte und Abstände einer nicht unerheblichen Normvariation unterliegen und die intraoperative Bestimmung mitunter mit deutlichen interindividuellen Abweichungen behaftet sein kann.

Im Rahmen einer Revisionsoperation besteht insbesondere die Gefahr einer **Elevation der Gelenklinie.** Porteous et al. (2008) berichten in bis zu 80 % der Revisionseingriffe über eine Elevation der Gelenklinie von 5 mm oder mehr. Gleichzeitig konnte in mehreren Studien gezeigt werden, dass eine Anhebung der Gelenklinie von > 5 mm mit signifikant schlechteren funktionellen Ergebnissen in etablierten Scores einhergeht. Des Weiteren konnten König

Tab. 8.5.4 Knöcherne Orientierungspunkte und Abstand zur Gelenklinie

Knöcherner Orientierungspunkt	Mediale Epikondyle	Laterale Epikondyle	Femoraler HKB-Ansatz	Distale Patellaspitze	Fibulaköpfchen	Tuberositas tibiae
Abstand zur Gelenklinie (mm)	25–30	20–25	15–20	10	15–20	20–22

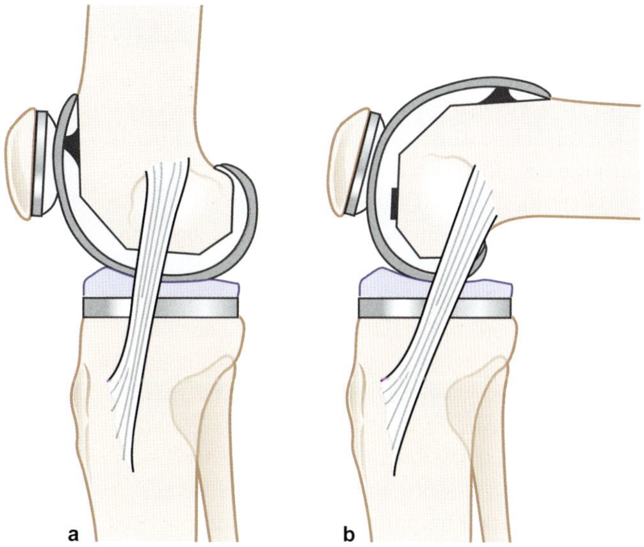

Abb. 8.5.23 Schemazeichnung zur Lage der Gelenklinie:
a) in Streckung
b) in Beugung

8

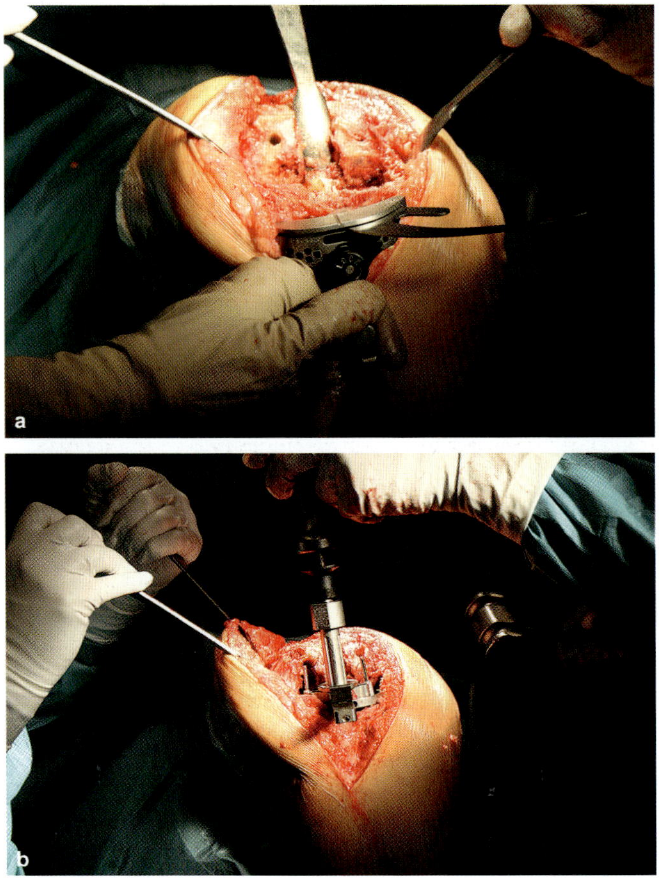

Abb. 8.5.24 Intraoperativer Algorithmus der Tibiapräparation und Komponentenausrichtung:
a) Extramedulläre Ausrichtung des tibialen Schnittblocks und minimale Nachresektion, b) Rotationsausrichtung der Tibiakomponente auf die Tuberositas tibiae und Markraumpräparation

et al. (2010) einen signifikanten Einfluss einer Gelenklinienanhebung auf die Biomechanik und den Anpressdruck der Patella zeigen: Eine Elevation um 10 mm erhöht den Anpressdruck beim ebenerdigen Gang um 30 % und beim Treppensteigen um 60 %.

Intraoperativer Algorithmus der Offset- und Gelenklinienrekonstruktion

Zur Rekonstruktion des Offsets und der Gelenklinie wird folgender Algorithmus empfohlen:

- **Tibiapräparation und Komponentenausrichtung** (➤ Abb. 8.5.24): Nach Explantation der alten Implantate und Entfernung von Zementresten wird mit der Tibia begonnen. Es erfolgt die intra- oder extramedulläre Ausrichtung des tibialen Schnittblocks. Durchführung einer minimalen knöchernen Nachresektion, um eine gute Auflage für die neue Tibiakomponente zu erzielen. Gegebenenfalls ist medial oder lateral, abhängig von etwaigen Knochendefekten, eine unterschiedliche Schnitthöhe erforderlich. Je nach knöchernem Defekt können Augmente oder metaphysäre Hülsen erforderlich werden. Die Höhenausrichtung der Tibiakomponente erfolgt anhand des Fibulaköpfchens. Zur optimalen Zentrierung bei intramedullären Schäften können Offsetbolzen oder Offsetschäfte erforderlich sein. Ein medialer Überstand muss vermieden werden. Die Rotationsausrichtung der Tibiakomponente erfolgt auf die Mitte der Tuberositas tibiae.
- **Femurpräparation und Komponentenausrichtung** (➤ Abb. 8.5.25): Eröffnen des femoralen Markraums und Einbringen der intramedullären Ausrichtung. Minimale knöcherne Nachresektion distal, um eine gute Auflage zu erzielen. Gegebenenfalls ist medial und lateral eine unterschiedliche Schnitthöhe erforderlich, abhängig von etwaigen Knochendefekten. Orientierende Größenabschätzung der Femurkomponente. Im Zweifelsfall wird mit dem Schnittblock für die größere Komponente begonnen. Korrekte Rotationseinstellung des Schnittblocks anhand der verfügbaren knöchernen Orientierungspunkte (Whiteside-Linie, Epikondylenachse) und bandspannungsadaptierte Überprüfung in 0- und 90°-Stellung. Durch die intramedulläre Ausrichtung besteht anterior die Möglichkeit, dass der Schnittblock übersteht. In diesem Fall müssen zur optimierten Ausrichtung Offsethülsen für den Schnittblock und die spätere Femurkomponente verwendet werden. Nur minimale knöcherne Nachresektion anterior. Abhängig von bestehenden Knochendefekten kann posterior u. U. eine unterschiedliche Schnitthöhe dorsal-lateral und dorsal-medial erforderlich werden. Späterer Ausgleich durch dorsale Augmente an der Femurkomponente.
- **Stabilisierung in Flexion und Extension** (➤ Abb. 8.5.26): Bei einer trotz Verwendung eines gering- bis mittelhohen Inlays zu großen Flexionslücke kann in Abhängigkeit der knöchernen Anatomie des Patienten und der Größe der Tibiakomponente eine größere Femurkomponente mit dorsalen Augmenten verwendet werden. Hierdurch erfolgt eine isolierte Anpassung/Verkleinerung des Flexionsspalts durch Vergrößerung des PFO. Gleichzeitig erfolgt eine optimierte Rekonstruktion der Gelenklinie. Es darf weder eine tendenziell zu kleine Femurkomponente belassen noch ein alleiniger Stabilisierungsversuch in Flexion durch Verwendung eines hohen oder sehr hohen Inlays unternommen werden, weil hieraus eine Anhebung der Gelenklinie und ggf. ein Streckdefizit resultieren.

Nachdem die erste Balancierung in Flexion erfolgt ist, wird die Stabilität in Extension überprüft (➤ Abb. 8.5.27). Ist die Bandführung der Prothese in Streckung zu lax, sollte die Femurkomponente durch Unterlage distaler Augmente schrittweise distalisiert werden. Diese Distalisierung wirkt sich zusätzlich positiv auf die Rekonstruktion der Gelenklinie und den Patellastand aus.

Die adäquate Rekonstruktion des PFO und der Gelenklinie ist essenzieller Bestandteil einer jeden Revisionsoperation, um so postoperative Instabilitäten durch eine Asymmetrie der Extensions- und Flexionslücke ebenso zu verhindern wie peripatellare Beschwerden durch einen relativen Patellatiefstand (s. auch ➤ Kap. 8.5.4 und ➤ Kap. 8.5.6; ➤ Abb. 8.5.28).

8.5.8 Allergische Reaktionen auf Implantate

Bei postoperativen Beschwerden nach Knieprothesenimplantation fokussiert sich die Ursachensuche zunächst auf die klassischen Gründe Instabilität, Malalignment und Infekt. Findet sich hier kein Grund für die beklagten Beschwerden, muss eine Metall- und/oder Zementallergie in Erwägung gezogen werden. Im Vordergrund stehen potenzielle Allergien auf Chrom, Kobalt und Nickel. Die Diskussion um Allergien bei Knieimplantaten wird in der Literatur sehr kontrovers geführt. Im angloamerikanischen Raum gelten vermeintliche allergische Reaktionen als weitgehend nicht existent. Hingegen liegen im deutschsprachigen Raum zunehmend Hinweise vor, dass bei Patienten mit Beschwerden nach Kniegelenkersatz die Allergierate deutlich höher sein könnte als bisher vermutet (Thomas et al. 2013). Umgekehrt gibt es allerdings

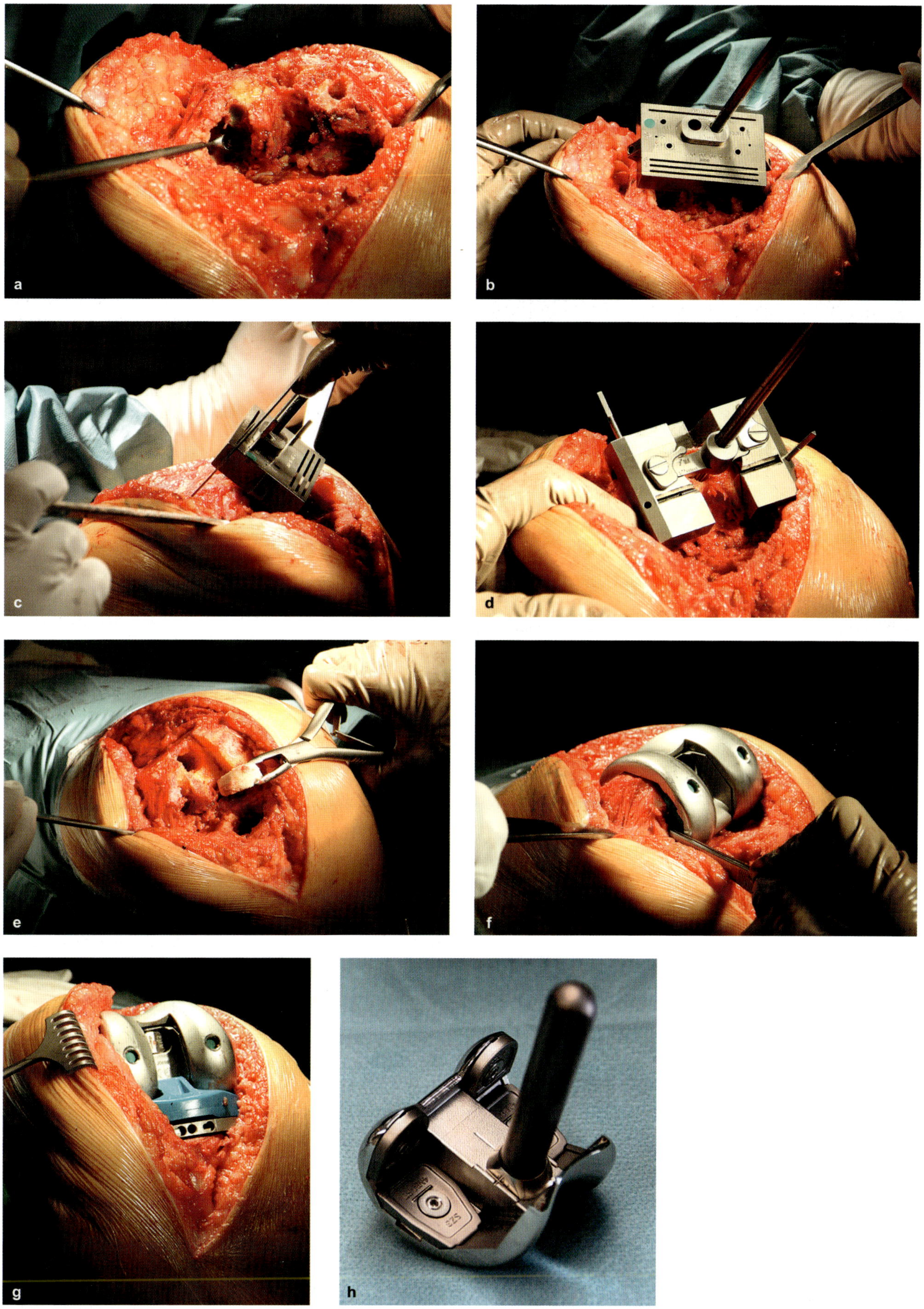

Abb. 8.5.25 Intraoperativer Algorithmus der Femurpräparation und Komponentenausrichtung:
a) Knöcherner Defekt laterale Kondyle, b, c) Positionierung des a.-p. Schnittblocks unter Beachtung der korrekten Höhen- und Rotationseinstellung, d) Positionierung des Schnittblocks für die Schrägschnitte, den sog. Kasten und die femorale Markraumpräparation, e) Auffüllen des Kondylendefekts mit Spenderspongiosa, f, g) Probelauf mit Balancierung der Flexions- und Extensionslücke und Bestimmung der erforderlichen Augmente, h) Originale Femurkomponente mit den angeschraubten Augmenten

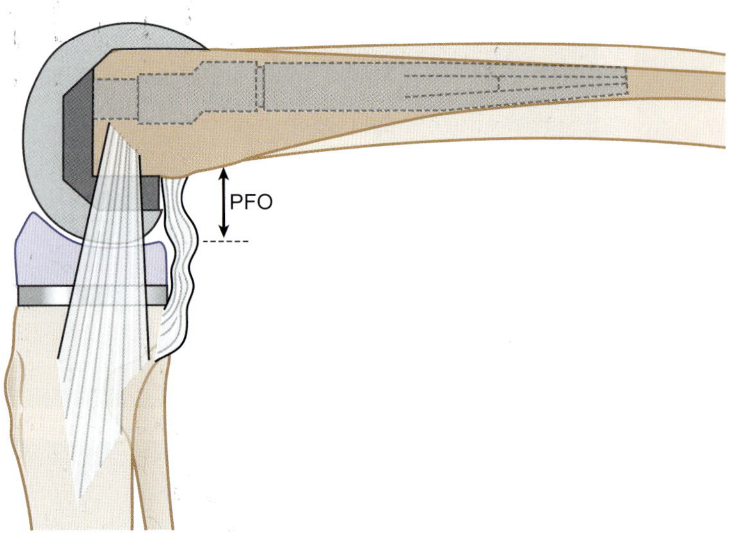

Abb. 8.5.26 Balancierung in Flexion: Entscheidend ist die korrekte Rekonstruktion des PFO, u. a. durch eine adäquate Größenwahl der Femurkomponente und die Verwendung dorsaler Augmente.

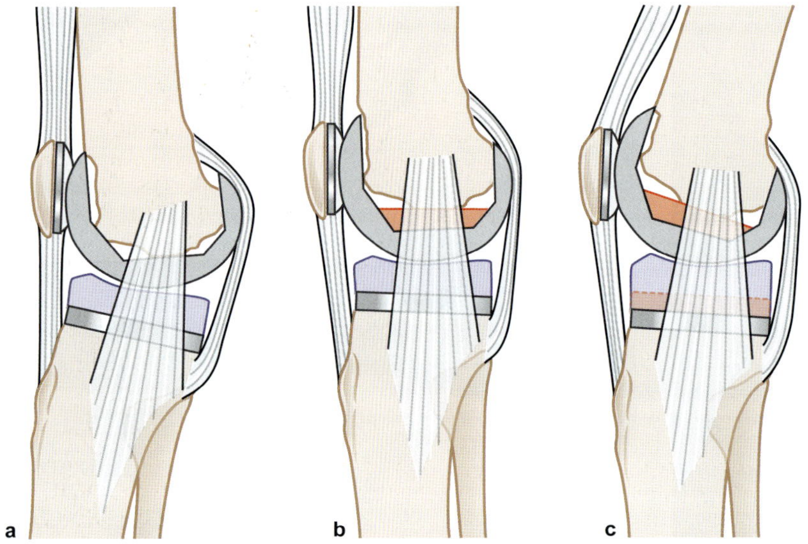

Abb. 8.5.27 Balancierung in Extension: Entscheidend ist die korrekte Ausbalancierung in Streckung durch Unterlage distaler Augmente. Die Distalisierung der Femurkomponente wirkt sich in den meisten Fällen positiv auf den Patellastand und die Rekonstruktion der Gelenklinie aus.
a) Zu lax in Streckung, Knie überstreckbar
b) Distalisierung der Femurkomponente durch Augmente, gut balanciert
c) Seitenbandführung zu straff, keine freie Streckung möglich

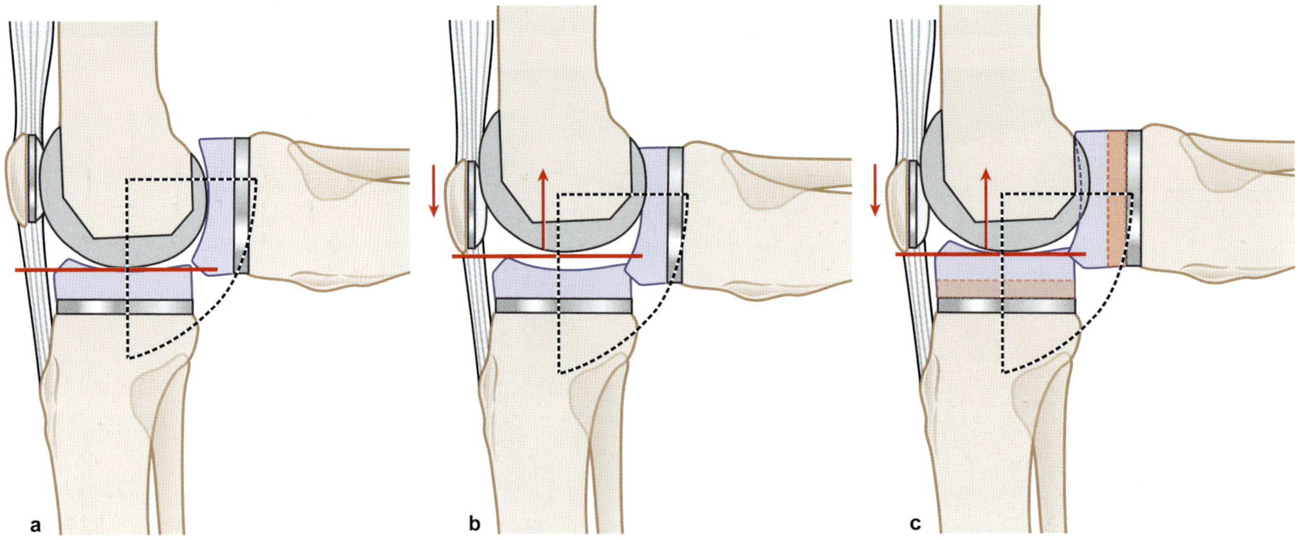

Abb. 8.5.28 Die negativen Auswirkungen einer Proximalisierung der Femurkomponente:
a) Korrekt balancierte Prothese
b) Proximalisierte Femurkomponente, Gelenklinie angehoben, relativer Patellatiefstand, in Streckung zu lax, in Flexion stabil
c) Im Vergleich zu b erhöhtes Inlay verwendet, weiterhin proximalisierte Femurkomponente mit angehobener Gelenklinie und relativem Patellatiefstand, durch das höhere Inlay jetzt in Streckung stabil, aber in Flexion zu straff. Die korrekte Lösung wäre eine Distalisierung der Femurkomponente mit femoralen Augmenten.

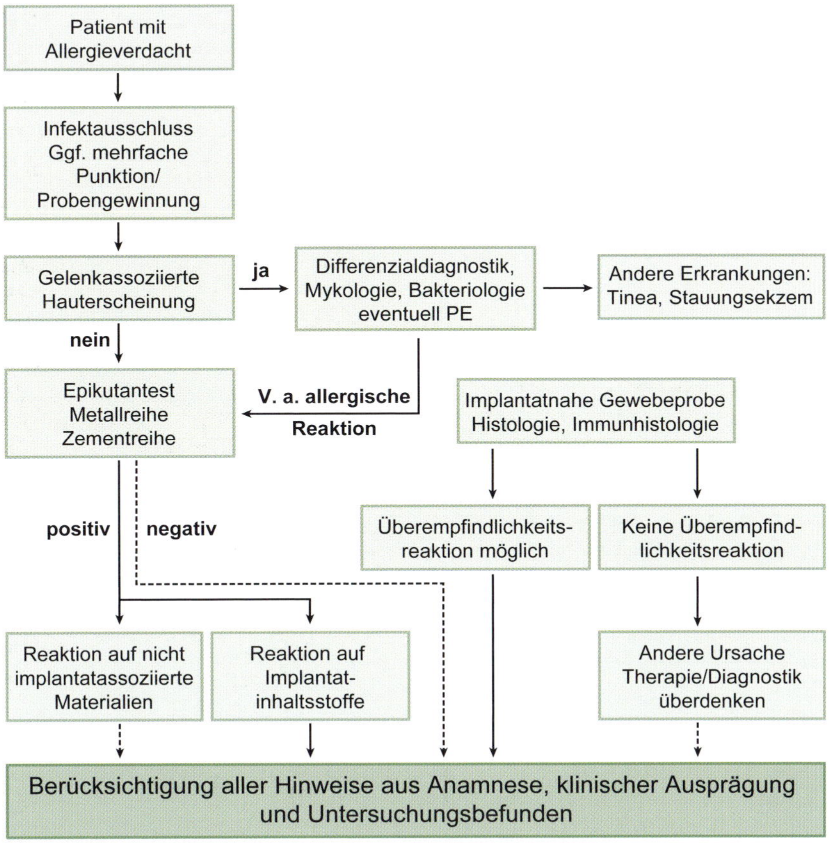

Abb. 8.5.29 Algorithmus zur Diagnostik und Therapie implantatassoziierter allergischer Reaktionen (mod. nach Thomas et al. 2013)

auch regelmäßig Beispiele von Patienten, die trotz nachgewiesener Metallkontaktallergie über Jahre eine funktionierende und unkomplizierte endoprothetische Versorgung des Kniegelenks aufweisen. Fest steht, dass ein positiver Epikutantest keine abschließende Aussage über eine mögliche periimplantäre Überempfindlichkeitsreaktion zulässt.

Klinisches Erscheinungsbild

Ein einheitliches klinisches Erscheinungsbild existiert nicht. In der Literatur finden sich Fallberichte, die bei bekannter Metallallergie Ekzeme z. B. nach Osteosynthesen beschreiben. Andere berichten von rezidivierenden Erysipelen, lividen Schwellungen und Wundheilungsstörungen. Auch können persistierende Rötungen, Jucken und Schwellungen als verdächtige klinische Ausprägungen gelten. Darüber hinaus kann eine prolongierte oder partiell ausbleibende Wundheilung auf eine Allergie hinweisen. Speziell in der Knieendoprothetik sind rezidivierende Schmerzen, Bewegungseinschränkungen und Kniegelenkergüsse möglich. Histologisch finden sich bei diesen Patienten nicht selten lymphozytär geprägte Entzündungsinfiltrate. Mehrere Autoren interpretieren dieses Phänomen in Kombination mit einer gelockerten Prothese, einer Ergussbildung und einer weitgehend fehlenden Riesenzell-Fremdkörperreaktion als Hinweis auf eine lokale Überempfindlichkeitsreaktion. Nach wie vor ist aber die Abgrenzung zu einem Low-Grade-Infekt schwierig. Bei wiederholt ausgeschlossenem Infektverdacht, nachgewiesener Allergie, positiver Histologie und Beschwerdefreiheit unter Alternativimplantaten ist eine implantatassoziierte Allergie zumindest sehr wahrscheinlich.

Diagnostik

Die Diagnose einer Metallallergie ist eine Ausschlussdiagnose. Erst wenn ein Infekt, ein mechanisches Problem oder andere Ursachen sicher ausgeschlossen sind, sollte eine Allergie in Erwägung gezogen werden. Entscheidend für die Allergiediagnostik sind die allergologische Anamnese, ein Epikutantest und die histopathologische Aufarbeitung des Gewebes. Der Lymphozytentransformationstest kann ergänzende Hinweise liefern, ist aber nach wie vor noch in Entwicklung.

Therapie

Nach Ausschluss aller anderen potenziellen Ursachen für die Beschwerdehaftigkeit des Patienten muss der einzeitige Prothesenwechsel diskutiert und empfohlen werden. Vorab muss sichergestellt sein, dass die notwendigen Spezialimplantate aus entsprechenden Metalllegierungen ebenso vorhanden sind wie die Möglichkeit zur zementfreien Implantation, sofern zusätzlich eine Allergie auf Zementbestandteile oder -zusatzstoffe vorliegt (diagnostischer und therapeutische Algorithmus ➤ Abb. 8.5.29).

LITERATUR

Beckmann J, Lüring C, Springorum R, Köck FX, Grifka J, Tingart M (2011). Fixation of revision TKA: A review of the literature. Knee Surg Sports Traumatol Arthrosc 9(6): 872–879.

Bellemans J, Banks S, Victor J, Vandenneucker H, Moemans A (2002). Fluoroscopic analysis of the kinematics of deep flexion in total knee arthroplasty. Influence of posterior condylar offset. J Bone Joint Surg Br 84(1): 50–53.

8

Borens O, Nussbaumer F, Baalbaki R, Trampuz A (2009). Update on implant-related infections in orthopaedic surgery. Diagnosis and treatment. Rev Med Suisse 5(230): 2563–2568.
Dalury DF, Pomeroy DL, Gorab RS, Adams MJ (2013). Why are total knee arthroplasties being revised? J Arthroplasty 28(8 Suppl): 120–121.
Engh GA, Ammeen DJ (1999). Bone loss with revision total knee arthroplasty: Defect classification and alternatives for reconstruction. Inst Course Lect 48: 167–175.
Huff TW, Sculco TP (2007). Management of bone loss in revision total knee arthroplasty J Arthroplasty 22(7 Suppl 3): 32–36.
König C, Sharenkov A, Matziolis G, Taylor WR, Perka C, Duda GN, Heller MO (2010). Joint line elevation in revision TKA leads to increased patellofemoral contact forces. J Orthop Res 28(1): 1–5.
Kurtz S, Ong K, Lau E, Mowat F, Halpern M (2007). Projections of primary and revision hip and knee arthroplasty in the United States from 2005 to 2030. J Bone Joint Surg Am 89(4): 780–785.
Lüring C, Lemmen SW, Quack V, Beckmann J, Tingart M, Rath B (2012). Behandlungsalgorithmus der periprothetischen Infektionen am Kniegelenk. Orthopäde 41(1): 20–25.
Morawietz L, Tiddens O, Mueller M, Tohtz S, Gansukh T, Schroeder JH, et al. (2009). Twenty-three neutrophil granulocytes in 10 high-power fields is the best histopathological threshold to differentiate between aseptic and septic endoprosthesis loosening. Histopathology 54(7): 847–853.
Pilling RW, Moulder E, Allgar V, Messner J, Sun Z, Mohsen A (2012). Patellar resurfacing in primary total knee replacement: a meta-analysis. J Bone Joint Surg Am 94(24): 2270–2278.
Porteous AJ, Hassaballa MA, Newman JH (2008). Does the joint line matter in revision total knee replacement? J Bone Joint Surg Br 90(7): 879–884.
Robertsson O, Ranstam J, Sundberg M, W-Dahl A, Lidgren L (2014). The Swedish Knee Arthroplasty Register: A review. Bone Joint Res 3(7): 217–222.
Schroer WC, Berend KR, Lombardi AV, Barnes CL, Bolognesi MP, Berend ME, et al. (2013). Why are total knees failing today? Etiology of total knee revision in 2010 and 2011. J Arthroplasty 28(8 Suppl): 116–119.
Sharkey PF, Lichstein PM, Shen C, Tokarski AT, Parvizi J (2014). Why are total knee arthroplasties failing today – has anything changed after 10 years? J Arthroplasty 29(9): 1774–1778.
Springorum HR, Rath B, Baier C, Lechler P, Lüring C, Grifka J (2011). Patellofemoraler Schmerz nach primärer Knieendoprothetik: Behandlungsalgorithmus und Literaturüberblick. Orthopäde 40(10): 907–911.
Thomas P, Stauner K, Schraml A, Mahler V, Banke IJ, Gollwitzer H, et al. (2013). Charakteristika von 200 Patienten mit Verdacht auf Implantatallergie im Vergleich zu 100 beschwerdefreien Endoprothesenträgern. Orthopäde 42(8): 607–613.
Trampuz A, Hanssen AD, Osmon DR, Mandrekar J, Steckelberg JM, Patel R (2004). Synovial fluid leukocyte count and differential for the diagnosis of prosthetic knee infection. Am J Med 117: 556–562.
Trieb K, Heller K-D, Wirtz DC (Hrsg.) (2011). Revisionsendoprothetik des Kniegelenks. Berlin, Heidelberg: Springer.
Zimmerli W, Trampuz A, Ochsner PE (2004). Prosthetic-joint infections. N Engl J Med 351: 1645–1654.

KAPITEL

9

Peter Angele und Johannes Zellner

Achsabweichungen

9.1 Physiologische Achsverhältnisse

Physiologische Achsverhältnisse der unteren Extremitäten weisen interindividuell und interethnisch eine hohe Varianzbreite auf. Auch ändern sich die physiologischen Achsverhältnisse während des Wachstums. Eine Varusdeformität des Kleinkindes ist hierbei in gleicher Weise als physiologisch einzustufen wie die mäßig valgische Beinachse des meist weiblichen Adoleszenten (MacMahon et al. 1995).

Für eine Analyse der Achsverhältnisse am Kniegelenk ist die Kenntnis der physiologischen Achsen eine unabdingbare Voraussetzung. Hierbei müssen anatomische und mechanische Achsen unterschieden werden (➤ Abb. 9.1).

Die Verbindungslinie zwischen dem Hüftkopfzentrum und dem Zentrum des oberen Sprunggelenks wird **Mikulicz-Linie** genannt und stellt die mechanische Beinachse dar. Im physiologischen Fall verläuft sie 4 mm (±2 mm) medial des Kniegelenkzentrums. Wenn die mechanische Achse auf Höhe des Kniegelenks medial dieses Punktes verläuft, handelt es sich um eine **varische Beinachse,** während ein Verlauf lateral dieses Punktes eine **valgische Beinachse** anzeigt.

Die anatomischen Achsen von Femur und Tibia laufen jeweils längs durch die Mitte des Schafts und bilden einen nach lateral offenen Winkel von 173–175°. Die mechanische Achse des Femurs verläuft zwischen Hüftkopfzentrum und Kniegelenkzentrum und bildet mit der anatomischen Achse des Femurs den sog. **anatomisch-mechanischen Femurwinkel (AMFW)**, der physiologisch 6 ± 1° beträgt. Am Femur ist besonders der **mechanische laterale distale Femurwinkel (MLDFW)** von klinischer Bedeutung. Er beträgt physiologisch 87 ± 3°. Hiervon weicht der **anatomische laterale distale Femurwinkel (ALDFW)** mit 81 ± 2° deutlich ab (➤ Abb. 9.1).

Der **Gelenkflächenwinkel (GFW)** beträgt im physiologischen Zustand 0–1° medial konvergent, da die Tangente zu den beiden Femurkondylen, Kniebasislinie genannt, und die Tibiaplateaulinie nahezu parallel verlaufen.

Die anatomische Achse der Tibia bildet medial mit der Tibiaplateaulinie einen Winkel von 87 ± 3° (**anatomischer medialer proximaler Tibiawinkel, AMPTW**), der bei der Tibia nahezu identisch ist mit dem **mechanischen medialen proximalen Tibiawinkel (MMPTW)**.

In der sagittalen Ebene ist die tibiale Gelenkfläche um bis zu 10° zur Horizontalen nach dorsal kaudal verkippt (tibialer Slope) (Lobenhoffer et al. 2007) (➤ Kap. 1 und ➤ Kap. 8.4).

9.2 Ursachen für Achsabweichungen

Die Ursachen für Achsabweichungen können vielfältiger Natur sein. Man unterscheidet angeborene und erworbene Achsabweichungen, wobei die erworbenen Deformitäten deutlich überwiegen (➤ Tab. 9.1).

In Entwicklungsländern liegen größtenteils metabolisch-nutritive Ursachen für Beinachsabweichungen vor. In Industrieländern dominieren posttraumatische Ursachen und erworbene Achsabweichungen durch degenerative Schäden (mediale Gonarthrose) (➤ Abb. 9.2).

9.3 Diagnostik der Achsabweichung

9.3.1 Anamnese

Eine ausführliche Anamnese ist eine unabdingbare Voraussetzung für die Behandlung von Achsabweichungen, vor allem im Hinblick

Tab. 9.1 Ursachen von Achsabweichungen

- Angeborene Deformitäten
- Wachstumsabweichungen bei vorzeitigem partiellem Wachstumsfugenverschluss oder Überstimulation
- Konstitutionelle Abweichungen
- Metabolische Erkrankungen wie Rachitis
- Osteopathien
- Myopathische und neurogene Systemerkrankungen
- Posttraumatisch
- Sekundäre Abweichung bei Destruktion der Gelenkfläche bei rheumatischen Erkrankungen, Arthrose, Knochennekrosen oder Tumoren
- Bei Knorpelschaden, z. B. nach Meniskektomie

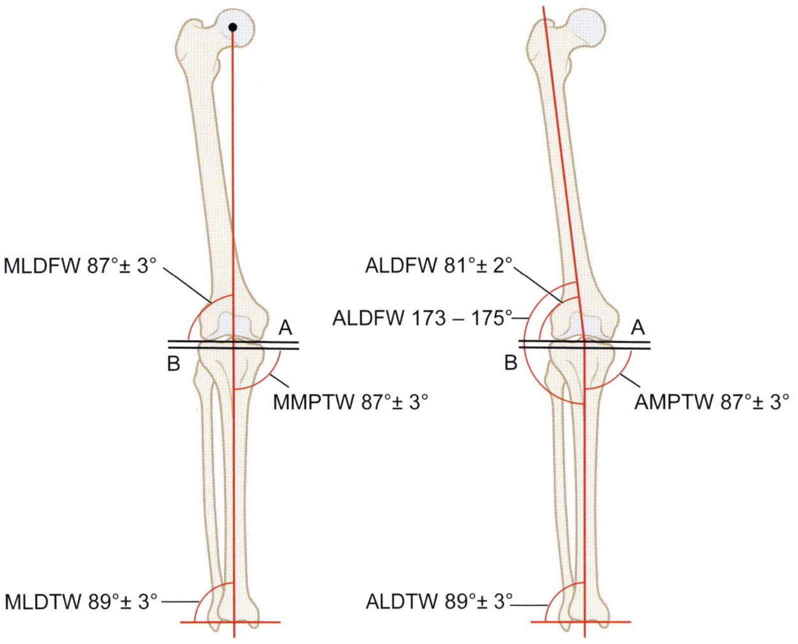

Abb. 9.1 Darstellung der Achsen und Gelenkwinkel in der Frontalebene (ALDFW = anatomischer lateraler distaler Femurwinkel, AFTW = anatomischer femorotibialer Winkel, AMPTW = anatomischer medialer proximaler Tibiawinkel, ALDTW = anatomischer lateraler distaler Tibiawinkel, MLDFW = mechanischer lateraler distaler Femurwinkel, MMPTW = mechanischer medialer proximaler Tibiawinkel, MLDTW = mechanischer lateraler distaler Tibiawinkel)

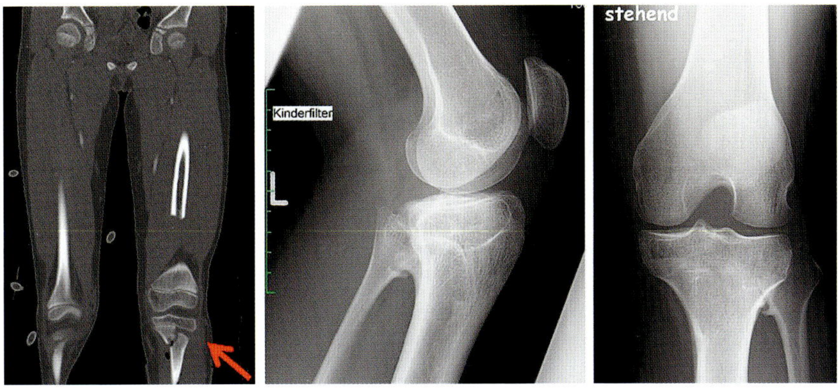

Abb. 9.2 Ursache für Achsabweichungen: vorzeitiger Wachstumsfugenschluss der proximalen dorsalen Tibia-Wachstumsfuge nach Aitken-I-Verletzung (2007, Bild links, Pfeil); Entwicklung eines deutlich vermehrten tibialen Slopes (2014, Bild Mitte und rechts)

auf die Indikationsstellung zur operativen Korrektur. Hierbei stehen Schmerzpunkte bei Belastung und in Ruhe sowie die Funktion der unteren Extremität im Alltag und beim Sport im Vordergrund.

Die Anamnese sollte jedoch den ganzen Patienten einschließen. Ursache von Achsabweichungen der unteren Extremität kann z. B. auf eine Schädigung oder Verletzung der Becken-/Rumpfregion zurückzuführen sein.

Vorangegangene Verletzungen und Operationen sind dabei genauso von Interesse wie Begleiterkrankungen. Das Augenmerk sollte dabei auf Erkrankungen liegen, die mit einem vermehrten operativen Risiko oder mit einer reduzierten Knochenheilung (Infektionen, Diabetes mellitus, pAVK, systemische Erkrankungen, rheumatoide Arthritis, Adipositas, Nikotinabusus) einhergehen.

9.3.2 Klinische Untersuchung

Die verschiedenen klinischen Tests zur Stabilitäts- und Funktionsprüfung des Kniegelenks wurden bereits in ➤ Kap. 2 beschrieben. Spezielle klinische Untersuchungen sind aber erforderlich, wenn der Verdacht auf eine Achsabweichung der unteren Extremität vorliegt.

Die Beinachse wird hierbei im Stehen beim entkleideten Patienten in der Frontal- und Sagittalebene beurteilt. Insbesondere wird auf Seitendifferenzen in Beinlänge, Beinachse und Rotation geachtet. Hilfreiche Anhaltspunkte gibt ein verändertes Hautfaltenrelief im Seitenvergleich. Wenn eine Beinlängendifferenz vorliegt, kann durch weitere Untersuchung schon klinisch herausgefunden werden, ob die Längendifferenz femoral oder tibial bedingt ist.

Zur klinischen Untersuchung gehört auch eine dynamische Beurteilung. Bei der **Gangbildanalyse** ist neben der Gesamtbeurteilung der Beinachsverhältnisse auf spezielle Ursachen von Achsabweichungen zu achten. Abweichungen im Sprunggelenk-Fuß-Bereich können hierbei Ausdruck von primären fußbedingten Ursachen (z. B. Valgisation im Sprunggelenk bei Knick-Senk-Fuß) oder Folgeerscheinung einer andernorts bedingten Achsabweichung sein (z. B. Außenrotationsabweichung Fuß bei in Außenrotation verheilter Unterschenkelfraktur). Femorale Rotationsabweichungen können zudem an der resultierenden Patellaposition beim Gang verifiziert werden (z. B. invertierende Patellaposition bei verstärkter Antetorsion des Schenkelhalses). Instabilitäten des Kniegelenks können ebenfalls erfasst werden. Ein sog. „Varus Thrust", ein lateraler Seitschub des Kniegelenks in der Standphase als Ausdruck einer lateralen oder posterolateralen Instabilität, kann nur durch eine dynamische Untersuchung erkannt werden.

Besonderes Augenmerk sollte bei der klinischen Untersuchung auch auf die **Hautverhältnisse** im möglichen Operationsgebiet und an der gesamten unteren Extremität gerichtet werden. Infektionen und/oder anderweitig bedingte offene Stellen der unteren Extremität (eingewachsener Zehennagel, chronisch venöses Ulkus) stellen eine Kontraindikation zur Durchführung eines elektiven Eingriffs wie einer Korrekturosteotomie dar. Andere Pathologien wie Ödeme oder Lymphabflussstörungen können postoperativ zu Komplikationen führen, jedoch bei geeigneter Operationsplanung mit Modifikation des Operationszugangs vermieden werden (Längsinzision anstelle Querinzision).

9.3.3 Bildgebende Diagnostik

Nativradiologische Aufnahmen

Wie bei vielen anderen Pathologien gehört auch bei einer Achsabweichung eine konventionelle Röntgenaufnahme des Kniegelenks in 2 Ebenen, ggf. mit einer Patella-Tangentialaufnahme, zur obligaten bildgebenden Diagnostik. Sie gibt einen ersten Überblick über die Gelenksituation. Eine Kniegelenkaufnahme im Stand im p.-a. Strahlengang nach Rosenberg, die in 45° Flexion des Kniegelenks durchgeführt wird, erlaubt ein Erkennen von Verschmälerungen des Gelenkspalts, von Sklerosezonen und größeren subchondralen Zysten sowie eines Vorliegens von osteophytären Ausziehungen.

In der lateralen Aufnahme kann die Höhe des Patellastands anhand des Insall-Salvati-, Blackburne-Peel- oder Caton-Deschamps-Index beurteilt werden, um patellofemorale Pathologien in die Planung der Osteotomie (z. B. die Richtung der biplanaren Schnittführung) einzubeziehen. Bei möglichen Bandinstabilitäten sollten zur detaillierten Diagnostik auch Stressaufnahmen herangezogen werden. So lassen sich Instabilitäten des hinteren Kreuzbandes in standardisierten seitlichen Stressaufnahmen mit definierter Kraft (15 kp) von anterior nach posterior im Seitenvergleich beurteilen und vermessen. Zur Bestätigung einer medialen oder lateralen Seitenbandinstabilität können auch Röntgenaufnahmen in Varus- oder Valgusstress angefertigt werden.

Ganzbeinstandaufnahme

Das entscheidende präoperative Diagnostikum zur Beurteilung einer Achsabweichung und zur Planung einer Umstellungsosteotomie ist die Ganzbeinstandaufnahme im a.-p. Strahlengang mit Maßstab. Hierbei sollte auf eine standardisierte Aufnahmetechnik geachtet werden. Entscheidend ist hierbei die korrekte Rotation des Beins. Die Patella sollte zentral abgebildet, ⅔ des Fibulaköpfchens sollten sichtbar und das Bein gestreckt sein. Andernfalls kann eine Rotationsveränderung eine Achsabweichung vortäuschen, wobei eine Außenrotation zum Eindruck eines Genu varum bzw. eine Innenrotation zum Eindruck eines Genu valgum führen kann. Eine korrekt eingestellte Ganzbeinstandaufnahme gibt Auskunft über die vorliegenden Achsverhältnisse unter Belastung. Somit können die oben beschriebenen Achsen und Linien eingezeichnet und die Korrektur geplant werden.

Diagnostischer Hinweis

- Keine Umstellungsosteotomie ohne Ganzbeinstandaufnahme!
- Die Ganzbeinstandaufnahme gibt Aufschluss über das Vorliegen einer Achsabweichung. Zudem stellt sie das zentrale radiologische Verfahren zur Planung einer Umstellungsosteotomie dar.

Magnetresonanztomografie (MRT)

Eine MRT ermöglicht die detaillierte Darstellung der Weichteilstrukturen, aber auch chondraler und ossärer Läsionen. Sie stellt ein obligates Diagnostikum bei einer möglichen kniegelenknahen Umstellungsosteotomie dar, reicht jedoch in keinem Fall als alleiniges Diagnostikum zur Indikationsstellung aus. Die MRT gibt Aufschluss über Knorpel- und Meniskusverhältnisse sowie über Knochenbegleitreaktionen wie z. B. Knochenmarködeme. Neben der Erfassung der Grundpathologie ist vor allem der Status desjenigen Kniegelenkkompartiments interessant, das nach der Osteotomie die Last vermehrt aufnehmen soll. Bestehen hier fortgeschrittene 3–4° Knorpelschäden oder ein signifikanter Meniskusverlust bzw. eine nicht rekonstruierbare Meniskusverletzung, stellt dies eine Kontraindikation zur Achskorrektur dar. Der Patient muss darüber aufgeklärt werden, dass die Durchführbarkeit einer Osteotomie zunächst durch eine unmittelbar vorgeschaltete Arthroskopie abgeklärt und evaluiert wird, da MRT-Befunde des Knorpels von den direkten intraartikulären Verhältnissen, wie sie sich in einer Arthroskopie darstellen, differieren können.

Daneben eignet sich die MRT auch gut zur Verlaufskontrolle bei etwaigen ossären Begleitreaktionen oder Überlastungszeichen. So kann bei beginnender Osteonekrose in einem Kniekompartiment der Erfolg einer eingeleiteten konservativen Therapie mit entlastender Orthese im Verlauf verfolgt werden.

Computertomografie (CT)

Bei der Beurteilung von Achsabweichungen und der Planung von Korrekturosteotomien wird die CT nur selten benötigt. Bei posttraumatischen Zuständen hilft sie in Einzelfällen bei der Analyse der Knochenfragmentstellung und -durchblutung zur korrekten Planung einer Umstellungsosteotomie. Des Weiteren eignet sich die CT zur Erfolgskontrolle einer ausreichenden Durchbauung nach Korrekturosteotomie, falls dies durch konventionelles Röntgen nicht eindeutig erkannt werden kann.

SPECT (Single Photon Emission Computed Tomography)

In neuerer Zeit hat sich zur Analyse von Überlastungsreaktionen in einem Gelenk auch die SPECT als Möglichkeit zur Diagnostik herauskristallisiert. In der präoperativen Beurteilung kann sie bei unklaren Befunden eine Entscheidungshilfe liefern, falls klinisches Bild und radiologische Diagnostik nicht genau interpretierbar sind oder nicht korrelieren. Postoperativ besteht die Möglichkeit, anhand einer reduzierten Traceraufnahme im Follow-up den Erfolg einer Umstellungsosteotomie nachzuweisen (Mucha et al. 2014). Das SPECT gehört derzeit jedoch noch nicht zur Routinediagnostik.

9.4 Allgemeine Therapie der Achsabweichung

9.4.1 Ziel der Versorgung von Achsabweichungen

Hauptzielsetzung der Korrektur ist immer die Achsenkorrektur mit Verlagerung der Traglinie in Richtung des weitgehend gesunden Gelenkkompartiments (*weight-transferring osteotomy*) sowie die Funktionsverbesserung und Schmerzreduktion. Das zweite Ziel ist das Aufhalten der Arthroseentwicklung im geschädigten Kompartiment, um die Notwendigkeit einer prothetischen Versorgung hinauszuzögern.

Je nach dem Ausmaß der Abweichung, der entsprechenden Gelenkschädigung und dem Anspruch des Patienten können diese Ziele durch konservative oder durch operative Maßnahmen erreicht werden. In den weiteren Abschnitten wird auf die verschiedenen Möglichkeiten, ihren Nutzen und insbesondere ihre Risiken eingegangen.

Die Zielkorrektur einer kniegelenknahen Osteotomie wird in Abhängigkeit der zu behandelten Pathologie gewählt. Hierbei ist zu beachten, dass bei einer geraden Beinachse das mediale峰kompartiment ca. 70 % der Belastung trägt. Daher ist bei initial valgischer Beinachse eine gerade Beinachse anzustreben; bei varischer Beinachse ist eine leichte Überkorrektur erforderlich.

In der Literatur wurde zumeist die mechanische Achse zur Festlegung des Osteotomieziels verwendet. In der Vergangenheit wurde eine starke Überkorrektur auf einen Valguswinkel zwischen 4° und 6° durchgeführt. Als möglicher zusätzlicher Parameter wird in der Literatur die Position der Traglinie in Relation zur Tibiaplateaubreite angesehen. Hierbei wird die mediale Begrenzung des Tibiaplateaus mit 0 % angegeben, die laterale hingegen mit 100 %. Grundlage für die Bestimmung des Zielwertes bildete für lange Zeit die Studie von Fujisawa et al. (1979), die eine postoperative mechanische Tragachse nach Tibiakopfosteotomie durch das laterale Tibiaplateau bei 30–40 % in Relation zum Kniegelenkzentrum beschrieb. Noyes et al. (2006) definierten schließlich für den Verlauf der mechanischen Achse in Relation zur Tibiaplateaubreite die Koordinate von 62 %. Dieser Punkt wird von einigen Autoren auch als Fujisawa-Punkt bezeichnet, auf den für viele Jahre die Korrektur einer valgisierenden Umstellungsosteotomie ausgerichtet wurde.

Aktuell wird bei der valgisierenden Umstellungsosteotomie die Überkorrektur von der zugrunde liegenden Pathologie abhängig

Tab. 9.2 Achsüberkorrektur (mechanische Achse) bei initial varischer Beinachse in Abhängigkeit von der Pathologie (modifiziert nach Hofmann et al. 2009)

- Posttraumatische Fehlstellung ohne Osteoarthrose (0–2°)
- Knorpelchirurgie bei Knorpelschaden (1–3°)
- Osteoarthrose Grad I/II (2–3°)
- Osteoarthrose Grad III/IV (3–5°)
- Vordere Kreuzbandruptur (VKB-Ruptur) (0–2°)
- Hintere Kreuzbandruptur (HKB-Ruptur) (1–3°)

9

gemacht. Je mehr Gelenkschädigung in dem überlasteten Gelenkkompartiment vorliegt, umso größer muss die entlastende Korrektur ausfallen, um eine funktionelle Verbesserung zu erreichen (➤ Tab. 9.2).

Therapeutischer Hinweis

Wichtige Therapieziele bei Achsabweichungen*:

- Anatomische Beinachse mit Belastungsausgleich in den Kniekompartimenten
- Entlastung geschädigter Gelenkflächen in Abhängigkeit von der Pathologie
- Funktionelle Verbesserung der Beinfunktion
- Schmerzfreiheit, Schmerzreduktion
- Stabiles Kniegelenk
- Vermeidung oder Verzögerung einer symptomatischen Arthrose

* Eine allgemeine Priorisierung der Therapieziele ist nicht möglich. Eine individuelle Priorisierung hingegen ist u. a. vom individuellen lokalen und Gesamt-Verletzungsmuster sowie der Patientenerwartung abhängig.

9.4.2 Konservative Behandlung

Um die gesetzten Ziele der Behandlung zu erreichen, können manche Patienten konservativ versorgt werden. Hierbei stellen entlastende Orthesen und Schuheinlagen sowie die Physiotherapie die tragenden Säulen der Behandlung dar.

Bei Vorliegen einer medialen (lateralen) Degeneration im Kniehauptkompartiment kann durch pro- bzw. supinierende **Schuheinlagen** der Druck im jeweiligen Kompartiment reduziert werden. In gleicher Weise sollten dem Patienten auch Sportschuhe mit eher lateraler oder medialer Stabilisierung empfohlen werden. Eine genaue Laufbandanalyse kann hilfreich sein.

Durch die Verwendung von entlastenden **Orthesen** kann eine Belastungsreduktion im geschädigten Kompartiment erzielt werden. Unterschiedliche Modelle verschiedener Anbieter sind auf dem Markt erhältlich. Dennoch ist der Tragekomfort für eine Dauerbehandlung nur bei Patienten geeignet, die nicht einer operativen Therapie zugeführt werden können oder wollen (Brouwer et al. 2005). Hauptindikation entlastender Orthesen ist daher eine zeitlich begrenzte Behandlung (1–3 Monate) von Überlastungssyndromen (Knochenmarködem, initiale Osteonekrose) und postoperativen Zuständen (Meniskusersatz, Meniskusnaht, Knorpeltherapie, Seitenbandrekonstruktion). Gern werden die Orthesen auch zur Indikationsabschätzung einer Umstellungsosteotomie verwendet. Wird die Kniesymptomatik durch das ganztägige Tragen der entlastenden Orthesen signifikant reduziert, ist auch nach Korrekturosteotomie von einem Therapieerfolg auszugehen (Minzlaff et al. 2014).

Die frühfunktionelle Physiotherapie ist als begleitende Therapie sinnvoll, um die Beweglichkeit des Kniegelenks zu verbessern, Erguss- und Schwellneigung abzubauen und muskuläre Dysbalancen auszugleichen. Auf eine begleitende ausreichende Schmerzbehandlung und antiphlogistische Therapie ist zu achten. Im Idealfall kann mithilfe der frühfunktionellen Übung das Therapieziel der Schmerzreduktion oder Schmerzfreiheit erreicht werden. Allgemeine Bewegung mit geraden Bewegungsmustern (Radfahren, Schwimmen mit Kraul-, Rückenbeinschlag) sind sinnvolle ergänzende Therapieformen.

9.4.3 Operative Behandlung

Indikation und Zeitpunkt

Während die Umstellungsosteotomie aufgrund mäßiger Ergebnisse und hoher Komplikationsrate zwischenzeitlich kaum mehr durchgeführt wurde, erlebt diese Technik nicht zuletzt wegen des ständigen Wissenszuwachses auch auf dem Gebiet der Biomechanik, der genaueren Planung, neuer Operationstechniken und der Entwicklung geeigneter stabiler Implantate eine Renaissance. Mittlerweile gehört sie zum obligaten Repertoire der Kniechirurgie.

Therapeutischer Hinweis

Indikation zur Umstellungsosteotomie

- Monokompartimentelle (Prä-)Arthrose: Umstellungsosteotomie reduziert Progression des Gelenkverschleißes signifikant!
- Additives Verfahren zur regenerativen Knorpeltherapie: Umstellungsosteotomie schützt das Knorpelregenerat und sichert den Therapieerfolg langfristig!

Bei der Umstellungsosteotomie stellt die richtige Patientenselektion den Schlüssel zum Erfolg dar!

Über die letzten Jahre hat sich gezeigt, dass die richtige Patientenselektion zu einer Verbesserung des Outcomes nach Umstellungsosteotomie geführt hat. Es wurden Kriterien festgelegt, welche Patienten mit einer (Prä-)Arthrose am ehesten für eine Umstellungsosteotomie geeignet sind (➤ Tab. 9.3).

Tab. 9.3 Der ideale Patient zur Umstellungsosteotomie bei (Prä-)Arthrose

- Isolierter Schmerz femorotibial auf Gelenkniveau
- Mäßige unikompartimentelle Arthrose in Hauptbelastungszone
- Knöcherne metaphysäre tibiale oder femorale Achsabweichung (konstitutionelle Deformität)
- Aktiver sportlicher Patient
- Alter 40–60 Jahre
- Body-Mass-Index (BMI) < 30
- Achsabweichung < 15°
- Guter Bewegungsumfang

Dennoch liegt für Patienten, die diese Kriterien (➤ Tab. 9.3) nicht vollständig erfüllen, nicht prinzipiell eine Kontraindikation für eine Umstellungsosteotomie vor. Motivierte aktivere Patienten können auch in höherem Alter noch von einer Achskorrektur profitieren. Größere Studien zeigen keine signifikanten Unterschiede bezüglich des Outcomes von Patienten nach Umstellungsosteotomie über oder unter 60 Jahren.

Weiterhin gibt es keine gesicherten Daten, dass Übergewicht einen Einfluss auf das Outcome nach Umstellungsosteotomie nehmen könnte, sodass auch Übergewicht keine absolute Kontraindikation darstellt (Floerkemeier et al. 2013).

Endgradige Bewegungseinschränkungen mit Streckdefizit < 5° und einem Beugedefizit < 10° können intraoperativ durch Modifikation der Operationstechnik mit behandelt werden. Jedoch stellen deutliche Einschränkungen des Bewegungsumfangs eine Kontraindikation dar.

Kontraindikationen für eine Umstellungsosteotomie sind in ➤ Tab. 9.4 zusammengefasst. Insbesondere signifikante Knorpelschäden > 2°, eingeteilt durch den Knorpelschaden-Klassifika-

Tab. 9.4 Relative und absolute Kontraindikationen für eine Umstellungsosteotomie

- Signifikante Arthrose und Knorpel-/Meniskusschäden im postoperativ belasteten Areal
- Fehlende Achsabweichung
- Degenerativ bedingte Achsabweichung ohne konstitutionelle Deformität
- Knochenverlust von > 3 mm im betroffenen Areal (**cave:** Umstellung führt zu einer Instabilität des Gelenks)
- Bewegungseinschränkung mit einem Streckdefizit von > 10°, Kontrakturen oder fehlender Beugefähigkeit > 90° (keine Korrekturmöglichkeit durch eine Umstellungsosteotomie)
- Korrektur von > 20° an einer Lokalisation
- Hochgradige Knieinstabilität
- Adipositas permagna
- Raucher
- Rheumatoide Arthritis oder andere systemische Gelenkerkrankungen

tions-Score der *International Cartilage Research Society* (ICRS-Score), oder ausgeprägter Meniskusverlust im nach der Osteotomie mehr belasteten Kompartiment stellen Kontraindikationen dar (Lobenhoffer 2014).

Eine reine degenerativ bedingte Achsabweichung stellt eine relative Kontraindikation für eine Achskorrektur dar, da ein pathologisches Gangbild resultiert (➤ Abb. 9.3). Häufig liegen jedoch Mischformen zwischen knöchern bedingter konstitutioneller Deformität und degenerativ bedingter Achsabweichung vor. Je mehr degenerativ bedingte Achsabweichung besteht, umso schlechter ist die postoperative Prognose.

Das Vorhandensein von lateralen Osteophyten stellt keine Kontraindikation für eine Korrekturosteotomie dar. Auch vollschichtige, insbesondere asymptomatische Knorpelschäden im patellofemoralen Gelenkkompartiment stellen nicht per se eine Kontraindikation zur Korrekturosteotomie dar. Es empfiehlt sich in diesen Fällen, gerade bei großen Korrekturwinkeln, die Operationstechnik zu modifizieren.

Tab. 9.5 Indikationen „pro Umstellungsosteotomie" oder „pro Gleitflächenersatz" zur Behandlung der unikompartimentellen Gelenkschädigung (nach Dettoni et al. 2013) [F901–001]

	Umstellungsosteotomie	Unikompartimenteller Gleitflächenersatz	Überlappender Indikationsbereich
Alter (Jahre)	< 65	> 55	55–65
Aktivitätsniveau	hoch	niedrig	normal
Gewicht		BMI < 30	normal
Beinachse (Abweichung)	5–15°	0–5°	5–10°
AP-Instabilität	bis höhergradig möglich, ggf. kombinierte Versorgung oder Slope-Korrektur	keine	keine bis 1° Instabilität
ML-Instabilität	bis 2° Instabilität medial gut möglich	keine	keine bis 1° Instabilität
Bewegungsumfang	Beugedefizit (< 10°), Streckdefizit (< 5°), gutes Bewegungsausmaß	Streckdefizit (< 5°) bis höhergradiges Beugedefizit	Streckdefizit (< 5°), mittleres Bewegungsausmaß
Arthroseausmaß	gering/mäßig oder additives Verfahren zu Knorpeltherapie	bis fortgeschritten	moderat

AP = anteroposterior, ML = mediolateral

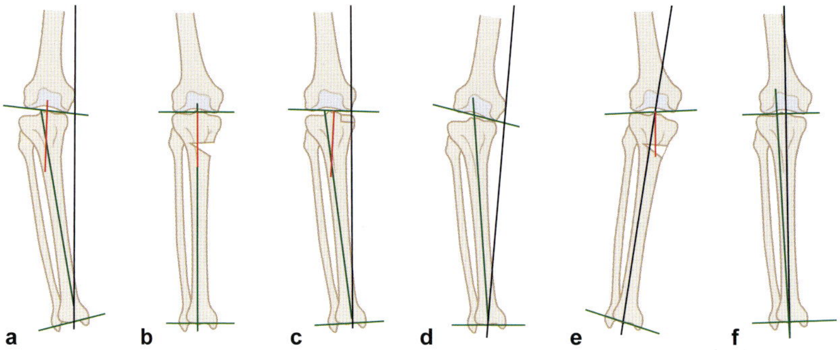

Abb. 9.3 Behandlungsempfehlung bei konstitutioneller Deformität vs. degenerativ bedingter Achsabweichung:
a) Konstitutioneller Varus: Es liegt eine Varusachsabweichung metaphysär tibial bedingt vor. Der Gelenkspalt bleibt zunächst symmetrisch und normal weit. Bei normaler Anatomie der distalen Tibia steht die Sprunggelenkebene schräg im Supinationssinn.
b) Eine medial öffnende proximale Tibiaosteotomie normalisiert die Anatomie. Die Traglinie verläuft physiologisch, Knie- und Sprunggelenk sind horizontal ausgerichtet.
c) Wird in dieser Situation eine mediale Schlittenprothese implantiert, muss diese die Spannungsverhältnisse des Kniegelenks respektieren. Die Weite des Gelenkspalts bleibt daher physiologisch. Die extraartikuläre Deformität kann nicht korrigiert werden. Es verbleibt eine Restdeformität des Beins im Varussinn mit pathologischem Gangbild.
d) Ein intraartikulärer Defekt hat zu einer Varusdeformität des Beins geführt. Der mediale Gelenkspalt kollabiert, der laterale Gelenkspalt wird überweit. Die Achsenverhältnisse der Tibia und die Ausrichtung der Gelenklinien waren vor Ausbildung der Arthrose aber normal.
e) Wird in dieser Situation eine öffnende Tibiaosteotomie eingesetzt, um die Achsenabweichung zu beseitigen, entsteht eine neue iatrogene Deformität der Tibia. Die Ebenen von Knie und Sprunggelenk sind nicht mehr parallel, die Kniegelenkebene steht schräg.
f) Durch eine Schlittenprothese entstehen normale anatomische Verhältnisse, die mechanische Traglinie verläuft physiologisch bzw. so wie vor Entwicklung der Arthrose.

Indikation Umstellungsosteotomie vs. Gelenkflächenersatz

Eine achskorrigierende Umstellungsosteotomie und ein ersetzender unikondylärer Gleitflächenersatz werden häufig als konkurrierende Verfahren zur Behandlung der unikompartimentellen Knorpelschädigung dargestellt. Die beiden therapeutischen Optionen stellen jedoch sich ergänzende Verfahren dar, die jeweils genauen Indikationsstellungen folgen sollten (➤ Abb. 9.3) (Lobenhoffer 2014). Nur eine kleine Schnittmenge an Patienten verbleibt, bei der zwischen den beiden Verfahren abgewogen werden kann (➤ Tab. 9.5).

In den veröffentlichten vergleichenden Studien, bei denen leider häufig nicht auf die strikte Indikationsstellung geachtet wurde, konnten zwischen Umstellungsosteotomie und Teilgleitflächenersatz bezüglich des klinischen Outcomes kaum Unterschiede nachgewiesen werden (Spahn et al. 2013). Die Rate an Revisionen und Komplikationen war bei beiden Verfahren vergleichbar niedrig (Fu et al. 2013). So bleibt der Schlüssel zum Erfolg die richtige Indikationsstellung und Patientenselektion.

Öffnende vs. schließende Umstellungsosteotomie

Zur kniegelenknahen Korrektur bei konstitutioneller Deformität stehen öffnende (Open-Wedge-) und schließende (Closed-Wedge-)Verfahren zur Verfügung. Die Wahl hängt von der präoperativen Planung ab.

Insbesondere zur Korrektur einer Varusachsabweichung an der proximalen Tibia hat sich die öffnende Korrekturosteotomie durchgesetzt. Am distalen Femur sind öffnende Korrekturverfahren beschrieben. Dennoch hat sich gezeigt, dass am Femur überwiegend schließende Korrekturverfahren zum Einsatz kommen (Lobenhoffer 2014).

Wenn man die jeweilige Korrekturtechnik anwendet, muss man die Vor- und Nachteile des Verfahrens sowie die entsprechenden Limitationen kennen (➤ Tab. 9.6).

Tab. 9.6 Einfluss öffnender (Open-Wedge-) und schließender (Closed-Wedge-)Umstellungsosteotomie

	Open-Wedge	Closed-Wedge
Technik	Biplanare Osteotomie	Zwei Osteotomien (zusätzlich Fibulaosteotomie bei Tibiaosteotomie)
Korrekturwinkel	Einfach einzustellen	Schwierig, wenig intraoperative Nachkorrekturmöglichkeiten
Korrekturort	Eignung bei tibialer Korrektur, nur eingeschränkt femoral	Für Korrektur femoral und tibial geeignet
Nervenschäden	Unwahrscheinlich	Schädigung des N. peroneus möglich bei Tibia- und Fibulaosteotomie
Korrektureffekt auf Slope	Erhöhung des Slopes	Reduktion des Slopes
Slope-Korrektur	Extendierend und flektierend möglich	Verminderung möglich
Weichteilbalancing	Möglich, Innenband kann adressiert werden	Weniger Weichteilbalancing möglich
Patella	Streckapparatkorrektur möglich über Richtung der biplanaren Osteotomie	Weniger Einflussmöglichkeiten auf den Streckapparat
Pseudarthrose	Häufiger als bei Closed-Wedge, ggf. Notwendigkeit der Knochenaugmentation im Osteotomiespalt bei größeren Korrekturen	Selten, da direkter Kontakt zweier metaphysärer Knochenflächen entsteht

9.5 Differenzierte Versorgung spezifischer Achsabweichungen

9.5.1 Präoperative Planung

Jede Achsenkorrektur bedarf einer präoperativen Planung. Hierfür wird immer eine **Ganzbeinstandaufnahme** benötigt. Eine Vielzahl von Parametern (Achse, Winkel) können in der Ganzbeinstandaufnahme erfasst werden. Im klinischen Alltag hat sich gezeigt, dass man mit wenigen Parametern sehr gut auskommt. Zunächst wird die mechanische Beinachse in die Ganzbeinstandaufnahme eingezeichnet (➤ Abb. 9.4). Durch Anlegen der jeweiligen femoralen und tibialen Gelenklinie erhält man den mechanischen lateralen distalen Femur- (MLDFW) und den mechanischen medialen proximalen Tibiawinkel (MMPTW). Hierdurch wird erkennbar, ob eine konstitutionelle Deformität vorliegt und ob die Achsabweichung femoral oder/und tibial bedingt ist (➤ Abb. 9.1). Anschließend wird die gewünschte postoperative mechanische Tragachse eingezeichnet (s. auch ➤ Kap. 9.3.1). Das Rotationszentrum der Osteotomie wird aufgesucht und mit prä- und postoperativer mechanischer Tragachse auf Sprunggelenkspalt-Niveau (tibiale Korrektur) bzw. auf einer horizontalen Linie auf Höhe des Hüftkopfzentrums (femorale Korrektur) miteinander verbunden. Der Winkel dazwischen entspricht dem Grad an Korrektur. In Abhängigkeit von einer öffnenden (Open-Wedge-) oder schließenden (Closed-Wedge-)Korrektur kann dieser Winkel auf die geplante Osteotomiestelle übertragen und die Höhe an Korrektur in mm abgemessen werden (➤ Abb. 9.4).

Bei der Planung ist insbesondere darauf zu achten, dass die Gelenklinie postoperativ horizontal steht. Eine Abweichung von < 5° ist akzeptabel.

Daher kann man nicht einer beliebten Aussage folgen: „Varusachsabweichung tibial korrigieren, Valgusachsabweichung femoral korrigieren." Eher ist geeignet, die **Regel von Nicod** anzuwenden. Man beobachtet die Kniegelenklinie in Richtung auf die mechanische Tragachse. Steigt die Gelenklinie an, muss in aller Regel femoral korrigiert werden, fällt die Gelenklinie ab, muss in aller Regel tibial korrigiert werden (➤ Abb. 9.5). Wenn eine femorale und tibiale konstitutionelle Deformität vorliegt, sollte auch eine kombinierte femorale und tibiale Korrektur geplant werden. Nur dann kann postoperativ eine geeignete Beinachse mit horizontaler Gelenklinie erzielt werden.

9.5.2 Lagerung des Patienten

Der Patient wird in Rückenlage auf dem OP-Tisch gelagert. Er ist dabei so zu positionieren, dass Hüft-, Knie- und Sprunggelenk mittels Bildverstärker dargestellt werden können. An der zu operierenden Beinseite sollten ein lateraler Beinhalter und ein Fußhalter angebracht werden, um die Haltearbeit bei der Operation zu reduzieren und ein Arbeiten auch bei flektiertem Knie zu ermögli-

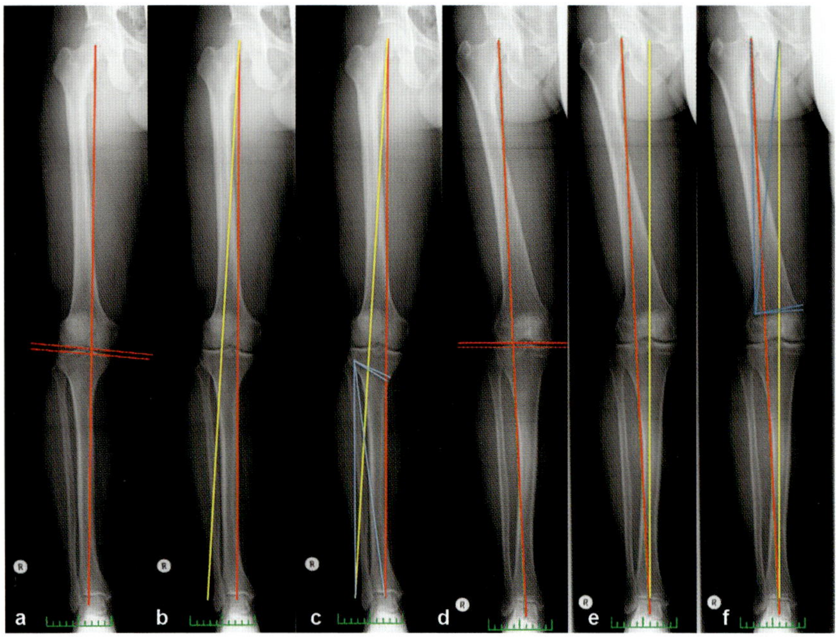

Abb. 9.4 Planung einer tibial öffnenden (a–c) und femoral schließenden (d–f) Umstellungsosteotomie:
a) Einzeichnen der mechanischen Achse und Kniebasislinien. Bestimmung des MLDFW (88°) und MMPTW (81°) (nicht in Abbildung gezeigt). Konstitutionelle Deformität tibial.
b) Einzeichnen der geplanten mechanischen Achse (postoperativ) in Abhängigkeit der vorhandenen Pathologie (mäßige Überkorrektur erforderlich).
c) Am Rotationszentrum der geplanten Osteotomie Winkelbestimmung der Korrektur durch Verbinden mit prä- und postoperativer mechanischer Beinachse (blauer Winkel, 7°). Anschließend Übertrag auf die Osteotomie mit Abmessen der geplanten öffnenden Korrektur.
d) Einzeichnen der mechanischen Achse und Kniebasislinien. Bestimmung des MLDFW (83°) und des MMPTW (88°) (nicht in Abbildung gezeigt). Konstitutionelle Deformität femoral.
e) Einzeichnen der geplanten mechanischen Achse (postoperativ) in Abhängigkeit der vorhandenen Pathologie (mäßige Überkorrektur erforderlich).
f) Am Rotationszentrum der geplanten Osteotomie Winkelbestimmung der Korrektur durch Verbinden mit prä- und postoperativer mechanischer Beinachse (blauer Winkel, 5°). Anschließend Übertrag auf die Osteotomiehöhe mit Abmessen des zu entnehmenden Knochenkeils in Millimeter.

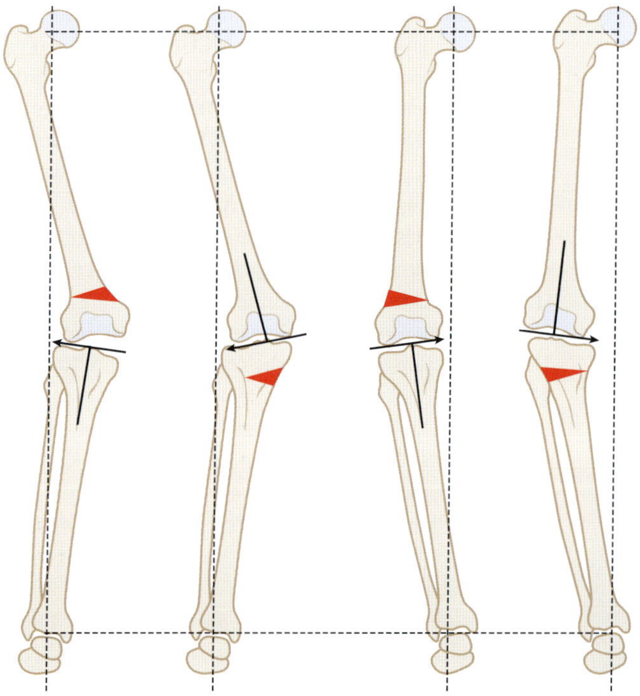

Abb. 9.5 Entscheidungshilfe zur Korrektur femoral oder tibial (Regel nach Nicod)

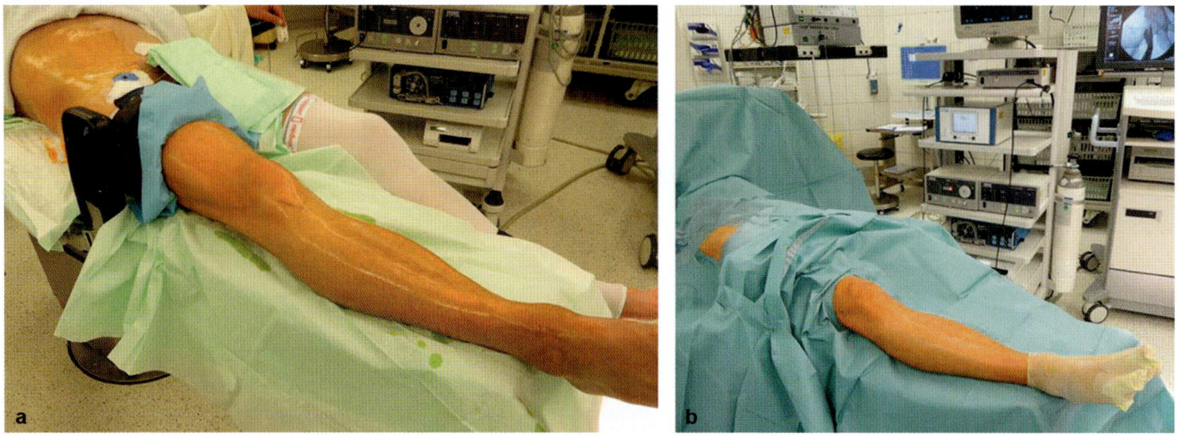

Abb. 9.6 Lagerung zur kniegelenknahen Umstellungsosteotomie
a) Intraoperative Lagerung des Patienten mit Beinhalter. Das kontralaterale Bein ist leicht abgesenkt.
b) Abdeckung mit möglicher Beckenkammspanentnahme. Arthroskopieturm auf gegenüberliegender Seite.

chen. Das kontralaterale Bein wird ca. 40° nach unten abgesenkt, um den Operationszugang sowie das Röntgen im lateralen Strahlengang zu erleichtern (➤ Abb. 9.6). Eine Blutsperre sollte immer und möglichst weit proximal angelegt werden. Bei femoralen Umstellungen muss darauf geachtet werden, ausreichend Platz für Osteotomie und Osteosynthese zu haben. Es ist darauf zu achten, dass das Bein frei beweglich ist und im Bereich des Sprunggelenks nicht zu dick eingepackt wird.

Falls die Möglichkeit besteht, dass der Osteotomiespalt mit Beckenkammspan aufgefüllt werden soll, muss auch der anteriore Anteil des ipsilateralen Beckenkamms steril abgedeckt werden.

Der Röntgen-C-Bogen wird bei geplanter Osteotomie von medial auf der zu operierenden Beinseite, bei Osteotomien von lateral auf der kontralateralen Seite platziert.

9.5.3 Arthroskopie

Vor jeder Umstellungsosteotomie sollte eine Arthroskopie des Kniegelenks durchgeführt werden. Insbesondere dient die Arthroskopie zum Ausschluss von Kontraindikationen für die nachfolgende Osteotomie. Sind tiefe Knorpelschäden > Grad 2 nach dem ICRS-Score in dem durch die Osteotomie vermehrt Last aufnehmenden Kompartiment erkennbar, sollte von einer Korrektur abgesehen werden. Laterale Osteophyten und das Vorliegen einer Chondrokalzinose stellen keine grundsätzlichen Kontraindikationen für eine Achsenkorrektur dar.

Therapeutisch können Kniebinnenläsionen adressiert werden. Instabile Knorpellappen werden debridiert. Bei Vorliegen von fokalen vollschichtigen Defekten (ICRS 3–4) kann ein geeignetes biologisches Knorpeltherapieverfahren (Mikrofraktur, osteochondrale Transplantation, Knorpelzelltransplantation) erfolgen (➤ Kap. 8.3). Sehr häufig sind degenerative Knorpelschäden mit Meniskusschäden assoziiert, die durch die Arthroskopie suffizient therapiert werden können. Eine erkennbare knöcherne Einengung der Notch führt zu einem für den Patienten störenden Streckdefizit. Durch eine arthroskopische Notchplastik mit einem Meißel kann der Osteophyt abgetragen und die Kniestreckung verbessert werden.

9.5.4 Medial öffnende Umstellungsosteotomie an proximaler Tibia

Die medial öffnende Umstellungsosteotomie an der proximalen Tibia stellt die Therapie der Wahl bei Vorliegen einer konstitutionellen knöchernen varischen Deformität der proximalen Tibia dar (➤ Abb. 9.7).

Die Hautinzision erfolgt bei 90° gebeugtem Knie als quere Inzision von 1 Querfinger unter der Tuberositas tibiae nach proximal und posterior ansteigend (➤ Abb. 9.7). Bei Patienten mit Neigung zu einem Lymphödem empfiehlt es sich, die Inzision anteromedial als Längsschnitt durchzuführen. Dann Durchtrennen der Faszie am Oberrand des Pes anserinus. Das Innenband wird an seiner vorderen Begrenzung längs angeschnitten und dann mit einem Raspatorium subperiostal distal abgelöst. Nach biomechanischen Arbeiten ist zur Druckentlastung im medialen Kompartiment ein komplettes Release des Innenbandes erforderlich (Lobenhoffer et al. 2007). Ein Einkerben oder Ablösen des Pes anserinus ist nicht erforderlich.

Therapeutischer Hinweis

Das Innenband muss für den Erfolg einer öffnenden Umstellungsosteotomie an der proximalen Tibia komplett distal abgelöst werden. Ansonsten wird der Druck im medialen Kniekompartiment erhöht und nicht wie gewünscht gesenkt!

PRAXISTIPP

Das Festlegen einer tibial öffnenden Umstellungsosteotomie soll parallel zum tibialen Slope erfolgen. Hierfür wird die tibiale Gelenklinie orthograd im Fluoroskop eingestellt; ferner werden 2 deckungsgleiche K-Drähte eingebracht.

Anschließend wird ein runder Hohmann-Retraktor unter das Innenband eingebracht. Dieser muss Knochenkontakt am dorsalen Tibiakopf zum Schutz der Weichteile (insbesondere der Nerven und Gefäße) aufweisen. Abschließend wird der distale Patellarsehnenansatz dargestellt und zum Schutz der Patellarsehne ein spitzer Hohmann-Retraktor eingelegt.

Dann erfolgt eine fluoroskopische Darstellung des Kniegelenks im a.-p. Strahlengang bei extendiertem Bein. Hierbei wird die tibiale Gelenklinie orthograd eingestellt (in der orthograden Einstellung wird das Fibulaköpfchen zu einem Drittel von der Tibia verdeckt). Anschließend erfolgt das bikortikale Einbohren von 2 kräftigen K-Drähten in Richtung auf das proximale Ende des Fibulakopfes. Ziel ist hierbei, die K-Drähte so in den metaphysären Tibiakopf einzubringen, dass für die nachfolgende Osteotomie eine möglichst langstreckige Osteotomiefläche im spongiösen Tibiakopf vorliegt und die Drähte parallel zum tibialen Slope verlaufen (➤ Abb. 9.7). Es ist empfehlenswert, zuerst den dorsalen Draht vom Oberrand des Pes anserinus aus vor der dorsalen Tibiakante mit Zielrichtung auf das palpable Fibulaköpfchen einzubringen und anschließend den zweiten Draht etwa 2 cm weiter ventral parallel zum ersten Draht zu platzieren.

Als Nächstes wird eine biplanare Osteotomie in 90° Kniebeugestellung zur Entlastung der dorsalen Strukturen vorgenommen. Dabei ist auf eine sichere Position des posterior eingebrachten Hohmann-Retraktors im Verlauf der eingebrachten K-Drähte zu achten, um Weichteilschäden zu vermeiden.

Der horizontale Schnitt wird distal der eingebrachten K-Drähte mit niedriger Sägefrequenz unter kontinuierlicher Flüssigkeitszufuhr durchgeführt. Die Osteotomie wird inkomplett mit Erhalt der lateralen und einem Drittel der posterioren Kortikalis angelegt. Die empfohlene Osteotomielänge ergibt sich durch Abzug von 10 mm von der intraossären Strecke, die zuvor an den eingebrachten K-Drähten ermittelt wurde. Wichtig ist, eine Korrektur mit möglichst hoher Stabilität der Osteotomie zu erreichen. Je höher die gewünschte Osteotomie geplant wurde, umso näher muss an die laterale Kortikalis osteotomiert werden.

Zur Vervollständigung der biplanaren Osteotomie wird ein senkrechter Sägeschnitt unter Schonung des distalen Lig.-patellae-Ansatzes durchgeführt, um durch den direkten Knochenkontakt nach Korrektur eine Rotationsstabilisierung und eine schnelle knöcherne Konsolidierung der Osteotomie zu erzielen.

In Abhängigkeit von zusätzlicher Pathologie im patellofemoralen Gelenk wird die senkrechte Osteotomie nach proximal oder distal ausgeleitet. Bei Ausschluss von Knorpelschäden (< ICRS 3) oder asymptomatischer Knorpelschädigung (ICRS 3–4) im patellofemoralen Gelenk kann der vertikale Sägeschnitt nach proximal geführt werden (Standardvorgehen). Nachteilig ist eine Erhöhung

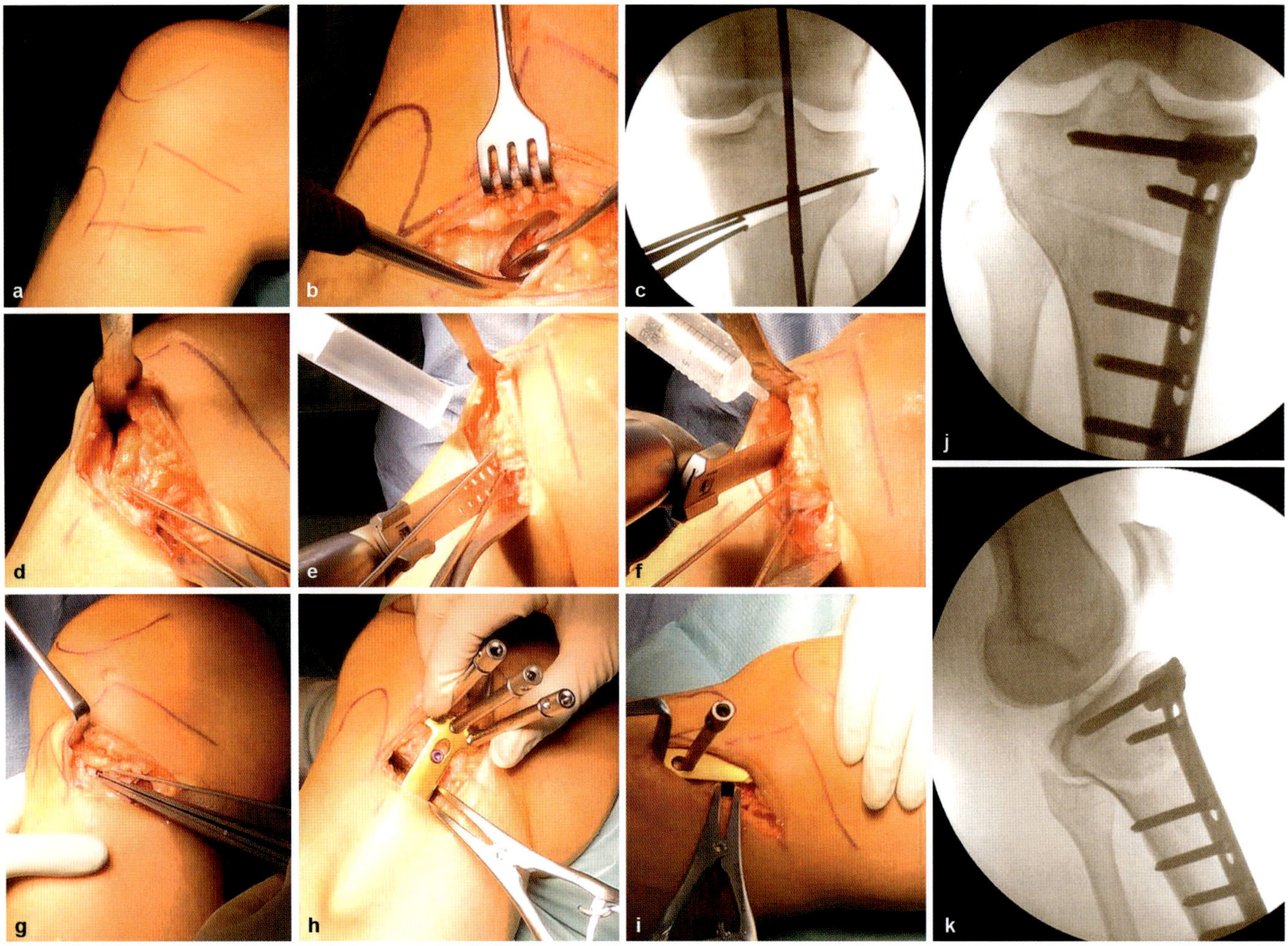

Abb. 9.7 Medial öffnende Umstellungsosteotomie der proximalen Tibia:
a) Quere Inzision (gerade Linie) oder Längsinzision (gestrichelt)
b) Subperiostales Ablösen des Innenbandes mit kleinem Raspatorium (großes Raspatorium hält Innenband nach posterior weg)
c) Einbringen von 2 deckungsgleichen K-Drähten parallel zum tibialen Slope unter fluoroskopischer Kontrolle (in Streckung einbringen)
d) Retraktion des Innenbandes durch runden Hohmann- und der Patellarsehne durch spitzen Hohmann-Retraktor
e, f) Horizontale und senkrechte Sägung der inkompletten Osteotomie (langsame Durchführung, Spülung!)
g) Einbringen von Meißeln
h) Dorsales Aufspreizen der Osteotomie, subkutanes Einschieben des Plattenfixateurs
i) Korrektur eines mäßigen Streckdefizits durch Extension des Beins unter Druck am Oberschenkel, während distale Fixierung des Plattenfixateurs (proximale Fixierung zuvor) erfolgt
j, k) Abschließende fluoroskopische Kontrolle in 2 Ebenen

9

des patellofemoralen Drucks; von Vorteil ist, dass dabei der distale Ansatz des Kniestreckapparats nicht tangiert wird. Werden die oben genannten Einschlusskriterien im patellofemoralen Gelenk nicht erfüllt, empfiehlt es sich insbesondere bei höheren Korrekturen, den senkrechten Sägeschnitt nach distal zu führen. Nach Korrektur muss dann eine Schraubenosteosynthese der Tuberositas tibiae erfolgen.

Anschließend werden Osteotomiemeißel in die horizontale Osteotomie eingebracht. Dies soll langsam und vorsichtig unter leichten Hammerschlägen auf den Osteotomiemeißel erfolgen.

PRAXISTIPP

Durch Einbringen von Meißeln wird die Osteotomie langsam geöffnet, um bei inkompletter Osteotomie eine plastische Verformung am lateralen Scharnier zu erhalten.
Eine Erhöhung des Tons beim Hammerschlag auf die Meißel zeigt eine Gefährdung zur akzidentellen Fraktur an.

Im Schnitt erfolgt ein Aufspreizen der Osteotomie mit 4 Meißeln (➤ Abb. 9.7). Anschließend wird in den horizontalen Osteotomiespalt ein Distraktor eingelegt und nach Entfernung der Meißel auf die gewünschte, präoperativ geplante Korrektur aufgespreizt. Das Aufspreizen sollte behutsam durchgeführt werden; eine Feinjustierung der Korrektur ist jederzeit möglich. Da eine öffnende Osteotomie zu einer Erhöhung des tibialen Slopes führt, sollte die Distraktion nur dorsal erfolgen, um die technikbedingte Veränderung des Slopes auszugleichen (➤ Tab. 9.6).

Anschließend wird die Korrektur in Streckstellung fluoroskopisch untersucht. Insbesondere wird die mechanische Beinachse vom Hüftkopfzentrum bis zur Mitte der Malleolengabel bewertet. Hierfür stehen unterschiedliche Möglichkeiten zur Verfügung (Elektrokauterkabel, Metallstab). Die Darstellung stellt aber nur einen Anhaltspunkt dar, da die fluoroskopische Analyse aufgrund unterschiedlicher Rotation des Unterschenkels eine hohe Fehlerrate besitzt. Deutlich exakter ist eine Korrekturkontrolle durch Verwendung einer Navigation (➤ Abb. 9.13).

Anschließend wird nach Entfernung der K-Drähte ein Plattenfixateur von medial an die proximale Tibia angelegt. Hierfür wird das Bein auf 90° gebeugt. Durch Distanzhalter im Plattenfixateur können der direkte Knochenkontakt und ein zu starkes Komprimieren des Pes anserinus vermieden werden. Der Plattenfixateur wird so platziert, dass 4 Schrauben proximal der Osteotomie eingebracht werden können. Nach Fixierung des Plattenfixateurs mit einem K-Draht werden zunächst die 3 proximalsten Schrauben winkelstabil eingebracht. Die Bohrung erfolgt hierbei monokortikal über Bohrhilfen.

Dann wird das Bein gestreckt. Durch Einbringen einer Zugschraube am proximalsten Schraubenloch der distal der Osteotomie gelegenen Schraubenlöcher wird der Plattenfixateur vorgespannt. Anschließend werden die restlichen Schrauben winkelstabil bikortikal besetzt, ggf. unter Durchführung eines zusätzlichen distalen Hautschnitts. Distanzhalter und Zugschraube werden entfernt und winkelstabile Schrauben eingedreht. Abschließend erfolgt eine fluoroskopische Kontrolle in a.-p. und seitlichem Strahlengang (➤ Abb. 9.7).

Eine Re-Insertion des distalen Innenbandansatzes ist in der Regel nicht erforderlich. Zumeist wird der superfizielle Innenbandanteil mit der posterioren proximalen Schraube mit gefasst. Anschließend wird der Osteotomiespalt mit einem Hämostyptikum abgedeckt, um Knochenmarkzellen mit entsprechendem Knochenmilieu im Osteotomiespalt zu halten. Das Hämostyptikum sollte nicht in den Spalt gelegt werden.

PRAXISTIPP

Liegt bei einem Patienten ein mäßiges Streckdefizit vor, kann dieses Defizit vor Fixierung der distalen winkelstabilen Schrauben durch Druck auf den Oberschenkel in Extension ausgeglichen werden. Wichtig ist hierbei, dass der Distraktor nur dorsal im Osteotomiespalt eingebracht ist. Man erkennt den Erfolg an einer Reduktion der Osteotomiehöhe ventral im Vergleich zu posterior.

9.5.5 Lateral schließende Umstellungsosteotomie der proximalen Tibia

Hauptindikation der lateral zuklappenden valgisierenden Tibiakopfosteotomie ist die konstitutionelle Varusachsabweichung der proximalen Tibia. Sie führt zu einer intraartikulären Druckentlastung femorotibial und patellofemoral. Vorteil der lateral schließenden Umstellungsosteotomie ist das Vermeiden einer postoperativen Beinverlängerung sowie einer Reduktion der Patellahöhe. Die aufeinandergestellten und ggf. mit Zugschrauben komprimierten Osteotomieflächen zeigen eine schnelle und relativ sichere knöcherne Konsolidierung.

Bei kleineren Korrekturwinkeln muss nicht zwingend eine Fibulaosteotomie erfolgen. Um allerdings auch bei größeren Korrekturen (> 10°) eine ausreichende Verschieblichkeit zu erreichen, sollte die Fibula osteotomiert werden. Hierfür wird auf Höhe des mittleren zu distalem Drittel der Fibula eine Hautinzision gesetzt und auf den Knochen präpariert. Die Fibula wird dann mit 2 kleinen Hohmann-Hebeln umfahren und mit der oszillierenden Säge mit einem kleinen Sägeblatt schräg osteotomiert. Aufgrund der Nähe zum N. peroneus ist dies mit der Gefahr einer Peroneuslähmung vergesellschaftet.

Der laterale Zugang zur Tibia erfolgt im Sinne eines anterolateralen Zugangs, leicht geschwungen auf ca. 10 cm Länge nach distal. Nach Darstellen der Unterschenkelfaszie wird durch scharfes Ablösen des M. tibialis anterior von der lateralen Tibia die Tibialis-anterior-Loge eröffnet. Die dorsolaterale Kante der Tibia wird dargestellt. Nach Weichteilpräparation und Schaffen eines Implantatlagers mit dem Raspatorium wird ein runder großer Hohmann-Hebel an der dorsalen Tibiafläche eingesetzt. Dieser Schritt muss zur Vermeidung von Gefäß-Nerven-Verletzungen bei gebeugtem Knie erfolgen, da die dorsalen Weichteilstrukturen dadurch entspannt werden. Danach wird am lateralen Rand der Patellarsehne das laterale Retinakulum eröffnet und die Patellarsehne bis zur Tuberositas tibiae dargestellt.

Anschließend wird das entsprechende Implantat vorbereitet. Auch hierfür sind winkelstabile Implantate erhältlich. Strecker et al. (2014) empfehlen eine 5-Loch-DC-Platte, die entsprechend dem Korrekturwinkel vorgebogen werden kann, sodass sich die Platte nach Zuklappen der Osteotomie dem Tibiakopf und dem proximalem Tibiaschaft gut anpasst. Aufgrund der starken Kompressions- und Biegekräfte raten die Autoren zur Verwendung von Stahlimplantaten.

Zwischen dem 2. und 3. Loch der Platte kann die Osteotomie erfolgen. Hierfür wird zunächst ein 2-mm-Spickdraht quer zur Tibiaachse und ein zweiter Draht von distal lateral nach proximal medial in geplantem Korrekturwinkel an der medialen Kortikalis zulaufend eingebracht (➤ Abb. 9.8). Die Verwendung eines Osteotomiezielgeräts kann hilfreich sein (➤ Abb. 9.9). Ist lediglich eine Valgisierung geplant, kann der Spalt leicht ansteigen und die mediale Kortikalis nicht ganz durchtrennt werden. Erfolgt jedoch eine mehrdimensionale Korrektur, sollte die Osteotomieebene 90° zur Tibiaachse liegen und auch die mediale Kortikalis durchtrennt werden.

Nun wird mit einem stabilen Sägeblatt entlang der Spickdrähte ein entsprechender Korrekturkeil herausosteotomiert. Vor allem die Osteotomie der dorsalen und ventralen Kortikalis muss zur Schonung der Gefäß-Nerven-Strukturen bzw. der Patellarsehne vorsichtig erfolgen.

Das Schließen der Osteotomie sollte langsam und bei belassener medialer Kortikalis durch plastische Verformung derselben durchgeführt werden, um ein unkontrolliertes destabilisierendes Frakturieren zu vermeiden. Die Gegenkortikalis kann bei zu starkem Widerstand durch gezielte Bohrungen sukzessive geschwächt werden. Nun wird die vorgebogene Platte angelegt und unter Kompression auf den Gelenkspalt durch exzentrische Bohrung mit Schrauben fixiert.

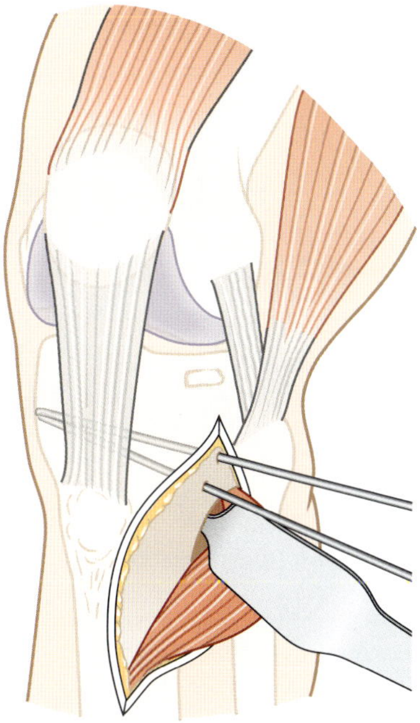

Abb. 9.8 Lateral schließende Umstellungsosteotomie der proximalen Tibia

9.5.6 Medial schließende Umstellungsosteotomie distales Femur

Distale Femurdeformitäten liegen bei Valgusachsabweichungen und auch bei schweren Varusdeformitäten vor. Insbesondere unterscheidet sich die Durchblutungssituation am distalen Femur grundlegend von der der proximalen Tibia. Daher ist es empfehlenswert, am Femur nur schließende Osteotomien durchzuführen.

Die konstitutionelle Valgusdeformität des distalen Femurs stellt die Hauptindikation zur medialen schließenden Umstellungsosteotomie des distalen Femurs dar.

Bei 60° gebeugtem Kniegelenk erfolgt eine mediale Längsinzision. Die Längsinzision verläuft etwa 8 cm am distalen medialen Oberschenkel lang (➤ Abb. 9.9). Nach Durchtrennung des subkutanen Gewebes erfolgt die Spaltung der Faszie des M. vastus medialis. Der Muskel wird angehoben und vom Septum intermusculare abpräpariert und ein runder Hohmann-Retraktor unter direktem Knochenkontakt ventral des distalen Femurs eingebracht.

Anschließend wird das Septum intermusculare nahe der Femurmetaphyse dargestellt und das Periost unmittelbar ventral des Septums intermusculare inzidiert. Mit einem gebogenen Raspatorium werden die Weichteilgewebe der Kniekehle vom distalen Femur abgelöst, und dann wird ein breiter, stumpfer Hohmann-Retraktor dorsal des Femurschafts mit direktem Knochenkontakt eingebracht.

Therapeutischer Hinweis
Eine Osteotomie des distalen Femurs darf nur durchgeführt werden, wenn die neurovaskulären Strukturen durch einen stumpfen Retraktor sicher geschützt sind.

Zur sicheren Platzierung des femoralen Plattenfixateurs an der medialen Femurkondyle ist unter Umständen ein Einkerben des medialen patellofemoralen Ligaments (MPFL) erforderlich, das jedoch am Ende der Operation wieder rekonstruiert werden sollte. Der Femurschaft wird mit einem Raspatorium nach proximal so weit dargestellt, dass der Plattenfixateur sicher angelegt werden kann. Ein Einschneiden in den M. vastus medialis sollte vermieden werden.

PRAXISTIPP
Es empfiehlt sich, vor Beginn der Osteotomie den Plattenfixateur an das distale Femur anzulegen, um Osteotomie und spätere Plattenfixateurlage aufeinander abzustimmen.

Anschließend erfolgt die Festlegung der Osteotomie. Das Ziel ist es, eine schräge Osteotomie zu erhalten, die von medial proximal nach lateral distal ca. 5 mm über der Patellagleitrinne verläuft. Zur Unterstützung einer exakten Umsetzung einer schießenden Osteotomie kann ein hierfür entwickeltes Zielgerät (z. B. Osteotomie-Zielgerät, Fa. Synthes) Anwendung finden. Hierbei ist unter fluoroskopischer Kontrolle darauf zu achten, dass Zielgerät und Führungsdrähte gut ausgerichtet sind.

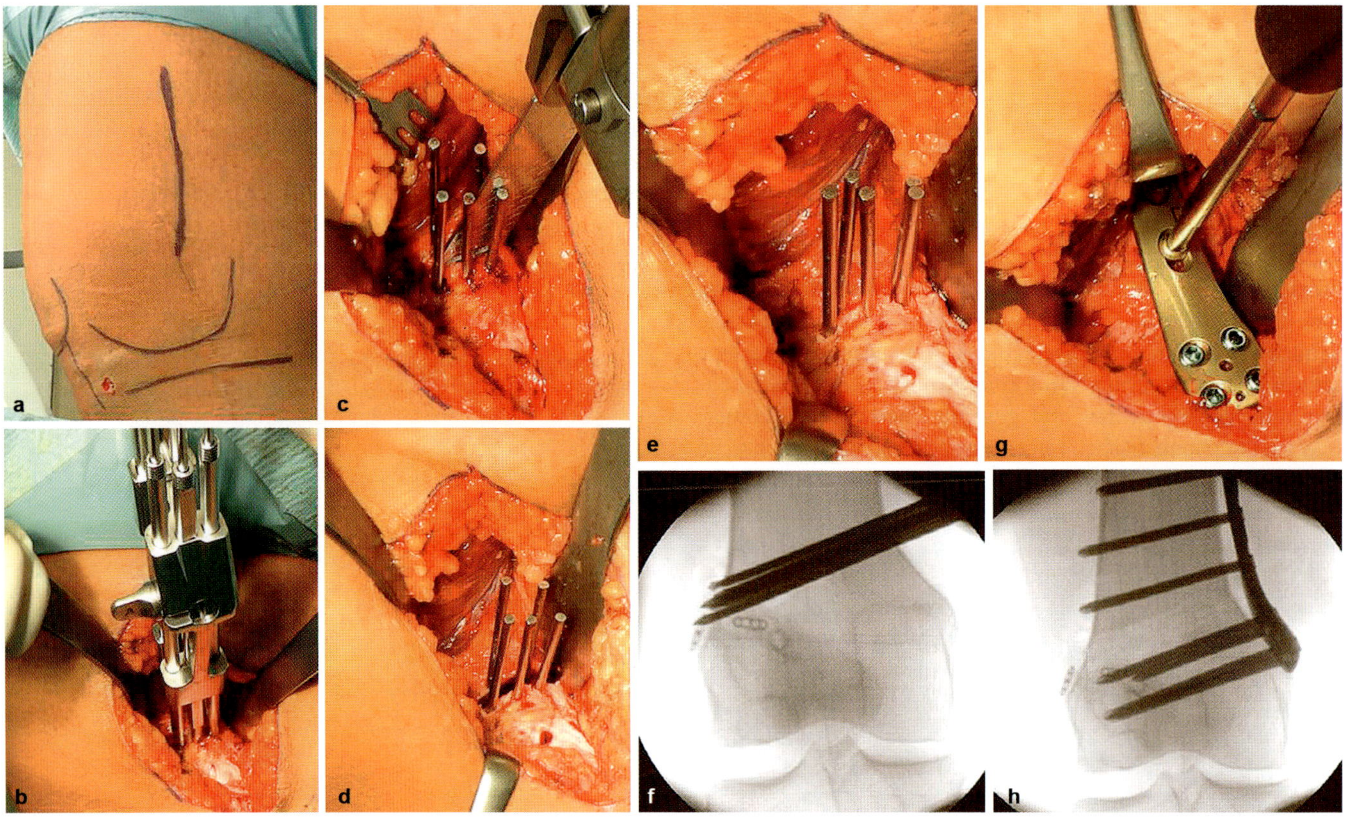

Abb. 9.9 Medial schließende Umstellungsosteotomie des distalen Femurs:
a) Medialer Hautschnitt
b) Einbringen von K-Drähten durch Zielgerät in gewünschtem Korrekturwinkel für Closed-Wedge-Umstellungsosteotomie
c) Osteotomie mit langsamer Sägung und Spülung
d) Entnahme des Keils
e, f) Langsames Schließen der Osteotomie unter Erhalt des lateralen Scharniers
g) Plattenfixateur auf Kompression durch Einbringen einer Zugschraube proximal der Osteotomie
h) Fluoroskopische Kontrolle

9

Dann erfolgt eine uniplanare Osteotomie unter Entnahme des entsprechenden Knochenkeils. Auf niedrige Sägegeschwindigkeit und ständige Spülung ist zu achten. Das Zielgerät ermöglicht die Durchführung einer inkompletten Osteotomie, da die eingebrachten K-Drähte systembedingt am Rotationszentrum 5 mm von der Gegenkortikalis zusammenlaufen (➤ Abb. 9.9). Es besteht die Möglichkeit, die Osteotomie im ventralen Drittel des Femurs biplanar nach proximal zu führen, um eine schnelle Einheilung und eine bessere Rotationssicherung zu erzielen.

Dann wird die inkomplette Osteotomie langsam geschlossen. Falls dies nicht gelingt, wird die Osteotomietiefe fluoroskopisch und makroskopisch überprüft; ggf. müssen Restknochenanteile im Osteotomiespalt entfernt werden. Beim Schluss der Osteotomie unter plastischer Verformung des Scharniers ist eine Fraktur der Gegenkortikalis zu vermeiden (➤ Abb. 9.9).

PRAXISTIPP

Lässt sich die inkomplette Osteotomie nach Entnahme des Knochenkeils noch nicht von selbst schließen, kann die Gegenkortikalis durch Bohrungen geschwächt werden.

Anschließend wird der Plattenfixateur angelegt. Zunächst erfolgt das Einbringen der distalen winkelstabilen Schrauben. Unter Verwendung einer Zugschraube direkt proximal der Osteotomie kann über den Plattenfixateur eine Kompression auf die Osteotomie aufgebracht werden. Dann erfolgt ein schrittweises Besetzen der winkelstabilen Schrauben proximal (➤ Abb. 9.9). Zuletzt sollte dringend eine fluoroskopische Überprüfung von Plattenlage und Osteotomie in 2 Ebenen erfolgen.

Falls das Scharnier bei der Osteotomie gebrochen ist und die Gefahr einer lateralen Instabilität des distalen Femurs besteht, sollte man nicht zögern, die Funktion des Scharniers durch eine von lateral angebrachte Plattenosteosynthese wiederherzustellen.

9.5.7 Lateral schließende Umstellungsosteotomie distales Femur

Der laterale Zugang zum distalen Femur ist für die Durchführung von schließenden Osteotomien am distalen Femur erforderlich. Die häufigste Indikation ist eine Varusgonarthrose, die durch eine femoral bedingte knöcherne Achsabweichung hervorgerufen wird. Insbesondere lateral öffnende Osteotomien bergen, neben der schlechteren knöchernen Ausheilung, das Risiko auf beständige postoperative Beschwerden, die durch eine erhöhte Spannung und Irritation des Tractus iliotibialis bedingt sind.

Zunächst erfolgt in 60° gebeugtem Kniegelenk ein lateraler Längsschnitt, anschließend die Präparation auf den Tractus iliotibialis, der längs inzidiert wird, Darstellung des lateralen Kondylus und des lateralen Femurschafts unter Schonung des Muskelbauchs vom M. vastus lateralis. Ein runder Hohmann-Haken wird zur Darstellung des ventralen Femurschafts eingebracht. Nachfolgend wird das Septum intermusculare nahe der Femurmetaphyse dargestellt und das Periost unmittelbar ventral des Septums intermusculare inzidiert. Mit einem gebogenen Raspatorium werden die Weichteilgewebe der Kniekehle vom distalen Femur abgelöst, und dann wird ein breiter, stumpfer Hohmann-Retraktor dorsal des Femurschafts mit direktem Knochenkontakt eingebracht.

Der Femurschaft wird mit einem Raspatorium nach proximal so weit dargestellt, dass der Plattenfixateur sicher eingebracht werden kann. Die weiteren Operationsschritte können aus der medial schließenden Osteotomie am distalen Femur (➤ Kap. 9.5.6) entnommen werden.

9.5.8 Implantate zur kniegelenknahen Umstellungsosteotomie

Die Implantate zur Stabilisierung einer kniegelenknahen Umstellungsosteotomie unterliegen einer ständigen Weiterentwicklung. Eine neue Generation an winkelstabilen Implantaten hat dazu beigetragen, dass die Umstellungsosteotomie in den letzten Jahren eine Renaissance erlebt hat.

Therapeutischer Hinweis

Winkelstabile Implantate haben sich bei der öffnenden kniegelenknahen Umstellungsosteotomie durchgesetzt. Es sollten keine konventionellen Platten zur Stabilisierung verwendet werden, da sie ein deutlich erhöhtes Versagensrisiko bergen.

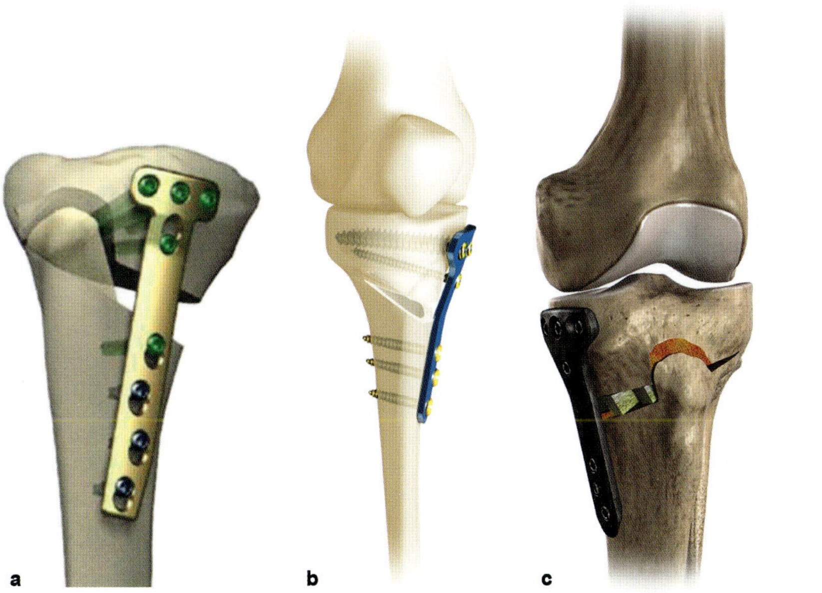

a b c

Abb. 9.10 Unterschiedliche winkelstabile Plattenfixateure zur Durchführung einer valgisierenden öffnenden Umstellungsosteotomie der proximalen Tibia (keine komplette Auflistung):
a) Tomofix proximale Tibia (Fa. Synthes) [V076–002]
b) HTO-Maxi-Plattenfixateur (Aesculap AG) [V132]
c) PEEKPower HTO-Platte (Fa. Arthrex) [V397]

Plattenfixateur

Der Plattenfixateur (z. B. Tomofix [Synthes]) stellt das Standardimplantat für kniegelenknahe Umstellungsosteotomien dar. Unterschiedliche Modelle von verschiedenen Anbietern sind auf dem Markt (➤ Abb. 9.10).

Die biomechanischen Voraussetzungen erlauben die stabile Fixierung einer öffnenden oder schließenden kniegelenknahen Umstellungsosteotomie. Nachteilig ist beim Tomofix (Synthes) das Auftragen des Plattenfixateurs im Subkutangewebe mit belastungsabhängigen Beschwerden. Daher wurden schmalere Implantate (z. B. HTO-Maxi-Plattenfixateur, Aesculap AG) entwickelt, die in biomechanischen Analysen dennoch eine vergleichbare Stabilität zum Tomofix (Fa. Synthes) gezeigt haben (➤ Abb. 9.10).

Neben Plattenfixateuren aus Titan sind jetzt auch Plattenfixateure aus karbonfaserverstärktem Polyetheretherketon (PEEK) erhältlich (Fa. Arthrex). Das Material ist röntgendurchlässig und ermöglicht uneingeschränkte Sicht auf die Osteotomie. Dies erlaubt eine gute Inspektion des Osteotomiespalts bei radiologischer Kontrolle im Follow-up (konventionelles Röntgen, MRT) (➤ Abb. 9.10).

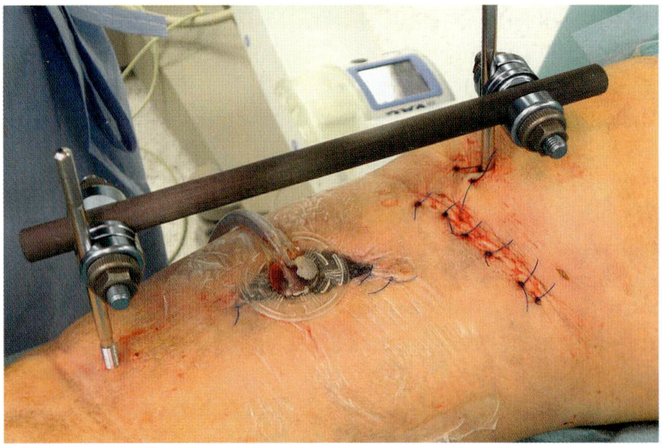

Abb. 9.11 Fixateur externe bei Infekt nach öffnender tibialer Umstellungsosteotomie

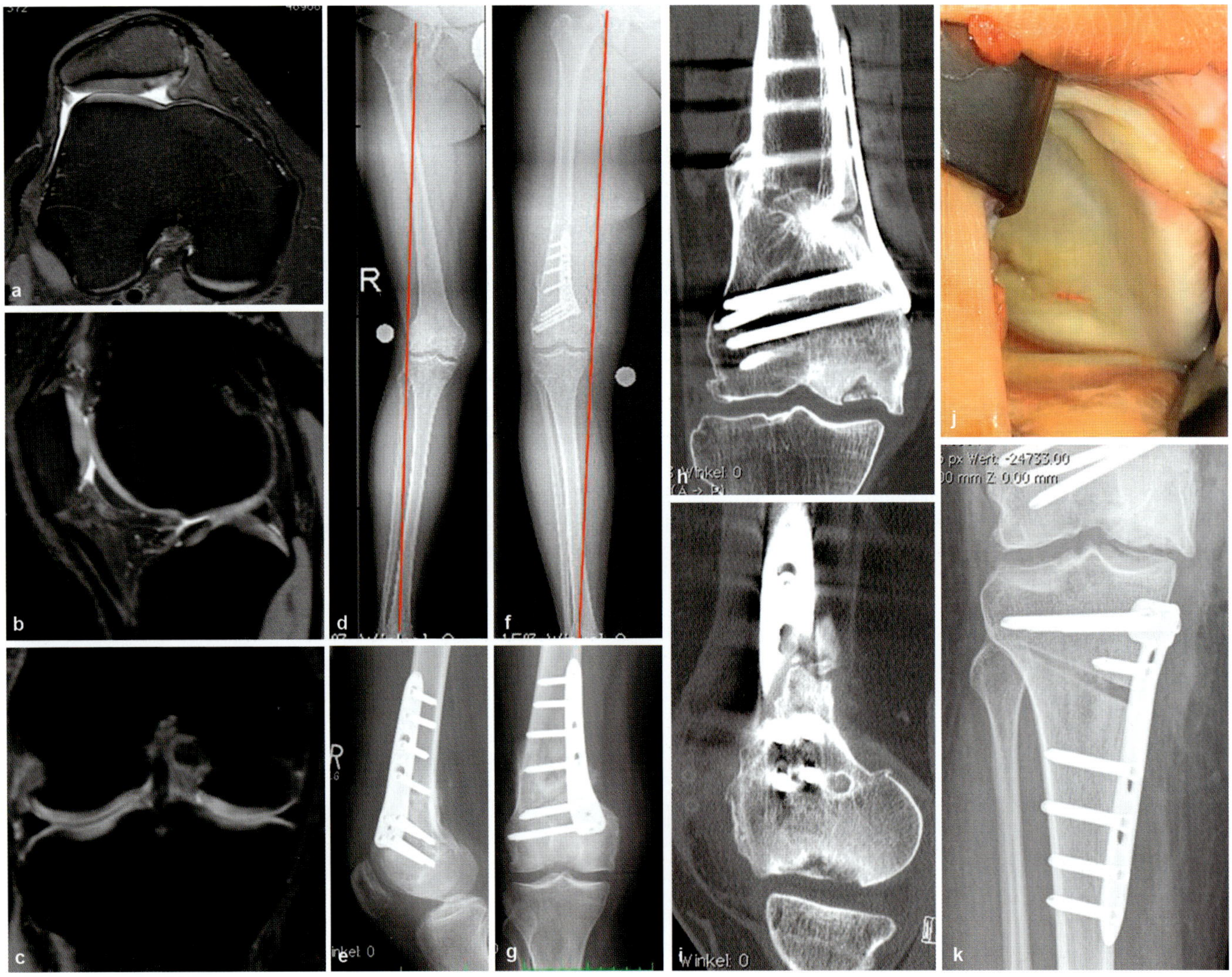

Abb. 9.12 Komplexe kombinierte Umstellungsosteotomie:
a–d) 22-jährige Patientin, habituelle Patellaluxation, Patella-Gleitlagerdysplasie, valgische Beinachse
e–g) 1. Operation: derotierende varisierende Umstellungsosteotomie femoral (Überkorrektur in Varus), MPFL-Ersatz mit Gracilissehne
h–j) 2. Operation: Spongiosaplastik bei Pseudarthrose femoraler Osteotomie, anschließend knöcherne Konsolidierung, aber Ausbildung einer Osteonekrose mediale Femurkondyle
k) 3. Operation: Behandlung der Osteonekrose mit einzeitiger Implantation eines Beckenkammspans und matrixgestützter Knorpelzelltransplantation (MACT, Novocart3D, TETEC, Aesculap AG) sowie valgisierender Umstellungsosteotomie proximale Tibia

Fixateur externe

Bei posttraumatischen Situationen mit schwerem Weichteiltrauma oder postinfektiösen Situationen mit komplexen mehrdimensionalen Abweichungen wird zur Fixierung einer Korrekturosteotomie auch ein Fixateur externe, zumeist als Hybridfixateur, verwendet. Zudem stellt der Fixateur externe das Implantat der Wahl bei Infekt nach Umstellungsosteotomie dar, wenn der initial verwendete Plattenfixateur entfernt werden muss und die Osteotomie noch instabil ist (➤ Abb. 9.11).

9.5.9 Komplexe kombinierte Umstellungsosteotomie

Nach präoperativer Planung wird die Korrektur festgelegt. Hierbei ist nicht immer eine Achsabweichung allein auf eine konstitutionelle Deformität eines Knochens in einer Achse zurückzuführen. Daher kann es erforderlich sein, auch kombinierte Korrekturen in mehreren Achsen oder/und Korrekturen kombiniert an Femur und Tibia durchzuführen (➤ Abb. 9.12). Hierbei sind unter Berücksichtigung der biomechanischen und klinischen Aspekte öffnende (Open-Wedge-) und schließende (Closed-Wedge-)Korrekturen in Kombination möglich.

Therapeutischer Hinweis
Bei Vorliegen von kombinierten Achsabweichungen mit konstitutioneller knöcherner Deformität muss auch eine kombinierte Korrektur durchgeführt werden, um eine pathologische Belastung der unteren Extremität zu vermeiden.

9.5.10 Achsabweichung und Knieinstabilität

Bandstabilität führt bei der Korrekturosteotomie zu prognostisch günstigerem Outcome als das Vorliegen von Bandinstabilität. Jedoch gibt es eine Reihe von Indikationen für die Umstellungsosteotomie trotz oder gerade wegen der Bandinstabilität (➤ Tab. 9.5). Die Umstellungsosteotomie ermöglicht in diesen Fällen die biomechanische Grundlage, die dem Patienten eine subjektive Stabilität zurückgibt oder die Chance auf eine erfolgreiche Bandrekonstruktion erst liefert.

Laterale Bandinstabilität des Kniegelenks mit varischer Beinachse führt zu einem positiven Varus-Thrust (➤ Kap. 9.3.2). Durch Korrektur der Varusachsabweichung ist erst eine erfolgversprechende Rekonstruktion des lateralen Bandkomplexes möglich. Ohne Beinachsenkorrektur wird durch die weiter bestehende Varusachsabweichung die laterale Bandplastik wieder insuffizient werden.

Patienten mit korrekturbedürftiger Achsabweichung und zugleich Vorliegen einer vorderen oder hinteren Kreuzbandinsuffizienz können im Rahmen einer Korrekturosteotomie ein- oder zweizeitig einen Kreuzbandersatz erhalten. Insbesondere die tibiale öffnende Umstellungsosteotomie und ein vorderer Kreuzbandersatz mit Semitendinosussehne können gut miteinander kombiniert werden. Hierbei wird zunächst die Semitendinosussehne über den üblichen medialen Osteotomiezugang entnommen. Dann erfolgt die arthroskopische Bohrung der VKB-Bohrkanäle. Der tibiale Kanal wird so angelegt, dass die biplanare Korrekturosteotomie ohne Tangierung des Bohrkanals möglich ist. Bevor das Transplantat eingezogen wird, erfolgt die tibial öffnende Umstellungsosteotomie. Bei der Anlage des Plattenfixateurs ist auf die Position der ventralen proximalen Schraube zu achten. Diese kann den tibialen Bohrkanal tangieren und wird dann dementsprechend mit einer kürzeren Länge gewählt. Abschließend erfolgt das Einziehen des VKB-Transplantats.

Nicht jeder Patient mit korrekturbedürftiger Achsabweichung und zugleich Vorliegen einer VKB- oder HKB-Insuffizienz benötigt eine Kombination aus Umstellungsosteotomie und Kreuzbandersatz. Schon die Korrekturosteotomie selbst erlaubt einen korrigierenden Einfluss auf die subjektive Instabilität des kreuzbandinsuffizienten Kniegelenks. Dabei wird die Korrektur in der Frontalebene mit einer Veränderung der Tibiakippung („Slope") kombiniert, sodass sowohl Belastungsschmerzen als auch Instabilitätssymptome adressiert werden. Eine Flexion des Tibiakopfes (Slope-Erhöhung) führt zu einer Reduktion der hinteren Schublade und eine Extension (Slope-Reduktion) zu einer Verminderung der vorderen Knieinstabilität. Diese dreidimensionale Korrektur kann mit der Navigation sehr gut kontrolliert werden.

9.5.11 Navigation

Die Navigation ermöglicht bei einer Umstellungsosteotomie eine intraoperative Überprüfung der Beinachse. Hiermit ist eine präzise Einstellung der Achskorrektur möglich. Insbesondere für öffnende Korrekturen macht die Verwendung einer Navigation Sinn, da intraoperativ technikbedingt eine Feinjustierung erfolgen kann. Neben der Kontrolle der Beinachse in der koronaren Ebene können der tibiale Slope und die Rotation erfasst und, wenn gewünscht, entsprechend korrigiert werden (➤ Abb. 9.13).

Nachteilig sind der vermehrte Zeitaufwand, die Anschaffungskosten für die Navigation und die Notwendigkeit, Trackerpins über zusätzliche Zugänge und Bohrungen in Femur und Tibia einzubringen.

9.5.12 Knochentransplantation und Knochenersatzmaterialien

Die Knochenheilung nach aufklappender Osteotomie beginnt am Scharnier. Von dort aus nimmt die knöcherne Durchbauung zur breiteren Öffnungsstelle im Verlauf sukzessive zu. Die knöcherne Konsolidierung erfolgt dabei relativ schnell. Zunächst zeigt sich im nativradiologischen Bild eine Zunahme der Knochendichte an den Osteotomieflächen. Es konnte gezeigt werden, dass nach 3 Monaten im Mittel 57 % Knochenkontaktfläche nach öffnender proximaler Tibiaosteotomie und nach 12 Monaten bereits 88 % Kontaktfläche erreicht waren. Rauchen scheint hier einen negativen Einfluss auf die knöcherne Heilungsrate und die Geschwindigkeit der Durchbauung zu haben (Lobenhoffer 2014).

Zur Auffüllung des Osteotomiespalts werden Knochenersatzmaterialien verwendet. Am meisten verwendete synthetische Knochenersatzmaterialien sind Hydroxylapatit und β-Trikalziumphosphat, die als solide Keile oder als Granulat erhältlich sind. **Hydroxylapatit** zeigt bei größerer Porengröße eine bessere Osteointegration, was jedoch zulasten der Primärstabilität geht. Hingegen bietet **β-Trikalziumphosphat** schlechtere mechanische Eigenschaften bei höherer Biokompatibilität und Osteokonduktivität. Die Kombination beider Substanzen versucht die jeweiligen Nachteile auszugleichen. Allerdings konnte sich gerade

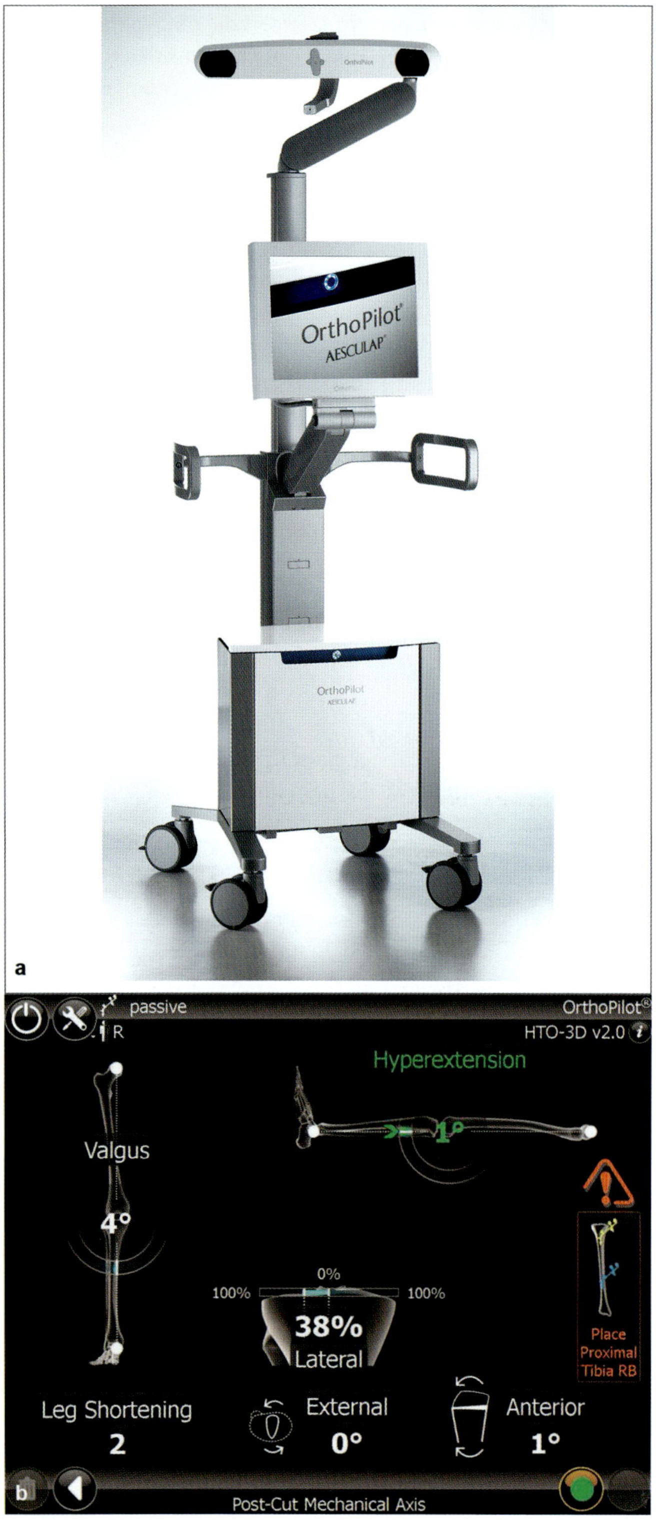

Abb. 9.13 Navigation der Umstellungsosteotomie:
a) Navigationsgerät (Aesculap AG) [V132]
b) Navigation der Beinachse, tibialer Slope, Streckfähigkeit und dynamische Stabilitätsprüfung des Kniegelenks

bei kleinerem Osteotomiespalt keine Überlegenheit durch die Verwendung synthetischer Knochenersatzmaterialien zeigen. Im Gegenteil: Die Zeit der knöchernen Durchbauung war sogar leicht verlängert (Aryee et al. 2008). Die Verwendung von Allografts im Osteotomiespalt hat sich aufgrund von erhöhter Komplikations- und Pseudarthroserate nicht durchgesetzt.

Das Einbringen eines **autologen trikortikalen Beckenkammspans** in Kombination mit autologer Spongiosaplastik stellt unser präferiertes Vorgehen zur Augmentation des Osteotomiespalts dar. Diese Methode erfüllt alle grundlegenden Voraussetzungen für eine erfolgreiche Knochenaugmentation, da Zellen mit osteogenem Potenzial, eine osteokonduktive Matrix und Wachstumsfaktoren mit osteoinduktiven und angiogenetischen Eigenschaften in den Osteotomiespalt eingebracht werden. Trotz der Entnahmemorbidität stellt die autologe Spongiosaplastik vom Beckenkamm den Goldstandard der Knochenaugmentation dar.

In der Literatur existiert keine eindeutige Aussage, ab welcher Korrekturgröße bei aufklappender Osteotomie eine autologe Spongiosaplastik indiziert ist. Brouwer et al. (2006) schlagen eine Augmentation bereits ab 7,5° aufklappender Korrektur vor. Galla und Lobenhoffer (2004) empfehlen bei Verwendung eines langen winkelstabilen Plattenfixateurs (Tomofix) erst ab 13° eine Auffüllung des Osteotomiespalts. Die autologe Augmentation ab einem Korrekturwinkel von > 10° stellt aus unserer Sicht eine geeignete Entscheidungsgrenze dar. Bei Risikopatienten wie vor allem Rauchern ist die Indikation zur Augmentation großzügig zu stellen.

Therapeutischer Hinweis

In aller Regel können öffnende Umstellungsosteotomien an der proximalen Tibia ohne Knochenaugmentation versorgt werden. Wenn eine Knochenaugmentation erforderlich ist, dann stellt der autologe Knochen aus dem Beckenkamm den Goldstandard dar.

9.6 Nachbehandlung

Nach einer kniegelenknahen Umstellungsosteotomie wird eine stationäre Nachbehandlung von wenigen Tagen empfohlen, um abschwellende Maßnahmen und eine frühfunktionelle Mobilisierung bei adäquater Schmerzbehandlung beginnen zu können. Die frühzeitige Beübung der Funktion (Streckung und Beugung des Kniegelenks) wird unter Verwendung von Physiotherapie und CPM-Motorschiene durchgeführt, um die Einsteifung des Gelenks zu verhindern. Hierbei ist auf eine begleitende ausreichende Schmerztherapie (z. B. mit Schmerzblock [Femoralis-, Ischiadikuskatheter] und/oder morphinhaltigen Schmerzmitteln) zu achten, da ansonsten die Beübung und Bewegung der unteren Extremität nicht ausreichend ermöglicht wird.

Nach der Abschwellung des Kniegelenks und der Weichteile sowie nach Erreichen einer Vollmobilisierung des Patienten an Gehstützen bei Schmerzarmut ist eine ambulante Weiterbehandlung möglich. Auch hier ist noch auf eine adäquate Schmerztherapie (z. B. mittels morphinhaltiger Analgetika) zu achten. Physiotherapie und CPM-Motorschiene werden auch ambulant für einen Zeitraum von 6 Wochen weitergeführt, insbesondere wenn knorpelaufbauende Techniken (z. B. Mikrofraktur, Knorpelzelltransplantation) im geschädigten Kompartiment durchgeführt wurden.

In aller Regel wird mit 20 kg Teilbelastung für 6 Wochen begonnen. Jedoch gibt es auch Studien, die ohne erkennbare Nachteile eine sofortige schmerzbedingte Vollbelastung bei tibialen Korrekturosteotomien empfehlen (Hernigou et al. 2013). Bei femoralen Korrekturen ist die 6-wöchige Teilbelastung mit anschließend schrittweiser Steigerung der Belastung das weiterhin vorherrschende Behandlungsregime.

Das Tragen einer Knieorthese ist nicht erforderlich, da eine Umstellungsosteotomie die Kniestabilität nicht negativ beeinflusst. Eine knöcherne Konsolidierung der Osteotomie ist nach 4–12 Monaten zu erwarten.

Die Arbeitsfähigkeit hängt von der jeweiligen Arbeitsbelastung ab. In einer Studie von Schröter et al. (2013) lag der Zeitraum der Arbeitsunfähigkeit im Mittel bei 87 Tagen (14–450 Tage). Sport nach knöchern konsolidierter Korrekturosteotomie ist möglich. Motivierte Patienten können nach Umstellungsosteotomie in ungefähr der Hälfte der Fälle zu belastenden Sportarten zurückkehren. Jedoch müssen die Patienten auch darüber aufgeklärt werden, dass sie nicht regelhaft zu demselben Sportlevel zurückkehren werden wie vor der zu behandelnden Knieschädigung. Auch das Vorliegen von Schmerz während Sport ist nicht ungewöhnlich.

Therapeutischer Hinweis

Patienten nach Umstellungsosteotomie brauchen im Schnitt 2,5 Monate, um ihre Arbeit wiederaufzunehmen. Bei 50 % der Patienten ist belastender Sport nach Umstellungsosteotomie wieder möglich.

9.7 Komplikationen nach Achskorrekturen

Das Outcome und der Erfolg der operativen Behandlung hängen signifikant vom Vermeiden intra- und postoperativer Komplikationen ab (Gardiner et al. 2010) (➤ Tab. 9.7).

Tab. 9.7 Komplikationen einer Umstellungsosteotomie

Intraoperative Komplikationen: • Intraoperative Fraktur • Über-/Unterkorrektur der Achse • (Neuro)vaskuläre Schädigung Postoperative Komplikationen: • Infekt • Kompartmentsyndrom • Beinvenenthrombose • Arthrofibrose • Pseudarthrose • Osteonekrose • Korrekturverlust • Plattenlagerschmerz • Fortschreiten der Arthrose

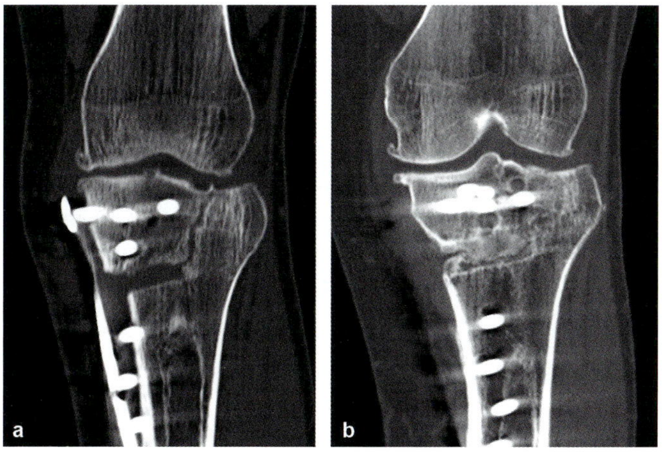

Abb. 9.14 Im Rahmen einer Umstellungsosteotomie nach Marknagelosteosynthese bei Tibiaschaftfraktur war es bei dieser Patientin zu einer akzidentellen Fraktur nach intraartikulär gekommen:
a) 3 Monate nach Reosteosynthese mit Beckenkammspan (winkelstabile Schrauben waren wegen Fragmentinstabilität schon gebrochen, die Restschrauben verblieben)
b) Ausheilung der Umstellungsosteotomie

9.7.1 Intraoperative Fraktur

Die intraoperative Rate an akzidentellen Frakturen während Korrekturosteotomie wird mit 18 % angegeben.

Eine Fraktur des Scharniers mit einem Frakturausläufer in die Gegenkortikalis führt zu einer Destabilisierung des proximalen Fragments. Während winkelstabile Plattenfixateure dies kompensieren können, besteht bei konventionellen Platten oder Plattenfixateuren mit reduzierter biomechanischer Stabilität die Gefahr eines Plattenversagens und einer konsekutiven Pseudarthrose der Osteotomie.

Wenn die Osteotomie nicht weit genug gesägt wurde, besteht auch das Risiko für einen Frakturausläufer in das Gelenk (➤ Abb. 9.14). Dies führt zu einer Gelenkinkongruenz als präarthrotischer Veränderung. Die Folgen reichen von einem verzögerten postoperativen Belastungsaufbau bis hin zum Versagen der Plattenosteosynthese, einer Pseudarthrose der Osteotomie und einer Revisionsoperation.

9.7.2 Über-/Unterkorrektur und Korrekturverlust der Umstellungsosteotomie

Eine weitere Komplikation bei der Versorgung von Umstellungsosteotomien können erneute oder verbleibende Fehlstellungen sein. Sowohl Über- als auch Unterkorrekturen sind mit einem reduzierten klinischen Outcome verbunden. Zumeist beklagt der Patient einen belastungsabhängigen Schmerz. Präoperative Ursache ist eine häufig fehlende oder schlechte präoperative Planung. Intraoperativ besteht insbesondere bei den schließenden Osteotomien das Risiko für eine Korrekturabweichung, da technikbedingt keine Feinjustierung der Korrektur möglich ist. Dies kann durch die Verwendung eines Zielgeräts reduziert werden (➤ Abb. 9.9). Die Gefahr einer Korrekturabweichung bei den öffnenden Techniken ist zumeist in der fehlenden intraoperativen Kontrolle der Beinachse begründet. Durch den Einsatz von Navigation kann dies vermieden werden. Eine Gefahr auf Überkorrektur besteht bei Patienten mit knöchern bedingter Achsdeformität (z. B. Varusachsabweichung) und Seitenbandinstabilität (z. B. mediale Seitenbandinsuffizienz). Wird bei diesen Patienten nicht die reine knöcherne Achsdeformität korrigiert, sondern nach präoperativer Planung der Ganzbeinstandaufnahme der Korrekturgrad der unteren Extremität berechnet, besteht die Gefahr, dass durch die veränderte biomechanische Achse die Seitenbandinsuffizienz postoperativ erst richtig relevant wird und der Patient eine Überkorrektur (z. B. Valgusüberkorrektur) bemerkt. Dies muss bei der präoperativen klinischen Untersuchung erkannt werden. Durch Bestimmung der knöchernen Deformität von Femur und Tibia kann die Korrektur berechnet werden. Intraoperativ kann dies am besten durch eine dynamische Stabilitätsprüfung mittels Navigation adressiert werden (➤ Abb. 9.13).

Für viele Jahre war der postoperative Korrekturverlust nach öffnender Umstellungsosteotomie, bedingt durch nicht ausreichende biomechanische Stabilität der Plattensysteme, ein bekanntes Problem. Durch die Einführung winkelstabiler Plattenfixateure ist diese Komplikation deutlich in den Hintergrund getreten (➤ Abb. 9.10).

9.7.3 Iatrogene neurovaskuläre Verletzungen der Umstellungsosteotomie

Während der Durchführung einer Umstellungsosteotomie kann es in seltenen Fällen intraoperativ zu neurovaskulären Verletzungen kommen. Die Rate liegt bei Umstellungsosteotomien für Gefäßverletzungen bei 0,4 % und für Nervenverletzungen bei 2–16 %. Am häufigsten ist der N. peroneus im Rahmen einer lateralen schließenden Osteotomie der proximalen Tibia betroffen.

Um neurovaskuläre Verletzungen vermeiden zu können, muss die sichere Platzierung von Hohmann-Retraktoren während der Osteotomie erfolgen. Bei der Fibulaosteotomie im Rahmen einer lateral schließenden Osteotomie der proximalen Tibia ist der Verlauf des N. peroneus zu berücksichtigen. 20 mm distal des Fibulakopfes ist eine sichere Zone für eine Fibulaosteotomie.

Postoperativ muss nach Umstellungsosteotomie eine regelmäßige Überwachung der Nerven- und Gefäßfunktion erfolgen. Die Verwendung von Schmerzkathetern mit entsprechender Tangierung der Nervenfunktion ist zu berücksichtigen.

Im Zweifel sind eine Gefäßdarstellung und/oder eine Bestimmung der Nervenleitgeschwindigkeit zu empfehlen. Liegen Indizien für einen vollständigen Durchblutungsausfall oder eine Nervendurchtrennung vor, sollte sofort erneut operativ eingegriffen werden.

9.7.4 Infekt nach Umstellungsosteotomie

Klinische Symptome für das Vorliegen eines Infekts nach Umstellungsosteotomie sind erhöhte Temperatur, Schmerzen sowie Schwellung und Rötung im Operationsgebiet. Die fehlende CRP-Absenkung oder ein hohes CRP-Niveau, kombiniert mit den klinischen Symptomen, deutet auf einen Infekt hin, auch wenn kein Keimnachweis vorliegt. Die Infektrate nach Umstellungsosteotomie beträgt in der Literatur zwischen 2 und 55 %.

Eine in den ersten 2 Wochen aufgetretene Rötung in Verbindung mit deutlicher Schmerzsymptomatik im Bereich des Plattenlagers spricht für eine Phlegmone der Weichteile. Ursache ist häufig ein Hämatom im Bereich des Plattenlagers, das sich im weiteren Verlauf superinfiziert hat. Die adäquate Initialtherapie besteht aus einer offenen Revision des Operationsbereichs mit Spülung und aggressivem Débridement, der intraoperativen Durchführung einer Abstrichuntersuchung, dem stationären Aufenthalt des Patienten unter Bettruhe und einer intravenösen Antibiose (zunächst als Breitbandantibiotikum und nach Keimnachweis als gezielte antibiotische Therapie). Punktionen im Infektgebiet zum Erhalt eines Keimnachweises oder das Ansetzen einer Antibiose ohne operative Versorgung und Keimgewinnung sind nicht sinnvoll. Nur in seltenen Fällen muss bei persistierendem Infekt trotz operativer Revision das Osteotomieimplantat entfernt werden, um eine Infektsanierung zu erzielen. Bei Restinstabilität der Osteotomie ist dann ein Fixateur externe zu empfehlen (➤ Abb. 9.11).

9.7.5 Pseudarthrose nach Umstellungsosteotomie

Nach Umstellungsosteotomie wird in regelmäßigen Abständen mittels konventioneller Röntgenkontrolle das Fortschreiten der knöchernen Durchbauung kontrolliert. Die Rate an Pseudarthrosen nach Umstellungsosteotomie wird in der Literatur mit 0,7–4,4 % angegeben.

Verzögerte Knochenheilung oder Pseudarthrosen sind selten bei schließenden Osteotomien an der proximalen Tibia, da hier ein direkter Kontakt metaphysärer Knochenflächen vorliegt. Nach femoraler Umstellungsosteotomie ist die Rate an Pseudarthrosen aufgrund anderer biologischer und biomechanischer Verhältnisse höher (➤ Abb. 9.12).

Durch Verwendung von winkelstabilen Plattenfixateuren scheinen auch für öffnende Umstellungsosteotomien vergleichbar geringe Pseudarthroseraten wie bei schließenden Techniken erreichbar zu sein. Entscheidend ist hier die Unversehrtheit der lateralen Kortikalis bei der Osteotomie. Ein Durchtrennen oder eine Infraktion der lateralen Kortikalis resultiert in einer verminderten axialen und rotatorischen Primärstabilität mit vermehrten Mikrobewegungen bei Belastung, was die Gefahr eines sekundären Korrekturverlusts und der Entwicklung einer Pseudarthrose birgt (➤ Abb. 9.14). Ob eine Knochenaugmentation bei höhergradigen öffnenden Achskorrekturen einer verzögerten knöchernen Durchbauung entgegenwirken kann, ist unklar. Die eigene Empfehlung zur Knochenaugmentation liegt bei Korrekturen über 10° (s. auch ➤ Kap. 9.5.12).

Daneben stellt das Rauchen einen Risikofaktor für die Entwicklung einer Pseudarthrose dar. Vasokonstriktion, Zellhypoxie, Knochendemineralisation und verzögerte Revaskularisation sind Effekte des Rauchens, die zu einer verzögerten Knochenheilung bzw. Ausbildung einer Pseudarthrose führen. Daher stellt Rauchen eine relative Kontraindikation für eine Umstellungsosteotomie dar (➤ Tab. 9.4).

Bei Vorliegen einer Pseudarthrose empfiehlt es sich, nach Entfernung der Sklerose im Osteotomiespalt eine autologe Spongiosaplastik mit Beckenkammspaninterposition durchzuführen. Abhängig von der vorliegenden Instabilität der Osteotomie kann diese mit Belassen des Plattenfixateurs oder gleichzeitiger Entfernung oder Wechsel des Plattenfixateurs erfolgen (➤ Abb. 9.14).

9.7.6 Arthrose nach Umstellungsosteotomie

Trotz Durchführung einer Umstellungsosteotomie kann es zu einem Fortschreiten der Arthrose im Kniegelenk kommen. Dies betrifft nicht nur das primär geschädigte Kniekompartment, sondern auch Kniebereiche, die durch die Korrektur mehr Belastung erfahren haben.

Die Rate an operativer Revision nach Umstellungsosteotomie liegt nach 10 Jahren bei ca. 15 %. Erschwerte Konversion auf eine Totalendoprothese (TEP), möglicherweise bedingt durch Kontrakturen der Patellarsehne, zusätzliche Hautinzisionen, partiellen Implantatverbleib und reduziertes bzw. sklerotisches Knochengewebe, werden in der Literatur beschrieben. Dies konnte bei der Auswertung des neuseeländischen Prothesenregisters in Bezug auf das funktionelle Outcome, verglichen mit der primären Implantation einer Prothese, nicht nachgewiesen werden. Jedoch war die Standzeit einer TEP nach Konversion einer Umstellungsosteotomie, ähnlich wie bei der Konversion einer medialen Schlittenprothese, im Vergleich zur primären Implantation einer TEP verringert (Pearse et al. 2012).

9.8 Outcome nach Umstellungsosteotomie

70 % der Patienten nach kniegelenknaher Umstellungsosteotomie berichten 10 Jahre nach dem Eingriff in einer Metaanalyse von einem zufriedenstellenden Ergebnis. In einer weiteren Metaanalyse zeigen Spahn et al. (2013), dass in einem vergleichbaren Zeitraum von 9–12 Jahren nach Umstellung keine weiteren Eingriffe bei den

Patienten nötig waren. Dennoch sind diese Ergebnisse teilweise schwer übertragbar, da oftmals verschiedene OP-Techniken angewandt wurden und das Patientenkollektiv sehr heterogen war. Floerkemeier et al. (2013) zeigen in ihrer Auswertung von 533 Patienten mit einer biplanaren valgisierenden öffnenden proximalen Tibiaosteotomie eine hohe subjektive Zufriedenheit über einen Follow-up-Zeitraum von 3,5 Jahren. Der Oxford-Score als Bewertungseinheit der subjektiven Alltagsaktivität lag im Mittel bei 43 Punkten und damit höher als nach mono- oder bikondylärem Gleitflächenersatz. Die Pseudarthroserate wird mit 1,5 % und die Gesamtkomplikationsrate mit 6 % angegeben.

9.9 Fazit

- Eine exakte präoperative Planung mit einer Ganzbeinstandaufnahme stellt einen wesentlichen Faktor für die Behandlung von kniegelenknahen Achsabweichungen dar.
- Ziele der Versorgung sind eine anatomische Beinachse mit Belastungsreduktion im geschädigten Kniekompartment und die funktionelle Verbesserung der Beinfunktion.
- Patienten mit konstitutioneller knöcherner Deformität haben die beste Prognose nach Umstellungsosteotomie. Liegen Deformitäten an Femur und Tibia vor, müssen kombinierte Korrekturosteotomien an Femur und Tibia erfolgen.
- Eine sorgfältige Patientenselektion und genaue Indikationsstellung ist für ein zufriedenstellendes postoperatives Ergebnis und die Vermeidung von Komplikationen essenziell.
- Eine Achskorrektur und ein endoprothetischer unilateraler Gleitflächenersatz sind keine konkurrierenden, sondern einander ergänzende Therapieformen bei unikompartimenteller Gonarthrose.

LITERATUR

Aryee S, Imhoff AB, Rose T, Tischer T (2008). Do we need synthetic osteotomy augmentation materials for opening-wedge high tibial osteotomy. Biomaterials 29(26): 3497–3502.

Brouwer RW, Jakma TS, Verhagen AP, Verhaar JA, Bierma-Zeinstra SM (2005). Braces and orthoses for treating osteoarthritis of the knee. Cochrane Database Syst Rev 1: CD004020.

Dettoni F, Bonasia DE, Castoldi F, Bruzzone M, Blonna D, Rossi R (2013). High tibial osteotomy versus unicompartmental knee arthroplasty for medial compartment arthrosis of the knee: a review of the literature. Iowa Orthop J 30: 131–140.

Floerkemeier S, Staubli AE, Schroeter S (2013). Outcome after high tibial open-wedge osteotomy: a retrospective evaluation of 533 patients. Knee Surg Sports Traumatol Arthrosc 21: 170–180.

Fu D, Li G, Chen K, Zhao Y, Hua Y, Cai Z (2013). Comparison of high tibial osteotomy and unicompartmental knee arthroplasty in the treatment of unicompartmental osteoarthritis: a meta-analysis. J Arthroplasty 28(5): 759–765.

Fujisawa Y, Masuhara K, Shiomi S (1979). The effect of high tibial osteotomy on osteoarthritis of the knee. An arthroscopic study of 54 knee joints. Orthop Clin North Am 10(3): 585–608.

Galla M, Lobenhoffer P (2004). Die öffnende valgisierende Umstellungsosteotomie der proximalen Tibia mit dem Tomofix-Plattenfixateur. Oper Orthop Traumatol 16: 397–417.

Gardiner A, Gutiérrez Sevilla GR, Steiner ME, Richmond JC (2010). Osteotomies about the knee for tibiofemoral malalignment in the athletic patient. Am J Sports Med 38(5): 1038–1047.

Hernigou P, Queinnec S, Picard L, Guissou I, Naanaa T, Duffiet P, Julian D, Archer V (2013). Safety of a novel high tibial osteotomy locked plate fixation for immediate full weight-bearing: a case-control study. Int Orthop 37(12): 2377–2384.

Hofmann S, Lobenhoffer P, Staubli A, Van Heerwaarden R (2009). Osteotomien am Kniegelenk bei Monokompartmentarthrose. Orthopäde 38(8): 755–769.

Lobenhoffer P, Agneskirchner J, Galla M (2007). Kniegelenknahe Osteotomien. Stuttgart: Thieme.

Lobenhoffer P (2014). Stellenwert der knienahen Osteotomie bei medialer Gonarthrose. Orthopäde 43(5) :425–431.

MacMahon EB, Carmines DV, Irani RN (1995). Physiologic bowing in children: an analysis of the pendulum mechanism. J Pediatr Orthop B 4(1): 100–105.

Minzlaff P, Saier T, Brucker PU, Haller B, Imhoff AB, Hinterwimmer S (2015). Valgus bracing in symptomatic varus malalignment for testing the expectable "unloading effect" following valgus high tibial osteotomy. Knee Surg Sports Traumatol Arthrosc. 23: 1964–1970.

Mucha A, Dordevic M, Hirschmann A, Rasch H, Amsler F, Arnold MP, Hirschmann MT (2015). Effect of high tibial osteotomy on joint loading in symptomatic patients with varus aligned knees: a study using SPECT/CT. Knee Surg Sports Traumatol Arthrosc. 23: 2315–2323.

Noyes FR, Mayfield W, Barber-Westin SD (2006). Opening wedge high tibial osteotomy: an operative technique and rehabilitation program to decrease complications and promote early union and function. Am J Sports Med 34: 1262–1273.

Pearse AJ, Hooper GJ, Rothwell AG, Frampton C (2012). Osteotomy and unicompartmental knee arthroplasty converted to total knee arthroplasty: data from the New Zealand Joint Registry. J Arthroplasty 27(10): 1827–1831.

Schröter S, Mueller J, van Heerwaarden R, Lobenhoffer P, Stöckle U, Albrecht D (2013). Return to work and clinical outcome after open wedge HTO. Knee Surg Sports Traumatol Arthrosc 21(1): 213–219.

Spahn G, Hofmann GO, von Engelhardt LV (2013). The impact of a high tibial valgus osteotomy and unicondylar medial arthroplasty on the treatment for knee osteoarthritis: a meta-analysis. Knee Surg Sports Traumatol Arthrosc 21: 96–112.

Strecker W, Müller M, Urschel C (2014). Zuklappende supratuberositäre Tibiakopfvalgisationsosteotomie. Oper Orthop Traumatol 26(2): 196–205.

KAPITEL

10

Holger Bäthis

Kniesteife

10.1 Ätiologie und Pathogenese

Unter Kniesteife versteht man die artikuläre Bewegungseinschränkung des Kniegelenks. Sie beschreibt somit kein eigenständiges Krankheitsbild, sondern muss als Symptomkomplex unterschiedlicher Ursachen angesehen werden. Für die erfolgreiche Therapie ist die umfassende Analyse der möglichen Ursachen daher auch als unabdingbar anzusehen.

Die Terminologie ist insgesamt uneinheitlich. Die Kniesteife kann klinisch-funktionell als (häufig schmerzhafte) „Bewegungseinschränkung“ der physiologischen oder vorbestehenden Kniebeweglichkeit definiert werden. Synonym wird die Kniesteife regelhaft auch als „Arthrofibrose“ bezeichnet, wobei hier begrifflich bereits eine morphologische Gelenkveränderung mit fibröser Narbenbildung zugrunde gelegt wird. Vor allem in der englischsprachigen Literatur wird der Begriff *arthrofibrosis* weitgehend als Synonym für die Gelenksteife im Allgemeinen gebraucht. Nach Ansicht einiger Autoren sollte der Begriff Arthrofibrose allerdings nur verwendet werden, wenn die intraartikuläre Fibrose mit Vernarbungen die Ursache von Bewegungsstörungen darstellt.

10.1.1 Pathogenese

Die genaue Ätiopathogenese der Arthrofibrose ist weiter unklar. Verschiedene Modelle zur Klärung der Entstehung einer Arthrofibrose wurden entwickelt.

Nach Freeman et al. (2010) kommt es bei der Entstehung der Arthrofibrose durch eine fehlende Begrenzung zu einer pathologischen Persistenz einer physiologischen Entzündungsreaktion mit nachfolgender irreversibler Fibrosierung. Ein traumatisch oder operativ bedingtes lokales Gewebetrauma führt im Rahmen der Gerinnungskaskade zu einer natürlichen Entzündungsreaktion mit der Einwanderung von Immunzellen (Lymphozyten, Mastzellen, Fibroblasten). Diese natürlicherweise begrenzte Entzündungsreaktion scheint bei der Entstehung der Arthrofibrose verändert zu sein, und es kommt zur Persistenz des Inflammationsprozesses. Der Hochregulation verschiedener Zytokine wie dem **Transforming Growth Factor-β** (TGF-β) und dem **plättchenabhängigen Wachstumsfaktor** (PDGF) wird in diesem Zusammenhang eine hohe Bedeutung zugemessen. Durch den Einfluss dieser Zytokine kommt es zu einer übermäßigen Fibroblastenvermehrung und Produktion von extrazellulären Matrixproteinen. Der hohe Gehalt an Extrazellularmatrix und Gewebeödem unterhält die lokale Gewebshypoxie. Hierdurch werden die Freisetzung freier Sauerstoffradikale *(reactive oxygen species,* ROS) und die Ausschüttung weiterer aktivierender Zytokine unterhalten, und der Entstehungskreislauf setzt sich fort (➤ Abb. 10.1).

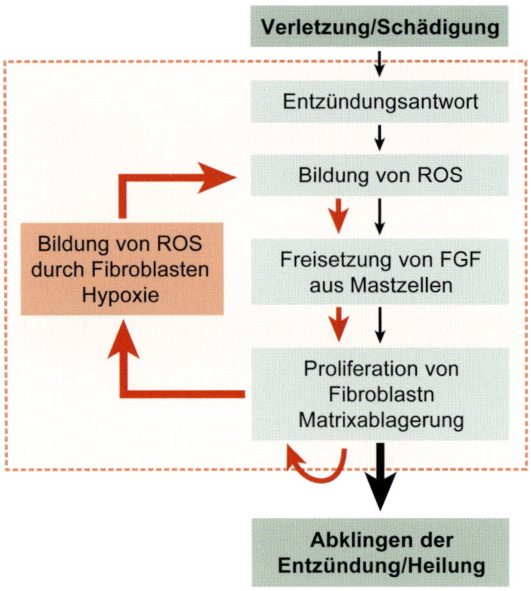

Abb. 10.1 Schema des Entstehungskreislaufs der Arthrofibrosereaktion nach Freeman et al. (2010) (FGF: Fibroblastic Growth Factor; ROS: Reactive Oxygen Species)

Im weiteren Verlauf kommt es zur Reifung des Granulationsgewebes und zur Ausbildung straffer Narben bei anhaltender chronischer Entzündungsreaktion. Die zunehmende Vernetzung der Kollagenfasern führt zu einem Elastizitätsverlust und damit zur Gelenksteife im Vollbild der Arthrofibrose.

10.1.2 Histologische Beschreibung

Histopathologisch zeigt die Arthrofibrose eine Synovialitis mit unterschiedlich ausgeprägter Fibrosierung mit hoher Fibroblastendichte. Ossifikationen sind nur wenig vorhanden oder fehlen. Die gelenkseitige Oberfläche ist von einer synovialen Deckzellschicht begrenzt, perivaskulär sind einzelne Lymphozyten/Makrophagen nachweisbar. Ein histopathologischer Infektionsausschluss kann durch den fehlenden Nachweis von Granulozyten erfolgen. Dieses histopathologische Synovialitismuster kann nach Krenn et al. (2013) einer Synovialitis vom arthrofibrotischen Typ (SAT) zugeordnet werden und wird anhand der Fibroblastendichte im Gewebe in drei Stufen unterteilt.

Zusätzlich können immunhistochemische Untersuchungen die Diagnose sichern. Bei den Präparaten aus Arthrofibrosegelenken konnte eine hohe Zahl von Fibroblasten mit der Expression von β-Catenin gefunden werden. Diese β-Catenin-Positivität legt eine Ähnlichkeit zu fibromatose- oder keloidähnlichen Prozessen nahe.

Risikofaktoren

Zahlreiche Risikofaktoren werden als mögliche Auslöser einer Arthrofibrose genannt. Auch eine genetische Disposition wird diskutiert, ist aber nicht abschließend bestätigt. Skutek et al. (2004) konnten eine Verbindung zu spezifischen HLA-Subtypen darstellen.

Posttraumatisch scheint eine Korrelation mit der Häufigkeit vorangehender Operationen und dem Umfang von Begleitverletzungen zu bestehen. Für arthroskopische Operationen werden insbesondere multiligamentäre Rekonstruktionen und Eingriffe bei inflammatorischem Gelenkbefund genannt. In der Kniegelenkendoprothetik werden vor allem multiple Voroperationen, Implantatfehllagen und Infektionskomplikationen als Risikofaktoren angesehen. Auch für Stoffwechselstörungen wie den Diabetes mellitus wird eine erhöhte Rate an Arthrofibrosen berichtet.

10.2 Einteilung

Vergleichbar der unterschiedlichen Terminologie werden auch sehr verschiedene Einteilungen zur Beschreibung der Kniegelenksteife angewandt. Die Einteilungen basieren hierbei auf der Ätiologie, dem Ausmaß der Einschränkung oder auch auf den spezifischen pathoanatomischen Veränderungen.

10

10.2.1 Einteilung nach der Ätiologie der Bewegungseinschränkung

Grundsätzlich kann zwischen extraartikulärer Kniesteife und intraartikulärer Ursache unterschieden werden. Eine **extraartikuläre Kniesteife** ist seltener und kann z. B. nach Femurfraktur, bei Muskelfibrosen oder heterotopen Ossifikationen bestehen. Hierbei ist die Kniefunktion selbst primär nicht eingeschränkt, kann jedoch sekundär im Verlauf durch Narbenbildung/Fibrose limitiert sein (➤ Abb. 10.2).

Demgegenüber kann oft eine **intraartikuläre Genese** beschrieben werden. Nach der Genese der Gelenksteife können verschiedene Ursachen unterschieden werden.

- Posttraumatische Gelenksteife nach schwerer Kniebinnenverletzung wie Kniegelenkluxation, Bandrupturen, intraartikulären oder gelenknahen Frakturen von Tibia oder Femur, Patellafrakturen
- Postoperative Gelenksteife nach operativer Frakturversorgung, Bandersatzplastiken, Umstellungsosteotomien, Knie-Endoprothesenoperationen oder Operationen am Patella-Halteapparat
- Gelenksteife nach Infektionen

In der klinischen Realität ist die Unterscheidung zwischen posttraumatisch und postoperativ meist nicht klar anzugeben, da die Verletzungen auch häufig operativ versorgt werden.

Diagnostischer Hinweis

Die Intensität oder das Ausmaß einer Gelenksteife muss nicht mit der Schwere der Verletzung oder dem Umfang vorangehender Operationen korrelieren.

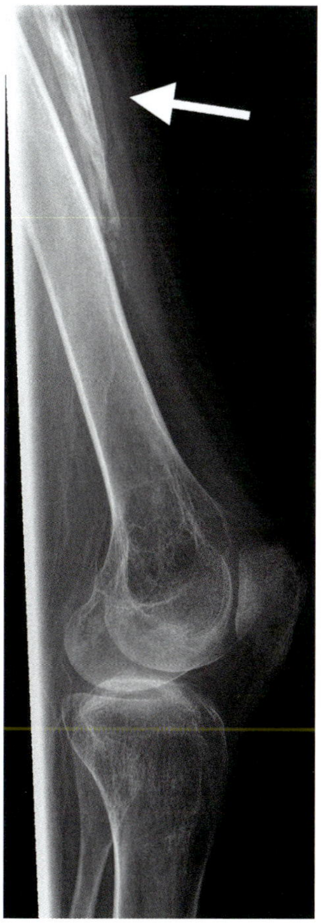

Abb. 10.2 Extraartikuläre Kniesteife bei Ossifikation des M. vastus intermedius (Pfeil) am Femurschaft nach Trauma

10.2.2 Einteilung nach pathoanatomischer Ursache

Die Gelenksteife wird pathoanatomisch heute gebräuchlich in zwei Formen unterteilt. Zu unterscheiden sind eine primäre Arthrofibrose des Kniegelenks und eine sekundäre Form, die häufig auch nur lokalisiert sein kann.

Primäre Arthrofibrose

Die primäre Arthrofibrose betrifft in aller Regel mehrere Kniegelenkkompartimente und Gleiträume und wird auch als generalisierte Arthrofibrose bezeichnet. Bei der primären Arthrofibrose kommt es zu einer exzessiven intra- und periartikulären Neubildung von fibrösem Bindegewebe im Rahmen von posttraumatischen oder postoperativen Reparationsvorgängen. Klinisch besteht frühzeitig eine teigige, schmerzhafte Kapselschwellung, die später in eine Fibrosierung der verschiedenen Gelenkkompartimente und Gleiträume übergeht. Als Folge sind häufig sowohl Streckung als auch Beugefähigkeit beeinträchtigt.

Sekundäre Arthrofibrosen

Die sekundäre Form der Arthrofibrose kann sowohl generalisiert als auch lokalisiert auftreten. Die **generalisierte** Form zeigt in diesem Fall das klinische Bild der primären Arthrofibrose mit schmerzhafter fibrotischer Narbenbildung in mehreren Gelenkabschnitten, deren Ursache definitionsgemäß eindeutig identifiziert werden kann. Beispiele für eine sekundär generalisierte Arthrofibrose sind postinfektiöse Fibrosen oder auch eine chronisch allergische Reaktion, z. B. auf Implantatmaterialien.

Hierzu sind auch Gelenksteifen im Zusammenhang mit chronischen Schmerzsyndromen zu zählen (z. B. CRPS, Morbus Sudeck).

Bei den sekundären **lokalisierten Formen** sind häufig begrenzte intraartikuläre Veränderungen vorhanden, welche die primäre Ursache der Bewegungseinschränkung darstellen. Bei längerem Verlauf kann es jedoch auch bei zunächst lokalisiertem Arthrofibrosezustand zu einer Fibrosierung weiterer Gelenkabschnitte kommen, sofern die zunächst lokal begrenzte Bewegungsstörung nicht ausreichend behandelt wird.

Beispiele für eine sekundär lokalisierte Form können z. B. eine zu hohe Implantatspannung, fehlplatzierte Bohrkanäle oder auch

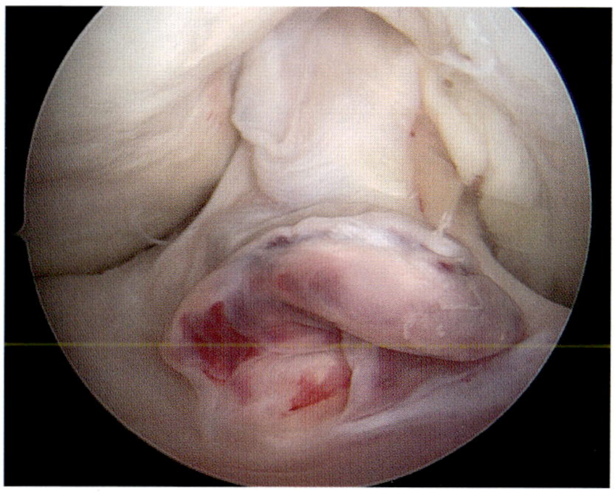

Abb. 10.3 Arthroskopisches Bild eines Zyklopssyndroms als Form der lokalisierten Arthrofibrose

ein sog. **Zyklopssyndrom** nach Kreuzband-Ersatzoperation sein (➤ Abb. 10.3). Nach Endoprothesen-Operationen kann entsprechend eine fehlerhafte Komponentenausrichtung oder eine inadäquate Weichteilspannung in gleicher Weise die Ursache für die lokalisierte Form der Bewegungsstörung darstellen.

10.2.3 Einteilung nach dem Ausmaß der Bewegungseinschränkung

Auch das Ausmaß der Beweglichkeitseinschränkung wird sehr unterschiedlich definiert. Zum einen kann die Bewegungsrichtung der Einschränkung nur in Flexion, nur in Extension oder häufig auch in Kombination vorliegen. Andererseits sind sowohl für unterschiedliche Patientengruppen (junger Sportler nach Kreuzbandoperation vs. Senior nach Knie-TEP), aber auch für unterschiedliche Bevölkerungsgruppen verschiedene Bewegungsumfänge als akzeptabel und zufriedenstellend anzusehen. Derzeit existiert daher kein für alle klinischen Bereiche einheitliches Bewertungskonzept.

Auch wenn z. B. eine Beugefähigkeit von 110° nach Knie-TEP als zufriedenstellend angesehen werden kann, wird ein junger Patient nach gelenknaher Fraktur bzw. ligamentärer Gelenkverletzung dies womöglich als sehr einschränkend empfinden. Ebenso sind kulturell-religiöse Unterschiede in der Bewertung von Bewegungseinschränkungen zu bedenken. Eine für westliche Kulturen als ausreichend angesehene Beugefähigkeit kann für Menschen arabischer oder asiatischer Herkunft als unbefriedigend angesehen werden.

Unter funktionellen Gesichtspunkten werden für Aktivitäten des täglichen Lebens notwendige Bewegungsausmaße angegeben. Für normales Gehen auf ebenem Boden ist eine Beugung von 60–70° ausreichend. Aufstehen aus einem Stuhl, Radfahren oder Treppensteigen erfordert eine Flexion von mindestens 100° Beugung, das Schnüren eines Schuhs etwa 110°. Um ein Bad in einer Badewanne einzunehmen, können dagegen 135° notwendig sein. Entsprechend sind auch die Ansprüche und Erwartungen an eine Therapie auszurichten.

!

Allgemein wird eine Einschränkung auf < 90° Beugung als deutliche Behinderung im Alltag angesehen.

Einschränkungen der Streckfähigkeit zeigen andererseits schon sehr frühzeitig eine deutliche funktionelle Einbuße. Bereits ab einem Streckdefizit von > 5° wird dies in Alltagsbelastungen beim Gehen als klinisch relevant wahrgenommen.

Für den Bereich der arthroskopischen Chirurgie wird ein Bewegungsdefizit in Studien häufig nach der von Shelbourne et al. (1996) vorgeschlagenen Klassifikation eingeteilt. Auf dieser Einteilung basiert weitgehend auch das in neueren Publikationen zunehmend verwendete Einteilungsschema des *International Knee Documentation Committee* (IKDC) (➤ Tab. 10.1).

Tab. 10.1 Einteilung des Bewegungsdefizits am Kniegelenk im Vergleich zur Gegenseite nach IKDC (abrufbar unter: www.sportsmed.org/tabs/research/ikdc)

Typ		Defizit der Extension	Defizit der Flexion
1	**Normal**	≤ 2°	≤ 5°
2	Fast normal	3–5°	6–15°
3	Eingeschränkt	6–10°	16–25°
4	**Hochgradig eingeschränkt**	> 10°	> 25°

10.3 Prävalenz

Die Angaben zur Prävalenz der Gelenksteife nach Verletzungen oder Operationen variieren stark. Dies ist vor allem in den unterschiedlichen Bewertungsmaßstäben der Bewegungseinschränkung begründet. Entsprechend müssen die folgenden Angaben immer in Bezug zum jeweiligen Bewertungsmaßstab gesehen werden. Im Gegensatz zu elektiven Operationen (z. B. Knieendoprothetik oder Kreuzbandersatzplastik) beruhen die Angaben im Bereich der Frakturbehandlung eher auf kleinen Serien.

Haller et al. (2015) geben die Rate an Gelenksteifen nach proximaler Tibiafraktur 6 Monate nach Fraktur mit 14,5 % an (Flexion < 90° oder Streckdefizit > 10°). Als Prognosefaktoren wurde vor allem eine temporäre längerfristige Behandlung (> 10 Tagen) mit gelenküberbrückendem Fixateur externe gesehen. Andere Studien zur proximalen Tibiafraktur beschreiben eine niedrigere Prävalenz von 4 bzw. 7,2 % bei vergleichbaren Bewegungsmaßstäben.

Auch nach Knie-TEP-Operationen wird die Prävalenz mit einer vergleichbar hohen Variabilität angegeben. Die Angaben liegen hier zwischen 2 und > 30 %, wobei die meisten Arbeiten einen Bereich von 3–6 % beschreiben. Yercan et al. (2006) geben die Prävalenz mit 5,3 % an (Flexion < 95° nach 3 Monaten).

10.4 Diagnostik

Die frühzeitige Diagnosestellung einer arthrofibrotischen Gelenksteife nach Unfallereignissen und Operationen trägt entscheidend zu einer erfolgreichen Behandlung bei.

Häufig kann die richtungweisende Diagnose bereits aus einer ausführlichen Anamnese, einer klinischen Untersuchung und der radiologischen Diagnostik des Kniegelenks gestellt werden.

Zur richtigen Beurteilung des Gesamtbildes ist eine hohe Erfahrung des Behandlers mit der spezifischen Verletzung oder dem adäquaten postostoperativen Verlauf notwendig, um eine sichere Abgrenzung des regelhaften Heilungsverlaufs vom pathologischen Verlauf zu erkennen. Häufig gelingt dies auch dem erfahrenen Untersucher nicht im Rahmen einer einmaligen Befunderhebung, sondern erst nach mehrmaligen Untersuchungen und der fehlenden Befundverbesserung trotz ausreichender Compliance und qualifizierter Nachbehandlung.

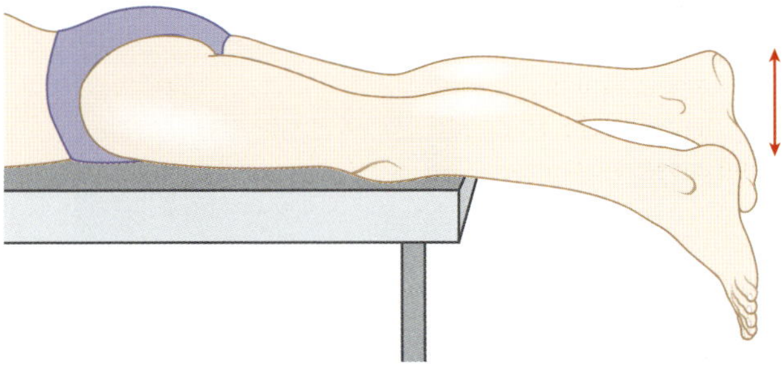

Abb. 10.4 Beurteilung eines Streckdefizits des Kniegelenks in Bauchlage

Diagnostischer Hinweis

Der detaillierten Kenntnis der Anamnese kommt eine sehr hohe Bedeutung zu:

- Allgemeine Vorerkrankungen, z. B. Diabetes mellitus, chronisch-entzündliche Erkrankungen/Kollagenosen
- Frühere Verletzungen/Behandlungen des Gelenks oder der Extremität
- Besonderheiten im Behandlungsverlauf wie mehrfache Eingriffe, Infektionen, starke Schmerzhaftigkeit, lange Rekonvaleszenz aktuell oder auch früher
- Kenntnis aller vorangehenden Operationen einschl. Berichten
- Anamnese eines CRPS
- Hinweise auf allergische Disposition
- Mit Einverständnis des Patienten ggf. auch das Gespräch mit vorbehandelnden Ärzten suchen

10.4.1 Anamnese

Entscheidend ist die ausführliche Anamnese. Hier müssen alle Begleitumstände des aktuellen Behandlungsverlaufs, aber auch umfassend die Vorgeschichte zu früheren Behandlungen, Verletzungen und Besonderheiten erfragt werden. In der allgemeinen Erhebung sollten Stoffwechselerkrankungen, Durchblutungsstörungen und auch die Heilungsverläufe anderer Erkrankungen erfragt werden. Die Vorgeschichte und insbesondere aktuell vorangegangene Operationen sollten als OP-Berichte und Entlassungsbriefe vorliegen. Die alleinige Schilderung ist nicht ausreichend; allerdings ist auch die subjektive Wahrnehmung des beschriebenen Verlaufs durch den Patienten wichtig, um Hinweise auf besondere Schmerzsituationen oder Verläufe zu erhalten.

Im Falle von Endoprothesen-OPs müssen zusätzlich auch allergische Reaktionen auf Implantatmaterialien und Zementbestandteile bedacht werden.

In der Diagnostik sollte hier jedoch an oberster Stelle die Anamnese vor weiteren diagnostischen Tests stehen. Sofern vom Patienten auf Nachfrage keine Probleme mit Uhren, Schmuck, Hosenknöpfen und anderen unedlen Metallen im direkten Hautkontakt angegeben werden, ist zumindest die allergische Genese auf Metallstoffe sehr unwahrscheinlich. Sofern sich allerdings Hinweise auf eine allergische Disposition ergeben, sollten weitere Untersuchungen erfolgen.

Die Abgrenzung der Arthrofibrose von einer chronischen bakteriellen Gelenkinfektion mit begleitender Synovialitis stellt eine wichtige Differenzialdiagose dar, da in diesem Fall therapeutisch zunächst die Infektsanierung im Vordergrund steht.

Besonders in Situationen mit Gelenkimplantaten oder Osteosynthesematerial ist der Ausschluss einer persistierenden Infektion dringend geboten. Dies kann zunächst durch eine Gelenkpunktion unter sterilen Bedingungen mit Bestimmung von Zellzahl, Anteil neutrophiler Granulozyten und mikrobiologischer Anzüchtung über mindestens 14 Tage erfolgen. Eine höhere Aussagekraft wird allerdings einer arthroskopischen oder offenen Probenentnahme aus verschiedenen Gelenkregionen zugesprochen.

10.4.2 Klinische Untersuchung

Neben der Anamnese ist die klinische Untersuchung von entscheidender Bedeutung für die Diagnosestellung der Gelenksteife. Folgende Befunde sollten sorgfältig erhoben und dokumentiert werden, um mögliche Änderungen im Verlauf eindeutig beschreiben zu können:

- Im **Gangbild** sollte ein Schonhinken oder auch ein Hinken durch eine relative Beinverkürzung bei Streckdefizit beschrieben werden. Das muskuläre Relief, ggf. auch mit standardisierten Umfangsmessungen entsprechend gutachtlichen Fragestellungen kann sinnvoll sein. Wesentlich sind auch eine mögliche Erwärmung des Gelenks und die Ausprägung von Schwellungen der betroffenen Extremität im Vergleich zur Gegenseite. Auch die Unterschiede in der Hautbeschaffenheit, vorbestehende Narben, Schweißneigung sollten beachtet werden.
- In der **Palpationsuntersuchung** sollten zunächst die Schmerzpunkte durch den Patienten angegeben und, soweit vorhanden, durch Palpation mit zugehörigen Strukturen verifiziert werden. Dies könnten z. B. der Patellarand, der Patellarsehnenansatz/-verlauf, der Pes anserinus, die Epikondylenregion, die Gelenkspaltregion oder auch ein ubiquitärer Schmerz auf Palpation sein. In einigen Fällen kann auch eine bereits bei diskreter Hautberührung übermäßige Schmerzangabe einen Hinweis auf eine Störung der Schmerzverarbeitung oder auch ein mögliches CRPS darstellen.
- Als wesentlich ist das aktive und passive **Bewegungsausmaß** des Kniegelenks im Seitenvergleich nach der Neutral-Null-Methode anzugeben. Ein Defizit der Kniegelenkstreckung kann gut in Bauchlage des Patienten auf der Untersuchungsliege erkannt werden (➤ Abb. 10.4).
- Die Beschreibung der **Beugefähigkeit** kann zusätzlich auch als Abstand der Ferse zur Gesäßfalte für beide Beine angegeben werden, da hierbei der für den Patienten bestehende Normbefund der Gegenseite gut berücksichtigt wird.
- Gerade für die Bewegungen des Gelenks ist die Beschreibung möglicher **Schmerzen** sehr wesentlich: Tritt ein Schmerz nur in bestimmten Gelenkstellungen auf, oder ist er über den gesamten Bewegungsverlauf gleich bleibend? Ist er eher bei aktiver Muskelanspannung auslösbar oder eher bei passiver Dehnung?
- Weiterhin ist der sog. **Anschlag der Bewegung** aussagekräftig. Liegt eher ein weicher Widerstand (Muskelspannung) oder aber ein fester Anschlag (fibröse Narbe, Ossifikation oder Anschlag eines Implantats) vor?
- Wie auch in der allgemeinen Untersuchung des Kniegelenks sollte abschließend noch die **Gelenkstabilität** in den verschiedenen Bewegungsebenen beurteilt werden. Neben Instabilitäten kann u. U. auch eine zu hohe Implantatspannung nach Kreuzbandersatz ursächlich für ein Bewegungsdefizit sein.

10.4.3 Bildgebende Diagnostik

Diagnostischer Hinweis

Die nativradiologische Diagnostik in den Standardebenen ist bei den Fragestellungen zur Gelenksteife meist ausreichend. Einen besonderen Stellenwert hat der Vergleich mit vorangehenden Aufnahmen der zurückliegenden Therapie. Abhängig von der spezifischen Fragestellung können die CT, MRT oder auch die Szintigrafie hilfreich sein.

In den allermeisten Situationen des Komplexes der Gelenksteife bietet die native Röntgendarstellung des Kniegelenks in den Standardebenen und Axialaufnahmen der Patella bereits ausreichende Bild-

10

informationen, auf deren Grundlage valide Angaben über die Lage von Implantaten, die Stellung der Patella zum Gelenk (in seitlicher und axialer Betrachtung) sowie die Stellung von Frakturfragmenten erstellt werden können. Sehr bedeutsam ist in diesem Zusammenhang der Vergleich mit Voraufnahmen. Damit können die Veränderungen, die sich im Behandlungsverlauf sekundär ergeben, am besten ermittelt werden. Eine Patella baja, der Verlauf der Frakturheilung oder die Ausbildung von Osteolysen um Implantate oder Transplantate lassen sich hierdurch am sichersten identifizieren und mit dem klinischen Bild korrelieren (➤ Abb. 10.5).

Die Stellung der Patella zum Gleitlager des Kniegelenks ist bei Einschränkung der Beugefähigkeit sehr bedeutsam. Die Höhe der Patella und damit auch die Länge der Patellarsehne kann sehr valide in der seitlichen Röntgendarstellung des Kniegelenks in Beugung ermittelt werden. Zurückgehend auf erste radiologische Messmethoden von Blumensaat (1938) wurden Verfahren entwickelt, mit der die Lage der Patella und die Länge der Patellarsehne unabhängig zum Bildvergrößerungsfaktor bewertet werden können. Heute werden dafür zumeist der **Insall-Salvati-Index** oder der **Caton-Deschamps-Index** verwendet (➤ Abb. 10.6).

Die beiden Indizes unterscheiden sich darin, dass sich der ISI auf die seitliche Länge der gesamten Patella in Relation zur Sehnenlänge bis zur Tuberositas tibiae bezieht, während der CDI eine Beziehung zwischen der Länge der Patellagelenkfläche und dem

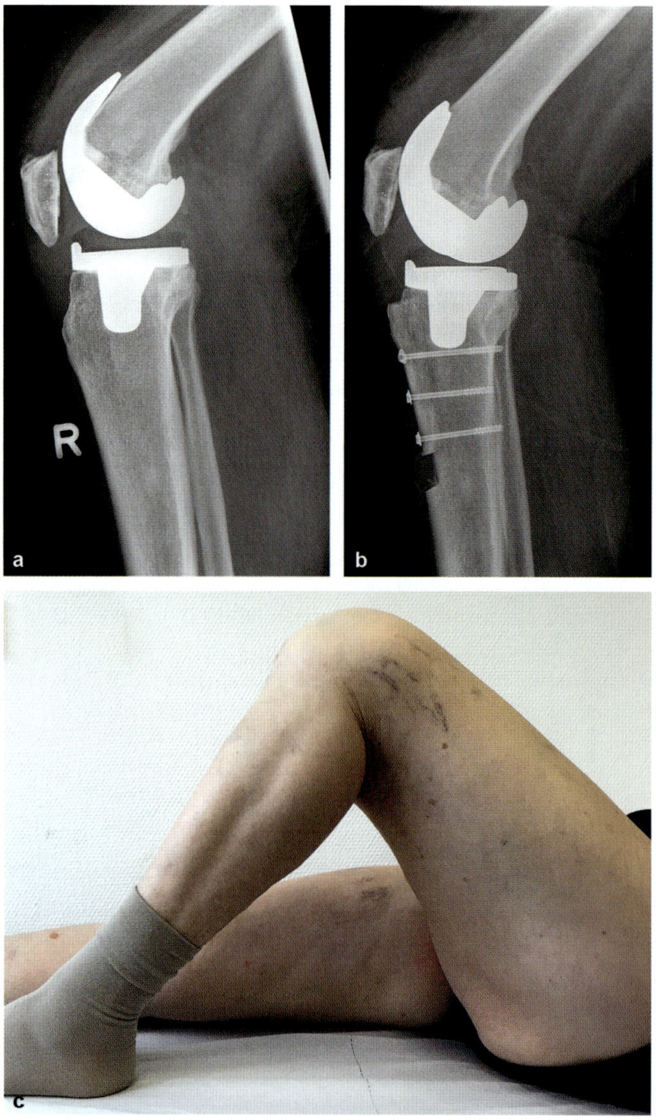

Abb. 10.5 Klinisches Beispiel einer Kniegelenksteife in Beugung nach Knie-TEP:
a) Radiologisches Bild einer Patella baja, Flexion bis 60°
b, c) Radiologisches und klinisches Bild nach operativer Arthrolyse und Proximalisierung der Tuberositas tibiae

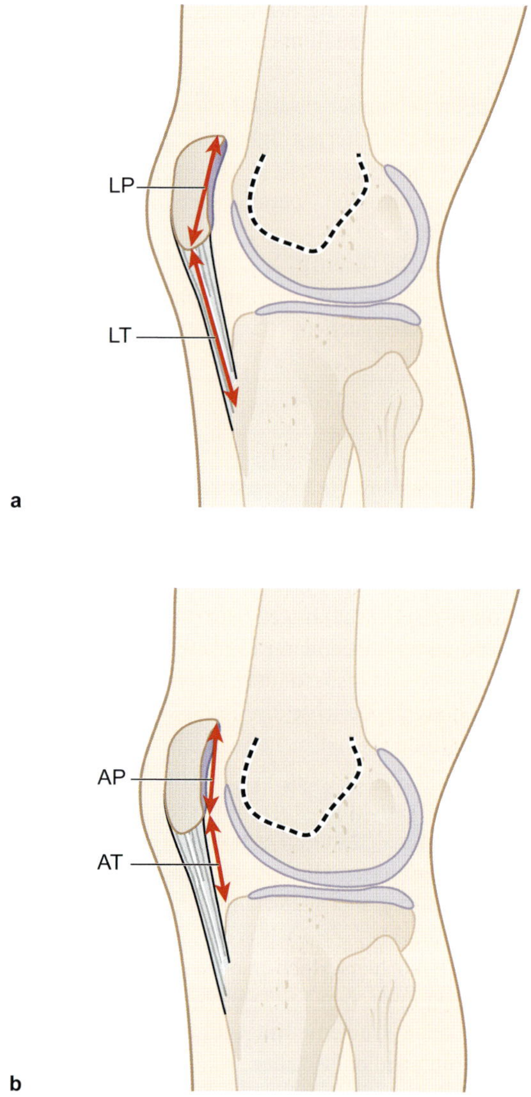

Abb. 10.6 Darstellung von
a) Insall-Salvati-Index (ISI) (LP: Länge der Patella; LT: Länge der Patellarsehne)
b) Caton-Deschamps-Index (CDI) (AP: Länge der Gelenkfläche; AT: Abstand von unterer Patellagelenkfläche zu oberer Tibiakante)

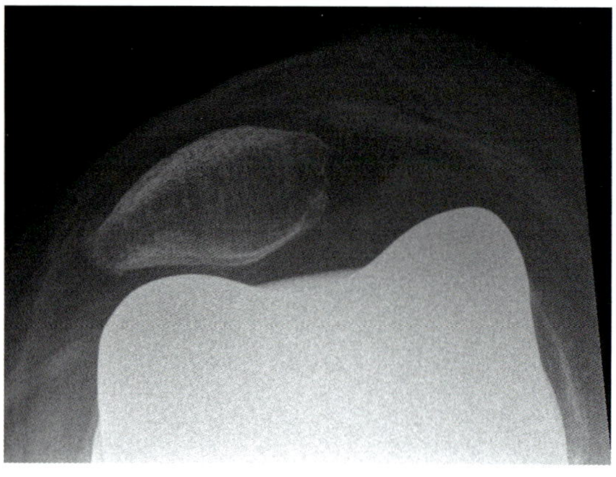

Abb. 10.7 Axiale Röntgendarstellung der Patella.
Lateralisierung und Verkippung hier am Beispiel nach Knie-TEP. Neben einer Kontraktur der lateralen Kapselstrukturen muss hier auch eine Fehlrotation (Innendrehung) der Femurkomponente ausgeschlossen werden.

Tab. 10.2 Insall-Salvati-Index und Caton-Deschamps-Index zur Bestimmung der Patellalage auf dem seitlichen Röntgenbild in Beugestellung

	Beschreibung	Norm	Patella alta	Patella baja
Insall-Salvati-Index (ISI)	Länge der Patellarsehne (LT) Länge der Patella (LP) Index = LT : LP	0,8–1,2	> 1,2	< 0,8
Caton-Deschamps-Index (CDI)	Abstand von unterer Patellagelenkfläche zu oberer Tibiakante (AT) zur Länge der Gelenkfläche (AP) Index = AT : AP	0,6–1,3	> 1,3	< 0,6

Abstand des inferioren Gelenkflächenpunktes zum vorderen proximalen Tibiarand herstellt.

Änderungen durch eine Proximalisierung der Tuberositas tibiae werden daher nur mit dem CDI erfasst, während sich der ISI durch diese Maßnahme nicht ändert. Die Normwerte und Abgrenzungen zur Patella alta bzw. baja sind ➤ Tab. 10.2 zu entnehmen.

Abgesehen vom aktuellen Befund kann besonders die Änderung dieses Index über die zurückliegende Behandlung eine hilfreiche Aussage zur Fibrosierung und Verkürzung des infrapatellaren Fettkörpers und der Patellarsehne liefern.

Auch die Stellung der Patella in axialer Einstellung bei ca. 30° Gelenkbeugung sollte beachtet werden (➤ Abb. 10.7). Sowohl eine deutliche Verkippung (Tilt) als auch die lateralisierte Einstellung (Shift) im Gleitlager in dieser frühen Beugestellung können auf eine ausgeprägte (laterale) Kapselkontraktur hinweisen.

Erweiterte Bildgebung in spezifischen Behandlungssituationen

Für die bildgebende Diagnostik bei posttraumatischer Gelenksteife kann ergänzend zur o. g. nativradiologischen Darstellung die **Computertomografie (CT)** mit koronarer und sagittaler Rekonstruktion sinnvoll sein. Hierdurch können die Qualität der Frakturreposition, der Fortschritt der Knochenheilung oder auch Pseudarthrose-Areale gut beurteilt werden. Auch die Implantatlage von Schrauben in Bezug zu den Gelenkstrukturen ist hierdurch optimal möglich.

Zudem kann die CT-Untersuchung nach Knie-TEP-Implantation sinnvoll sein. Insbesondere die axiale Rotation der Femur- und der Tibiakomponente kann trotz Artefakteinschränkung ausschließlich durch eine CT-Untersuchung ausreichend beurteilt werden. Die Rotation der Femurkomponente wird hier üblicherweise zur Epikondylenachse, die der Tibiakomponente zur Tuberositas tibiae beurteilt. Auch die Rotationsmessung von axialer Hüfte, Knie und Sprunggelenkachse kann in besonderen Fragestellungen nach Fraktur oder TEP-Implantation bei klinischem Verdacht mithilfe der CT-Untersuchung abgeklärt werden.

Für die Diagnostik bei Gelenksteife nach Gelenkverletzungen und Bandrekonstruktionsoperationen können mithilfe der **Magnetresonanztomografie (MRT)** Fragestellungen zu Band- und Weichteilstrukturen des Gelenks und auch posttraumatische Knorpelveränderungen beschrieben werden. Ferner lassen sich Reaktionen um Bohrkanäle oder Ödemzonen der Knochenspongiosa identifizieren. Hierzu sind insbesondere sog. STIR-Sequenzen und die T2-Wichtung wertvoll. Der Einsatz von Gadolinium-Kontrastmittel kann weiterhin zur Beurteilung der Synoviastrukturen sinnvoll sein. Titanimplantate zeigen keinen wesentlichen Einfluss auf die Qualität der Bilddarstellung. Dagegen liefert die MRT-Untersuchung bei liegenden ferromagnetischen Osteosynthese-Implantaten oder nach Knie-TEP ausgeprägte Bildartefakte und sollte daher nicht zusätzlich durchgeführt werden.

Insbesondere zur Erfassung von atypisch verstärkten Knochenumbauvorgängen kann die Drei-Phasen-**Skelettszintigrafie** hilfreich sein. Die Befunde werden im Vergleich zur Gegenseite interpretiert. Eine deutliche Mehranreicherung in der Frühphase kann einen Hinweis auf persistierende entzündliche Reaktionen (aseptisch und septisch) der Gelenkkapsel und Weichteile darstellen (Weichteilphase). Die Untersuchung 3 Stunden nach Tracerinjektion (Spätphase) zeigt dagegen die Stoffwechselaktivität des Knochengewebes an. Die Interpretation der Befunde ist an eine gute Kenntnis des klinischen Verlaufs und der vermuteten Abweichungen gebunden.

10.4.4 Punktion

Bei Vorliegen des Bildes einer Gelenksteife oder Arthrofibrose muss frühzeitig eine Gelenkinfektion mit hoher Sicherheit ausgeschlossen werden. Hierzu ist in den allermeisten Fällen die Gewinnung von Synovialflüssigkeit oder auch Synovialgewebeproben notwendig.

Neben der mikrobiologischen Kultivierung der Probe über mindestens 14 Tage sollte auch die Zellzahl (im EDTA-Röhrchen) bestimmt werden. Je nach Situation (Weichteileingriff, nach Endoprothese) sind für die Zellzahl und den Anteil neutrophiler Granulozyten Cut-off-Werte festgelegt, anhand deren eine Infektion nachgewiesen oder ausgeschlossen werden kann.

10.5 Allgemeine Therapie der Gelenksteife am Kniegelenk

10.5.1 Ziel der Therapiemaßnahmen

Bei der Therapie der hochgradigen Bewegungsstörungen am Kniegelenk ist es wichtig, sehr früh angemessene Therapieziele zu definieren, die dem Patienten und am besten auch Angehörigen gut vermittelt werden sollten. Die Erwartungshaltung an die Therapie sollte eher zurückhaltend-realistisch formuliert werden, als übermäßige und überzogene Erwartungen zu erzeugen. Die Ziele können hierbei, bezogen auf die Vielzahl vorstellbarer Begleitumstände, für die individuelle Situation sehr unterschiedlich ausfallen.

Wichtige Elemente dieser Therapieziele können Teilbereiche der Bewegung sein (z. B. eine verbesserte Streckung), den gesamten Bewegungsumfang betreffen oder aber auch eine schmerzärmere Beweglichkeit ohne absolute funktionelle Verbesserung sein. Auch hier kann es hilfreich sein, Etappenziele zu definieren. Übergeordnet sollte vor allem die funktionelle Gebrauchs- und Einsatzfähigkeit des Kniegelenks im Alltag und Beruf stehen. Sofern z. B. nach Bandersatzoperationen die Rückkehr zum sportlichen Niveau vor der Behandlung als Therapieziel besteht, sollte dies so realistisch wie möglich abgewogen werden.

Häufig ist die Therapie der Gelenksteife langwierig und setzt eine gute Patientencompliance und ein gutes Vertrauensverhältnis zu den Behandlern (sowohl Ärzten als auch Physiotherapeuten) voraus. Gerade auch die zu erwartende Zeitdauer der Behandlung sollte schon zu Beginn sehr offen kommuniziert werden.

Therapeutischer Hinweis

Wichtige Therapieziele bei Gelenksteife:

- Funktionsverbesserung insbesondere für Alltag und berufliche Belastungsfähigkeit
- Mögliche Wiedererlangung eines vergleichbaren Sportniveaus fraglich
- Schmerzarmut/Schmerzfreiheit

Wichtige Voraussetzungen für eine erfolgreiche Therapie:

- Klare Kommunikation und Dokumentation realistischer (Etappen-)Ziele
- Prognose und Ziele sind sehr variabel und abhängig von Vorgeschichte, Verletzungsausmaß und Vorbehandlung
- Auf längerfristige Therapie einstellen

10.5.2 Prophylaxe einer Kniegelenksteife

Aufgrund der hohen Einschränkung durch eine Gelenksteife in nahezu allen Bereichen der Lebensführung kommt der Prophylaxe eine hohe Bedeutung zu. Bereits vor Auftreten einer Gelenksteife sollten alle Möglichkeiten der Therapie sinnvoll eingesetzt werden, um das Risiko bereits im Vorfeld zu verringern. Entsprechend sollten die Empfehlungen zur Komplikationsvermeidung (wie in den übrigen Kapiteln des Buches dargestellt) ausreichend Beachtung finden.

Darüber hinaus existieren verschiedene Empfehlungen unterschiedlichen Evidenzgrades zur Vermeidung von postoperativen und posttraumatischen Bewegungseinschränkungen.

Einige Punkte sollen hier allgemein angeführt werden, spezifische Behandlungsempfehlungen werden auch in den diesbezüglichen Buchkapiteln gegeben.

Wahl des Operationszeitpunktes

Gerade für arthroskopische, sporttraumatologische Eingriffe wird ein verzögerter Operationszeitpunkt nach einer Verletzung als vorteilhaft angesehen. Hierbei ist nicht das Zeitintervall für sich entscheidend, sondern es sollte eine „reizarme" Gelenksituation mit möglichst freier Beweglichkeit und fehlenden klinischen Inflammationszeichen vorliegen, um das Arthrofibroserisiko zu senken.

Auch im Rahmen der Frakturversorgung wird der Wahl des optimalen Operationszeitpunktes Relevanz zugeschrieben. Insbesondere bei zweizeitiger Frakturversorgung mit temporärem Fixateur steigt durch Verlängerung der Gelenkfixierung auch das Risiko postoperativer Bewegungsstörungen.

Patientenselektion

Bei elektiven Eingriffen mit einem auch konservativ möglichen Therapieansatz sollten die Patientenkriterien für oder gegen ein Operationsverfahren sorgfältig mit dem zu erwartenden Arthrofibroserisiko abgewogen werden. Dabei sollte auf Patientenseite auch eine mangelnde Compliance bedacht werden, die z. B. auch durch fehlendes intellektuelles Verständnis bzgl. adäquater Rehabilitationsmaßnahmen bedingt sein kann. Ebenso können Patientenfaktoren wie ein bekanntes chronisches Schmerzsyndrom, multiple ungeklärte weitere Beschwerdebilder oder auch multiple allergische Dispositionen Cofaktoren für ein erhöhtes Arthrofibroserisiko darstellen.

Operationsspezifische Maßnahmen

In verschiedenen Operationsbereichen existieren Vorschläge, durch die das Risiko unerwünschter Behandlungsverläufe und damit auch der Entstehung einer Arthrofibrose gemindert werden kann. Aufgrund der multifaktoriellen Genese der Bewegungsstörungen sind die folgenden Empfehlungen nur als Beispiele anzusehen:

- Vermeidung notwendiger postoperativer Immobilisierungen und Bewegungsfixierungen nach Verletzungen und Operationen
- Schaffung möglichst übungs- und belastungsstabiler Osteosynthesen, die eine frühzeitige Mobilisierung und Bewegungstherapie ermöglichen
- Vermeidung von notwendigen Zweiteingriffen, Mehrfacheingriffen oder Osteosynthese- bzw. Implantatkorrekturen
- Berücksichtigung von bereits bestehenden Narben und Zugängen im OP-Gebiet
- Korrekte Implantatpositionierung bei Knie-TEP-Operationen und Schaffung einer ausgeglichenen Weichteilspannung
- Korrekte Transplantatlage bei Kreuzbandoperationen

Postoperative Behandlung

Große Bedeutung in der Ausbildung einer Bewegungsstörung/Arthrofibrose wird der adäquaten Nachbehandlung nach Verletzungen oder Operationen des Kniegelenks zugeschrieben.

Allgemein sollten die Ansatzpunkte einer korrekten postoperativen Lagerung, eines frühzeitigen Beginns physiotherapeutischer Maßnahmen und einer angepassten Schmerztherapie berücksichtigt werden. Detailliert werden diese Aspekte in ➤ Kap. 10.5.3 beschrieben.

Medikamentöse Prophylaxe

Derzeit existieren keine ausreichenden Daten, mit denen sich die prophylaktische Gabe von Medikamenten zur Reduzierung des Arthrofibroserisikos rechtfertigen ließe. Tierexperimentell konnte durch den intraartikulären Einsatz von immunmodulatorischen Wirkstoffen in einem Arthrofibrosemodell eine deutliche Unterdrückung der Arthrofibrose erzielt werden, und zwar sowohl durch Kortikosteroide (Triamcinolon) als auch durch monoklonale Antikörper. Gerade im Bereich der Kniegelenkendoprothetik wurden in den letzten Jahren neue Ansätze der perioperativen Schmerztherapie propagiert. Auch hier wird in einigen Konzepten der periartikulären intraoperativen Injektion neben Lokalanästhetika die Zugabe von Kortikosteroiden angeraten. Eine abschließende Bewertung ist aufgrund der derzeitigen Datenlage allerdings noch nicht möglich.

Ossifikationsprophylaxe

Grundsätzlich besteht für Arthrolyseoperationen ein relevantes Risiko für die Entstehung heterotoper Ossifikationen. Eine medikamentöse Ossifikationsprophylaxe mit NSAR für mindestens 2 Wochen wird empfohlen.

In Fällen, in denen periartikuläre Ossifikationen wie z. B. nach Schädel-Hirn-Trauma die Ursache für eine Kniegelenksteife und ggf. sekundäre Arthrofibrose darstellen, sollte vor einer operativen Arthrolyse mit Resektion der Ossifikationen eine Sekundärprophylaxe erfolgen. Sofern keine Kontraindikationen bestehen, sollte diese mittels perioperativer Bestrahlung in Kombination mit NSAR geschehen.

10.5.3 Konservative Behandlung

Allgemeine Grundzüge

Nahezu unabhängig von der Ausprägung und Ursache einer Gelenksteife stellt die konservative Therapie eine wesentliche Säule der Behandlung dar. Ein besonderer Stellenwert kommt hierbei einer gut angepassten Schmerztherapie und entsprechend qualifizierten physiotherapeutischen Behandlung in ausreichender Therapiedauer und Frequenz zu. Weiterhin unabdingbar sind die gute Compliance des Patienten und das Verständnis für die Therapienotwendigkeit.

Im Rahmen der Physiotherapie sind Maßnahmen der Dehnungstherapie dosiert unter einer ausreichenden Analgesie durchzuführen. Muskelentspannende Techniken sind hilfreich, um schmerzhafte Bewegungen zu reduzieren. Die Physiotherapie sollte möglichst im schmerzarmen Bewegungsumfang bleiben, allerdings ist mitunter auch die Mobilisierung an der Bewegungsgrenze mit verstärkter Schmerzwahrnehmung verbunden. Hier muss durch die Schmerztherapie versucht werden, den Bewegungsumfang sukzessive in erhöhter Behandlungsfrequenz, mit ausreichenden Ruhephasen und auch durch Eigenübungen des Patienten zu steigern. Ein im Rahmen der Behandlung durch starke Schmerzreize erhöhtes Stressniveau sollte vermieden werden.

In dieser Form entspricht die konservative Therapie nahezu vollständig der Nachbehandlung nach Mobilisierung in Narkose bzw. allen operativen Arthrolysen.

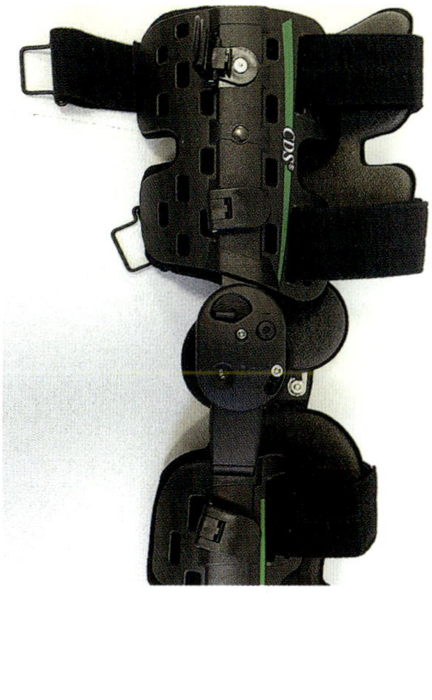

Abb. 10.8 Dynamische Kniegelenkorthese Typ CDS (Vertrieb Fa. Albrecht GmbH, Stephanskirchen) [V683]

Prinzipien der Schmerztherapie

Um eine Verbesserung der Beweglichkeit in einer Arthrofibrosesituation zu erzielen, sind „multimodale Ansätze“ einer Monotherapie vorzuziehen. Wann immer möglich, sollten periphere Analgetika mit zentralen Analgetika kombiniert werden, um das Nebenwirkungspotenzial der Einzelsubstanzen zu reduzieren. NSAR und Coxibe besitzen aufgrund ihrer antiinflammatorischen Effekte einen wichtigen Wirkungsakzent, der den zentralen Analgetika fehlt.

In der Akutbehandlung unter stationären Bedingungen sollten die Möglichkeit der peripheren Nervenblockade (Femoraliskatheter; Ischiadikuskatheter) und auch lumbal-periduraler Katheter-

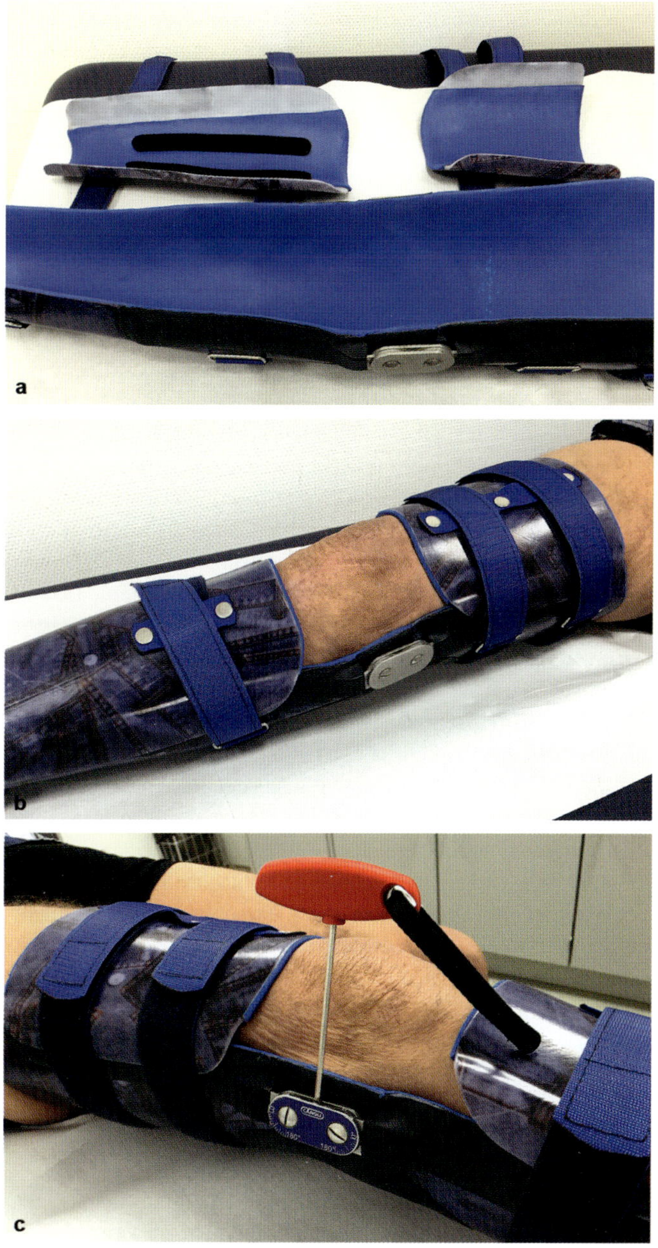

Abb. 10.9 Klinisches Beispiel: Extensionsdefizit nach Knie-TEP (kreuzbandersetzend). Nach frustraner konservativer Therapie dorsale Arthrolyse mit dorsaler Kapsulotomie. Nachbehandlung mit Extensionsorthese.
a) Externe Extensionsorthese in individueller Anfertigung. Orthese mit guter Weichteilpolsterung besonders entlang neurovaskulärer Strukturen und über der Tibiavorderkante
b) Angelegte Orthese
c) Verstellmöglichkeit am Gelenk

verfahren genutzt werden. Letztere bieten zusätzlich den Vorteil einer Sympathikolyse.

Bei einer lokalen Schmerztherapie durch Katheterverfahren müssen jedoch auch die relevanten Nachteile dieser Behandlung abgewogen werden. Hier gilt es vor allem die reduzierte aktive Übungsbehandlung durch den Patienten, eine teilweise oder vollständige Immobilisierung des Patienten und auch ein erhöhtes Risiko von Sturzverletzungen durch fehlende Muskelkontrolle zu bedenken. Entsprechend können diese Verfahren nur kurzzeitig, z. B. direkt postoperativ oder nach Mobilisierungsbehandlung unter Narkose, angewendet werden. In dieser Phase sind sie allerdings sehr effektiv einsetzbar.

Auch periartikuläre injektionstherapeutische Maßnahmen können zur lokalen Schmerzkontrolle eingesetzt werden. Hiermit können Schmerzpunkte im Bereich der Gelenkkapsel selektiv oder aber auch durch intraartikuläre Injektionen ausgeschaltet werden. Die Injektionen können mit Lokalanästhetika oder auch zusätzlich in Kombination mit Kortikoidpräparaten durchgeführt werden. Diese Injektionen sollten aufgrund des immanenten Infektionsrisikos immer unter besonderer Indikation und strenger Asepsis erfolgen.

Behandlung mit externen Orthesen

Eine Einschränkung der Streckfähigkeit des Kniegelenks ist häufig durch eine Kontraktur der dorsalen Kniegelenkkapsel, teilweise auch mit Verkürzung der ischiokruralen Muskulatur vergesellschaftet. In dieser Situation können durch Mobilisierungen in Allgemeinanästhesie oder auch eine ambulante Physiotherapie oft keine wesentlichen Verbesserungen erreicht werden. Sofern in diesen Situationen keine lokalisierten Ursachen (z. B. ein Zyklopssyndrom des vorderen Kreuzbandes) gefunden werden, kann die intermittierende Behandlung mit externer Orthese sinnvoll sein. Möglich sind sowohl die Anwendung von dynamischen Orthesen, die eine Extensionsfederspannung aufbringen (➤ Abb. 10.8), als auch von Orthesen mit einstellbar fixiertem Gelenkwinkel. Bevorzugt werden in diesen Fällen individuell angefertigte Orthesen mit optimaler Passform. Über im Winkel verstellbare Gelenke lässt sich der femorotibiale Gelenkwinkel fixieren (➤ Abb. 10.9). Durch zunehmende Einstellung zur Extension hin kann im Laufe einiger Wochen eine verbesserte Extension erzielt werden. Die Schienen sollten nachts und intermittierend tagsüber getragen werden. Eine begleitende Physiotherapie ist wichtig. Auf regelmäßige Kontrollen der Schiene und der Weichteile auf Druckstellen ist gemeinsam mit dem Orthopädiemechaniker zu achten. Besonders für diese Therapie ist eine hohe Compliance des Patienten erforderlich.

10.5.4 Mobilisierung in Allgemeinanästhesie

Indikation, Zeitpunkt und Risiken

Treten in den ersten Wochen nach einer Operation oder Verletzung Bewegungseinschränkungen auf, die deutlich vom erwarteten Rehabilitationsverlauf abweichen, kann in Ergänzung zur beschriebenen Physio- und Schmerztherapie die vorsichtige Mobilisierung in Allgemeinnarkose erwogen werden (➤ Abb. 10.10).

PRAXISTIPP

Auch in diagnostischer Hinsicht kann eine solche Mobilisierung im Sinne der Narkoseuntersuchung sehr hilfreich sein, um eindeutig zwischen einer echten Gelenksteife und einer schmerzbedingten muskulären Einschränkung zu unterscheiden.

Die Mobilisierung in Allgemeinanästhesie ist vor allem bei Einschränkungen der Beugung des Gelenks sinnvoll. Extensionsdefizite können deutlich weniger effektiv behandelt werden. Bei länger bestehenden Bewegungseinschränkungen ist die Mobilisierung ohne operative Arthrolyse allerdings nicht hilfreich. Vom klinischen Aspekt sollte das Beugedefizit noch einen „weichen Anschlag" zeigen.

Zum **Zeitpunkt** der Mobilisierung in Allgemeinanästhesie werden unterschiedliche Angaben gemacht. Grundsätzlich sollte eher ein früher Zeitpunkt gesucht werden, wobei als erster Schritt die beschriebenen konservativen Maßnahmen (Schmerz- und Physiotherapie) ausreichend angewendet werden sollten. Nach endoprothetischer Versorgung des Kniegelenks wird eine Zeitspanne von bis zu 3 Monaten nach Implantation als sinnvoll erachtet. Von einigen Autoren werden auch spätere Zeitpunkte beschrieben, hier ist jedoch mit einem erhöhten Komplikationsrisiko zu rechnen.

Von einigen Autoren wird die alleinige Mobilisierung ohne gleichzeitige (arthroskopische) Gelenkarthrolyse nicht empfohlen. Bei noch vorhandenen Gelenkknorpelflächen wird ein Risiko von Knorpelverletzungen durch Scher- oder Druckbelastung im Rahmen der Mobilisierung gesehen. Aus diesem Grund wird bei nicht endoprothetisch versorgtem Kniegelenk empfohlen, die Mobilisierung frühzeitiger (bis zur 6. Woche nach Verletzung oder Operation) durchzuführen. Ohnehin sollte eine Mobilisierung immer schonend mit dosiertem Druck und niemals forciert erfolgen.

Bei guter Vorbereitung und schonender Technik gelingt eine Mobilisierung in Allgemeinanästhesie in aller Regel ohne Beeinträchtigung. Für jeden Einzelfall sollten jedoch vorab die möglichen **Risiken** sorgfältig bedacht werden. Zu den Risiken einer Kniemobilisierung zählen Verletzungen des Streckapparats (Patellarsehnenabriss; Quadrizepssehnenriss), insbesondere wenn diese durch Voroperationen geschwächt sind. Das Aufreißen von Operationswunden ist möglich, und besonders bei osteoporotischem Knochen und hoher Kraftaufwendung sind Frakturen denkbar.

Nach frischen Frakturen der betroffenen Extremität ist eine Mobilisierung erst nach sicherer Konsolidierung möglich. In diesen Fällen ist operativen Arthrolysen eindeutig der Vorzug zu geben.

Therapeutischer Hinweis

Durchführung einer Mobilisierung in Allgemeinanästhesie (➤ Abb. 10.10):

- Schriftliche Behandlungsaufklärung und Anästhesieprämedikation am Vortag.
- Durchführung im Anästhesiebereich (OP-Einleitung oder Aufwachraum).
- Ggf. zunächst Anlage eines Periduralkatheters oder eines peripheren Nervenkatheters auch zur anschließenden Weiterbehandlung.
- Nach Erreichen einer ausreichend tiefen Allgemeinanästhesie das Bein in der Hüfte anbeugen und zunächst Bewegungsbefund, Gelenkstabilität und auch das „Anschlaggefühl" überprüfen und dokumentieren.
- Mit sanft ansteigendem Druck über der proximalen Tibia das Knie nun zunehmend in Beugestellung bringen.
- Bestehende Narbenzüge und Verwachsungen lösen sich z. T. hör- und spürbar.

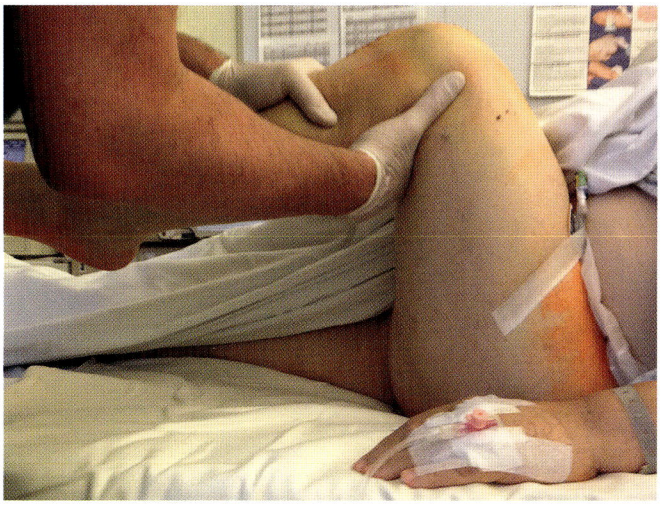

Abb. 10.10 Mobilisierung in Allgemeinanästhesie: zusätzliche Anlage eines N.-femoralis-Katheters zur anschließenden Schmerztherapie. Dosierte Mobilisierung mit Bewegung über kurzen Hebel an der proximalen Tibia

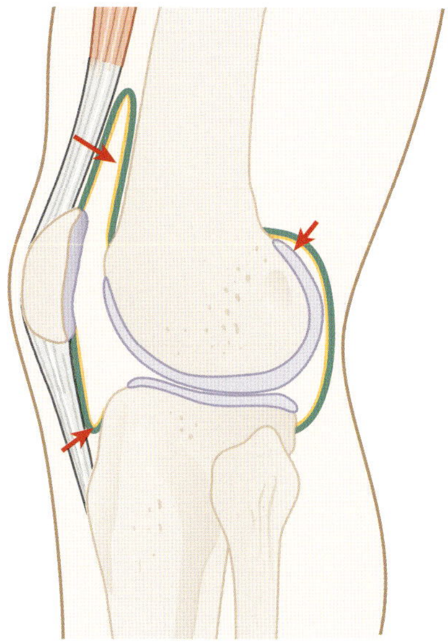

Abb. 10.11 Seitliche Darstellung des Kniegelenks und der Gleiträume. Die Pfeile markieren die vorderen und hinteren Gleiträume.

- Schnelle und forcierte Bewegungen und auch die Mobilisierung über einen „langen Hebel" mit Druck über distalen Unterschenkel oder Sprunggelenk vermeiden.
- Mehrfach die Beweglichkeit und das Anschlaggefühl überprüfen.
- Am Ende sollte ein weicher Anschlag in maximaler Beugestellung durch Muskelanspannung bestehen.
- Dokumentation des Ablaufs und des abschließenden Befunds.
- Lagerung des Beines in Beugeschiene bzw. auch weitere Therapie mit Motorschiene am selben Tag.
- Erneute klinische Kontrolle und Prüfung der aktiven Beweglichkeit nach Beendigung der Anästhesie.
- Sofern der Verdacht auf eine Verletzung besteht, weitere radiologische Diagnostik.

10.5.5 Operative Behandlung

Indikation, Zeitpunkt und klinische Evidenz

Die operative Behandlung kann allgemein in den folgenden Situationen angezeigt sein:

- Die Diagnostik deutet auf eine lokale Ursache der Bewegungsstörung hin, z. B. auf ein Zyklopssyndrom, eine deutliche Fehllage von Prothesenkomponenten bei Knie-TEP oder auch nachgewiesene Ossifikationen mit Bewegungsbehinderung nach Frakturen oder Operationen.
- Verbleibende oder zunehmende Bewegungseinschränkung unter konservativer Therapie oder auch nach Mobilisierung unter Allgemeinanästhesie.

Beim Vorliegen eines aktiven CRPS oder eines ausgeprägten entzündlichen Reizzustands sind die operativen Maßnahmen nur sehr zurückhaltend zu stellen, da in diesen Situationen ein erhebliches Rezidivrisiko besteht.

Der optimale Zeitpunkt für eine operative Arthrolyse ist sicher von sehr vielen Begleitfaktoren abhängig. Neben der Vorgeschichte und den bereits durchgeführten konservativen Behandlungen ist der Lokalbefund, ggf. natürlich auch die Konsolidierung von Frakturen entscheidend.

Es scheint der Konsens zu bestehen, dass bessere Resultate erwartet werden können, wenn sich das Gelenk nicht in einer akuten Inflammationssituation befindet und eine operative Arthrolyse so früh wie möglich, z. B. innerhalb des ersten ½ Jahres oder aber zumindest innerhalb des ersten Jahres, erfolgt. Diese Aussagen stützen sich in den meisten Fällen auf Expertenempfehlungen und Fallserien ohne direktes Vergleichskollektiv. Vergleichende oder auch randomisierte Studien zu diesem Themenbereich existieren nicht.

In Abhängigkeit vom Ausmaß der Bewegungseinschränkung und vom in der Hauptsache betroffenen Anteil (Streckung bzw. Beugung) muss das operative Vorgehen an den unterschiedlichen Kompartimenten und Gleiträumen (Recessus) geplant werden. Während bei Defiziten der Streckfähigkeit nahezu immer die dorsalen Gelenkkompartimente adressiert werden müssen, können bei Einschränkung der Beugefähigkeit vor allem die ventralen Strukturen und seitlichen Gleiträume betroffen sein (➤ Abb. 10.11)

Arthroskopische Arthrolyse

Spezielle Indikation und operative Technik

Die arthroskopische Arthrolyse stellt heute einen wesentlichen Bestandteil der operativen Behandlung dar. Neben den diagnostischen Möglichkeiten des Eingriffs können eine Vielzahl von intraartikulären Ursachen für eine Bewegungseinschränkung adressiert werden. Als entscheidenden Vorteil gegenüber offenen Arthrolysen sind die nur kleinen Gelenkzugänge und die damit verbundene deutlich geringere Morbidität des Eingriffs zu sehen. Hierdurch kann postoperativ ohne Risiko von Wundheilungsstörungen oder Kapseleröffnungen direkt mit der physiotherapeutischen Nachbehandlung begonnen werden.

Als Nachteil der arthroskopischen Arthrolyse ist zu sehen, dass in dieser Technik ausschließlich intraartikuläre Pathologien adressiert werden können. Periartikuläre Verwachsungen sind hierdurch nicht zugänglich.

Mithilfe der arthroskopischen Arthrolyse können vorwiegend die ventralen und seitlichen Gelenkabschnitte sehr gut therapiert werden. Auch für die dorsale arthroskopische Arthrolyse sind gute

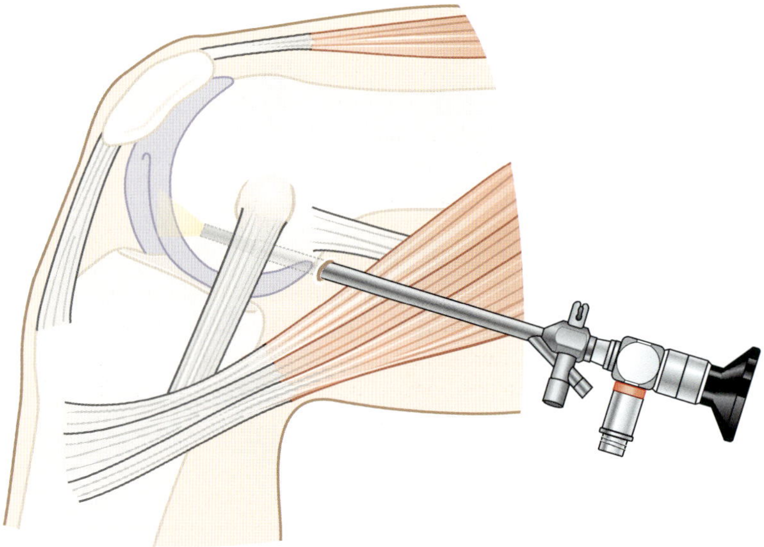

Abb. 10.12 Arthroskopische Arthrolyse des dorsalen Recessus über ein posteromediales Portal. Bei 90° gebeugtem Kniegelenk wird nach Hautinzision mit stumpfem Trokar kranial der Femurkondyle auf Höhe der distalen Femurmetaphyse die Gelenkkapsel perforiert.

Ergebnisse beschrieben. Diese ist operativ anspruchsvoll und birgt ein relevantes Risiko von dorsalen Gefäß- und Nervenverletzungen bei stark verwachsenem fibrotischem Gelenksitus (➤ Abb. 10.12). Daher wird von verschiedenen Autoren die dorsale Arthrolyse als offene Operation über einen dorsomedialen bzw. dorsolateralen Zusatzeingriff bevorzugt (➤ Abb. 10.15).

Technik der arthroskopischen anterioren Arthrolyse

Die Operation erfolgt in Blutleere in üblicher Arthroskopietechnik. Zunächst sollten mikrobiologische und histopathologische Proben gewonnen werden, am besten vor dem Auffüllen des Gelenkraums mit Spülflüssigkeit.

Anschließend erfolgt die diagnostische Befunderhebung. Bestehende Vernarbungen der Gelenkrecessus superior, medial und lateral werden mit Shaver und Stanzen gelöst (➤ Abb. 10.13).

Die Patellaführung mit Einstellung in den verschiedenen Beugegraden wird untersucht. Hier kann bei erhöhtem lateralem Anpressdruck, Lateralisierung oder lateralem Tilt der Patella ein begrenztes laterales Release durchgeführt werden. Im Fall von narbigen Fibrosen des Hoffa-Fettkörpers wie beim sog. **infrapatellaren Kontraktursyndrom** sollte dieser reseziert werden.

Zur Verbesserung der Übersicht und der Arbeitsmöglichkeiten kann zusätzlich ein suprapatellar mediales und laterales Portal genutzt werden.

Arthroskopische Arthrolyse nach vorderem Kreuzbandersatz

Besonders nach vorausgehenden arthroskopischen Eingriffen wie z. B. Kreuzbandersatzoperationen ist die arthroskopische Arthrolyse im Fall von Bewegungseinschränkungen die Therapie der Wahl.

Bei vorwiegender Einschränkung der Kniegelenkextension kann ein sog. *Notch-Impingement* vorliegen, für das eine anatomisch bedingte Enge der Fossa intercondylaris, aber auch eine zu weit anteriore Lage eines VKB-Transplantats ursächlich sein kann. In diesen Fällen kann eine Verbesserung der Extension durch eine Erweiterung der Fossa intercondylaris oder durch Ausdünnung des Transplantats erzielt werden. Sofern sich im Bereich der Fossa („Notch") auf dem Transplantat eine synoviale Gewebehypertrophie gebildet hat (Zyklops-Tumor), wird dieser reseziert. In sehr ausgeprägten Fällen kann auch die Resektion des Kreuzbandtransplantats erwogen werden. In einer solchen Situation sollte mit dem Patienten (wenn möglich vorab) auch über eine Auffüllung der Bohrkanäle mit Knochen für einen späteren Re-Ersatz des Kreuzbandes gesprochen werden.

Für die Einschränkung der Beugefähigkeit nach VKB-Ersatz werden die Techniken der arthroskopischen Arthrolyse wie oben beschrieben angewendet. Zusätzlich können auch eine Implantatfehllage und eine zu hohe Implantatspannung die Beugung einschränken.

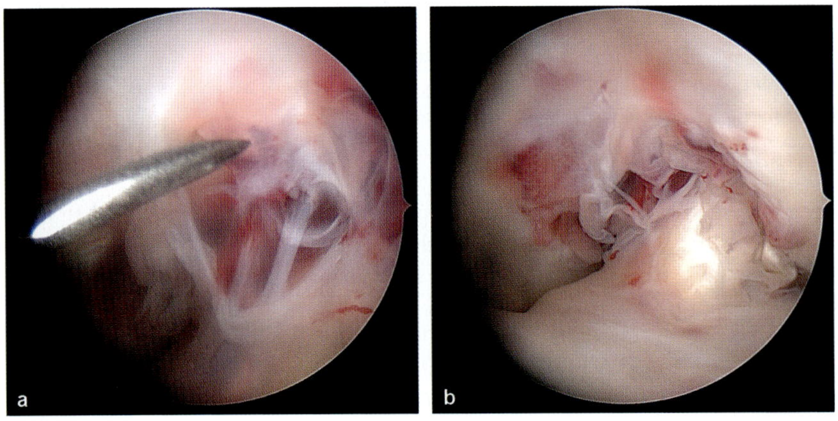

Abb. 10.13 Arthroskopisches Bild einer anterioren Gelenkfibrose mit narbigen Verwachsungen (Briden):
a) peripatellar
b) im Bereich der Fossa intercondylaris

Arthroskopische Arthrolyse nach Knie-TEP

Auch nach Kniegelenkendoprothesen mit ausgeprägter Einschränkung der Beweglichkeit hat die arthroskopische Arthrolyse vor allem bei lokalisierten Pathologien intraartikulär ihren Stellenwert. Mit diesem Vorgehen können ausreichende Proben zum Ausschluss einer Endoprotheseninfektion gewonnen werden. Weiterhin können unter Vermeidung der Zugangsmorbidität der offenen Arthrolyse vorliegende Vernarbungen des Streckapparats, der Seitenrecessus und des hinteren Kreuzbandes (HKB) sicher behandelt werden (➤ Abb. 10.14).

Wie bei allen Arthrolysen ist auch nach Knie-TEP ein sorgsames Vorgehen wichtig, um die Gelenkkomponenten nicht zu schädigen.

Beim **Patella-Clunk-Syndrom** besteht ein schmerzhaftes und hörbares Schnappen vor allem in der Streckbewegung aus der Beugung des Gelenks unter Belastung. Dieses Schnappphänomen der Patella wird durch eine fibrosierte Synovialfalte am superioren Patellarand nach Knieendoprothetik hervorgerufen. Durch eine arthroskopische Resektion der synovialen Hypertrophie kann dieses Schnappen reduziert oder auch vollständig behoben werden.

Zudem kann auch die Spannung des HKB bei zunehmender Flexion geprüft werden. In Fällen einer eingeschränkten Beugefähigkeit, die mit einem geringen posterioren Slope des Tibiaplateaus einhergeht, kann als minimaler Eingriff auch das HKB inzidiert werden.

Pathologien des hinteren Gelenkraums und der Streckfähigkeit des Gelenks dagegen sind nach Knie-TEP arthroskopisch nur sehr eingeschränkt behandelbar. Hier ist die offene Arthrolyse von anterior mit der Möglichkeit der Inlayentfernung, posteriorem Débridement und ggf. Einsetzen einer geringeren Inlayhöhe vorzuziehen. Auch die extraartikulären Verwachsungen des Streckapparats können arthroskopisch nicht adressiert werden. In solchen Fällen ist daher ein offenes Vorgehen sinnvoll.

Offene Arthrolyse

Spezielle Indikation und operative Technik

Die Indikation zur offenen Arthrolyse des Kniegelenks über eine anteriore Arthrotomie besteht meist bei Vorliegen einer generalisierten Arthrofibrose, nach kniegelenknahen Frakturversorgungen oder Knie-TEP und auch bei extraartikulären Pathologien der Gelenksteife. Auch die Planung von Zusatzeingriffen im Rahmen der Arthrolyse wie einer Verlagerung der Tuberositas oder Sehnenverlängerungsplastik der Patellarsehne können Gründe für ein eher primär offenes Vorgehen darstellen.

Besondere Aufmerksamkeit sollte vorab der lokalen Weichteilsituation gewidmet werden. Bei instabilen Narbenarealen, sehr dünner Subkutis und multiplen Voroperationen stellt eine ausreichende Durchblutungssituation die Voraussetzung für ein offenes Vorgehen dar. Die Weichteile müssen nach der Operation auch eine zügige Nachbehandlung erlauben, da ansonsten die Vorteile der Arthrolyse durch eine notwendige Ruhigstellung postoperativ aufgehoben würden. In einer solchen Situation sollte eher ein arthroskopisches Vorgehen angestrebt werden. In besonderen Fällen ist vorab ggf. auch primär eine plastisch-chirurgische Deckung möglicher Hautdefekte zu diskutieren.

Technik der offenen anterioren Arthrolyse am Kniegelenk

Die Hautinzision liegt bevorzugt ventral-medial über dem Kniegelenk, sollte sich jedoch an vorangehenden Inzisionen orientieren. Weichteilbrücken zu weiteren Inzisionen sollten mindestens 5–8 cm betragen. Parallel verlaufende Inzisionen sind zu vermeiden. Sofern auch subkutan ausgedehnte Verwachsungen die Mobilität behindern, wird die Subkutis scharf von der Gelenkkapsel präpariert. Der Subkutisanteil sollte so dick wie möglich belassen werden.

Die Kapselinzision wird aufgrund der bestmöglichen Übersicht meist als medial parapatellarer Zugang gewählt. Andere Zugänge wie der Midvastus-Zugang oder auch ein lateral parapatellarer Zugang sind ebenso möglich. Sofern keine Endoprothese implantiert ist, muss das Innenmeniskusvorderhorn unbedingt geschont werden. Nach Endoprothese kann die Inzision bis zur proximalen Tibia geführt werden.

Nun wird beginnend am oberen Recessus entlang der Inzisionsränder die Gelenkkapsel identifiziert. Das entzündlich aufgetriebene und vernarbte Synoviagewebe innerhalb der fibrösen Gelenkkapsel wird nun zirkulär scharf von der Kapsel reseziert. Häufig gelingt diese Ablösung sehr gut und umfassend ohne Verletzung der Kapselintegrität. Am Umschlagspunkt medial und lateral wird auch das Gewebe zum Femur und zu den Kondylen hin reseziert. Gewebeproben aus verschiedenen Gelenkabschnitten sollten zur mikrobiologischen und histopathologischen Beurteilung eingesandt werden.

Der Streckapparat ist nun bereits weiter mobilisiert, und es werden jetzt peripatellar die Narbenzüge, der Hoffa-Fettkörper und

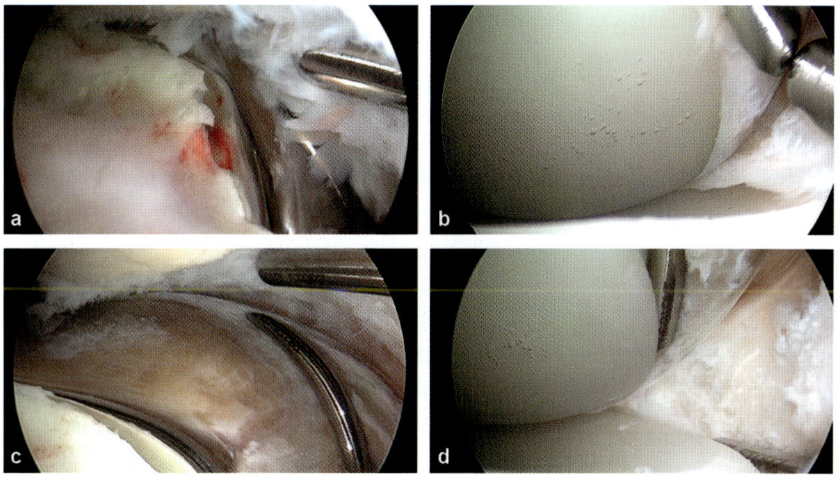

Abb. 10.14 Arthroskopische Arthrolyse nach Knie-TEP. Resektion von Narbenzügen peripatellar und bei Narbenbildung mit Überwucherung des Inlays (mediales Kompartiment):
a, b) vor arthroskopischem Débridement
c, d) nach arthroskopischem Débridement

auch die suprapatellaren Vernarbungen gelöst. Das Kniegelenk wird vorsichtig in zunehmende Beugung gebracht, wobei der Streckapparat nach lateral mobilisiert wird. Ein sehr behutsames Vorgehen ist essenziell, um Ablösungen der Patellarsehne an der Tuberositas tibiae zu vermeiden. Sofern notwendig, sind weitere Maßnahmen zur Mobilisierung des Streckapparats wie eine Tuberositasosteotomie (➤ Abb. 10.5) oder eine Quadrizepssehnenplastik notwendig. Nun können die Strukturen interkondylär und im Bereich der Seitenrecessus debridiert werden. Im Fall einer Knie-TEP wird das Inlay entfernt und auch eine posteriore Arthrolyse mit Débridement der hinteren Kapselanteile und Osteophytenabtragung durchgeführt.

Offene dorsale Arthrolyse

Spezielle Indikation und operative Technik

Bei Gelenkpathologien, die vorwiegend oder gleichsam auch die Streckung des Kniegelenks beeinträchtigen, sind häufig die dorsalen Gelenkstrukturen mit der hinteren Gelenkkapsel, aber auch dem HKB Teil der zugrunde liegenden Veränderungen. Die Einschränkung der Streckfähigkeit kann zwar bei länger bestehenden anterioren Pathologien (z. B. einem Zyklopssyndrom, einer Fehllage der Bohrkanäle oder zu enger Notch) dort ihren Ursprung nehmen, bei längerer Dauer gehen sekundär aber auch die posterioren Strukturen in eine Kontraktur über, sodass auch hier ein operatives Vorgehen gerechtfertigt ist.

Sofern nach anteriorer Arthrolyse noch ein relevantes Streckdefizit verbleibt, muss in Abhängigkeit der zugrunde liegenden Pathologie daher auch ein zusätzliches posteriores Kapselrelease durchgeführt werden. Neben den arthroskopischen Verfahren werden auch verschiedene offene Verfahren empfohlen.

Das gewählte Verfahren sollte die ausreichende Mobilisierung der posterioren Gelenkkapsel am distalen Femur oder auch die sichere Inzision der Kapsel unter Vermeidung von Gefäß- oder Nervenschäden ermöglichen. Im Zweifel sollte der Operateur einen ihm vertrauten, sicheren Zugang wählen.

Offene dorsale Kapselinzision über S-förmigen, dorsalen Zugang in Bauchlage

Insbesondere wenn zusätzliche muskuläre Kontrakturen oder Beugespastiken vorliegen, kann der direkte hintere Gelenkzugang über eine von proximal medial nach distal lateral geführte S-förmige Hautinzision erfolgen. Der Patient liegt in Bauchlage mit frei beweglichem Bein. Nach Präparation der Gefäß- und Nervenstrukturen kann meist auch ohne zusätzliche Ablösung der Köpfe der beiden Gastrocnemiusmuskeln eine horizontal verlaufende vollständige Inzision der Gelenkkapsel durchgeführt werden. Die Verbesserung der Streckfähigkeit kann direkt überprüft werden. Etwaige kontrakte Sehnenanteile der Kniebeugemuskulatur können angepasst verlängert werden. Als Nachteil dieses Zugangs muss die aufwendige Präparation der Nerven und Poplitealgefäße gelten. Bei stärker ausgeprägtem, länger bestehendem Streckdefizit ist mitunter auch der Hautverschluss in vollständiger Streckung nur unter Spannung mit dem Risiko einer Wundheilungsstörung möglich.

Dorsale Kapsulotomie über posteromedialen (posterolateralen) Zugang

Sofern vor allem die dorsale Gelenkkapsel den Hauptanteil der Kontraktur ausmacht und keine Sehnenverlängerungen geplant sind, kann ein dorsales Kapselrelease, bevorzugt über einen dorsomedialen Zugang in Rückenlage des Patienten, erfolgen (➤ Abb. 10.15).

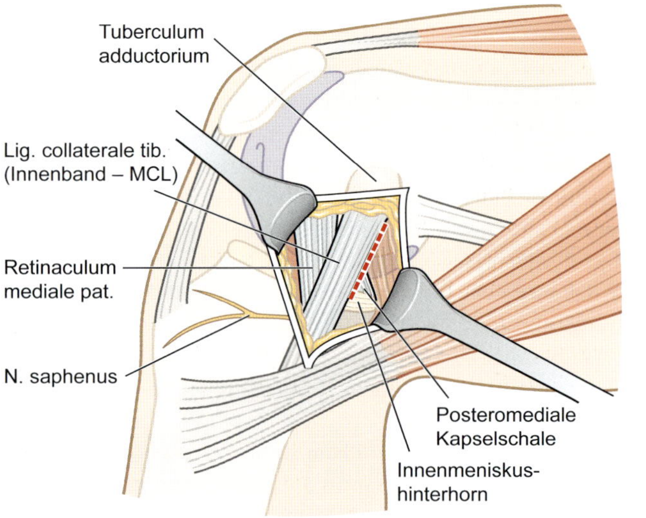

Abb. 10.15 Offene dorsale Arthrolyse über ein posteromediales Portal. Bei 90° gebeugtem Kniegelenk wird unter Schonung des N. saphenus dorsal des Innenbandes eine Kapselinzision bis oberhalb des Innenmeniskus geführt. Anschließend wird die Kapsel nach zentral hin vom Femur gelöst.

Am gebeugten Kniegelenk wird die Haut dorsal des Epicondylus medialis vor dem Tuberculum adductorium nach distal inzidiert. Dabei ist auf die Schonung der Äste des N. saphenus zu achten. Die verdickte Gelenkkapsel wird dorsal des Innenbandes und oberhalb des Innenmeniskushinterhorns längs eröffnet. Die vernarbten dorsalen Kapselanteile werden von der dorsomedialen Kondyle und vom distalen dorsalen Femurschaft knochennah abgeschoben oder inzidiert. Verbliebene Narben können durch Palpation identifiziert werden. Das Risiko einer Schädigung des N. tibialis oder der poplitealen Gefäße ist auch in dieser Technik zu beachten, wenngleich die Operation am gebeugten Kniegelenk die Gefäß-/Nervenbahn eher von den dorsalen Gelenkstrukturen abhebt. Gelegentlich ist zusätzlich ein simultanes Vorgehen über eine posterolaterale Inzision erforderlich. Hierbei ist insbesondere der Verlauf des N. fibularis zu berücksichtigen.

Operative Verfahren bei extraartikulärem Beugedefizit

Bei ausgeprägtem Beugedefizit und fehlenden oder bereits behandelten artikulären Ursachen kann eine weitergehende Behandlung extraartikulärer Ursachen notwendig sein. Durch die verschiedenen Ursachen kann es sowohl zu Verwachsungen des Streckapparats mit umgebenden Gewebeschichten als auch zu myogenen Umbauprozessen mit Fibrosierung und irreversibler Einschränkung der Gesamtbewegungsstrecke des M. quadriceps kommen (➤ Abb. 10.2). In solchen Situationen kann es notwendig sein, zusätzlich zu einer Arthrolyse weitere Maßnahmen an unterschiedlichen Regionen des Streckapparats durchzuführen. Hierzu ist eine Vielzahl operativer Behandlungen beschrieben, teilweise auch als Modifikationen vorbestehender Techniken.

Die heute verbreiteten Methoden zur Beeinflussung des Beugedefizits sind:

- Proximalisierung der Tuberositas tibiae
- Distale Quadrizeps-V-Y-Sehnenplastik
- Quadrizeps-Muskelrelease nach Judet

Im Rahmen dieser Darstellung sollen vor allem die grundsätzlichen Behandlungsprinzipien und speziellen Indikationen dieser Verfahren dargestellt werden.

Proximalisierung der Tuberositas tibiae

Die Proximalisierung der Tuberositas tibiae kann insbesondere bei Patella baja und eingeschränkter Beugefähigkeit sinnvoll eingesetzt werden. Auch wenn die Proximalisierung des Sehnenansatzes nur etwa 2 bis max. 3 cm möglich ist, kann dies eine deutliche Schmerzlinderung durch Verminderung des Patellaanpressdrucks und auch eine deutliche Verbesserung der Beugefähigkeit bedeuten. Insbesondere in Situationen, in denen z. B. bei Knie-TEP-Revision mit tief stehender Patella ohnehin eine Tuberositasosteotomie als Gelenkzugang erwogen wird, ist die spätere Proximalisierung dann ein sinnvoller Operationsschritt. Alternativ würde bei Patella baja eine Sehnenplastik an der Quadrizepssehne (V-Y-Plastik) den Patellatiefstand dagegen noch vergrößern.

In der Operationstechnik ist eine ausreichend lange Osteotomie der Tuberositas von mindestens 7 cm erforderlich. Der Ansatz der Patellarsehne am proximalen Anteil der Tuberositas kann vorsichtig noch weiter mobilisiert werden. Anschließend wird der Tuberositas-Knochenspan proximal um die Länge der Proximalisierung gekürzt. Um eine Verschiebung der Patella zu ermöglichen, muss ein mediales und laterales parapatellares Release erfolgen. Die Tuberositas wird nun proximalisiert und unter Kontrolle der möglichen Beugefähigkeit wieder mit Zugschrauben fixiert. Bei proximal sehr breitem Tibiaimplantat (z. B. metaphysäre Hülsen; Offset-Schaftsystem) muss ggf. eine Cerclage gewählt werden.

V-Y-Quadrizepssehnenplastik

Wie bei der Verlängerung an der Achillessehne ist eine sog. V-Y-Sehnenverlängerung auch an der distalen Quadrizepssehne möglich. Zu bedenken ist bei diesem Vorgehen jedoch der Nachteil einer verbleibenden Schwächung der Extensionskraft des Kniegelenks und der Kompromittierung der Patelladurchblutung. Entsprechend muss ein solches Vorgehen immer im Hinblick auf die Ausprägung des Kniegelenkbefunds bewertet werden.

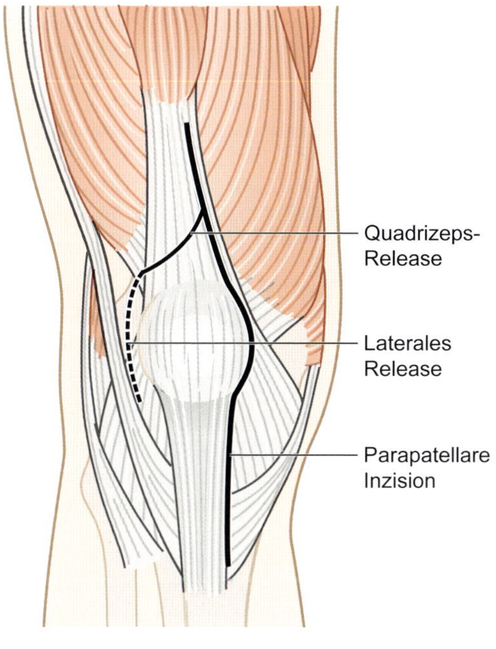

Abb. 10.16 Schema der V-Y-Quadrizepsplastik. Ausgehend von einem medialen parapatellaren Gelenkzugang wird die Quadrizepssehne nach distal zur lateralen Patella inzidiert. Der Zugang kann bei zusätzlichem lateralem Release zum kompletten *Patella-Turndown* erweitert werden.

In der operativen Technik wird dieser V-Y-Zugang häufig als Erweiterung des medial parapatellaren Zugangs von der proximalen Spitze der medialen Inzision im Sinne einer „umgekehrt V-förmigen" Inzision schräg durch die Quadrizepssehne zum proximal lateralen Rand der Patella gezogen (➤ Abb. 10.16). Bei sehr ausgeprägtem Befund kann es notwendig sein, die laterale Inzision bis zu einem kompletten lateralen Release lateral parapatellar nach distal zu erweitern. Hierdurch wird jedoch die Patelladurchblutung erheblich kompromittiert.

Beim späteren Verschluss des Zugangs wird der distale dreieckförmige Anteil der Quadrizepssehne nun distalisiert in den umgekehrt V-förmigen proximalen Sehnenanteil eingenäht. Hierdurch wird der namensgebende Y-förmige Verschluss des Streckapparats unter Verlängerung der Sehne erreicht.

Offenes Quadrizeps-Muskelrelease nach Judet

Die meisten intraartikulären und auch viele periartikuläre Einschränkungen der Beugefähigkeit können heute mit den oben beschriebenen arthroskopischen oder auch offenen Arthrolysetechniken adressiert werden. Sofern eher proximal am Femur gelegene Ursachen vorliegen, können erweiterte Techniken notwendig sein. Dies könnte z. B. nach langstreckigen Frakturen des Femurs, lokalen Infektionen/Osteomyelitiden und auch einem primär fibrösen Muskelumbau der Quadrizepsmuskulatur der Fall sein. Häufig findet sich in diesen Fällen vor allem ein fibrös degenerativer Umbau des direkt auf dem Femur gelegenen Anteils des M. quadriceps intermedius. Als sehr ausgedehntes Verfahren ist hier das offene Muskelrelease nach Judet in verschiedenen Modifikationen beschrieben.

Die ursprüngliche Technik geht auf Robert und Jean Judet (1956) zurück. Über eine langstreckige Inzision im Sinne eines offenen Zugangs zum lateralen Femur wird der M. vastus lateralis von distal beginnend vom lateralen Femur und von der dorsalen Aponeurose abgehoben. Die perforierenden Gefäße werden ligiert und der Muskel so weit wie notwendig nach proximal mobilisiert. Verwachsungen zum Tractus iliotibialis und M. intermedius werden gelöst. Der M. vastus lateralis wird unter Schonung des Periosts komplett vom Femur gelöst. Nun kann der M. intermedius unterhalb des M. rectus femoris identifiziert und nach Befund ggf. komplett reseziert werden. Während der Operation wird wiederholt die Änderung der Beugefähigkeit beurteilt. Sofern weiter notwendig, können als weitere Schritte noch die Insertionen der Quadrizepsanteile proximal an der Spina iliaca ant. sup. identifiziert und abgelöst werden. Dabei gilt es, den N. femoralis und den N. cutaneus fem. lat. zu identifizieren und zu schonen. Hierdurch kann funktionell der gesamte Streckapparat langstreckig mobilisiert werden (➤ Abb. 10.17).

Bei sehr ausgeprägten Einschränkungen der Kniebeugung werden mit dieser Operationstechnik durchaus gute Ergebnisse beschrieben. Der Umfang des operativen Eingriffs und auch die damit einhergehenden Komplikationsmöglichkeiten sind allerdings zu bedenken. Zudem besteht aufgrund der großen Wundflächen das Risiko von Rezidiven mit einem erneuten Beugedefizit.

Nachbehandlung nach operativen Arthrolysen des Kniegelenks

Die Nachbehandlung nach einer Kniegelenkarthrolyse entspricht gleichsam der oben beschriebenen konservativen Therapie. Insbesondere eine ausreichende Schmerztherapie, eine dosierte Physiotherapie und regelmäßige Eigenübungstherapie des Patienten sind wie oben beschrieben anzuwenden.

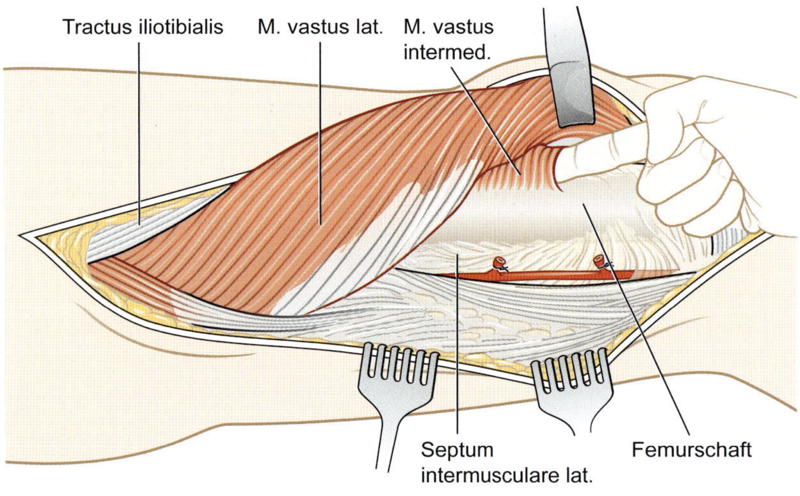

Abb. 10.17 Quadrizeps-Muskelrelease nach Judet: Langstreckige Darstellung der Quadrizepsmuskelanteile. Bestehende Verwachsungen werden gelöst, ggf. müssen fibrosierte Anteile des M. intermedius reseziert werden.

Prognose

Es ist grundsätzlich nur schwer möglich, eine allgemeine Prognose für die Kniegelenksteife anzugeben. Wie in ➤ Kap. 10.1 dargestellt, sind die Ursachen, die konkrete Ausprägung der Gelenksteife, die Compliance des Patienten und seine Erwartungshaltung an das Ergebnis zu verschieden und haben für die Angabe der Zufriedenheit mit dem erzielten Ergebnis eine übergeordnete Bedeutung.

Allgemein lassen sich jedoch durchaus Faktoren identifizieren, die eine eher gute Prognose bestimmen oder aber auf einen langen Verlauf, z. T. auch mit frustranem Ergebnis, hinweisen.

Grundsätzlich ist eine gute Prognose vor allem bei lokalisierten, intraartikulären sekundären Bewegungseinschränkungen zu sehen. Wenn z. B. eine Beugehemmung nach Kreuzbandersatz mit Zyklopssyndrom vorliegt, kann durch Beseitigung dieser Gewebshypertrophie eine vollständige Restitution erfolgen. Andererseits zeigen Befunde, die im Sinne von überschießender Narbenbildung und Verwachsungen bei generalisierter Fibrose vorliegen, ein hohes Risiko von Rezidiven, geringem Therapieerfolg und ggf. notwendigen mehrfachen Arthrolysen mit langer konservativer Nachbehandlung.

Als sehr entscheidend für den Verlauf wird vor allem die Schmerzverarbeitung angesehen. Gerade Gelenksteifen mit Vorliegen eines sehr ausgeprägten Schmerzbildes sind sowohl in der konservativen Behandlung als auch bei operativen Verfahren mit einer schlechteren Prognose vergesellschaftet.

10.6 Fazit

- Für die Ausbildung einer Kniesteife können sehr unterschiedliche Ursachen verantwortlich sein.
- Zur Einleitung der Therapie ist vor allem die Differenzierung zwischen lokalen Ursachen und einer generalisierten Arthrofibrose notwendig. Eine Infektion des Gelenks muss ausgeschlossen werden.
- Die Prophylaxe einer Gelenksteife durch ausreichende Physiotherapie, Schmerztherapie und Motivation des Patienten hat größte Bedeutung.
- Neben der konservativen Therapie kann in der Frühphase bis zu 3 Monaten nach Verletzung oder operativem Eingriff eine schonende Mobilisierung in Narkose ausreichend sein.
- Nach arthroskopischen Voroperationen kann die Mobilisierung auch gut mit einer arthroskopischen Arthrolyse kombiniert werden.
- Die offene Arthrolyse hat ihren Stellenwert vor allem bei generalisierter Fibrose und nach offenen Voroperationen wie z. B. häufig nach Frakturversorgung und Endoprothesenoperation.
- Je nach spezifischem Befund muss abgewogen werden, ob eine operative Arthrolyse auch mit zusätzlichen Eingriffen wie z. B. Tuberositas-tibiae-Proximalisierung, V-Y-Quadrizepssehnenplastik oder Quadrizeps-Muskelrelease nach Judet kombiniert werden sollte.
- Die Prognose einer Gelenksteife richtet sich sehr individuell nach der Ausgangssituation. Auch frustrane Verläufe mit verbleibender Gelenksteife und Schmerzsituation sind möglich.

LITERATUR

Behrend H, Hertel P (2003). Ergebnisse der chirurgischen Therapie der Arthrofibrose am Kniegelenk. Unfallchirurg 106(6): 483–491.

Biggs-Kinzer A, Murphy B, Shelbourne KD, Urch S (2010). Perioperative rehabilitation using a knee extension device and arthroscopic Débridement in the treatment of arthrofibrosis. Sports Health 2(5): 417–423.

Bosch U, Zeichen J, Lobenhoffer P, Skutek M, van Griensven M (1999). Ätiologie der Arthrofibrose. Arthroskopie 12: 215–221.

DeHaven KE, Cosgarea AJ, Sebastianelli WJ (2003). Arthrofibrosis of the knee following ligament surgery. Instr Course Lect 52: 369–381.

Freeman TA, Parvizi J, Dela Valle CJ, Steinbeck MJ (2010). Mast cells and hypoxia drive tissue metaplasia and heterotopic ossification in idiopathic arthrofibrosis after total knee arthroplasty. Fibrogenesis Tissue Repair 3: 17.

Freiling D, Lobenhoffer P (2009). Die operative Behandlung von Streckdefiziten am Kniegelenk. Oper Orthop Traumatol 21(6): 545–556.

Gollwitzer H, Burgkart R, Diehl P, Gradinger R, Bühren V (2006). Therapie der Arthrofibrose nach Kniegelenkendoprothetik. Orthopäde 35(2): 143–152.

Höher J, Tingart M, Tiling T (1999). Prophylaxe der Arthrofibrose in der Kreuzbandchirurgie. Arthroskopie 12: 246–251.

Holschen M, Lobenhoffer P (2014). Die Quadrizepsplastik nach Judet zur Therapie der myogenen Extensionskontraktur des Kniegelenks. Oper Orthop Traumatol 26(4): 353–360.

Kim Y-M, Joo YB (2013). Prognostic factors of arthroscopic adhesiolysis for arthrofibrosis of the knee. Knee Surg Relat Res 25(4): 202.

Krenn V, Ruppert M, Kno BP, Kendoff D, Poremba C, Thomsen M, et al. (2013). Synovialitis vom arthrofibrotischen Typ: Kriterien eines neuen Synovialitis-Typus fur die Diagnose der Arthrofibrose. Z Rheumatol 72(3): 270–278.

Lavernia C, Cardona D, Rossi MD, Lee D (2008). Multimodal pain management and arthrofibrosis. J Arthroplasty 23(6 Suppl 1): 74–79.

Magit D, Wolff A, Sutton K, Medvecky MJ (2007). Arthrofibrosis of the knee. J Am Acad Orthop Surg 15(11): 682–694.
Manrique J, Gomez MM, Parvizi J (2015). Stiffness after total knee arthroplasty. J Knee Surg 28(2): 119–126.
Mayr HO, Köhne M (2013). Arthrofibrose nach Bandoperationen am Knie – Ursachen, Diagnostik, Therapie. Arthroskopie 26: 279–284.
Mayr HO, Stöhr A (2014). Arthroskopische Arthrolyse bei Arthrofibrose nach Ersatzplastik des vorderen Kreuzbandes – Lokale und generalisierte Arthrofibrose. Oper Orthop Traumatol 26(1): 7–18.
Phillips CL, Silver DAT, Schranz PJ, Mandalia V (2010). The measurement of patellar height: a review of the methods of imaging. J Bone Joint Surg Br 92(8): 1045–1053.
Pujol N, Boisrenoult P, Beaufils P (2015). Post-traumatic knee stiffness: surgical techniques. Orthop Traumatol Surg Res 101(1 Suppl): 179–186.
Schiavone Panni A, Cerciello S, Vasso M, Tartarone M (2009). Stiffness in total knee arthroplasty. J Orthop Traumatol 10(3): 111–118.
Shelbourne KD, Patel D V, Martini DJ (1996). Classification and management of arthrofibrosis of the knee after anterior cruciate ligament reconstruction. Am J Sports Med 24(6): 857–862.
Trousdale RT, Hanssen AD, Rand JA, Cahalan TD (1993). V-Y quadricepsplasty in total knee arthroplasty. Clin Orthop Relat Res 286: 48–55.

KAPITEL

11

Martin Glombitza

Knieinfektionen

11.1 Epidemiologie

11.1.1 Ursachen und Häufigkeit

Traumatische, gleichermaßen aber auch rheumatoide und degenerative Veränderungen betreffen das Kniegelenk im Vergleich mit anderen Gelenken des menschlichen Körpers überdurchschnittlich oft. Aufgrund seiner guten Zugänglichkeit ist es das am häufigsten operierte Gelenk. Unter der stetigen Weiterentwicklung arthroskopischer und auch endoprothetischer Operationsverfahren, einer immer detailreicheren Bildgebung, einem gleichermaßen auch hohen Anspruch der Patienten an eine perfekte Rekonstruktion und ungestörte Funktion, begleitet von einer Ausweitung der Indikationsstellungen, steigt die Zahl der Operationen stetig an. Mit einer angenommenen generellen Häufigkeit von 0,8–1,5 % steigt die Anzahl von Infektionskomplikationen am Kniegelenk nach elektiven operativen Eingriffen rasant an. Durchaus problematischer stellt sich die Häufigkeit von Infektionskomplikationen nach Revisionseingriffen dar, deren Zahl am Kniegelenk nahezu exponentiell zunimmt.

Als Beispiel sei der Revisionsersatz des vorderen Kreuzbandes (VKB) genannt, der an spezialisierten Zentren bis zu 20 % der Operationen am VKB ausmacht. Auch die Zahl der revisionsendoprothetischen Eingriffe mit immer größeren und komplexeren Prothesenformen und hier wiederum systemassoziierten Infektionskomplikationen nimmt stetig zu.

Infektionsursachen:

- Infektionen nach Punktion
- Infektionen nach intraartikulären Injektionen (Kortison)
- Infektionen nach Arthroskopie
- Infektionen nach Kreuzbandplastik
- Infektionen nach Umstellungsosteotomie
- Infektionen nach Fraktur
- Infektionen nach Prothetik und Revisionsendoprothetik
- Reinfekte nach beruhigten Infektionen

Ein nicht zu unterschätzender Faktor einer Infektionstriggerung sind der Operateur und auch der Assistent. Unter dem Bestreben immer kleinerer minimalinvasiver Zugangsarten bei gleicher Implantatdimension wird vielfach eine deutliche Affektion der Weichteile durch Zug oder Druck ausgeübt. Umso häufiger treten Komplikationen bei bereits durch Trauma oder Vorbehandlung affektierten Weichteilen bzw. bei Patienten mit Vorerkrankungen wie arterieller Verschlusskrankheit (AVK), Diabetes mellitus, Kortisoneinnahme und bei älteren Patienten mit deutlich ausgedünnter, pergamentartiger Haut auf.

> **!** Der erste Schritt der Infektionsprophylaxe ist ein respektvoller Umgang mit den Weichteilen.

Bekannt und vielfach beschrieben ist das Bestreben eines atraumatischen Operierens. Dazu gehören eine optimale Lagerung, die Einhaltung der Blutsperren- oder Blutleerenzeit bei komplexen Eingriffen, die Wahl eines geeigneten Zugangs mit der Option einer Erweiterung oder zusätzlicher Zugangswege, eine möglichst geringe Deperiostierung, schonende Reposition, situativ angepasste Implantatwahl sowie eine begrenzte Eingriffszeit. Eine perioperative Antibiose ist je nach Eingriffsart geboten.

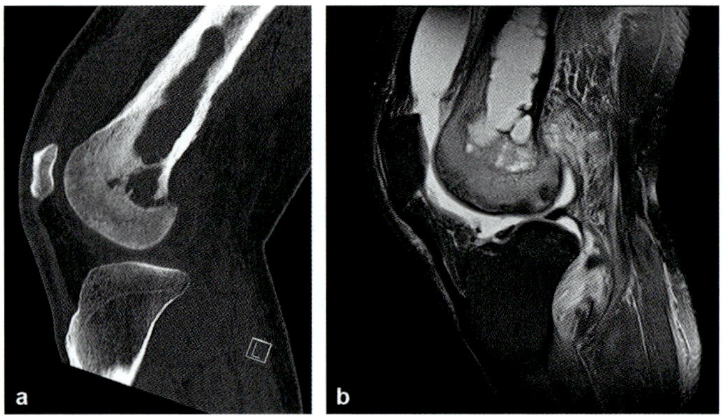

Abb. 11.1 Hämatogene Femurosteomyelitis mit Brodie-Abszess und dorsalseitigem Einbruch ins Kniegelenk:
a) CT
b) MRT

11.1.2 Ätiologie

Hämatogene Kniegelenkinfektionen betreffen vor allem Kinder. Prädestiniert sind Säuglinge und Kleinkinder mit einer vaskulären Verbindung über die Wachstumsfuge hinweg. Bei Erwachsenen sind hämatogen in ein Gelenk fortgeleitete Infektionen eher selten. Betroffen sind vor allem ältere und immungeschwächte Patienten.

Eine Ausbreitung per continuitatem aus einem Brodie-Abszess des Femurs und dorsalseitigem Einbruch ins Gelenk durch eine Arrosion der Kortikalis gehören zu den ätiologischen Raritäten (➤ Abb. 11.1).

Exogene Kniegelenkinfektionen können durch kniegelenknahe Gewebeaffektionen wie kontaminierte Wunden, Bursitiden, ein Erysipel oder etwas entfernter durch ein Panaritium mit nachfolgender Phlegmone und Lymphadenitis entstehen. Infizierte oder abszedierte Injektionsstellen im Bereich der Leiste nach iatrogenen Maßnahmen oder bei Drogenabusus können durch eine lokale Ausbreitung oder selten durch Senkungsabszesse Kniegelenkinfektionen verursachen.

Posttraumatische, postinterventionelle oder postoperative Infektionen des Kniegelenks gehören zu den weithin häufigsten Ursachen. Weitere prädisponierende Faktoren können sein: eine rheumatoide Arthritis, Gicht, ein Diabetes mellitus, vorausgegangene (multiple) Gelenkinjektionen vor allem mit Kortikoiden, Immunsuppressionen, eine Sepsis und einige weitere endogene und exogene Faktoren.

11.1.3 Infektionsprävention

Die Infektionsprävention beginnt weit vor der geplanten Maßnahme. Wie bei allen ärztlichen Maßnahmen, vor allem jedoch bei chirurgisch/orthopädisch invasiven Vorhaben ist die Indikationsstellung sorgfältig zu prüfen. Der Patient muss über den Eingriff, die angenommene Wirkungsweise, insbesondere jedoch über potenzielle Risiken und Gefahren sowie mögliche Alternativverfahren aufgeklärt werden. Bereits bei Punktionen und Injektionen gelten hier strenge Regeln.

> **!** Eine intraartikuläre Injektion „im Vorbeigehen" ist absolut obsolet!

Bei infektionstriggernden Hautveränderungen ist von chirurgischen Maßnahmen möglichst Abstand zu nehmen.

Bei unvermeidlichen Eingriffen (z. B. Sicherung oder Therapie eines Empyems) ist ein operativer Zugang möglichst außerhalb der Hautveränderung zu wählen. Ein angepasstes, mehrfaches Desinfizieren vom „gesunden" zum „veränderten" Hautareal sowie die Verwendung einer Hautfolie zur Vermeidung einer Kontamination im Zuge des Eingriffs können die Infektionsgefahr zumindest senken. Bei Punktionen und Injektionen ist ein geeigneter Raum zu wählen. Regelmäßige desinfizierende Maßnahmen gemäß den Empfehlungen des Robert Koch-Instituts (RKI) müssen eingehalten werden.

PRAXISTIPP

Eine gründliche Desinfektion der Injektions- oder Punktionsstelle unter Beachtung der Einwirkzeit ist von hoher Wichtigkeit. Einmaliges Sprühen reicht nicht!

Über die Punktionsstelle sollte ein Lochtuch oder eine andere geeignete Abdeckungsform aufgebracht werden. Das Punktionsbesteck oder die zu applizierenden Präparate sollten möglichst unmittelbar vor der Verwendung aus ihren sterilen Verpackungen entnommen werden. Eine hygienische Händedesinfektion und die Verwendung steriler Handschuhe sollten hierbei eine Selbstverständlichkeit sein. Bei Injektionen, insbesondere von kortikoidhaltigen Präparaten, sollten ein steriler Kittel, eine Haube und ein Mund-Nasen-Schutz getragen werden.

!

Intensive Kommunikation und Punktion/Injektion/Operation passen nicht zusammen!

Unter einer zunehmenden Arbeitsverdichtung, oft aber auch unbedacht, bleiben Türen zu Behandlungsräumen geöffnet. Ein reger, bis in den entferntesten Raum reichender Informationsaustausch oder das „mal eben" ans Ohr gehaltene Handy mit einer Verwirbelung von Krankheitserregern führen einige der zuvor sorgsam durchgeführten Hygiene- und Desinfektionsmaßnahmen förmlich ad absurdum. Hier ist ein höchst diszipliniertes Verhalten der Operateure, Assistenten, Instrumentierenden und Springer gefragt, gleichermaßen jedoch ein angepasstes Handeln weiterer Beteiligter, die neben einer verständlichen und zweifelsohne absolut notwendigen Optimierung von Prozessen unter einem immer größer werdenden wirtschaftlichen Druck das eigentliche Ziel einer bestmöglichen Patientenversorgung nicht aus den Augen verlieren sollten.

11.1.4 Erreger

Der Erregernachweis beim Verdacht auf einen Kniegelenkinfekt ist wegweisend für das weitere konservative oder auch chirurgische Management. Neben einer angepassten antibiotischen Mono- oder Kombinationstherapie sind je nach Pathogenität oder Resistenzspektrum der Erreger prophylaktische oder dauerhafte Isolationsmaßnahmen notwendig. Additiv sind beim Verdacht auf multiresistente gramnegative (MRGN) Erreger Abstrichuntersuchungen auch der Perianalregion erforderlich. Ein vorhandener Erfahrungsschatz, eine enge Zusammenarbeit mit einem Mikrobiologen und/oder klinischen Infektiologen sowie eine zunehmende Anzahl an Studien mit Verbesserung der Evidenzlage liefern

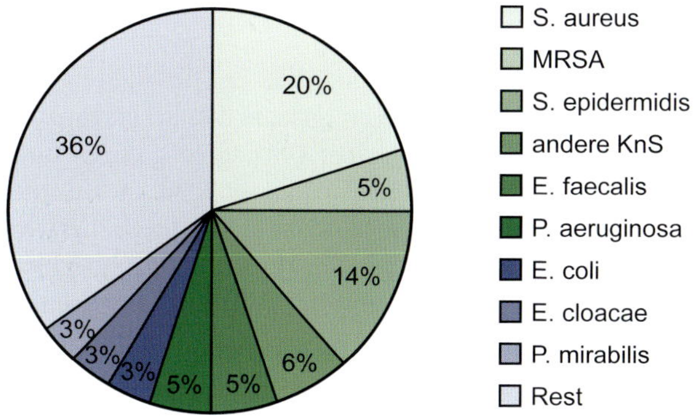

Abb. 11.2 Keimverteilung in Knochenisolaten

Entscheidungshilfen für chirurgische Vorhaben, z. B. beim Versuch eines Implantaterhalts (Platte, Prothese) bei einem postoperativen Frühinfekt oder bei der Applikation möglichst wirksamer Lokalantibiotika.

Die häufigsten Erreger von Spät- oder chronischen Infekten sind mit nahezu 50 % grampositive Kokken. Dominierend sind hierbei *Staphylococcus aureus* und seine methicillinresistente Variante (MRSA). Im Rahmen der Revisionsendoprothetik wird als Erreger vielfach ein multiresistenter *Staphylococcus aureus* isoliert. Eine Verteilung der sonst isolierten Bakterienspezies stellt das nachfolgende Kreisdiagramm dar (➤ Abb. 11.2).

Wird von einigen Autoren auch die Meinung vertreten, dass nach Implantatentfernung und einer mehrwöchigen antibiotischen Therapie eine vollständige Keimeradikation besteht, finden viele septische Chirurgen bei Infekt-Reexazerbationen regelhaft Erreger mit identischem Resistenzmuster wie bei den Voroperationen. Dies ist zwar kein Beweis, aber doch ein starkes Indiz für eine Persistenz des Erregers über einen langen Zeitraum hinweg. Unter Kenntnis von *small colony variants* (SCV) oder bakteriellen *persister cells* erscheint dieses als nicht überraschend. Vielfach werden Mischinfektionen vorgefunden, die nach bereits mehrfach im Vorfeld durchgeführten antibiotischen Therapien ein besonders komplexes Resistenzmuster aufweisen.

Multiresistente Keime erlangen auch in der Orthopädie und Unfallchirurgie eine zunehmende Bedeutung. Herausragend sind hier zwei Gruppen von Bakterien. Zur ersten Gruppe zählen die grampositiven Kokken mit MRSA, die methicillinresistenten koagulasenegativen Staphylokokken (MR-KnS) und die vancomycinresistenten Enterokokken (VRE), zur zweiten Gruppe die gramnegativen Stäbchen, wobei in dieser Gruppe multiresistente Stäbchen als MRGN bezeichnet werden. Hier sind Enterobakterien, *Pseudomonas (P.) aeruginosa* und *Acinetobacter (A.) baumannii* von besonderer Bedeutung. Eine weitere Besonderheit von *P. aeruginosa* ist das häufige Auftreten als Partnerkeim bei Mischinfektionen.

Biofilme spielen bei der Infektpersistenz bzw. einer Infekt-Reexazerbation eine wichtige Rolle. Beim Vorhandensein eines Implantats bedarf es einer nur geringen „kritischen Keimmasse" von 10^2 Erregern oder auch weniger, die in Abhängigkeit von den lokalen Gegebenheiten wie dem Sauerstoffangebot, dem pH-Wert sowie den physiologischen Reparaturmechanismen zu einem Infekt führen können. Neben einer hier bestehenden gestörten Leukozytenmigration finden sich auf zellulärer Basis eine zusätzliche Gewebedestruktion durch hochaktivierte polymorphkernige neutrophile Granulozyten (PMN) sowie T-Effektorzellen, die durch eine gegenseitige Aktivierung zu einer weiteren Gewebedestruktion führen.

11.2 Diagnostik

Die Diagnostik einer Knieinfektion stellt den Behandler gelegentlich vor hohe Herausforderungen, so kann dies bei einem klinisch weniger imposanten Verlauf, einer Überlagerung durch traumabedingte Weichteilschäden oder bei chronischen *Low-Grade*-Infektionen bzw. degenerativen Veränderungen deutlich erschwert sein. Viele Fragen werden aufgeworfen, Befunde unterschiedlich bewertet und mit durchaus unterschiedlichen Lösungsansätzen interpretiert. Infektionen deuten einige Behandler immer noch als Versagen ihrer ärztlichen Kunst. Sie scheuen kritische Fragen des Patienten, fürchten gar gerichtliche Auseinandersetzungen.

Viele Metaanalysen zur Erhebung von Infektionszahlen spiegeln dies wider. So gibt es Behandler oder Kliniken, deren Infektionsrate stets 0 % beträgt. Andere geben vereinzelte Fälle, gar im Promillebereich an, Dritte wiederum – bezogen auf das besondere Behandlungsspektrum einiger Abteilungen – geben (Re-)Infektionsraten bis zu 20 % und mehr an. Wie so oft liegt die Wahrheit irgendwo in der Mitte. Verlässliche Zahlen oder evidenzbasierte Erhebungen sind jedoch rar.

Wie bereits in ➤ Kap. 2 ausführlich beschrieben, stellt die Anamneseerhebung den Beginn einer jeglichen Befunderhebung dar. Viele Patienten haben Angst vor dem Untersuchungsergebnis und seinen Folgen. Durch eine Flut verschiedenster Informationen in Internetforen, auf Beratungsseiten, Internetauftritten unterschiedlichster Kliniken, Praxen und Personen entsteht bereits ein Bild des bevorstehenden „Leidensweges“, oft leider mit inadäquaten Lösungsansätzen.

Von entscheidender Bedeutung ist der klinische Erstbefund. Dieser kann sehr unspezifisch, gering ausgeprägt bis fulminant oder auch absolut offensichtlich sein. Doch selbst der Letztgenannte ist in der Wahrnehmung und Konsequenz sehr uneinheitlich. Als Beispiel sei hier der Begriff „Spiegelphänomen“ eines geschätzten Kollegen genannt, der bei manch einem Vortrag oder einer Falldemonstration zum Schmunzeln des Auditoriums führt, jedoch wie kein anderer die profunde Problematik einer Missdeutung von Befunden darstellt. „Wenn Sie bei der Untersuchung eines Patienten einen Verband abnehmen und Sie ein zwar etwas verzerrtes, aber bekanntes Gesicht als Spiegelbild auf der Oberfläche einer freiliegenden Prothese erkennen, dann stimmt da was nicht!“ Eine freiliegende Prothese *ist* infiziert, da gibt es nichts zu deuteln, und der Infekt beschränkt sich nicht nur auf den sichtbaren Defekt, sondern betrifft die gesamte Endoprothese und das ganze Gelenk.

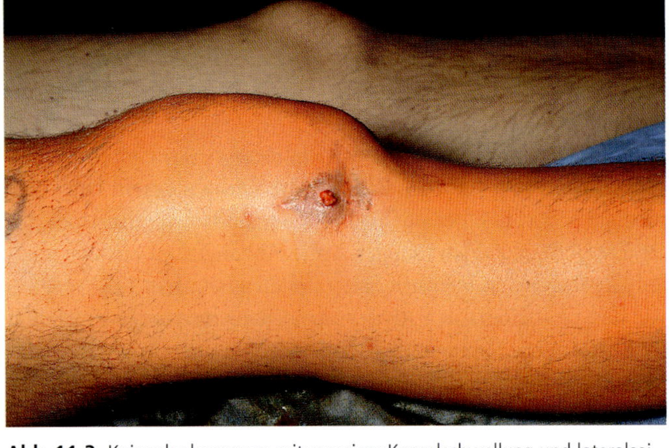

Abb. 11.3 Kniegelenkempyem mit massiver Kapselschwellung und lateralseitiger Fistel

Ein weiterer Pionier der septischen Chirurgie im deutschsprachigen Raum weist bei der Beurteilung von Infektionskomplikationen wiederholt auf die Begriffe „Erkennen“, „Bekennen“ und „Handeln“ hin, die Grundsatz jeder Diagnostik und Therapie sein sollten.

11.2.1 Laborchemische Diagnostik

Neben den klinischen Zeichen ist die Labordiagnostik ein wichtiger und frühzeitiger Parameter zur Erfassung eines Infektionsgeschehens. Die Bestimmung des Blutbildes und hier speziell der **Leukozytenzahl** wie auch des **C-reaktiven Proteins (CRP)** gehören zur Basislabordiagnostik. Auch bei eingeschränkter Sensitivität ist eine Leukozytenzahl von etwa 20 % bei erheblicher Abweichung über die IS-Norm von 4–10 × 10^9/µl hinweisend für ein Infektionsgeschehen. Differenzialdiagnostisch müssen weitere Ursachen wie das Trauma per se, postoperative Veränderungen, chronisch-entzündliche Erkrankungen, ein Myokardinfarkt und viele weitere potenzielle Ursachen erwogen werden. Eine weitere Differenzierung (Differenzialblutbild) mit dem Nachweis einer Linksverschiebung und einer deutlichen Erhöhung der neutrophilen Granulozyten erhärten die Verdachtsdiagnose.

CRP ist ein Parameter der Akutphase. Bei Erkrankungsbeginn steigt es innerhalb von 6–10 h mit einer Halbwertszeit von 24–48 h an. Bei der postoperativen Bestimmung wird ein Maximum in der Regel am 2. postoperativen Tag erreicht. Die Spezifität in Bezug auf bakterielle Infektionen ist gering, da es ein Marker ist, der eine hohe Affinität zum Chromatin aus zerstörten Zellkernen besitzt, diese auch zu binden vermag und somit unspezifisch auf eine Gewebeschädigung reagiert.

PRAXISTIPP

Auf die Messeinheit achten

Das CRP wird mit verschiedenen Methoden bestimmt und in mg/dl oder mg/l angegeben.
Normwert: 0,5 mg/dl = 5 mg/l

Ein wesentliches Augenmerk obliegt Patienten, deren CRP-Wert der klinisch beobachteten Entzündungsaktivität nicht entspricht. Wiederholt werden Patienten mit einem augenscheinlich fulminanten Infektionsgeschehen, jedoch normwertigen CRP-Werten gesehen. Glombitza et al. (2012) nennen sie „CRP-Nonresponder“. Bei einigen der Betroffenen bestand eine Leberinsuffizienz, die eine Verminderung sowohl der Proteinsynthese als auch des CRP erklärt. In den meisten Fällen waren die ermittelten Lebersyntheseparameter jedoch regelrecht, sodass eine eindeutige Ursache nicht darstellbar war. Bekannt sind gleichfalls eine Aktivierung über das Komplementsystem sowie eine Triggerung über Makrophagen im Rahmen der Phagozytose und durch Adipozyten.

Dieser Mechanismus führt zu einem Anstieg des **Interleukin-6** (IL-6), dessen Bestimmung zur Erfassung infektiöser Geschehen einen immer höheren Stellenwert erreicht.

Ein weiterer laborchemischer Parameter der Infektionsdiagnostik ist **Procalcitonin (PCT).** Primär in der Schilddrüse als Vorstufe des Calcitonins synthetisiert, wird es im Zuge einer Entzündungsreaktion, vor allem bakterieller Genese, auch in der Leber oder Fettzellen produziert. Auch bei diesem Parameter handelt es sich um ein Akute-Phase-Protein. Noch früher als das CRP, nämlich 2–3 h nach Beginn einer Entzündungsreaktion, kommt es zu einem Anstieg der Messwerte. Ein wesentlicher Nutzen liegt in der Detektion der Inflammationsursache und auch in der Überwachung einer antimikrobiellen Therapie aufgrund einer überaus hohen Spezifität von 79 % gegenüber bakteriellen Ursachen. Eine Halbwertszeit von 25–30 h offenbart die Effektivität einer durchgeführten antibiotischen Therapie. Ein weiterer Anstieg ist hinweisend auf eine Therapieinsuffizienz und sollte eine Änderung des antimikrobiellen Regimes zur Folge haben.

Bei chronischen Infektionen können die vorgenannten Entzündungsparameter vielfach nur geringgradig erhöht oder gar normwertig sein. Ihre Aussagekraft ist somit erheblich eingeschränkt.

11.2.2 Gelenkpunktion

Die Gelenkpunktion ist ein wesentlicher Bestandteil der Frühdiagnostik. Sollte gerade für den weniger versierten Arzt eine Differenzierung zwischen erheblicher Kapselschwellung und Erguss erschwert sein, so ist diese mittels Sonografie rasch zu klären. Die Gelenkpunktion muss stets unter aseptischen Kautelen erfolgen. Sie wird bevorzugt im Bereich des lateralen, kranialen Recessus durchgeführt. Wann immer möglich, sollte auf die Verwendung eines Lokalanästhetikums verzichtet werden, da es durch bakteriostatische Wirkung gelegentlich zu falsch negativen Ergebnissen kommt. Die diagnostische Gelenkpunktion sollte immer vor der Gabe eines Antibiotikums erfolgen. Andernfalls ist die Aussagekraft des Antibiogramms erheblich eingeschränkt bis unverwertbar.

!

Zuerst Materialgewinnung, dann erst Antibiotikumgabe!

Bereits die Inspektion der aspirierten Synovialflüssigkeit kann hinweisend auf das intraartikuläre Geschehen sein. Neben multiplen hier bereits genannten Differenzialdiagnosen ist eine serösflockige, trübe oder gar rahmig-eitrige Veränderung der sonst klaren bernsteinfarbenen Synovialflüssigkeit dringend auf einen Gelenkinfekt verdächtig. Das Aspirat sollte verschiedenen Untersuchungen zugeführt werden. Eine mikroskopische Untersuchung als Nativpräparat, deutlich aussagekräftiger jedoch mit einer Gram-Färbung kann den direkten Erregernachweis (z. B. Kokkenformationen) liefern und somit für die Verdachtsdiagnose einer Gelenkinfektion sogar beweisend sein. Eine Leukozytenzahl von 20 000–25 000/µl im Aspirat weist gleichfalls auf eine Infektion hin, eine weitere Erhöhung bis 50 000/µl und mehr ist mit einer korrelierenden Klinik für ein Gelenkempyem beweisend.

Das Aspirat sollte schnellstmöglich zur mikrobiologischen Untersuchung abgegeben werden. Hier sollten mindestens 4, je nach Aspiratvolumen bis zu 6 Proben genommen werden. Die Art der Abnahme, der Beimpfung, die Transport- und Aufarbeitungszeit, Kontaminationen und viele weitere Faktoren führen zu unterschiedlichen Ergebnissen. Rein statistisch kann aufgezeigt werden, dass, je mehr Proben ausgewertet werden, das Ergebnis treffsicherer und somit valider wird. Das Beimpfen von Blutkulturflaschen erbringt, insbesondere hinsichtlich des Nachweises anaerober Erreger, einen weiteren diagnostischen Gewinn. Bevorzugt werden hier, aufgrund der Notwendigkeit eines geringeren Volumens, pädiatrische Blutkulturflaschen verwendet.

Eine neue, schnelle Methode im Rahmen der Gelenkinfektionsdiagnostik ist der Nachweis der **Leukozytenesterase.** Diese Untersuchungsmethode steht bisweilen nur ausgewählten Zentren zur Verfügung und gehört bis auf Weiteres nicht zur Standarddiagnostik.

Ein weiteres Tool der schnellen Diagnosesicherung ist die Bestimmung des **Alpha-Defensins** (Synovasure PJI®, Fa. Zimmer) beim Verdacht einer Endoprotheseninfektion.

Trotz sorgsam durchgeführter Punktion und klinisch als auch inspektorisch (trüb, eitrig) hoch verdächtigen Befundes gelingt in einigen Fällen der Keimnachweis nicht. Dies hängt u. U. mit bereits erfolgenden Abwehrmechanismen (Phagozytose, Lyse durch segmentkernige Granulozyten) bzw. mit einer bereits durchgeführten antibiotischen Therapie zusammen. Differenzialdiagnostisch sollte letztlich auch immer an eine Tuberkulose gedacht werden.

Wird bei fehlendem Erregernachweis der vorgenannten Methoden, jedoch unter einem führenden klinischen Bild die Indikation zur Arthroskopie oder Arthrotomie gestellt, sollten hier mehrere Gewebestücke aus der Synovialis und der Umgebung einliegender Implantate zur weiteren mikrobiologischen Diagnostik entnommen werden. Mit einer zunächst durchgeführten „Trockenarthroskopie", sprich vor Instillation der Spülflüssigkeit, die zu einem deutlichen Verdünnungseffekt führt, lässt sich in einer Vielzahl der Fälle ein Erregernachweis führen.

11.2.3 Mikrobiologie

Die klassischen, aber auch seltenen Erreger einer Kniegelenkinfektion wurden in ➤ Kap. 11.1.4 aufgeführt. Sowohl auf die adäquate Probenentnahme bei der Gelenkpunktion und bevorzugt bei einer Gewebegewinnung mittels „Trockenarthroskopie", eine ausreichende Anzahl der Proben als auch auf additive Asservierungsmedien wurde in ➤ Kap. 11.2.2 eingegangen. Von großer Bedeutung für valide Untersuchungsergebnisse ist eine adäquate Aufbewahrung der Proben nach Entnahme. Diese sollten nicht über Stunden in der OP-Abteilung oder den Behandlungsräumen einer Ambulanz oder Praxis liegen bleiben. Wohlgemeint, aber absolut kontraproduktiv ist eine zwischenzeitliche Aufbewahrung im Kühlschrank oder gar im Wärmeschrank – ggf. noch übers Wochenende bei Entnahme am Freitagmittag. Ein möglichst zügiger und schonender Transport sowie eine adäquate Untersuchung im mikrobiologischen Labor sichern ein suffizientes Ergebnis.

Neben den klassischen Untersuchungsmedien erlangt die **Sonikation** eine zunehmende Bedeutung bei der Detektion von Implantatinfektionen, insbesondere der Endoprotheseninfektionen. Die Sensitivität eines Keimnachweises mittels Sonikation beträgt knapp 90 % und die Spezifität etwa 80 %. Der positive prädiktive Wert (PPW) wird mit unter 70 %, der negative prädiktive Wert (NPW) mit deutlich über 90 % angegeben. Das Untersuchungsergebnis hängt jedoch maßgeblich von der Behandlung der Präparate ab. Eine energetisch zu geringe Sonikation löst die zu detektierenden Erreger nicht adäquat von der Implantatoberfläche ab, eine energetisch zu hohe führt zu Keimelimination.

In Ausnahmefällen können Sonderanalysen wie die bakterielle 16 s-RNA-PCR oder Pilz-PCR Hinweise für eine erregerassoziierte Endoprothesenproblematik geben.

11.2.4 Mikrobiologische Probenentnahme – offene Biopsien

Die offene periprothetische Gewebeentnahme erhöht laut Fink et al. (2012) die diagnostische Sicherheit beim Verdacht auf einen chronischen Endoprotheseninfekt. In einem 2012 veröffentlichten Artikel zu logistischen Voraussetzungen und Probenentnahmen bei periprothetischen Infektionen wurden hier die Sensitivität mit 100 %, die Spezifität mit 98,1 % und die Gesamtgenauigkeit mit 98,6 % erfasst. Hingegen beträgt die Genauigkeit der reinen Punktion 89 % und ist somit knapp 10 % niedriger als die der Biopsie. Ein weiterer Vorteil ist die Möglichkeit der zusätzlichen histologischen Untersuchung, die in der Zusammenschau der Befunde die diagnostische Sicherheit erhöht. Deshalb sollte bei chronischen Infektionen bzw. „Low-Grade"-Infektionen bevorzugt eine offene Probenentnahme/Biopsie mit Gewinnung multipler repräsentativer Gewebestücke erfolgen.

11.2.5 Histologie

Die feingewebliche Untersuchung multipler intraoperativ gewonnener Gewebestrukturen erlaubt mitunter den Hinweis auf ein Infektionsgeschehen. Betrachtet man nur diesen Bereich, so erlaubt gerade bei Kniefrüh- oder Spätinfektionen die Untersuchung der Synovialis eine differenzierte Aussage zu möglichen Stadien des Infektionsgeschehens.

Erfolgt die Untersuchung gar unter der pathologisch-anatomischen Sicht der **Drajer-Klassifikation** (> Tab. 11.1), so erlaubt eine Knochenstanze der spongiösen kniegelenknahen Anteile von Femur oder Tibia im Stadium III den Nachweis einer Osteomyelitis als Zeichen einer Infektionsausbreitung über die rein anatomischen Gelenkgrenzen hinaus. Dieser histologische Befund ist dann wegweisend für die weitere Therapie.

Die histologische Untersuchung kann ferner den Nachweis weiterer intraartikulärer Veränderungen aus dem rheumatischen Formenkreis oder z. B. klassischer Kristallformationen bei einer Gicht erbringen.

In Zusammenschau mit den mikrobiologischen Untersuchungsbefunden, unterstützt durch die Erhebungen mittels Sonikation, erlangt die Beurteilung der **periprothetischen Membranen** zunehmende Bedeutung. Hier werden vier Typen unterschieden:

- **Typ I:** Membran vom abriebinduzierten Typ
- **Typ II:** Membran vom infektiösen Typ
- **Typ III:** Membran vom Mischtyp (Kombination aus Typ I und II)
- **Typ IV:** Membran vom Indifferenztyp

Die Befunddifferenzierung der Typ-II- und z. T. auch der Typ-III-Membranen erlaubt eine Aussage zur Ausprägung des Infektionsgeschehens im Sinne einer geringgradigen Infektion (Syn.: Minimalinfektion oder *low grade infection*) bis zur hochgradigen fulminanten Infektionsform. Bei einer Sensitivität von knapp 70 %, aber einer Spezifität und einem PPW von 100 % sowie einem NPW von knapp 90 % ist die Beurteilung der **periprothetischen Membranen** ein guter Indikator zum Nachweis oder Ausschluss einer periprothetischen Infektion.

11.2.6 Sonografie

Die Kniegelenksonografie erlaubt bei Infektionsprozessen die präzise Erfassung einer Ergussbildung, einer Verdickung der Kapsel sowie der Synovialis. Bei noch einliegenden Implantaten kann z. B. eine Flüssigkeitsansammlung im Plattenlager, im Bereich eines Bohrkanals oder in den benachbarten Weichteilen dargestellt werden. Im Rahmen dieser Untersuchung ist bei oft eingetretener Bewegungs- und Belastungsminderung der betroffenen Extremität eine Gefäßuntersuchung zum Ausschluss einer tiefen Beinvenenthrombose sinnvoll und indiziert.

11.2.7 Nativradiologische Diagnostik und Computertomografie

Die nativradiologische Diagnostik und die CT zeigen bei akuten bzw. frühen postoperativen Infektionen mit oder ohne Implantate oft keine wegweisenden Veränderungen. Ausgenommen hiervon sind durch gasbildende Bakterien hervorgerufene röntgentransparente Areale. Eine Domäne der Nativradiografie, ergänzt durch ein Schnittbildverfahren, sind bereits fortgeschrittene gelenk(nahe) Veränderungen. Unregelmäßigkeiten der trabekulären Struktur mit Densitätsminderung der Knochenformation unterhalb der Knorpelflächen, der Nachweis von Osteolysen und Sequestern, einer Lockerung oder einem Ausbruch von Osteosynthesematerial bzw. Prothesen sind dringend verdächtig für infektionsbedingte Veränderungen. 3D-Rekonstruktionen sind hilfreich bei der Planung ausgedehnter Eingriffe.

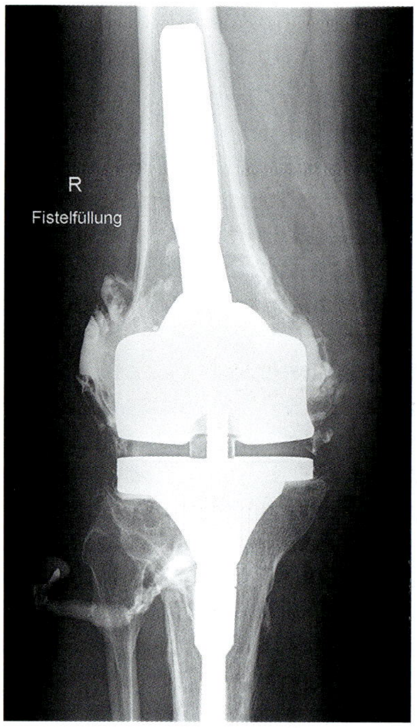

Abb. 11.4 Fistulografie mit kompletter Kontrastmittelumschwemmung der Prothese

Tab. 11.1 Drajer-Klassifikation

Stadium	Beschreibung
I	Gelenkempyem, Entzündung auf das Gelenkinnere, die Synovialis beschränkt
II	Kapsel-Band-Phlegmone oder Panarthritis, entzündlicher Prozess hat auf die fibröse Gelenkkapsel übergegriffen. Periartikuläre Weichteile können mit betroffen sein
III	Keimdurchwanderung in den gelenkbildenden spongiösen Knochen – **Osteomyelitis**

Eine Besonderheit bildet die nahezu in Vergessenheit geratene **Fistulografie.** Bei Patienten mit einem Porus im kniegelenknahen Bereich reicht oft die retrograde Kontrastmittelfüllung. Insbesondere bei einliegenden Endoprothesen lässt sich hier eine sichere Befundbeurteilung innerhalb kürzester Zeit erreichen. Diese ist auch „absolut kostenextensiv" und erlaubt, wenn die Prothese komplett von Kontrastmittel umschwommen ist und somit ein Empyem bzw. die Protheseninfektion sichert, unmittelbar die weitere therapeutische Planung (➤ Abb. 11.4).

11.2.8 Positronenemissionstomografie-Computertomografie (PET-CT)

Die ^{18}Fluor-Desoxyglukose-Positronenemissionstomografie (^{18}FDG-PET) in Kombination mit einem CT kann in komplexen Fällen eine additive Darstellung der tatsächlichen Ausbreitung des Infektionsgeschehens in Knochen, Weichteilen und Gelenken erlauben. Gerade bei der Planung ausgedehnter Resektionen an Femur oder Tibia mit noch einliegenden, Artefakte induzierenden Implantaten und hier einer eingeschränkten Abgrenzbarkeit kann das Verfahren bei der OP-Planung hilfreich sein. Mit einer relativ hohen Sensitivität und Spezifität von 82 %, bezogen auf infektiöse Knochen- und Weichteilprozesse, ist es bei einigen Fragestellungen der MRT mit einer Sensitivität und Spezifität von 43 % durchaus überlegen. Bei einer insgesamt geringen Verfügbarkeit bleibt es besonderen Indikationen vorbehalten.

11.2.9 Magnetresonanztomografie (MRT)

Die MRT-Diagnostik ist heutzutage das am besten etablierte und allgemein am ehesten verfügbare Verfahren zur Darstellung akuter und chronischer Gelenk-, Knochen- und Weichteilinfektionen. Differenzierte Sequenzen erlauben unter gleichzeitiger Verwendung von Kontrastmitteln eine sichere und präzise Darstellung von weichteiligen und knöchernen Veränderungen (➤ Abb. 11.5).

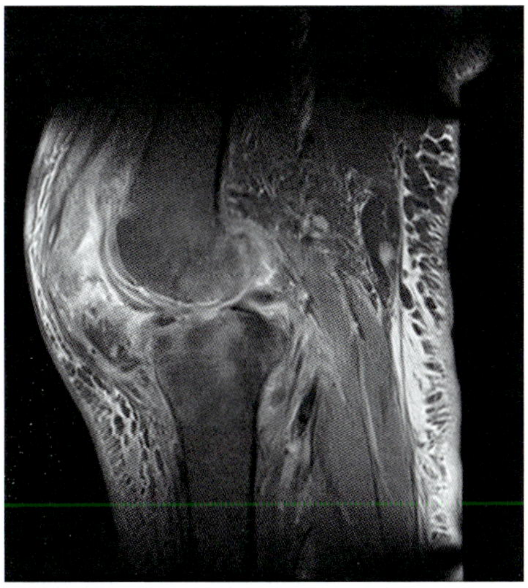

Abb. 11.5 Fortgeschrittenes Empyem mit Knorpeldestruktion und Infektionsübertritt in die gelenkbegrenzenden Anteile des Femurs und der Tibia (MRT)

Diagnostischer Hinweis

Eine MRT ist nicht das erste diagnostische Mittel. Sie ersetzt nicht die klinische, laborchemische, nativradiologische sowie mikrobiologische Untersuchung.

Bei älteren, chronischen Prozessen kann eine zunehmende Fibrosierung bzw. Sklerosierung des Gewebes eine gute Abgrenzung zu nichtinfektiös veränderten Arealen bieten. Bei einer Infekt-Reexazerbation, insbesondere einer chronischen Osteomyelitis, ähnelt die Darstellung der eines akuten Infekts. Differenzialdiagnostische Probleme ergeben sich gelegentlich bei Kontrolluntersuchungen nach radikaler Sequesterektomie, Entfernungen von Implantaten oder Prothesen und insbesondere nach Aufbohrungen des femoralen oder tibialen Markraums. Durch die mechanische Affektion des Knochens kommt es zu einem zusätzlichen umschriebenen Ödem, das gelegentlich schwer gegenüber dem rein infektionsbedingten Knochenödem zu differenzieren ist. Nach einer Markraumaufbohrung wird der entstandene Hohlraum häufig vom Operateur mit lokalen Antibiotikaträgern (AB-Träger) gefüllt, ferner bildet sich in den verbliebenen Hohlraumanteilen rasch ein Hämatom. Hier entsteht ein MRT-Bild, das über Wochen und Monate dem des Ursprungsbefunds einer Markraumphlegmone ähnelt bis gleicht und die rein bildmorphologische Differenzierung einer möglichen Infektpersistenz erschwert. Nichtresorbierbare AB-Träger, z. B. Antibiotikumketten, erschweren vielfach aufgrund der Artefakte durch den Zentraldraht die differenzierte Beurteilung. Deshalb sollte der Behandler bereits im Rahmen der Operation an eine Folgediagnostik denken und Materialien verwenden, die die Aussagekraft der MRT bei Verlaufsuntersuchungen nicht mindern.

Trotz einer guten Verfügbarkeit der MRT gibt es wiederholt längere Wartezeiten bis zur eigentlichen Durchführung der Untersuchung. Bei akuten Infektionen gehört Zeitgewinn jedoch zu den wesentlichen Faktoren einer erfolgreichen Behandlung.

!

Die Wartezeit bis zur Durchführung einer MRT darf den Beginn der therapeutischen Maßnahmen nicht verzögern. Ein Gelenkinfekt, eine frühpostoperative Infektion bzw. eine akute Infekt-Reexazerbation sind ein Notfall!

11.2.10 Szintigrafie

Die Szintigrafie, oft nur als Screeningmethode benutzt, soll im Rahmen der Differenzialdiagnostik einer Endoprothesenlockerung vielfach die Frage einer aseptischen oder septischen Problematik beantworten. Neben der klassischen Drei-Phasen-Szintigrafie mit einem PPW von 50–70 % und einem NPW von fast 100 % bietet im Rahmen der spezifischen Entzündungsdiagnostik die Immunentzündungsszintigrafie mit ^{99m}Tc-markierten ^{99m}Tc-Anti-Granulozyten-Antikörpern (Behring-Werke, 250/183, Scintimun®, Granulocyte) mit einem PPW von fast 90 % ein gutes Mittel zur spezifischen Entzündungsdetektion und -lokalisation. Die Empfindlichkeit der Diagnostik beruht in der Chemotaxis neutrophiler Granulozyten, die in aseptischen Gebieten faktisch nicht vorhanden und in septischen Gebieten ausgeprägt ist. Problematisch sind auch hier die Minimal- oder Low-Grade-Infektionen, bei denen auch die Szintigrafie keine eindeutige Aussage zum anzunehmenden Infektionsgeschehen erlaubt.

11.2.11 Differenzialdiagnosen

Die klassischen Entzündungszeichen wie Rötung, Schwellung und Schmerz mit damit verbundener Einschränkung der Beweglichkeit werden auch bei anderen Erkrankungen der Gelenke oder ihrer Umgebung gesehen. So führen erhebliche degenerative Veränderungen im Sinne aktivierter Arthritiden zu wiederholten Reizergüssen, Schmerzen, Kapselverdickungen, Bewegungsstörungen und gelegentlich lokalen Rötungen, die wie ein Gelenkinfekt imponieren. Auch eine rheumatoide Arthritis, eine Polyarthritis, reaktive Arthritiden im Rahmen systemischer Inflammationen oder eine Gicht (Gonagra) weisen eine sehr ähnliche Symptomatik auf. Differenziert werden müssen ferner lokal umschriebene phlegmonöse Veränderungen nach Integumentläsionen, Insektenstichen, Hochdruckverletzungen oder bei einer gleichzeitig bestehenden Bursitis praepatellaris. Auch fortgeleitete Infektionen (z. B. aus dem Hüftgelenk) oder eine tiefe Beinvenenthrombose sollten immer in die differenzialdiagnostischen Überlegungen einfließen.

! Eine Untersuchung der Nachbargelenke ist stets erforderlich!

11.2.12 Folgen der Erkrankung

Nach einem Bakterieneintritt ins Kniegelenk kommt es rasch zu einer Keimvermehrung. Erregerabhängig findet bereits 30 min nach Inkorporation von Bakterien eine Biofilmbildung auf Fremdkörperoberflächen statt. Eine **reaktive Hyperämie** folgt. Eine vermehrte Ansammlung von Fibrin und weiteren intraartikulären Proteinen führt zur Bindung bakterieller Rezeptoren an Oberflächen und Zellen. Unter einer rasanten Vermehrung der Erreger und zunehmender Freisetzung von Zytotoxinen, einem jedoch gleichzeitigen vermehrten Eintreten von Abwehrzellen ins Kniegelenk unter der vorgenannten reaktiven Hyperämie werden weitere Signalkaskaden der Immunantwort aktiviert. Multiple Mediatoren wie Zytokine oder proteolytische Enzyme werden durch die Erreger freigesetzt, dem entgegen werden aus Leukozyten bereits 1 Tag (24 h) nach Infektionsbeginn lysosomale Enzyme freigesetzt, die zur **Destruktion des Knorpels** führen. Gleichzeitig manifestieren sich sowohl klinisch als auch laborchemisch Zeichen einer Kniegelenkinfektion. Unter einem weiteren Fortschreiten des Prozesses wird der hyaline Knorpel ab dem 2. Tag zunehmend geschädigt. Nach etwa 7–10 Tagen sind die Knorpelzerstörungen irreversibel.

Begleitend kommt es ab dem 2.–3. Tag nach Infektionsbeginn zu einer **Hypertrophie der Synovia.** Wird der Prozess nicht unterbrochen, kommt es zu **Pannusbildung** und einer weiteren Gelenkzerstörung. Abhängig von der Erregervirulenz, der Immunantwort, dem Beginn einer kalkulierten Antibiose, vor allem jedoch dem Unterlassen einer chirurgischen Intervention sind gut 2 Wochen nach Infektionsbeginn ein Kapseldurchbruch oder ein Eindringen der Erreger in die knorpelnahen spongiösen Schichten mit Ausbildung einer Osteomyelitis möglich. Unter einer weiteren Zerstörung des Gelenks kommt es zu einer zunehmenden Bewegungseinschränkung unter Pannus- und Narbenbildung bis zur Ankylose (➤ Abb. 11.6).

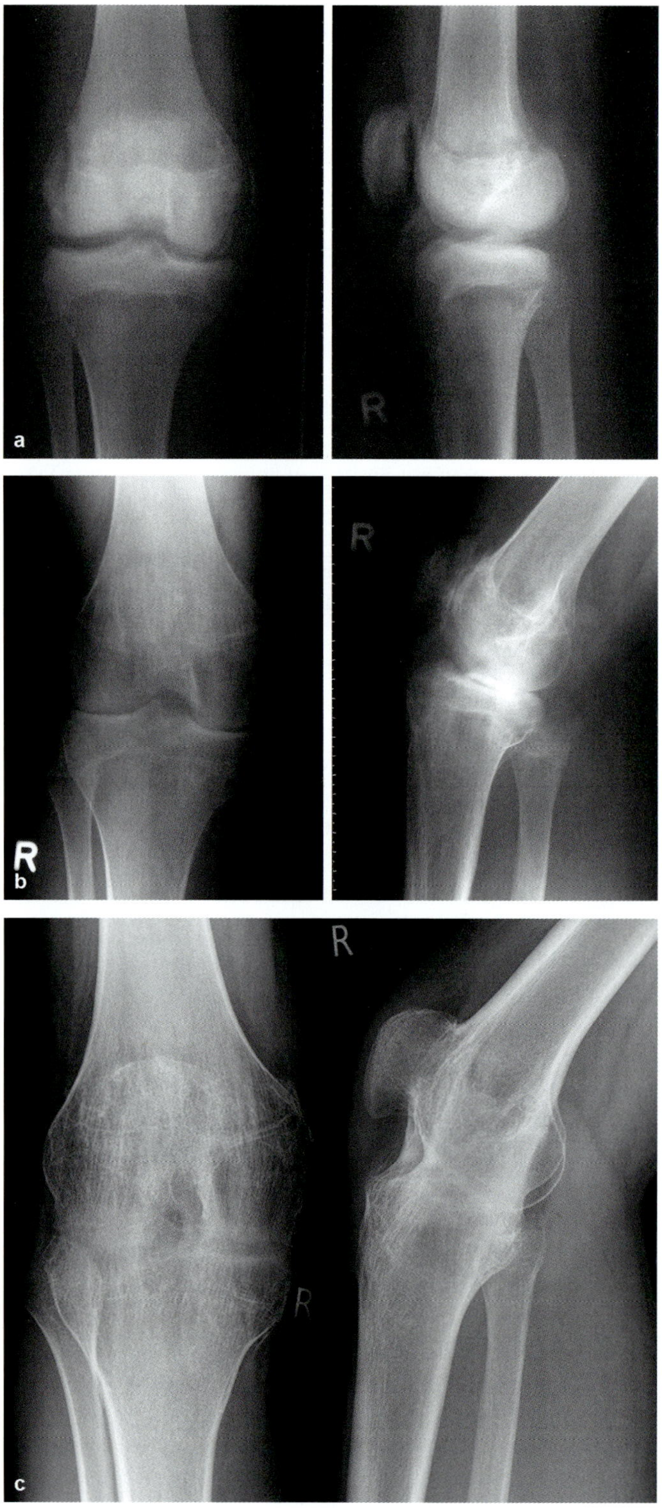

Abb. 11.6 Entstehung einer Knieankylose bei chronischem Infekt im Zeitverlauf: a.-p. und seitliches Röntgenbild
a) 4 Wochen nach Infekt
b) 18 Wochen nach Infekt
c) 38 Wochen nach Infekt

11.3 Operative Behandlung

11.3.1 Operative Infektsanierung/Technik

Das vorbeschriebene rasche Voranschreiten von Veränderungen bei einem akuten Kniegelenkinfekt bedarf einer entschlossenen und insbesondere zeitnahen Therapie. Gleiches gilt für kniegelenknahe Infektionen mit der Gefahr eines Infektionsübertritts auf den

Kniebinnenraum. Ein Implantatinfekt, sei es als Schrauben- oder Plattenlagerinfekt, der Infekt eines retrograden Femur- oder eines antegraden Tibiamarknagels, Infekte von Ankern oder Krampen, Interferenzschrauben, eines Bandersatzes mit resorbierbarer und vor allem nicht resorbierbarer Fadenaugmentierung bzw. weiterer kniegelenknaher Implantate erfordern ein differenziertes Vorgehen. Beim Verdacht auf einen Knieendoprothesen-Frühinfekt ist beim Versuch eines Prothesenerhalts ein umgehender Therapiebeginn unabdingbar. Bei chronischen Infektionen ist ein Implantatausbau regelhaft vonnöten. Ein einzeitiger und vielfach eher zweizeitiger Prothesenwechsel folgt bei Nachweis einer Infektberuhigung. Die Anlage einer stabilen Fistel hat am Kniegelenk Seltenheitswert und ist Ausnahmefällen vorbehalten.

Die Maßnahmen der septischen Gelenkchirurgie übertreffen oft das übliche Ausmaß an Invasivität und Radikalität. Der Patient sollte ausführlich und intensiv über folgende Aspekte aufgeklärt werden:

- den Verdacht bzw. die bewiesene Erkrankung und deren Folgen;
- die mögliche Notwendigkeit von Rearthroskopien oder eines Etappendébridements;
- das potenzielle Auftreten passagerer, aber auch dauerhafter funktioneller Einschränkungen, insbesondere bei einer Affektion des Streckapparats, die trotz aller Bemühung einer funktionserhaltenden Behandlungsstrategie in eine Knieversteifung münden können;
- die Wahrscheinlichkeit einer längeren, z. T. einige Wochen oder gar Monate betragenden Therapie.

PRAXISTIPP

Eine ausführliche Aufklärung behebt oft Missverständnisse und Ängste. Eine vertrauensvolle Zusammenarbeit zwischen Patient und Behandler ist gerade bei der Behandlung von Komplikationen unabdingbar.

Die Therapie septischer Komplikationen erfolgt vielfach in einem nicht unerheblichen Spannungsfeld zwischen Patient und Behandler, zumal eine septische Komplikation oft als therapeutisches Versagen mit der Suche „nach dem Schuldigen“ gesehen wird. Ein durchdachtes Behandlungsregime und die unmissverständliche Kommunikation der anstehenden Behandlungsschritte sind sehr wichtig. Die Behandlung in einem spezialisierten Zentrum vereinfacht vielfach das Vorgehen und macht die Akzeptanz gegenüber anderen, ausgedehnteren Maßnahmen einfacher. Ein solcher Schritt des Erstbehandlers wird von vielen Patienten nicht als „Schuldeingeständnis“, sondern eher als Stärke gesehen, die komplexe Behandlung durch eine andere Klinik fortsetzen zu lassen.

11.3.2 Operationszugänge

Arthroskopisches Vorgehen

Das standardisierte arthroskopische Vorgehen beim Verdacht auf eine Kniegelenkinfektion erlaubt in sehr vielen Fällen die Sicherung der Diagnose durch die Gewinnung von Probenmaterial und schließt beim klinischen Aspekt einer Infektion unmittelbar die Therapie an.

Arthroskopischer Zugang

Die minimalinvasive arthroskopische Operation beginnt mit Anlage eines anterolateralen und anteromedialen Portals. Je nach Ausprägung des Befunds und Erreichbarkeit der einzelnen Kompartimente sind additive Zugänge z. B. im kranialen Anteil der Recessus üblich. Zum Erreichen des dorsalen Kompartiments ist ein mediodorsaler Zugang zu wählen.

! Bedacht werden sollte, dass bei höhergradigen Erkrankungsstadien das arthroskopische Vorgehen auch in der Hand des sehr routinierten Operateurs an seine Grenzen stößt.

Bei der arthroskopischen Beurteilung der Ausprägung einer Infektion des Kniebinnenraums kommt am häufigsten die **Klassifikation nach Gächter** zur Anwendung (➤ Tab. 11.2).

Nach Anlage eines lateralen Standardportals erfolgt klassischerweise das Einführen des Trokars samt Hülse. Bei Vorliegen eines Ergusses wird die Ergussflüssigkeit aufgefangen und beurteilt. Bereits der erste Eindruck erlaubt einen Hinweis auf das intraartikuläre Geschehen. Bei einem trüben, flockigen oder gar rahmig-eitrigen Erguss ist die Wahrscheinlichkeit einer Infektion sehr hoch. Die asservierte Flüssigkeit sollte analog zu den in ➤ Kap. 11.2.2 beschriebenen Vorgehensweisen behandelt werden. Zur Optimierung der mikrobiologischen Untersuchungsergebnisse wird die Gewinnung von synovialen Gewebeproben im Rahmen einer „Trockenarthroskopie“ empfohlen.

Nach Ablassen der Ergussflüssigkeit erfolgen das Einführen der Optik und eine primäre Orientierung. Durch das zweite mediale Standardportal werden nun repräsentative Gewebestücke aus multiplen Kniegelenkregionen entnommen und möglichst bis zu fünf mikrobiologische Präparateröhrchen hiermit befüllt. *Erst danach* wird die arthroskopische Spülflüssigkeit eingebracht und die Arthroskopie in der individuellen Art des Operateurs fortgesetzt. Die Wahrscheinlichkeit „falsch negativer“ Ergebnisse kann durch Vermeidung eines Verdünnungs- bzw. Auswascheffekts deutlich gesenkt werden. Je nach Ausprägung des Infektionsgeschehens erfolgt eine arthroskopische Lavage mit etwa 10 l Flüssigkeit.

Die Notwendigkeit einer Synovialektomie wird zunehmend kontrovers diskutiert. Zweifelsohne ist eine solche im Stadium I nach Gächter nicht indiziert. Das Vorhandensein einer intakten Synovialis zur Durchführung einer effizienten systemischen antibiotischen Therapie ist, die Gächter-Stadien I und II betreffend, grundlegend richtig. Im Stadium III mit Zottenbildung, Kammerung und einer zunehmenden Verdickung der Synovialis bis zu ≥ 1 cm und einer hier gleichzeitig entstehenden Perfusions- und

Tab. 11.2 Klassifikation nach Gächter

Stadium	Beschreibung
I	Leicht trüber Erguss, Synovialis gerötet, evtl. petechiale Blutungen
II	Ausgeprägte Synovitis, Fibrinausschwitzungen, eitriger Erguss
III	Zottenbildung, Kammerung, Ausbildung eines sog. Badeschwamms
IV	Synovialmembran wächst infiltrierend in den Knorpel und unterminiert ihn, radiologisch bereits Arrosionen, subchondrale Aufhellungen, Zystenbildungen

Permeationsbarriere der systemischen Antibiose unter einem gleichzeitig zunehmend asservierenden Charakter der Synovialis auf Krankheitserreger ist die Synovialektomie unabdingbar.

Uneinigkeit besteht über die Anzahl und zeitliche Abfolge möglicher Etappendébridements, die intraartikuläre Applikation von Antibiotikaträgern und den Zeitpunkt des Übergangs zum offenen Vorgehen. Studiendaten sind rar, Konsensusergebnisse nicht vorhanden. Eine Vielzahl von Behandlern führt in den Gächter-Stadien I und II nach der initialen Arthroskopie maximal zwei Revisionseingriffe im Abstand von 2 Tagen durch.

PRAXISTIPP

2-2-2-Regel

Maximal **2** Revisionen, im **2**-Tages-Abstand bis zum Gächter-Stadium **2.**

Führend bei der Beurteilung sind der intraoperative Befund, die Entwicklung der Laborwerte und das mikrobiologische Ergebnis, das vielfach frühestens zum Zeitpunkt der zweiten Revision vorliegt. Lässt sich arthroskopisch keine Infektberuhigung herbeiführen, wird im Rahmen des dritten Revisionseingriffs auf ein offenes Verfahren umgestiegen. Bei einem Stadium III nach Gächter wird von den meisten Behandlern ein (1) arthroskopischer Sanierungsversuch mit totaler arthroskopischer Synovialektomie unternommen. Bei Infektpersistenz erfolgt im Rahmen des ersten Revisionseingriffs der Wechsel auf ein offenes Verfahren. Das Gächter-Stadium IV ist dem unmittelbar offenen Vorgehen vorbehalten.

!

Lavagieren mit Desinfektionsmitteln ist uneingeschränkt obsolet, da diese zu schwersten Knorpelschäden führen können.

Die intraartikuläre Applikation von Antibiotikaträgern, die zu keinerlei mechanischen oder toxischen Knorpelschäden führen, ist unter dem Gesichtspunkt einer synergistischen Wirkung mit der systemischen Antibiotikatherapie sinnvoll.

Offenes Vorgehen (Arthrotomie)

Nachdem die zweifelsohne vielfach effizienten Möglichkeiten der Arthroskopie ausgeschöpft worden sind, bleibt bei der Beherrschung bzw. Sanierung arthroskopisch therapierefraktärer Kniegelenkinfektionen einzig die Arthrotomie. Sie kann befundabhängig als klassische mediale oder als bilaterale Arthrotomie durchgeführt werden (➤ Abb. 11.7; ➤ Tab. 11.3). In einigen Fällen ist die additive mediodorsale Arthrotomie erforderlich. Stets ist eine alle

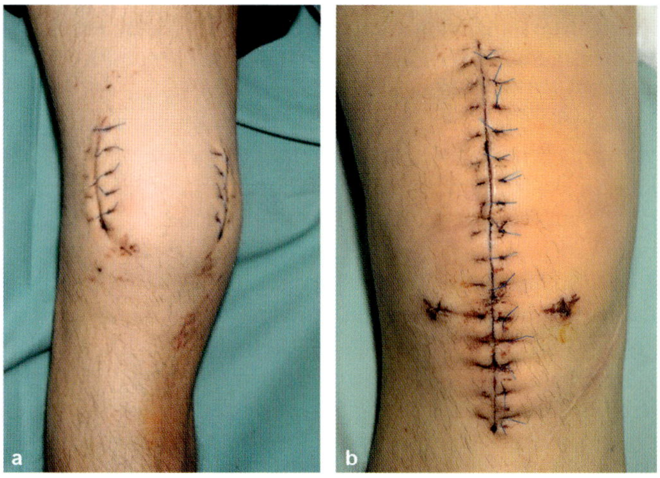

Abb. 11.7 Arthrotomie
a) bilateral
b) medial

betroffenen Kompartimente umfassende radikale Synovialektomie unter Ausräumung der Notch und der Möglichkeit der Auflösung dorsalseitiger Adhäsionen zur Verbesserung einer regelhaft vorliegenden Streckhemmung durchzuführen.

Neben einer initial rein intraartikulären Behandlung bietet die mediale Arthrotomie einen Zugang zu möglichen Etappendébridements und weiteren Folgeeingriffen. Bei ausgeprägten, lange bestehenden Infektionszuständen sind gelegentlich Gelenkflächen(teil)resektionen zur Infektberuhigung und nachfolgenden endoprothetischen Versorgung bzw. in seltenen Fällen zur Arthrodeseneinstellung erforderlich.

Bilaterale Arthrotomie

Die bilaterale Arthrotomie erlaubt einen relativ minimalinvasiven Zugang zum Kniegelenk. Dennoch bietet sie eine sehr gute Übersicht und eine hervorragende Möglichkeit zum radikalen Vorgehen. Als einziger Nachteil ist der fehlende Zugang zur Notch zu nennen (➤ Abb. 11.8), die im Rahmen der vorausgehenden Arthroskopie radikal debridiert werden muss. Eine sorgsame Rekonstruktion der Retinacula samt darin enthaltener Bandsysteme (wie dem MPFL) sichert eine regelrechte Führung der Patella in der postoperativen Phase. Der Hauptanteil des Streckapparats wird als solches gar nicht tangiert und erlaubt postoperativ eine rasche physiotherapeutische Nachbehandlung.

Die praktische Durchführung umfasst ca. 5 cm lange bogenförmig verlaufende Inzisionen an der medialen und lateralen Patellaseite. Die Arthroskopiezugänge können je nach Lage und Richtung einbe-

Tab. 11.3 Kriterien der Zugangswahl

Bilaterale Arthrotomie	Mediale Arthrotomie
Eher bei jungen Patienten	In jedem Alter
Zugang durch „Erweiterung" der Arthroskopiezugänge möglich	„Universalzugang" zum Kniegelenk
Zugang durch vorbestehende Inzisionen möglich	Zugang durch vorbestehende Narbe, z. B. nach endoprothetischem Kniegelenkersatz, möglich
Sinnvoll, wenn keine wesentlichen Kniebinnenschäden vorliegen	Sinnvoll, wenn Kniebinnenschäden vorliegen
Arthrotomie dient ausschließlich der radikalen Synovialektomie	Arthrotomie dient der radikalen Synovialektomie, Bohrkanalrevision, Gelenkflächen(teil)resektion, Entfernung von Implantaten oder Transplantaten (Prothesenrevision, -explantation, Spacer)
Ergänzendes Notch-Débridement arthroskopisch assistiert erforderlich	Notch-Débridement offen möglich
Folgeeingriffe nicht absehbar	Folgeeingriffe absehbar, geplant

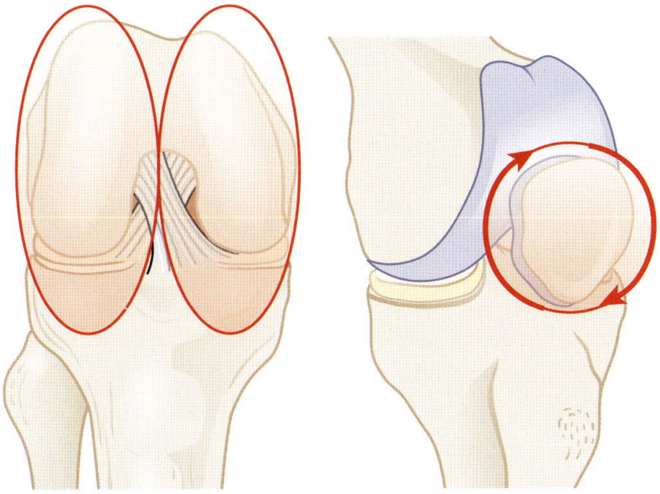

Abb. 11.8 Sichtfeld für die Synovialektomie bei bilateraler Arthrotomie

zogen werden. Besonders im distalen Anteil ist auf einen Mindestabstand der Inzisionen von 4,5–5 cm zu achten, um lokale Durchblutungsstörungen mit daraus möglicherweise resultierenden Wundheilungsstörungen und lokalen Nekrosebildungen zu verhindern.

Nach Durchtrennung von Kutis und Subkutis erfolgt eine sorgsame Blutstillung, vor allem im Gebiet einer deutlichen infektionsbedingten Hyperämie. Nach Bildung einer Verschiebeschicht werden die Retinakula samt Kapsel und Synovialis inzidiert. Auch bei diesem Operationsschritt entstehen lokale Blutungen aus den Inzisionsschichten, die einer subtilen Blutstillung bedürfen. Nach Ausnutzung der vorgegebenen Inzisionsweite stellen sich in fortgeschrittenen Infektionsstadien oder bei einem fulminanten Verlauf die Gewebeschichten deutlich abgrenzbar dar.

Die erheblich verdickte, oft gräulich-livide anmutende Synovialis imponiert leicht gewellt in ihrer Abgrenzung zu den kapsulären Strukturen. Einer stereotypen Systematik der Synovialektomie entsprechend der Anatomie (➤ Abb. 11.9) folgend beginnt diese stets außenseitig. Nach einem initialen Präparieren mittels feiner Präparierschere wird eine lateralseitige Schicht dargestellt, die sich sehr oft, mit einer Kocher-Klemme gefasst, nachfolgend bis zur kaudalen Umschlagfalte stumpf präparieren lässt. Hiernach wird der knochennahe synoviale Überzug präpariert. Zentral suprakondylär sowie am Übergang zum Knorpel der femoralen Kondylen wird die Synovialis mit einem Messer inzidiert und hiernach schrittweise mit einem scharfen Raspatorium und scharfen Löffeln möglichst en bloc präpariert.

Es ist darauf zu achten, dass das Periost erhalten bleibt. Eine rinnenförmige Vertiefung am Übergang zur Knorpelfläche wird subtil mit einem feinen Luer und feinen scharfen Löffeln debridiert.

Unter einer schrittweisen Flexion des Kniegelenks können auch die dorsal gelegenen Anteile erreicht werden. Nun können die beiden synovialen Anteile knapp unterhalb ihres Umschlags mit einer Präparierschere abgelöst werden. Eine sehr dünne Kapsel kann im Bereich des kranialen Recessus verletzt oder partiell mitreseziert werden, was unter der Forderung einer ausreichenden Radikalität in manchen Fällen unumgänglich ist. Beim kaudalseitigen Absetzen ist darauf zu achten, dass der Aufhängeapparat der Menisken nicht verletzt wird. Stereotyp wird die Synovialektomie innenseitig durchgeführt.

Nun verbleiben noch die ventralen, streckseitigen Anteile. Auch hier beginnt die Präparation lateralseitig. Am verbliebenen Rand zur Patella hin wird die Synovialis von den streckseitigen kapsulären Strukturen separiert. Die Präparation erfolgt zunächst bis zur lateralen Patellabegrenzung. Die Patella wird hierbei nach medial eleviert. Von dort aus erfolgt die Präparation zunächst weiter nach kranial, sodass Fasern der Quadrizepssehne durchschimmern, und dieser Schicht folgend dann weiter bis zum Umschlag des kranialen Recessus und hier bis an die Grenze der bereits mobilisierten bzw. abgelösten Synovialis in der Umschlagfalte zum Femur hin. Soweit einsehbar, kann und soll die Synovialis möglichst bis zur Gegenseite medial abgelöst werden, um hier die kraniale peripatellare Präparation abzuschließen.

Im weiteren Zuge wird die Synovialektomie im Bereich der kaudalen Patellazirkumferenz und insbesondere im Bereich des Hoffa-Fettkörpers fortgeführt, hier knapp bis zum tibialen Kapselansatz. Auch hier erfolgt die Präparation so weit wie möglich bis zur Gegenseite. Stereotypes Vorgehen erfolgt von medial her, bis die korrespondierenden Schichten dargestellt und – nach einem Absetzen kapselnah kaudal, ohne Läsion des Lig. transversum genus, und nach vollständiger Ablösung kranial im Bereich des Umschlags zum Femur – die ventralen synovialen Anteile gleichfalls en bloc reseziert werden können.

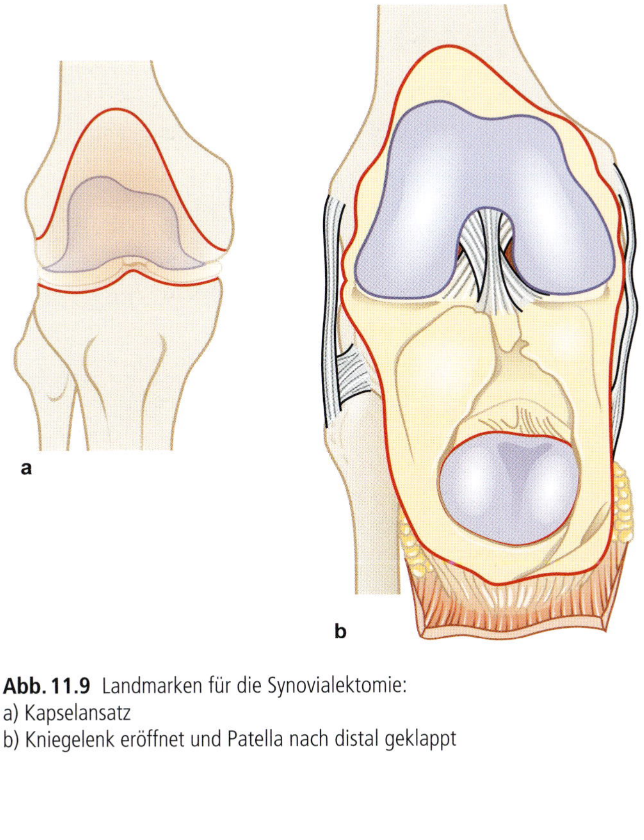

Abb. 11.9 Landmarken für die Synovialektomie:
a) Kapselansatz
b) Kniegelenk eröffnet und Patella nach distal geklappt

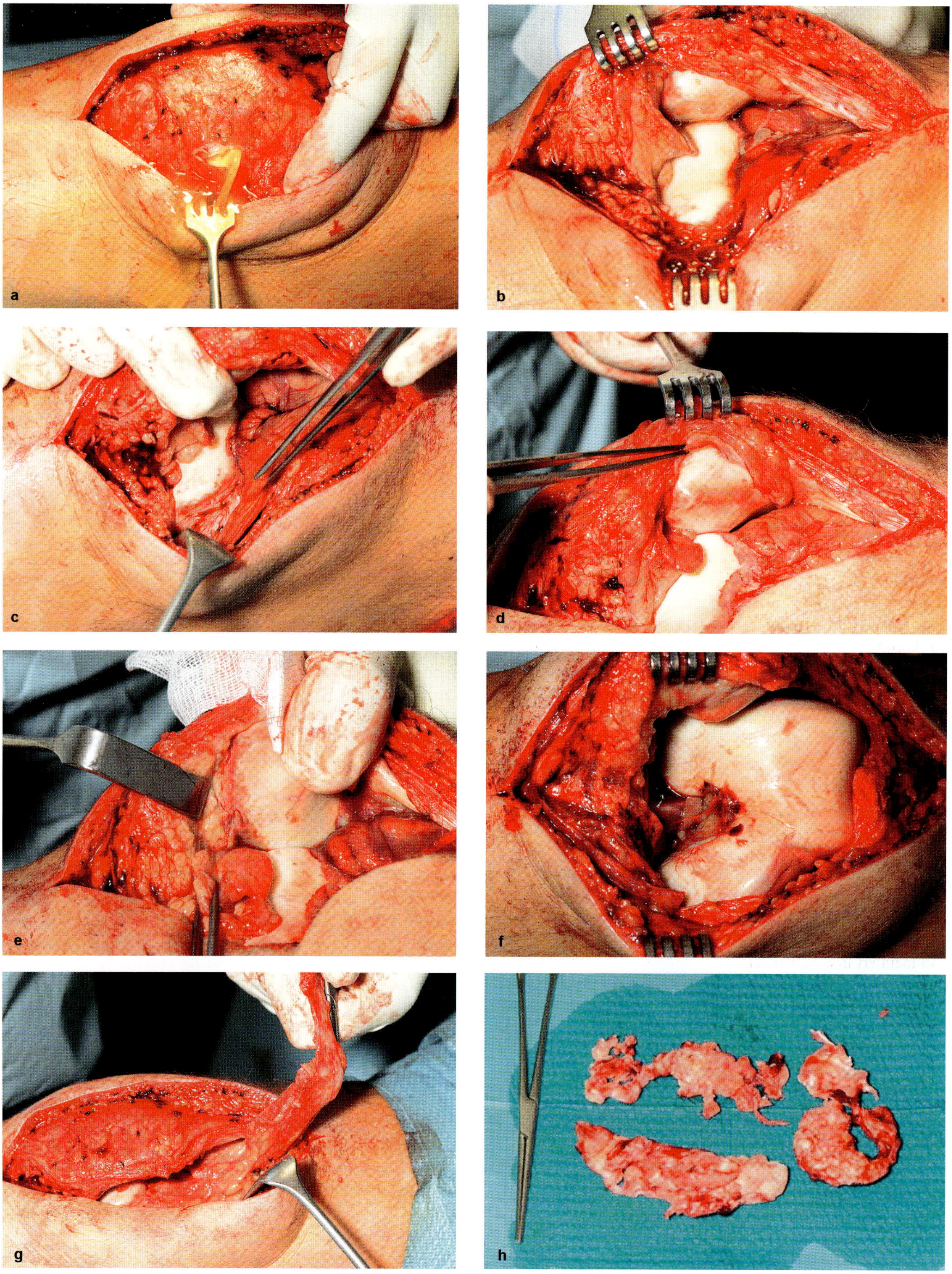

Abb. 11.10 Synovialektomie über eine mediale Arthrotomie (links im Bild entspricht distal und rechts im Bild proximal): a) Entleerung eines Empyems nach medialer Kapselinzision, b) Vervollständigung der medialen Kapseleröffnung, c) Erhebliche Kapselverdickung, d) Erhebliche Synovialitis parapatellar, e) Knorpelschaden, f) Einblick in die Notch, g) Teilsynovialektomie, h) Komplette Synovialektomie

Wie bereits für den femoralen Knorpelübergang beschrieben, wird auch hier eine rinnenförmige Vertiefung zur Patellaberandung hin mit einem kleinen Luer und kleinen scharfen Löffeln so subtil präpariert, dass keine sichtbaren synovialen Anteile mehr verbleiben.

Aus den ektomierten synovialen Anteilen werden stets multiple repräsentative Anteile zur mikrobiologischen Untersuchung und das vollständige restliche Gewebe zur histologischen Untersuchung eingesandt. In den meisten Fällen ist mittels dieser Maßnahme samt der Applikation lokaler Antibiotikaträger und einer systemischen Antibiose eine Infektberuhigung zu erreichen.

Mediale Arthrotomie

Die mediale Arthrotomie gilt bei der Behandlung von Infektions- oder Postinfektionszuständen als „Universalzugang" zum Kniegelenk. Sie erlaubt den Zugang zu allen ventralen Kompartimenten und auch zur Notch.

Zunächst erfolgt ein medianer Längshautschnitt über dem ventralen Kniegelenk. Nach medialer Umschneidung der Patella wird diese nach lateral gehalten, was sich bei fortgeschrittenen Infektionszuständen oft schwierig gestaltet. Eine Tuberositasosteotomie ist bei einem fortgeschrittenen Infektionszustand des Kniegelenks möglichst zu vermeiden. Nur bei sicher geplanter Arthrodeseneinstellung ist eine Streckapparataffektion hinzunehmen. Die vielfach erheblich verdickte gräuliche Synovialis imponiert, wie vorbeschrieben, leicht gewellt in ihrer Abgrenzung zu den kapsulären Strukturen.

Die Synovialektomie beginnt hier zugangs- und praktikabilitätsbedingt innenseitig (➤ Abb. 11.10). Einerseits wird die Synovialis von den medialseitigen kapsulären Strukturen separiert, andererseits erfolgt ein subtiles Lösen von der femoralen Oberfläche, scharf an der Knorpelbegrenzung bis zum dorsalen Umschlag. Nachfolgend wird die Synovialektomie sowohl peripatellar als auch schrittweise im Bereich der Quadrizeps- und Patellarsehne sowie des Hoffa-Fettkörpers fortgesetzt. Unter zunehmender Mobilisation der Patella und der Möglichkeit einer immer weiteren Lateralisation wird die Synovialis auch femoral präpariert und möglichst en bloc am lateralen Umschlag abgesetzt.

Der nun deutlich mobilere medialisierte Streckapparat samt Patella erlaubt den Zugang zur Notch. Die Synovialis wird knorpelnah inzidiert und schrittweise auch von den Kreuzbändern separiert. In den meisten Fällen ist mit dieser Maßnahme samt der Applikation lokaler Antibiotikaträger sowie einer systemischen Antibiose eine Infektberuhigung zu erreichen.

Posteromedialer Zugang

In einigen Fällen ist die additive posteromediale Arthrotomie (➤ Abb. 11.11) erforderlich. Auch wenn die synoviale Fläche des dorsalen Kompartiments deutlich geringer ist als ventral und die sichtbaren infektiösen Veränderungen der Synovialis meist geringer ausgeprägt sind als in den übrigen Kompartimenten, bestehen hier bei fortgeschrittenen Infektionszuständen gleichfalls deutliche Veränderungen und bei vorliegender Beugeschonhaltung die rasche Neigung zur Ausbildung von dorsalen Adhäsionen, die ein Streckdefizit zur Folge haben. Die Detektion des Zugangs kann inspektorisch und palpatorisch vereinfacht werden, indem z. B. ein Elevatorium medial an der femoralen Kondyle nach dorsal geführt wird und hier eine tastbare Begrenzung des dorsalen Raums aufzeigt. Diese entspricht der posteromedialen Tibiakante, entlang deren die Hautinzision an der Tibia- und Femurkondylenhinterkante parallel zum Hinterrand des Innenbandes erfolgt (➤ Abb. 11.11).

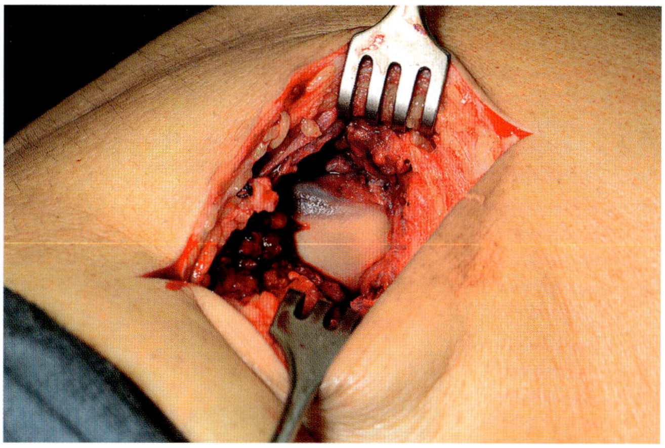

Abb. 11.11 Posteromedialer Zugang zum Kniegelenk

Stereotyp zum ventralen Vorgehen werden hier die Kapsel und Synovialis eröffnet. Nach kombiniert stumpfem und scharfem Lösen von Adhäsionen ist ein suffizienter Zugang bis zur Lateralseite möglich. Hiernach erfolgt das sukzessive Exstirpieren der Synovialis. Nach Abschluss der Synovialektomie wird auch hier ein Antibiotikumträger eingebracht.

11.3.3 Offene Infektsanierung bei Knie-TEP

Periprothetische Infektionen im Bereich des Kniegelenks treten laut aktuellen Registerdaten bei der elektiven Primärimplantation mit einer Häufigkeit von mehr als 2 % auf. Bei Implantationen aufgrund posttraumatischer Arthritiden oder bei der Revisionsendoprothetik sind die Infektionszahlen ungleich höher und werden mit einer Häufigkeit von bis zu 20 % angegeben. Als Risikofaktoren gelten mitunter ein BMI > 30, Diabetes mellitus, Hypertonie, eine Steroidtherapie, kniegelenknahe Frakturen, posttraumatische Arthrose, rheumatoide Arthritis, männliches Geschlecht, Harnwegsinfektionen, bilaterale Operationen, Alter > 65 Jahre u. v. m. Der Kontaminationsweg ist vielfach direkt, seltener hämatogen oder lymphogen.

Die periprothetischen Infektionen werden in Früh- und Spätinfekte unterteilt. Die zeitliche Definition der jeweiligen Gruppe ist in der Literatur sehr heterogen und umfasst für die Frühinfekte eine zeitliche Begrenzung von 1 Woche bis zu 3 Monaten. Daraus resultiert die zeitliche Definition der Spätinfekte mit den Angaben von: länger als 1 Woche bis über den 3. Monat nach Infektionsbeginn. Einige Autoren geben die Spätinfektion bis zu einem zeitlichen Rahmen von über 24 Monaten an (Borens-Klassifikation).

Auch die Therapie der periprothetischen Infektionen ist nach wie vor sehr unterschiedlich. Trotz wiederholter Konsensussitzungen gibt es keinen einheitlichen oder gar anerkannten Behandlungsalgorithmus. Eine zunehmende Kenntnis von Eigenschaften und Verhalten von Mikroorganismen auf Implantatoberflächen, insbesondere der Biofilmbildung, aber auch von Oberflächeneigenschaften und möglichen Einflüssen von Gleitpaarungen in Bezug auf eine höhere Inzidenz der Ausbildung einer periprothetischen Infektion sowie letztlich die Kenntnis von Grundlagen der Mikrobiologie samt Schwächung der Immunantwort durch das

Tab. 11.4 AAOS-Klassifikation

Typ	Beschreibung
I	Positive Kultur bei Revisionseingriff ohne vorherigen Verdacht
II	Frühinfektion (< 4 Wochen)
III	Akute hämatogene Infektion
IV	Spätinfektionen, chronische Infektionen (> 4 Wochen)

Vorhandensein großer Implantate, Resistenzentwicklung, Chronifizierung durch *small colony variants* (SCV) oder bakteriellen *persister cells* und vielen weiteren Abwehrmechanismen machen die Komplexität septischer Erkrankungsbilder aus. Auch die Ursache möglicher Prothesenlockerungen wird wiederholt unter dem Aspekt bestehender Low-Grade-Infektionen diskutiert. Aufgrund der Mannigfaltigkeit von Meinungen, therapeutischen Optionen und Nachbehandlungsverfahren ist es unabdingbar, ein Konzept und einen Behandlungsalgorithmus zu entwickeln, der einen Großteil der vorgenannten Aspekte berücksichtigt.

Klassifikationen können eine Hilfe bei der Erfassung, Beurteilung und Konzeptionierung des therapeutischen Vorgehens sein. Zu den am häufigsten verwendeten gehört die **AAOS-Klassifikation** der *American Academy of Orthopaedic Surgeons,* die vier Typen unterscheidet (➤ Tab. 11.4).

Die **Infektklassifikation nach Borens** et al. (2015) umfasst die Zeit, multiple Entscheidungskriterien samt letztlich daraus resultierender Therapie (➤ Tab. 11.5).

Ebenfalls weitverbreitet ist die **Klassifikation nach McPherson** (➤ Tab. 11.6). Sie definiert sowohl die Zeit als auch systemische und lokale Faktoren (➤ Tab. 11.7).

Gerade bei einem Prothesenfrühinfekt ist die sichere Diagnose innerhalb der ersten Tage nach Implantation erschwert. Eine lokale Reaktion auf operationsbedingte Gewebeaffektionen, ein stets vorhandener Anstieg von Entzündungsparametern, Wund- und Bewegungsschmerzen und eine mehr oder weniger ausgeprägte Wundsekretion sind bei der Beurteilung eines „noch normalen“ oder bereits pathologischen Verlaufs vielfach problematisch. Ungleich problematischer gestaltet sich die Einschätzung bei hämatogenen Infektionen bereits seit Jahren einliegender Implantate. Aus diesem Grund wird der Behandlungsalgorithmus zur Detektion und Therapie einer Frühinfektion explizit mit dem Namen eines *Verdachts* bezeichnet. Als Festlegung eines periprothetischen Frühinfekts wird hier ein Zeitraum von maximal 3 Wochen ab Symptombeginn angenommen. Hierbei erfolgt die Definition des Zeitraums ab Symptombeginn bis zum 7. Tag als „wirklicher“ Frühinfekt und folglich des Zeitraums der 2. und 3. Woche (8.–21. Tag) als „verzögerter Frühinfekt“

Tab. 11.5 Infektklassifikation nach Borens

Klassifikation	Kriterien	Chirurgische Therapie
Frühinfektion (0–3 Mon.)	Alle Kriterien erfüllt: • Klinisch stabiler Patient • Keine Organinsuffizienz • Symptome < 3 Wochen • Prothese nicht gelockert • Gute Weichteile • Erreger empfindlich auf biofilmaktive Substanzen • Keine multiresistenten Erreger	Débridement, Inlaywechsel und Erhalt der Prothese
	Kriterien nicht erfüllt	Zweizeitiger Wechsel
Verzögerter (Low-Grade-)Infekt (3–24 Mon.)	Wenn • Erreger bekannt • Weichteilverhältnisse gut • Keine schweren Komorbiditäten	Zweizeitiger Wechsel
Spätinfektion (> 24 Mon.)	Wenn akute Klinik (hämatogener Infekt)	Vorgehen wie bei Frühinfekt
	Keine akute Klinik, typische Low-Grade-Erreger	Zweizeitiger Wechsel

Tab. 11.6 Klassifikation nach McPherson

Dauer	
Typ I	Postoperative Frühinfektion (< 4 Wochen)
Typ II	Akute hämatogene Infektion
Typ III	Chronische Infektion (> 4 Wochen)
Systemerkrankung	
Typ A	Keine systemisch kompromittierenden Faktoren
Typ B	Bis 2 Faktoren
Typ C	Mehr als 2 Faktoren
Lokalstatus	
Typ 1	Keine lokal kompromittierenden Faktoren
Typ 2	Bis 2 Faktoren
Typ 3	Mehr als 2 Faktoren

Tab. 11.7 Systemische und lokale Faktoren

Systemische Faktoren (Systemerkrankung)	Lokale Faktoren (Lokalstatus)
• Alter > 80 Jahre • Immunsuppressive Medikation • Alkoholabhängigkeit • Maligne Grunderkrankung • Lungeninsuffizienz • Dauerhaft einliegende Katheter • Dialysepflichtige Niereninsuffizienz • Unterernährung/Kachexie • Systemische entzündliche Erkrankung • Nikotinabusus • Systemische Immunkompromittierung • Diabetes • Leberinsuffizienz	• Aktive Infektion seit > 3 Mon. • Multiple lokale vorausgegangene Operationen mit Narbenbildungen • Weichteilverlust nach vorausgegangenem Trauma • Subkutaner Abszess > 8 cm^3 • Fistelbildung • Frühere periartikuläre Fraktur • Vorausgegangene lokale Bestrahlung • Vaskuläre Insuffizienz

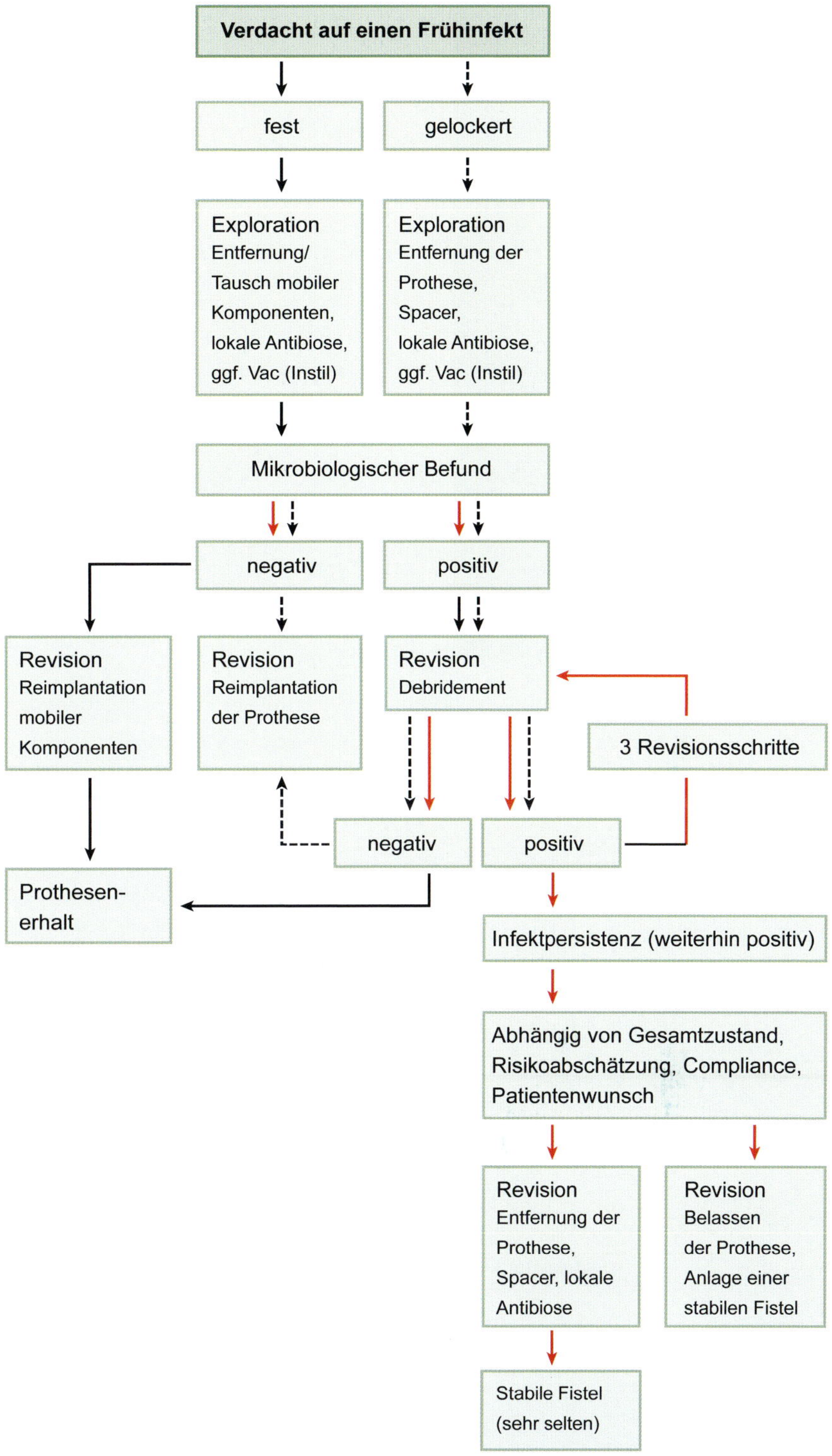

Abb. 11.12 Algorithmus: Verdacht auf einen Endoprothesen-Frühinfekt

(klinisch subakut). Ein Infektionsgeschehen, das länger als 3 Wochen besteht, wird als Spätinfekt bezeichnet und entsprechend behandelt.

Der nachfolgende Algorithmus zeigt die potenziellen Behandlungsmodalitäten beim Verdacht auf einen periprothetischen Frühinfekt des Kniegelenks (➤ Abb. 11.12). In Abhängigkeit von der Festigkeit der Komponenten erfolgt im Rahmen der ersten Exploration eine Synovialektomie mit Gewinnung multipler Gewebeanteile aus den Kniekompartimenten sowie zwingend aus den femoralen und tibialen Interfacebereichen. Bei stabilem Implantat werden die mobilen Komponenten getauscht. Befundabhängig erfolgt die Durchführung einer Jet-Lavage mit anschließender Applikation resorbierbarer Antibiotikumträger. Eine Schädigung der Prothesenoberfläche ist auf jeden Fall zu vermeiden.

Beim Hinweis auf eine Komponentenlockerung wird die Prothese ausgebaut, und in Unkenntnis des mikrobiologischen Befunds wird zunächst unter dem Verdacht der Infektion ein Spacer oder fester Antibiotikumträger (z. B. PMMA-Ketten) eingebracht. Eine additive äußere Stabilisierung mittels einer konfektionierten Orthese ist stets geboten. Im Zuge der weiteren Behandlung ist neben dem reinen mikrobiologischen Ergebnis, das durch falsch negative Ergebnisse oder Kontaminationen beeinflusst werden kann, die Zusammenschau weiterer klinischer, laborchemischer und radiologischer Befunde von Bedeutung.

Beim klinisch begründeten Verdacht auf einen chronischen Endoprotheseninfekt, bei einer Implantatlockerung (➤ Abb. 11.13), unzweifelhaft bei einem bereits mittels Punktion oder besser noch

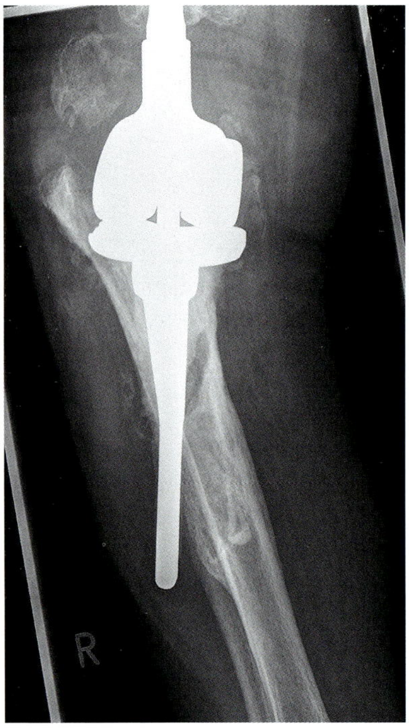

Abb. 11.13 Prothesenlockerung mit vollständiger Auswanderung des tibialen Stems bei chronischem Endoprotheseninfekt

im Rahmen einer Revision mit Gewebeentnahme ermittelten Erreger oder gar einem partiell freiliegenden Implantat („Spiegelphänomen") ist ein Prothesenausbau zur Infektberuhigung und geplanten Weichteilrekonstruktion obligat. Der Algorithmus zum Verdacht auf einen chronischen Protheseninfekt zeigt potenzielle Möglichkeiten der Behandlung (➤ Abb. 11.14).

Ausnahmen bestehen bei multimorbiden Patienten, die durch einen erneuten Eingriff faktisch vital bedroht würden, oder bei Patienten, die weitere operative Maßnahmen ablehnen. In allen anderen Fällen mit einem positiven Keimnachweis, der dem klinischen Befund reell entspricht, einem adäquaten histologischen Befund und einer radiologisch verifizierten oder gar manifesten Implantatlockerung ist die Prothesenentfernung samt totaler Synovialektomie, Resektion aller periartikulären, den Infekt unterhaltenden Ossifikationen sowie einer weiteren ossären Nachresektion an Femur, Tibia und Patella bis zum Erreichen makroskopisch unauffälliger knöcherner Strukturen erforderlich. Ist initial auch eine ausgedehntere Resektion für den Patienten und den Operateur herausfordernd, so ermöglicht diese die Option einer Infektberuhigung und nachfolgend einer Prothesenreimplantation oder bei Streckapparatverlust einer Distanzarthrodeseneinstellung mit Erhalt der Extremität.

Die einzelnen operativen Schritte, die Entscheidungsfindung über einen ein- oder zweizeitigen Prothesenwechsel, eine Arthrodeseneinstellung oder gar ablative Therapie richten sich letztlich nach den vorliegenden Befunden und dem Urteil des erfahrenen Operateurs. Gerade bei Endoprotheseninfektionen im Kniegelenkbereich handelt es sich nicht um Anfängereingriffe oder Operationen, die an das Ende des täglichen OP-Programms mit nur noch eingeschränkter Operationszeit gehören. Erst eine subtile und sehr

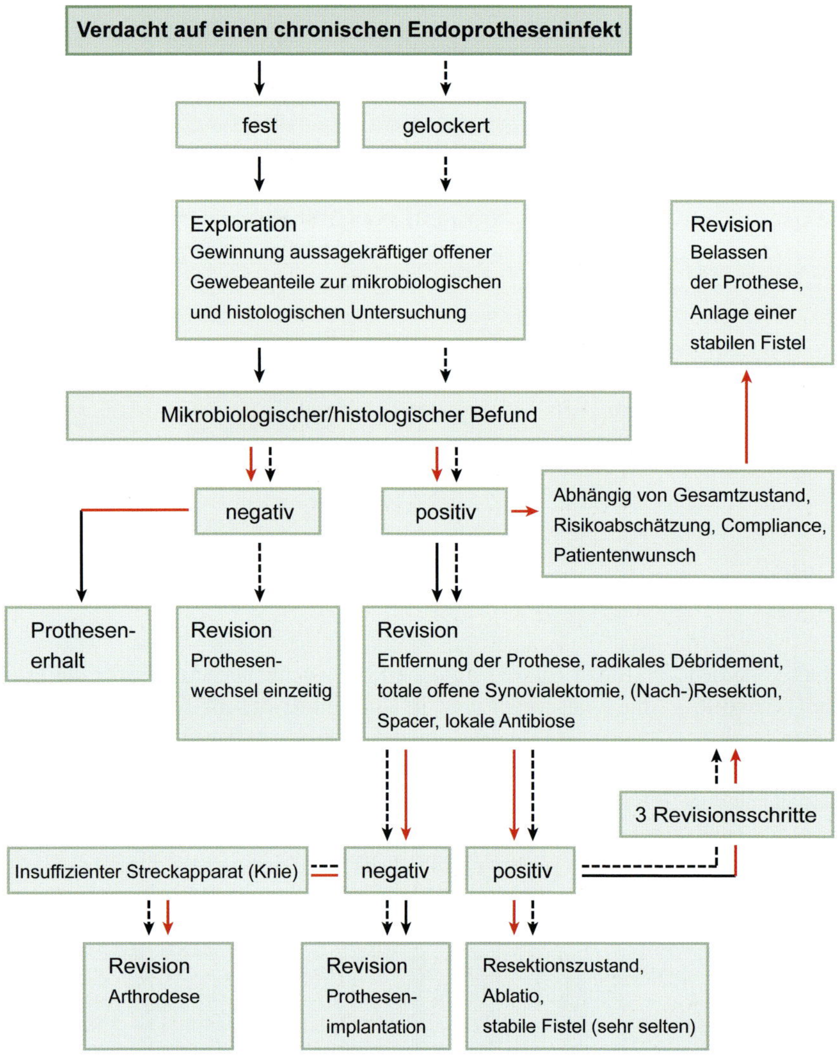

Abb. 11.14 Algorithmus: Verdacht auf einen chronischen Knieendoprotheseninfekt

gründliche Operationstechnik beim Versuch des Prothesenerhalts bzw. eine adäquate Radikalität bei ausgedehntesten Prozessen führt, neben allen weiteren additiven therapeutischen Optionen, zum gewünschten Erfolg.

11.3.4 Offene Infektsanierung bei Frakturen

Die offene Infektsanierung kniegelenknaher oder auch kniegelenkbildender ossärer Strukturen nach einer Frakturversorgung entspricht den grundsätzlichen Regeln der Osteomyelitisbehandlung. Gegenüber diaphysären gelenkfernen Infektionszuständen ist hier stets eine Beteiligung des Kniegelenks im Sinne eines Gelenkempyems zu bedenken.

Entsprechend der offenen Infektsanierung bei Knie-TEP werden auch nach Frakturversorgungen frühe, verzögerte und späte Infektionen unterschieden. Auch hier besteht Uneinigkeit über die zeitliche Definition. Diese reicht als Frühinfektion von wenigen Tagen postoperativ bis zu 3 Monaten nach Frakturversorgung. Betrachtet man die Ergebnisse der Grundlagenarbeiten von Riegels-Nielsen et al. (1987) zu akuten Gelenkinfektionen, die im Grundmechanismus auch der Infektionsentstehung im Bereich von Implantaten entsprechen, so werden, gerade aufs Kniegelenk und ein begleitendes Empyem bezogen, hier rasch progrediente Veränderungen aufgezeigt, die innerhalb von 7 Tagen ein Maximum erreichen und hiernach in einen chronischen Infekt übergehen. Unterstützend sind hier die Grundlagenarbeiten von Wagner et al. (2005), die etwa ab der 30. Minute nach Erregerinokulation eine beginnende Adhäsion und Bildung eines „jungen" Biofilms auf Implantatoberflächen aufzeigen.

Primäre traumabedingte Ursachen wie Frakturtyp, Frakturlokalisation und hier vor allem offene Frakturformen begünstigen eine Erregerinokulation mit Gewebekontamination und letztlich Infektion. Die Schwere des stets begleitenden Weichteilschadens und daraus resultierende Perfusionsstörungen der betroffenen Knochen- und Weichteilregion sind in der Initialphase gleichfalls von herausragender Bedeutung für die Ausbildung einer Infektion. Systemische Faktoren wie Diabetes mellitus, Nikotin- und Alkoholabusus, Adipositas, aber auch Malnutrition, Durchblutungsstörungen, Hauterkrankungen wie z. B. Psoriasis, Immundefizite und immunsuppressive Therapien erhöhen deutlich das Risiko der Ausbildung einer postoperativen Infektion.

Die Inzidenz einer Infektion nach geschlossenen Frakturen beträgt 1–5 %. Bei offenen Frakturformen wird die Entwicklung einer (Früh-)Infektion in 2,7–43 % der Fälle beschrieben. Diese entspricht gleichfalls dem mehrfach vorgenannten Weichteilschaden (➤ Abb. 11.15). Aufgrund einer geringen Weichteildeckung der kniegelenknahen ossären Strukturen ist die relative Häufigkeit bzw. Wahrscheinlichkeit einer Infektion höher als an vergleichbaren Regionen mit einem kräftigen Weichteilmantel.

So sind zwar die klassischen Infektzeichen wie Rubor, Calor, Tumor, Dolor und Functio laesa potenziell hinweisend auf einen Frühinfekt, jedoch vielfach wenige Tage nach einem Trauma mit erheblichem Weichteilschaden nicht zwingend pathognomonisch. Besonders aufmerksam sollte man werden, wenn nach einem zunächst regelrechten Verlauf eine Verschlechterung auftritt oder der erwartete positive Verlauf sehr verzögert bzw. gar nicht eintritt. Eine persistierende Temperaturerhöhung erhärtet die Verdachtsdiagnose eines Frühinfekts. Laborchemische Untersuchungen der Entzündungsparameter und hier speziell eine prolongierte Erhöhung oder ein erneuter deutlicher Anstieg der Leukozyten, des CRP-Wertes und weiterer Entzündungsparameter können mitunter hinweisend für die Entstehung oder Etablierung eines Frühinfekts sein. Der Informationswert bildgebender Verfahren ist im Rahmen der frühen Infektionsdiagnostik marginal. Allenfalls indirekte Zeichen wie Lufteinschlüsse beim Vorhandensein von Gasbildnern oder verbliebene Fremdkörper sind darstellbar. Letztlich bleibt als Therapieform beim Verdacht auf einen Frühinfekt nur die umgehende operative Revision.

> **!** Der Frühinfekt ist ein Notfall!

Im Rahmen des Revisionseingriffs sollten mindestens 5–6 mikrobiologische Proben entnommen werden. Hierbei ist die Art der Materialgewinnung als Gewebeanteil von mehreren repräsentativen Orten des Situs von herausragender Bedeutung für ein valides Ergebnis. Die Verwendung von Blutkulturflaschen und eine Bebrütung der Materialien über 14 Tage nach Gewinnung kann in einigen Fällen die Keimdetektion begünstigen, doch gelingt in 20–30 % der Proben dennoch kein Keimnachweis, obwohl ein Frühinfekt vorliegt.

Bei der Behandlung postoperativer Infekte hängt der Therapieerfolg entscheidend vom Zeitpunkt und von der Radikalität der Intervention ab. Therapieziele sind eine dauerhafte Infektberuhigung mit Vermeidung einer chronischen Osteomyelitis, ein Erhalt der Rekonstruktion und, wenn infektiologisch vertretbar, auch der

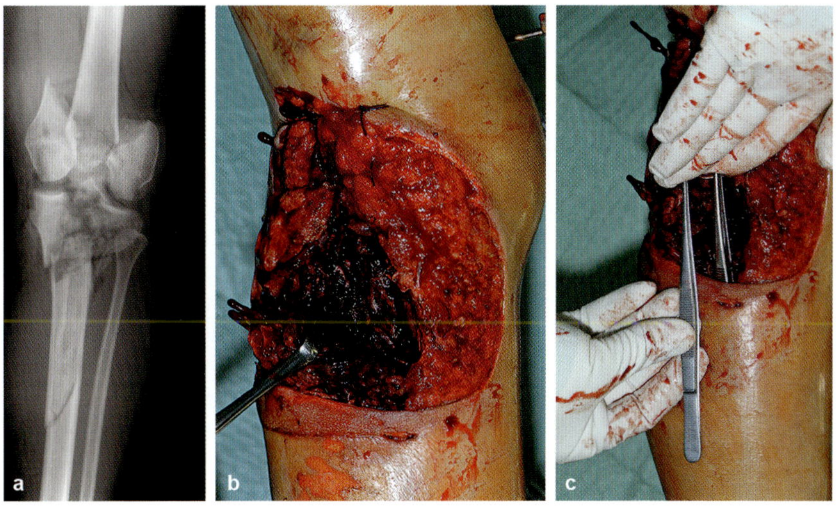

Abb. 11.15 Komplexe Kniegelenkfraktur nach Quetschtrauma mit ausgedehntem laterodorsalem Weichteildefekt und Décollement bis zum mittleren Unterschenkel

Osteosynthese. Hierbei muss der versierte Behandler das Vorgehen von der lokalen Situation abhängig machen. Die Inspektion des Situs erlaubt eine Einschätzung der Schwere und Ausdehnung der Infektion, einer Beteiligung der Weichteile im Sinne infektbedingter Nekrosen, insbesondere jedoch des Knochens hinsichtlich möglicher devaskularisierter, infektunterhaltender Anteile und eine Beurteilung der Stabilität der Osteosynthese. Bei Revisionen im Bereich des Kniegelenks ist eine Arthrotomie mit Beurteilung des Kniebinnenraums und Gewinnung multipler repräsentativer Gewebeanteile zur mikrobiologischen Untersuchung obligat.

! Bei kniegelenknahen Revisionen unter einem Infektionsverdacht ist eine Arthrotomie obligat.

Es erfolgt ein radikales Débridement mit Resektion aller entzündlich veränderten Hautweichteile. Das weitere Vorgehen hängt von der Art des Implantats ab.

Gut erreichbare und debridierbare Implantate wie Platten können bei einem moderaten Infektionsgeschehen erhalten werden, nicht vollständig darzustellende und somit auch nicht effektiv debridierbare Implantate wie intramedulläre Nägel oder Drähte sollten stets entfernt werden. Von einigen Autoren wird die generelle Entfernung aller eingebrachten Implantate gefordert.

Die Anwendung eines hydromechanischen Reinigungsverfahrens (z. B. Jet-Lavage) beim Frühinfekt wird von vielen Behandlern kontrovers diskutiert. Hierzu existieren keine ausreichend validen Untersuchungsergebnisse. Wegen der zusätzlichen Gewebeschädigung und Erregereinsprengung in tiefere Gewebeschichten verzichten manche Operateure bei der initialen Revision auf ein hydromechanisches Reinigungsverfahren. Beim Débridement im Bereich einer Platte ist nicht nur deren Oberfläche, sondern grundsätzlich auch das Plattenlager sehr sorgsam zu behandeln. Hierfür muss die Platte auf jeden Fall gelöst, vielfach auch vollständig abgelöst werden.

Kontrovers diskutiert wird bei der Revision auch das Erfordernis eines neuen, nicht kontaminierten Implantats gleicher Dimensionierung. Da trotz gründlichsten und sorgsamsten Débridements Krankheitserreger, zumindest in geringster Zahl, im Situs verbleiben, kommt es zeitnah zu einer erneuten Implantatbesiedelung. Somit erachten wir den Implantatwechsel in den meisten Fällen als erlässlich. Unabdingbar ist die Einlage von Antibiotikumträgern, z. B. als Vlies ins Plattenlager und an die Plattenoberfläche. Additiv oder alternativ können auch nichtresorbierbare Antibiotikumträger (z. B. Antibiotika-Kette) auf die Implantatoberfläche aufgebracht werden. Nachteilig sind hierbei eine oft raumfordernde Wirkung bei ohnehin schon affektierten Weichteilen und die Notwendigkeit eines Revisionseingriffs zur Entfernung. Die Überprüfung einer erhofften Keimfreiheit zur Sicherung des Therapieerfolgs mittels Entnahme multipler Gewebeproben aus der unmittelbaren Umgebung des Antibiotikaträgers erachten wir kurz nach Applikation als nicht sinnvoll, da es hier, aufgrund einer antibiotischen Restwirkung, oft zu falsch negativen Ergebnissen kommt.

Wenn ein massiver Infekt besteht, die Osteosynthese instabil ist und die Weichteile derart affektiert sind, dass ein sekundärer Verschluss absehbar nicht zu erreichen ist, muss das Osteosynthesematerial entfernt und extern stabilisiert werden. Bei Frakturformen mit Gelenkbeteiligung oder nah ans Gelenk heranreichenden, vor allem jedoch durch das Gelenk eingebrachten Implantaten (z. B. retrograder Femurnagel, transartikulär, supra-/parapatellar eingebrachter Tibiamarknagel, Patella-Osteosynthese; ➤ Abb. 11.16), ist die Arthrotomie zwingend geboten. Bei Infektverdacht erfolgen

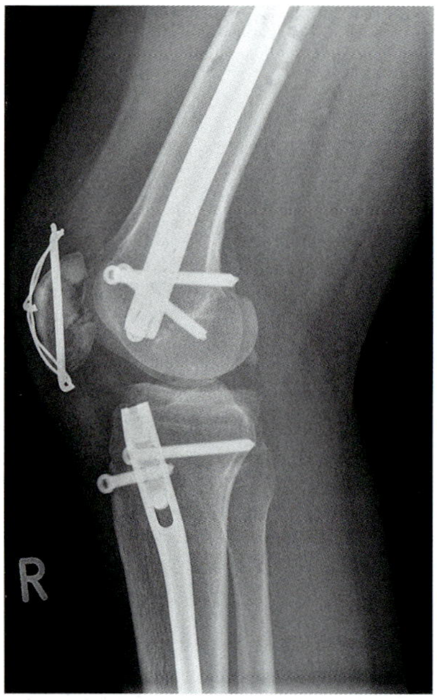

Abb. 11.16 Retrograder Femurnagel, Zuggurtung der Patella, antegrader Tibiamarknagel

auch hier ein radikales Débridement und die Einlage von Antibiotikaträgern. Je nach Schwere des Infektionsgeschehens ist eine simultane Synovialektomie sinnvoll.

Beim Frühinfektverdacht intramedullärer Implantate erfolgen ein radikales Weichteildébridement und zwingend die Implantatentfernung. Das Markraumdébridement beinhaltet die Aufbohrung und ein additives Débridement der metaphysären Anteile mittels langer Löffel und/oder Küretten; anschließend wird mithilfe eines großlumigen Absaugkatheters eine großzügige Lavage durchgeführt unter Gewährleistung eines problemlosen Abflusses der Spülflüssigkeit samt Debris. Auch hier wird zur Vermeidung einer Erregerverschleppung in die spongiösen, metaphysären Anteile und die Frakturumgebung kein hydromechanisches Reinigungsverfahren verwendet. Danach erfolgen die Anlage einer externen Stabilisierung und die Applikation intramedullärer Antibiotikaträger. Alternativ verwenden wir selbst hergestellte intramedulläre Stabilisatoren aus PMMA-Zement und Drähten unter Beimengung antibiotischer Additiva (Off-Label-Use; ➤ Abb. 11.17).

Das Weiter-/Nachbehandlungskonzept beinhaltet bei einem moderaten Infektionsgeschehen kein Etappendébridement. Bei einem massiven Infekt mit tief reichenden Weichteil- und Knochenaffektionen sowie bei Notwendigkeit einer kurzzeitigen, passageren Verwendung einer Vakuumversiegelung werden zeitnahe Revisionen im 2-Tages-Abstand durchgeführt. Grundsätzlich wird eine begleitende systemische antibiotische Therapie über eine Zeitdauer von 14–21 Tagen durchgeführt (befundabhängige Anpassung nach Antibiogramm). Nach Infektberuhigung und einem permanenten Weichteilverschluss mittels lokaler oder freier Lappenplastik erfolgen möglichst für einen Zeitraum von 6 Wochen keine weiteren Revisionen oder Rekonstruktionsschritte.

Die Anamnese und der klinische Befund sind bei der Diagnostik fortgeschrittener Infektionen mit Defektzuständen oft eindeutig. Die laborchemische Diagnostik und hier speziell die Bestimmung der Entzündungsparameter (BSG, Leukozytenzahl, CRP usw.) ist ein sinnvolles und etabliertes Verfahren. Besonders ist jedoch, dass bei fortgeschrittenen Infektionsprozessen trotz hoch auffälliger klinischer und bildgebender Befunde oft nahezu normwertige Entzündungsparameter erhoben werden. Neben einer förmlichen „Gewöhnung" an den Infektionszustand sind gerade bei multimorbiden Patienten viele weitere Parameter, insbesondere eine Leberinsuffizienz, Hypoproteinämien, Immunsuppressiva oder

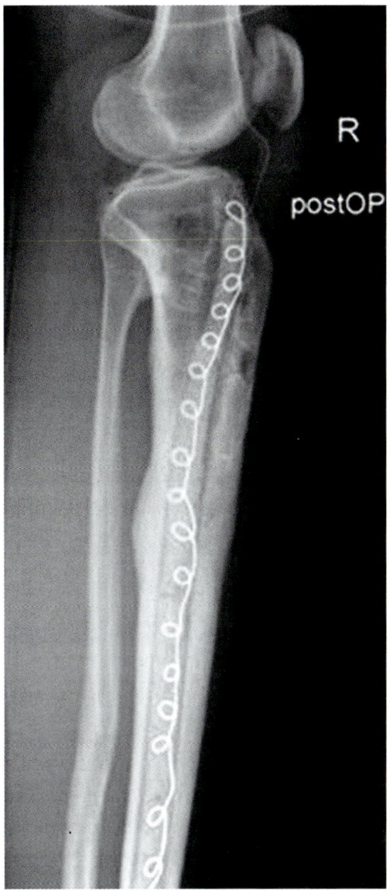

Abb. 11.17 *Self-made coated nail* mit antibiogramm-angepasster Antibiotikauntermengung (Off-Label-Use)

wechselnde Antibiotika-Langzeittherapien als Ursache veränderter Laborparameter zu beachten.

Der Informationswert bildgebender Verfahren hat im Rahmen der Diagnostik von **Spätinfekten** und deren Komplikationen einen sehr hohen Stellenwert. Neben der Sonografie sind die Nativradiografie und die CT für die Beurteilung knöcherner Veränderungen nach wie vor Goldstandard. Die MRT ist gleichfalls eine der wichtigsten Säulen der bildgebenden Diagnostik von Spätinfekten unter Einschluss der Weichteilprozessproblematik und im Rahmen der postinterventionellen (Langzeit-)Kontrollen. Die ^{18}FDG-PET in Kombination mit einer CT kann in komplexen Fällen eine additive Darstellung der tatsächlichen Ausbreitung des Infektionsgeschehens in Knochen, Weichteilen und Gelenken erlauben. Gerade bei der Planung ausgedehnter Resektionen mit noch einliegenden, Artefakte induzierenden Implantaten und einer hierdurch bedingten eingeschränkten Abgrenzbarkeit kann das Verfahren bei der OP-Planung hilfreich sein.

Tab. 11.8 Einteilung nach Cierny-Mader et al.

Anatomische Typisierung	
Typ I	Markraumosteomyelitis
Typ II	Oberflächliche Osteomyelitis
Typ III	Begrenzte kortikale Osteomyelitis
Typ IV	Diffuse Osteomyelitis
Physiologische Klassifikation	
Klasse A	Gute Immunabwehr und Vaskularität des Wirtes
Klasse B	Kompromittierte lokale und systemische Abwehrlage des Wirtes
Klasse C	Ausgeprägte Störung der lokalen und systemischen Abwehrlage des Wirtes. Therapie belastender als Erkrankung. Kein Kandidat für ein operatives Vorgehen

Tab. 11.9 Einflussfaktoren für die physiologische Klassifikation

Systemische Faktoren	Lokale Faktoren
• Unterernährung/Kachexie • Renale oder hepatische Insuffizienz • Alkoholabusus • Immunologische Defizite • Chronische Hypoxie • Maligne Grunderkrankung • Diabetes mellitus • Hohes Lebensalter • Kortikosteroidtherapie • Nikotinabusus	• Chronisches Lymphödem • Venöse Stauung • Arterielle Verschlusskrankheit • Arteriitis • Ausgedehnte Narbenbildung • Gewebefibrose nach Radiatio

Tab. 11.10 Osteomyelitis-Diagnosescore nach Schmidt et al. (2011) [F427–002]

- Anamnese, infektbahnende Faktoren
- Klinischer Befund, Labor
- Bildgebende Diagnostik
- Bakteriologie
- Histologie

Neben den vorgenannten Klassifikationen der Gelenkinfektionen und insbesondere dem Stadium III der Drajer-Klassifikation mit einer Ausbreitung der Infektion in den gelenkbegrenzenden spongiösen Knochen sind bei der Beurteilung und Einschätzung der Infektionsschwere die vielfach zitierte **Einteilung nach Cierny-Mader** et al. (Zimmerli und Flücker 2004; ➤ Tab. 11.8, ➤ Tab. 11.9) wie auch der **Osteomyelitis-Diagnosescore nach Schmidt** et al. (➤ Tab. 11.10) gute Instrumentarien einer Umschreibung und Einschätzung.

Bei verzögerten oder gar späten Infektionen mit z. T. erheblichen ossären und weichteiligen Affektionen ist ein radikales Vorgehen geboten. Die Entfernung jeglicher Implantate oder Transplantate (z. B. Bandrekonstruktionen samt Schrauben und Ankern) sowie eine radikale Sequesterektomie sind zur Infektberuhigung unausweichlich. Besteht ein Gelenkempyem, ist die totale offene Synovialektomie unerlässlich. Wird die Infektion durch veränderte Knorpelflächen unterhalten, so müssen diese – unter Aufgabe einer physiologischen Funktion – gleichfalls radikal reseziert werden. Insbesondere im Bereich des Kniegelenks ist die infektbedingte Affektion des Streckapparats oder die Ausbildung ausgedehnter Adhäsionen mit vielfach begleitenden hochgradigen Bewegungsstörungen für das weitere Vorgehen von großer Bedeutung.

Die Therapie basiert auf drei grundlegenden Säulen (➤ Abb. 11.18). Vielfach ist hierbei ein interdisziplinäres Vorgehen erforderlich. Nach Resektion aller infektunterhaltenden Gewebeanteile entstehen ausgedehnte Defekte. Kommt es dadurch zu einer Instabilität, ist die Anlage eines Fixateur externe erforderlich. Dabei müssen multiple Aspekte der weiteren Versorgung berücksichtigt werden.

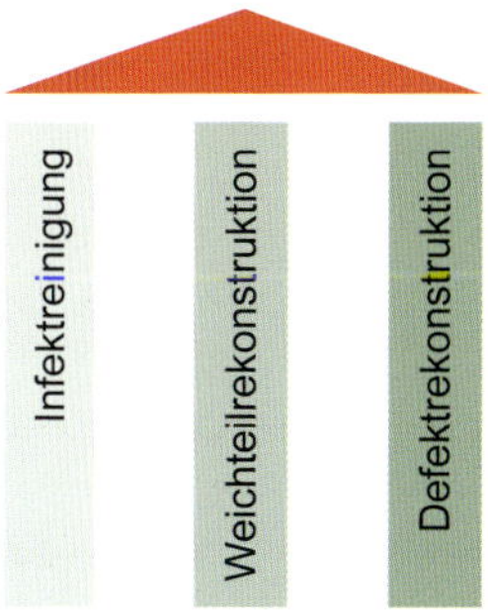

Abb. 11.18 Die drei grundlegenden Säulen der Therapie

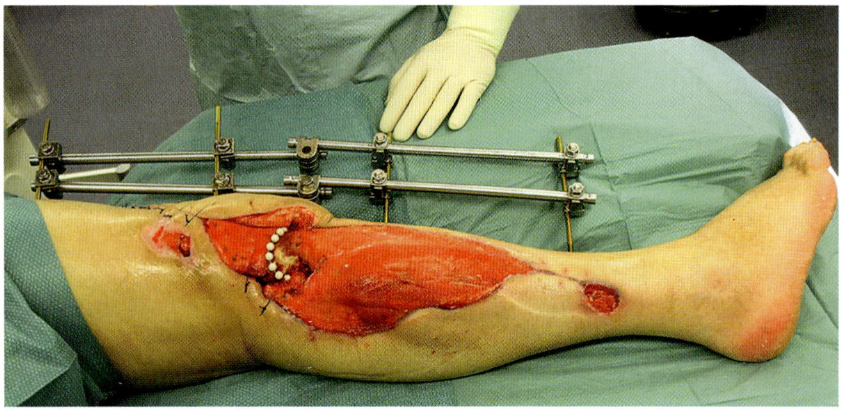

Abb. 11.19 Monodirektionaler ventraler Fixateur vor geplanter Lappenplastik und Arthrodeseneinstellung

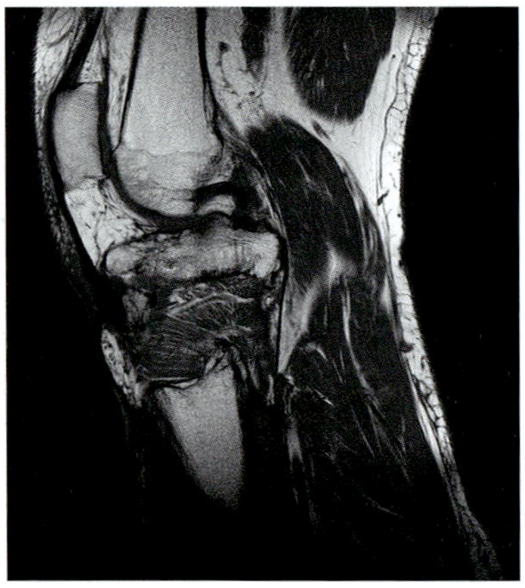

Abb. 11.20 Einzug eines medialen Gastrocnemiuslappens von dorsal in den Tibiakopf als Totraummanagement zur Infektberuhigung

Zunächst sind es mögliche Revisionseingriffe sowie eine suffiziente Weichteilrekonstruktion. Die Montage sollte so konzeptioniert sein, dass eine lokale oder sogar freie Lappenplastik ohne wesentlichen Umbau möglich sein sollte (➤ Abb. 11.19). Je nach beabsichtigter dauerhafter Lösung sollte die primär angelegte Konstruktion so erweiterbar sein, dass z. B. eine Arthrodeseneinstellung möglich ist. Ist eine ossäre oder prothetische Rekonstruktion unter Funktionserhalt beabsichtigt, sollten funktionelle Einheiten geschont werden, um ein dauerhaft gutes Ergebnis zu erreichen.

Ausgedehnte Defekte bedürfen eines Totraummanagements mit Verhinderung sich reinfizierender, infektunterhaltender Flüssigkeitsverhalte, die eine Infektberuhigung verhindern. Neben den vielfach kritisch diskutierten starren oder beweglichen Spacern, Antibiotikaketten oder anderen Antibiotikaträgern können in schwer beruhigbaren Fällen muskuläre Plomben/Defektauffüllungen ein Lösungsansatz sein (➤ Abb. 11.20).

11.3.5 Operative Defektbehandlung/Technik

Lappenplastik (Gastrocnemiusplastik)

Ausgeprägte Weichteilschäden und tief reichende Weichteildefekte betreffen die Unterschenkel- und Kniegelenkregion überdurchschnittlich oft. Neben dem reinen kniegelenkumgebenden posttraumatischen oder postoperativ-/infektionsbedingten Defekt der Weichteile und des Knochens bestehen hier gelegentlich partielle oder totale Defekte des funktionell wichtigen Streckapparats; davon betroffen sind Patienten nach destruierenden kniegelenknahen Verletzungen, therapierefraktären Patella-Osteomyelitiden oder nach (wiederholtem) endoprothetischem Gelenkersatz mit nachfolgenden infektiösen Komplikationen samt Lysen der Patellar- oder Quadrizepssehne. Die Rekonstruktionen als Defekt- und Implantatdeckung, Totraummanagement zur Infektberuhigung oder Streckapparat-Rekonstruktionen erfolgen durch Transposition lokaler muskulärer, myokutaner oder freier mikrovaskulärer Muskel-/Hauttransplantationen.

Dabei ist die mediale, laterale oder bilaterale Gastrocnemiusplastik das „Arbeitspferd" kniegelenknaher Läsionen (➤ Abb. 11.21). Neben einer reinen Weichteildeckung im Bereich des distalen Un-

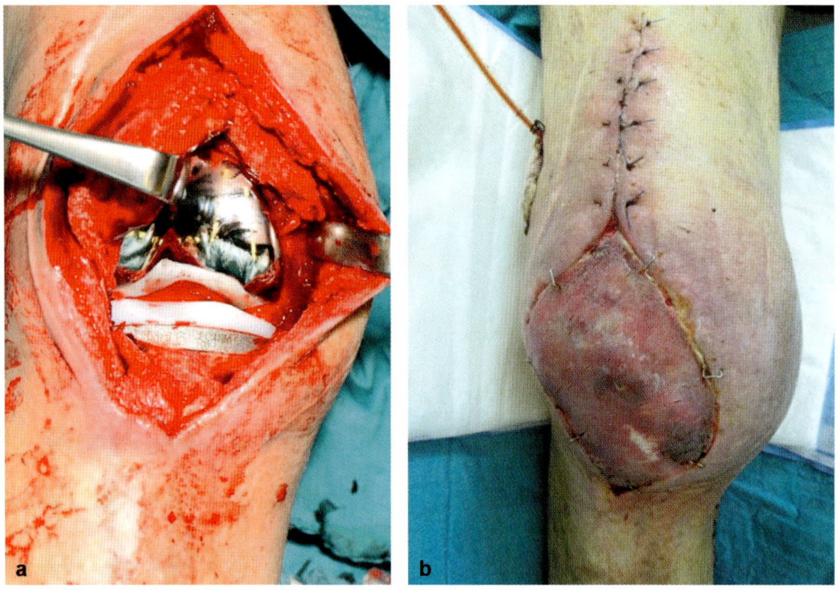

Abb. 11.21 Frühpostoperativer Infekt:
a) Vollständige Wunddehiszenz, freiliegende Prothese und partielle Patellarsehnennekrose
b) Mediale Gastrocnemius-Lappenplastik als Defektdeckung und Sehnenersatz

terschenkels, des Kniegelenks und des distalen Oberschenkels erlaubt sie funktionell partielle oder in Sonderfällen kombinierte totale Ersatzoperationen des Streckapparats.

Der mediale, längere und breitere Gastrocnemiuskopf, der laterale, kürzere und schmalere Gastrocnemiuskopf sowie der M. soleus und der M. plantaris bilden die oberflächliche Schicht der flektierenden Wadenmuskulatur.

Zur kniegelenknahen Rekonstruktion wird bevorzugt das etwa 15–20 cm lange, bis 8 cm breite und 2–3 cm dicke Caput mediale des M. gastrocnemius verwendet (➤ Abb. 11.22). Eine eigene vaskuläre Versorgung durch eine regelhaft vorhandene und perfusionssichere A. suralis medialis oder lateralis gewährleistet hier eine autarke Versorgung der Gastrocnemiusbäuche bis in die distalen Anteile. Eine Durchblutung über intermuskuläre Anastomosen ist zwar wichtig, die proximale Gefäßautonomie erlaubt jedoch eine gefahrenarme Präparation und Separation. Bei Verwendung nur eines Gastrocnemiusanteils sind funktionelle Einbußen der Plantarflexion im OSG zu vernachlässigen.

Da das **Caput mediale** zur Rekonstruktion multipler Defekte am häufigsten verwendet wird, soll an dieser Stelle exemplarisch seine Präparation beschrieben werden. Bevorzugt verwenden wir den medialen Zugang in Rückenlage. Ein dorsaler Zugang in Bauchlage ermöglicht zwar auch eine sehr gute Übersicht, für die endgültige ventrale Defektdeckung wird hier jedoch als Zusatzschritt eine intraoperative Umlagerung notwendig. Auch ein probatorisches Verlagern des präparierten Muskels mit Einschätzung der Notwendigkeit

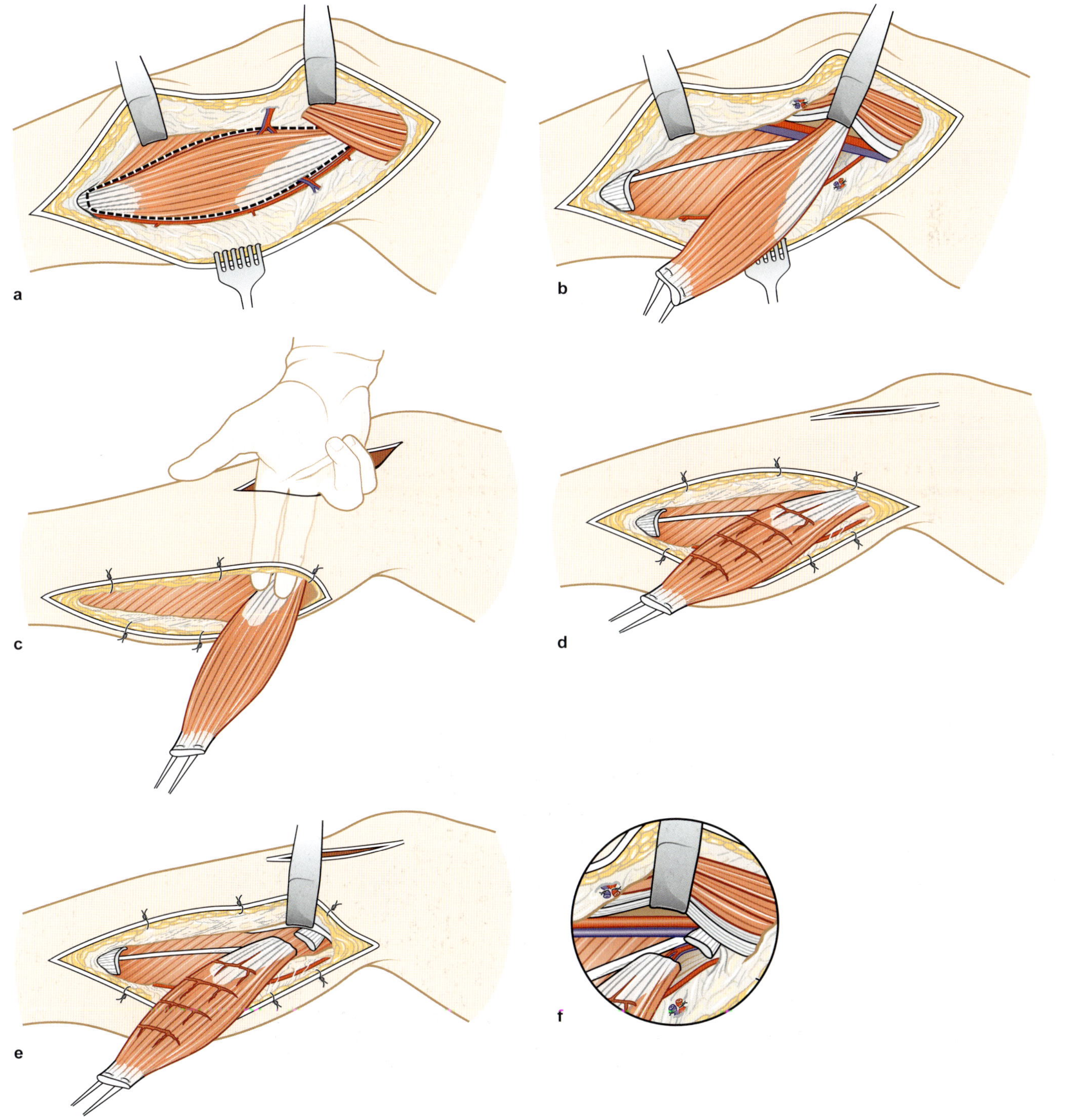

Abb. 11.22 Gastrocnemius-Lappenplastik (Einzelschrittbeschreibung s. Text)

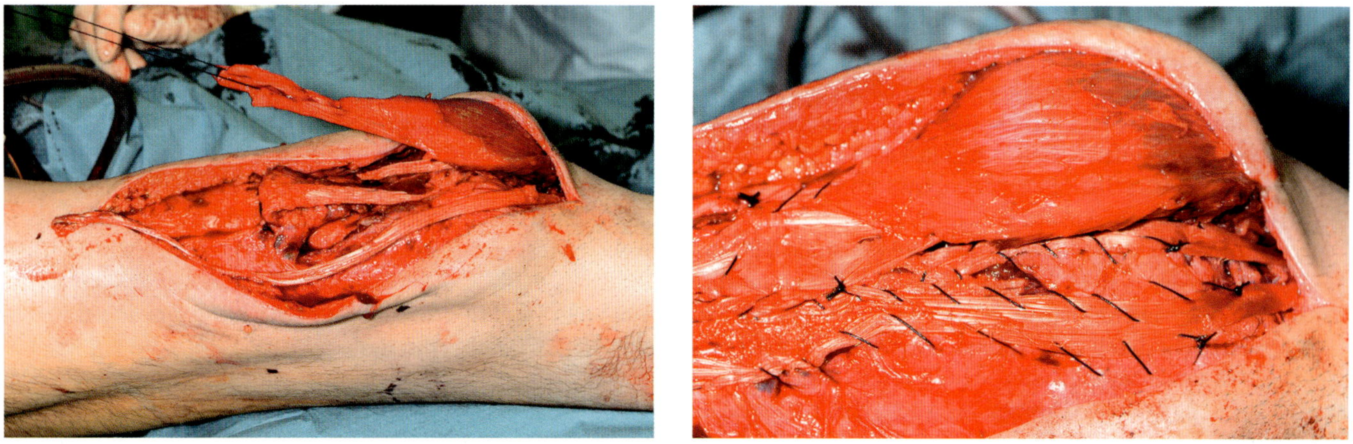

Abb. 11.23 Komplexe Streckapparatrekonstruktion mittels Quadrizepssehnen-Umkippplastik, Hamstringsehnen und medialem Gastrocnemiusbauch

einer weit proximalen, sogar in den Gefäßstiel reichenden Präparation zum Längengewinn ist aus der reinen Bauchlage erschwert.

Die Inzision beginnt im Bereich des medialen Tibiakondylus und wird parallel zur medialen Tibiakante bis knapp handbreit oberhalb der Sprunggelenkebene fortgeführt (➤ Abb. 11.22a). Müssen Defekte im Bereich des distalen Oberschenkels gedeckt werden, so bietet sich eine Inzisionsverlängerung um einige Zentimeter nach proximal an. Die V. saphena magna und der N. saphenus sollten möglichst geschont werden. Nach Darstellung der Hautfaszie schimmert hier förmlich die Kontur des Muskels durch. Vor der Inzision der Hautfaszie sollte zur einfacheren Orientierung der Fuß auf und ab bewegt werden. Hier stellt sich eine „Gleitschicht" zur Umgebung meist gut dar. Eine zentrale Hautfaszieninzision wird nach proximal und distal erweitert.

Im nächsten Schritt wird der mediale Gastrocnemiusbauch großteilig stumpf nach ventral und vor allem nach dorsal von der Hautfaszie abgelöst. Perforatorgefäße werden elektrokoaguliert oder ligiert. Die Präparation erfolgt bis zur Raphe zwischen medialem und lateralem Bauch. Nachfolgend wird eine sehnige Gleitschicht zwischen dem Caput mediale des M. gastrocnemius und dem M. soleus dargestellt. Auch bei diesem Operationsschritt kann das Auffinden durch eine Fußflexion und -extension vereinfacht werden. Die weitere Präparation/Separation erfolgt gleichfalls stumpf bis zur Achillessehne und unter digitaler Kontrolle bis ansatznah nach proximal hin. Bei der Präparation in Richtung des äußeren Gastrocnemiusbauches ist eine von medial-kranial nach lateral-kaudal verlaufende sehnige Faserstruktur erkennbar.

Im Übergangsbereich zum Caput laterale, korrelierend mit einer von außen darstellbaren muskulären Raphe, wird hier ein V-förmiger, nach lateral wieder aszendierender Faserverlauf dargestellt, der in der Zone eines sehnigen Konnexus der Gastrocnemiusbäuche eine sichere Grenze bzw. Trennschicht darstellt. Die Muskelbäuche werden von distal nach proximal partiell stumpf, partiell scharf getrennt. Um eine spätere stabile Fixierung des präparierten Muskelanteils und vor allem eine ausreichende Länge zu erreichen, wird der distale, sehnige Anteil auf einer Länge von 3–4 cm präpariert und mit einem Haltefaden angeschlungen, der zur späteren Fixierung verwendet werden kann (➤ Abb. 11.22b).

Nach Schaffung eines ausreichend weiten subkutanen Raums zwischen dem medialen Tibiakopf bzw. oberhalb dessen (bis zur Femurkondyle hinreichend) und dem zu versorgenden Defektareal kann der Muskel entsprechend tunneliert werden (➤ Abb. 11.22c). Er soll vollkommen spannungsfrei einliegen und im Bereich des Tunnels nicht komprimiert oder verdrängt werden. Mögliche Narbenzüge oder Adhäsionen sind befundabhängig sorgsamst zu lösen. Um den Schwenkradius zu vergrößern, kann man die Faszienspiegel quer oder V-förmig inzidieren oder den Muskelbauch unter den Sehnen des Pes anserinus durchführen. Hier kann eine erhebliche Enge entstehen, die eine ausreichende Muskellappenperfusion gefährden kann. In seltenen Fällen ist eine ansatznahe Präparation des Gefäß-Nerven-Stiels erforderlich, um „mehr Strecke" zu gewinnen (➤ Abb. 11.22d–f). Je nach Anforderung wird der Muskel in der Umgebung mittels der vorgelegten Anschlingungsnaht am achillessehnennahen Anteil sowie feiner Vicrylnähte an Überknöpftupfern fixiert und zur Weichteil- oder Knochendefektrekonstruktion, Streckapparat-Rekonstruktion oder Prothesenummantelung verwendet (➤ Abb. 11.21).

Beim Verlust des Streckapparats kann der mediale Gastrocnemiusbauch isoliert oder in Kombination mit einer Quadrizeps-Umkippplastik und den Hamstringsehnen als komplexe Streckapparatrekonstruktion verwendet werden (➤ Abb. 11.23).

Kniearthrodese

Eine Versteifungsoperation des Kniegelenks ist heutzutage ein seltener Eingriff und wird zu den Salvageverfahren gezählt. Die Entwicklung moderner, ausgedehnte Substanzverluste ausgleichender, individuell angepasster endoprothetischer Implantate erlaubt vielfach eine ausreichende Beweglichkeit und Belastbarkeit. In seltenen Fällen wird jedoch ein vollständiger Bewegungsverlust des Kniegelenks hingenommen, um einen möglichst schmerzarmen, belastbaren und den individuellen Ansprüchen entsprechenden akzeptablen Extremitätenerhalt zu erreichen.

Die Indikationen betreffen nicht beruhigbare chronische Infektionszustände mit Destruktion der Gelenkflächen und massivsten Arthrofibrosen, die eine sinnvolle Gelenkbeweglichkeit auch nach einer Prothesenimplantation nicht herstellen würden, des Weiteren nicht rekonstruierbare Defekte des Streckapparats sowie Folgezustände multipler Endoprothesenwechsel mit wiederholten Infekt-Reexazerbationen samt erheblichen periartikulären Veränderungen. Trotz des Bestehens einer chronischen Osteomyelitis im Bereich des Implantats kommt es durch eine mechanisch stabile Verbindung vielfach zu einer Infektberuhigung.

Das Prozedere folgt den vorgenannten Grundregeln der Osteomyelitisbehandlung bzw. Therapie von Endoprotheseninfektionen. Als erste Schritte erfolgen ein radikales Débridement mit Weichteilresektion und eine radikale Sequesterektomie, bei Bedarf mit Nachresektion von Femur und Tibia, mit dem Ziel einer Infektberuhigung (➤ Abb. 11.24).

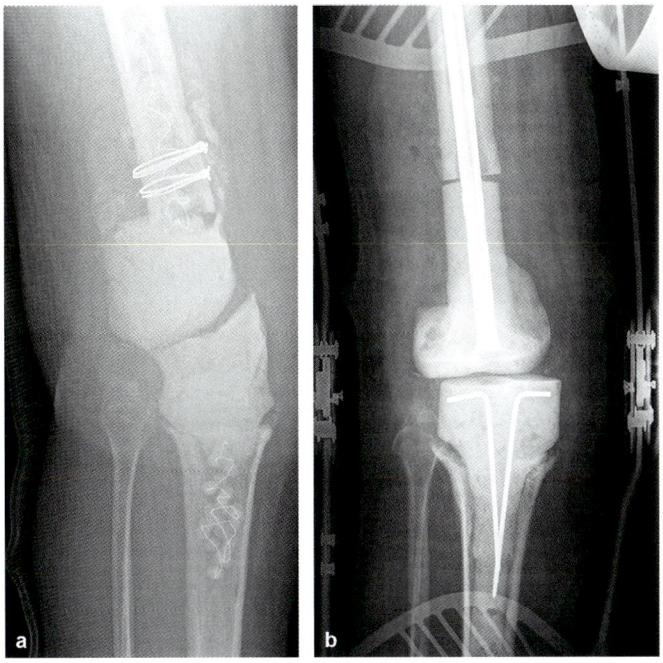

Abb. 11.24 Defektzustand mit Infektpersistenz nach multiplen Knie-TEP-Wechseln:
a) Kugelspacer ohne femorale oder tibiale Fixation. Ausgedehnte periossäre Weichteilossifikationen
b) Radikales Débridement mit Ossifikatabtragung, Nachresektion von Femur und Tibia und Implantation eines beweglichen Spacers unter Verwendung eines Femurnagels und von Kirschner-Drähten

Befundabhängig erfolgt eine Weichteilrekonstruktion und im nächsten Schritt letztlich die Arthrodeseneinstellung. Hierzu gibt es mannigfaltige Möglichkeiten, die vor allem von der ossären Defektgröße abhängen, aber auch die Weichteilsituation betreffend eine Beinverkürzung berücksichtigen müssen. Bei noch partiell erhaltenen Anteilen der Femurkondylen bzw. des Tibiakopfes, im Idealfall mit spongiösen Flächen, kann die Arthrodeseneinstellung mittels Fixateur externe als Rahmenfixateur, dreidimensionalem Fixateur (➤ Abb. 11.25), Ringfixateur oder in Ausnahmefällen mit einem monolateralen Fixateur erfolgen.

Neben den allgemein bekannten Komplikationen möglicher Pin-/Drahtinfekte, Pinlockerungen oder -brüche samt nicht unerheblichen Weichteilaffektionen ist zweifelsohne der Tragekomfort eines kniegelenküberbrückenden externen Implantats über mehrere Monate postoperativ nicht unproblematisch. Die Kniearthrodeseneinstellung mittels Doppelplatte hat bei Postinfektionszuständen und problembehafteten Weichteilen in der septischen Chirurgie einen eher untergeordneten Stellenwert. Wenn von den Resektionsverhältnissen her möglich, kann die Arthrodeseneinstellung durch einen antegraden **Kniearthrodesennagel** erfolgen (➤ Abb. 11.26). Dieser erlaubt postoperativ rasch eine Teil- bzw. Vollbelastung und erzeugt die mit Abstand geringsten Weichteilaffektionen. Die Möglichkeiten einer dynamischen Verriegelung oder gar einer Kompressionsarthrodese führen in den meisten Fällen zu einer raschen Verfestigung.

Bei ausgedehnteren Defektbildungen, insbesondere nach mehrfachen Endoprothesenwechseln sind **Arthrodesenstäbe** Mittel der Wahl zur Durchführung einer Distanzarthrodese.

Neben zementfreien oder zementierten nichtmodularen Systemen erlauben komplexe modulare Implantate eine Überbrückung ossärer Defekte bis deutlich über 15 cm. Individuell angepasste Implantate vermögen auch deutlich längere Defekte zu überbrücken (➤ Abb. 11.27).

Eine wichtige Voraussetzung ist allerdings das Vorhandensein genügend langer diaphysärer Anteile von Femur bzw. Tibia, um eine sichere Verankerung des Implantats zu gewährleisten. Den wenigen publizierten retrospektiven Studien zufolge ist das Risiko eines Infektrezidivs bei den zementierten Arthrodesenstäben etwas niedriger als bei den zementfreien. Das Zementieren hat bei einem Infektrezidiv jedoch den Nachteil der erforderlichen Ze-

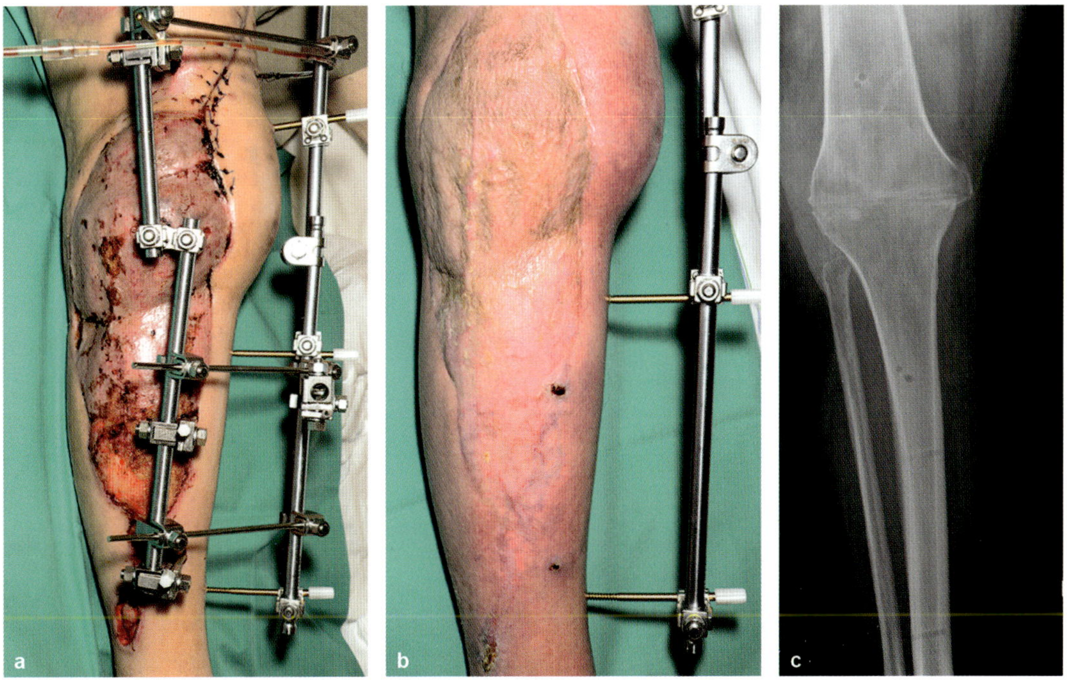

Abb. 11.25 Arthrodeseneinstellung:
a) Kniearthrodeseneinstellung mit dreidimensionalem Fixateur externe nach lappenplastischer Deckung
b) Weichteilkonsolidierung, schrittweise Dynamisierung mit Entfernung der ventralen Fixateurklammer
c) Knöcherne Fusion der Kniearthrodese 5 Monate nach Einstellung

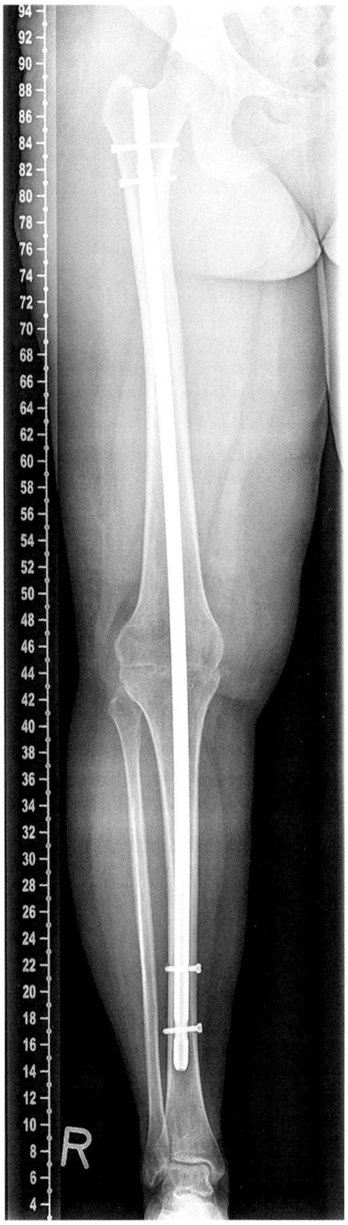

Abb. 11.26 Kniearthrodeseneinstellung mittels antegraden Kniearthrodesennagels

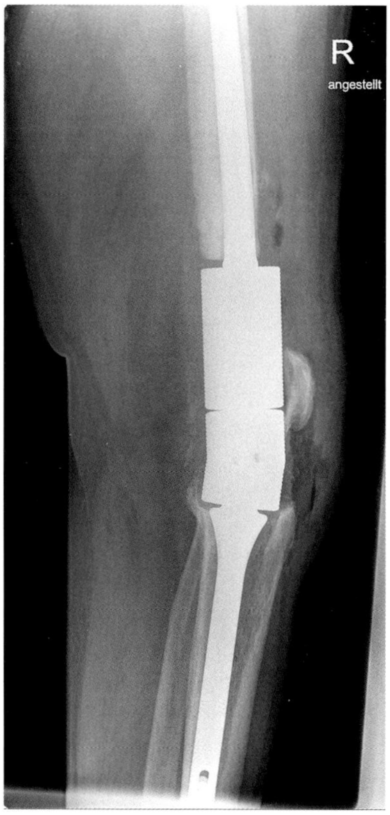

Abb. 11.27 Modulares Arthrodesenmodul zur Distanzarthrodese bei einem ossären Defekt von über 15 cm

mententfernung beim Versuch einer erneuten Infektberuhigung. Bei einem infolgedessen infektions- und revisionsbedingt erheblich affektierten Knochen stellt dies den Operateur vor eine große Herausforderung. Reimplantationen sind bei noch weiteren Knochenverlusten nicht möglich, sodass eine ablative Therapie dann vielfach die einzig verbleibende Therapieoption darstellt. Deshalb werden häufig zementfreie Systeme mit möglichst langen Stems und der Möglichkeit einer Verriegelung bevorzugt.

Knochentransplantation und Knochenersatzmaterialien

Galt bis vor wenigen Jahren noch die Überzeugung, dass Fremdmaterialien bei der Behandlung ossärer Defekte in der septischen Chirurgie keinen Stellenwert haben und viele Behandler dem zweifelsohne grundsätzlich geltenden Dogma *„Spongiosa ist das Gold des Septikers"* folgen, so lässt sich hier zunehmend ein Wandel beobachten. Dem Goldstandard Spongiosa mit ihren osteoinduktiven und osteokonduktiven Eigenschaften samt der darin enthaltenen pluripotenten Stammzellen werden viele Ersatzpräparate nach wie vor den Rang nicht ablaufen, doch sind einige synthetisch hergestellte Substrate mit hoch dosierten und protrahiert abgegebenen lokalen Antibiotika *(Cerament™ G oder V®, Fa. Bonesupport)* oder über eine pH-gesteuerte bakteriostatische Milieuveränderung *(BonAlive® granules; BoneAlive Biomaterials LTD)* agierende Knochenersatzmaterialien eine gute Alternative in der Behandlung der Osteomyelitis. Konträr wird die Verwendung von *Bone Morphogenetic Protein* (BMP) diskutiert. Einige Autoren vertreten die Ansicht einer Deaktivierung der Wirkung durch bakterielle Stoffwechselprozesse. Die Verwendung von Stammzellkonzentraten *(z. B. MarrowStim®; Biomet)* oder thrombozytenreichem Plasma *(platelet rich plasma,* PRP) hat positive Effekte auf die Integration und den Umbau von eingebrachter Spongiosa, Knochenersatzmaterialien oder Hybridplastiken. Die Polytherapie als Kombination der vielen genannten Verfahren zeigt gute Ergebnisse, ist jedoch erheblich aufwendiger als eine Monotherapie und deutlich teurer.

Therapeutischer Hinweis

Synthetisch hergestellte Materialien mit physikalisch bakteriostatischer oder antibiotischer Wirkung stehen zunehmend als Knochenersatzmaterialien in der septischen Chirurgie zur Verfügung.

Komplikationen

Die Behandlung septischer Erkrankungen und hier vornehmlich von akuten oder chronischen Infektionszuständen im Bereich des Kniegelenks kann mit einigen Komplikationen einhergehen, die durch die Grunderkrankung selbst oder Nebenerkrankungen, jedoch auch durch therapieassoziierte Probleme bedingt sind. Eines der gravierendsten Probleme sind therapierefraktäre, z. T. nicht beruhigbare Infektionszustände oder Infekt-Reexazerbationen, die langwieriger, ausgedehnter multidisziplinärer und multimodaler Therapieansätze bedürfen – manchmal mit einem ernüchternden Ergebnis.

Es ist die Aufgabe des erfahrenen Behandlers, nach 50, 60 und manchmal auch über 100 Operationen zu erwägen, wie viel „Mehr" an Therapie den Zustand des Betroffenen wesentlich verbessern wird. Es bleibt zu ermessen, ob ein kleiner, gelegentlich sezernierender Porus, der regelmäßiger Verbandswechsel bedarf, bei sonst subjektiver Beschwerdearmut und Zufriedenheit unbedingt operativ angegangen werden muss. Gleichermaßen stellt sich die Frage, ob eine funktionell unbrauchbare Extremität um jeden Preis erhaltenswert ist? Diese Erwägungen benötigen vieler kritischer Überlegungen und Gespräche mit dem betroffenen Patienten, der letztlich der Leidtragende all dieser Maßnahmen ist. Versuchen Sie als Behandler, stets die Wünsche und Erwartungen des Patienten zu berücksichtigen. Bedenken Sie gleichfalls, dass den meisten und auch den sehr aufgeklärten Patienten das reelle Ausmaß septischer Komplikationen und deren Tragweite oft nicht bewusst sind. Eine Infektion ist bereits eine der gewichtigsten Komplikationen einer orthopädischen oder unfallchirurgischen Behandlung und bedarf eines wohlüberlegten und gut kommunizierten Behandlungsregimes.

11.3.6 Postoperative Behandlung

Die postoperative Behandlung hängt wesentlich vom intraoperativen Befund samt Weichteilsituation, dem Vorhandensein interner und vielfach externer fixierender Vorrichtungen und der Notwendigkeit der regelmäßigen Applikation einer angepassten antibiotischen Therapie ab. Die mikrobiologisch isolierten Keimentitäten entscheiden ferner über die Notwendigkeit einer möglichen Isolation.

Wann immer möglich, wird eine frühfunktionelle Nachbehandlung durchgeführt. Zustandsabhängig kann diese in den ersten postoperativen Tagen in einer Lagerungstherapie mit mehrfachen Wechseln der maximalen Flexion und Extension bestehen. Unter den Zeichen einer Infektberuhigung wird die Therapie mittels Motorschiene und weiterer physiotherapeutischer Maßnahmen intensiviert. Wie bei der Behandlung aseptischer Patienten obliegt es auch der Nachbehandlung septischer Patienten, eine Funktionseinbuße des Kniegelenks zu verhindern.

Eine angepasste Schmerztherapie, ggf. unter Einbindung eines Schmerztherapeuten, ist vielfach erforderlich. Bei fulminanten Infektionsgeschehen ist die Anlage von Schmerzkathetern, sei es peripher oder als Periduralanästhesie (PDA), unter der Gefahr fremdkörperassoziierter Sekundärinfektionen im Einzelfall kritisch zu erwägen.

Im Rahmen der Nachbehandlung von Kniegelenkempyemen wird eine 6-wöchige chondroprotektive Teilbelastung mit 10–15 kg empfohlen. Hiernach erfolgt der sukzessive Belastungsaufbau mit einer Steigerung der Belastung um 10 kg/Woche.

Ein stereotypes Vorgehen erfolgt nach einem Defektaufbau des distalen Femurs oder der proximalen Tibia wie auch bei einer Kniearthrodeseneinstellung mittels Fixateur externe unter regelmäßigen radiologischen Kontrollen. Nach Arthrodeseneinstellungen mittels Nagel oder zementierter Arthrodesenstäbe ist ein viel schnellerer Belastungsaufbau möglich. Revisionsoperationen, Etappendébridements, zweizeitige Nachbehandlungskonzepte bei Knie-TEP-Infektionen oder lokale bzw. freie Lappenplastiken bedürfen individuell angepasster postoperativer Nachbehandlungskonzepte. Eine regelmäßige Betreuung auch nach Entlassung aus der stationären Behandlung sichert das Ergebnis.

Bei der Betreuung längerfristig isolierter Patienten, aber auch derjenigen mit verbleibenden funktionellen und ästhetischen Defekten ist eine psychologische Mitbehandlung ratsam.

Viele Behandlungen sind mit einer längerfristigen Arbeitsunfähigkeit, daraus resultierenden Verdienstausfällen, Unsicherheiten über den Erhalt des Arbeitsplatzes oder einer potenziellen Unfähigkeit, die ehemalige Tätigkeit wettbewerbsfähig weiter auszuführen, sowie vielen weiteren sozialen oder persönlichen Problemen verbunden. Das Nachbehandlungskonzept muss auch diese Komponenten berücksichtigen.

11.3.7 Prognose und Leistungsfähigkeit nach Behandlung

Prognose und Leistungsfähigkeit hängen entscheidend sowohl vom Zeitpunkt und von der Radikalität der Erstbehandlung als auch von der „individuellen Antwort" auf die durchgeführten Maßnahmen ab. Kann die Infektion rasch beruhigt werden, ist die Prognose sehr gut.

Bei einer Chronifizierung des Infektionsgeschehens verbleibt eine **lebenslange Erkrankung,** die bestenfalls beruhigt mit einem funktionell einwandfreien Ergebnis dauerhaft fortbestehen kann. Eine Infektpersistenz oder Infekt-Reexazerbation kann eine Unzahl an operativen Revisionen, funktionellen Defiziten bis zur ablativen Therapie als auch weitere physio- und ergotherapeutische Mitbehandlungen, die dauerhafte Bereitstellung orthopädischer, berufsbezogener und häuslicher Hilfsmittel, die Betreuung durch Pflegedienste, eine Invalidität sowie persönliche physische, psychische und weitreichende soziale Probleme nach sich ziehen.

Die Infektion oder gar Infektpersistenz mit einem multiresistenten Bakterium macht viele Betroffene zu „modernen Aussätzigen". Die persönliche Betroffenheit, die Ängste von Angehörigen und der weiteren Umgebung, das Unverständnis von situations- und lokalisationsangepassten Hygienemaßnahmen sowie die mediendbedingte Darstellung multiresistenter Erreger mit vielfacher Verstärkung der Verunsicherung und sachlich nicht immer treffenden Aussagen machen diese besondere Situation nicht besser. Auch das ärztliche und pflegerische Fachpersonal ist vielfach mit immer neuen Erkenntnissen, Anforderungen und Richtlinien überfordert. Daraus resultiert gelegentlich ein inadäquater Umgang mit einer weiteren Verstärkung des Problems.

Bei der Beurteilung bzw. Begutachtung von Patienten mit bestehendem oder überstandenem Infektionszustand sind – wie in den meisten vergleichbaren Fällen – die funktionellen Einbußen für eine Einschätzung führend. Eine Infektanamnese oder ein auffälliges Röntgenbild dürfen die Beurteilung nicht beeinflussen. Eine chronische kniegelenknahe Fistel bei sonst guter Funktion ist zweifelsohne Grund für die Bewilligung eines Kleidermehrverschleißes oder die Vorgabe der regelmäßigen Bereitstellung von Verbandsmaterialien, beeinflusst aber die Höhe einer MdE oder Invalidität primär nicht wesentlich. Unter Betrachtung der Einsatz- und somit auch Leistungsfähigkeit in Betrieben mit der Vorgabe von Kontaminations- bzw. Infektionsfreiheit (z. B. Lebensmittelbetriebe, Gesundheitswesen) kann eine manifeste chronische Infektionskrankheit des Kniegelenks und vor allem seiner Umgebung die Einsatzmöglichkeit limitieren. Die Entwicklung der vergangenen Jahre weist eine ernst zu nehmende Veränderung der Infektionsproblematik auf. Unter einer rasch steigenden Zunahme operativer Eingriffe im Bereich des Kniegelenks, einer demografischen Entwicklung, die eine deutliche Zunahme der Endoprothesen-Neuimplantationen, aber auch der Revisionen annehmen lässt, jedoch einer gleichzeitig deutlichen Zunahme an Resistenzentwicklungen unter einer stagnierenden Entwicklung neuer antimikrobieller Präparate sollten die Operationsindikationen äußerst streng gestellt und die antimikrobielle Therapie bewusst, gezielt und zeitlich limitiert eingesetzt werden.

LITERATUR

Arbitsch D, Rusu C, Lill H (2010). Frühinfekt nach Osteosynthese. Trauma Berufskrank 12: 463–469.
Bonnair F, Weber A (2014). Bakterielle Gelenkinfektionen AWMF Leitlinie. www.awmf.org/uploads/tx_szleitlinien/012-010l_S1_Bakterielle_Gelenkinfektionen_2014-06.pdf.
Cédric J, Jocelyne C (2014). Impact of bacterial biofilm on the treatment of prosthetic joint infections. J Antimicrob Chemother 69 (suppl 1): 37–40.
Chen J, Cui YL (2013). Risk factors for deep infection after total knee arthroplasty: a meta-analysis. Arch Orthop Trauma Surg 113: 675–687.
Fink B, Rechtenbach A, Büchner H (2010). Articulating spacers used in two-stage revision of infected hip and knee prostheses abrade with time. Clin Orthop Relat Res 469: 1095–1102.
Fink B, Schäfer P, Frommelt L (2012). Logistische Voraussetzungen und Probenentnahmen bei periprothetischen Infektionen. Orthopäde 41: 15–19.
Galat D, McGovern S, Larson D (2009). Surgical treatment of early wound complications following primary total knee arthroplasty. J Bone Joint Surg Am 91: 48–54.
Gerlach U, Grimme C, Schoop R (2009). Akute posttraumatische Osteitis. Trauma Berufskrankh 11 (Suppl 2): 203–206.
Gerlach U, Grimme C, Schoop R, Borree M (2014). Gelenkinfekt – eine Entität für die spezielle septische Chirurgie. Trauma Berufskrankh 16 (Suppl 4): 439–443.
Glombitza M, Steinhausen E, Späth T, Poll L, Rixen D (2012). Posttraumatische, postoperative und hämatogene Osteomyelitis. Trauma Berufskrankh 14(4): 271–277.
Harrasser N, Lenze U, Pohlig F (2012). Die periprothetische Gelenkinfektion: Diagnostik und Therapie. Köln: Deutscher Ärzte-Verlag; S.7–8.
Heppert V, Hermann P, Thoele P, Wagner C (2010). Komplikationsmanagement bei Infektionen. Trauma Berufskrankh 12 (Suppl 3): 236–242.
Hierner R (2008). Die Musculus-gastrocnemius-Lappenplastiken. Oper Orthop Traumatol 20: 128–144.
Jämsen E, Huhtala H, Poulakka T (2009). Risk factors for infection after knee arthroplasty. A register-based analysis of 43 149 cases. J Bone Joint Surg 91: 38–47.
Jenny J, Gaudias J, Jenny G (1998). Infection after total knee prosthesis – The surgeon's point of view. Eur J Orthop Surg Traumatol 8: 7–11.
Kösters K, Crevel van R, Sturm PDJ, et al. (2009). Treatment of knee prosthesis infections: evaluation of 15 patients over a 5-year period. Int Orthop 33: 1249–1254.
Lüring C, Lemmen S, Quack V (2012). Behandlungsalgorithmus der periprothetischen Infektionen am Kniegelenk. Orthopäde 41: 20–25.
Mack D (2004). Molecular mechanisms of *Staphylococcus epidermidis* biofilm formation. J Hosp Infect 43(suppl 1): S113–S125.
Militz M, Bühren V (2010). Wechsel infizierter Knie- und Hüftendoprothesen. Chirurg 81: 310–320.
Militz M, Weidemann H, la Fougère C (2012). Positronenemissionstomographie-Computertomographie (PET-CT). Indikationen bei Osteitis. Trauma Berufskrankh 14: 16–20.
Mortazavi J, Schwartzenberger J (2010). Revision total knee arthroplasty infection. Clin Orthop Relat Res 468: 2052–2059.
Ochsner PE, Borens O, Bodler P-M, Borger I, Eich G, Hefti F et al. (2015). Infektionen des Bewegungsapparates. Grundlagen, Prophylaxe, Diagnostik und Therapie. 2. A. Hanau: Heraeus.
Oestern S, Varoga D, Trompetter R (2013). Das infizierte Kniegelenk. Unfallchirurg 116: 255–270.
Riegels-Nielsen P, Fridtmodt-Moller N, Jensen J (1987). Rabbit model of septic arthritis. Acta Scand 58: 14–19.
Rohde H, Burdelski C, Bartscht K (2005). Induction of *Staphylococcus epidermidis* biofilm formation via proteolytic processing of the accumulation-associated protein by staphylococcal and host proteases. Mol Microbiol 55(6): 1883–1895.
Schmidt HGK, Tiemann AH, Braunschweig R, Diefenbeck M, Bühler M, Arbitsch D et al. (2011). Zur Definition der Diagnose Osteomyelitis – Osteomyelitis Diagnose Score (ODS) Z Orthop Unfall 149(4): 449–460.
Tiemann A, Hofmann G (2008). Die akute postoperative Osteitis. Therapeutische Strategie zu einer oft verkannten Entität. CHAZ 9: 371–377.
Wagner C, Kondella K, Bernschneider T, Heppert V, Wintzensen A (2003). Post-traumatic osteitis: analysis of inflammatory cells recruited into the site of infection. Schock 20: 503–510.
Wagner C, Obst U, Hänsch G (2005). Implant-associated posttraumatic osteomyelitis: collateral damage by local host defence? Int J Artif Organs 28: 1172–1180.
Wagner C, Hänsch G, Wentzensen A, Heppert V (2006). Die implantatassoziierte posttraumatische Osteitis. Bakterielle Biofilme und Infektabwehr als Protagonisten der lokalen Entzündungsreaktion. Unfallchirurg 109(6): 761.
Wagner W, Scheffler S, Weiler A (2007). Revisionsersatz des vorderen Kreuzbandes. Arthroskopie 20: 139–149.
Willenegger H, Roth B (1986). Behandlungstaktik und Spätergebnisse bei Frühinfekten nach Osteosynthese. Unfallchirurg 12(5): 241–246.
Wilson M, Kelley K, Thornhill T (1990). Infection as a complication of total knee-replacement arthroplasty. Risk factors and treatment in sixty-seven cases. J Bone Joint Surg Am 72: 878–883.
Wolff L, Parvizi J, Trousdale R (2003). Results of treatment of infection in both knees after bilateral total knee arthroplasty. J Bone Joint Surg Am 85: 1952–1955.
Zimmerli W, Flücker U (2004). Verlaufsformen und Mikrobiologie der bakteriellen Osteomyelitis. Orthopäde 33(3): 267–272.

KAPITEL

12

Christoph H. Lohmann und Martin Röpke

Tumoren des Knies

12.1 Einleitung

Die Diagnostik und Therapie von Tumoren des Bewegungsapparats sind heute immer das Ergebnis interdisziplinärer Zusammenarbeit. Die Entwicklung der modernen onkologischen Therapie hat bei Tumorerkrankungen, bei denen man vor Jahren von einer nur geringen Lebenserwartung ausgehen konnte, Verbesserungen der Chance auf Heilung bzw. Verlängerung der Lebenszeit erbracht. Folglich ist nicht allein der Gewinn an Lebenszeit, sondern auch die Lebensqualität für den Patienten von hohem Wert. So konnte z. B. beim hochmalignen Osteosarkom innerhalb der letzten 30 Jahre durch die Einführung der intensivierten Hochdosis-Chemotherapie die zuvor äußerst schlechte Prognose auf eine Überlebenswahrscheinlichkeit von > 70 % gesteigert werden. Parallel dazu hat sich die chirurgische Therapie von einer sofortigen Amputation oder Exartikulation der betroffenen Extremität zu einer sehr häufig möglichen extremitätenerhaltenden Versorgung gewandelt.

Ziel dieses Kapitels ist es, die Problemstellung von Diagnostik und Therapie der Tumoren des Kniegelenks so aufzuarbeiten, dass dem Leser das Erkennen und die Begleitung des korrekten diagnostischen und therapeutischen Vorgehens möglich werden.

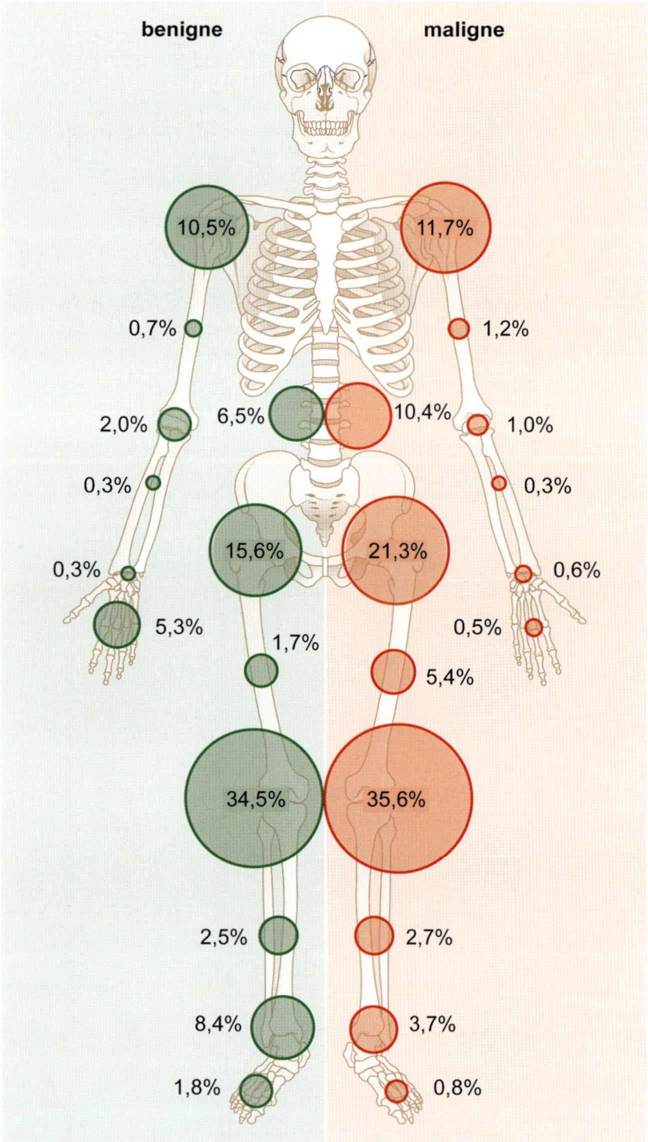

Abb. 12.1 Regionale Verteilung der benignen und malignen primären Knochentumoren im Bereich der Extremitäten nach Daten des Rizzoli-Instituts Bologna 1900–2012 (Picci et al. 2014)

Gerade für die multimodale Therapie maligner Tumoren des Skelett- und Bewegungsapparats ist es besonders wichtig, schon zu Beginn der diagnostischen Maßnahmen den gesamten diagnostischen und therapeutischen Zusammenhang zu erfassen. Nur so kann eine kurative Therapie mit optimalem funktionellem Ergebnis zum Ziel geführt werden.

12.1.1 Häufigkeit, regionale Verteilung und Altersverteilung

Das Kniegelenk mit angrenzendem Ober- und Unterschenkel ist die Region des menschlichen Körpers, in der Knochentumoren der meisten Entitäten besonders häufig auftreten (➤ Abb. 12.1). Die naheliegende Ursache dafür ist die hohe Aktivität der Umbauvorgänge der Knochen, die das Kniegelenk formen. Die an das Kniegelenk angrenzenden **Epiphysenfugen** sind die aktivsten des menschlichen Skeletts. Etwa ein Drittel des Längenwachstums wird hier erzielt, wobei die Epiphysenfuge des distalen Femurs ca. 20 % und die der proximalen Tibia ca. 13 % zum Gesamtwachstum beitragen. Aber auch nach dem Ende des Wachstums bleiben die Metaphysen der kniegelenknahen Knochen, bedingt durch hohe Belastung und große Hebelwirkung der langen Röhrenknochen, Regionen hoher Umbauvorgänge (Hefti 2002).

Die allgemeine **Altersverteilung** primärer Knochentumoren zeigt folglich einen Häufigkeitsgipfel gerade in der Lebensspanne der höchsten Wachstumsaktivität der Epiphysenfugen. Kinder und Jugendliche in der 2. Lebensdekade sind am häufigsten betroffen. Die Tumoren im Einzelnen zeigen aber Unterschiede (Picci 2014).

Weichteiltumoren haben keinen derartigen Bezug zum Kniegelenk. Die regionale Verteilung zeigt die höchste Häufigkeit im Bereich der größten Weichteilmassen, die im Bereich des Oberschenkels zu finden sind. Dort treten die Weichteilsarkome mit 34,5 % am häufigsten auf (Picci 2014). Die Altersverteilung hat einen breiten Gipfel zwischen dem 40. und 60. Lj., der sich mit zunehmender Lebenserwartung auch immer weiter in das höhere Patientenalter verschiebt.

12.1.2 Allgemeine Begriffe und Definitionen

Knochentumoren oder Weichteiltumoren sind benigne oder maligne **Neoplasien,** die durch ein autonomes und progressives Zellwachstum gekennzeichnet sind. Geht dieses von ortsständigem Körpergewebe aus, handelt es sich um **primäre Tumoren. Sekundäre Tumoren** sind ortsfremder Ursache; es handelt sich um Metastasen anderer Primärtumoren. Davon abgegrenzt gibt es **tumorähnliche Läsionen,** die bildmorphologisch oder auch klinisch wie Tumoren imponieren, aber kein autonomes Wachstum zeigen.

Primäre Knochentumoren

Die im Knochen auftretenden primären Tumoren lassen sich nach ihrer Differenzierung oder ihrem Ursprungsgewebe einteilen. Eine dementsprechende Einteilung gibt die WHO-Klassifikation der Knochentumoren (Fletcher 2002; ➤ Tab. 12.1).

Tab. 12.1 WHO-Klassifikation der für das Kniegelenk relevanten primären Knochentumoren (nach Fletcher 2002)

Differenzierung	Benigne	Unspezifisch/Borderline	Maligne
Osteogen	Osteoidosteom Osteoblastom		Osteosarkom
Chondrogen	Osteochondrom Chondrom Chondroblastom Chondromyxoidfibrom	Multiple Chondromatose	Chondrosarkom
Fibrogen	Desmoblastisches Fibrom		Fibrosarkom
Fibrohistiozytär	Benignes fibröses Histiozytom		Malignes fibröses Histiozytom
Ewing-Sarkom/PNET			Ewing-Sarkom
Riesenzelltumor		Riesenzelltumor	Maligner Riesenzelltumor
Hämatopoese			Plasmozytom/multiples Myelom
Vaskulär	Hämangiom		Angiosarkom
Glatte Muskulatur			Leiomyosarkom
Lipogen	Lipom		Liposarkom
Verschieden		Aneurysmatische Knochenzyste	Adamantinom
Gelenkveränderungen	Synoviale Chondromatose Pigmentierte villonoduläre Synovialitis		

Tab. 12.2 WHO-Klassifikation der für das Kniegelenk relevanten Weichteilsarkome (nach Fletcher 2002)

Differenzierung	Benigne	Unspezifisch/ Borderline	Maligne
Adipozytär	Lipom Lipomatose Lipoblastom Angiolipom Myolipom Chondroides Lipom	Atypischer lipomatöser Tumor	Liposarkom • myxoid • dedifferenziert • pleomorph • *mixed type*
Fibroblastisch/ Myofibroblastisch	Myositis ossificans Noduläre Fasziitis Proliferative Fasziitis	Aggressive Fibromatose	Fibrosarkom, myxoides
Fibrohistiozytär	Riesenzelltumor der Sehnenscheiden Benignes fibröses Histiozytom	Riesenzelltumor des Weichgewebes PVNS	Maligne PVNS
Glatte Muskulatur	Leiomyom		Leiomyosarkom
Skelettmuskulatur	Rhabdomyom		Rhabdomyosarkom
Vaskulär	Hämangiom Lymphangiom	Hämangioendotheliom	Angiosarkom
Tumoren unklarer Differenzierung	Myxom • intramuskulär • juxtraartikulär	Atypisches Fibroxanthom	Synovialsarkom Klarzellsarkom Extraskelettales Ewing-Sarkom/$_{P}$PNET Undifferenziertes pleomorphes Sarkom (UPS) • pleomorph • rundzellig • spindelzellig • epitheloid

Das **Risiko der malignen Entartung** gutartiger Knochentumoren ist insgesamt gering einzuschätzen. Bekannte Erkrankungen mit erhöhtem Risiko der Entartung sind die Enchondromatose und hier besonders das Maffucci-Syndrom (Dyschondroplasia haemangiomatosa) und der Morbus Ollier (Hemichondrodysplasie) mit einer Wahrscheinlichkeit von 20–30 % zur Entwicklung zum Chondrosarkom. Weitere Erkrankungen mit moderatem Risiko der malignen Entartung sind die multiple kartilaginäre Exostosenkrankheit, der Morbus Paget und die strahleninduzierte Osteitis. Ein geringes Risiko besteht bei der fibrösen Dysplasie, dem Knocheninfarkt, der chronischen Osteomyelitis, der Osteogenesis imperfecta, dem Riesenzelltumor, dem Osteoblastom und dem Chondroblastom (Fletcher 2002).

Weichteiltumoren

Weichteiltumoren sind benigne oder maligne autonom wachsende Neoplasien mesenchymalen Ursprungs. Entsprechend ihrer Differenzierung unterteilt man gemäß WHO-Klassifikation adipozytäre, fibroblastisch/myofibroblastische, fibrohistiozytische, perizytische, vaskuläre, glattmuskuläre und skelettmuskuläre sowie chondroossäre Tumoren (➤ Tab. 12.2). Diese stellt sich aber nicht als starre Einteilung dar. Neue immunhistologische Verfahren erlauben bessere Klassifizierungen. So findet sich in der letzten Überarbeitung der WHO-Klassifikation von 2013 die Diagnose des „malignen fibrösen Histiozytoms" (MFH) nicht mehr. Wenn nicht anders klassifizierbar, wird jetzt der Begriff des „undifferenzierten pleomorphen High-Grade-Sarkoms" verwendet (Picci 2014).

Grenzen des Tumors und der Kompartmentbegriff

Wächst der Tumor verdrängend, bildet sich aus den verdrängten Zelllagen eine **Pseudokapsel,** die aus fibrösem Bindegewebe besteht. Mit steigender Aggressivität des Tumors wird die Pseudokapsel zunehmend penetriert, oder das schnelle infiltrative permeative Wachstum erlaubt die Entstehung einer Pseudokapsel nicht.

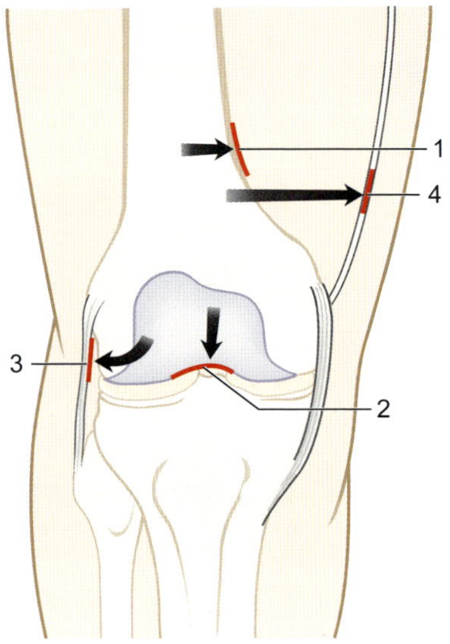

Abb. 12.2 Kompartmentgrenzen am distalen Femur: 1. Kortikalis/Periost, 2. Gelenkknorpel, 3. Gelenkkapsel, Bandapparat, 4. Muskelfaszien

Darüber hinaus bildet sich in der direkten Umgebung eines Tumors die **reaktive Zone,** die im Knochengewebe eine reaktive Knochenneubildung bzw. im Weichteilgewebe eine fibröse Reaktion darstellt. Pseudokapsel und reaktive Zone können mit zunehmender Aggressivität und Invasivität des Tumors sog. Tumorsatelliten enthalten. Werden diese Tumorsatelliten bei der Resektion nicht mit erfasst, sind sie die Ursache für lokale Tumorrezidive.

Befund, lokales Staging und Therapiemaßnahmen bei muskuloskelettalen Tumoren sind eng an anatomische Räume und ihre Begrenzungen, d. h. an die Kompartmente gebunden. Ein **Kompartment** definiert sich durch die begrenzenden natürlichen Barrieren wie Faszien, Muskelsepten, Kortikalis, Periost, Gelenkknorpel, Gelenkkapsel, Bänder, Sehnen und Sehnenscheiden (➤ Abb. 12.2). Invasive Tumoren breiten sich innerhalb des Kompartments schneller aus als über die anatomischen Barrieren hinaus.

Stagingsysteme

Neben der Klassifizierung der Tumoren nach histologischen Kriterien ist es sinnvoll, Tumoren nach den aktuellen anatomischen und klinischen Gegebenheiten zu klassifizieren. Aus histologischer Diagnose und Tumorstadium leiten sich die Therapie und die Einschätzung der Prognose im individuellen Fall ab. Stagingsysteme nutzen neben dem histologischen Grading (**G**) die TNM-Klassifikation wobei **T** für die Tumorgröße und -ausdehnung, **N** für das Staging von Lymphknotenmetastasen, **M** für Fernmetastasen steht. Es sind unterschiedliche Systeme für Knochen- und Weichteiltumoren bekannt.

Das heute meistgebräuchliche **Stagingsystem für muskuloskelettale Tumoren** wurde von Enneking 1980 eingeführt (Enneking 1990; ➤ Tab. 12.3). Es differenziert im Tumorgrading benigne Tumoren (G0), niedrigmaligne Tumoren (G1) und hochmaligne Tumoren (G2). Die anatomische Ausdehnung des Tumors wird eingeteilt nach intrakapsulär (T0), intrakompartimentell (T1) und extrakompartimentell (T2). Das systemische Staging geht in das System ein als metastasenfrei (M0) oder als Metastasierung (M1) mit regionalen (Skip- oder Lymphknotenmetastasen) oder Fern-

Tab. 12.3 Stagingsystem nach Enneking (1990)

	Stadium	Grading	Lokalisation	Metastasen	Definition
Benigne	1	G0	T0	M0	latent/inaktiv
	2	G0	T0	M0	aktiv
	3	G0	T1–2	M0–1	aggressiv
Maligne	IA	G1	T1	M0	niedrigmaligne intrakompartimentell
	IB	G1	T2	M0	niedrigmaligne extrakompartimentell
	IIA	G2	T1	M0	hochmaligne intrakompartimentell
	IIB	G2	T2	M0	hochmaligne extrakompartimentell
	IIIA	G1–2	T1	M1	metastasiert intrakompartimentell
	IIIB	G1–2	T2	M1	metastasiert extrakompartimentell

Tab. 12.4 Therapie benigner Tumoren in Abhängigkeit der Stadieneinteilung nach Enneking (1990)

Stadium	Definition	Verhalten	Therapie zur lokalen Kontrolle des Tumors
1	latent/inaktiv	Nach Ende des Körperwachstums statisch, selbstausheilend, intrakapsulär (T0)	Intraläsionale Resektion
2	aktiv	Progressives Wachstum, begrenzt durch Pseudokapsel und Kompartmentgrenze (T0)	Marginale oder intraläsionale Resektion ggf. mit lokalem Adjuvans
3	aggressiv	Invasives Wachstum, durchbricht extrakapsulär (T1) oder auch extrakompartimentell (T2)	Weite oder marginale Resektion mit lokalem Adjuvans

Tab. 12.5 Therapie maligner Tumore in Abhängigkeit der Stadieneinteilung nach Enneking (1990)

Stadium	Grading	Lokalisation	Metastasen	Therapie zur lokalen Kontrolle des Tumors
IA	niedrigmaligne	intrakompartimentell	keine	Weite Resektion
IB	niedrigmaligne	extrakompartimentell	keine	Weite Resektion mit ggf. neurovaskulärem Defizit oder Amputation
IIA	hochmaligne	intrakompartimentell	keine	Radikale oder weite Resektion mit Adjuvans
IIB	hochmaligne	extrakompartimentell	keine	Radikale oder weite Resektion oder Amputation mit Adjuvans
IIIA	maligne	intrakompartimentell	Metastasen	Metastasenresektion und radikale Resektion oder Palliation
IIIB	maligne	extrakompartimentell	Metastasen	Metastasenresektion und radikale Amputation oder Palliation

Tab. 12.6 Stadieneinteilung (UICC/AJCC 2010) (Picci 2014)

Stadium	UICC-/FNCLCC-Grad	T	N	M
IA	G1, GX	T1a-b	N0	M0
IB	G1, GX	T2a-b	N0	M0
IIA	G2, G3	T1a-b	N0	M0
IIB	G2	T2a-b	N0	M0
III	G3	T2a-b	N0	M0
	G1–3	T1–2a-b	N1	M0
IV	G1–3	T1–2a-b	N0–1	M1

metastasen. Die Klassifikation nach Enneking erlaubt klare Richtlinien zum chirurgischen Prozedere.

Benigne muskuloskelettale Läsionen werden nach ihrer Aktivität in Stadium 1 (latent oder inaktiv), Stadium 2 (aktiv) und Stadium 3 aggressiv eingeteilt. Diesem System können entsprechende Therapiemaßnahmen zugeordnet werden (➤ Tab. 12.4).

Maligne Tumoren des muskuloskelettalen Systems werden nach dem Tumorgrading und der systemischen Tumorausbreitung in drei Stadien eingeteilt:

- Stadium I: niedriggradig maligne, ohne Metastasen
- Stadium II: hochmaligne, ohne Metastasen
- Stadium III: mit Metastasen

Dazu wird in jedem Stadium nach intrakompartimenteller (A) oder extrakompartimenteller Tumorausbreitung (B) unterschieden (➤ Tab. 12.5).

Weitere bekannte, mehr von Pathologen und Onkologen genutzte Stagingsysteme sind die des *American Joint Committee on Cancer* (AJCC) und der *Union Internationale Contre le Cancer* (UICC). Auch hier gilt die TNM-Klassifikation (➤ Tab. 12.6).

12.2 Diagnostik

12.2.1 Klinik

Unmittelbar am Kniegelenk sind Tumoren oft frühzeitig erkennbar, wenn sie zu Schwellungen führen, die bei relativ dünnem Weichteilmantel meist eher auffallen, als es z. B. am Hüftgelenk oder am proximalen Oberschenkel unter kräftiger Muskulatur der Fall ist. Allerdings sind die popliteale Region und die metaphysären Abschnitte der angrenzenden Knochen bereits durch Muskulatur gut gedeckt, sodass auch hier die Regel gilt, dass das Auftreten von Schwellungen als spätes Symptom einer Tumorerkrankung gilt.

Erstes klinisches Anzeichen eines aggressiv wachsenden Tumors ist häufig der Schmerz. Da es am Kniegelenk eine Vielzahl von schmerzhaften Syndromen gibt, kommt es immer wieder zu Fehldiagnosen, die letztendlich zu prekären Verzögerungen der Diagnostik führen. Es ist deshalb notwendig, eine genaue Anamnese und Untersuchung des Kniegelenks durchzuführen, um die schmerzhaften Symptome zu differenzieren.

Kniegelenke mit unklaren Schmerzen, die sich unabhängig von Belastungen zeigen, oder Ruheschmerzen, die nicht zweifelfrei zugeordnet werden können, sollten zur weiteren Diagnostik immer geröntgt werden. Auch sog. Wachstumsschmerzen müssen zu einer weiteren Diagnostik führen, wenn sie nicht bei insgesamt unauffälliger Klinik intermittierend in größeren zeitlichen Abständen am rechten und linken Bein auftreten (Hefti 2002).

Klinische Symptome von Tumoren, die den Gelenkraum des Kniegelenks direkt betreffen, sind Ergussneigung, rezidivierendes Hämarthros und Bewegungseinschränkung. Wenn die Genese eines Hämarthros unklar bleibt, kein Trauma oder keine Blutungsneigung (Hämophilie oder Antikoagulation) vorliegt, muss die weitere Diagnostik mittels Röntgenbild und MRT des Kniegelenks erfolgen.

12.2.2 Bildgebende Diagnostik

Am Anfang der bildgebenden Diagnostik des Kniegelenks steht das **konventionelle Röntgenbild.** Auch wenn heute die MRT oft gut verfügbar ist, stellt das einfache Röntgenbild einen essenziellen Bestandteil der bildgebenden Diagnostik dar. Durch die Beurteilung der knöchernen Struktur, der osteolytischen oder osteosklerotischen Läsion, der Periostreaktion oder des exostotischen Wachstums (➤ Abb. 12.3) kann wesentlich zur Diagnosestellung beigetragen werden. Einige Tumoren (z. B. das nichtossifizierende Fibrom oder Osteochondrome) können allein mit dem Röntgenbild sicher diagnostiziert werden.

Aussagen zur morphologischen Beschreibung der Knochenläsion aus dem konventionellen Röntgenbild sind:

- Größe der Läsion (stabil, instabil, Infraktion, Fraktur)
- Lage im Knochen (epiphysär, metaphysär, diaphysär, exzentrisch, kortikal, periostal, intraartikulär)

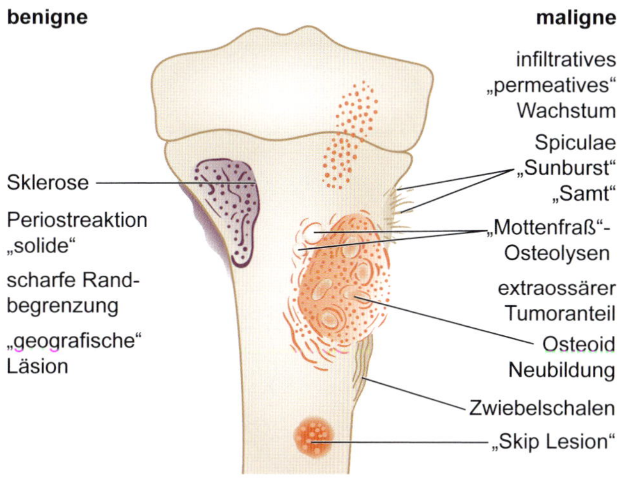

Abb. 12.3 Kriterien von benignen und malignen Knochentumoren

12

- Begrenzung der Läsion (Sklerosesaum, scharfe Begrenzung, mottenfraßartig, permeativ)
- Periostreaktion (solide, einfache Lamelle, Zwiebelschale, Codman-Dreieck, Spiculae)
- Intraläsionale Matrixverkalkungen oder -verknöcherungen (solide, stippchenförmig, flockig, bogenförmig)

Diagnostischer Hinweis

Malignitätskriterien sind Codman-Dreieck (seitlich abgehobenes Periost/Periostsporn), Spiculae, Zwiebelschalenphänomen, permeatives Tumorwachstum, mottenfraßartige Knochenläsionen, Tumoren mit Weichteilanteil.

Eine systematische Analyse der Knochenläsionen im Röntgenbild ist mit der Einteilung nach Lodwick möglich (➤ Abb. 12.4).

Die zentrale Stellung des Röntgenbilds in der Tumordiagnostik des Kniegelenks zeigt ➤ Abb. 12.5.

Nach dem Röntgenbild ist eine **Magnetresonanztomografie** zur weiterführenden Diagnostik notwendig, wenn die Diagnose nicht zweifelsfrei anhand der bisherigen Bildgebung gestellt werden kann. In der MRT lassen sich vor allem die Weichteilstrukturen besonders gut beurteilen. Das meist gut abgrenzbare neoplastische Gewebe ersetzt oder verdrängt dabei die normale anatomische Struktur. Bei Knochentumoren ist als allgemeines Zeichen eine Auslöschung des Fettsignals des Knochenmarks zu sehen und differenzialdiagnostisch zu bewerten.

Das **Kontrastmittel-MRT** erlaubt eine bessere Einschätzung der intraläsionalen Gewebestrukturen, der Ausbreitung in das Weichteilgewebe und der intramedullären Ausbreitung des Tumors. Es besitzt deshalb in der lokalen Tumordiagnostik den höheren Wert.

Diagnostischer Hinweis

Für die Beurteilung von MRT-Untersuchungen sind in der Praxis immer der Befund des Radiologen und die Bilder entscheidend. Allein die Bilder oder allein der Befund geben keine ausreichende Information für das weitere Prozedere. Optimal ist die direkte Befundbesprechung zwischen Chirurgen/Orthopäden und Radiologen.

Das **MR- oder Computertomogramm** stellt den Tumor in seiner dreidimensionalen Lagebeziehung zu den anatomischen Strukturen dar. Im CT können die Knochendestruktion und die Matrixmineralisierung besser erkannt werden. In Fällen, in denen kein MRT durchgeführt werden kann (Implantate, Herzschrittmacher), ist das CT die entsprechende Alternative.

Informationen über den Knochenstoffwechsel und die Aktivität der Läsion gibt die **Skelettszintigrafie.** Für die Diagnostik des Lokalbefunds kann die Szintigrafie nur wenig mit der MRT konkur-

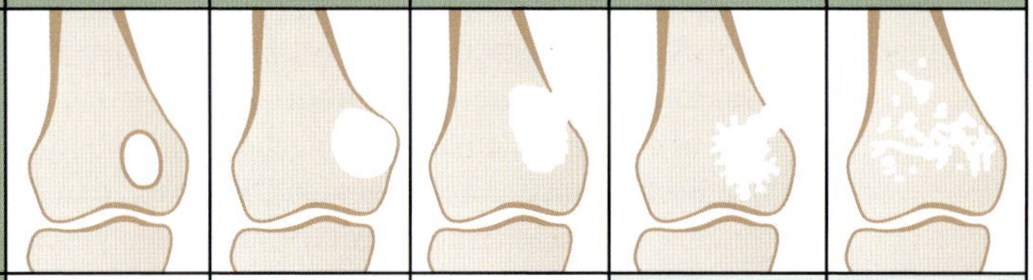

Lodwick-Grad	IA	IB	IC	II	III
entscheidende Kriterien	Begrenzung immer scharf	schalenartige Ausbeulung > 1 cm	immer totale Kompaktapenetration	immer kombiniert geografisch, mottenfraßartig und/oder permeativ	immer mottenfraßartig und/oder permeativ
	immer Sklerosesaum	und/oder kein Sklerosesaum			
	partielle oder keine Kompaktadestruktion				
	immer geografische knöcherne Destruktion				

Abb. 12.4 Entscheidende Kriterien für die Zuordnung knöcherner Läsionen in Grade nach Lodwick entsprechend zunehmender Wachstumsgeschwindigkeit (modifiziert nach Freyschmidt)

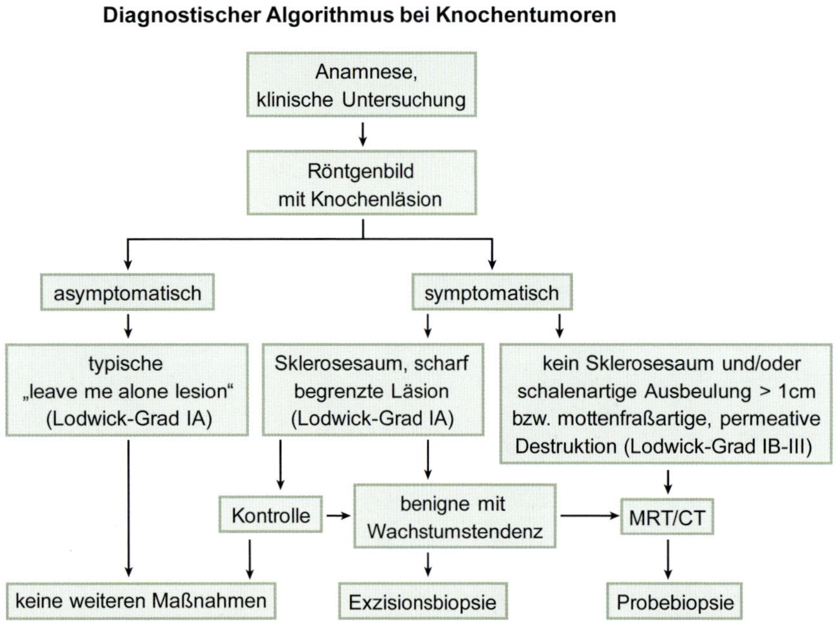

Abb. 12.5 Diagnostischer Algorithmus bei Knochentumoren modifiziert nach Freyschmidt (2008)

rieren, weil die MRT die anatomisch-pathologische Morphologie genauer darstellt. Ihr Wert liegt vor allem in der Suche nach weiteren Herden zur Metastasensuche oder bei fraglicher multifokaler Erkrankung. Damit ist die Szintigrafie für das Staging essenziell, für die Diagnostik vor der Biopsie oft aus Zeitgründen verzichtbar.

Die **Sonografie** ist zur Diagnostik von Knochentumoren nur begrenzt aussagefähig. Besonders bei Weichteiltumoren gibt sie aber die Möglichkeit zur schnellen bildmorphologischen Kontrolle und zur Untersuchung der topografischen Lagebeziehung. Für Weichteiltumoren können wertvolle Aussagen zur Durchblutung anhand dopplersonografischer Untersuchungen gestellt werden.

12.2.3 Biopsie

Eine definitive Diagnose bei Verdacht auf einen Tumor ist nur durch eine Biopsie möglich. Die Indikation zur Biopsie erfolgt nach vollständiger lokaler Tumordiagnostik. Dazu sind das Röntgenbild und die MRT entscheidend. Ein weiterer Grund dafür, dass die lokale bildgebende Diagnostik vor der Biopsie abgeschlossen sein muss, ist die Tatsache, dass der lokale Befund durch die Biopsie wesentlich verändert wird.

Die Indikation zur Biopsie stellt sich:

- wenn bei unklarer Diagnose der pathologische Befund entscheidend für das weitere Prozedere ist,
- wenn bei klarer Tumoranamnese Entscheidungen zum Wechsel von Therapieverfahren anhand des pathologischen Befunds zu stellen sind.

Als **Biopsieverfahren** stehen Nadelbiopsie, Stanzbiopsie, offene Biopsie und Exzisionsbiopsie zur Diskussion. Für das richtige Vorgehen stellt sich aber nicht nur die Frage nach dem geeigneten Biopsieverfahren, sondern es muss auch berücksichtigt werden, welcher Zugangsweg für folgende chirurgische Therapiemaßnahmen geeignet ist.

Diagnostischer Hinweis

Der Zugangskanal zur Biopsie, egal ob als offener Zugang oder perkutane Nadelbiopsie, muss als vom Tumor kontaminiert betrachtet werden und ist bei Vorliegen eines Malignoms en bloc mit dem Tumor weit im Gesunden zu resezieren.

Die Wahl des Biopsiezugangs gehört in die Hand eines Operateurs, der die Problematik der definitiven chirurgischen Tumorversorgung beherrscht. Der Biopsiezugang gilt grundsätzlich als tumorkontaminiert und muss letztendlich wie ein Anteil des Tumors entsprechend onkochirurgischer Resektionskriterien mit reseziert werden. Fehler bei der Wahl des Biopsiezugangs und beim Biopsieverfahren können zu erheblichen Einschränkungen der Therapiemöglichkeiten führen. Es kann dazu kommen, dass aufgrund eines Biopsiefehlers eine beinerhaltende Therapie nicht mehr möglich ist. Die Auswertung der Cooperativen Osteosarkom-Studiengruppe (COSS) hat ergeben, dass die Wahrscheinlichkeit, ein Lokalrezidiv zu erleiden, hoch signifikant erhöht ist, wenn die Biopsie nicht in der Einrichtung durchgeführt wurde, in der auch die definitive Tumorresektion erfolgte (Andreou 2010).

Unabhängig von der Biopsiemethode sind vor dem Eingriff folgende Fragen zu klären:

- Welcher Anteil des Tumors ist zu biopsieren?
- Welcher Zugang ist zu wählen, um eine spätere Resektion des gesamten Biopsiekanals zu ermöglichen? Konkret heißt das: Ist der Zugang weit von Gefäß- und Nervenstrukturen entfernt? Geht er auf kurzem Weg durch Gewebe nur eines Kompartiments? Wird der Gelenkraum nicht kontaminiert?
- Berücksichtigt der geplante Biopsieweg Zugänge für eine etwaige spätere Tumorresektion und Rekonstruktion? Werden wichtige Muskellappen vor Kontamination geschont, um die Rekonstruktion des Resektionsdefekts zu ermöglichen und Rückzugsmöglichkeiten offen zu halten?

Die Vorteile der **Feinnadel- oder Stanzbiopsie** liegen vor allen Dingen in der geringeren Traumatisierung. Durch Sonografie-, CT- oder auch MRT-gestützte Punktion kann die Biopsie genau kontrolliert aus dem gewählten Tumorbereich entnommen werden. Nachteil dieser perkutanen Verfahren ist, dass nur eine sehr kleine Probe entnommen werden kann. Für umfangreichere histopathologische Diagnostik mit immunhistologischen und ggf. auch molekularbiologischen Untersuchungen ist die Biopsatmenge oft zu klein. Im Zweifelsfall ist dann erneut eine Biopsie notwendig. Zu beachten ist bei perkutanen Biopsien, dass der Zugang markiert oder sicher dokumentiert wird, damit er z. B. nach 10 Wochen neoadjuvanter Chemotherapie noch sicher lokalisiert werden kann. Blutungen aus dem Tumorgewebe nach perkutanen Stanzbiopsien stellen ein weiteres Risiko dar, weil ein solches Hämatom auch als tumorkontaminiert gelten muss. Zur Vermeidung ist postoperativ eine entsprechende Kompressionstherapie erforderlich.

In der Region des Kniegelenks kann eine offene Biopsie bevorzugt werden, da eigentlich kaum kritische Bereiche zu finden sind, die für diese Operationsverfahren nicht erreichbar erscheinen. Die **Inzisionsbiopsie** ist eine intraläsionale Probenentnahme. Die Schnittführung orientiert sich einerseits an den anatomischen Gegebenheiten der Tumorlage, andererseits am Zugangsweg des definitiven Eingriffs unter Berücksichtigung der oben genannten Prinzipien. Zur Entnahme des Tumorgewebes wählt man den direkten Weg durch ein muskuläres Kompartiment, das später mit reseziert werden kann. Die Muskulatur wird dabei stumpf auseinandergedrängt, ohne seitliches Präparieren der Gewebeschichten. Am Kniegelenk sind das für das distale Femur Zugänge über den M. vastus medialis oder lateralis. Tumoren an der proximalen Tibia sind über die Zugänge anteromedial über die Subkutis und anterolateral über den M. tibialis anterior zu erreichen. Auch dorsal gelegene Tumoren sollten so zugänglich sein.

CAVE

Für die tiefe Exploration müssen stumpfe Haken, am besten Langenbeck-Haken, genutzt werden. Hohmann-Hebel dürfen nicht verwendet werden, weil diese um den Knochen in die Weichteile geschoben werden und so zu umfangreicher Kontamination verschiedener Kompartimente führen.

Eine repräsentative Probe aus dem Tumorgewebe sollte die Größe von ca. 1 cm^3 haben. Hat ein Tumor Anteile unterschiedlicher Struktur im MRT, sollte versucht werden, die Biopsie so anzulegen, dass Proben aus beiden Bereichen zu gewinnen sind, oder es ist vor der Biopsie gemeinsam mit dem Radiologen zu klären, welche Region des Tumors die höchste Malignität aufweist. Wenn Unsicherheit darüber besteht, ob repräsentatives Gewebe getroffen wurde, ist auch eine Schnellschnittuntersuchung zu erwägen, um Fehlbiopsien zu vermeiden. Wichtig ist, dem Pathologen vitales Tumorgewebe zur Verfügung zu stellen. Enthält ein Tumor viele zentrale Nekrosen, ist das Gewebe aus Tumorkapsel und nah der Oberfläche für die Diagnostik besonders wertvoll.

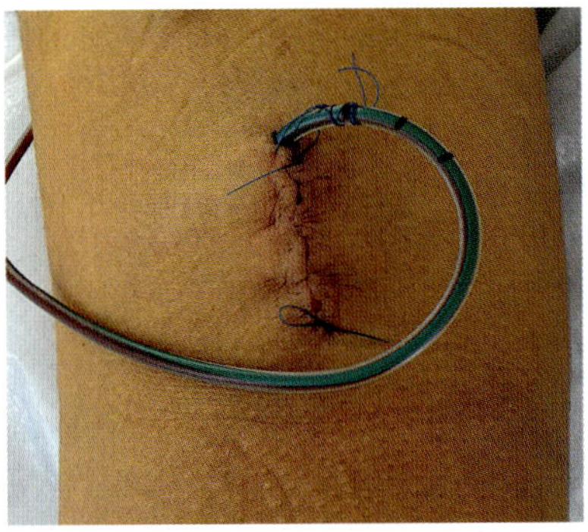

Abb. 12.6 Biopsie anterolateral am distalen Femur, 11-jähriges Kind

Subtile Blutstillung ist bei Biopsien sehr wichtig. Gegenüber den perkutanen Verfahren ist der Vorteil der offenen Biopsie die Möglichkeit, Blutungen zu erkennen und zu stillen und die Ausbildung von Hämatomen möglichst zu verhindern. Kniegelenknah ist das Operieren in Blutsperre (nicht Blutleere) möglich. Vor Wundverschluss muss die Blutsperre aber zur Blutstillung geöffnet werden. Gelingt die Blutstillung durch Koagulation oder Unterbinden der Gefäße nicht, sollten Hämostyptika eingesetzt werden. Ebenfalls zur Verhinderung eines Hämatoms wird eine Saugdrainage in die Wunde eingelegt. Die Drainage darf aber keinesfalls fernab der Wunde oder quer dazu ausgeleitet werden. Drain und Drainkanal enthalten möglicherweise Koagel mit besonders reichlich verschleppten Tumorzellen. Deshalb muss eine Drainage direkt an einem Wundwinkel ausgeleitet werden, um auch diesen Kanal später resezieren zu können. Der **Hautverschluss** erfolgt nicht mit quer zur Wunde verlaufenden Einzelknopfnähten, sondern besser durch eine Intrakutannaht (➤ Abb. 12.6).

Voraussetzung für eine **Exzisionsbiopsie** oder Resektionsbiopsie ist ein kleiner, aller Voraussicht nach benigner Tumor mit einem Durchmesser von < 5 cm (Lindner 2005). Für die lokale Tumorkontrolle muss ein marginaler Resektionsrand ausreichend sein. Bei sehr kleinen Tumoren kann man auch weit im gesunden Gewebe resezieren. Bei der Indikationsstellung und Planung einer Exzisionsbiopsie sind die anatomisch-topografischen Gegebenheiten zu berücksichtigen. Immer muss die Exzisionsbiopsie so geplant werden, dass im Fall unerwarteter Malignität und inadäquaten Resektionsrändern eine Nachresektion gut möglich ist. Das bedeutet, dass die genannten Kriterien für eine Inzisionsbiopsie hier in gleichem Maß gelten. Auch ist zu bedenken, dass nach Exzisionsresektion die topografische Orientierung für eine Nachresektion wegen des fehlenden Tumors schwerer ist. Nachresektionen erlauben auch keine sichere Stellungnahme des Pathologen zu den Resektionsgrenzen, weshalb in diesen Fällen eine adjuvante Strahlentherapie notwendig ist. Aus diesen Gründen muss die Indikation zu einer Exzisionstherapie sehr sorgfältig und mit dem entsprechenden Weitblick auf die möglichen Folgen gestellt werden.

Auf Fehlermöglichkeiten durch schlecht geplantes Vorgehen bei der Biopsie wurde bereits hingewiesen. Hier sollte nochmals eine Zusammenfassung möglicher Gefahren gegeben werden, die aus Fehlern bei der Biopsie für die definitive Tumorresektion entstehen können:

CAVE

- Keine quere oder S-förmige Inzision: Es drohen schwer beherrschbare Resektionsdefekte. Inzisionen immer in Längsrichtung der Extremität oder am Becken entlang der Crista iliaca anlegen.
- Nie in der Nähe von Nerven oder großen Gefäßen präparieren, nur durch ein muskuläres Kompartiment den Tumor biopsieren. Durch kontaminierte Nerven droht ein Funktions- oder sogar der Extremitätenverlust.
- Gelenke bei der Biopsie nie eröffnen. Durch Kontamination des Gelenks muss die wesentlich schwerere Resektion des Gelenks in toto erfolgen.
- Nie Muskellappen durch die Biopsie kontaminieren, die für die Rekonstruktion des Resektionsdefekts wesentlich sind.
- Nie mehrfache Inzisionen an einem Tumor anlegen, auch für Revisionen und Rebiopsien immer dieselben Zugänge nutzen.

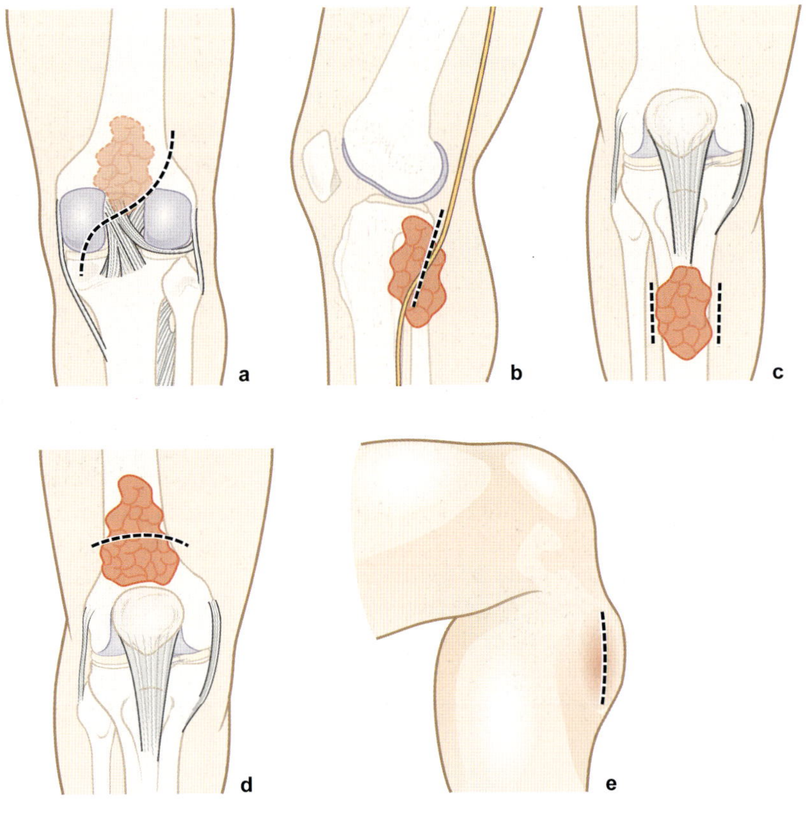

Abb. 12.7 Die häufigsten Fehler bei der Inzisionsbiopsie:
a) Zugang durch die Poplitea bei posterior gelegenen Tumoren
b) Zugang mit Präparation des Nervs
c) Mehrfache Inzisionen
d) Quere Inzision
e) Inzision durch gespannte Haut

- Nie durch gespannte Haut über dem Tumor inzidieren. Es drohen die Nekrose und die Wundheilungsstörung des Biopsiekanals.
- Den Zugang klein halten. Große Zugänge führen nicht nur zu dementsprechend großen Hautresektionen, sondern auch zu entsprechendem Weichteilverlust.

Folgende Fehler sind bei Biopsien speziell am Kniegelenk möglich und müssen vermieden werden (➤ Abb. 12.7).

12.2.4 Staging

Zur Komplettierung des Stagings ist bei malignen Tumoren vor Festlegung des Therapieregimes eine systemische Ausbreitungsdiagnostik notwendig. Im Allgemeinen gehören dazu ein Thorax-CT, eine Sonografie des Abdomens oder ein Abdomen-CT und eine Skelettszintigrafie. Sind diese Verfahren im Staging nicht ausreichend, kann eine PET-CT-Untersuchung sinnvoll sein.

Es ist nicht allein die Frage zu klären, ob eine Metastasierung vorliegt, sondern es muss auch entschieden werden, ob die Metastasen reseziert oder anders therapiert werden können. Für alle an der Therapie beteiligten Fachbereiche muss festgelegt werden, ob ein kuratives Therapiekonzept verfolgt wird. Diese Entscheidung und die Therapieplanung erfolgen in einem interdisziplinären Tumorboard für muskuloskelettale Tumoren.

12.3 Ausgewählte Tumorentitäten

12.3.1 Tumorähnliche Läsionen

Ein **nichtossifizierendes Fibrom** ist eine sehr häufig vorkommende benigne Knochenläsion. Man schätzt, dass sie am wachsenden

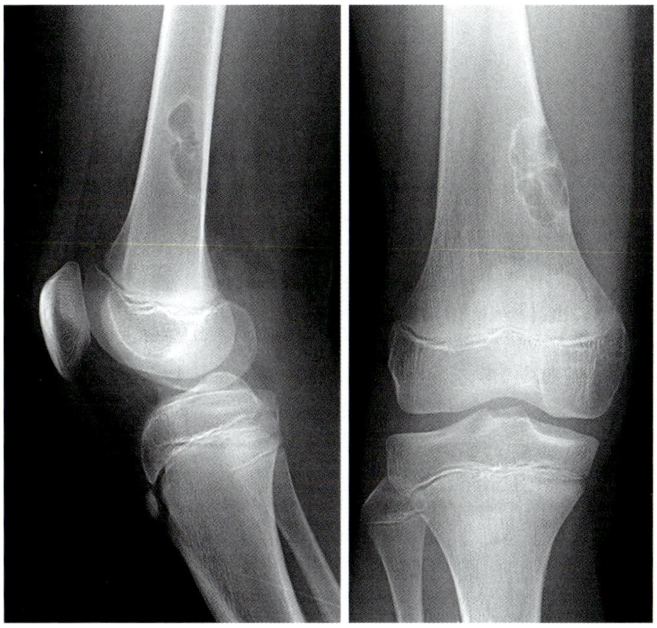

Abb. 12.8 Nichtossifizierendes Fibrom des distalen Kniegelenks: traubenförmige Läsion, gut sklerosierter Randsaum, dezente Vorwölbung der Kortikalis, schmerzfrei, Zufallsdiagnose bei Diagnostik eines Morbus Osgood-Schlatter mit knöcherner Separation an der Tuberositas tibiae

Skelett bei einem Drittel aller Kinder als asymptomatische Läsion auftritt. Nach den Angaben des Rizzoli-Instituts in Bologna wurden unter den dort registrierten Fällen 58 % an den kniegelenknahen Metaphysen von Femur und Tibia gefunden (Picci 2014). Diagnostiziert wird der Befund im Rahmen posttraumatischer Diagnostik als Zufallsbefund. Es handelt sich um eine Läsion, die als fibröser Kortikalisdefekt durch eine scharf begrenzte Kompaktaläsion gekennzeichnet ist.

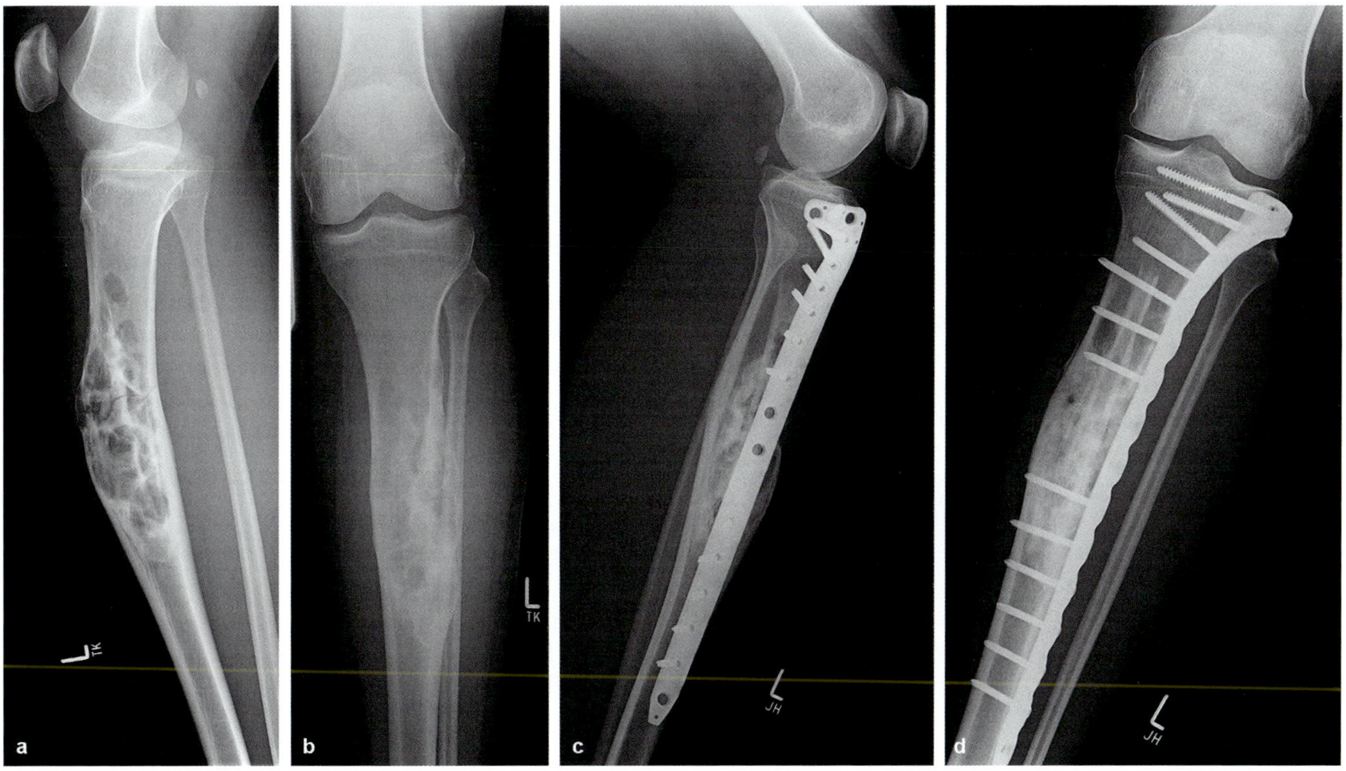

Abb. 12.9 Fibröse Dysplasie:
a, b) mit wiederholt auftretenden pathologischen Frakturen und Verformung der Tibia
c, d) Stabilisierung unter Verwendung eines allogenen Knochenspans und winkelstabiler Plattenosteosynthese

Als nichtossifizierendes Fibrom ist der Befund traubenförmig, intraossär und zur Spongiosa des Markraums durch einen sklerosierten Randsaum gut abgegrenzt. Das Röntgenbild entspricht einem Lodwick-Grad IA (➤ Abb. 12.8). Im Wachstumsalter und im Anfangsstadium kann sich das nichtossifizierende Fibrom noch progredient zeigen. Im weiteren Verlauf kommt es mit dem Längenwachstum zu einer relativen Verlagerung nach diaphysär und zu einer zunehmenden Verknöcherung des Prozesses. Das Röntgenbild als symptomloser Zufallsbefund und der Verlauf sind so typisch, dass das nichtossifizierende Fibrom keiner weiteren Diagnostik oder Therapie bedarf.

Die **fibröse Dysplasie** ist eine Fehlentwicklung des betroffenen Knochens mit unreifen irregulären Knochenbälkchen in fibrösem Bindegewebe. Angrenzend an das Kniegelenk tritt die fibröse Dysplasie selten auf, häufiger aber in den Diaphysen der großen Röhrenknochen. Im Röntgenbild sieht man eine Aufhebung der Spongiosastruktur (Mattglasphänomen) und unregelmäßige Sklerosierungen. Es kann zu Auftreibungen des Knochens und zystischen Veränderungen innerhalb der Läsion kommen. Auch aneurysmatische Knochenzysten sind möglich. Aufgrund der geringeren Belastbarkeit des unreifen Knochens können Frakturen oder Ermüdungsfrakturen auftreten (➤ Abb. 12.9), die im Verlauf zu Knochenverkrümmungen führen können (Säbelscheidentibia). Daraus erklärt sich auch die Symptomatik, die der Periostreizung bei Infraktion oder Fraktur entspricht.

Auch die **juvenile Knochenzyste** oder **solitäre Knochenzyste** ist im unmittelbaren Bereich des Kniegelenks eher selten. Sie tritt in der Metaphyse nah der Epiphysenfuge auf und „wandert“ mit dem Längenwachstum in die Diaphyse. Die mit seröser Flüssigkeit gefüllte Zyste mit einer dünnen Zystenwand erscheint im Röntgenbild als scharf begrenzte Osteolyse. Ältere solitäre Knochenzysten können wesentlich dickere bindegewebige Wände aufweisen. Die Kortikalis ist oft ausgedünnt oder auch spindelförmig aufgetrieben (Lodwick-Grad IA–IB). Die durch Frakturen entstehenden Fragmente können auf den Boden der Zyste sinken als *Fallen-Leaf*-Zeichen. Zur Therapie zwingt meist erst die Infraktion oder Fraktur der Zyste, die dann entsprechend dem vorliegenden Befund kniegelenknah eine Kürettage, Spongiosaplastik und/oder eine winkelstabile Osteosynthese erfordert.

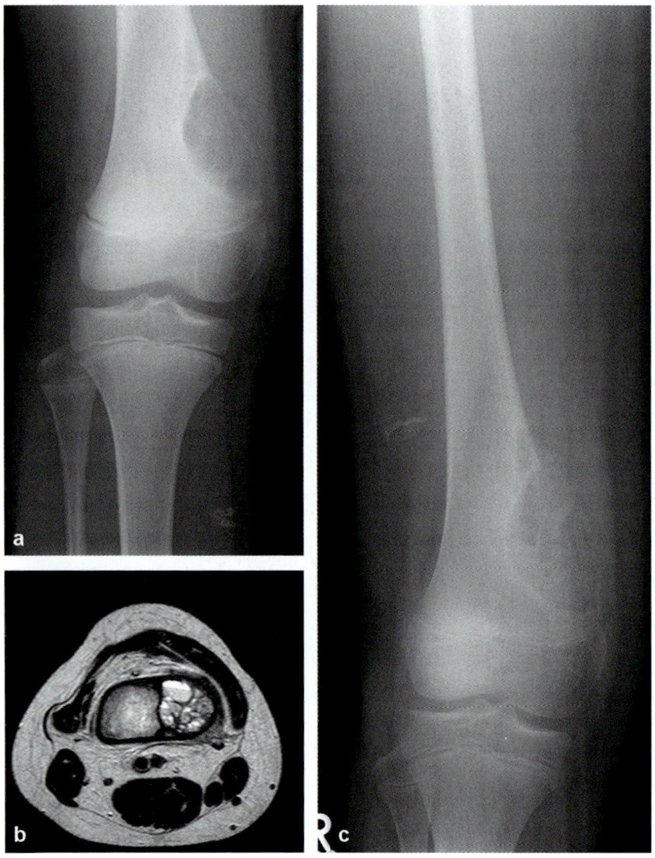

Abb. 12.10 Aneurysmatische Knochenzyste der distalen Femurmetaphyse (a), MRT mit typischer Spiegelbildung (b), Zustand nach Exkochleation und Spongiosaplastik (c)

Im Gegensatz zur solitären Knochenzyste ist die **aneurysmatische Knochenzyste** aggressiver. Schon die Aktivität der osteolytischen Läsion bedingt schmerzhafte Symptome und eine zunehmende Schwellung. Sie tritt in den Metaphysen am Kniegelenk häufiger auf. Im Röntgenbild imponierten die große, scharf begrenzte Osteolyse mit möglichem sklerosiertem Randsaum sowie die Ausdünnung und Ausbeulung der Kortikalis bis zur völligen Resorption entsprechend Lodwick-Grad IB–IC (➤ Abb. 12.10). Im MRT sind in der Läsion multiple Zysten mit Spiegelbildungen pathognomonisch (➤ Abb. 12.10b). Wichtig ist, die Differenzialdiagnosen der sekundären aneurysmatischen Knochenzyste zu bedenken: Man findet sie bei Riesenzelltumoren, bei Chondroblastomen, bei fibröser Dysplasie, aber auch bei teleangiektatischen Osteosarkomen (➤ Abb. 12.17). Bei großen soliden Tumoranteilen muss die Biopsie auch aus diesem Bereich genommen werden. Die Therapie der primären benignen aneurysmatischen Knochenzyste erfolgt durch intraläsionale Resektion unter Mitnahme der marginalen Zone. Die Rezidivrate von bis zu 20 % kann durch eine adjuvante Auffüllung mit Knochenzement gesenkt werden.

12.3.2 Primäre Knochentumoren

Benigne Knochentumoren

Chondrome

Das Chondrom oder **Enchondrom** ist ein benigner kartilaginärer Tumor, der in der Region des Kniegelenks häufig als asymptomatischer Zufallsbefund imponiert. Es kann auch im Rahmen einer multiplen Enchondromatose (Morbus Ollier) am Kniegelenk zu finden sein.

Im Röntgenbild zeigt sich neben einer rundlich lobulierten Osteolyse mit zartem Randsaum eine mit dem Alter des Enchondroms zunehmende zentrale flockige (popcornartige) Verkalkung. Im MRT erscheint die lobulierte Läsion T1-gewichtet signalarm, T2-gewichtet signalreich mit signallosen Aussparungen entsprechend der Verkalkung der Läsion. Wichtig ist die Abgrenzung des benignen Chondroms zum Chondrosarkom Grad 1, die auch histologisch oft Probleme bereitet.

Diagnostischer Hinweis
Wichtige differenzialdiagnostische Kriterien für eine mögliche Malignität des Knorpeltumors sind: Wachstum der Läsion, Schmerz, Destruktion der Kortikalis (Scalloping) (➤ Abb. 12.11), inhomogene Strukturveränderungen im MRT, zunehmend höhere Zellularität im histologischen Bild, Entrapment-Phänomen und Atypie, körperstammnahe Lokalisation.

Kleine symptomlose Enchondrome im Bereich des Kniegelenks können ohne Therapie beobachtet werden. Dem Patienten muss bewusst

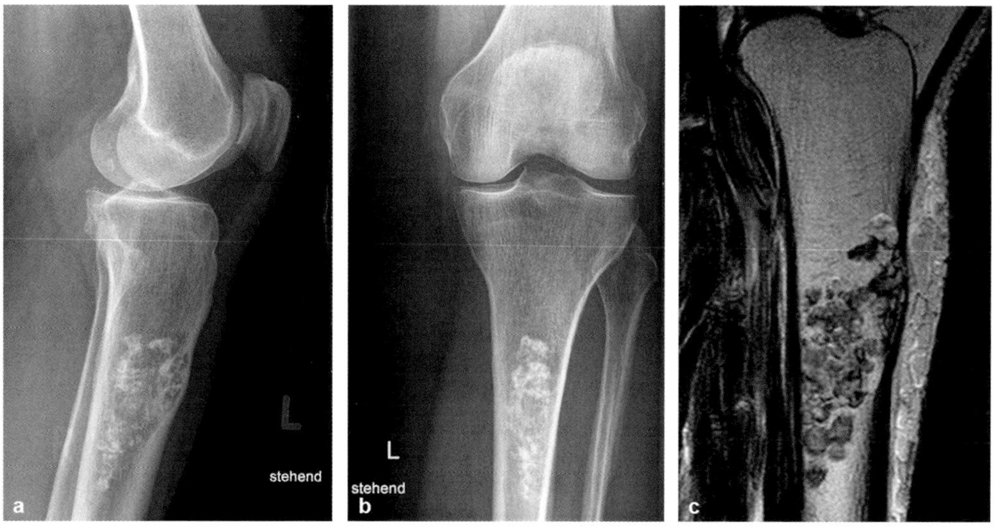

Abb. 12.11 Enchondrom mit Zeichen möglicher Malignität
a, b) im Röntgenbild und
c) MRT

sein, dass bei Auftreten von Beschwerden die zeitnahe Kontrolle des Befunds notwendig wird. Die Therapie von Enchondromen > 5 cm bereitet dann Probleme, wenn andere Beschwerden im Kniegelenk die Symptome überdecken können. Eine klare differenzialdiagnostische Untersuchung ist notwendig. Problematisch ist die Überlagerung degenerativer Kniebinnenschäden mit kniegelenknahen Knorpeltumoren. Im Zweifel sollten immer die intraläsionale, marginale Resektion und Auffüllung mit Knochenzement erfolgen.

Osteochondrome

Ein solitäres Osteochondrom **(Exostose)** oder auch multiple Exostosen im Rahmen der kartilaginären Exostosenkrankheit sind am Kniegelenk häufig zu finden. In der Fallsammlung des Rizzoli-Instituts in Bologna sind 51 % der solitären Osteochondrome in Kniegelenknähe zu finden gewesen. Eine Störung der Wachstumsfuge führt zur Entwicklung einer Knorpelkappe, die bis zum Ende des Längenwachstums gemäß der enchondralen Ossifikation neu-

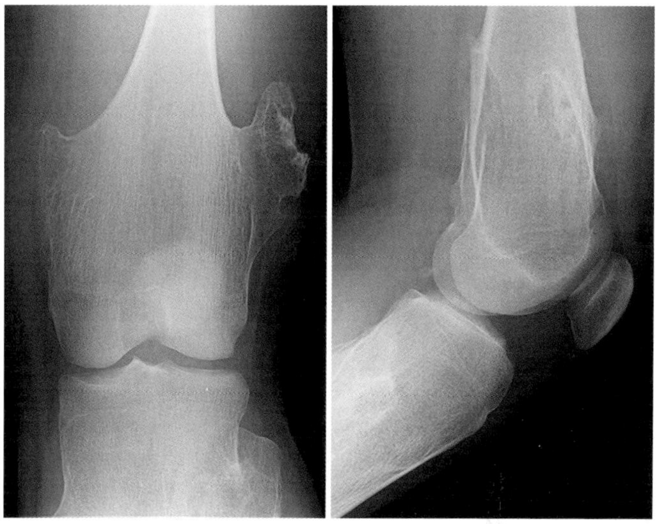

Abb. 12.12 Osteochondome bei multipler kartilaginärer Exostosenkrankheit

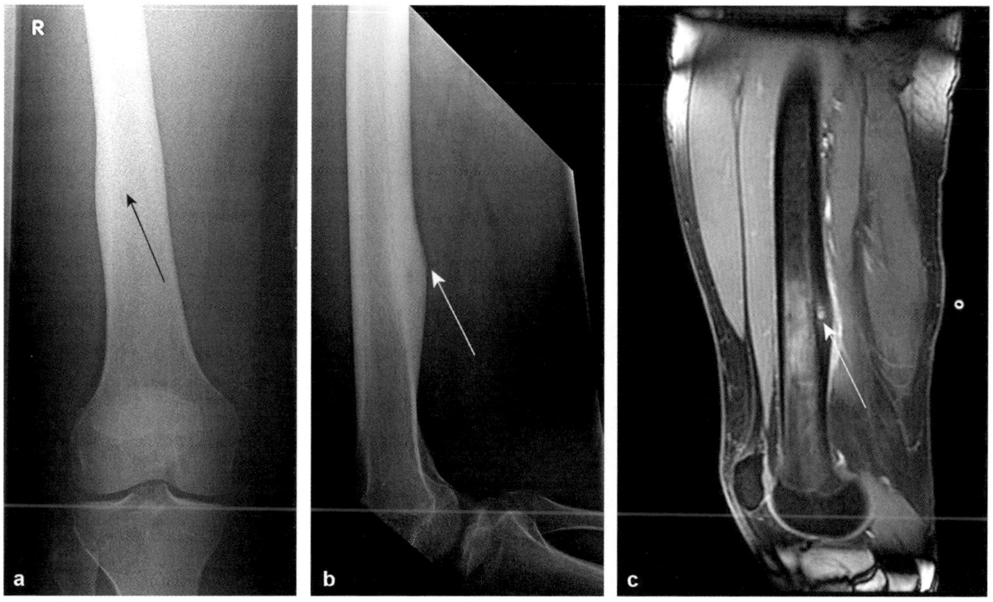

Abb. 12.13 Osteoidosteom, kräftige Periostreaktion
a, b) im nativen Röntgenbild und
c) MRT, Nidus (Pfeil)

en Knochen bildet, der dann pilzförmig oder breitbasig von der Metaphyse in die Weichteile ausläuft.

Das Röntgenbild ist so typisch, dass eine sichere Diagnose möglich ist: Die Struktur der Kortikalis verläuft klar differenzierbar vom Röhrenknochen auf das Osteochondrom, und auch die Spongiosastruktur des Markraums geht kontinuierlich in die zentrale Spongiosa des Osteochondroms über (➤ Abb. 12.12). Diese differenzialdiagnostischen Kriterien sind wichtig für die Abgrenzung eines parossalen Osteosarkoms (➤ Abb. 12.18), besonders beim breitbasig aufsitzenden Osteochondrom im Bereich des Kniegelenks. Die weitere Differenzialdiagnose ist die Entwicklung eines Low-Grade-Chondrosarkoms der Knorpelkappe. Größenwachstum nach Abschluss des Längenwachstums und eine Dicke der Knorpelkappe von > 1 cm sind suspekt auf das Vorliegen eines Chondrosarkoms. Das MRT hilft hier bei der Differenzierung und auch bei der Abgrenzung einer Bursitis über der die kniegelenknahen Weichteile irritierenden Knorpelkappe.

Die therapeutische Konsequenz beim Osteochondrom ergibt sich aus der Symptomatik. Die Resektion ist nur notwendig bei schmerzhafter Beeinträchtigung der Muskulatur und der Sehnen, aber auch bei Bedrängung von Gefäßen und Nerven.

Diagnostischer Hinweis
Bei zweifelhaftem Befund, Größenzunahme nach Wachstumsabschluss und unklaren Verhältnissen an der Knorpelkappe muss die Biopsie oder Resektion in toto ohne Verletzung der Knorpelkappe erfolgen.

Osteoidosteome

Das Osteoidosteom ist im Bereich der Röhrenknochen metaphysär-diaphysär zu finden mit einer typischen kräftigen soliden Periostreaktion und dem Nachweis eines Nidus in Röntgenbild, MRT oder CT (Lodwick-Grad IA) (➤ Abb. 12.13). Als besondere Lokalisation in Bezug auf das Kniegelenk müssen Osteoidosteome im gelenknahen Raum erwähnt werden, die erhebliche differenzialdiagnostische Schwierigkeiten bereiten können. Die Häufigkeit des intraartikulären Auftretens wird mit 10 % beschrieben (Szendroi 2004). In einer Fallserie von 10 Patienten konnten Stoffelen et al. (1992) zeigen, dass diffuse Diagnosen wie Meniskusläsion, Chondropathia patellae und Stressfraktur, aber auch Algodystrophie, Lumbalsyndrom und Morbus Bechterew vor Nachweis des intraartikulären Osteoidosteoms im Kniegelenk bestanden.

Die Symptomatik besteht in der Entzündungsreaktion des Gelenks und dem für das Osteoidosteom typischen Schmerz und Nachtschmerz mit guter Wirksamkeit von Acetylsalicylsäure und NSAR. Die MRT kann die genaue Position des Nidus lokalisieren, der intraartikuläre Befund ist aber nicht so typisch, weil eine Sklerosierung nicht ausgeprägt sein muss. Allein die Resektion des Nidus kann die Beschwerden beseitigen. Auch die Thermoablation zur Therapie des Nidus ist möglich, kann aber bei Schwierigkeiten der Diagnostik nicht den histopathologischen Nachweis erbringen.

Riesenzelltumoren

Der Riesenzelltumor ist einer der wenigen Knochentumoren, die metaphysär-epiphysär (wie auch das Chondroblastom) zu finden sind. Charakteristisch sind große Resorptionszonen, die am Kniegelenk bis subchondral reichen können und die Stabilität gefährden. Knapp die Hälfte aller Riesenzelltumoren tritt in der Region um das Kniegelenk auf (48 %).

Ursache der Osteolyse sind neoplastische mononukleäre Stromazellen, die RANKL (Receptor Activator of NF-κB Ligand) exprimieren. Dieses Zytokin bewirkt die Stimulation und Differenzierung von Osteoklasten, was zur ausufernden lokalen Resorption des Knochens führt.

Markant sind im Röntgenbild und MRT neben der typischen Lokalisation der Osteolyse die scharfe Begrenzung ohne Randsklerose (➤ Abb. 12.14) sowie die Auftreibung und Ausdünnung der Kortikalis bis auf eine zarte Schale als Ausdruck der hohen Aktivität des Tumors (Lodwick-Grad IB–IC, mit Zunahme der Aggressivität auch Grad II). Zur Therapie muss die vollständige Resektion des Tumorgewebes durch marginale Resektion erfolgen. Die Rezidivrate ist mit 30 % nach alleiniger Resektion hoch, weshalb die lokale adjuvante Therapie z. B. mit Knochenzement erforderlich ist. Neue Therapieansätze gibt es mit der Gabe von Antikörpern gegen RANKL (Denosumab).

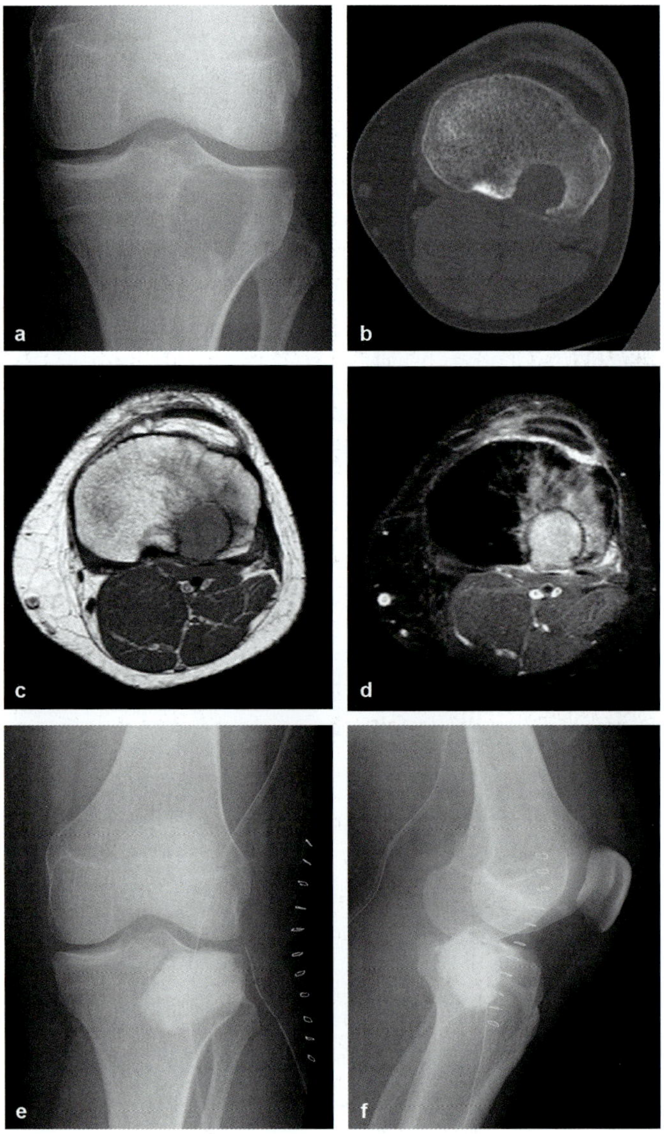

Abb. 12.14 Riesenzelltumor der proximalen Tibia:
a) Epiphysäre Lage bis subchondral
b) Scharfe Begrenzung ohne Randsklerose im CT (geografische Läsion)
c) MRT T2–Wichtung
d) MRT T1-Wichtung, Knochenödem und kräftiges Enhancement des Signals im Tumor durch Kontrastmittelgabe
e, f) Zustand nach intraläsionaler Kürettage mit Auffüllung durch Knochenzement als lokalem Adjuvans

Chondroblastome

Ein weiterer epiphysär und metaphysär auftretender benigner Tumor ist das Chondroblastom, das bei Kindern und Jugendlichen in der 2. Lebensdekade seinen Häufigkeitsgipfel hat. Im Röntgenbild findet man eine glatt begrenzte Osteolyse (Lodwick-Grad IB–IC), in der Verkalkungen vorkommen können. Die marginale Resektion ist die Therapie der Wahl, wobei die Eröffnung bzw. die Kontamination des Gelenks mit Tumorgewebe vermieden werden sollte.

Maligne Knochentumoren

Chondrosarkome

Chondrosarkome sind maligne Tumoren, die chondrogene Matrix bilden. Es handelt sich um eine Gruppe von Tumoren, zu denen das zentrale, das periphere, das mesenchymale, das periostale und das dedifferenzierte Chondrosarkom sowie das Klarzellchondrosarkom zählen. Zusätzlich können sekundäre Chondrosarkome auf der Grundlage eines Enchondroms (zentrales Chondrosarkom) oder eines Osteochondroms (peripheres Chondrosarkom) unterschieden werden. Chondrosarkome sind die Knochentumoren des älteren Erwachsenen, bei Kindern und Jugendlichen treten sie nur selten auf.

Das **zentrale Chondrosarkom** ist mit 55–60 % die am häufigsten auftretende Variante der Chondrosarkome (Picci 2014). In Abhängigkeit vom Malignitätsgrad ist die klinische Symptomatik unterschiedlich. Die am häufigsten vorkommenden niedriggradigen Chondrosarkome (G1–G2) verursachen meist nur dezente, tief im Knochen sitzende diffuse Schmerzen, Ruhe- oder Nachtschmerz mit einer langsamen Steigerung über längere Zeit. Low-Grade-Chondrosarkome *Grad 1* wachsen sehr langsam und zeigen gut differenziertes Knorpelgewebe mit moderater Zellularität, was histopathologisch Schwierigkeiten bei der Abgrenzung gegenüber benignen Chondromen bereiten kann. Das Chondrosarkom *Grad 2* ist zunehmend hyperzellulär mit einem höheren Grad an zellulärer Atypie und Hyperchromasie der Zellkerne. Chondrosarkome *Grad 3* sind selten (ca. 5 %) und entsprechen dem Bild eines pleomorphen hochmalignen Sarkoms mit hoher Mitoserate und hochgradiger Atypie. Radiologisch imponiert eine osteolytische Läsion mit unregelmäßigen Sklerosierungen und gelegentlich mit zentralen Verkalkungen, Destruktion der Kortikalis (Scalloping) bis hin zur Weichteilinfiltration entsprechend dem Grad des aggressiven Tumorwachstums (Lodwick-Grad IA–C, selten II oder III). Die Therapie besteht in einer weiten Resektion. Die Sensitivität gegenüber Chemotherapie und Strahlentherapie ist gering.

Periphere Chondrosarkome gehen von Osteochondromen aus und sind im Allgemeinen Grad-1-Chondrosarkome, nur selten treten hochmaligne Chondrosarkome Grad III oder dedifferenzierte Chondrosarkome auf. Klinisch zeigt sich das periphere Chondrosarkom durch langsam zunehmende Schwellung nach Abschluss des Körperwachstums und damit in Verbindung stehende schmerzhafte oder funktionelle Beschwerden. Im Röntgenbild kann ein unruhiges Bild von Osteolysen und Sklerosierungen im Bereich von Osteochondromen auf ein Chondrosarkom hinweisen, die bessere Beurteilung des Knorpeltumors erlaubt aber nur die MRT (➤ Abb. 12.15). Die Therapie besteht in der weiten Resektion.

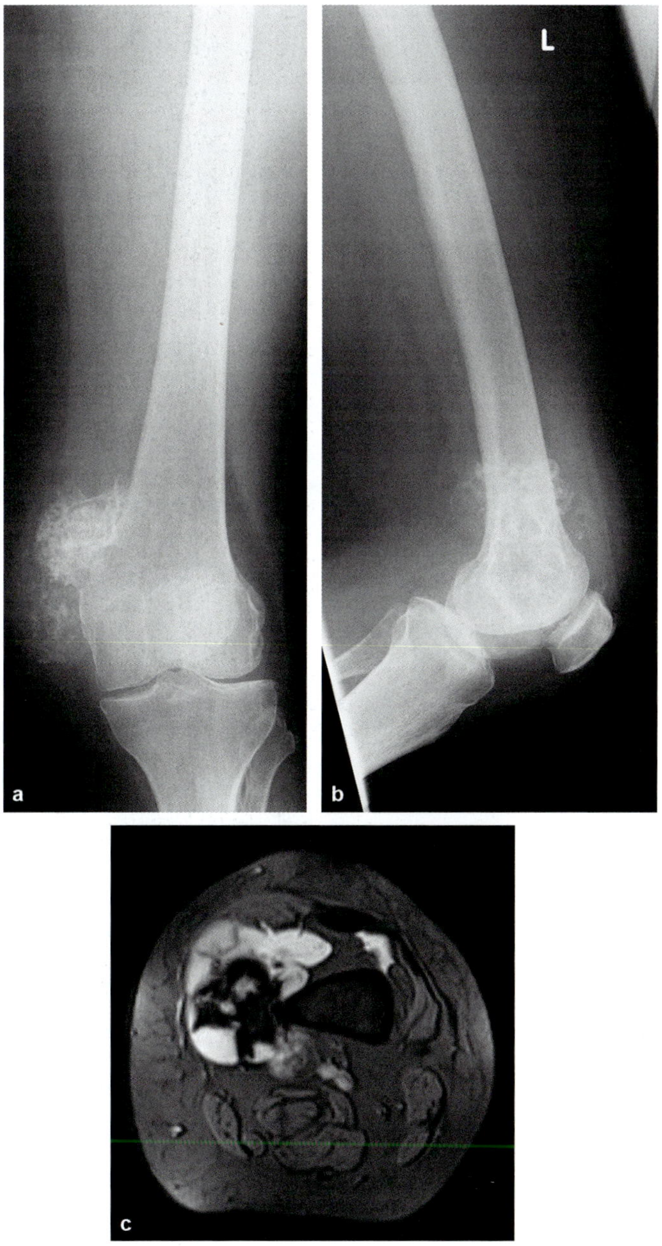

Abb. 12.15 Peripheres Chondrosarkom:
a, b) Röntgenbild
c) MRT

Osteosarkome

Das Osteosarkom ist eine maligne Neoplasie des Knochens, deren mesenchymale Tumorzellen Tumorosteoid bilden. Das Osteosarkom ist mit einer Inzidenz von 2–3 Neuerkrankungen/Mio./Jahr der am häufigsten vorkommende primäre maligne Knochentumor (ca. 40 % aller Primärmalignome des Knochens). Mit 0,2 % aller Malignome insgesamt ist das Osteosarkom aber selten. Es kommt hauptsächlich bei Kindern, Jugendlichen und jungen Erwachsenen im 2. und 3. Lebensjahrzehnt vor. Ein zweiter kleinerer Häufigkeitsgipfel zeigt sich zwischen dem 50. und 60. Lj. (vor allem sekundäre Osteosarkome). In der Gruppe der Osteosarkome kann man als wichtige Vertreter der hochmalignen Varianten, neben dem klassischen oder konventionellen Osteosarkom, das teleangiektatische, das kleinzellige, das multizentrische sowie das sekundäre und extraossäre Osteosarkom unterscheiden. Daneben gibt es niedrigmaligne Osteosarkome wie das parossale, das periostale und das zentrale Low-Grade-Osteosarkom.

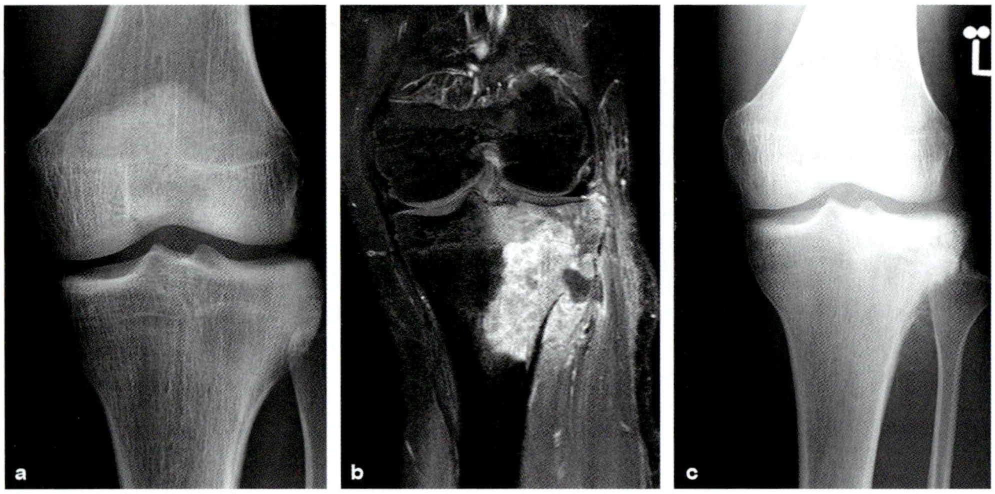

Abb. 12.16 Osteosarkom, 17-jähriger Patient: Kurze Anamnese mit lateralem Knieschmerz. a) Primäres Röntgenbild mit spärlicher Osteolyse und Sklerosierung des lateralen Tibiakopfes wurde fehlinterpretiert. b) Nach 4 Monaten MRT und Überweisung zur Biopsie.
c) Das Röntgenbild zeigt nun mit Kortikalisläsionen und Spiculae am lateralen Tibiakopf das typische Bild eines Osteosarkoms.

Das **klassische Osteosarkom** tritt mit 75 % aller Osteosarkome am häufigsten auf. Die kniegelenknahen Metaphysen bilden mit 62 % die Hauptmanifestationsstellen (Picci 2014). Der Schmerz ist das primäre Symptom, oft diffus, schwer lokalisierbar und wird als sog. Nachtschmerz vom Patienten bemerkt. Schwellung und Bewegungseinschränkung treten später auf.

Diagnostischer Hinweis

Sog. **Wachstumsschmerzen** sind eine Ausschlussdiagnose. Intermittierend auftretende diffuse Ruhe- und Nachtschmerzen, die wiederholt dasselbe Bein betreffen, müssen zwingend durch eine bildgebende Diagnostik abgeklärt werden.

Das Röntgenbild dieses zentralen metaphysären Knochentumors zeigt als Malignitätskriterien oft ein buntes Bild von wolkigen Sklerosierungen neben Osteolysen, Codman-Dreieck und spikulären Periostreaktionen *(sun burst)* (Lodwick-Grad II). Erst im MRT stellt sich das vollständige Ausmaß der knöchernen und weichteiligen Infiltration dar (➤ Abb. 12.16). Histologisch unterscheidet man osteoblastische, chondroblastische und fibroblastische Subtypen.

Ein multimodales Therapiekonzept besteht aus neoadjuvanter Chemotherapie (hoch dosiertes Methotrexat mit Leukovorin-Rescue, Adriamycin/Doxorubicin und Cisplatin) und weiter Resektion (weiter Amputation oder Umkehrplastik). Die bislang lau-

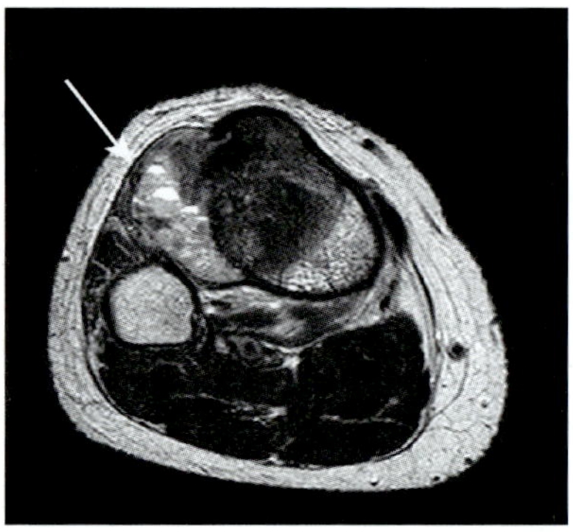

Abb. 12.17 Teleangiektatisches Osteosarkom, ähnliche Spiegelbildungen wie ➤ Abb. 12.10, hier aber deutliche extraossäre Komponente des Tumors als Malignitätskriterium sowie intraossär solide sklerosierte Struktur

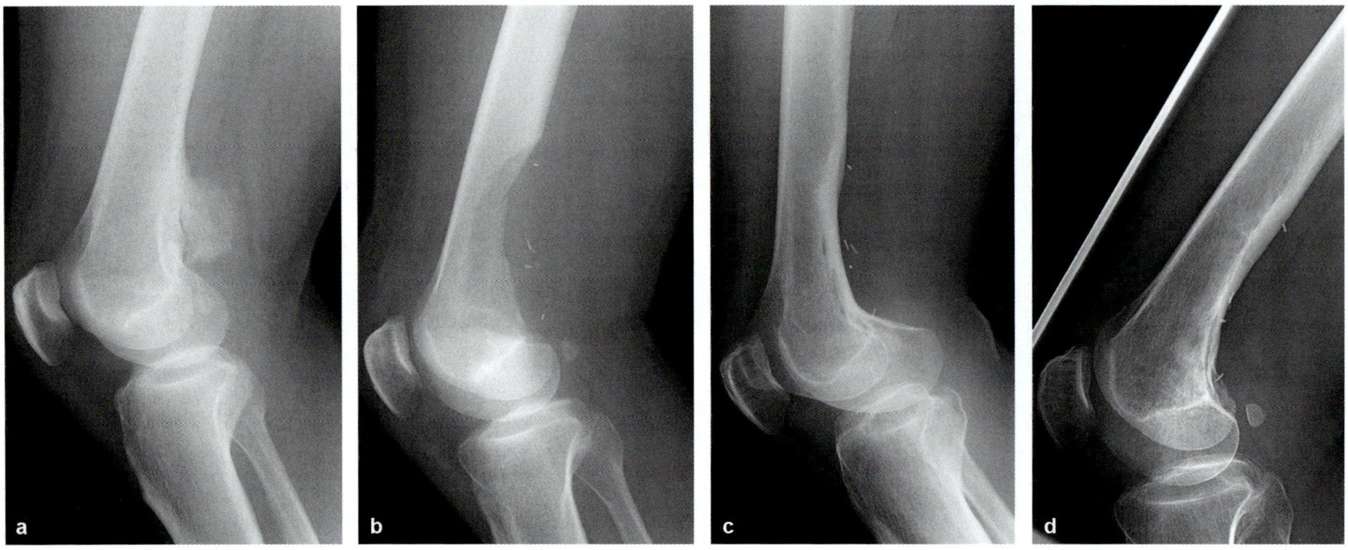

Abb. 12.18 Parossales Osteosarkom
a) Typische Lage am posterioren distalen Femur kortikal aufsitzend
b) Weite Resektion unter Erhalt der Knochenkontinuität bei Low-Grade-Tumor
c) Ausheilung des Knochens unter Entlastung und Belastungsaufbau 2 Jahre postoperativ, d) 6 Jahre postoperativ, berufstätiger Bauarbeiter

fende internationale Multicenterstudie Euramos 1 ist abgeschlossen. Nach Auswertung sind weitere Therapieoptimierungsstudien zu erwarten. Für Patienten im Alter von 41–65 Jahren wird die multimodale Therapie nach der EURO-BOSS-Studie altersadaptiert mit Adriamycin, Cisplatin und Ifosfamid durchgeführt.

Das **teleangiektatische Osteosarkom** kommt häufig in den das Kniegelenk bildenden Knochen vor und betrifft Patienten im 2. Lebensjahrzehnt. Klinisch und bildmorphologisch zeigt sich der Tumor häufig aggressiver als das klassische Osteosarkom. In der MRT (➤ Abb. 12.17) kann sich die Morphologie einer aneurysmatischen Knochenzyste zeigen, die auch histopathologisch eine wichtige Differenzialdiagnose darstellt. Die Therapie entspricht der des klassischen Osteosarkoms.

Sekundäre Osteosarkome treten bei älteren Erwachsenen auf und sind gleichmäßiger im Skelett verteilt. Prädisponierend gelten Morbus Paget, ionisierende Strahlung, Knocheninfarkt, fibröse Dysplasie und Osteomyelitis. Die Therapie muss dem Alter des Patienten angepasst werden und enthält in jedem Fall die weite oder radikale Resektion des Tumors mit adaptierter adjuvanter oder auch neoadjuvanter Chemotherapie.

Als Vertreter der Low-Grade-Osteosarkome kann das **parossale Osteosarkom** genannt werden. Mit einem Häufigkeitsgipfel im 3. Lebensjahrzehnt betrifft auch dieser langsam wachsende Tumor Jugendliche und junge Erwachsenen und ebenso mit ca. zwei Dritteln aller Fälle vorrangig die kniegelenknahen Knochenmetaphysen. Die klinische Symptomatik ist geringer, mit leichtem Schmerz und langsam fortschreitender Schwellung. Bildmorphologisch sieht man einen von der Knochenoberfläche ausgehenden sklerosierten Tumor, der sich von der Kortikalis und Markraumspongiosa abgrenzt, in einigen Fällen aber auch in diese einbrechen kann. Die Therapie besteht in einer weiten Resektion. Aufgrund der parossalen Lage ist oft ein Kontinuitätserhalt des Knochens möglich (➤ Abb. 12.18).

Ewing-Sarkome

Das Ewing-Sarkom wird als hochmaligner klein-blau-rundzelliger Tumor zu den peripheren primitiven neuroektodermalen Tumoren (pPNET) gezählt. Mit einem Häufigkeitsgipfel im 2. Lebensjahrzehnt ist der Tumor nach dem Osteosarkom der zweithäufigste maligne Knochentumor des Kindes- und Jugendalters. Die lokale Verteilung im Skelettsystem ist gleichmäßiger. Becken, Femur und Tibia sind die häufigsten Lokalisationen, häufiger diaphysär als metaphysär gelegen.

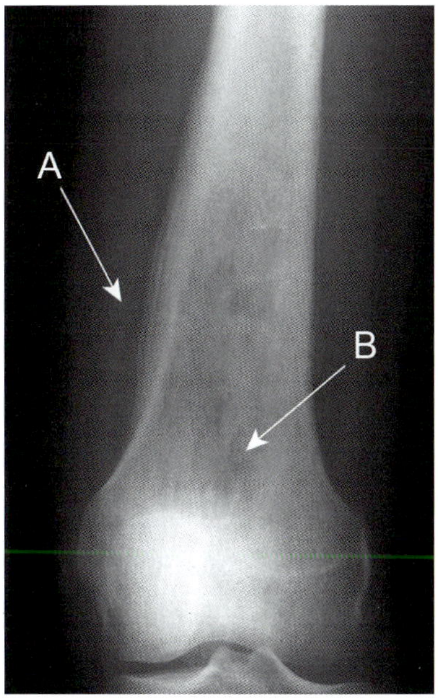

Abb. 12.19 Bild eines Ewing-Sarkoms mit lamellärer Periostreaktion (Zwiebelschalenphänomen) (A) und permeativem Tumorwachstum (Mottenfraß) (B)

In der klinischen Symptomatik sind Schmerz und Schwellung führend. Fieber, Erhöhung der BSG und Leukozytose können begleitend auftreten. Das Röntgenbild (➤ Abb. 12.19) zeigt ein permeatives Wachstum des Tumors (mottenfraßähnlich) und lamelläre Periostreaktionen (Zwiebelschalenphänomen). Das MRT stellt die meist umfangreichen Weichteilbefunde des infiltrativ wachsenden Tumors dar.

Wichtige Differenzialdiagnosen sind das Lymphom des Knochens und die Osteomyelitis. Daher wird die genetische Abklärung der Diagnose durch Nachweis chromosomaler Translokationen gefordert [in 90 % der Fälle t(11;22)(q24;q12), 5 % der Fälle t(21;22)(q22;q12) bzw. chimäre EWSR-FLI1 oder EWSR-ERG-Proteine als deren Produkte] (Picci 2014).

Therapeutisch erfolgen eine neoadjuvante Chemotherapie nach dem zurzeit aktuellen Ewing-2008-Protokoll sowie eine weite Resektion und Strahlentherapie.

Primäre Lymphome des Knochens

Das primäre Lymphom des Knochens tritt in jedem Lebensalter auf, mit einem flachen Häufigkeitsgipfel zwischen dem 30. und 60. Lj. Lange Röhrenknochen sind gleich häufig wie das Stammskelett betroffen. In den meisten Fällen werden B-Zell-Lymphome diagnostiziert.

Die klinischen Symptome zeigen sich lokal mit Schmerz, Schwellung und pathologischer Fraktur. Im Röntgenbild findet man die Zeichen des permeativen Wachstums (Mottenfraß) und Osteolysen neben Sklerosierung. Die Therapie besteht in einer Chemotherapie und einer Strahlentherapie zur lokalen Tumorkontrolle. Bei drohender Instabilität oder pathologischer Fraktur können zur Stabilisierung operative Eingriffe erforderlich sein.

Plasmozytome

Für das Plasmozytom trifft Ähnliches zu, betroffen sind aber hauptsächlich ältere Menschen zwischen dem 50. und 70. Lj. Das solitäre Plasmozytom des Knochens ist sehr selten. Es kann gut durch Strahlentherapie behandelt werden. Die Therapie des multiplen Myeloms ist systemisch durch Chemotherapie zu führen, lokale Therapie ist nur in Fällen drohender Instabilität und pathologischer Frakturen angezeigt (stabilisierende Osteosyntheseverfahren oder Tumorendoprothese).

12.3.3 Weichteiltumoren des Kniegelenks

Die **pigmentierte villonoduläre Synovialitis** (PVNS) ist eine benigne proliferative Erkrankung der Gelenkschleimhaut mit synovialartigen mononukleären Zellen und Riesenzellen, die in mehr als 75 % der Fälle das Kniegelenk betrifft. Symptome sind rezidivierende blutige Ergüsse des Kniegelenks, Kapselschwellung und Schmerz. Schon makroskopisch fällt die hämosiderinhaltige, gelblich-braun gefärbte, zottig-knotige Gelenkschleimhaut auf. Bei der lokalisierten Form der PVNS ist der Tumor durch marginale Resektion gut beherrschbar, disseminierte Formen erfordern die komplette Synovektomie. Durch eine adjuvante Radiosynoviorthese 6 Wochen nach der Operation kann die hohe Rezidivrate bei einer disseminierten Form der PVNS verringert werden. Schwere Formen mit umfangreicher Weichteilbeteiligung erfordern Eingriffe am Kniegelenk von anterior und posterior, ggf. auch als mehrzeitiges Operationsverfahren.

Die **synoviale Chondromatose** ist eine Metaplasie synovialer Stromazellen, die hyalinen Knorpel bilden. Im Verlauf entwickeln sich freie Gelenkkörper, die in der Synovialflüssigkeit weiterwachsen und im Innern eine enchondrale Ossifikation zeigen können. Das Kniegelenk ist prädestiniert. Die Therapie erfordert die Entfernung der freien Körper und die komplette Synovektomie im aktiven Stadium der Erkrankung.

Zu den semimalignen Tumoren des Weichteilgewebes zählt die **aggressive Fibromatose.** Betroffen sind die tiefen Faszien und die Muskulatur. Wegen des lokal infiltrativen Wachstums ist eine weite Resektion oder Kompartmentresektion notwendig, da sonst die Rezidivrate sehr hoch ist.

Das **Synovialsarkom** kommt zu 60 % an der unteren Extremität vor, ist aber nur selten (10 %) ein Tumor des Gelenkinnenraums (Picci 2014). Der klinische Befund zeigt zunächst uncharakteristische Schmerzen und später eine druckempfindliche, langsam zunehmende Schwellung. Teilweise kommt es auch zu einem plötzlich rapiden Progress. Im Röntgenbild können Verkalkungen des Tumors auffallen, aber auch gelenknahe Knochenarrosionen oder Periostreaktionen. Das wahre Ausmaß der Läsion zeigt das MRT. Histologisch unterscheidet man biphasische Synovialsarkome von monophasisch spindelzelligen und monophasisch epitheloidzelligen Synovialsarkomen neben schlechtdifferenzierten Synovialsarkomen. Die Therapie ist immer die weite Resektion des Tumors. Über adjuvante Strahlentherapie oder Chemotherapie muss anhand der Histologie interdisziplinär entschieden werden.

12.4 Therapie

12.4.1 Interdisziplinäre multimodale Therapie

Vor der Einführung multimodaler Therapieansätze in den 1970er-Jahren verstarben nach der Diagnose eines Osteosarkoms trotz sofortiger Amputation ca. 90 % der Patienten aufgrund des nicht beherrschbaren Krankheitsprozesses mit Auftreten von Lungenmetastasen. Erst mit dem Einsatz verschiedener wirksamer Chemotherapeutika konnte ein entscheidender Wandel in der Therapie mit einer deutlichen Verbesserung der Prognose erzielt werden. Unter einem multimodalen Therapiekonzept mit neoadjuvanter Chemotherapie, Operation mit weiter Resektion des Tumors und anschließender Fortführung der Chemotherapie in Abhängigkeit vom Grad der Response sind heute bis zu 70 % der Patienten heilbar, und in über 90 % kann ein extremitätenerhaltender Eingriff durchgeführt werden. Ähnliche Entwicklungen hat auch die Therapie des Ewing-Sarkoms genommen (Streitbürger 2014; Link 1986; Machatschek 2005).

PRAXISTIPP

Der Erfolg dieser multimodalen Therapiekonzepte zeigt den Wert der interdisziplinären Zusammenarbeit und die Notwendigkeit, die Therapie in bewährten Kooperationen (Tumorboard) festzulegen und zu führen. Diagnostik und Therapie sollten deshalb an einem Tumorzentrum durchgeführt werden.

Neoadjuvante und adjuvante Therapie

Als *adjuvante Therapie* bezeichnet man alle ergänzenden Maßnahmen nach vollständiger Resektion eines Tumors, die dazu dienen, die Heilungschancen oder die lokale Tumorkontrolle zu verbessern. *Neoadjuvante Therapie* wird vor der geplanten Resektion begonnen, um Tumoren und ihre reaktive Zone präoperativ zu verkleinern (Downstaging des Tumors). Chemotherapie und Strahlentherapie sind Therapieverfahren, deren Wertigkeit für die einzelnen Tumorentitäten abgeklärt werden müssen. Unterschiedliches Ansprechen der Tumoren auf adjuvante oder neoadjuvante Therapien und die stetige Weiterentwicklung moderner Therapieverfahren macht die interprofessionelle Zusammenarbeit unabdingbar.

Für Ewing-Sarkome und hochmaligne Osteosarkome gelten **neoadjuvante Chemotherapiekonzepte** in Kombination mit der operativen Resektion des Tumors weit im Gesunden als Therapiestandard. Chondrosarkome gelten allgemein als wenig sensitiv für Chemotherapie oder Strahlentherapie, ausgenommen dedifferenzierte Chondrosarkome, mesenchymale und hochmaligne Chondrosarkom-Subtypen.

Bei Weichteilsarkomen kann eine adjuvante Chemotherapie für Hochrisikopatienten mit subfaszial gelegenen hochmalignen (G3) Sarkomen empfohlen werden. Neoadjuvante Chemotherapie wird Patienten mit großen Tumoren angeboten, die primär nicht extremitätenerhaltend operiert werden können. Der Stellenwert adjuvanter Chemotherapie bei noch nicht systemisch metastasiertem Weichteilsarkom wird nach wie vor kontrovers diskutiert.

Therapeutischer Hinweis

Das multimodale Therapiekonzept der primären Knochentumoren des Kindes- und Jugendalters umfasst eine neoadjuvante Chemotherapie und die Tumorresektion weit im Gesunden.

In den Therapiekonzepten der hochmalignen Knochensarkome steht die **Strahlentherapie** nicht im Vordergrund. Während Osteosarkome nur eine sehr geringe Strahlensensibilität zeigen, ist für das Ewing-Sarkom eine Indikation zur Strahlentherapie gegeben, wenn der Tumor inoperabel ist. Eine Nachbestrahlung ist nach Resektion eines Ewing-Sarkoms dann notwendig, wenn die Tumorresektion onkologisch unzureichend ist und sich histologisch ein schlechtes Ansprechen auf die initiale Chemotherapie zeigt. Andererseits gelten Lymphome des Knochens als sehr strahlensensibel und sind deshalb primär einer Strahlentherapie zuzuführen. Ein stabilisierender operativer Eingriff ist nur bei pathologischen Frakturen oder drohender Instabilität notwendig.

Die **adjuvante Strahlentherapie** hat in der Behandlung der Weichteilsarkome hohen Stellenwert. Für die extremitätenerhaltende Resektion von Weichteilsarkomen konnte die lokale Tumorkontrolle durch adjuvante Strahlentherapie signifikant erhöht werden (Yang 1998; Sheplan 2010). Die Frage des Zeitpunkts der Strahlentherapie wird nach wie vor kontrovers diskutiert. Im Vergleich von prä- und postoperativer Strahlentherapie zeigte sich kein signifikanter Unterschied in Bezug auf lokale und systemische Tumorkontrolle. Nach postoperativer Strahlentherapie finden sich erhöhte Raten an Spätkomplikationen wie Weichteilfibrosen und Ödemen. Nachteil der präoperativen Strahlentherapie ist ein doppelt höheres Risiko postoperativer Wundheilungsstörungen (Sheplan 2010). Daher besteht die Standardtherapie der Weichteilsarkome i. Allg. aus der Resektion des Tumors und postoperativer adjuvanter Strahlentherapie.

Therapeutischer Hinweis

Die adjuvante Strahlentherapie ist nach der Resektion integraler Bestandteil der extremitätenerhaltenden Behandlung von Weichteilsarkomen.

12.4.2 Operative Therapie

Resektionsgrenzen und ihre Indikation

Allgemein werden die Resektionsgrenzen makroskopisch und mikroskopisch (durch den Pathologen) eingeteilt in:

- **R0** (Resektion im Gesunden, Resektionsgrenzen mikroskopisch tumorfrei)
- **R1** (Resektionsränder makroskopisch frei, mikroskopisch Tumor randbildend)
- **R2** (Tumorreste makroskopisch im Operationssitus verblieben)

Speziell in der muskuloskelettalen Tumorchirurgie werden Resektionsgrenzen eng an den Kompartmentbegriff (➤ Kap. 12.1.2) gebunden. So kann anhand genau differenzierbarer anatomischer Strukturen das Resektionsverfahren präoperativ festgelegt werden (➤ Abb. 12.20).

Nach Enneking (1990) können vier verschiedene Typen onkochirurgischer Resektionsverfahren in der Therapie muskuloskelettaler Tumoren unterschieden werden (➤ Tab. 12.7). Sie orientieren sich an den Gewebegrenzen zwischen Tumor und gesundem ortsständigem Gewebe. Sowohl die Pseudokapsel der Tumoren als auch die reaktive Zone können Satelliten vitalen Tumorgewebes enthalten, und innerhalb des betroffenen Kompartiments sind

Tab. 12.7 Einteilung der Resektionsverfahren nach Enneking

Resektionstyp	Vorgehensweise der Resektion	Histopathologische Grenze	Verfahren bei Extremitätenerhalt	Amputationsverfahren
Intraläsional	Durch den Tumor intrakapsulär	Tumorgewebe ist randbildend	Kürettage, Exkochleation, Debulking	Amputation mit Eröffnung der Läsion
Marginal	Extrakapsulär, in der reaktiven Zone	Reaktives Gewebe, ggf. mit Mikrosatelliten	En-bloc-Resektion an der Tumorkapsel	Amputation mit Präparation der Tumorkapsel
Weit	Außerhalb der reaktiven Zone in gesundem Gewebe des Kompartiments	Gesundes Gewebe, Skipmetastasen möglich	Weite En-bloc-Resektion im Kompartiment	Amputation weit im gesunden Gewebe
Radikal	Außerhalb des Kompartiments	Gesundes Gewebe	Kompartmentresektion	Amputation unter Mitnahme des Kompartiments, Exartikulation

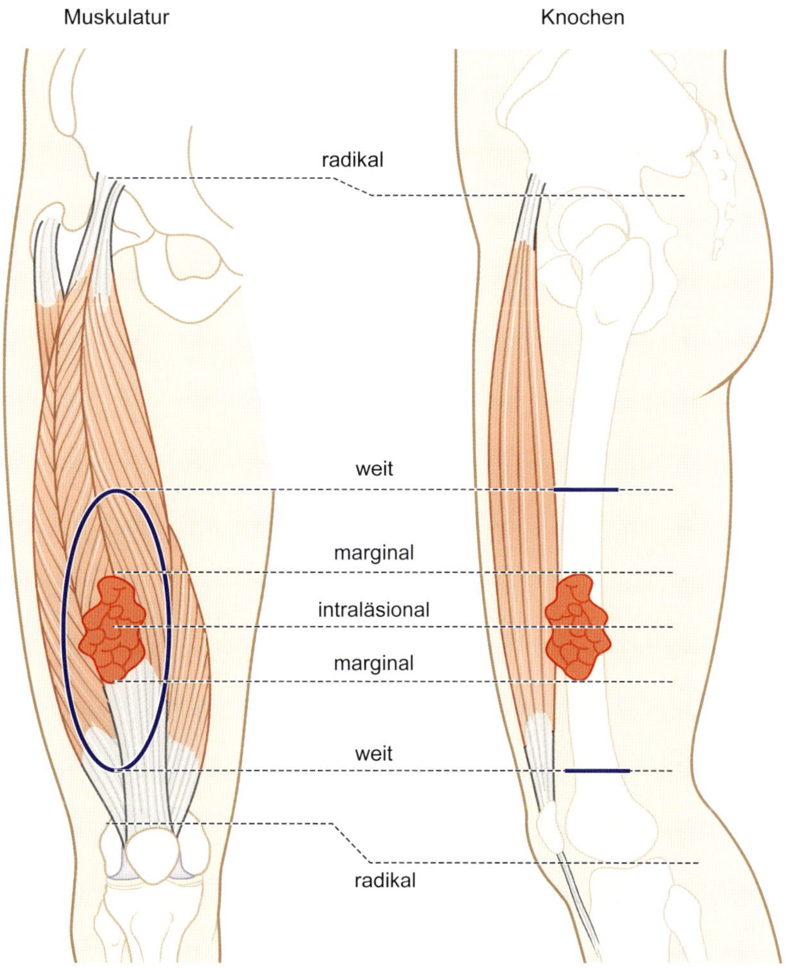

Abb. 12.20 Resektionsverfahren in der muskuloskelettalen Tumorchirurgie in der Einteilung nach Enneking

Skipmetastasen möglich. Die Resektionsgrenzen onkochirurgischer Therapie stehen folglich in direktem Verhältnis zu diesen histopathologischen Gegebenheiten. Die Resektionsgrenzen werden gemäß Aggressivität und Malignitätsgrad anhand von Tumorentität, lokalem Tumorwachstum und systemischer Tumorausbreitung (Metastasierung) festgelegt.

Die Indikation zur **intraläsionalen Resektion** ergibt sich bei gutartigen, inaktiven oder auch aktiven Tumoren der Stadien 1 und 2 nach Enneking. Es ist dabei möglich, dass Tumorreste in situ verbleiben. Aktive Tumoren (Stadium 2) weisen deshalb bei intraläsionaler Resektion höhere Rezidivraten auf. Deshalb sollte zur Therapie dieser aktiven Tumoren entweder eine **marginale En-bloc-Resektion** oder die sog. **intraläsional-marginale Resektion mit lokalem Adjuvans** (Leidinger und Winkelmann 2005) durchgeführt werden: Als lokales Adjuvans empfiehlt sich die Auffüllung des Resektionsdefekts mit *Knochenzement,* der bei der Aushärtung eine gut reproduzierbare thermisch-toxische Wirkung auch in der Tiefe des Gewebes erzielt. Andere lokale Adjuvanzien wie *Phenol* als chemisches Adjuvans oder *Flüssigstickstoff* als sog. Kryotherapie sind heute weniger in Gebrauch.

Maligne Tumoren erfordern Resektionsgrenzen, die außerhalb der reaktiven Zone liegen und allseits in gesundem Gewebe verlaufen. Für niedrigmaligne Tumoren im Stadium IA oder IB ist die **weite Resektion** ausreichend. Für hochmaligne, auf Kompartimente begrenzte Tumoren des Stadiums IIA ist die **radikale Resektion** des Kompartiments oder bei extrakompartimenteller Tumorausdehnung (Stadium IIB) die **radikale Amputation oder Exartikulation** erforderlich, es sei denn, es kann eine effektive adjuvante oder neoadjuvante Therapie erfolgen.

Therapeutischer Hinweis

Durch neoadjuvante Chemotherapie können hochmaligne Tumoren in ein niedrigeres Stadium überführt werden (**Downstaging**). Das ermöglicht dann eine sichere lokale Tumorkontrolle durch eine weite Resektion.

Resektionsverfahren

Eine frühe Diagnostik, die moderne Chemotherapie und die Entwicklung der Endoprothetik ermöglichen in mehr als 90 % der Fälle maligner Knochentumoren in unmittelbarer Umgebung des Kniegelenks die extremitätenerhaltende Operation. Im Bereich des Kniegelenks und der angrenzenden Knochen können bei Vorliegen eines malignen Knochentumors vier verschiedene Verfahren der weiten Resektion unterschieden werden (➤ Abb. 12.21), die im individuellen Fall modifiziert werden müssen:

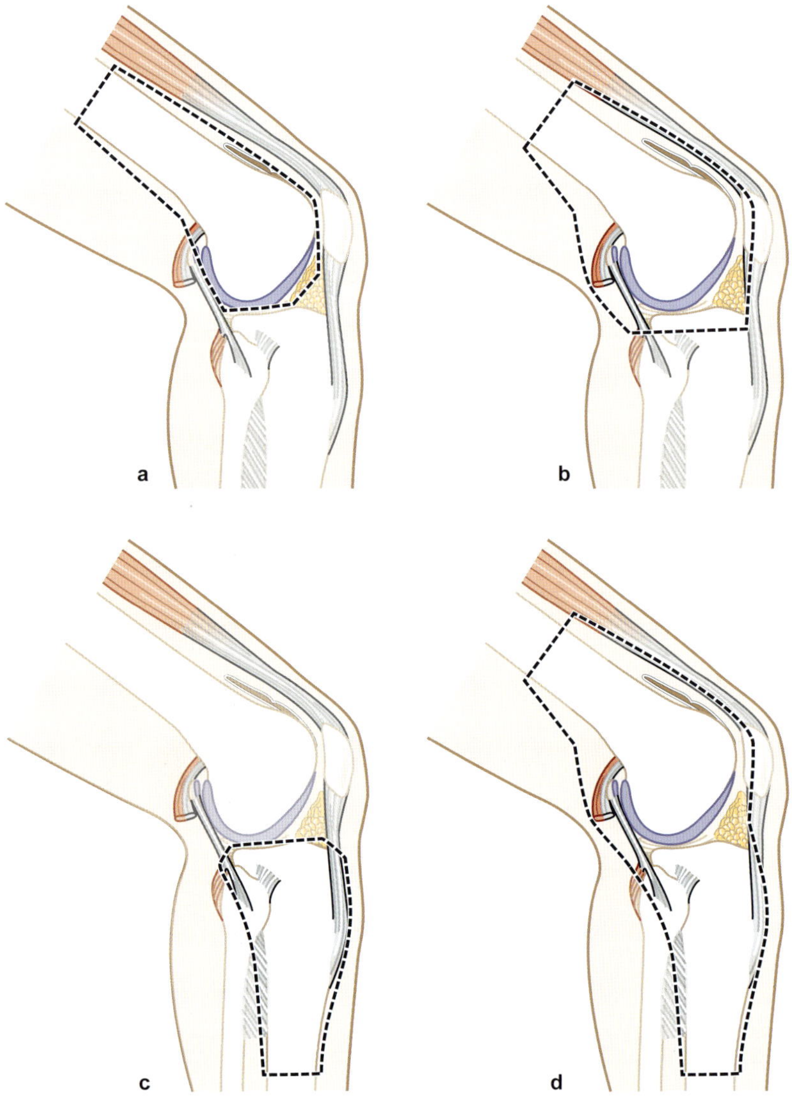

Abb. 12.21 Verfahren der weiten Resektion am Kniegelenk:
a) Intraartikuläre distale Femurresektion
b) Extraartikuläre distale Femurresektion
c) Intraartikuläre proximale Tibiaresektion
d) Extraartikuläre knieresektion

- Intraartikuläre distale Femurresektion
- Extraartikuläre distale Femurresektion
- Intraartikuläre proximale Tibiaresektion
- Extraartikuläre Knieresektion

Zählt man das fibulotibiale Gelenk zur Region des Kniegelenks dazu, gibt es mit der **Resektion des proximalen Fibulaendes** weitere Verfahren der Resektion. Von Bedeutung ist dabei der Umgang mit den Strukturen der A. und V. tibialis anterior, der A. und V. peronea und des N. fibularis. Anhand der Bildgebung ist präoperativ zu planen, welche dieser anatomischen Strukturen erhalten bleiben können.

Die **intraartikuläre distale Femurresektion** ist indiziert bei Vorliegen eines malignen primären Knochentumors, der das Kniegelenk nicht infiltriert. Ebenso können Weichteiltumoren, die dicht an das distale Femur gewachsen sind oder den Knochen infiltriert haben, zur Resektion des distalen Femurs führen. Auch in der Palliation und bei Metastasen kann das Verfahren angezeigt sein, um anhaltend sichere Stabilität im distalen Femur zu schaffen. Das Vorgehen umfasst die weite En-bloc-Resektion der vom Tumor betroffenen Weichteil- und Knochenkompartimente, wozu auch der Biopsiezugang gehört. Auf das Erfassen von etwaigen Punktionskanälen einer Stanz- oder Nadelbiopsie oder auch einer Drainage ist zu achten. Die Präparation erfolgt immer im gesunden Gewebe des angrenzenden Kompartments. Die Muskulatur wird nicht vom Knochen abgeschoben, sondern ebenfalls mit Sicherheitsabstand abgesetzt. Gefäße und Nerven werden gemäß der Tumorausbreitung präpariert und zum Tumor führende Gefäße tumorfern unterbunden und abgesetzt. Da das Kniegelenk nicht betroffen ist, kann hier entlang der Kompartmentgrenzen durch das Gelenk präpariert werden, wobei Kapsel und dorsale Bandstrukturen in Höhe des Tibiaplateaus inzidiert werden. Die Osteotomie des Femurschafts erfolgt in dem gemäß Bildgebung zuvor geplanten Abstand zum Tumor von 5 cm mit der oszillierenden Säge.

Bei der **extraartikulären distalen Femurresektion** muss wegen einer Tumorausbreitung in das Kniegelenk der geschlossene Kniegelenkraum als eigenständiges Kompartment mit dem distalen Femur en bloc reseziert werden. Die erforderliche Mitnahme der kapsulären Weichteile bedingt wegen des geringen Weichteilmantels am Kniegelenk besonders nach anterior einen hohen Verlust, der später eine Rekonstruktion erfordert. Sehr sorgfältig muss die Präparation des Streckapparats erfolgen. Unmittelbar am M. vastus medialis und M. vastus lateralis wie auch an der Quadrizepssehne liegt der obere Recessus des Kniegelenks an, der nicht verletzt werden darf. Das Lig. patellae kann nach Präparation durch den Hoffa-Fettkörper erhalten bleiben. Nachdem zirkumferent die Kapsel bis an die Patella unter Erhalt der Kontinuität präpariert ist, muss die Patellaosteotomie tangential parallel zur Gelenkfläche verlaufen. Da die Tibia nicht vom Tumor betroffen ist, kann die Osteotomie distal des Kapselansatzes unter Erhalt der Kontinuität des Lig. patellae an der Tuberositas tibiae erfolgen. Ist die Tibia mit betroffen oder geht der intraartikuläre Tumorbefall von der Tibia aus, muss die En-bloc-Resektion um die proximale Tibia erweitert werden, was dann einer **totalen extraartikulären Knieresektion** entspricht.

Ist das Kniegelenk beim Vorliegen eines Tumors der proximalen Tibia nicht betroffen, wird eine **intraartikuläre proximale Tibiaresektion** durchgeführt. Die Prinzipien der En-bloc-Resektion sind die gleichen. Der Biopsiezugang bleibt am Resektat, und die Resektion erfolgt weit im Gesunden. Problematisch ist, dass mit der Tuberositas tibiae auch der Ansatz des Lig. patellae reseziert wird. Da der Weichteilmantel der proximalen Tibia gering ist und nur aus Kutis und Subkutis besteht, muss in der Regel bei der Rekonstruktion eine Deckung mit einem Gastrocnemiuslappen erfolgen. Bei der Planung der Resektion ist zu entscheiden, ob die proximale Fibula mit zu resezieren ist. Auch die A. tibialis anterior muss bei Infiltration des Tumors in die lateralen Weichteile oft reseziert werden. Eine DSA oder MR-Angiografie kann klären, ob die Versorgung des Fußes durch die verbleibenden Gefäße ausreichend ist. Bei mangelnder Durchblutung oder im Fall der Infiltration oder Ummauerung der Nerven muss die Amputation empfohlen werden.

Rekonstruktionsverfahren

In der onkologischen Chirurgie steht primär die Resektion des Tumors nach onkologischen Kriterien im Vordergrund. Die Frage nach der Rekonstruktion des entstandenen Gewebsdefekts ist se-

Tab. 12.8 Übersicht über die Rekonstruktionsverfahren knöcherner Defekte am Kniegelenk

Knochendefekt	Knochenersatz	Verfahren
Kleiner Defekt mit erhaltener Kontinuität des Skelettabschnitts	Auffüllung des Defekts	Autologe oder allogene Spongiosatransplantate, Knochenersatzstoffe
Großer Defekt, stabilitätsgefährdet, mit erhaltener Kontinuität des Skelettabschnitts	Stabilisierung des Defekts	• Kortikaler allogener Knochenspan • Vaskularisierte autologe Knochentransplantate (Fibula- oder Beckenkamm) • Ggf. Osteosyntheseverfahren
Resektion mit Kontinuitätsunterbrechung des Knochens, gelenkerhaltend	Ersatz des Knochens	• Allogene Knochentransplantate, vaskularisierte autologe Knochentransplantate (Fibula), mit Osteosyntheseverfahren • Segmenttransfer/Kallusdistraktion • Endoprothetischer Diaphysenersatz
Komplette Resektion des distalen Femurs oder der proximalen Tibia	Ersatz des Kochens und Kniegelenks	• Tumorendoprothese distales Femur • Tumorendoprothese proximale Tibia • Allogene Transplantate
Komplette extraartikuläre Resektion des Kniegelenks	Ersatz des Kniegelenks mit angrenzenden Knochen	Tumorendoprothese totales Knie
Resektion nichttragender Skelettabschnitte (proximale Fibula)	Resektion ohne Knochenersatz	Rekonstruktion der primären und sekundären Stabilisatoren des Kniegelenks (Bandapparat und Muskelansätze)

kundär, aber in der Planung des therapeutischen Gesamtkonzepts genauso wichtig und kann die Entscheidung über das zu wählende Resektionsverfahren maßgeblich beeinflussen. Mögliche Rekonstruktionsverfahren, die im Bereich des Kniegelenks und der angrenzenden Skelettabschnitten zur Anwendung kommen, sind ➤ Tab. 12.8 zu entnehmen.

Knochentransplantation, Knochenersatz und Stabilisierungsverfahren

Lassen sich bei adäquater Resektion des Tumors nach den onkologischen Kriterien der Resektionsgrenzen die Kontinuität und Stabilität des Knochens erhalten, stellt sich die Indikation zum Knochenersatz. Die Auffüllung solcher Knochendefekte kann durch autologe oder allogene Knochentransplantation bzw. mit Knochenersatzstoffen erfolgen. Zu berücksichtigen sind die Aktivität und die Rezidivgefahr des Knochentumors. Benigne Knochentumoren im Stadium 1 nach Enneking stellen die ideale Indikation dar (➤ Abb. 12.9). Bei aktiven und aggressiven benignen Knochentumoren ist als adjuvante Therapieoption die Auffüllung mit Knochenzement sinnvoll, um die Rezidivgefahr solcher Tumoren zu minimieren (➤ Abb. 12.22). Erst nach lokaler Tumorkontrolle über mindestens 1 Jahr (MRT zum Rezidivausschluss) können dann die Resektion des Knochenzements und der biologische Knochenersatz erfolgen. Ist die Stabilität des Knochens nach Resektion großer Tumoren gefährdet, müssen zur Stabilisierung Osteosyntheseverfahren eingesetzt werden.

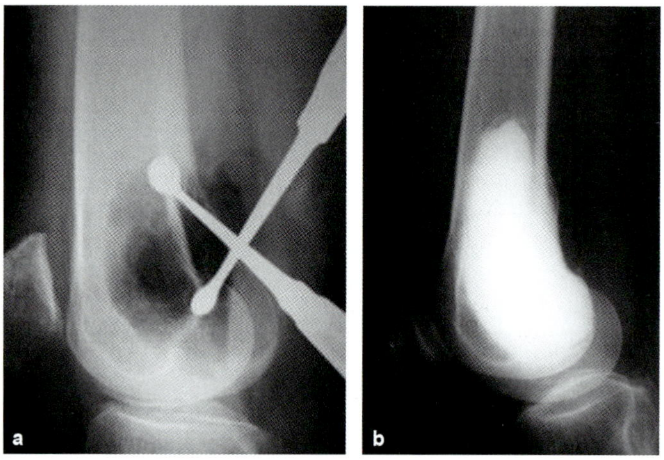

Abb. 12.22 Exkochleation eines Riesenzelltumors und Auffüllung mit Knochenzement als lokalem Adjuvans

In speziellen Konstellationen niedrigmaligner Tumoren (z. B. parossales Osteosarkom) erlaubt die weite Resektion auch den Erhalt von Kontinuität und ausreichender Stabilität des betreffenden Skelettabschnitts. Da Knochentransplantate und Osteosyntheseverfahren in solchen Fällen die lokale Nachkontrolle durch Röntgenbild und MRT erschweren, kann der spontanen Regeneration des Knochens bis zur Belastungsstabilität Vorrang gegeben werden. Ein spezielles Nachbehandlungsregime unter Entlastung und aufbauender Teilbelastung der betreffenden Extremität ist dann notwendig, und eine hohe Compliance des Patienten muss gegeben sein (➤ Abb. 12.18).

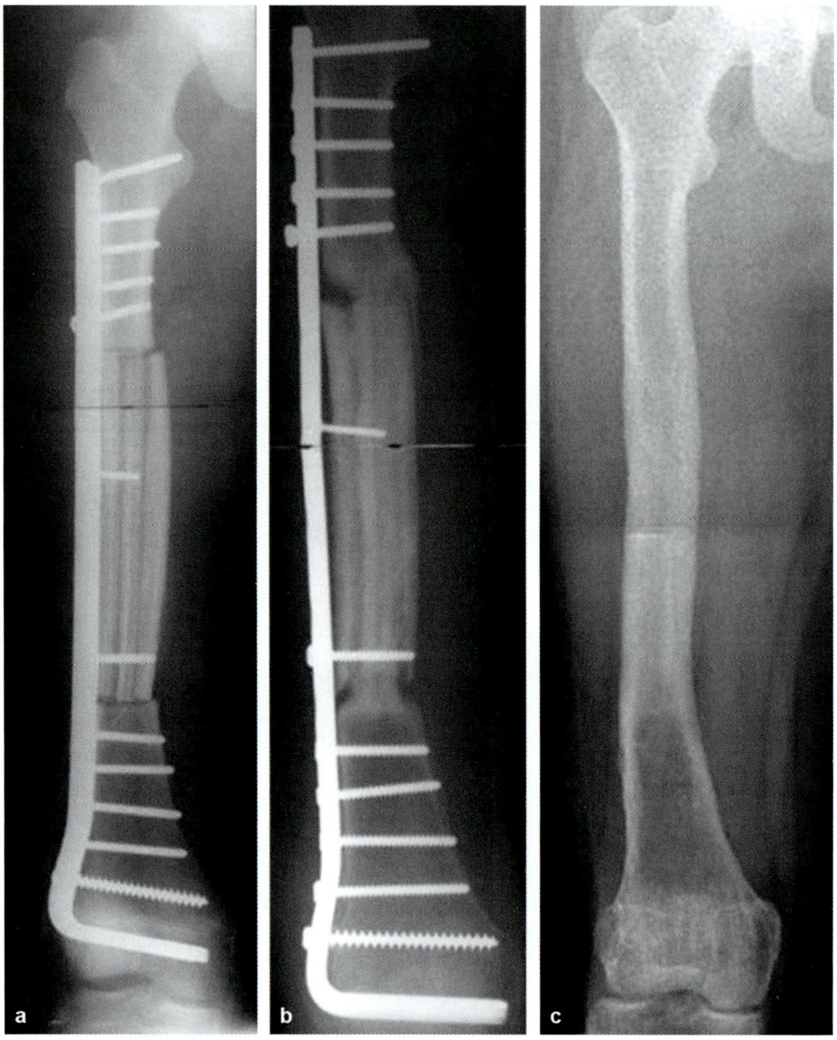

Abb. 12.23 Rekonstruktion der Femurdiaphyse nach Resektion eines Ewing-Sarkoms mit einem Komposit aus vaskularisiertem autologem Fibulatransplantat und allogenem Diaphysensegment
a) Postoperativ
b) Einheilung der Fibula und zunehmende Integration des allogenen Knochens nach 1 Jahr
c) Im ausgeheilten Zustand nach 6 Jahren

Biologische Rekonstruktion von Skelettabschnitten am Kniegelenk

Diaphysäre oder metaphysär-diaphysäre Resektionen kniegelenknaher Knochenabschnitte von Femur und Tibia können gut durch Transplantation kortikaler Knochen und Knochenspäne rekonstruiert werden. Notwendig ist die zusätzliche Stabilisierung durch Abstützplatten oder intramedulläre Nagelosteosynthese.

Die knöcherne Integration großer **allogener Knochentransplantate** ist im Bereich der kniegelenknahen metaphysären Knochen zwar besser als diaphysär. Das knöcherne Remodelling und die Revitalisierung großer allogener, aber auch avaskulärer autogener Knochentransplantate sind aber oft nicht gegeben. Die Folge sind Frakturen und hohe Infektionsraten (Berrey et al. 1990). Wegen der schlechten Langzeitergebnisse großer allogener Knochentransplantate sind diese im kniegelenknahen Bereich durch die Endoprothetik abgelöst worden.

Wenn ein Gelenkerhalt möglich ist, kann eine biologische Rekonstruktion größerer metaphysär-diaphysärer Defekte durch **vaskularisierte autologe Knochentransplantate** erfolgen. An Femur und Tibia bieten sich dafür vaskularisierte Fibulatransplantate an. Die Transplantation solcher vaskularisierten Knochentransplantate ist chirurgisch aufwendig, weil ein mikrochirurgischer Gefäßanschluss erforderlich ist. Oft kann durch Plattenosteosynthese nur eine Beübungsstabilität hergestellt werden, sodass in der Nachbehandlung langfristig eine Reduzierung der Belastung der Extremität notwendig ist, bis durch das knöcherne Remodelling eine ausreichende Stabilität gegeben ist (➤ Abb. 12.23). Anders als bei avitalen Transplantaten kann aber eine Fraktur heilen und die Kallusbildung zu einem beschleunigten Anpassen der Knochenstruktur an die Belastung führen.

Ein weiteres Verfahren der biologischen Rekonstruktion von Knochendefekten an der unteren Extremität ist die **Kallusdistraktion.** Dieses Verfahren bietet sich nur dann an, wenn bei Gelenkerhalt ein Segment eines kniegelenknahen Röhrenknochens reseziert wurde und keine Chemotherapie auf die Operation folgt.

Modulare Tumorendoprothesen

Die neoadjuvante Chemotherapie und die Entwicklung der modernen Endoprothetik haben die Voraussetzungen dafür geschaffen, dass in der großen Mehrzahl der Fälle auch bei hochmalignen Tumoren des Knochens und der Weichteile **beinerhaltende Operationsverfahren** angewendet werden können. Zur Rekonstruktion der Knochen- und Gelenkdefekte nach weiter Resektion haben sich seit Anfang der 1990er-Jahre verschiedene Modelle modularer Endoprothesen etabliert. War es zuvor notwendig, Sonderprothesen mit genauer Resektionslänge des Knochens anfertigen zu lassen, kann in der modernen Tumorendoprothetik die entsprechende Resektionslänge des Knochens anhand der unmittelbar präoperativ erstellten Bildgebung geplant werden. Die heute verfügbaren Systeme **modularer Tumorendoprothesen** basieren auf verschiedenen frei kombinierbaren Einzelteilen, die auch unter der Operation die Anpassung an die unmittelbar gegebene Situation ermöglichen. Dadurch entsteht eine maximale Variationsbreite für jeden individuellen Fall.

Für das Kniegelenk sind verschiedene modulare endoprothetische Tumor- und Revisionssysteme verfügbar, die sich neben dem gemeinsamen grundlegenden modularen Aufbau in den einzelnen Komponenten wesentlich unterscheiden. Das MUTARS® (Modular Universal Tumor and Revision System) der Fa. Implantcast ist ein seit Anfang der 1990er-Jahre angewendetes und entsprechend

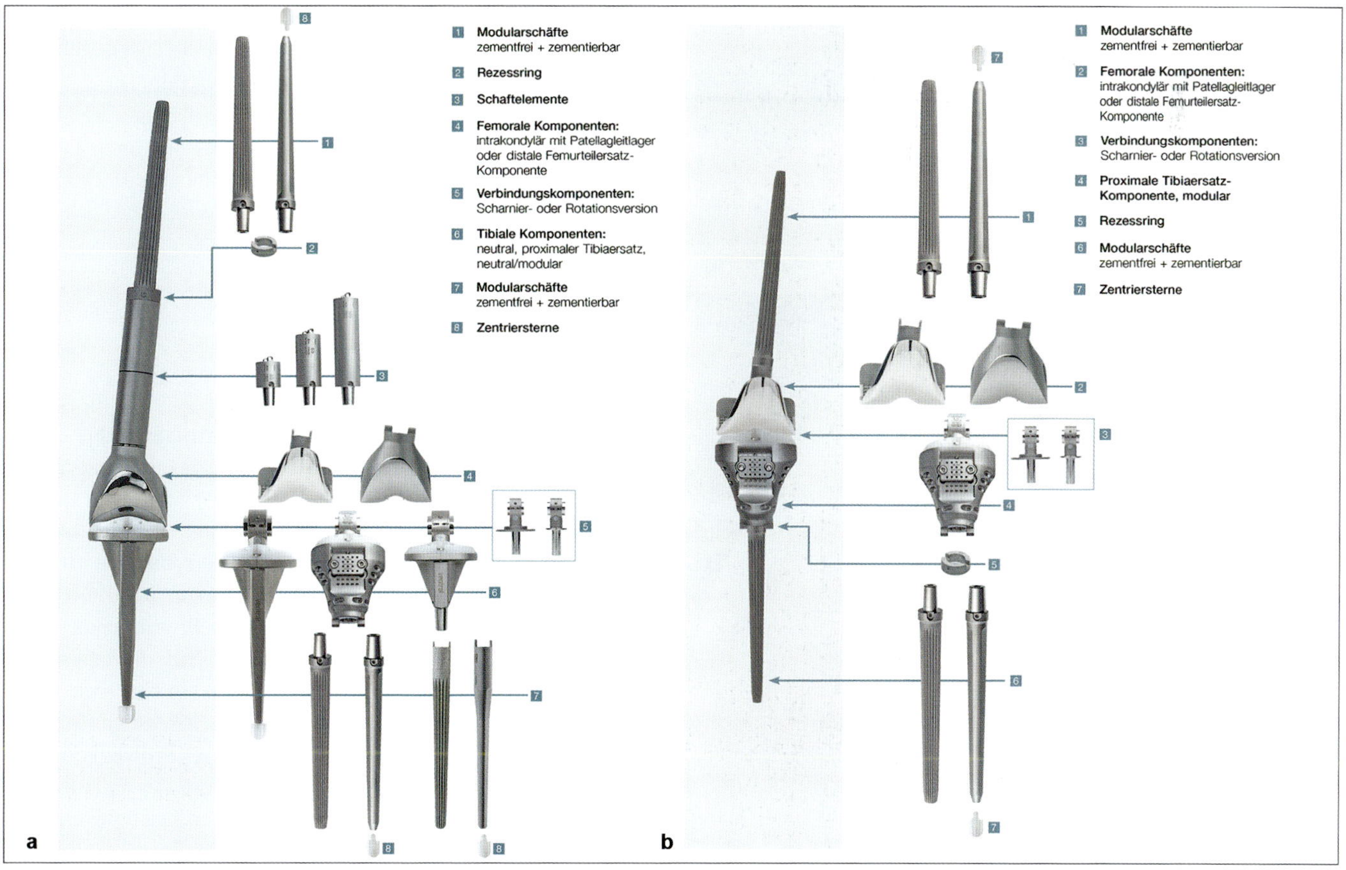

Abb. 12.24 Megasystem C der Fa. Link: modulares System mit Variationsmöglichkeit zum Ersatz des distalen Femurs, der proximalen Tibia bis hin zum totalen Knie [V127]

weiterentwickeltes System. Alternative Systeme wie das MegaSystem C der Fa. Link vereinen lang bewährte Komponenten der Knie- und Hüftendoprothetik mit modularem Ersatz der Schaftkomponenten von Femur und Tibia (➤ Abb. 12.24).

Im Allgemeinen werden heute für das Knie Scharniergelenke mit freier Rotation *(rotating hinge knee)* verwendet. Das Scharniergelenk sorgt für die notwendige Stabilität des Gelenks nach Verlust von Seitenbändern und Kreuzbändern. Die Freiheit der Rotationsbewegung verhindert die Übertragung von Belastungsspitzen axialer Drehmomente über die Prothesenschäfte auf den Knochen. Dadurch können aseptische Lockerungen reduziert werden.

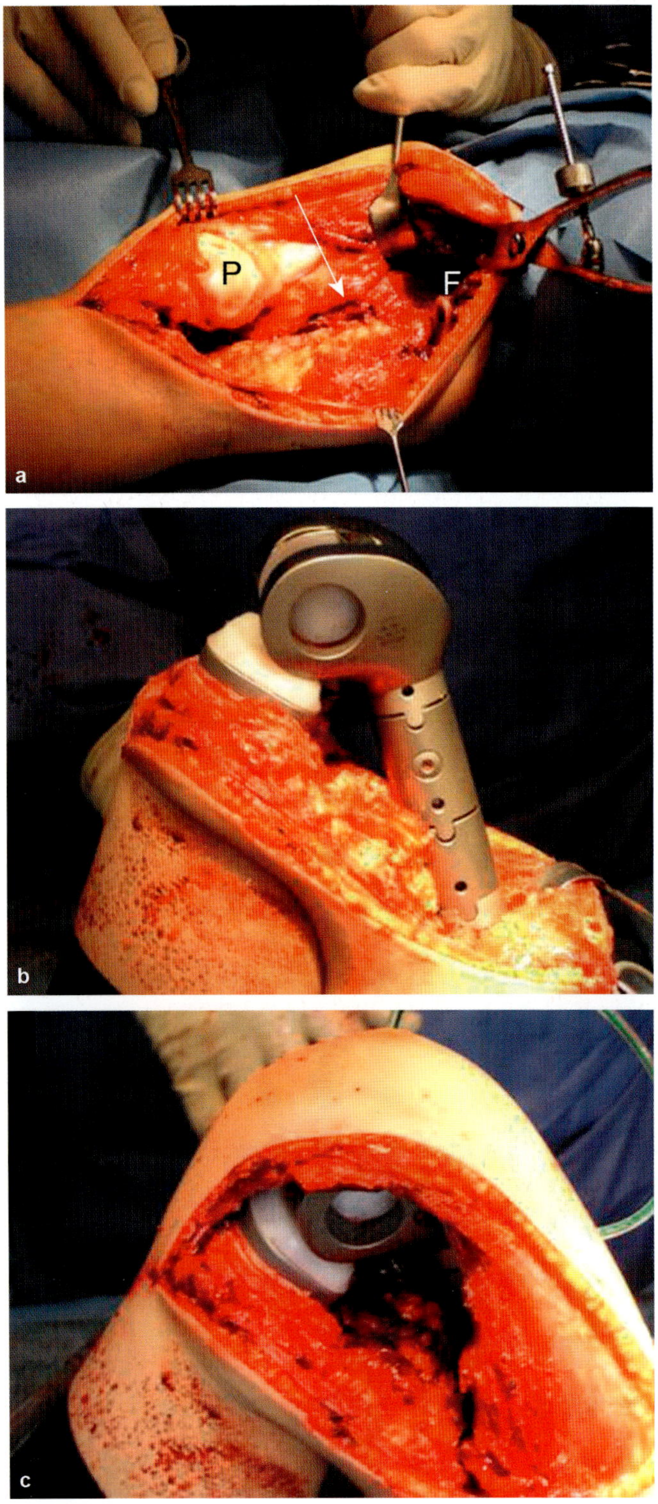

Abb. 12.25 Tumorendoprothese distales Femur:
a) Situs nach Resektion
b) Implantierte Prothese (Mega System C, Fa. Link)
c) Weichteildeckung
(P = Patella, F = Absetzungsrand der Femurdiaphyse, Pfeil: A. und V. poplitea)

Die Verankerung des Prothesenschafts in der Diaphyse kann zementiert oder zementlos erfolgen. Bei Kindern oder bei weiter Resektion primärer Knochentumoren wird die Implantation zementfreier Prothesenschäfte bevorzugt. Bei älteren Patienten, bei Osteoporose und in der Metastasenchirurgie empfiehlt sich die Implantation zementierter Schäfte.

Eine besondere Herausforderung ist die beinerhaltende Operation bei Kindern vor dem Wachstumsalter. Der Verlust der kniegelenknahen Epiphysenfugen mit dem größten Längenwachstum für das Bein führt zu einer Beinverkürzung in Relation zu dem gesunden Bein der Gegenseite. Moderne **Wachstumsendoprothesen,** wie z. B. die MUTARS® Xpand können transkutan mit Energie versorgt und gesteuert werden. Über einen Motor in der Prothese kann das Bein adäquat zum Längenwachstum verlängert werden.

Tumorprothese distales Femur

Nach der Resektion des distalen Femurs wird der knöcherne Defekt durch Implantation einer Tumorendoprothese rekonstruiert (➤ Abb. 12.25). Nach der Resektion wird die konkrete Länge des Resektats bestimmt. Die Implantatlager werden dem verwendeten Modell entsprechend präpariert und ausgearbeitet. Dabei gewinnt man Proben aus dem Absetzungsrand für die histologische Untersuchung. Eine Probeprothese wird eingesetzt und die Beinlänge kontrolliert. Sind die poplitealen Gefäße und Nerven über weite Strecken präpariert worden, ist darauf zu achten, dass diese Weichteilstrukturen in Streckung des Gelenks keine Überspannung haben. Es muss darauf geachtet werden, dass die Patella trotz Weichteilresektion zentriert im Gleitlager der distalen Femurkomponente der TEP verläuft. Nach Implantation der Originalkomponenten der TEP erfolgt die Weichteilrekonstruktion. Durch Transposition des M. biceps femoris lateral der Patella oder des M. sartorius medial der Patella können Defekte des M. vastus lateralis oder medialis gedeckt werden. Wichtig ist eine gute Deckung der Endoprothese mit Muskulatur besonders anterior. Wird das endoprothetische Gelenk nur durch Kutis und Subkutis gedeckt, kann es zu Nekrosen und Infektionen führen.

Tumorprothese proximale Tibia

Die Rekonstruktion nach Resektion der proximalen Tibia ist mit dem Problem der Anbindung des Streckapparats des Kniegelenks an die Endoprothese verbunden. Verschiedene Methoden zur Anbindung des Streckapparats sind möglich und kommen bei den verschiedenen Endoprothesensystemen unterschiedlich zur Anwendung (Trevira-Anbindungsschlauch, Dacron-Band u. a.). Die direkte Anbindung des Lig. patellae an den Prothesenkörper ist aber auf Dauer nicht funktionell suffizient. Nur die biologische Einheilung in einen nach anterior geschwenkten Gastrocnemiuslappen nach Möglichkeit mit Anteilen der Achillessehne kann zu einer funktionell befriedigenden Lösung dieses Problems führen. Auch für eine ausreichende Weichteildeckung der Tumorendoprothese ist die Transposition eines Gastrocnemiuskopfes eine obligate Maßnahme für die Rekonstruktion des Defekts nach Tumorresektion der proximalen Tibia (➤ Abb. 12.26) (Leopold 1999; Holzapfel 2011).

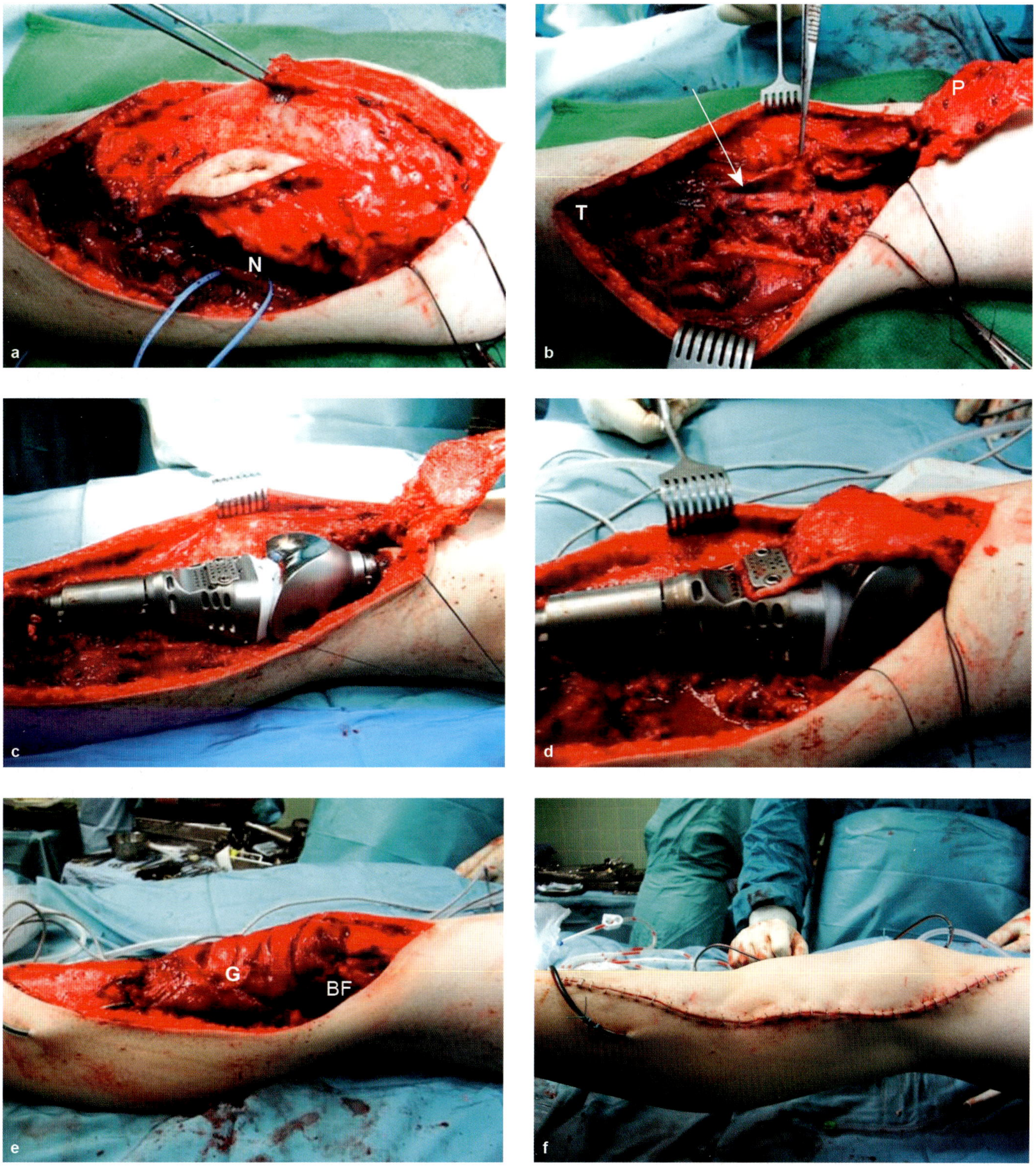

Abb. 12.26 Rekonstruktion nach weiter extraartikulärer Resektion des Kniegelenks bei Osteosarkom der proximalen Tibia mit Gelenkeinbruch (➤ Abb. 12.16):
a) Situs vor Resektion, die Pinzette hält die tangential abgesetzte Patella am Lig. patellae in Position.
b) Situs nach Resektion
c) Situs nach Implantation der Tumorendoprothese Totales Knie
d) Refixation des Lig. patellae
e) Weichteildeckung mit Einbindung der Patella und des Lig. patellae durch Transposition von Muskulatur
f) Spannungsfreier Wundverschluss
(N = N. fibularis, T = Absetzungsrand der Tibia, Pfeil: Gefäß-Nerven-Bündel mit A. tibialis posterior, P = Patella nach Osteotomie, G = lateraler Gastrocnemiuskopf nach Transposition, BF = M. biceps femoris nach Transposition)

Totales Knie

Nach extraartikulärer Resektion des Kniegelenks in toto können zur Rekonstruktion der Defekte die beiden genannten Verfahren zur Rekonstruktion von distalem Femur und proximaler Tibia kombiniert werden (➤ Abb. 12.26). In den modularen Systemen der Tumorendoprothetik ist eine entsprechende Erweiterung zum sog. totalen Knie vorgesehen. Die Rekonstruktion der großen Weichteildefekte nach extraartikulärer weiter Knieresektion ist in der Kombination der o. g. Verfahren eine Herausforderung.

Tumorarthrodese

Kann der Streckapparat des Kniegelenks nicht mehr erhalten werden bzw. liegt eine Insuffizienz vor, ist eine Stabilisierung des Kniegelenks nicht mehr möglich. Dann ist eine Alternative zu ablativen Verfahren die Tumorarthrodese. Dazu können Arthrodesennägel mit entsprechenden modularen Spacern zur Defektrekonstruktion eingebracht werden.

Weichteilrekonstruktion

Die für Transpositionen geeignete Muskulatur, die in Weichteildefekte am Kniegelenk eingeschwenkt werden kann, wurde bereits bei der Rekonstruktion knöcherner Defekte mit Tumorendoprothesen erwähnt: der M. sartorius, der M. biceps femoris und die beiden Gastrocnemiusbäuche. Diese Muskulatur ist für die Rekonstruktion wertvoll, was schon bei der Biopsie zwingend berücksichtigt werden muss. Die Weichteilrekonstruktion nach Tumorresektion ist nicht allein ein Problem der Tumorendoprothetik. Der Weichteilmantel unmittelbar am Kniegelenk besteht nur aus Kutis, Subkutis, Sehnen und Strukturen des Kapsel-Band-Apparats. Maligne Weichteiltumoren, die das Gelenk nicht infiltrieren, erfordern für eine onkologisch adäquate Resektion im Gesunden die Resektion funktionell wesentlicher Anteile des Kapsel-Band-Apparats des Kniegelenks. In diesen Fällen ist es wichtig, dass der Operateur Techniken der Bandrekonstruktion beherrscht, z. B. die Rekonstruktion des medialen patellofemoralen Ligaments (MPFL) sowie die Rekonstruktionstechniken des medialen und des lateralen Seitenbandes des Kniegelenks.

Amputation/Umkehrplastik

Amputationen in der Tumorchirurgie sind mit gleicher Sorgfalt zu planen wie extremitätenerhaltende Operationen. Im Unterschied zu traumatischen oder angiologischen Indikationen sind hier die onkologischen Kriterien der Resektion maßgebend. Indikationen sind nicht mehr rekonstruierbare Weichteilinfiltrationen durch maligne oder semimaligne Tumoren. Ist eine extremitätenerhaltende Operation nicht mehr möglich, muss die Amputation sicher im Gesunden erfolgen. Weite Resektionsränder sind einzuhalten, wenn nicht sogar die Kompartmentresektion anzustreben ist, um ein Stumpfrezidiv zu vermeiden.

Modifikationen der standardisierten Amputationstechniken sind notwendig. Amputationshöhe und die Bildung modifizierter Muskellappen sind den durch das Tumorstaging bedingten Gegebenheiten anzupassen. Es ist möglich, dass sehr kurze, funktionell insuffiziente Stümpfe resultieren. Dann ist zu überlegen, ob eine Exartikulation im proximaleren Gelenk nicht sinnvoller ist. Alternativ dazu ist die Umkehrplastik mit in die Überlegungen einzubeziehen.

Die **Umkehrplastik** oder **Rotationsplastik** ist in den 1930er-Jahren von Borggreve zur Behandlung schwerer Tuberkulosen, später dann auch zur Resektion von Tumoren des Femurs und der proximalen Tibia beschrieben worden. Winkelmann erweiterte und klassifizierte die Techniken der Umkehrplastik nach Resektionshöhen. Die der Umkehrplastik zugrunde liegende Idee ist die Resektion eines vom Tumor befallenen Beinsegments und die Replantation des gesunden Unterschenkelanteils um 180° an Oberschenkel oder Hüfte (Segmentamputation). Damit lassen sich drei Vorteile erreichen:

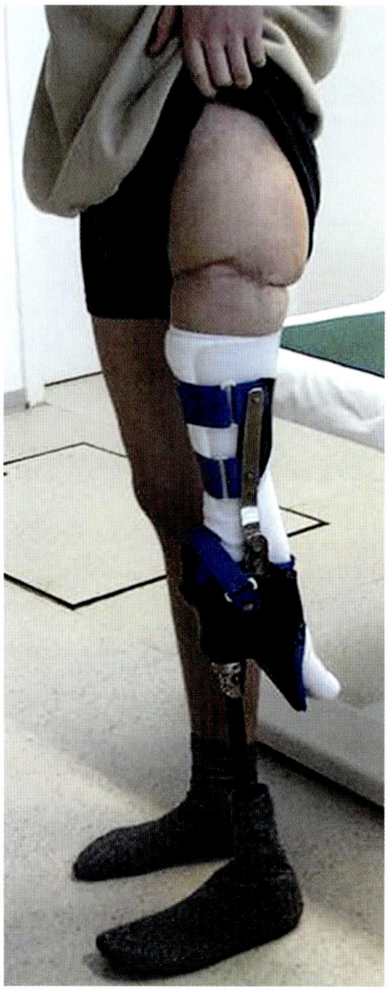

Abb. 12.27 Funktionsprinzip der Umkehrplastik, demonstriert an einer Interimsprothese

1. Bessere Tragfähigkeit des Stumpfes.
2. Bessere Funktionalität der prothetischen Versorgung: Das um 180° gedrehte Sprunggelenk funktioniert als aktives Kniegelenk.
3. Das Gefühl der Bodenkontakts: Der Patient steht im Prothesenschaft auf seinem eigenen Fuß (➤ Abb. 12.27).

Die einzige absolute Kontraindikation für die Umkehrplastik ist die Infiltration des Tumors in den N. ischiadicus.

Näheres zur Umkehrplastik siehe auch ➤ Kap. 13.3.4.

12.5 Nachkontrolle

Für benigne Tumoren gibt es keine allgemeinen Empfehlungen zur Nachsorge. Bestimmte benigne Tumorerkrankungen wie die multiple kartilaginäre Exostosenkrankheit oder die Enchondromatose (Morbus Ollier, Maffucci-Syndrom) erfordern eine lebenslange Kontrolle. Die Patienten müssen zur Selbstbeobachtung angehalten werden. Bei Auftreten von schmerzhaften Beschwerden oder neu auftretenden oder zunehmenden Schwellungen muss der Patient zur Einleitung lokaler Diagnostik den Arzt aufsuchen. Jährliche Kontrollen sind bei Auftreten maligner Entartung ggf. zu spät. Aggressive benigne oder semimaligne Tumoren sind bei hohem Rezidivrisiko postoperativ engmaschig zu kontrollieren. Festgelegte und evaluierte Nachbehandlungsprotokolle für benigne Tumoren sind nicht bekannt.

Ziel der Nachsorge bei Patienten mit malignen Tumorerkrankungen ist die frühe Erkennung von Lokalrezidiven und Metastasierungen. Es sind also regelmäßige Maßnahmen zur regionalen und systemischen Nachkontrolle des Patienten notwendig. Erfolgt die Therapie im Rahmen von Studienprotokollen, sind detaillierte Nachbehandlungsschemata dort festgelegt. Allgemeingültige evidenzbasierte Empfehlungen zur Nachbehandlung sind jedoch nicht existent (Dürr 2014).

Nach der Therapie hochmaligner Sarkome der Extremitäten ist bei 40–50 % der Patienten das Auftreten von Metastasen oder Lokalrezidiven zu erwarten, hauptsächlich in den ersten 2–3 Jahren nach der primären Therapie. Unter 495 Patienten mit Knochen- und Weichteilsarkomen fanden Puri et al. (2014) innerhalb einer randomisierten Nachuntersuchung über 3 Jahre bei 45 % der Patienten Lungenmetastasen und bei 13 % lokale Rezidive (wobei Lokalrezidive ohne Metastasen nur bei 3,5 % der Patienten auftraten). In dieser Studie konnte nicht belegt werden, dass eine regelmäßige CT-Untersuchung dem einfachen Röntgenbild des Thorax überlegen wäre. Auch konnte kein Unterschied zwischen Kontrollintervallen von 3 gegenüber 6 Monaten gefunden werden. 89 % der Patienten mit Lokalrezidiven bemerkten das Auftreten der Rezidive selbstständig.

PRAXISTIPP

Allgemein ist es üblich, Patienten, die an hochmalignen Sarkomen leiden, in den ersten 2 Jahren nach der Therapie alle 3 Monate, im 3. Jahr alle 4 Monate, im 4.–5. Jahr alle 6 Monate und danach bis zum 10. Jahr jährlich nachzuuntersuchen.

12.6 Fazit

Diagnostik und Therapie benigner und maligner Neoplasien am Kniegelenk sind sehr komplex. Sowohl Differenzialdiagnosen als auch Möglichkeiten der Differenzialtherapie führen oft zu schwerwiegenden Entscheidungen für den Patienten. Besonders die Behandlung maligner Tumoren umfasst multimodale Therapiekonzepte, die nur gemeinsam mit den beteiligten Fachdisziplinen in einem Tumorboard festgelegt werden können.

Die genaue Diagnose und die Ausbreitungsdiagnostik sind die Basis eines fundierten therapeutischen Vorgehens. Neben bildgebenden Verfahren zur lokalen Tumordiagnostik ist die Biopsie essenzieller Bestandteil der Diagnostik. Die Biopsie erfordert eine genaue Planung und sogfältige Durchführung gemäß onkochirurgischen Kriterien. Fehler bei der Biopsie können die Aussichten des Patienten auf Heilung oder den Erhalt von Funktionalität der Extremität wesentlich einschränken. Zum Staging gehören CT von Thorax und Abdomen und die Skelettszintigrafie.

LITERATUR

Andreou D, Bielack S, Tunn P et al. (2010). Lokalrezidive und Extremitätenerhalt in der multimodalen Behandlung von Osteosarkomen. Eine retrospektive Analyse von Patienten im Register der Cooperativen Osteosarkom-Studiengruppe (COSS). Abstract eines Vortrags DKOU Berlin.

Berrey BH, Lord CF, Gebhardt MC, Mankin HJ (1990). Fractures of allografts. Frequency, treatment, and end-results. Bone Joint Surg Am 72(6): 825–833.

Catani F, Capanna R, Benedetti MG, Battistini A, Leardini A, Cinque G, Giannini S (1993). Gait analysis in patients after Van Nes rotationplasty. Clin Orthop 296: 270–277.

Dürr HR, Tunn PU, Bakhshai Y (2014). Nachsorge von Patienten mit Knochensarkomen. Wann, wie und wie lange? Unfallchirurg 117(6): 523–527.

Enneking WF (1990). Clinical Musculoskeletal Pathology. Gainesville: University of Florida Press.

Fletcher CDM, Unni KK, Mertens F Hrsg. (2002). Pathology and Genetics of Tumours of Soft Tissue and Bone. Lyon: IARC Press.

Freyschmidt J (2008). Skeletterkrankungen. 3. A. Berlin, Heidelberg, New York: Springer.

Hefti F (2002). Tumoren im Bereich des Kniegelenks. In: Meyer R-P, Gächter A (Hrsg.). Kniechirurgie in der Praxis. Berlin, Heidelberg, New York: Springer, S. 395 ff.

Holzapfel BM, Rechl H, Lehner S, Pilge H, Gollwitzer H, Steinhauser E (2011). Alloplastic reconstruction of the extensor mechanism after resection of tibial sarcoma. Sarcoma 11:545104. DOI: 10.1155/2011/545104 [Epub Apr 11].

Leidinger B, Winkelmann W (2005). Chirurgische Therapie der Knochentumoren. Therapeutisches Vorgehen in Abhängigkeit vom Tumorstadium. In: Wirth CJ, Zichner L, Winkelmann W (Hrsg.). Orthopädie und Orthopädische Chirurgie. Stuttgart: Thieme, S. 149 ff.

Leopold SS, Greidanus N, Paprosky WG, Berger RA, Rosenberg AG (1999). High rate of failure of allograft reconstruction of the extensor mechanism after total knee arthroplasty. J Bone Joint Surg Am 81(11): 1574–1579.

Lindner N (2005). Biopsie bei Knochentumoren. In: Wirth CJ, Zichner L, Winkelmann W (Hrsg.). Orthopädie und Orthopädische Chirurgie. Stuttgart: Thieme, S. 57–62.

Link MP, Goorin AM, Miser AW, et al. (1986). The Effect of Adjuvant Chemotherapy on Relapse-Free Survival in Patients with Osteosarcoma of the Extremity N Engl J Med 314: 1600–1606.

Machatschek J-N, Paulussen M, Bielack S (2005). Chemotherapie bei malignen Knochentumoren. In: Wirth CJ, Zichner L, Winkelmann W (Hrsg.). Orthopädie und Orthopädische Chirurgie. Band: Tumoren, tumorähnliche Erkrankungen. Stuttgart: Thieme, S. 130 ff.

Picci P, Manfrini M, Fabbri N, Gambarotti M (Hrsg.) (2014). Atlas of Musculoskeletal Tumors and Tumorlike Lesions. Berlin, Heidelberg, New York: Springer.

Puri A, Gulia A, Hawaldar R et al (2014). Does intensity of surveillance affect survival after surgery for sarcomas? Results of a Randomized Noninferiority Trial. Clin Orthop Relat Res 472(5): 1568–1575.

Sheplan LJ, Juliano JJ (2010). Use of radiation therapy for patients with soft-tissue and bone sarcomas. Cleve Clin J Med 77 (Suppl 1): S27–29.

Stoffelen D, Martens M, Renson L, Fabry G (1992). Osteoid osteoma as a cause of knee pain. A review of 10 cases. Acta Orthop Belgica (58)4: 395–399.

Streitbürger A, Gosheger G, Dieckmann R, Nottrott M, Ahrens H, Hardes J (2014). Rekonstruktion knöcherner Defekte in der Knochensarkomchirurgie: Tumorendoprothese vs. biologische Rekonstruktion. Unfallchirurg 117: 600–606.

Szendroi M, Köllo K, Antal I, Lakatos J, Szoke G (2004). Intraarticular osteoid osteoma: clinical features, imaging results, and comparison with extraarticular localization. Rheumatol 31(5): 957–964.

Winkelmann W (1993). Die Umdrehplastiken. Orthopäde 22: 152–159.

Winkelmann W, Leidinger B und Köhler G (2005). Allgemeine Pathologie der Knochentumoren und tumorartigen Läsionen. In: Wirth CJ, Zichner L, Winkelmann W (Hrsg.). Orthopädie und Orthopädische Chirurgie. Band: Tumoren, tumorähnliche Erkrankungen. Stuttgart: Thieme; S. 4 ff.

Yang JC, Chang AE, Baker AR, Sindelar WF, Danforth DN, Topalian SL, et al. (1998). Randomized prospective study of the benefit of adjuvant radiation therapy in the treatment of soft tissue sarcomas of the extremity. J Clin Oncol 16(1): 197–203.

KAPITEL

13

Ulrich Lenze, Florian Pohlig, Florian Lenze und Rüdiger von Eisenhart-Rothe

Kniegelenknahe Amputationen

13

13.1 Grundlagen und Indikationsstellung

Die Indikation zur Amputation wird an der unteren Extremität in bis zu 80 % der Fälle aufgrund einer Gefäßerkrankung (Arteriosklerose, Thrombangiitis obliterans etc.) bzw. aufgrund chronischer Wunden gestellt; die verbleibenden 20 % entfallen größtenteils auf traumatologische und orthopädische Krankheitsbilder.

Etwa die Hälfte der vaskulären Amputationen wird bei Diabetikern durchgeführt. Zwischen 15 und 35 % der amputierten Diabetiker verlieren hierbei innerhalb von 5 Jahren auch das kontralaterale Bein oder benötigen multiple Amputationen. Das Durchschnittsalter der vaskulär bedingten Amputationen liegt bei 70 Jahren. Die Mortalität wird wegen der oftmals schweren Komorbiditäten mit 50 % innerhalb der ersten 5 Jahre angegeben und ist ein Drittel höher als bei gesunden Gleichaltrigen.

In der Traumatologie wird die Indikation zur Amputation häufig infolge unfallbedingter Gliedmaßenschädigungen, nekrotisierender Faszitiden oder auch bei Erfrierungen bzw. Verbrennungen gestellt. Posttraumatische Amputationen sind jedoch insgesamt selten und repräsentieren nur etwa 10 % der Gliedmaßenamputationen an der unteren Extremität. Mehr als die Hälfte der posttraumatischen Amputationen (55 %) stellen hierbei transtibiale Amputationen dar, 40 % entfallen auf transfemorale Amputationen, weniger als 5 % auf Kniegelenkexartikulationen und nur 1 % auf bilaterale Amputationen.

In der Orthopädie werden Amputationen vor allem zur Behandlung muskuloskelettaler Tumoren durchgeführt. Erfreulicherweise sind onkologische Amputationen heutzutage jedoch eher die Ausnahme als die Regel. Aufgrund der Einführung einer neoadjuvanten Therapie sowie weitreichender Neuerungen in der onkologischen Bildgebung mit verbesserten Möglichkeiten der frühzeitigen Diagnosestellung und Rezidiverkennung ist in den meisten Fällen ein Extremitätenerhalt möglich. Die Indikation zur primären Amputation ist bei malignen Tumoren des Bewegungsapparats jedoch generell dann gegeben, wenn durch andere operative Verfahren eine Entfernung des Tumors im Gesunden nicht möglich ist. Ebenso ist einer Amputation zumeist bei einer Ummauerung (> 180°) des extremitätenversorgenden Gefäß-Nerven-Bündels oder bei infiltrativen High-Grade-Sarkomen (mit Ausbreitung in 2–3 Kompartimente) der Vorrang zu geben.

Weitere Gründe für Amputationen in der Orthopädie sind komplikative Verläufe nach endoprothetischen Gelenkersatzoperationen (als Ultima Ratio) oder chronische Infektionen (Osteomyelitiden) und in Einzelfällen auch angeborene Fehlbildungen/Schädigungen des Bewegungsapparats (z. B. proximaler Femurdefekt, Lähmungen etc.). Bei ersteren muss an eine Amputation z. B. bei rezidivierenden periprothetischen Infekten und/oder Luxationen sowie bei Patienten gedacht werden, bei denen eine Wechseloperation oder eine Arthrodese nicht (mehr) möglich ist. Ferner ist die Indikation zur Amputation auch dann zu stellen, wenn Komorbiditäten oder akute Geschehen (z. B. schwere Sepsis) ein einfaches und schnelles Verfahren implizieren.

Im vorigen Jahrhundert bestanden vorwiegend im nordamerikanischen Raum noch klare Empfehlungen hinsichtlich der anatomischen Amputationshöhen (sog. *sites of election*), die sich nach den jeweiligen Möglichkeiten der exoprothetischen Versorgung richteten. Heute ist eine exoprothetische Versorgung auf beinahe jeder Amputationshöhe möglich. Gegenwärtig wird die Entscheidung deshalb neben krankheitsspezifischen Faktoren vor allem von individuellen Präferenzen des Operateurs beeinflusst. Prinzipiell muss jedoch zunächst bestimmt werden, ob eine Amputation oberhalb des Kniegelenks, durch das Kniegelenk oder unterhalb des Kniegelenks durchgeführt werden soll.

!

Wichtige Entscheidungskriterien für die Wahl der Amputationshöhe:

- Operationshintergründe
- Pathologie
- Anatomie
- Funktionalität der prothetischen Versorgungsmöglichkeiten
- Persönlichkeit (Geschlecht, Alter, Ansprüche etc.)

Diese Kriterien müssen gemeinsam mit dem Patienten im interdisziplinären Team (bestehend aus Operateur, Anästhesist, Orthopädietechniker und ggf. einem Psychologen) diskutiert werden. Aus funktioneller Sicht ist einer Unterschenkelamputation der Vorrang vor transfemoralen Amputationen oder Kniegelenkexartikulationen zu geben. Auf die genauen Entscheidungskriterien sowie Vor- und Nachteile der unterschiedlichen Amputationsformen wird in den jeweiligen Abschnitten näher eingegangen.

13.2 Präoperative Vorbereitung

Neben der jeweils erkrankungsspezifischen Diagnostik (z. B. Röntgen, CT, MRT, Szintigrafie, Doppler-Sonografie, Angiografie etc.) ist zunächst eine sorgfältige klinische Untersuchung obligat. Hierbei werden der Haut- und Gefäßstatus, die Kraftgrade der wichtigsten Muskelgruppen sowie der genaue Bewegungsumfang des angrenzenden Hüft- und ggf. Kniegelenks erhoben.

PRAXISTIPP

Relevante **Flexionskontrakturen der Hüfte** von 30–40° führen zu einer veränderten Position des Oberschenkels bzw. Kniegelenks und beeinflussen somit auch die Biomechanik. Dies kann besonders bei transfemoralen Amputationen bzw. Kniegelenkexartikulationen dazu führen, dass eine prothetische Versorgung nur schwer möglich ist. Die erforderlichen Kompensationsmechanismen (Beckenkippung) führen zu erhöhten Belastungen der Lendenwirbelsäule, wobei ein reduzierter Bewegungsumfang sowie teils immobilisierende Schmerzen die Folge sein können. Bei relevanten Hüftbeugekontrakturen muss daher ungeachtet der zugrunde liegenden Ursache eine höhere Amputation (Reduktion des Hebelarms) erwogen werden als prinzipiell erforderlich.

Bei pädiatrischen Patienten mit relevantem Restwachstum sollte eine Bestimmung des Knochenalters erfolgen, um das Ausmaß der zu erwartenden „biologischen Stumpfverlängerung" näherungsweise zu berechnen und das optimale Amputationslevel festzulegen.

Bei allen Patienten, besonders jedoch bei Gefäßpatienten sollte der Allgemeinstatus präoperativ optimiert und der Blutzuckerstoffwechsel sorgfältig eingestellt werden.

In einem interdisziplinären Gespräch im Beisein des Operateurs, eines Anästhesisten/Schmerzmediziners sowie eines Orthopädietechnikers sollten präoperativ zudem der zu erwartende Heilungs- und Rehabilitationsverlauf erläutert und Möglichkeiten bzw. Grenzen der prothetischen Versorgung aufgezeigt werden. Insbesondere müssen die Patienten hierbei auch über die Möglichkeit von postoperativen Phantomschmerzen mit teils jahrelangem therapierefraktärem Verlauf aufgeklärt werden. Bei Tumorpatienten sind ein psychoonkologisches Screening sowie ggf. die Einleitung einer bedarfsgerechten, adäquaten psychoonkologischen Betreuung empfehlenswert.

Eine bereits präoperativ initiierte Evaluation und ggf. bauliche Anpassung des häuslichen Umfelds kann helfen, die Wiedereingliederung in die gewohnte Umgebung zu erleichtern und ein barrierefreies Wohnen zu ermöglichen. Falls erforderlich, kann im Einzelfall auch das Gespräch mit einem bereits amputierten Patienten (idealerweise gleiche Altersgruppe u. ä. soziales Umfeld) arrangiert werden.

13.3 Operatives Vorgehen

Eine sorgfältige Operationstechnik und eine hohe Qualität des Amputationsstumpfes sind erfahrungsgemäß eng mit der frühen Mobilisierbarkeit und Rehabilitation von Patienten mit kniegelenknahen Amputationen vergesellschaftet. Besonders wichtige Indikatoren sind in diesem Zusammenhang die suffiziente Weichteildeckung mit ausreichender Durchblutung, ein wirksames analgetisches Schmerzkonzept, eine gute Belastbarkeit des Stumpfes sowie eine Naht außerhalb der Belastungszone. Auf die jeweils empfohlenen Inzisions- bzw. Lappentechniken wird in den folgenden Abschnitten näher eingegangen (➤ Tab. 13.1).

Bezüglich der muskulären Deckung bestehen prinzipiell zwei Möglichkeiten: Bei der **Myopexie** (auch: Myodese) werden die verbleibenden Muskelgruppen und Muskelfaszien (z. B. durch vorgelegte Bohrlöcher) am knöchernen Stumpfende refixiert; dadurch wird eine suffiziente Weichteildeckung geschaffen (➤ Abb. 13.1b). Bei der **Myoplastie** werden die verbleibenden Agonisten mit ihren Antagonisten unter Erzeugung eines physiologischen Spannungsverhältnisses und Überbrückung des knöchernen Knochenstumpfes miteinander vernäht. Ob die Ergebnisse des einen Verfahrens denen des anderen überlegen sind, kann bislang nicht mit ausreichender Evidenz belegt werden.

Hinsichtlich der besten Methode zur **Nervendurchtrennung** ist die Evidenzlage ebenfalls insuffizient, weshalb keine abschließende Empfehlung abgegeben werden kann. Prinzipiell sind eine Ligierung, scharfe Durchtrennung, Kauterisierung oder endständige Vernähung möglich. Alle nervalen Strukturen (oberflächlich und tief) sollten jedoch sorgfältig dargestellt und 4–5 cm oberhalb des belasteten Areals (ggf. nach vorhergehender Ligatur) gekappt werden. Alternativ kann auch durch leichten Längszug (sonst Gefahr von Dehnungsschäden) vor Durchtrennung des Nervs eine Retraktion in einen Bereich oberhalb des belasteten Areals erreicht werden. Techniken mit anschließender Versiegelung der Nervenenden (Silikonkappen bzw. Fibrinkleber) oder die Implantation des Nervenstumpfes in den Knochen wurden beschrieben. Auch diesbezüglich sind jedoch aufgrund mangelnder Evidenz keine detaillierteren Aussagen möglich. Insgesamt wird die Entstehungsrate von **schmerzhaften Neuromen** mit 32 % nach Amputationen am Oberschenkel und 13 % nach transtibialen Amputationen in der Literatur angegeben. Bei Letzteren muss besonderes Augenmerk auf den N. suralis gerichtet werden, um einem symptomatischen Neurom (häufig!) von Anfang an entgegenzuwirken.

Aufgrund des verminderten postoperativen Opioidbedarfs sollte zudem die Anlage eines perineuralen Katheterblocks mit dem Patienten diskutiert werden. Ob sich auch das Auftreten von **Phantomschmerzen** durch die routinemäßige (3-tägige) perineurale oder epidurale Injektion von z. B. Bupivacain und Morphin senken lässt, konnte bislang noch nicht sicher bewiesen werden.

Um Wundheilungsstörungen vorzubeugen, muss der Wundverschluss besonders sorgfältig durchgeführt werden. Das Einlegen einer oder mehrerer Redon-Drainagen sowie das Anlegen eines Kompressionsverbands ist bei allen kniegelenknahen Amputationen obligat. Die Verwendung einer **intraoperativen Blutsperre** bei Unterschenkelamputationen ist möglich, sie sollte jedoch stets so weit proximal wie möglich am Oberschenkel angebracht werden (**cave:** intraoperativer Verfahrenswechsel von Unterschenkel- auf Oberschenkelamputation). Bei transfemoralen Amputationen ist die Verwendung eher zurückhaltend zu sehen, da durch Kompression der Muskulatur sowohl die Myodese am knöchernen Absetzungsrand und somit die suffiziente Balancierung des Muskelapparats als auch die Identifikation der zu ligierenden Blutgefäße erschwert werden können. Es wird daher empfohlen, die Blutsperre allenfalls bei Auftreten unübersichtlicher Blutungen intraoperativ zu aktivieren.

13.3.1 Transfemorale Amputation

Bei Amputationen oberhalb des Kniegelenks wird von den meisten Autoren ein symmetrischer, fischmaulartiger Zugang bzw. ein etwas längerer anteriorer Lappen empfohlen (➤ Abb. 13.1a). Als besonders wichtig gelten der Erhalt einer zentralen Position des

Tab. 13.1 Amputationshöhen und Umkehrplastik

	Transfemorale Amputation	Kniegelenkexartikulation	Transtibiale Amputation	Sonderform Umkehrplastik
Empfohlene Amputationshöhe	Diaphysär so weit distal wie möglich bzw. ca. 10–12 cm oberhalb der Kniegelenkebene (**cave:** Distalisierung der Gelenkebene)	Durch das Kniegelenk	Diaphysär ca. 12–15 cm unterhalb der Kniegelenkebene; Minimalabstand 8 cm	Je nach zugrunde liegender Pathologie
Inzisions- und Lappentechnik	Symmetrischer (oder anterior etwas längerer) fischmaulartiger Zugang	Zirkulärer Hautschnitt 4–5 Querfinger distal des Tibiaplateaus oder langer dorsaler Lappen wie bei transtibialen Amputationen	Langer dorsaler Lappen, der mindestens 1 cm länger sein sollte als der Unterschenkeldurchmesser auf Amputationshöhe	Je nach gewähltem Typ, z. B. Typ A1: zirkuläre Schräginzision proximal und distal. Verbindung beider Zugänge durch dorsalen Längsschnitt
Besonderheiten	• Zentrale Position des Femurs im Muskelmantel • Balancierter muskulärer Stumpf unter Erhalt des Adduktionsmechanismus (vor allem des M. adductor magnus)	• Verwendung eines Gastrocnemiuslappens oder myofasziokutanen Lappens zur muskulären Deckung • Lig. patellae freipräparieren und mit dem Stumpf der Kreuzbänder vernähen (alternativ vollständig resezieren)	• Bei Patienten mit pAVK: ggf. zusätzliche Resektion des anterioren und lateralen Muskelkompartiments • Ggf. tibiofibulare Synostose	• Aus Oberschenkelamputation wird funktionelle Situation einer Unterschenkelamputation geschaffen • Meist bleibt primär nur der N. ischiadicus per continuitatem erhalten

Femurs innerhalb des umgebenden Muskelmantels sowie die Wiederherstellung der anatomischen Femurschaftachse, die unter physiologischen Verhältnissen einen Winkel von etwa 9° mit der Vertikalen einschließt.

Eines der größten Probleme nach transfemoraler Amputation ist der **erhöhte Energieverbrauch,** der beim Gehen in der Ebene bis zu 65 % oberhalb des normalen Levels bzw. doppelt so hoch wie bei Patienten mit transtibialer Amputation liegen kann. Grund hierfür ist eine veränderte Ausrichtung der anatomischen und mechanischen Femurschaftachse. Die Veränderungen resultieren hierbei zumeist aus einer muskulären Dysbalance mit Überwiegen des Abduktionsmechanismus an der Hüfte bzw. einer Schwächung des Adduktionsapparats. So kann bei Amputation des distalen Femurdrittels eine inadäquate Myodese (➤ Abb. 13.1b) des M. adductor magnus zu einer Reduktion des Adduktionsmoments um bis zu 70 % führen. In diesem Fall wird die Adduktion nur noch vom M. adductor longus und M. adductor brevis übernommen. Durch die resultierende Abduktionsstellung kommt es zu einer vermehrten Seitwärtsbewegung und somit zu einem erhöhten Energieverbrauch während des Gangzyklus.

Neben diesen biomechanischen Aspekten ist die Rekonstruktion der femoralen Schaftachse mit Erhalt des M. adductor magnus auch aus Gründen der erleichterten exoprothetischen Versorgung und frühen Mobilisierbarkeit der Patienten von höchster Wichtigkeit. Das Ziel der Operation muss daher – neben der Behebung des auslösenden Problems (z. B. Tumorresektion) – ein balancierter Amputationsstumpf unter Erhalt des Adduktionsmechanismus sein. Techniken zum Erhalt des M. adductor magnus wurden beschrieben, sie können jedoch, insbesondere bei onkologischen Amputationen, nicht immer angewendet werden (➤ Abb. 13.1c, d).

Die Durchtrennung der Muskulatur (**Myotomie**) kann entweder schrittweise mit dem Elektrokauter (von außen nach innen) oder nach der bereits 1875 von Malgaigne beschriebenen **Durchstichmethode** (von innen nach außen) durchgeführt werden. Bei Letzterer wird zur Präparation des ventralen Lappens das Amputationsmesser von medial kommend an der Hinterkante des M. vastus medialis (ventral der Femoralgefäße) vorbei, ventral über das Femur und entlang des Septum intermusculare nach lateral (dorsal des M. vastus lateralis) durch den Oberschenkel gesteckt. Die Muskulatur kann hierauf mit dem Amputationsmesser in einem Zuge entlang des Verlaufs der Hautinzision mit glatten Rändern durchtrennt werden. In einem zweiten Schritt werden dann (ggf. nach kurzer Kompression) die durchtrennten Gefäße ligiert. Die alternative Methode mittels Elektrokauter ist etwas zeitaufwendiger, bietet jedoch den Vorteil einer besseren Übersicht und die Möglichkeit, größere Gefäße während der Präparati-

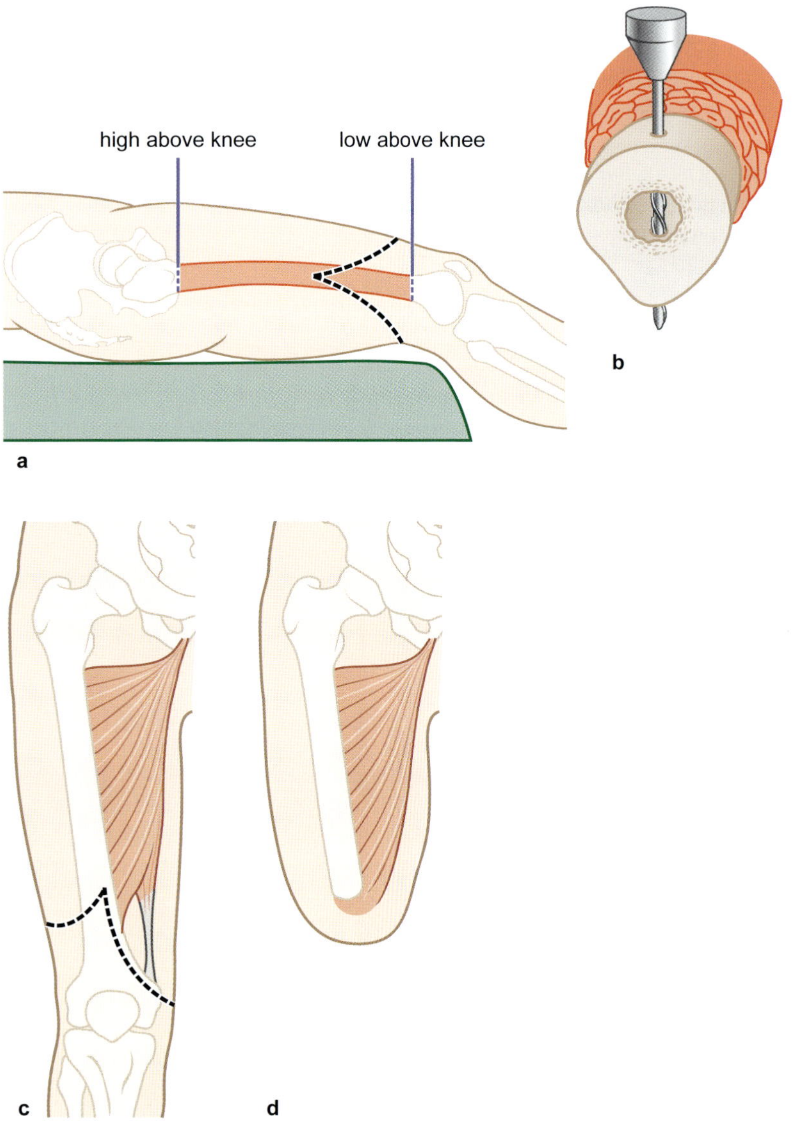

Abb. 13.1 Transfemorale Amputationen werden zumeist im Bereich zwischen der Suprakondylarregion *(low above knee)* und dem Trochanter minor *(high above knee)* durchgeführt.
a) Aus funktioneller Sicht werden diaphysäre Amputationen mit Erhalt eines möglichst langen Amputationsstumpfes und ein fischmaulartiger Operationszugang empfohlen.
b) Bei der transossären Muskelfixation (Myodese) nach Burgess werden je zwei senkrecht zueinander stehende Löcher unter Wasserkühlung mit ausreichendem Abstand vom Stumpfende durch den Knochen gebohrt und die Muskelgruppen hierauf durch die Löcher am knöchernen Stumpf befestigt.
c) Um einen balancierten Stumpf unter Erhalt des Adduktionsmechanismus schaffen zu können, wurde von Gottschalk (1999) eine Technik mit sagittalem asymmetrischem myofasziokutanem Lappen beschrieben.
d) Hierfür wird der M. adductor magnus um das knöcherne Stumpfende geschlagen und transossär fixiert.

on zu ligieren. Eine Überlegenheit des einen oder anderen Verfahrens konnte bislang nicht belegt werden.

In jedem Fall empfiehlt es sich, die Adduktionsmuskulatur so weit wie möglich zu erhalten und bei der Myodese der Muskulatur den Amputationsstumpf in Adduktionsstellung zu halten. Bei der Refixation der Quadrizepsmuskulatur sollte ferner auf eine volle Extension des Stumpfes geachtet werden, um möglichen (iatrogenen) Beugekontrakturen vorzubeugen. Es wird empfohlen, den Patienten auf einem Hüftkissen unter der betroffenen Seite zu lagern, um intraoperativ ein möglichst gutes Bewegungsausmaß in der betroffenen Hüfte zu gewährleisten.

PRAXISTIPP

Das Risiko für Wundheilungsstörungen mit verlängerter Heilungsdauer liegt nach transfemoralen Amputationen bei 25 %, im Falle einer Nachamputation am Oberschenkel bei 15 %. Da bei transfemoralen Amputationen das Kniegelenk mit entfernt wird, müssen bereits präoperativ Überlegungen zur exoprothetischen Rekonstruktion angestellt werden.

Hinsichtlich der Amputationshöhe sollte auf einen ausreichenden Abstand zwischen dem distalen Ende des Amputationsstumpfes und der geplanten Kniegelenkebene geachtet werden. Als optimale Amputationshöhe wird in diesem Zusammenhang meist ein Abstand von ca. 10–12 cm zur Kniegelenkebene und 2 cm zur Basis des Hautlappens angegeben. Eine zu tiefe Osteotomie kann bei der exoprothetischen Versorgung eine Distalisierung des Kniegelenks bedingen, was Auswirkungen auf die Stand- bzw. Schwungphase und somit das Gangbild haben kann. Tiefe Oberschenkelamputationen (z. B. Gritti-Stokes-Amputation) auf Höhe der Suprakondylarregion *(low above knee)* sind nicht wirklich endbelastbar und werden nicht mehr empfohlen (➤ Abb. 13.1a).

Bei hohen Amputationen *(high above knee)*, wie sie besonders bei onkologischen Indikationen gelegentlich durchgeführt werden müssen (z. B. unterhalb des Trochanter minor), sind die Möglichkeiten der exoprothetischen Versorgung deutlich eingeschränkt (➤ Abb. 13.1a). Methoden zur Stumpfverlängerung beinhalten z-förmige Verlängerungsosteotomien oder Verlängerungen gemäß den Prinzipien der Kallusdistraktion. Bei Letzteren kann durch

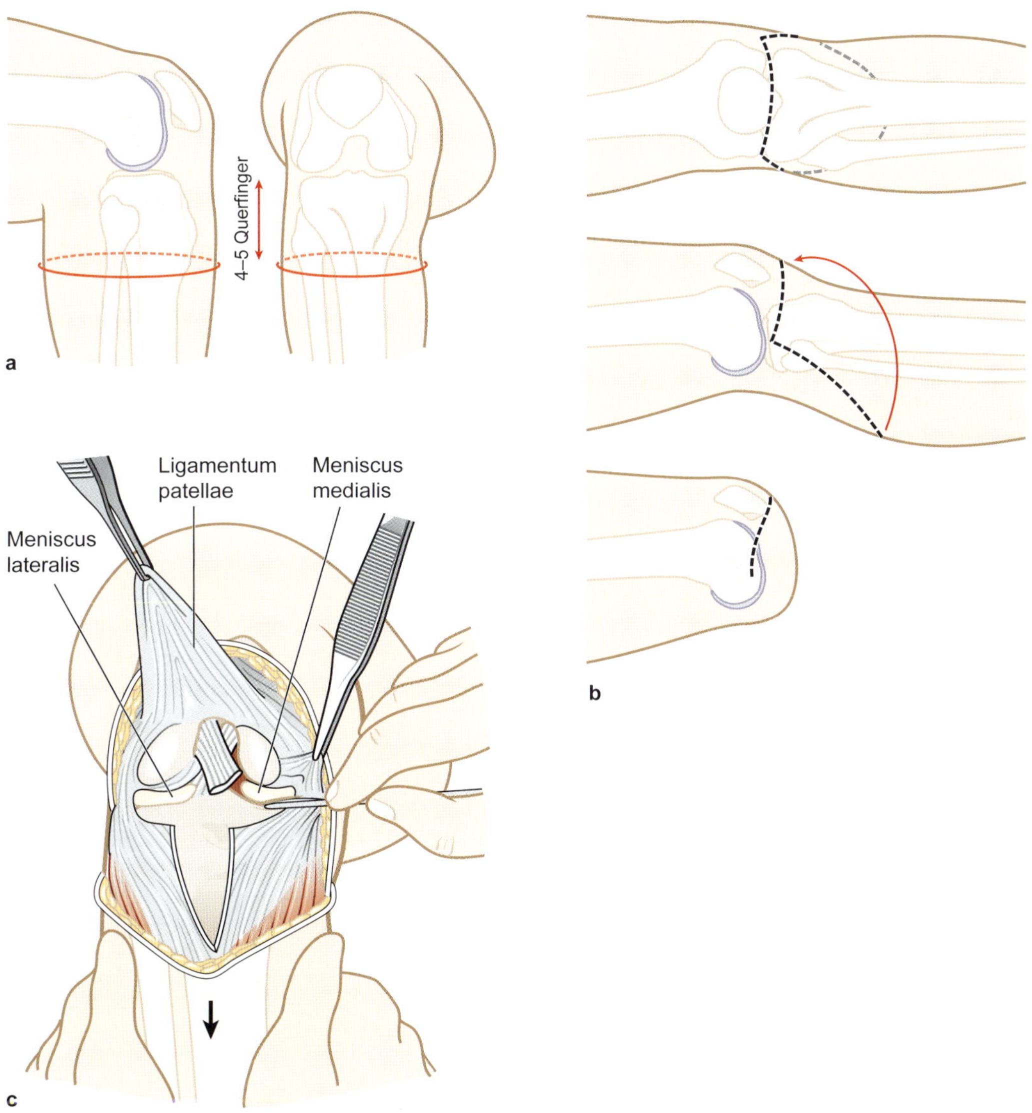

Abb. 13.2 Kniegelenkexartikulation: Die hohe Elastizität der Haut am Kniegelenk muss bei der Schnittführung bedacht werden.
a) Am einfachsten ist eine ringförmige Inzision etwa 4–5 Querfinger unterhalb des Tibiaplateaus.
b) Alternativ kann analog zur transtibialen Amputation eine lange dorsale Lappentechnik gewählt werden.
c) Nach Darstellung der ventralen Strukturen und scharfer Abtrennung des Lig. patellae sowie der Kreuz- und Kollateralbänder können die dorsalen Strukturen durch Ausführen einer vorderen Schublade dargestellt und durchtrennt werden.

intramedulläre Verlängerungssysteme heutzutage auf eine langfristige Fixateuranlage verzichtet und eine frühfunktionelle Mobilisation erreicht werden.

13.3.2 Kniegelenkexartikulation

Bei der Kniegelenkexartikulation wird das Amputationslevel durch das Kniegelenk (Gelenkspalt) gelegt. Bei dem relativ einfachen und blutarmen Verfahren, bei dem keine Osteotomie durchgeführt werden muss, kann so ein Großteil der Insertionsstellen der Oberschenkelmuskulatur präserviert werden. Bei noch im Wachstum befindlichen Kindern ist zudem durch Erhalt der distalen Epiphysenfuge des Femurs ein weitgehend normales Längenwachstum des verbleibenden Oberschenkels gewährleistet.

Bei der Wahl des Operationszugangs muss die hohe Elastizität der Haut im Kniegelenkbereich beachtet werden, um einen spannungsfreien Wundverschluss gewährleisten zu können. Am einfachsten ist eine ringförmige Inzision etwa 4–5 Querfinger unterhalb des Tibiaplateaus, wobei die Operationsnarbe S-förmig zwischen den Kondylen zu liegen kommt (➤ Abb. 13.2a). Alternative Inzisionstechniken beinhalten einen langen ventralen bzw. dorsalen Lappen oder auch symmetrische seitliche Lappen (➤ Abb. 13.2b). Nach Darstellung der ventralen Strukturen und scharfer Abtrennung des Lig. patellae sowie der Kreuz- und Kollateralbänder können die dorsalen Strukturen durch Ausführen einer vorderen Schublade dargestellt und durchtrennt werden (➤ Abb. 13.2c).

Der entstehende Amputationsstumpf ist im Vergleich zu transfemoralen Amputationen länger, bietet einen besseren Hebelarm und somit auch potenziell mehr Kraft und Stumpfkontrolle. Die von Wagner im Jahre 1979 beschriebenen Modifikationen der herkömmlichen Technik mit Verwendung eines zusätzlichen Gastrocnemiuslappens zur muskulären Deckung führten zur Endbelastbarkeit des Amputationsstumpfes, weshalb Kniegelenkexartikulationen in der Folge vermehrt für Amputationen an der unteren Extremität Verwendung fanden.

Laut einer aktuelleren Metaanalyse geben jedoch z. B. Patienten mit traumatisch bedingter Kniegelenkexartikulation signifikant häufiger Schmerzen im Amputationsstumpf an und tragen die angepasste Exoprothese signifikant weniger als bei anderen Amputationsformen. Dies ist aus biomechanischer Sicht nicht verwunderlich, da aufgrund des Amputationslevels die Kniegelenkebene der prothetischen Versorgung zwangsläufig im Vergleich zur gesunden Gegenseite distalisiert wird. Bei Patienten mit vaskulären Grunderkrankungen scheint zudem aufgrund der schlechten Durchblutungssituation eine beträchtliche Komplikationsrate mit relativ hohen Konversionsraten auf transfemorale Amputationen zu bestehen.

!

Ein hohes Risiko, nach einer Kniegelenkexartikulation nicht gehfähig zu sein, haben besonders Patienten, die auch präoperativ nicht gehfähig waren (10-fach erhöht), Patienten > 60 Jahre (2,7-fach erhöht) und Patienten mit koronarer Herzerkrankung (2-fach erhöht). Für nicht gehfähige Patienten bietet die Kniegelenkexartikulation jedoch eine hervorragende Plattform für das Sitzen im Rollstuhl und dank des langen Hebelarms auch die Möglichkeiten eines eigenständigen Bett-Rollstuhl-Transfers.

Die muskuläre Deckung wird bei der Kniegelenkexartikulation entweder über zwei sagittale Hautlappen und den bereits erwähnten zusätzlichen Gastrocnemiuslappen oder durch einen langen, von dorsal geschwenkten myofasziokutanen Lappen erreicht. Für die Länge der sagittalen Hautlappen ist jeweils etwa der halbe Durchmesser, für den dorsalen myofasziokutanen Lappen der gesamte Durchmesser der Extremität auf Kniegelenkhöhe zu wählen. Bei Ersteren wird zusätzlich ein Gastrocnemiuslappen präpariert, der etwa die Länge des Kniedurchmessers besitzen sollte. Bei beiden Techniken wird das Lig. patellae von der Tuberositas tibiae abgetrennt, freipräpariert und anschließend an die femoralen Stumpfenden der Kreuzbänder refixiert. Die Faszie der Mm. gastrocnemii wird anschließend mit dem Lig. patellae bzw. dem erhaltenen Retinaculum patellae vernäht. Andere Autoren bezweifeln die mechanische Belastbarkeit der Patella und empfehlen, das Lig. patellae vor Wundverschluss vollständig zu resezieren, um so das Herunterklappen der Patella (in die Belastungszone des Stumpfes) zu vermeiden und einer ungewollten Stumpfverlängerung durch die Patella entgegenzuwirken. Die Patella selbst sollte jedoch – wenn möglich – erhalten bleiben und nur bei Auftreten von Komplikationen ggf. entfernt werden.

Aufgrund des großflächigen endbelastbaren Stumpfes mit kondylärer Knorpeldeckung bleibt bei der Exartikulation prinzipiell ein hohes Maß an Propriozeption erhalten. Der Gelenkknorpel sollte daher in jedem Falle unangetastet bleiben. Die Gelenkflächen des distalen Femurs übertragen hierbei die mechanischen Kräfte auf eine im Vergleich zu transossären Ober- oder Unterschenkelamputationen weit größere knöcherne Fläche und besitzen möglicherweise eine Stoßdämpferwirkung. Von einigen Autoren wird dennoch die Eignung der femoralen Kondylen als lasttragendes Plateau für eine exoprothetische Versorgung bezweifelt. Insgesamt werden Kniegelenkexartikulationen relativ selten durchgeführt; in den USA nehmen sie nur 2 % der jährlichen Amputationen an der unteren Extremität ein.

13.3.3 Transtibiale Amputation

Die funktionellen Ergebnisse transtibialer Amputationen sind denen von transfemoralen Amputationen und Kniegelenksexartikulationen in der Regel überlegen. Ein besonderer Vorteil liegt darin, dass, anders als bei der Oberschenkelamputation, bei der exoprothetischen Versorgung nur **ein artifizielles Gelenk benötigt wird.**

PRAXISTIPP

Auch bei Amputationen unterhalb des Kniegelenks muss stets auf eine ausreichende Stumpflänge geachtet werden. Das Amputationslevel sollte bei Erwachsenen nicht höher als 3 cm unterhalb der Tuberositas tibiae liegen und die verbleibende Tibialänge mindestens 8 cm betragen. Als optimal wird von den meisten Autoren eine Amputationshöhe zwischen 12 und 15 cm unterhalb des Tibiaplateaus angegeben. Verbleibt eine Tibialänge von weniger als 8 cm, so resultiert eine Lateraldeviation der Fibula aufgrund der fehlenden Fixation durch die Membrana interossea. Ist dennoch eine höhere Amputation erforderlich, so sollte in diesen Fällen eine vollständige Resektion des Wadenbeins erwogen werden. Bei Kindern kann das tibiale Amputationslevel in Abhängigkeit des verbleibenden Restwachstums meist höher gewählt werden, da durch Präservation der proximalen Tibiaepiphyse, die zu etwa 55 % am Längenwachstum der Tibia beteiligt ist, von einer biologischen Stumpfverlängerung auszugehen ist.

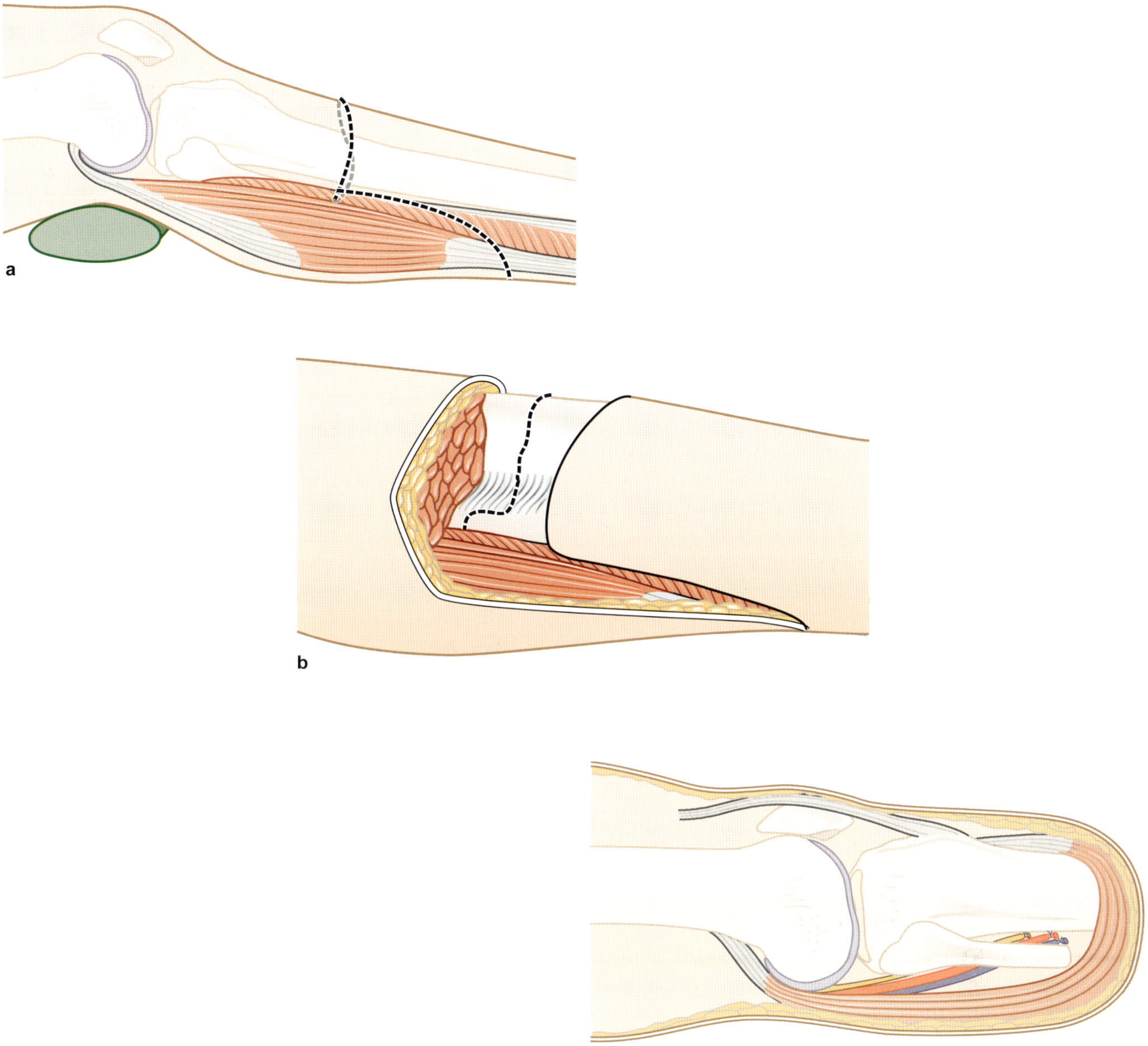

a

b

c

Abb. 13.3 Transtibiale Amputation: Inzisionsverlauf bei der Long-Dorsal-Flap-Technik.
a) Der dorsale Lappen sollte mindestens 1–2 cm länger sein als der Durchmesser des Unterschenkels auf Amputationsniveau.
b) Der kurze anteriore Lappen hat eine Länge von 5–10 mm und liegt 1–2 cm proximal des knöchernen Tibiaendes, um ein Verkleben von Hautnarbe und Tibiastumpf zu vermeiden.
c) Die dorsale Muskulatur wird bei Wundverschluss unter Vorspannung mit dem Periost der Tibia vernäht bzw. mittels Myodese an der Tibia fixiert.

Generell ist auf eine ausreichende **Weichteildeckung des Stumpfes** mit abgerundeter zylindrischer Kontur des distalen Endes zu achten. Aufgrund des dreieckigen Querschnitts der Tibia ist die spitz zulaufende Margo anterior jedoch nur mit relativ dünner Haut bedeckt und am wenigsten vor mechanischen Einflüssen geschützt. Die bekannte Fischmaul-Technik sollte bei transtibialen Amputationen somit nicht angewendet werden, da aufgrund der reduzierten Weichteildeckung im anterioren Bereich der Tibia mit schlechteren Ergebnissen und Wundheilungsstörungen gerechnet werden muss. Von den meisten Autoren wird in diesen Fällen die sog. **Long-Dorsal-Flap-Technik** bevorzugt, die erstmals von Burgess in den späten 1960er-Jahren beschrieben wurde. Der lange dorsale Lappen sollte hierbei mindestens 1 cm länger sein als der Durchmesser des Unterschenkels auf Amputationsniveau. In einer Modifikation von Baumgartner wird für die optimale Länge sogar die doppelte Breite der Lappenbasis empfohlen (➤ Abb. 13.3a). Die Haut wird auf der gesamten Lappenlänge nicht vom subkutanen Fettgewebe und von der tiefen Faszie getrennt, um die Durchblutung der Haut langstreckig zu erhalten (➤ Abb. 13.3b). Die tiefen Muskeln des dorsalen Kompartiments (Mm. tibialis posterior, flexor hallucis longus, flexor digitorum longus) werden auf Höhe der angestrebten Amputation reseziert, während der M. gastrocnemius und der M. soleus (wenn onkologisch möglich) abgeschrägt und mit dem dorsalen Lappen nach ventral geschwenkt werden (➤ Abb. 13.3c).

Um Wundheilungsstörungen und Weichteilkomplikationen vorzubeugen, wird zur Erreichung einer breiten abgerundeten Auflagefläche ein Abkanten des anterioren Tibiaanteils empfohlen (➤ Abb. 13.4). Die Abschrägung sollte mit einem Winkel von ca. 30° bis ca. 1,5 cm oberhalb des Amputationslevels reichen. Die Fibula wird im Vergleich zur tibialen Resektionshöhe einige Zentimeter höher (weiter kniewärts) abgesetzt, um einerseits Schmerzen

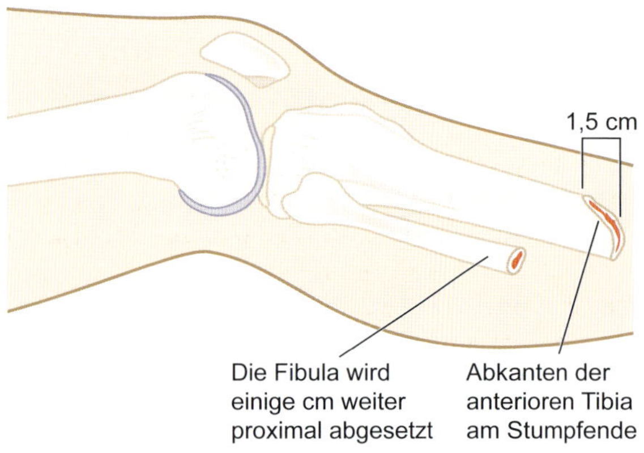

Abb. 13.4 Knöcherne Tibiapräparation: Die anteriore Tibia wird am distalen Stumpfende über ca. 1,5 cm abgekantet, um Wundheilungsstörungen und Weichteilkomplikationen zu vermeiden. Um eine optimale Stumpfform zu gewährleisten, wird die Fibula zudem einige Zentimeter oberhalb der Tibia abgesetzt.

am distalen Fibulaende zu vermeiden und andererseits ein zylindrisches Stumpfende zu konfektionieren (➤ Abb. 13.4). Eine funktionelle Myodese (Refixation vitaler Muskelgruppen mit physiologischer Vorspannung in funktionell und biomechanisch sinnvoller Position) erlaubt in der Folge eine hervorragende Weichteildeckung sowie eine adäquate Funktion des Kniegelenks (➤ Abb. 13.3c).

Bei Patienten mit peripherer arterieller Verschlusskrankheit (pAVK) ist die intraoperative Vitalitätsbeurteilung einzelner Muskeln oftmals schwierig, wobei die Zahl der schlecht durchbluteten Muskeln zumeist unterschätzt wird. Die Folge ist ein vergleichsweise hohes Risiko für Wundheilungsstörungen und sekundäre Muskelnekrosen. Alternativ kann daher bei pAVK-Patienten die von Brückner modifizierte Technik der Burgess-Amputation erwogen werden, bei der zusätzlich das anteriore und laterale Muskelkompartiment (Mm. tibialis anterior, extensor digitorum longus, extensor hallucis longus, peroneus brevis, peroneus longus), der M. soleus und die gesamte Fibula mit entfernt werden. Im Vergleich zur klassischen Technik scheinen bei diesen Patienten hierdurch bessere Ergebnisse im Hinblick auf potenzielle Wundheilungsstörungen erzielbar zu sein.

Als Alternative zur Long-Dorsal-Flap-Technik sind in der Literatur vor allem schräge oder sagittale Lappentechniken beschrieben (➤ Abb. 13.5). In einer kürzlich veröffentlichten Auswertung der Cochrane-Datenbank konnte allerdings keine Überlegenheit einer bestimmten Inzisionstechnik gegenüber den anderen belegt werden.

13.3.4 Sonderform Umkehrplastik

Die Umkehrplastik nach Borggreve und van Ness wurde erstmals 1927 beschrieben und beinhaltet die **En-bloc-Resektion** eines Extremitätenabschnitts (normalerweise eines tumortragenden Segments), wobei der N. ischiadicus als meist einzige anatomische Struktur *per continuitatem* erhalten bleibt. Weiterentwicklungen der ursprünglich publizierten Technik wurden von Salzer in Wien und später von Winkelmann in Münster beschrieben. Letzterer ist auch Namensgeber der international akzeptierten Typeneinteilung (➤ Abb. 13.6). Die typische Resektion (Typ A1) betrifft das distale Femur, während die Tibia weitgehend erhalten bleibt und um 180° gedreht wird (➤ Abb. 13.7). Nach Reanastomosierung der Gefäße und Osteosynthese übernehmen Fuß und Sprunggelenk die Funktion des Kniegelenks (➤ Abb. 13.7e). Somit wird aus einer eigentlich notwendigen Oberschenkelamputation die funktionelle Situation einer hohen Unterschenkelamputation geschaffen. Der erzeugte Amputationsstumpf ist endbelastbar und weist nach exoprothetischer Versorgung funktionell deutlich günstigere Energiewerte auf als nach einer Oberschenkelamputation.

Therapeutischer Hinweis

Die beschriebenen Komplikationsraten der Umkehrplastik sind im Vergleich zu konkurrierenden Verfahren gering und umfassen vor allem Wundinfektionen, Frakturen, Gefäßverschlüsse, Pseudarthrosen und Paresen. Trotz des gewöhnungsbedürftigen ästhetischen Ergebnisses sowie gewisser funktioneller Nachteile scheinen das psychosoziale Befinden und die Lebensqualität auch im Langzeitverlauf mit gesunden Kontrollgruppen vergleichbar zu sein.

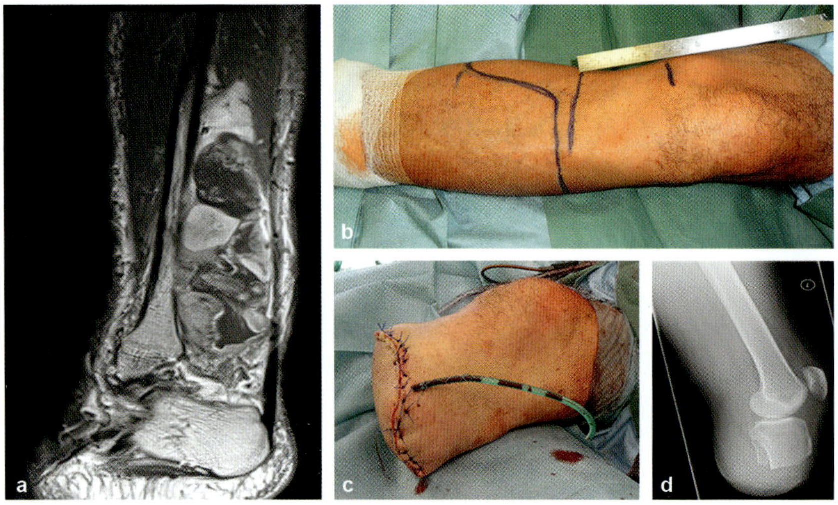

Abb. 13.5 Sagittale Lappentechnik am Unterschenkel:
a) T1-gewichtete Kontrastmittelsequenz eines 68-jährigen Patienten mit malignem Myxofibrosarkom (G3) des dorsolateralen linken Unterschenkels.
b) Aufgrund der lokalen Ausbreitung im dorsalen Kompartiment musste auf eine sagittale Lappentechnik (medialer Lappen) zurückgegriffen werden (Kreis = Kniescheibe).
c) Postoperatives Ergebnis nach Wundverschluss
d) Röntgenkontrolle (seitlicher Strahlengang)

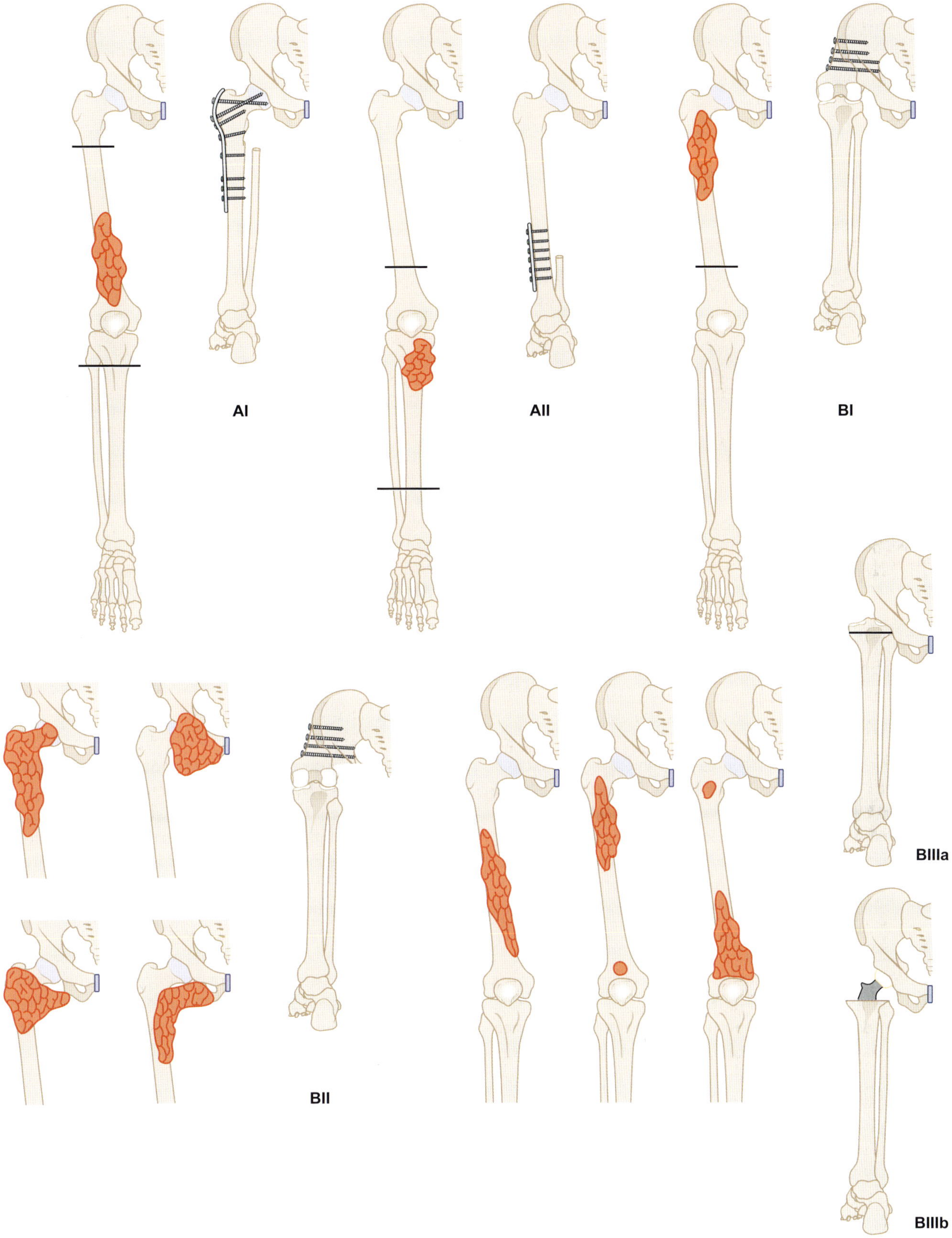

Abb. 13.6 Umkehrplastiken: Typeneinteilung nach Winkelmann

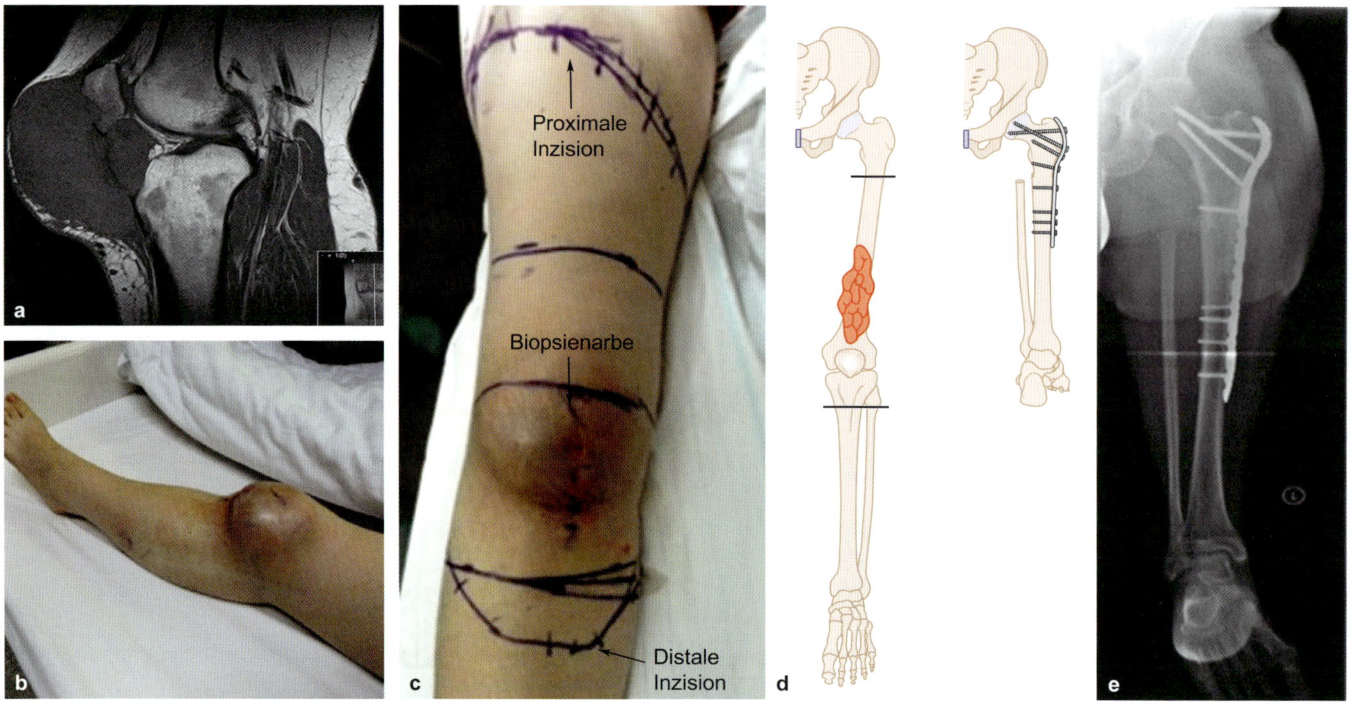

Abb. 13.7 Typ-A1-Umkehrplastik: 26-jährige Patientin mit Klarzellsarkom G3 des linken Kniegelenks:
a) In der T1-gewichteten MRT-Sequenz kommt ein überwiegend präpatellar gelegener Tumor mit Infiltration des Kniegelenks zur Darstellung.
b) Im klinischen Bild imponiert makroskopisch eine große Tumorformation am linken Kniegelenk.
c) Bei Resektion werden eine zirkuläre Schräginzision proximal (anterior nach proximal ansteigend) und distal (anterior nach distal abfallend) durchgeführt und die beiden Zugänge dorsal durch einen Längsschnitt verbunden.
d) Bei der Typ-A1-Umkehrplastik wird das tumortragende Segment am proximalen Femur sowie an der proximalen Tibia osteotomiert und bis auf den N. ischiadicus vollständig reseziert.
e) Nach 180°-Drehung des Unterschenkels erfolgt die Osteosynthese mit dem proximalen Femur. Postoperative Röntgenkontrolle nach Typ-A1-Umkehrplastik (a.-p. Strahlengang).

Bei Kindern (< 8 Jahre) mit Sarkomen der unteren Extremität und Notwendigkeit der Gelenkresektion (meist Kniegelenk) gilt die Umkehrplastik aufgrund der zu erwartenden wachstumsbedingten Komplikationen aller anderen Rekonstruktionsmethoden als biologische Rekonstruktionsmethode der Wahl. Durch die näherungsweise Berechnung des voraussichtlichen Wachstumspotenzials (vor allem der distalen Femurepiphysenfuge) kann die Beinlänge zum Operationszeitpunkt angepasst bzw. bei der Resektionslänge berücksichtigt werden.

Auch bei älteren Tumorpatienten mit ausgedehntem Tumorbefall oder reduzierten Weichteilverhältnissen wird die Indikation zur Umkehrplastik auch heute noch gestellt. Selbst bei Patienten mit fehlgeschlagener Revisionsendoprothetik stellt die Umkehrplastik ein Salvage-Verfahren dar, das alternativ zu einer vollständigen Amputation angewendet werden kann. Grenzen bestehen vornehmlich bei chronischen Infektsituationen und bei Patienten mit arterieller Verschlusskrankheit aufgrund der meist insuffizienten Gefäß- und Weichteilsituation.

13.4 Postoperatives Management

Im Mittelpunkt der direkt postoperativen Behandlung steht eine möglichst frühzeitige Mobilisation des Patienten. Sie dient der Minimierung von typisch immobilisationsassoziierten Komplikationen (z. B. Thrombose, Lungenembolie etc.) sowie der Anpassung an die neue Körperform. Im Bett sollte der Amputationsstumpf zur Vorbeugung von Muskelkontrakturen generell nicht auf Kissen gelagert werden.

Therapeutischer Hinweis

Der dreistufige **Rehabilitationsprozess** umfasst:
1. Wundheilung und Stumpfkonditionierung
2. Gewöhnung des Patienten an eine (provisorische) exoprothetische Versorgung und Adaptation des Amputationsstumpfes an die prothesenbedingten Belastungsmuster
3. Anpassung der endgültigen Prothesenversorgung

Der direkt postoperative Zeitraum dient der Förderung einer problemlosen Wundheilung und Konditionierung des Amputationsstumpfes. Um Wundkomplikationen entgegenzuwirken, sind ein besonders sorgfältiger Umgang mit den Operationswunden und ggf. eine vorsichtige Lymphdrainage indiziert. Die Patienten sowie deren Angehörige sollten frühzeitig in entsprechende Verhaltensrichtlinien und eine geeignete Technik zur elastischen Kompression (z. B. Wickelung, Strumpf etc.) des Stumpfes eingeführt werden. Vorgefertigte komprimierende Überzieher zur Stumpfverkleinerung können helfen, die ödematöse Schwellung zu reduzieren, und tragen zur Konditionierung des Stumpfes bei.

Die frühfunktionelle physiotherapeutische Nachbehandlung umfasst vor allem die Beübung der intakten Extremitätenmuskulatur sowie die Stärkung der am Amputationsstumpf verbliebenen Muskelgruppen. Die Mobilisation direkt postoperativ erfolgt an Unterarmgehstützen unter „Durchschwingen" der gesunden Extremität oder an einem Gehwagen/Gehbock. Eine sofortige exoprothetische Versorgung wird aufgrund des erhöhten Risikos für Wundheilungsstörungen und/oder Schmerzexazerbationen sehr zurückhaltend gesehen.

Nach Abschluss der Wundheilung und ausreichender mechanischer Widerstandsfähigkeit des Stumpfes (nach ca. 6–8 Wochen) ist in einem zweiten Schritt eine provisorische exoprothetische Versorgung der amputierten Extremität anzustreben. Unter langsamer Zunahme der Tragezeit kann der Amputationsstumpf weiter an mechanische Belastungen gewöhnt und geformt werden. Im Intervall sollte stets ein komprimierender Überzieher getragen werden, um Volumenschwankungen zu minimieren und hierdurch bedingte Schmerzen zu vermeiden. Ist das Tragen der provisorischen Prothese an allen Tagen schmerzfrei möglich (nach ca. 4–6 Monaten), erfolgt in einem letzten Schritt die endgültige prothetische Versorgung.

13.5 Phantomschmerz und Lebensqualität

Ungeachtet der zugrunde liegenden Ursache bedeutet eine Amputation immer einen drastischen Einschnitt in die gewohnten Lebensumstände eines Patienten und betrifft fast alle Belange des täglichen Lebens. Die Lebensqualität der Amputierten wird besonders durch die Veränderungen der Körperform und/oder -funktion sowie die damit verbundene Reduktion des Aktivitätsniveaus beeinträchtigt. Eine signifikante Abnahme der Lebensqualität wurde in diesem Zusammenhang in Abhängigkeit von der Amputationshöhe beobachtet (je höher das Amputationslevel, desto geringer die Lebensqualität). Einer der wesentlichsten Faktoren ist das Auftreten von Phantomschmerzen.

!

Unter **Phantomschmerz** versteht man Schmerzsensationen, die im amputierten Körperteil wahrgenommen werden. Hiervon abzugrenzen sind Schmerzen im Bereich des Amputationsstumpfes (sog. **Stumpfschmerz**) sowie die nicht schmerzhaften sensorischen bzw. kinästhetischen Phantomempfindungen. Ein weiteres Phänomen nach ablativen Eingriffen stellt das sog. **Telescoping** dar. In diesem Fall wird das mittlere Segment des amputierten Körperteils deutlich verkürzt wahrgenommen, während distale Segmente (bzw. stark innervierte Segmente) als nahe am Amputationsstumpf gelegen empfunden werden. Das Auftreten dieser Sensationen wird vor allem während des ersten Jahres nach Amputation (allerdings bevorzugt an der oberen Extremität) und vor allem bei Patienten mit schmerzlosen Phantomempfindungen beschrieben.

Die Prävalenz des Phantomschmerzes wird in der Literatur sehr heterogen angegeben und mit Werten von bis zu 85 % beschrieben. In pädiatrischen Patientenkollektiven treten Phantomschmerzen weniger auf als bei Erwachsenen, bei kongenitalen Amputationen werden sie nur sehr selten beobachtet. Die Schmerzereignisse können direkt postoperativ, aber auch erst mehrere Jahre nach der Amputation auftreten. Die Dauer der Schmerzepisoden variiert zwischen gelegentlich auftretenden kurzen Schmerzsensationen (weniger als 1 Minuten dauernd) und einem sich über Jahre hinziehenden Dauerschmerz. Die Intensität und Qualität des Phantomschmerzes ist ebenfalls sehr unterschiedlich und reicht von schneidenden, drückenden oder krampfartigen Sensationen bis hin zu brennenden Schmerzen.

Trotz der klinischen Heterogenität besteht hinsichtlich der Pathophysiologie des Phantomschmerzes weitgehend Einigkeit, dass ein wesentlicher Auslöser die Unterbrechung afferenter Nervenbahnen und ein Zugrundegehen des distalen Anteils der peripheren Nerven darstellt. In den sich regenerierenden Aussprossungen der überlebenden proximalen Nervenanteile (Neurome) führt eine Akkumulation von Neurotransmittern zu einer erhöhten Exzitabilität und Sensibilität gegenüber mechanischen, chemischen und metabolischen Einflüssen. Die Folge ist eine vermehrte Auslösung abnormer ektoper Entladungen, die als Phantomschmerz wahrgenommen werden. Eine rein peripher gelagerte Auslösung des Phantomschmerzes erscheint jedoch eher unwahrscheinlich.

Da durch anästhesiologische Lokalverfahren (z. B. Nervenblockaden) eine Ausschaltung des Schmerzes in der Regel nicht gelingt, wurden Veränderungen im zerebralen Kortex bzw. eine Beteiligung des Rückenmarks vermutet. Melzack et al. (1992) propagierten das **Modell der Neuromatrix** und einer patientenindividuellen, genetisch determinierten Repräsentation des Körpers in der Zentralregion des Gehirns mit Verknüpfungen zu somatosensorischen und kognitiven Erinnerungen. Dieses Modell eines Schmerzgedächtnisses wird durch die Beobachtung gestützt, dass Schmerzempfindungen, die bereits präoperativ an einer Extremität bestanden haben, auch nach Amputation persistieren können. Möglicherweise prädisponieren präoperativ bestehende Schmerzen sogar für das Auftreten von Phantomschmerzen. In aktuelleren Studien konnten funktionelle sowie strukturelle Veränderungen des somatosensorischen Kortex nach Amputationen nachgewiesen werden. Die Auslösung von Phantomschmerzen wurde hierbei auf spezifische Reorganisationsprozesse, das sog. **Remapping,** zurückgeführt.

Das gehäufte Auftreten von Phantomschmerzen bei Patienten mit Hüftgelenkexartikulation führte zu der Hypothese, dass die Inzidenz des Phantomschmerzes mit der Amputationshöhe korreliere (je höher das Amputationslevel, desto höher das Risiko). Bei onkologischen Patienten scheint zudem eine chemotherapeutische Systemtherapie (vor allem mit neurotoxischen Substanzen wie Vincristin oder Cisplatin) das Auftreten von Phantomschmerzen zu begünstigen. Psychosoziale Faktoren und Erkrankungen wie Angststörungen oder Depressionen sind hingegen keine primären Ursachen, können jedoch das Auftreten, den Verlauf und die Intensität von Phantomschmerzen beeinflussen.

Die Behandlung des Phantomschmerzes reicht von der Spiegeltherapie über Akupunktur bis hin zu transkutanen Nervenstimulationen bzw. tiefen Hirn- und Rückenmarkstimulationen. Bei Ersterer wird der amputierte Körperteil durch Spiegelung der gesunden Gegenseite für den Patienten wieder sichtbar gemacht. Durch die Aktivierung beteiligter Zentren im Gehirn können so auftretende Phantomschmerzen reduziert werden.

Die medikamentöse Therapie beinhaltet Behandlungskonzepte mit Substanzen wie Amitriptylin, Gabapentin, Carbamazepin, Ketamin, Morphin oder Tramadol, für die jedoch in der Literatur jeweils unterschiedliche Erfolgsraten angegeben werden. Bei einem Scheitern der konservativen Therapie besteht prinzipiell auch die Möglichkeit einer Radiofrequenzablation des Stumpfneuroms oder des Spinalganglions. Um die Wirksamkeit dieser Verfahren nachzuweisen, bedarf es jedoch noch weiterer Untersuchungen.

13.6 Fazit

Unabhängig von der rechtfertigenden Indikation für die Amputation ist das Ergebnis immer ein Extremitätenstumpf. Um ein adäquates funktionelles Ergebnis sowie eine größtmögliche Lebensqualität für den Patienten zu erreichen, muss die Amputation präoperativ mit dem Patienten im interdisziplinären Team besprochen und die Amputationshöhe (unter anderem) an patientenindividuelle Anforderungen angepasst werden.

Da Hüftbeugekontrakturen die exoprothetische Versorgung besonders transfemoraler Amputationen stark beeinträchtigen und teilweise zu immobilisierenden Rückenschmerzen führen können, sollten diese präoperativ ausgeschlossen bzw. die Amputationshöhe angepasst werden.

Bei entsprechender technischer Umsetzung sind Amputationen unterhalb des Kniegelenks den transfemoralen Amputationen funktionell überlegen. Aufgrund der reduzierten Weichteildeckung im anterioren Bereich der Tibia besteht jedoch ein erhöhtes Risiko für Komplikationen. Eine definitive exoprothetische Versorgung sollte wegen des Risikos für Wundheilungsstörungen und/oder Schmerzexazerbationen daher generell erst nach Konditionierung des Amputationsstumpfes (ca. 4–6 Monate postoperativ) angestrebt werden.

Da besonders Phantomschmerzen zu einer relevanten Beeinträchtigung der Lebensqualität führen können, sollten bereits präoperativ Strategien erarbeitet werden, um die Auftretenswahrscheinlichkeit zu senken und eine suffiziente schmerzmedizinische Betreuung sicherzustellen.

LITERATUR

August C, Wirth CJ, Winkelmann W (2005). Orthopädie und orthopädische Chirurgie: Tumoren, tumorähnliche Erkrankungen. Stuttgart: Thieme.

Baumgartner R (2011a). Knee disarticulation and through-knee amputation. Oper Orthop Traumatol 23: 289–295.

Baumgartner R (2011b). Upper leg amputation. Transfemoral amputation. Oper Orthop Traumatol 23(4):296–305.

Baumgartner R (2011c). Transtibial amputation. Oper Orthop Traumatol 23(4): 280–288.

Burgess EM, Zettl JH (1969). Amputations below the knee. Artif Limbs 13(1): 1–12.

Flor H, Nikolajsen L, Staehelin Jensen T (2006). Phantom limb pain: a case of maladaptive CNS plasticity? Nat Rev Neurosci 7(11):873–881.

Gottschalk F (1999). Transfemoral amputation. Biomechanics and surgery. Clin Orthop Relat Res 361: 15–22.

Griffin SC, Tsao JW (2014). A mechanism-based classification of phantom limb pain. Pain 155(11): 2236–2242.

Hardes J, Gebert C, Hillmann A, et al. (2003). Rotationplasty in the surgical treatment plan of primary malignant bone tumors. Possibilities and limits. Orthopäde 32(11): 965–970.

Malawer MM, Sugarbaker PH (2001). Musculoskeletal Cancer Surgery: Treatment of Sarcomas and Allied Diseases. Dordrecht: Kluwer.

Maurer TB, Ochsner PE (2006). Infected knee arthroplasty. A treatment algorithm at the Kantonsspital Liestal, Switzerland. Orthopäde 35(9): 917–928.

Melzack R (1992). Phantom limbs. Sci Am 266(4): 120–126.

Murdoch G (1967). Levels of amputation and limiting factors. Ann R Coll Surg Engl 40(4): 204–216.

Nowak T, Terörde N, Luther B (2009). Amputationen an der durchblutungsgestörten Extremität. Die gefäßchirurgische Sicht. Vasa 38:23–29.

Penn-Barwell JG (2011). Outcomes in lower limb amputation following trauma: a systematic review and meta-analysis. Injury 42(12): 1474–1479.

Pinzur MS, Bowker JH (1999). Knee disarticulation. Clin Orthop Relat Res (361): 23–28.

Sansam K, Neumann V, O'Connor R, et al. (2009). Predicting walking ability following lower limb amputation: a systematic review of the literature. J Rehabil Med 41(8): 593–603.

Smith DG, Fergason JR (1999). Transtibial amputations. Clin Orthop Relat Res 361: 108–115.

Taylor SM, Kalbaugh CA, Blackhurst DW, et al. (2005). Preoperative clinical factors predict postoperative functional outcomes after major lower limb amputation: an analysis of 553 consecutive patients. J Vasc Surg 42(2): 227–235.

Tisi PV, Than MM (2014). Type of incision for below knee amputation. Cochrane Database Syst Rev 4: CD003749.

KAPITEL

14

Frank Schröter

Begutachtung der Verletzungsfolgen des Kniegelenks

14

14.1 Versicherungsrechtliche Grundkenntnisse

Medizinische Sachverhalte unterliegen stets einer gutachtlichen Überprüfung, wenn eine Gesundheitsstörung Sozial- und/oder Versicherungsleistungen begründet oder Haftungsfragen zu klären sind.

Sofern keine Kausalitätsfragen im Raum stehen, sondern nur anhand gesicherter Befundtatsachen eine gutachtliche Bewertung (MdE, Invalidität etc.) ansteht, ist diese Aufgabe in aller Regel leicht zu bewältigen. Der beauftragte Sachverständige sollte dazu über genügende **versicherungsrechtliche** Grundkenntnisse zum jeweiligen Versicherungsbereich verfügen, in dem die gutachtliche Beurteilung zu erfolgen hat. So wird bei einem Knieschaden der gesetzliche Unfallversicherungsträger (GUV; Berufsgenossenschaft, Unfallkasse etc.) stets nach der Minderung der Erwerbsfähigkeit (MdE in %) fragen, während die private Unfallversicherung (PUV) eine Bemessung der Invalidität nach der Gliedertaxe in Bruchteilen – anteilig verloren gegangene Gebrauchsfähigkeit der Gliedmaße – erwartet. Im Bereich der Haftpflichtversicherung bedarf es einer konkreten Betrachtungsweise, z. B. dahingehend, in welchem prozentualen Ausmaß die geschädigte Person in der Ausübung ihrer zuletzt ausgeübten beruflichen Tätigkeit beeinträchtigt ist. Da zudem im Bereich der GUV prognostische Aspekte nie, im Bereich der PUV und auch im Haftpflichtfall aber immer eine Rolle spielen, können die gutachtlichen Beurteilungen bei ein und demselben medizinischen Sachverhalt sehr unterschiedlich ausfallen.

Ist ein Knieschaden Grund für die Beantragung einer Rentenleistung bei der deutschen Rentenversicherung (DRV), so ist zu prüfen, welche *qualitativen* Leistungseinbußen (Arbeitsplatzgestaltung) zu begründen sind, um in einem zweiten Schritt die Frage nach einer eventuellen Einschränkung des quantitativen (zeitlichen) Leistungsvermögens zu beantworten. Eine Knieerkrankung oder Verletzungsfolgen am Knie begründen fast ausnahmslos *keine* zeitliche Leistungsbeschränkung, sodass in diesem Versicherungsbereich Rentenleistungen in aller Regel hieran scheitern müssen.

Im Bereich der privaten Berufsunfähigkeitsversicherung ist jedoch eine konkrete Betrachtungsweise streng abgestellt auf die zuletzt ausgeübte berufliche Tätigkeit – in ihrer ganz konkreten Ausgestaltung in gesunden Tagen – vorzunehmen. Hier können Erkrankungen oder Verletzungsfolgen am Kniegelenk zu einer mehr als 50-prozentigen tätigkeitsbezogenen Leistungsminderung (Standardvertrag, Abweichungen hiervon sind möglich) führen. So bedeutet eine schwere Arthrosis deformans mit Bandauflockerungen und Bewegungsstörungen eine Leistungspflicht z. B. für den Bauarbeiter, während diese für Büroberufe mit einer solchen Begründung in der Regel nicht in Betracht kommt.

Begutachtungen nach dem Schwerbehindertenrecht bedürfen ausschließlich einer sorgfältigen Objektivierung der medizinischen Befunde und Funktionsstörungen – in allen Rechtsbereichen stets vollbeweislich zu belegen – und anschließend einer Zuordnung eines Grades der Behinderung (GdB ohne %). Der GdB orientiert sich an den vom Verordnungsgeber verbindlich vorgegebenen GdB-Tabellen, wie sie in den „versorgungsmedizinischen Grundsätzen" zu finden sind (> Tab. 14.1).

Bei Knieschäden kommen im Schwerbehindertenrecht unter Umständen auch Nachteilsausgleiche („Merkzeichen") wie ein „G" (erhebliche Beeinträchtigung der Gehfähigkeit) oder sogar „aG" (außergewöhnliche Gehbehinderung) in Betracht, die besondere Vergünstigungen mit sich bringen, z. B. die verbilligte oder kostenfreie Nutzung öffentlicher Verkehrsmittel oder die Benutzung von Behindertenparkplätzen („aG"). Auch bei der Prüfung von Merkzeichen müssen grundsätzlich die in den versorgungsmedizinischen Grundsätzen und der Rechtsprechung vorgegebenen Beurteilungskriterien berücksichtigt werden. In Unkenntnis des versicherungsrechtlichen Bereichs – hierzu gibt das Auftragsschreiben inkl. der dort gestellten Fragen die entscheidenden Hinweise – kann der medizinische Sachverständige kein inhaltlich korrektes Gutachten erstellen, da eine solche Nachlässigkeit unweigerlich zu Fehlern in der gutachtlichen Beurteilung führen muss oder das Gutachten insgesamt unbrauchbar wird.

Tab. 14.1 GdB-Vorgaben in den versorgungsmedizinischen Grundsätzen

Versteifung eines Kniegelenks	
• in günstiger Stellung (Beugestellung von 10–15°)	30
• in ungünstiger Stellung	40–60
Lockerung des Kniebandapparats	
• muskulär kompensierbar	10
• unvollständig kompensierbar, Gangunsicherheit	20
• Versorgung mit einem Stützapparat, je nach Achsfehlstellung	30–50
Habituelle Kniescheibenverrenkung	
• selten Ausrenkung (in Abständen von 1 Jahr und mehr)	0–10
• häufiger	20
Bewegungseinschränkung eines Kniegelenks	
• geringen Grades (z. B. Streckung/Beugung bis 0-0-90)	0–10
• mittleren Grades (z. B. Streckung/Beugung 0-10-90)	20
• stärkeren Grades (z. B. Streckung/Beugung 0-30-90)	30
Ausgeprägte Knorpelschäden der Kniegelenke (z. B. Chondromalacia patellae Stadium II–IV) mit anhaltenden Reizerscheinungen	
• ohne Bewegungseinschränkung	10–30
• mit Bewegungseinschränkung	20–40

14.2 Kausalitätsgutachten

Nach Unfalleinwirkungen am Kniegelenk mit einer anfänglich „unklaren" Symptomatik kommen ausnahmslos die modernen bildgebenden Verfahren (Röntgen, CT und MRT) zum Zuge. Nicht selten folgt dem eine arthroskopische Diagnostik und Therapie. Nur in den seltensten Fällen bleiben diese diagnostischen Verfahren ergebnislos.

Schon in den mittleren Lebensdekaden werden z. B. kernspintomografisch wie auch arthroskopisch so gut wie ausnahmslos Veränderungen an den Menisci, den Knorpeloberflächen und den ligamentären Strukturen beschrieben (Jerosch et al. 1993; Runkel et al. 2000), die häufig als ursächlich für die nach dem Unfall aufgetretene Kniesymptomatik angesehen werden. Gar nicht selten stellt sich dann aber heraus, dass die arthroskopisch durchgeführte Meniskus- oder Knorpelglättung am Beschwerdebild nichts zu verändern vermochte, unter Umständen nach dem operativen Eingriff sogar noch eine vermehrte Symptomatik beklagt wird oder gar – z. B. infektiöse – Komplikationen hinzutreten.

In solchen Fällen ist ein Zusammenhangsgutachten vorprogrammiert, so auch bei der gar nicht so seltenen Kniescheibenluxation in der Schülerunfallversicherung, die stets der Vermutung unterliegt, dass sie aus innerer Ursache – und nicht durch äußere Einwirkung – eingetreten ist. Gleiches gilt für die knienahe Ruptur der Quadrizepssehne und der selteneren Ruptur der Patellarsehne.

Das Zusammenhangsgutachten sollte einem Arzt mit genügender Erfahrung in der Orthopädie und Unfallchirurgie vorbehalten bleiben. Die Anforderungen an den Sachverständigen sind ungleich höher als bei den Feststellungsgutachten. Er muss über solide anatomische, gelenkphysiologische und pathomechanische Kenntnisse verfügen, ebenso über die wissenschaftlichen Erkenntnisse zur Entwicklung von Knieveränderungen, sei es nun auf schicksalhafter oder traumatischer Ebene. Er muss die Rechtsgrundlagen zur Kausalitätsbeurteilung – unterschiedlich in den verschiedenen Rechtsbereichen – kennen und in der Lage sein, schlussendlich nach Aufarbeitung aller nur irgendwie erreichbaren Informationen zur Vorgeschichte, zum Unfallhergang, zu den gesamten Befunderhebungen, den therapeutischen Maßnahmen, dem Heilverlauf und zum Ausheilungsergebnis einen Wägungsprozess vorzunehmen, der letztendlich zu einem auch für den medizinischen Laien nachvollziehbaren Ergebnis kommen sollte. Dabei gilt grundsätzlich das Prinzip, dass *ein* Einzelaspekt – z. B. der Unfallhergang – allein *nicht* das tragende Element des Beurteilungsergebnisses sein sollte, sondern die Überlegungen stets mehrdimensional anzulegen sind. So steht man sehr häufig vor dem Problem, dass weder die Unfallakte eine belastbare Hergangsschilderung enthält, noch die betroffene Person – oder ein Zeuge – in der Lage ist, den genauen Geschehensablauf zu schildern, einfach deshalb, weil durch das Überraschungsmoment des Unfalls und die Geschwindigkeit des Geschehensablaufs kein Mensch wirklich in der Lage ist, Einzelheiten eines solchen Ablaufs wahrzunehmen und richtig wiederzugeben. Jeder (Straf-)Richter weiß um das Problem der Validität von Zeugenaussagen!

Zur gutachtlichen Wahrnehmung des aktenkundigen Sachverhalts – eine unabdingbare Voraussetzung für die spätere gutachtliche Beurteilung – gehört grundsätzlich die Erstellung eines schriftlich abgefassten Aktenauszugs, der aber nur im Telegrammstil die wichtigsten Daten – am sinnvollsten verknüpft mit Angabe der Blattzahl und Datum – beinhalten sollte, sodass der Sachverständige sich bei der Abfassung seiner Beurteilung rasch an diesen Daten orientieren und die entsprechende Textstelle in der Akte ohne Schwierigkeiten wieder auffinden kann.

Die zwischenzeitlich in einigen Bundesländern (z. B. Niedersachsen, Bremen) in Mode gekommene Anweisung der Sozialgerichtsbarkeit, grundsätzlich auf die Erstellung eines Aktenauszugs zu verzichten, ist insoweit unverständlich und öffnet fehlerhaften Beurteilungen Tor und Tür! Der einleitende Satz im Gutachten, dass der Akteninhalt als bekannt vorausgesetzt würde, bedeutet oft nichts anderes, als dass der Sachverständige den Akteninhalt nicht oder allenfalls oberflächlich zur Kenntnis genommen hat. Gerade bei Kniegelenksgutachten, bei denen gelegentlich scheinbar nebensächlich erscheinende Halbsätze – z. B. im OP-Protokoll oder im histologischen Befund – den entscheidenden Hinweis für die Lösung der Kausalitätsfrage geben, ist eine solche Unzulänglichkeit unvertretbar.

Fehlen bei der Aktensichtung wesentliche Dokumente (z. B. Operationsprotokoll, histologischer Befund), sollte der Sachverständige grundsätzlich auf die Beibringung dieser Dokumente beim Auftraggeber drängen. Gleiches gilt für fehlende schriftlich abgesetzte Bildbefunde, bei denen man nur aus einem Zwischenbericht des D-Arztes erfährt, dass eine solche Untersuchung durchgeführt wurde.

Im Rahmen der gutachtlichen Untersuchung ist es eine Selbstverständlichkeit, dass der Proband anamnestisch – auch zum Unfallhergang – befragt wird und diese Angaben auch dokumentiert werden. Ergeben sich dabei Widersprüchlichkeiten zu dem aktenkundig gewordenen Hergang, ist dies der auftraggebenden Institution aufzuzeigen und eine Alternativbeurteilung zu fertigen, je nach dem, von welchem Sachverhalt der Gutachter ausgeht. Grundsätzlich *nicht* erlaubt ist eine Beurteilung nur noch gestützt auf das, was der Proband vorgetragen hat, dies insbesondere dann, wenn die zeitliche Distanz zwischen Unfall und Begutachtungszeitpunkt schon mehr als ein Jahr beträgt. Vor dem Hintergrund einer bereits im Streit stehenden Kausalitätsbeurteilung wird nicht selten eine „nachgebesserte" – und damit zweckgerichtete – Hergangsschilderung vorgetragen.

Zu einer ordnungsgemäßen Zusammenhangsbegutachtung gehört in aller Regel neben der Befragung des Probanden auch eine sorgfältige *klinische* Untersuchung, die nicht zuletzt auch differenzialdiagnostische Aspekte beachten muss. Geht es z. B. um einen anhaltenden Knieschmerz unklarer Genese, so steht der Sachverständige in der Pflicht zu prüfen, ob es sich unter Umständen um projizierte Beschwerden ausgehend von einer Hüftgelenkserkrankung oder gar der Wirbelsäule handelt. Die erstmalige Diagnose einer Hüftgelenkserkrankung – z. B. einer Koxarthrose – ist bei solchen kniebezogenen Zusammenhangsbegutachtungen gar nicht mal so selten.

Bei den bildtechnischen Befunden ist der Sachverständige – besonders bei Knieschäden – gut beraten, das Bildmaterial *komplett* beizuziehen bzw. die auftraggebende Institution zur Beibringung dieser Bilddokumente aufzufordern. Die Sichtung des röntgenanatomischen Verlaufs gibt gar nicht selten entscheidende Hinweise für die Beantwortung der Kausalitätsfrage. Sofern dabei der Sachverständige CT- bzw. MRT-Aufnahmen anders beurteilt als der bildfertigende Radiologe, sollte grundsätzlich die auftraggebende Institution gebeten werden, dass ein weiterer, sowohl in der Begutachtung als auch in der speziellen Bildtechnik erfahrener radiologischer Sachverständiger zusätzlich in Anspruch genommen wird. Ohne eine gutachtliche Sichtung des Bildmaterials muss ein Zusammenhangsgutachten als unvollständig – und möglicherweise fehlerbehaftet – angesehen werden.

14.3 Kausalitätsbeurteilung

In allen Rechtsbereichen (GUV, PUV und Haftpflichtverfahren) gilt es zu klären, ob die Eingangsvoraussetzung der sogenannten „naturwissenschaftlich-philosophischen Kausalität" erfüllt ist. Hier stellt sich die Frage, ob das Kniegelenk von dem mechanischen Ablauf und den einwirkenden Kräften überhaupt erreicht wurde oder zumindest vorstellbar ist, dass das Kniegelenk erreicht werden konnte. Fällt ein Hammer auf den Fuß, ist letztere Vermutung sehr unwahrscheinlich. Trifft der Hammer außenseitig den knienahen Unterschenkel bei einer stehenden Person, so kann eine begleitende Distorsion des Kniegelenks – neben der Prellung im Bereich des Hammeraufpralls – naheliegen, ohne dass das Kniegelenk selbst vom Hammer getroffen wurde.

Mit der Frage nach der „naturwissenschaftlich-philosophischen Kausalität" wird hinterfragt, ob das angeschuldigte Ereignis überhaupt in irgendeiner Form an dem eingetretenen Verletzungserfolg beteiligt gewesen ist. Dabei kann auch eine zweite – nicht unfallbedingte – Bedingung (oder gar mehrere) mit im Spiel gewesen sein, was erst im weiteren Verlauf der gutachterlichen Beurteilung abzuprüfen ist, inkl. der Frage nach der Wertigkeit dieser anderen Ursachenmomente (Schröter 2009). Zunächst reicht für den Einstieg in die Kausalitätsbeurteilung die Feststellung, dass das Schadensereignis „irgendwie" *auch* am eingetretenen Verletzungserfolg beteiligt war. Kann diese Feststellung *nicht* getroffen werden, wurde also das Kniegelenk von der Einwirkung *nicht* erreicht, dann ist an dieser Stelle bereits die Zusammenhangsbegutachtung mit einer Verneinung jeglicher Kausalität beendet.

14.3.1 Gesetzliche Unfallversicherung (GUV)

Im Bereich der GUV stellt sich *nicht* die Frage, ob die Unfalleinwirkung *allein* für den Schadenseintritt ursächlich war, sondern stets nur die Frage, ob dem Schadensereignis die Bedeutung der rechtlich-wesentlichen Bedingung (Teilursache) zukommt.

Eine vorbestehende Texturstörung (früher: Degeneration; Hempfling et al. 2011) an einer Kniebinnenstruktur, die histologisch belegt wurde, schließt keineswegs von vornherein automatisch eine Unfallursächlichkeit aus. Dies ist nur dann der Fall, wenn diese Texturstörungen so weit fortgeschritten waren, dass auch ohne das Ereignis innerhalb eines engen zeitlichen Rahmens nach dem Unfall mit dem gleichen Schadensbild zu rechnen war.

Bei einem Meniskusschaden ist diese Annahme berechtigt, wenn Texturstörungen im Schweregrad III nachgewiesen werden konnten. Speziell beim Meniskusschaden gilt es aber auch zu bedenken, dass Destruktionen bevorzugt im mittleren und hinteren Meniskusanteil bis hin zu regelrechten Zerfledderungen besonders bei älteren Menschen gar nicht selten einem bis dato klinisch stummen Altbestand entsprechen (Jerosch et al. 1993). Ergeben sich also im klinischen wie auch intraoperativen und insbesondere im histologischen Bild keine Anzeichen zumindest für einen frischen Anteil am Schadensbild, muss grundsätzlich die Kausalitätsfrage mit einer Verneinung beantwortet werden.

Der frische Verletzungsanteil – im Vollbeweis zu belegen – ist grundsätzlich ein notwendiges Einstiegskriterium für die Klärung der Zusammenhangsfrage, da ohne einen solchen Nachweis eine Zusammenhangsbegutachtung keinen Sinn macht.

Die Beantwortung der Frage nach der rechtlich-wesentlichen Bedingung (Teilursache) kann bei einem belegten frischen Verletzungsanteil grundsätzlich zweischrittig vorgenommen werden:

1. Hat es sich bei der Einwirkung/Belastung des Kniegelenks um mehr als einen alltagsüblichen (Belastungs-)Vorgang – z. B. um mehr als eine sportphysiologische Beanspruchung des Kniegelenks – gehandelt, kann eine Kausalitätsbeziehung bestehen, was im zweiten Schritt (siehe unten) abschließend abzuprüfen ist. Hat es sich aber nur um einen Belastungsvorgang gehandelt, wie er im alltäglichen Leben vorzukommen pflegt (z. B. Aufrichtung aus dem Kniehockstand mit nachfolgender Meniskuspathologie), so ist an dieser Stelle wiederum die Kausalitätsprüfung beendet mit der Feststellung, dass dem Ereignis *nicht* die Bedeutung der rechtlich-wesentlichen Bedingung zukommen kann.
2. Sofern die Hürde – Einwirkung über das Alltagsübliche hinaus – genommen worden ist, stellt sich im zweiten Schritt die Frage, ob die vorbestehende pathologische Gewebsbeschaffenheit (Texturstörungen etc.) so weit fortgeschritten war, dass auch ohne die angeschuldigte Einwirkung in einem begrenzten – maximal mehrwöchigen – Zeitraum nach dem Unfallgeschehen mit dem gleichen Schadensbild zu rechnen war. Kann der Unfall hinweggedacht werden, ohne dass der Schadenseintritt ebenfalls gedanklich mit entfallen müsste, kommt der Einwirkung wiederum nur die Bedeutung der rechtlich-*un*wesentlichen Bedingung – sog. Gelegenheitsursache – zu und die Kausalitätsfrage ist zu verneinen.

14.3.2 Private Unfallversicherung (PUV)

Die PUV kennt keine klassische Zusammenhangsbegutachtung, wie sie im Bereich der gesetzlichen Unfallversicherung *vor* Beurteilung des bleibenden Knieschadens vorzunehmen ist (Schröter 2014). Bei der privaten Unfallversicherung wird ein umgekehrter Weg beschritten, nämlich zunächst mit einer Objektivierung der bestehenden Befundverhältnisse am betroffenen Bein und Kniegelenk, die unter Nutzung der zwischenzeitlich in den Gutachtenbüchern weitgehend einheitlichen Bemessungstabellen mit einem Bruchteilwert des vollen Gebrauchswertes nach der Gliedertaxe zu bemessen sind (Schröter und Gaidzik 2013).

Dabei müssen gliedmaßenbezogen auch solche Befunde berücksichtigt werden, die zweifelsfrei mit dem Unfallgeschehen nichts zu tun hatten (z. B. Hüftendoprothese, alter Sprunggelenksschaden etc.), sodass die beinbezogene Invaliditätsbemessung überhaupt nichts darüber aussagt, was nun unfallbedingt oder *nicht* unfallbedingt ist.

In einem weiteren Schritt der Begutachtung sind nun die schon **vor dem Unfall** beweiskräftig belegten Schäden zu definieren. Ein solcher Vorschaden, der dann eine sog. „Vorinvalidität" bedingt, kann nach den Vorgaben der allgemeinen Unfallversicherungsbedingungen (AUB) nur dann angenommen werden, wenn z. B. die Koxarthrose schon vor dem besagten Unfall auch mit einer klinischen Symptomatik inkl. Funktionsstörung etc. einhergegangen ist. Allein der röntgenanatomische Befund reicht hierfür nicht aus. Der Sachverständige ist also für die Bemessung der Vorinvalidität unabdingbar auf entsprechende Mitteilungen des Probanden selbst, besser noch früher gefertigte Befundberichte (z. B. ein Entlassungsbericht nach einem Reha-Verfahren) angewiesen, da auch der eine Vorinvalidität begründende Vorschaden im Vollbeweis zu belegen ist.

Die Bemessung der Vorinvalidität erfolgt nach den gleichen Kriterien wie die (Gesamt-)Invalidität, jedoch *ohne* Einbeziehung des Knieschadens. Von der Gesamtinvalidität – mit Einbeziehung des Knieschadens – wird nun diese Vorinvalidität in Abzug gebracht, was allerdings nicht Aufgabe des Sachverständigen, sondern eine Aufgabe des Versicherungsträgers ist.

In einem dritten und letzten Schritt hat der Sachverständige zu prüfen, ob der kniebezogene Schadensanteil durch eine **unfallfremde Mitwirkung** mit verursacht wurde. Diese unfallfremde Mitwirkung greift *nicht* bei der Entstehung des Unfallgeschehens (z. B. Knieversagen durch vorbestehende Bandinstabilität mit Sturzgeschehen), sondern erst ab der Entstehung der Kniebinnenschädigung: Haben hier Texturstörungen relevanter Art vorgelegen, die den Eintritt des Verletzungserfolgs begünstigt haben, so muss ein Wägungsprozess erfolgen, ob nun diese vorbestehenden Texturstörungen relevant waren und mindestens einen Mitwirkungsanteil von 25 % begründen können oder ob die Unfalleinwirkung so überragend bedeutsam war, dass die unfallfremde Mitwirkung unterhalb der 25 %-Grenze liegt und damit nach den AUB versicherungsrechtlich bedeutungslos ist.

Dieser Wägungsprozess ist eine der schwierigsten Aufgaben für einen Sachverständigen, da es – zumindest bezogen auf die Kniegelenkstrukturen – keine tabellarischen Vorgaben für die Bemessung der unfallfremden Mitwirkung gibt, dies also stets allein in der Verantwortung des beauftragten Sachverständigen liegt. Die Frage stellt sich besonders häufig bei der Kniescheibenluxation mit vorbestehenden begünstigenden dispositionellen Faktoren (z. B. ein zu flach angelegtes femorales Gleitlager). Bei dieser Fragestellung kann die unfallfremde Mitwirkung durchaus auch einmal bis zu 90 % und mehr betragen. Ein entsprechend prozentualer Abzug ist dann von der zuvor ermittelten entschädigungspflichtigen Invalidität vorzunehmen. Auch dies ist aber dann wieder die Aufgabe des Versicherungsträgers.

Diese Besonderheit der privaten Unfallversicherung hat zur Folge, dass selbst kleinste Anteile einer Unfallverursachung noch zu einer Entschädigung durch die private Unfallversicherung führen, obwohl die gesetzliche Unfallversicherung aufgrund der nur unwesentlichen Bedeutung der Unfalleinwirkung („Gelegenheitsursache") ihre Leistungen gänzlich versagt.

14.3.3 Haftpflichtversicherung

Im Bereich der Haftpflichtversicherung sind zwei besondere Regelungen zu beachten:

1. Jeder auch nur geringe Kausalitätsbeitrag des Unfallgeschehens führt zu einem vollen Haftungseintritt des Schädigers für die gesamte posttraumatische Symptomatik. Er kann sich nur dann von der Haftung befreien, wenn er nachweisen kann, dass gar keine Kausalitätsbeziehung besteht (konkurrierende Kausalität) oder das fortbestehende Schadensbild ohnehin nach Ablauf einer gewissen Zeit in gleicher Weise auch ohne das Unfallgeschehen eingetreten wäre (überholende Kausalität).
   Diese Beweisführung, die ebenfalls vom Sachverständigen vorzunehmen ist, gelingt so gut wie nie, und zwar wegen der geforderten hohen Beweisqualität, dass kein berechtigter Zweifel an einer solchen Betrachtungsweise bestehen darf. Diese Hürde ist in der Regel nicht zu nehmen.
2. Eine Erschwernis für den Gutachter besteht auch darin, dass im Haftpflichtfall die Kausalitätsbeziehung zwischen einer Einwirkung und dem eingetretenen Knieschaden nicht nur – wie bei der GUV – mit dem Grad der Wahrscheinlichkeit festzustellen ist, sondern auch für diese Kausalitätsbeziehung der sog. Vollbeweis abverlangt wird (Schröter und Gaidzik 2013).
   Diese Besonderheiten bei der Haftpflichtbegutachtung führen gar nicht so selten dazu, dass die Kausalitätsbeurteilung für die Haftpflichtversicherung im Ergebnis anders aussieht als für die gesetzliche Unfallversicherung.

Ist sich der beauftragte medizinische Sachverständige der recht unterschiedlichen Beurteilungsweisen in den verschiedenen Versicherungsbereichen nicht bewusst oder fehlt ihm gar das Basiswissen für die rechtlichen Grundlagen der Kausalitätsbeurteilung, so sind fehlerhafte Expertisen selbst dann zu erwarten, wenn die medizinischen Aspekte einer sachgerechten Beurteilung unterzogen wurden.

Pathomechanik des Kniebinnenschadens

Bei Kniegelenkverletzungen handelt es sich in der überwiegenden Zahl der Fälle um Kombinationsverletzungen, seltener um eine Monoverletzung. Der Grund hierfür liegt darin, dass die Binnenschäden fast ausschließlich über indirekte Krafteinleitungen entstehen, die mehrere Strukturen erreichen können:

- Ein **Achsenstress** erreicht die Kollateralbänder, aber auch kapsuläre Strukturen, und kann auch den Meniskus und den Knorpel schädigen.
- Ein **Rotationsstress** gefährdet die Kreuzbänder und Menisci, bei einer Rotation mit gleichzeitiger hoher Kompressionsbelastung auch den Knorpel.

Tab. 14.2 Prüfkriterien

Als **Prüfkriterien** (Weise und Schröter 2009) sind abzufragen: • Altanamnese: Knieerkrankungen, -unfälle, Sport • Unfallanamnese: – Wurde das Knie „irgendwie" erreicht? – Wurde die in Rede stehende Kniebinnenstruktur gefährdet? • Zeitintervall der Symptomatik: sofort oder verzögert? • Schwellung/Erguss: schnell (Blut) oder langsam (meist serös) entstanden? • Verhalten nach dem Unfall: weiter gearbeitet? • Erster Arztbesuch wann? • Erstschadensbild: *Was* wurde *wann* und *von wem wie* belegt? • Schützende Strukturen mit beteiligt? • Bildbefunde: frisch oder alt? • MRT: *bone bruises?* • Arthroskopiebefund: frisch oder alt? • Histologie: frisch oder alt? • Heilverlaufsanalyse

- Die häufigen **kombinierten** Stressbelastungen können sämtliche Kniebinnenstrukturen über das sog. *subluxation movement* zu Schaden bringen.

Aufgrund dieser komplexen unfallmechanischen Einwirkungen, die im Detail weder von der betroffenen Person noch von Zeugen wahrgenommen werden können, und einer leider nicht selten mangelhaften Erhebung und Dokumentation des Erstbefunds am Kniegelenk sind solche Kausalitätsbeurteilungen oft sehr schwierig und gehören in die Hand des erfahrenen Sachverständigen. Die grundsätzlich abzuarbeitenden **Prüfkriterien** finden sich in ➤ Tab. 14.2.

Aus medizinischer Sicht wird man in aller Regel eine Kausalitätsbeziehung zwischen Ereignis und Kniebinnenschaden zu bestätigen haben, wenn

- das Ereignis mit Einwirkung auf das Kniegelenk unstreitig belegt ist;
- die akute Symptomatik zum Abbruch der beruflichen Tätigkeit führte;
- der zeitnah erhobene Lokalbefund gut dokumentiert und verletzungstypisch eine Einblutung oder ein Hämarthros nachgewiesen ist;
- bei der weiteren Diagnostik Zeichen einer frischen Schädigung an der jeweils betroffenen Struktur eindeutig belegt sind.

Mit einer ähnlichen gedanklichen Schrittfolge wird man in der Regel auch die *nicht* unfallbedingten Kniebinnenschäden erkennen können. Eine Kausalitätsverknüpfung ist im Allgemeinen unwahrscheinlich, wenn zwischen Einwirkung und Auftreten einer ersten Symptomatik ein längeres zeitliches Intervall zu beobachten ist. Die Verneinung einer Kausalitätsbeziehung wird dann notwendig sein, wenn

- keine gekoppelte Subluxation *(subluxation movement)* erfolgte;
- keine Sofortsymptomatik bestanden hat;
- die berufliche Tätigkeit nicht abgebrochen werden musste;
- Hinweise auf Begleitläsionen fehlen;
- zwischen Ereignis und späterer ärztlicher Untersuchung keine Brückensymptomatik bestanden hat.

Ein Kausalzusammenhang wird äußerst unwahrscheinlich, wenn die Altanamnese schon vor dem Unfall mit einem Kniebinnenschaden belastet ist, insbesondere dann, wenn wiederkehrende, gleichartig ablaufende Ereignisse am gleichen Kniegelenk mit haltlosem Knieversagen bekannt geworden sind und im unfallnahen Zeitraum bereits eine sekundäre arthrotische Reaktion nachgewiesen werden konnte. In solchen Fallgestaltungen wird die Abarbeitung der neun Beurteilungskriterien (➤ Tab. 14.3) problemlos zu einer abschließenden Entscheidung führen.

Tab. 14.3 Beurteilungskriterien (Weise und Schröter 2009) [W876–002]

Unfallfolge	Pro	Kontra
Altanamnese	leer	belastet
Hergang	gekoppelte Subluxation	Bagatelle
Aktivität nach Unfall	eingestellt	fortgesetzt
Symptomatik	sofort	verzögert
	erheblich	mäßig
	wegweisend	unspezifisch
Erstbefund	verletzungstypisch	Reizknie
Begleitläsion	ja	nein
MRT	subchondrales Ödem, in den folgenden max. 6 Monaten abklingend	kein oder chronisches subchondrales Ödem, Übergang in Spongiosaverfettung
Isolierte Läsion	nein	ja
Vorbestehende Arthrose	nein	ja

Meniskusschaden

Die **isolierte traumatische Schädigung** eines altersentsprechend strukturierten Meniskus – ohne dem Lebensalter vorauseilende Texturstörungen – gehört zu den absoluten Ausnahmen, da für die Entstehung einer Meniskusschädigung eine erhebliche Gewalteinwirkung auf das flektierte und rotierte Kniegelenk erforderlich ist. Aufgrund der Elastizität und Mobilität des Meniskus ist eine isolierte Meniskusverletzung kaum vorstellbar. Werden die physiologischen Grenzen der Belastbarkeit überschritten, sind Begleitläsionen am und im Kniegelenk zu erwarten.

Eine **isolierte Meniskusverletzung** wird heute eigentlich nur noch diskutiert infolge des sog. wuchtigen Drehsturzes, bei dem das gebeugte und rotierte Kniegelenk bei fixiertem Unterschenkel/Fuß plötzlich passiv in die Streckung gezwungen wird, sodass die physiologische Schlussrotation nicht mehr ablaufen kann.

In vielen Fällen lässt sich aus der mitgeteilten Einwirkung schon erkennen, dass eine unfallbedingte Meniskusschädigung nicht ernsthaft in Betracht kommt (➤ Tab. 14.4).

Zusammenfassend kann man feststellen, dass jegliche Bewegung und Belastung des Kniegelenks innerhalb physiologischer Grenzen nicht ursächlich sein kann und die unfallbedingte Läsion nur dann möglich ist, wenn diese physiologischen Bewegungs- und Belastungsgrenzen überschritten werden, dann jedoch auch schützende Strukturen wie der Kapsel-Band-Apparat mit geschädigt werden müssen.

Tab. 14.4 Nicht schädigende Einwirkungen auf den Meniskus

- Krafteinwirkungen auf das gestreckte Knie
- Nur Stauchungsbelastung
- Anstoßen des Kniegelenks an einem Hindernis
- Sturz auf das Kniegelenk
- Ausrutschen und Stolpern
- Hochkommen aus dem Kniehockstand
- Alltagsübliche Drehbewegungen des Kniegelenks, z. B. bei einer Richtungsänderung beim Gehen und Laufen

Meniskusschäden sind somit nur in Begleitung nachweisbarer Kapsel-Band-Schäden zu erwarten. Bei Vorliegen einer Begleitläsion gilt es zu prüfen, ob es sich hierbei nicht um die eigentliche Knieläsion handelt, während der Meniskusbefund nichts anderem als einer zufällig im Rahmen der Diagnostik entdeckten Vorschädigung (Texturstörung) entspricht (➤ Tab. 14.6).

Mit zunehmendem Lebensalter sind auch bei völlig asymptomatischen Patienten – festgestellt bei kernspintomografischen Reihenuntersuchungen symptomfreier Personen (Jerosch et al. 1993) – in vielfältiger Weise Meniskusschäden (➤ Tab. 14.5) nachzuweisen. Ohne Krankheitsrelevanz sind dabei ein stabiler Längsriss, ein Radiärriss mit weniger als einem Drittel der Meniskusbreite, aber auch durchaus Lappenbildungen ohne Dislokation (Anagnostakos et al. 2006). Solche Befunde sind fast regelhaft schon ab der 3. Lebensdekade kernspintomografisch zu erwarten, sodass größte Vorsicht geboten ist, allein mit dem kernspintomografischen Befund die Behauptung stützen zu wollen, dass ein Meniskusschaden unfallbedingt eingetreten ist.

Die Bildbeschreibung bewirkt *keine* Kausalattribution zu einer Unfalleinwirkung, auch dann nicht, wenn der Radiologe unreflektiert den Begriff „Meniskusriss" verwendet.

Eine tatsächlich unfallbedingt eingetretene Meniskusverletzung ist eigentlich nur über ein sog. *subluxation movement* möglich, bedeutet insofern eine schwere Gelenkschädigung, die dann naturgemäß auch mit einer unverkennbaren Sofortsymptomatik einhergehen müsste, z. B.:

- Gelenkschmerz,
- Gelenkblockierung und/oder
- zunehmender Gelenkschwellung.

Die sog. Meniskuszeichen im klinischen Bild sind äußerst unzuverlässig und beruhen meist auf der Provokation eines kapsulären Schmerzes.

Tab. 14.5 Kernspintomografische Klassifikation des Meniskusschadens (Runkel et al. 2000)

I	Lokale, punktförmige Signalintensitätserhöhung	Mukoide herdförmige Texturstörung
IIa	Mehrere punktförmige Signalintensitätserhöhungen *ohne* Verbindung zur Meniskusoberfläche	Konfluierende mukoide Texturstörung
IIb	Lineare Signalintensitätserhöhungen ohne Verbindung zur Meniskusoberfläche	Zusätzlich intrameniskale Destruktion
III	Lineare oder unregelmäßig konfigurierte Signalintensitätserhöhungen *mit* Kontakt zur Meniskusoberfläche, Deformierung, Dislokation von Meniskusfragmenten	Meniskusdestruktion mit Verbindung zur Meniskusoberfläche

Tab. 14.6 Histopathologische Graduierung der Meniskus-Texturstörungen (Krenn et al. 2010)

Grad 0: Normale histologische Morphologie Die Matrix eines intakten Faserknorpels besteht aus Chondrozyten, die in einer homogenen eosinophilgefärbten, durch Kollagen verstärkten Grundsubstanz verteilt sind.
Grad 1: Leichte Texturstörungen Geringe Reduzierung der Zellularität (kleine Bereiche mit reduzierter Zellularität), Matrix mit variabler Färbungsintensität, kleine Spalten in der Matrix
Grad 2: Mäßige Texturstörungen Mäßige Reduzierung der Zellularität (große Bereiche mit reduzierter Zellularität), variable Größe und Form der Chondrozyten, mäßige Spalten in der Matrix
Grad 3: Fortgeschrittene Texturstörungen Starke Reduzierung der Zellularität, retikuläre und basophile Matrixfärbung (mukoide Umwandlung), große Bereiche mit vollständigem Verlust der Chondrozyten, Matrix mit großen/pseudozystischen Spalten und Rissen

Eine blande Anfangssymptomatik mit Fortsetzung der beruflichen Tätigkeit lässt berechtigte Zweifel aufkommen, ob tatsächlich eine unfallbedingte Meniskusschädigung eingetreten ist.

Auch die Art der Meniskusläsion gibt Hinweise auf die Ursächlichkeit. Für eine Verursachung durch vorbestehende Texturstörungen sprechen in aller Regel:

- Horizontalriss
- Lappenriss
- Komplexe Rissschädigungen

Ein **unfallbedingter Meniskusriss** kann imponieren als:

- Radiärriss
- Längsriss

Auch solche Rissschädigungen sind jedoch überwiegend schicksalhafter Natur.

Der Korbhenkelriss ist mehrdeutig, zumal er in aller Regel auch mehrzeitig auf dem Boden von Texturstörungen zu entstehen pflegt. Im Ausnahmefall kann jedoch auch ein Korbhenkelriss unfallbedingt entstanden sein. In solchen Fällen wird man zusätzliche Begleitläsionen zu erwarten haben.

Neben solchen kernspintomografischen und intraoperativ gesicherten Rissformen kann letztendlich auch der histologische Befund (➤ Tab. 14.6) – wurde er nur sorgfältig genug festgestellt und dokumentiert – für die Kausalitätsbeurteilung von Bedeutung sein.

Dabei ist grundsätzlich der histologische Befund im Verhältnis zur abgelaufenen Zeit zwischen Unfalleinwirkung und Entnahme des Präparats zu berücksichtigen (➤ Tab. 14.7).

Tab. 14.7 Ablauf reparativer Prozesse bei Meniskusriss

Ganz früh	Kondensiertes Fibrin an der Oberfläche der Rissstelle, Zellnekrosen
Nach wenigen Tagen	Proliferation der Knorpelzellen (Brutkapseln)
Nach ca. 10 Tagen	Proliferation der Bindegewebszellen
Nach 2–3 Wochen	Einsprossung von Fibroblasten, Angioblasten und Gefäßen
Nach 3–4 Wochen	Blutabbau mit Hämosiderinablagerung*
Nach 4–6 Wochen	Zellreiches Bindegewebe an Rissrändern
Nach 3–4 Monaten	Narbenbildung und Verschwinden der Siderophagen

*Hämosiderin-Nachweis ab 5. Tag bis ca. 90 Tage möglich

Knorpelschäden

Knorpelschäden können durch eine direkte, von außen über den Weichteilmantel auf das Gelenk einwirkende Gewalt entstehen, was jedoch unweigerlich auch die schützenden Strukturen (Weichteile) schädigen muss. Bei großflächigen Einwirkungen können allerdings auch auffällige Weichteilläsionen ausbleiben oder so gering sein, dass sie vom erstuntersuchenden Arzt nicht erkannt oder beschrieben werden.

Axiale Gewalteinwirkungen auf die Knorpeloberfläche sind nicht geeignet zur Herbeiführung eines isolierten Knorpelschadens, da zunächst die sprödere subchondrale Knochenlamelle geschädigt wird, ehe der Knorpel Schaden nimmt (Hempfling 2014). Bleibt die Knorpeloberfläche intakt, sind solche Schäden in der Frühphase *nur* kernspintomografisch detektierbar, da die Arthroskopie keine Verletzungsmerkmale offenbart.

Indirekte Verletzungsmechanismen, eingeleitet durch die Hebelarme „Ober- und Unterschenkel" können – besonders bei gleichzeitiger hoher Druckkrafteinwirkung – über eine Scherbelastung zu Knorpelschäden ohne subchondrale Mitverletzung führen. In solchen Fällen ist jedoch eine Begleitverletzung am Kapsel-Band-Apparat zu erwarten, da dem ein erheblicher Distorsionsmechanismus zugrunde liegen muss.

Nach heutigem Erkenntnisstand kann am ehesten die MRT, durchgeführt in den ersten Wochen nach dem Unfall, eine relativ sichere Aufklärung bringen (Hempfling et al. 2008). In Zweifelsfällen erscheint eine zweite MRT nach längstens 4–6 Monaten ratsam, da bei einer unfallbedingten Knorpelschädigung ein subchondraler *bone bruise* innerhalb der ersten 24–36 Stunden entsteht, dann in den ersten 3–4 Monaten wieder rückläufig ist bis hin zum Schwinden dieses Befundaspekts, während bei einer arthrotischen Knorpelschädigung das subchrondrale *bone bruise* über diesen Zeitraum gleichförmig persistiert oder gar noch zunimmt (Hempfling und Weise 2007).

Bänderschaden

Läsionen am Kniebandapparat und an den kapsulären Strukturen sind überwiegend Folge von Kombinationstraumen. Diese Art der Gewalteinwirkung entspricht einer sog. gekoppelten Subluxation und gefährdet dann meist mehrere Kniebinnenstrukturen (Weise

Tab. 14.8 Pathomechanische Erkenntnisse zum Kreuzbandschaden

Vorderes Kreuzband (VKB): • Innenrotation des Unterschenkels in Strecknähe: – Häufig mit Begleitverletzungen am Außenmeniskus • Außenrotation des Unterschenkels mit Valgusstress – Begleitverletzungen am Innenbandapparat, evtl. auch Innenmeniskus möglich • Krafteinwirkung von hinten auf den Schienbeinkopf bei angewinkeltem Knie • Gewaltsame Hyperextension durch Tritt vor das gestreckte Knie: – Begleitverletzungen im Kniekehlenbereich zu erwarten • „Big bump flat landing" – Maximal einsetzende Innervation der Quadrizepsmuskulatur in Kniebeugung (z. B. Skisport!)
Hinteres Kreuzband (HKB): Das HKB ist angespannt bei • Rückversetzung Tibiakopf in Kniebeugestellung • Innenrotation der Tibia bei intakten Menisken • maximaler Beugung und Innenrotation des Unterschenkels

und Schröter 2009). So findet man bei einer vorderen Kreuzbandruptur infolge einer Innenrotationsbelastung häufig einen Außenmeniskushinterhornriss. Nach einem Valgus-Außenrotationstrauma ist eine Innenbandbeteiligung, evtl. auch eine Innenmeniskusverletzung (sog. *unhappy triad*) zu erwarten, was nach kernspintomografischen Beobachtungen jedoch eher selten der Fall ist. Das vordere Kreuzband kann nach empirischen Erfahrungen aber auch isoliert zu Schaden kommen, da

- es in Strecknähe angespannt wird,
- es durch Überstreckung rissgefährdet ist,
- eine gewaltsame Innenrotation des Unterschenkels eine Dehnungsbelastung des vorderen Kreuzbandes mit sich bringt.

Die Pathomechanismen, die den Kreuzbandapparat gefährden können, sind in ➤ Tab. 14.8 aufgelistet.

Nachstehende pathomechanische Einwirkungen für HKB-Rupturen sind denkbar:

- Direktes Trauma:
  - Anteriorer Anprall (z. B. Torhüter)
  - Prätibialer Anprall (z. B. *dashboard injury)*
  - Sturz nach vorn auf das gebeugte Kniegelenk
- Indirektes Trauma:
  - Hyperflexion des Kniegelenks

Anders als beim Meniskusschaden wird man bei der Kausalitätsprüfung eines Kniebandschadens die zentrale Frage beantworten müssen, ob der Bandschaden nachgewiesenermaßen (Vollbeweis!) frischer Natur war oder ob es sich um einen älteren, unter Umständen nur durch sportliche Belastungen „mehrzeitig" entstandenen Schaden gehandelt hat.

Der kernspintomografischen und arthroskopischen Diagnostik kommt insoweit ein sehr hoher Stellenwert zu, da mit diesen diagnostischen Methoden in aller Regel – werden sie nur frühzeitig genug nach dem Unfallgeschehen eingesetzt – eine Unterscheidung zwischen frisch und alt möglich ist.

Wird ein solcher frischer Kniebandschaden vollbeweislich belegt, ist dem auch eine – wie auch immer geartete – Einwirkung mit Kniegelenkbeteiligung vorausgegangen, so wird die Kausalitätsfrage in der Regel positiv zu beantworten sein, auch dann, wenn der Unfallhergang – fast nie wirklich im Detail aufklärbar – noch gewisse Zweifel aufkommen lässt, ob dieses Geschehen zur Entstehung eines solchen Bandschadens „geeignet" war. Bei den überaus häufigen sog. Drehverwindungstraumen des Kniegelenks handelt es sich immer um eine indirekte Gewalteinwirkung. Bei Sportunfällen können Hergangsdetails nur sehr selten exakt aufgeklärt werden. Verbleibende Zweifel an der Relevanz des Geschehensablaufs wird man bei vollbeweislich belegtem frischem Kniebandschaden zurückstellen müssen. Hierzu gibt es nur eine einzige Ausnahme, nämlich nach einer nicht unfallbedingten Kniescheibenluxation auf der Ebene einer Verursachung allein durch dispositionelle Faktoren, wenn dabei nämlich ein Bandschaden z. B. am vorderen Kreuzband als Begleitläsion aufgetreten ist. Von besonderer Bedeutung für die Aufklärung kann dann eine qualitativ hochwertige und zeitnah zum Unfall angefertigte MRT mit Nachweis einer Ruptur des medialen patellofemoralen Ligaments (MPFL) sein.

Für die gutachtliche Überprüfung sollten aber stets mehrere Prüfkriterien abgearbeitet werden:

- Symptomentwicklung in der Frühphase bis zum ersten Arztkontakt
- Klinischer Erstbefund (Schwellung? Gelenkerguss? Hämarthros?)
- Bildbefunde (Röntgen und MRT)
- Arthroskopischer Befund
- Histologischer Befund
- Heilverlaufsanalyse

Grundsätzlich ist festzustellen, dass es sich immer um eine Einzelfallbeurteilung handelt, bei der aufgrund der Unzulänglichkeiten der Ermittelbarkeit aller Details des Unfallhergangs allein hierauf eine Zusammenhangsbeurteilung nicht gestützt werden kann. Statistisch gesicherte Häufigkeiten spielen bei dieser Beurteilung keine Rolle.

Kniescheibenluxation

Ganz besonders schwierig ist die Frage nach der Kausalität einer Kniescheibenluxation zu beantworten: Hat der besagte Hergang die Luxation bewirkt und damit das Knie zum haltlosen Einknicken gebracht, oder war eine schicksalhafte, durch anlagebedingte dispositionelle Faktoren verursachte Luxation Ursache des Knieversagens? Zusammenhangsgutachten mit dieser speziellen Fragestellung sind außerordentlich anspruchsvoll und führen selbst einen sehr erfahrenen Sachverständigen gar nicht so selten zu einem *Non liquet,* also dem Bekenntnis, dass eine sichere Kausalitätsbeurteilung nicht möglich ist.

Diese Kausalitätsbeurteilungen können enorm schwierig werden, wenn die Kniescheibenluxation spontan reponierte und als solche im kurativen Bereich nicht diagnostiziert wurde, erst dem Sachverständigen auffällt, dass hierfür Hinweise (z. B. bei Auswertung der MRT-Aufnahmen die Zerreißung des MPFL) zu finden sind. Diese Beurteilungsschwierigkeiten beruhen auch darauf, dass beide Schadensmuster eine sehr ähnliche Unfallmechanik haben können: Bedarf es zu einer **primären** Unfallschädigung des anteromedialen Gelenkkomplexes eines **fixierten** Fußes und einer **äußeren** Gewalteinwirkung mit einer hieraus resultierenden valgischen Torsionsbelastung, so entsteht die (Sub-)Luxation der Kniescheibe in einer Art Umkehrung dieses Vorgangs (Ludolph et al. 2014): Eine primär nicht schädigungsrelevante Valgus-Torsionsbelastung des Beins ergibt eine günstige Voraussetzung, dass der reflektorisch plötzlich maximal anspannende Oberschenkelstreckapparat im Sinne der **inneren** Gewalt die Kniescheibe aus ihrem Gleitlager herausziehen kann. Derartiges erscheint auf diesem Wege sogar bei einem anatomisch normal geformten Kniescheibengelenk möglich (Scharf et al. 1983). Ein auslösendes Moment der plötzlichen Muskelanspannung kann allein eine plötzliche Richtungsänderung beim Laufen sein, ein kraftvoll ausgeführter Sprung (z. B. Handball-Torwurf), eine Fehlgängigkeit mit dem **nicht fixierten** Fuß, z. B. beim Aufkommen auf unebenem Boden, oder auch ein einfaches Wegrutschen.

Kniescheibenluxationen werden besonders häufig im Jugendalter – meist im zeitlichen Umfeld zur Pubertät – beobachtet, mit zunehmendem Lebensalter immer seltener, obwohl sich die Gelenkanatomie mit ihren evtl. dispositionell begünstigenden Faktoren nicht mehr zu verändern pflegt.

Tab. 14.9 Anlagebedingte luxationsbegünstigende Faktoren
• Abflachung der femoralen Gleitrinne (Bradström-Winkel ≥ 150°)
• Jägerhutpatella, evtl. schon Kniescheibenform Wiberg IV
• Kniescheibenhochstand
• X-Achsigkeit
• Unphysiologische Torsion zwischen Ober- und Unterschenkel
• Zu weit lateral ansetzende Patellarsehne am Schienbeinkopf
• Hypotrophie des M. vastus medialis

In der Literatur findet man vielfältige Hinweise auf anatomische Besonderheiten, die den Luxationsvorgang begünstigen können (➤ Tab. 14.9).

Bei Vorliegen solcher dispositionellen Faktoren, insbesondere einer stark abgeflachten Gleitrinne, kann eine wenig eindrucksvolle indirekte Einwirkung über den Hebelarm „Unterschenkel" die Luxation bewirken (Scharf et al. 1983). Die allein **dispositionell** verursachte (Sub-)Luxation ohne nennenswerten Beitrag durch eine Einwirkung ist als „konstitutionelle" Luxation zu bezeichnen und kann nicht zur Anerkennung führen. Nur wenn die Schadensursache **wesentlich** (teilursächlich) der Einwirkung zuzuordnen ist, handelt es sich um eine **„traumatische"** Luxation, auch dann, wenn dispositionelle Faktoren den Luxationsvorgang begünstigt haben (Schröter und Ludolph 1992). Bei dieser Unterscheidung kommt der Sachverständige nicht selten an die Grenzen einer eindeutig möglichen Beurteilung.

Bei den dispositionellen Faktoren hat vordergründig die abgeflachte Formgebung der femoralen Gleitrinne – Bradström-Winkel von ≥ 150° – eine herausragende Bedeutung, da die Kniescheibe ihre seitliche Führung verliert und in solchen Fällen unter Umständen schon allein ein Richtungswechsel beim normalen Laufen – ohne jeden Unfallcharakter – ausreicht, um die Kniescheibe zum Luxieren zu bringen. Alle anderen dispositionellen Faktoren sind eher nachrangiger Natur, gewinnen aber an Bedeutung, wenn mehrere dieser anatomischen Faktoren zusammenkommen.

Von Balcarek et al. (2014) wurde ein sechsteiliger **Patellar Instability Severity Score** (PIS-Score) entwickelt, um zu erkennen, ob nach einer Erstluxation mit Rezidivluxationen zu rechnen ist. Dieser Score wird gegenwärtig in einer wissenschaftlichen Untersuchung dahin gehend geprüft, ob er sich für die Einschätzung der Wertigkeit dispositioneller anatomischer Faktoren in der Kausalitätsbeurteilung eignet.

Bei weniger eindrucksvollen dispositionellen anatomischen Komponenten gilt es prinzipiell so genau wie möglich zu prüfen, ob dem pathomechanischen Ablauf des Ereignisses die Bedeutung der rechtlich wesentlichen Bedingung (Teilursache) zugeordnet werden kann oder diese pathomechanische Einwirkung im Hinblick auf das Ausmaß der dispositionellen Faktoren eher unbedeutend anmutet (Ludolph et al. 2014). Es muss also ein Wägungsprozess – einerseits Gewichtung der Einwirkung und andererseits Gewichtung der dispositionellen Faktoren – erfolgen, um in jedem Einzelfall zu einer individuell begründeten Entscheidung zu gelangen. Dazu benötigt man verlässliche Angaben zum Hergang, die bedauerlicherweise aber nur selten im ausreichenden Maße zur Verfügung stehen.

In einer wissenschaftlichen Empfehlung der Kommission „Gutachten" der Deutschen Gesellschaft für Unfallchirurgie (DGU) in der Deutschen Gesellschaft für Orthopädie und Unfallchirurgie (DGOU) wurde die Problematik der Ermittlung des genauen Geschehensablaufs bei der Entstehung der Kniescheibenluxation angesprochen (Ludolph et al. 2014). Aus diesem Text darf eine Passage zitiert werden:

„Meist ist es nicht möglich, mit Sicherheit eine Aussage darüber zu treffen, ob der Hergang im Rahmen der versicherten Tätigkeit tatsächlich die Kniescheibenverrenkung wesentlich mit verursacht hat oder ob die Verrenkung nur gelegentlich, z. B. bei einer Turnübung (Spagat), entstanden ist. Dann muss man allerdings plausibel begründen können, dass die Luxation mit genügender Wahrscheinlichkeit nur unwesentlich später bei einer anderen alltäglichen („austauschbaren") Verrichtung auch entstanden wäre. Es gelten die Beweisregeln des Sozialrechtes, die eine Wahrscheinlichkeit des Kausalzusammenhanges verlangen."

Diese Passage lässt unschwer erkennen, mit welchen Schwierigkeiten der Sachverständige schon bei der Ausleuchtung des Geschehensablaufs nach einer Kniescheibenluxation konfrontiert wird, dessen detaillierte Kenntnis jedoch für die Kausalitätsbeurteilung von entscheidender Bedeutung ist.

Einschätzungen und Bemessungen

Für die gesetzliche Unfallversicherung (Schoenberger et al. 2010) ist im Fall der Anerkennung eine MdE vorzuschlagen, die ihre Orientierung an anerkannten, von der Rechtsprechung auch akzeptierten tabellarischen Vorgaben findet (➤ Tab. 14.10). Dabei stehen die funktionellen Defizite weit im Vordergrund. Dem radiologischen Befund kommt nur eine nachrangige Bedeutung zu.

Bei verbliebener Knieinstabilität sollte der klinische Befund einer Graduierung (➤ Tab. 14.11) unterliegen, um anschließend zu einer plausiblen MdE-Einschätzung zu gelangen.

Über die MdE-Einschätzungen bei einer Knieinstabilität gibt ➤ Tab. 14.12 Auskunft. Eine geringfügige Kniebandlockerung mit einer Aufklappbarkeit am Seitenband und/oder einer Schublade von jeweils weniger als 3 mm begründet keine messbare MdE.

Im Bereich der privaten Unfallversicherung sollte die Invaliditätsbemessung nach den seit 2009 in fast allen Lehrbüchern empfohlenen tabellarischen Bemessungsvorgaben nur noch in $^{1}/_{20}$-Sprüngen vorgenommen werden (Schröter und Gaidzik 2013).

Tab. 14.10 MdE bei Knieschäden

Kniegelenkversteifung	0/10/10°	30 v. H.
	0/20/20°	40 v. H.
Bewegungseinschränkung	0/0/120°	10 v. H.
	0/10/90°	20 v. H.
	0/30/90°	30 v. H.

Tab. 14.11 Graduierung der Instabilität (Schröter 2014)

0	0–2 mm
(+)	Grenzwertiger Befund
+	3–5 mm
++	6–10 mm
+++	> 10 mm

Tab. 14.12 MdE bei Kniebandinstabilität

Muskulär kompensierte Instabilität	10 v. H.
Muskulär nicht kompensierbare Instabilität	20 v. H.
Knieführungsschiene ständig erforderlich	30 v. H.
Zusätzliche wesentliche Funktionseinschränkungen	40 v. H.

Tab. 14.13 Bewegungsstörung im Kniegelenk

Bemessung nach dem Beinwert (B) orientiert sich an der Funktionsstörung bei Streckung und Beugung:	Beugung bis 90°	2/20 B
	Beugung bis 60°	4/20 B
	Beugung bis 30°	6/20 B
Zusätzliches Streckdefizit	bis 10°	Erhöhung um 1/20 B
	bis 20°	Erhöhung um 5/20 B
	über 20°	Erhöhung um 7/20 B

Tab. 14.14 Instabilität am Kniegelenk

Bemessung nach dem Beinwert (B) orientiert sich am Ausmaß der Instabilität und ihrer Kompensierbarkeit	leichtgradig (1 + gerade)	1/20 B
	leichtgradig (1 + kombiniert)	3/20 B
	mittelgradig (2 + gerade)	3/20 B
	mittelgradig (2 + kombiniert)	6/20 B
	hochgradig (3 + gerade)	5/20 B
Erhöhung bei ungenügender muskulärer Kompensation:		1/20 B
	hochgradig (3 + kombiniert)	10/20 B
* Schlotterknie immer orthesenpflichtig, weil muskulär nicht kompensierbar		

➤ Tab. 14.13 gibt Auskunft über die Bemessungsempfehlungen bei einer Bewegungsstörung, ➤ Tab. 14.14 über die Bemessungsempfehlungen bei einer Instabilität des Kniegelenks.

Abschließend bleibt noch anzumerken, dass eine Meniskus-Teilresektion, wie sie heutzutage üblich ist, ohne sonstige funktionelle Störungen am Kniegelenk im Bereich der gesetzlichen Unfallversicherung keine messbare MdE („unter 10 v. H.") ergibt, im Bereich der privaten Unfallversicherung maximal eine Bemessung mit $^1/_{20}$ Beinwert rechtfertigen kann. Wenn darüber hinausgehende Funktionsstörungen oder Unfallfolgen an anderen Kniegelenkstrukturen vorliegen, sind diese der Gradmesser für die jeweiligen Einschätzungen.

PRAXISTIPP

Der medizinische Sachverständige muss sich stets im Klaren sein, ob von ihm eine Einschätzung der MdE (GUV) oder eine Bemessung der Invalidität (PUV), alternativ eine konkrete Beurteilung einer beruflichen Leistungseinschränkung in Prozent (Haftpflichtversicherung) erfragt wird, um banale Einschätzungsfehler zu verneinen, die gelegentlich sogar Ausgangspunkt für einen unnötigen Rechtsstreit zwischen der versicherten Person und dem Versicherer sind. Das gilt es unbedingt zu vermeiden.

Arzthaftpflichtversicherung

Die immer komplexer werdende medizinische Wissenschaft, insbesondere die immer differenzierter werdenden therapeutischen/operativen Möglichkeiten bringen es mit sich, dass dem behandelnden Arzt ungewollt – gelegentlich aber auch fahrlässig – fehlerhafte Entscheidungen und damit diagnostische wie auch therapeutische Fehler unterlaufen. Schon eine ungenügende oder ungenügend dokumentierte Aufklärung über die unvermeidbaren Risiken einer Behandlung kann dazu führen, dass rechtlich von einer fehlenden Einwilligung ausgegangen und damit die Handlungsweise des Arztes als Körperverletzung gewertet wird. Bei der Indikationsstellung zum operativen Vorgehen ist stets zu beachten, dass nach der Rechtsprechung im Medizinrecht grundsätzlich die risikoärmste Behandlungsmethode zur Anwendung kommen sollte. Wird davon abgewichen, so steht der Arzt in der Pflicht, über die Vor- und Nachteile des von ihm bevorzugten Behandlungsweges aufzuklären inkl. des Hinweises, dass die andere Behandlungsart risikoärmer wäre.

Die Indikation zu einem operativen Eingriff stand in den letzten Jahren eher selten zur Diskussion. Der in den letzten Jahren zu beobachtende erhebliche Anstieg der endoprothetischen Versorgung kann jedoch zur Mutmaßung überzogener oder gar unzulässiger Indikationsstellungen führen, was dennoch nur sehr selten als Begründung für einen Arzthaftpflichtschaden reklamiert wird. Diese Fragestellung spielt bisher nur dann eine Rolle, wenn gutachtlich bei einem ungünstigen Operationsergebnis der technische Operationsvorgang zu prüfen ist und sich dabei herausstellt, dass der präoperative Befund am Kniegelenk keine genügende Begründung für eine endoprothetische Versorgung beinhaltete. Man darf davon ausgehen, dass diese Fragestellungen zukünftig häufiger in der Begutachtung eine Rolle spielen werden.

Die gutachtliche Beurteilung des operationstechnischen Vorgehens sollte stets einem ärztlichen Sachverständigen vorbehalten bleiben, der über eine solide Qualifikation und umfangreiche Erfahrungen für solche operativen Maßnahmen verfügt. Der nicht operativ tätige Sachverständige kann zwar anhand einer Vermessung des postoperativen Röntgenbildes durchaus die Fehlplatzierung eines Kreuzbandtransplantats als offenkundige Tatsache feststellen, jedoch *nicht* abschließend überprüfen, ob dieses Operationsergebnis als Folge einer vermeidbar fehlerhaften ärztlichen Handlungsweise aufzufassen ist oder operationstechnische Schwierigkeiten, z. B. an einem anatomisch ungewöhnlich geformten Kniegelenk, das Fehlergebnis erklären können, somit die Fehlplatzierung des Kreuzbandes nicht vermeidbar war. Der mit solchen Fragestellungen beauftragte Sachverständige muss über eine außergewöhnlich hohe Kompetenz und Erfahrung mit solchen Operationen verfügen, um eine kritikfeste Einschätzung vortragen zu können. Nicht zuletzt aus diesem Grunde ist die Schar der medizinischen Sachverständigen, die für solche gutachtlichen Überprüfungen eingesetzt werden, im Bundesgebiet relativ überschaubar.

Tritt nach einer Operation als Komplikation eine Infektion im Operationsgebiet ein, kommt es gar zu einem Gelenkinfekt, ist gelegentlich schon der Keimnachweis nicht unproblematisch (sog. *low grade infection*). Die Beurteilung der Frage, ob der Infekt infolge einer vermeidbaren Verletzung von Hygienevorschriften eingetreten ist oder trotz Beachtung aller Desinfektionsvorschriften dennoch ein Infekt eingetreten ist, kann regelhaft im konkreten Einzelfall so gut wie nie eindeutig beurteilt werden. Die statistischen Häufigkeiten einer Infektion in einer Klinik oder einer ärztlich-operativen Praxis sind auch nur ein Indiz für eine ungenügende Beachtung der Hygienevorschriften, was jedoch im Einzelfall nicht die notwendige Beweisführung für ein solches fehlerhaftes ärztliches Handeln ersetzen kann.

An dieser nicht möglichen Beweisführung scheitert häufig die Feststellung eines ärztlichen Fehlverhaltens z. B. nach Kniegelenksinjektionen mit nachfolgendem Gelenkinfekt. Die Behauptung ungenügender Beachtung der Hygienevorschriften durch die geschädigte Person wird stets Widerspruch erfahren durch Gegenbehauptungen des beteiligten Arztes. Steht Aussage gegen Aussage, steht dies aber einer belastbaren Argumentation des Sachverständigen entgegen.

Der beauftragte ärztliche Sachverständige sollte im Arzthaftpflichtverfahren stets strikte Neutralität bewahren und darauf achten, dass seine Ausführungen nicht den latenten Verdacht des klagenden Patienten/Rechtsanwalts stützen können, er habe einen „Kollegenbonus" einfließen lassen. Es entspricht dem Gebot der Fairness, einen erkannten ärztlichen Fehler sachlich und korrekt zu beschreiben und hierauf eine absolut sachliche Beurteilung – frei von jeglicher Kommentierung und Emotionalität – abzustellen.

14.4 Fazit

Die Begutachtung von Kniebinnenschäden ist eine sehr anspruchsvolle Aufgabe für den medizinischen Sachverständigen, der über umfassende Kenntnisse der Biomechanik des Kniegelenks, aber auch der Pathomechanik der einzelnen Verletzungsbilder verfügen sollte. Sämtliche zur Verfügung stehenden Informationen aus der Anamnese, den im Heilverlauf gewonnenen Befunderkenntnissen und den technischen Voruntersuchungen müssen in die gutachtliche Beurteilung einfließen. Dabei sollten stets die aufgezeigten Prüfkriterien abgearbeitet werden, um zu einer reliablen und damit belastbaren Kausalitätsbeurteilung zu gelangen. Die kurativ tätigen Kollegen können dem Sachverständigen eine solide Hilfestellung geben, wenn sie in der Frühphase nach dem Unfall eine sorgfältige anamnestische Exploration und insbesondere klinische wie radiologische Befunderhebung vornehmen. Diese Daten aus der Frühphase nach dem Unfallgeschehen sind für die gutachtliche Beurteilung von herausragender Bedeutung, stehen jedoch leider nicht immer in genügendem Umfang zur Verfügung.

LITERATUR

Anagnostakos K, Bachelier F, Kohn D (2006). Meniskuserkrankungen. Orthop Unfallchir update 1: 477–494.

Balcarek P, Oberthür S, Hopfensitz S, Frosch S, Walde TA, Wachowski MM, et al. (2014). Which patellae are likely to redislocate? Knee Surg Sports Traumatol Arthrosc 22: 2308–2314.

Hempfling H (2014). Begutachtung von Knorpelschäden MedSach 110/6: 255–262.

Hempfling H, Weise K (2007). Begutachtung des Knorpelschadens. Klassifikation des Knorpelschadens – traumatisch versus nichttraumatisch –. DGU – Mitteilungen und Nachrichten Supplement 1/2007: S3–S60.

Hempfling H, Bohndorf K, Roemer F (2008). Akuter, traumatischer versus chronischer Knorpelschaden unter gutachterlichen Gesichtspunkten. Z Orthop Unfall 146: 381–391.

Hempfling H, Krenn V, Weise K (2011). Texturstörung – oder Degeneration am Bewegungsapparat. Trauma und Berufskrankheit 1: 65–72.

Jerosch J, Castro WHM, Halm H, Assheuer J (1993). Kernspintomographische Meniskusbefunde bei asymptomatischen Probanden. Unfallchirurg 96: 457–461.

Krenn V, Knöß P, Rüther W, Jakobs M, Otto M, Krukemeyer MG, et al. (2010). Meniskusdegenerationsscore und NITEGE-Expression. Orthopäde 39: 475–485.

Ludolph E, Schröter F, Krumbiegel A, Hempfling H (2014). Patellaluxation (Kniescheibenverrenkung). MedSach 110: 212–233.

Runkel M, Kreitner KF, Regentrop HJ, Kersjes W (2000). Treffsicherheit der Magnetresonanztomographie zum Nachweis von Meniskusrissen. Unfallchirurg 103: 1079–1085.

Scharf W, Wagner M, Schabus R (1983). Zur Entstehung, Diagnostik und Behandlung der Kniescheibenverrenkung. Unfallheilkunde 86: 16–21.

Schoenberger A, Mehrtens G, Valentin H (2010). Arbeitsunfall und Berufskrankheit, rechtliche und medizinische Grundlagen für Gutachter, Sozialverwaltung und Gerichte. 8. A. Berlin: Erich Schmidt.

Schröter F (2009). Kausalität im Sozialrecht. Trauma Berufskrankh 11: 231–241.

Schröter F (2014). Begutachtung in der privaten Unfallversicherung. In: Schiltenwolf M, Hollo DF (Hrsg.). Begutachtung der Haltungs- und Bewegungsorgane. Stuttgart: Thieme; S. 556–570.

Schröter F, Gaidzik PW (2013). Personenschäden in der Haftpflichtversicherung (HPV). In: Thomann K-D, Schröter F, Grosser V (Hrsg.). Orthopädisch-unfallchirurgische Begutachtung. München: Elsevier, Urban & Fischer; S. 515–522.

Schröter F, Ludolph E (1992). Die Kniescheibenluxation: Diagnostische und gutachterliche Probleme. Unfallchirurg 95: 37–40.

Schröter F, Ludolph E (2013). Bemessungsempfehlungen für die private Unfallversicherung. In: Thomann K-D, Schröter F, Grosser V (Hrsg.). Orthopädisch-unfallchirurgische Begutachtung. München: Elsevier, Urban & Fischer; S. 481–491.

Strobel L, Stedtfeld HW (1988). Diagnostik des verletzten Kniegelenkes. München: Marseille Verlag.

Weise K, Schröter F (2009). Begutachtung des Kniegelenkes bei Meniskus- und Bandläsionen. In: DGUV LV Mitte (Hrsg.). Bericht über die Unfallmedizinische Tagung, Heft 108: 73–81. Mainz: gzm Bödige GmbH.

KAPITEL

15

Dirk Stengel

Fakten, Fakten, Fakten

15.1 Vorbemerkungen

In diesem Kapitel wird es um Inzidenzraten, relative Risiken und viele andere ungeliebte epidemiologische Indizes gehen. Jeder wissenschaftliche Vortrag und Zeitschriftenbeitrag beginnt jedoch üblicherweise mit einer Bemerkung über die Häufigkeit einer Erkrankung oder Verletzung und deren Beitrag zur nationalen oder globalen Krankheitslast. Diese Fakten lassen sich in der Orthopädie und Unfallchirurgie nur mit viel Aufwand aus verschiedenen Quellen (u. a. Ovid Medline und Embase, Statista, der sektorenübergreifenden Qualitätssicherung, Registerdaten u. v. a.) zusammentragen – eine Arbeit, die klinisch tätigen Kolleginnen und Kollegen abgenommen werden sollte.

Die hier berichteten Zahlen repräsentieren mit Stichtag 5.1.2015 die aktuellste und beste verfügbare Evidenz zu ausgewählten Verletzungen und Erkrankungen des Kniegelenks. Gegebenenfalls wurden die Daten systematischer Übersichtsarbeiten mittels gängiger metaanalytischer Verfahren zusammengeführt. Wenn möglich, wurden 95 %-Konfidenzintervalle (KI) als klinisch wertvolle Unsicherheitsspanne angegeben. Ein besonderer Fall ergab sich bei publizierten Netzwerk-Metaanalysen. Diese erlauben indirekte Vergleiche zwischen den Interventionen A und B, wenn es zwar direkte Vergleiche zwischen A und C sowie B und C, nicht aber zwischen A und B gibt. Die Rechenprozeduren sind aufwendig und beruhen vorwiegend auf sog. Bayes-Verfahren. Das Äquivalent zu KI im Bayes-Kontext sind sog. *Credibility Intervals* (CrI); sie können ähnlich wie KI interpretiert werden. Als „Pi-mal-Daumen"-Regel gilt: Werden die genannten Versuche 100-mal wiederholt, liegen die wahren Ergebnisse in 95 von 100 Fällen innerhalb des 95 %-KI bzw. -CrI. Als weitere Regel gilt: Liegt die obere oder untere Konfidenzgrenze jenseits des Nullwerts (bei Mittelwert- oder absoluten Risikodifferenzen) oder der Eins (bei relativen Risiken [RR] oder Odds-Ratios [OR]), kann von einem Ergebnis ausgegangen werden, das nicht mehr mit dem Zufall vereinbar ist.

15.2 Lucy in the Sky with Diamonds

Am 24. November 1974 entdeckten der Paläoanthropologe Donald Johanson und sein Postdoc Tom Gray in Hadar, Äthiopien, aufgrund eines Zufalls die skelettalen Überreste eines Hominiden (Australopithecus afarensis, AL 288–1). Dieser erwies sich nach der $^{40}Ar/^{39}Ar$-Datierung des umgebenden Sediments als 3,2 Mio. Jahre alter menschlicher Vorfahr, der weltweit unter dem Namen Lucy bekannt ist und dessen Gebeine im äthiopischen Nationalmuseum in Addis Abeba ruhen. In der Anthropologie wird kontrovers diskutiert, ob die morphologischen Charakteristika der gefundenen Knochen Rückschlüsse auf die Änderung vom Vierfüßler- zum bipedalen Gang erlauben. Es besteht Unsicherheit, ob die Fragmente des kniegelenkbildenden rechten Unterschenkels zu Lucy gehören. Sie wurden möglicherweise früher als die anderen Skelettanteile, entfernt von den anderen Knochen und auch in anderen Erdschichten gefunden. Sollten die Kniegelenkfragmente aber tatsächlich Lucy gehören, sprechen 1. die Valgusposition in der Standphase, 2. die Beibehaltung der Patellaposition durch den entsprechend geformten lateralen Femurcondylus und 3. die Elongation und Formierung der Femurkondylen zugunsten der Tibia dafür, dass sie den aufrechten Gang ermöglichten (Lovejoy 2007).

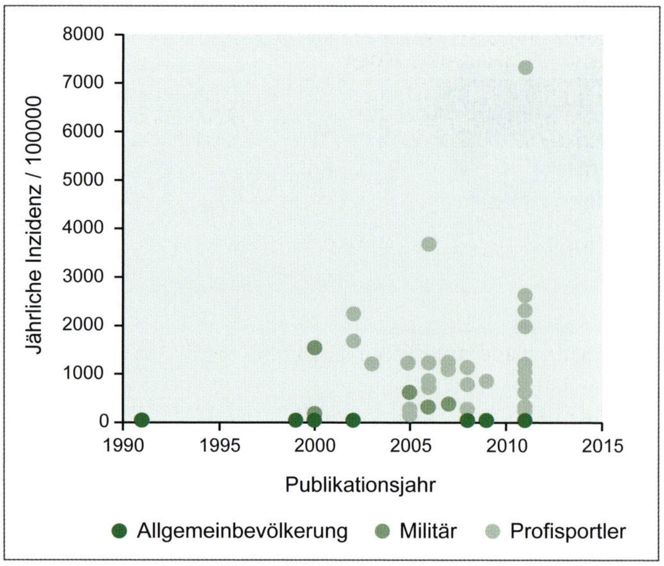

Abb. 15.1 Berichtete jährliche Inzidenzraten vorderer Kreuzbandrupturen (n/100 000) nach Moses et al. (2012)

15.3 Der erste dokumentierte Tod durch eine kniegelenknahe Fraktur

Nach den derzeitigen Rekonstruktionen starb der 19-jährige Pharao Tutanchamun möglicherweise an den Folgen eines Unfalls bei einem Wagenrennen, bei dem er herausgeschleudert wurde und eine komplexe Fraktur des linken Kniegelenks erlitt. Aus dieser soll sich eine Weichteilinfektion entwickelt haben, die im späten Bronzezeitalter (1300–800 v. Chr.) nicht therapierbar war (Hawass et al. 2010).

15.4 Wie häufig sind Verletzungen des Kniegelenks?

15.4.1 Vordere Kreuzbandrupturen

Die besten Schätzungen lassen sich aus der systematischen Übersichtsarbeit von Moses et al. (2012) ableiten. Demnach liegt in den Industrienationen die jährliche Häufigkeit vorderer Kreuzbandrupturen in der Allgemeinbevölkerung bei 8–52/100 000 Einwohner (Median 33, IQR 29–38/100 000).

Bei Profisportlern ist die Häufigkeit vorderer Kreuzbandrupturen 30-fach höher als in der Normalbevölkerung und schwankt zwischen 152 und 7 317/100 000 (Median 1108, IQR 284–2 326/100 000).

Bei Angehörigen der Streitkräfte reicht die geschätzte jährliche Inzidenz von 159–1 550/100 000 (Median 365, IQR 314–601/100 000). ➤ Abb. 15.1 gibt einen grafischen Überblick über die berichteten Inzidenzraten.

15.4.2 Meniskusrisse

In der Framingham-Kohorte wurden bei 991 Probanden (565 Frauen, 426 Männer, mittleres Alter 62,3 ± 8,6 Jahre) mittels MRT die in ➤ Tab. 15.1 dargestellten Häufigkeiten von Meniskusrissen im rechten Kniegelenk inzidentell (d. h. ggf. ohne klinisches Korrelat) festgestellt. Eine arthroskopische Verifizierung erfolgte nicht (Englund et al. 2008).

Tab. 15.1 Häufigkeit von MRT-morphologisch inzidentell nachgewiesenen Meniskusrissen im rechten Kniegelenk. MRT-Studie der Framingham-Population (Englund et al. 2008)

Population	Medialer Meniskus		Lateraler Meniskus	
	n	% (95 %-KI)	n	% (95 %-KI)
Männer	155	36 (32–41)	46	11 (8–14)
Frauen	120	21 (18–25)	77	14 (11–17)
Gesamt	275	28 (25–31)	123	12 (10–15)

In Deutschland unterzogen sich zwischen 2011 und 2013 über 290 000 Patienten vollstationären arthroskopischen Eingriffen an den Menisken und dem Kniegelenkknorpel (http://de.statista.com/statistik/daten/studie/182503/umfrage/die-zehn-haeufigsten-operationen-an-krankenhauspatienten).

15.4.3 Osteochondrale Defekte

Eine 2010 publizierte Metaanalyse von 11 Studien mit Einschluss von 931 Sportlern ermittelte eine mediane Prävalenz von 36 % (Spanne 2–75 %) mittels MRT oder Arthroskopie detektierter tiefer osteochondraler Defekte (Flanigan et al. 2010).

15.4.4 Tibiakopffrakturen

Es existieren derzeit keine belastbaren Daten zur Häufigkeit von Tibiakopffrakturen. Die besten Schätzungen über die Epidemiologie aller proximalen Tibiafrakturen stammen aus Schottland und legen für den Zeitraum 2010–2011 eine Inzidenz von 14/100 000 nahe (Court-Brown et al. 2014). Unter 1 909 Frakturen der proximalen Tibia fanden sich 876 (46 %, 95 %-KI 44 bis 48 %), 671 (35 %, 95 %-KI 33 bis 37 %) und 362 (19 %, 95 %-KI 17 bis 21 %) Frakturen vom Typ AO/OTA A, B und C (Zhang 2012).

15.4.5 Patellafrakturen

Gemäß der o. g. Studie von Court-Brown et al. (2014) treten in den Industrienationen jährlich 14/100 000 Patellafrakturen auf. In Tai-

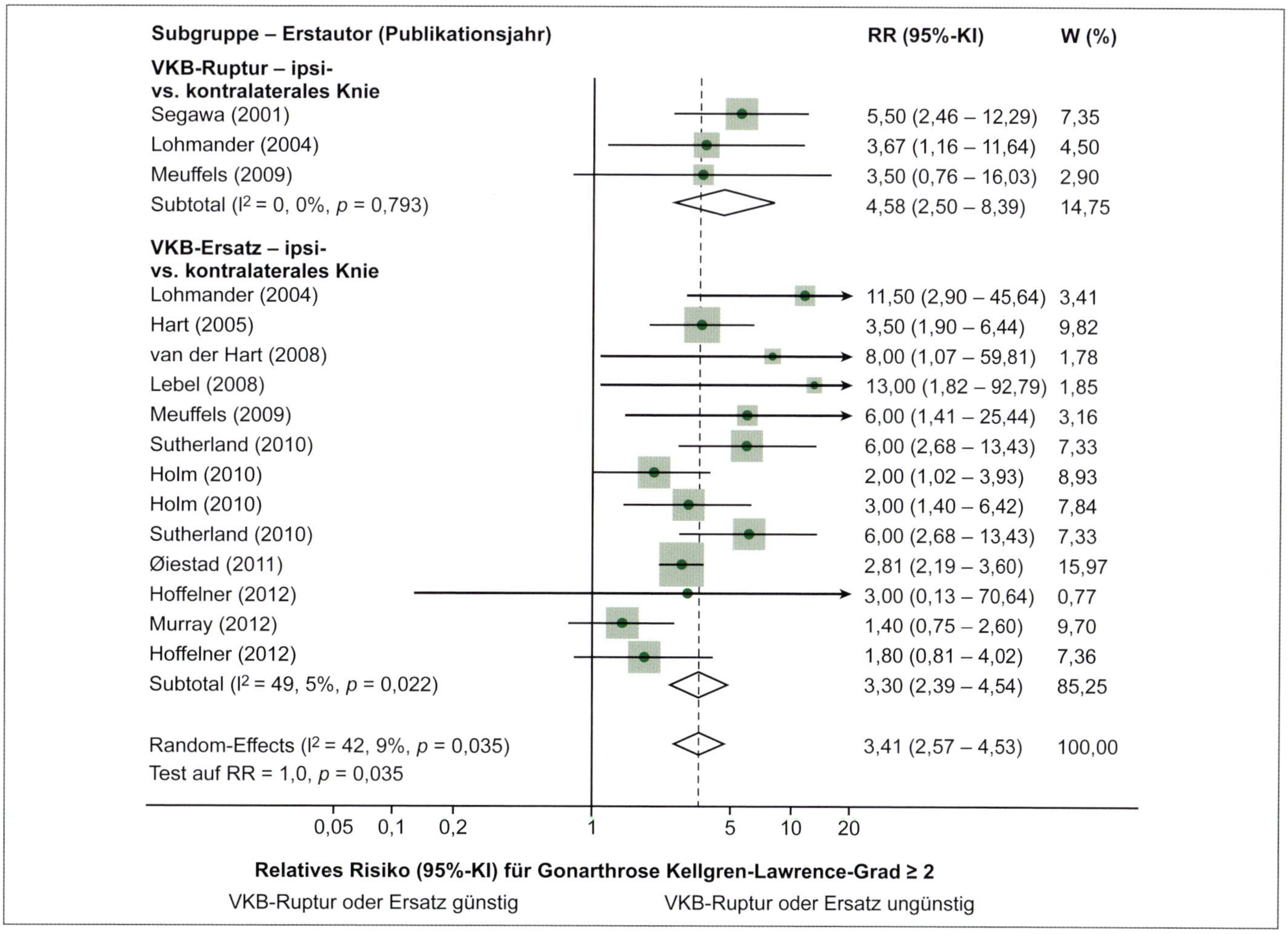

Abb. 15.2 Relative Häufigkeiten einer Gonarthrose (Kellgren-Lawrence-Grad ≥ 2) in Abhängigkeit von einer VKB-Ruptur bzw. -Rekonstruktion, verglichen mit dem unverletzten kontralateralen Kniegelenk. W = relatives Gewicht

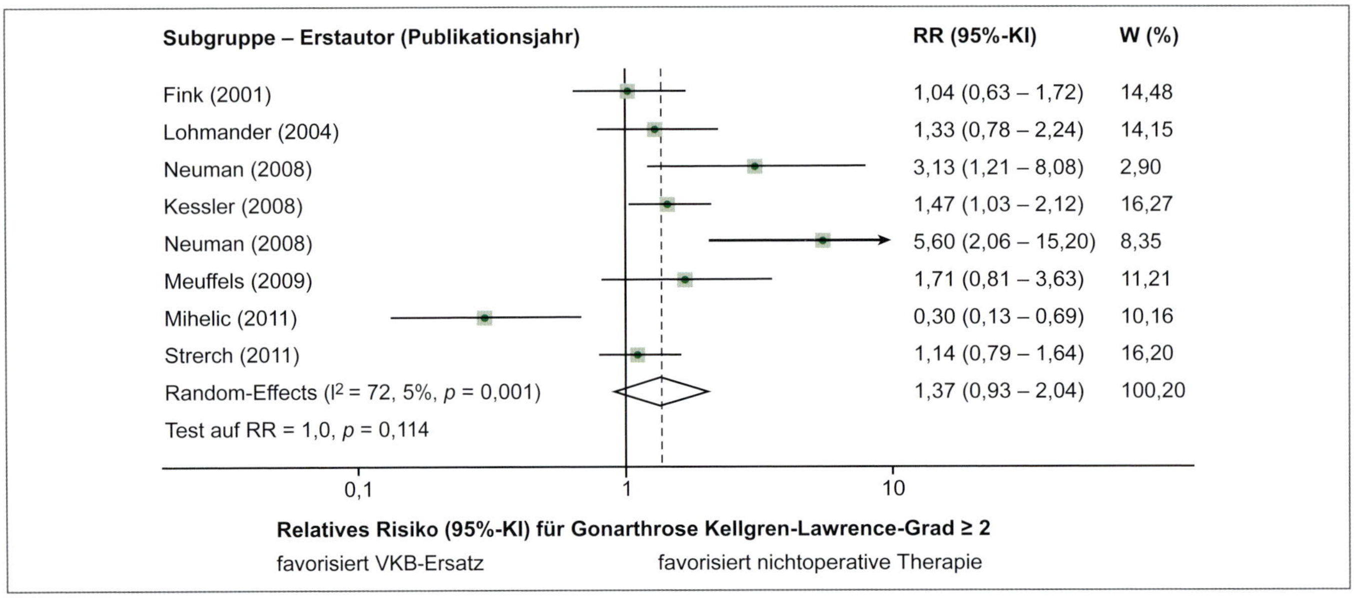

Abb. 15.3 Relative Häufigkeiten einer Gonarthrose (Kellgren-Lawrence-Grad ≥ 2) in Abhängigkeit von einer VKB-Rekonstruktion, verglichen mit einer nichtoperativen Therapie. W = relatives Gewicht

wan war eine deutlich höhere Inzidenz von 61/100 000 zu beobachten (Yang et al. 2010).

15.5 Arthroserisiko nach Rissen und Ersatzplastiken des vorderen Kreuzbandes

Aus der quantitativen Zusammenführung von drei im Jahr 2014 publizierten Metaanalysen mit unterschiedlichem Literaturpool (Ajuied et al. 2014; Chalmers et al. 2014; Luc et al. 2014), 24 eingeschlossenen Studien und 2 321 Patienten lassen sich folgende Aussagen ableiten:

1. Eine nichtoperativ behandelte Ruptur des VKB ist mit einem 4,6-fachen (95 %-KI 2,5 bis 8,4) relativen Risiko für die Entwicklung einer posttraumatischen Gonarthrose (Kellgren-Lawrence-Grad ≥ 2) im Vergleich zum kontralateralen unverletzten Kniegelenk assoziiert.
2. Eine operativ durch Ersatzplastik behandelte Ruptur des VKB (ohne Stratifizierung nach der VKB-OP-Technik) ist mit einem 3,3-fachen (95 %-KI 2,4 bis 4,5) relativen Risiko für die Entwicklung einer posttraumatischen Gonarthrose im Vergleich zum kontralateralen unverletzten Kniegelenk assoziiert.
3. Eine operative (sprich VKB-Ersatzplastik-)Therapie ist im Vergleich zu einem nichtoperativen Management mit einem noch mit dem Zufall vereinbaren 1,4-fachen (95 %-KI 0,9 bis 2,0) relativen Risiko für die Entwicklung einer posttraumatischen Gonarthrose assoziiert. ➤ Abb. 15.2 und ➤ Abb. 15.3 fassen die o. g. Ergebnisse zusammen.

15.6 Scheininterventions-(Placebo-)kontrollierte Arthroskopiestudien

Die von Moseley et al. (2002) publizierte scheininterventionskontrollierte Studie zum arthroskopischen Débridement symptomatischer Gonarthrosen führte zu einer generellen Debatte über die zu erwartenden Effektstärken in der operativen Orthopädie und Unfallchirurgie.

Der Report des Instituts für Qualität und Wirtschaftlichkeit im Gesundheitswesen (IQWiG) (www.iqwig.de/de/presse/pressemitteilungen/pressemitteilungen/arthroskopie-des-kniegelenks-bei-arthrose-kein-nutzen-erkennbar.6108.html) schloss neben der Moseley-Studie nur eine weitere RCT ein (Kirkley et al. 2008).

Entgegen der Stellungnahme des IQWiG, dass *„der Vergleich der therapeutischen Arthroskopie mit Lavage und ggf. einer aktiven*

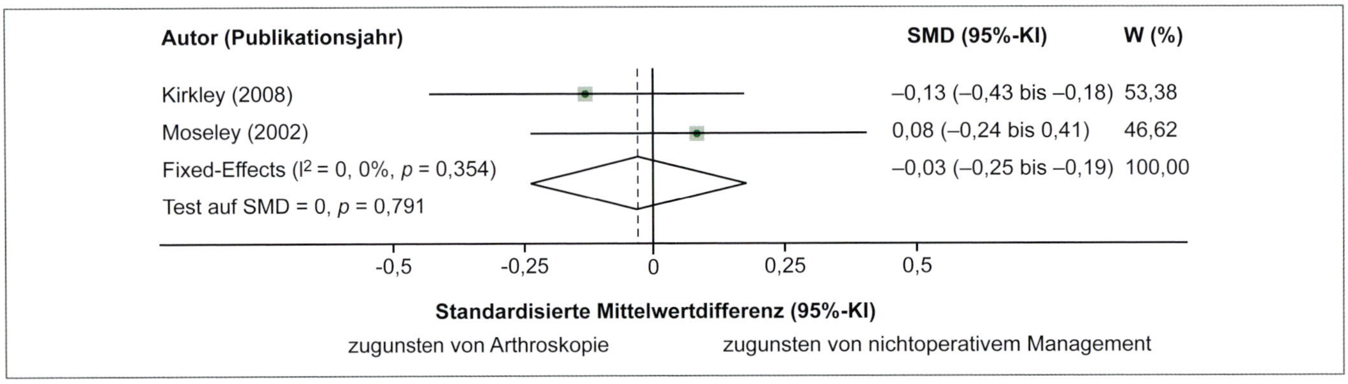

Abb. 15.4 Standardisierte Mittelwertdifferenzen zwischen arthroskopischem und nichtoperativem Management von degenerativen Kniegelenkschäden. Primäre Scores (WOMAC- und AIMS-Schmerz) nach 24 Monaten. W = relatives Gewicht

Vergleichsintervention für keinen patientenrelevanten Endpunkt einen Anhaltspunkt für, Hinweis auf oder Beleg für einen Nutzen der therapeutischen Arthroskopie zeigte", lässt die verfügbare Evidenz aus lediglich zwei randomisierten Studien mit 332 Patienten und gegenläufigen Effekten keine Aussage über günstige oder ungünstige Wirkungen des arthroskopischen Débridements bei Gonarthrose zu (➤ Abb. 15.4).

15.7 Gonarthrose und ihre Konsequenzen

15.7.1 Epidemiologie

Arthrosen stehen nach der *Global-Burden-of-Disease*-Studie der Weltgesundheitsorganisation (WHO) an Stelle 12 aller gesundheitsbedingten Einschränkungen der Lebenszeit *(Disability-Adjusted Life Years,* DALY) (Murray et al. 2012). ➤ Abb. 15.5 veranschaulicht die Bedeutung der Verschleißleiden der großen Gelenke im Verhältnis zu anderen chronischen Erkrankungen.

Die Studie zur Gesundheit Erwachsener in Deutschland (DEGS1) des Robert Koch-Instituts erfasste in der ersten Erhebungswelle 2008–2011 8 152 Personen (Fuchs et al. 2013). Die Lebenszeitprävalenz der Arthrose in Deutschland liegt bei 20,2 % (95 %-KI 19,2 bis 21,2 %). 53 % aller Arthrosen betreffen geschlechtsunabhängig das Kniegelenk. Die Verteilung der Lebenszeitprävalenz revisionspflichtiger Endoprothesen bei Männern und Frauen in Abhängigkeit vom Alter und Sozialstatus ist in ➤ Abb. 15.6 dargestellt.

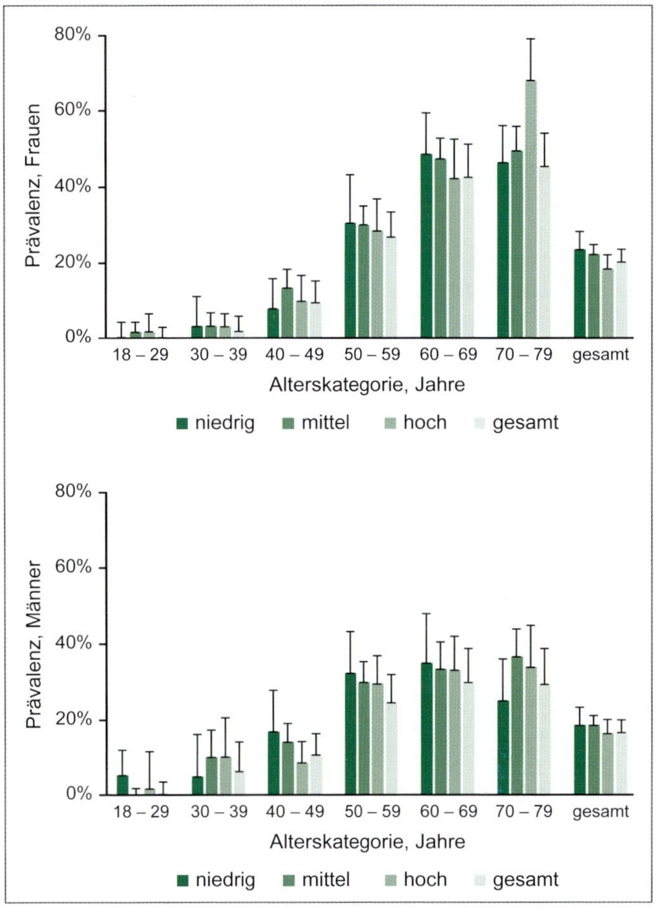

Abb. 15.6 Geschätzte geschlechtsabhängige Lebenszeitprävalenz von revisionspflichtigen Endoprothesen in Deutschland gemäß DEGS1 (Fuchs et al. 2013). Die Kategorien „niedrig", „mittel" und „hoch" beziehen sich auf den Sozialstatus. Oben: Frauen, unten: Männer

15.7.2 Akupunktur

Nach den Ergebnissen der derzeit aktuellsten Netzwerk-Metaanalyse ist eine Verumakupunktur effektiver als eine Scheinakupunktur und (mit Ausnahme der Interferenzstromtherapie) auch effektiver als alle anderen in kontrollierten Studien zur Reduktion von Schmerzen und Symptomen der Gonarthrose angewandten Standardtherapien (Corbett et al. 2013). Die standardisierte Mittelwertdifferenz der Verumakupunktur zugunsten einer Standardbehandlung (abgeleitet aus 24 Studien mit 1 219 Patienten) liegt derzeit bei −0,89 (95 %-CrI −1,18 bis −0,59). In der WOMAC-Schmerzskala *(Western Ontario and McMaster Universities Osteoarthritis Index)* wurde analog eine Differenz von −14,69 (95 %-CrI −19,52 bis −9,80) beobachtet. Eine Hierarchie von Therapieeffekten zeigt ➤ Abb. 15.7.

15.7.3 Gewichtsreduktion

Die Empfehlung zur Gewichtsreduktion bei Gonarthrose ist konsens-, nicht jedoch evidenzbasiert. Indirekte Hinweise für eine Assoziation zwischen Body-Mass-Index (BMI) und dem Risiko für eine Gonarthrose stammen aus der Rotterdam-1-Studie. Im Vergleich zu einem BMI ≤ 25,0 kg/m² wurden für einen BMI zwischen

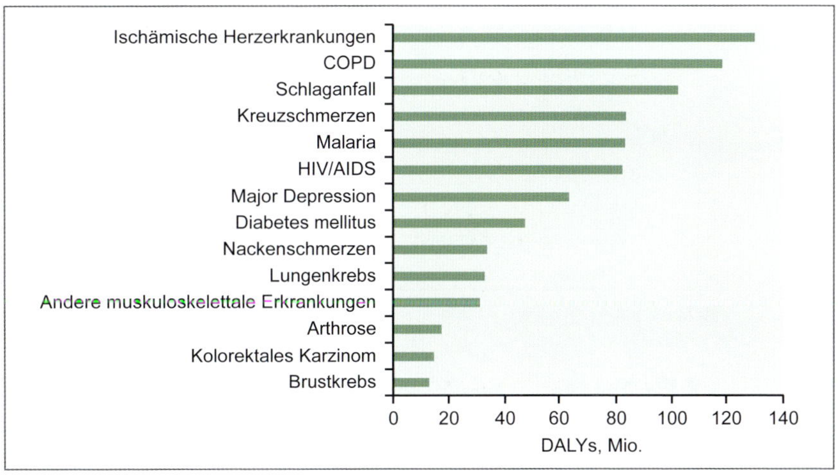

Abb. 15.5 Beitrag der Arthrosen zur weltweiten Krankheitslast. Grafische Abbildung nach WHO-Daten (Murray et al. 2012)

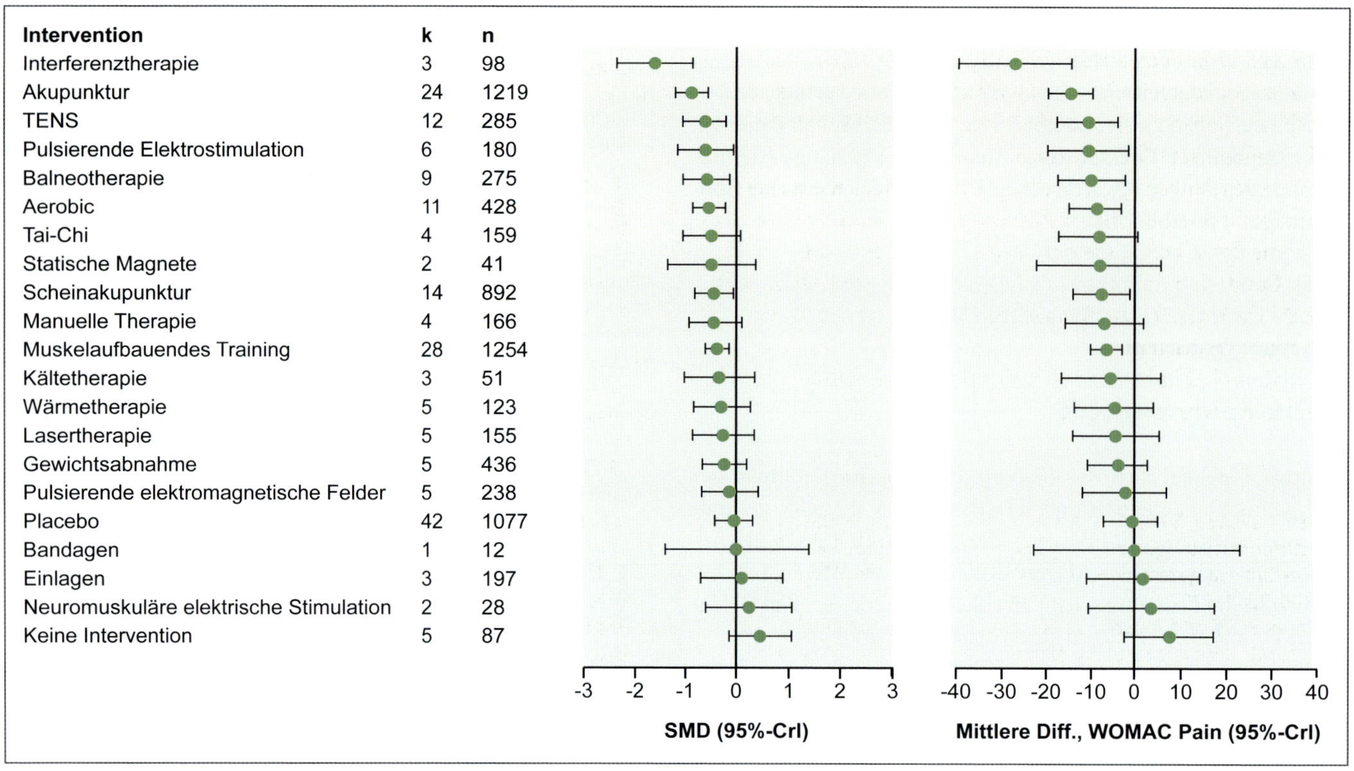

Abb. 15.7 Hierarchie der Effektivität verschiedener symptomatischer Therapiemaßnahmen bei Gonarthrose, abgeleitet aus den Originaldaten einer Netzwerk-Metaanalyse (Corbett et al. 2013)

25,0 kg/m² und 27,5 kg/m² bzw. > 27,5 kg/m² OR für eine inzidente Gonarthrose von 1,9 (95 %-KI 1,2 – 3,2) bzw. 3,3 (95 %-KI 2,1 bis 5,3) ermittelt (Reijman et al. 2007). Es bleibt unklar, ob gewichtsreduzierende Maßnahmen die Inzidenz einer Gonarthrose auf Bevölkerungs- oder Risikopopulationsebene reduzieren oder das Fortschreiten bekannter Verschleißleiden stoppen bzw. verlangsamen können.

15.7.4 Endoprothetik

2013 wurden in Deutschland 127 192 primäre und 17 428 Revisions-Knieendoprothesen implantiert (www.sqg.de). Daten der Krankenkassen und der externen Qualitätssicherung sind in ➤ Abb. 15.8 dargestellt. Bezogen auf eine Gesamtbevölkerung von 80 767 Mio. Einwohnern, lag die jährliche Inzidenz von Knie-TEPs 2013 bei 179/100 000. Der Krankenhausreport 2012 bestätigte die erwartete Heterogenität in der Versorgungshäufigkeit, legte

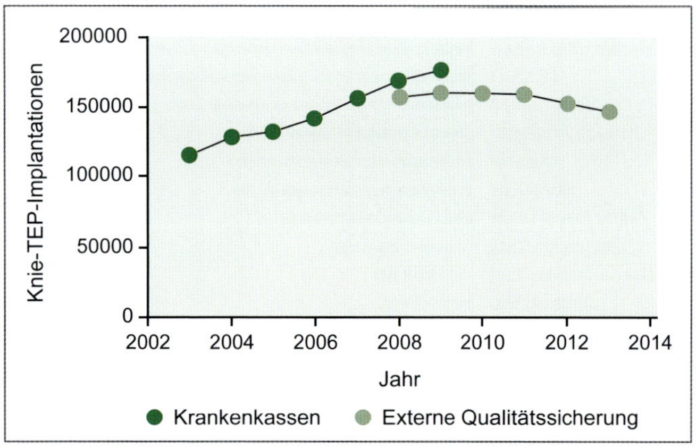

Abb. 15.8 Absolute Häufigkeit primärer und sekundärer Knie-TEP-Implantationen in Deutschland

jedoch eher eine stabile Zentralisierung als ein Nord-Süd- oder Ost-West-Gefälle nahe (Klauber et al. 2012). In einer aktuellen Analyse des Wissenschaftlichen Instituts der PKV wurden nach Altersadjustierung plakative Anschuldigungen an das deutsche Gesundheitssystem im Sinne einer übermäßigen OP-Häufigkeit im europäischen Vergleich widerlegt (Finkenstädt und Niehaus 2015). So liegt die Bundesrepublik in der Häufigkeit der Durchführung von Kniegelenkersatzoperationen gemäß altersstandardisierter Daten an Stelle 8 (nach USA, Schweiz, Australien, Österreich, Luxemburg, Finnland und Belgien). Faktoren wie „Angemessenheit" (engl. *appropriateness)* (auf der Basis klinischer und radiologischer Kriterien) sind hierbei nicht berücksichtigt.

Postoperative Wundinfektionen wurden 2013 in 0,3 % und revisionspflichtige Komplikationen in 1,3 % der Fälle beobachtet. Es bleibt unklar, wie viele chirurgische Revisionen tatsächlich aufgrund von infektionsbedingten Komplikationen durchgeführt wurden. Eine entsprechende kausale Zuordnung fehlt in der gängigen externen Qualitätsstatistik, wird zukünftig jedoch möglicherweise durch das nationale Endoprothesenregister angeboten (www.eprd.de). Hierfür muss jedoch eine klare Definition der Wundinfektionsschweregrade (z. B. im Einklang mit den Vorgaben der *Centers for Disease Control and Prevention* [CDC], www.cdc.gov) vorgegeben werden.

15.8 Fazit

- Unter allen Verletzungen und Erkrankungen des Bewegungsapparats dominieren diejenigen des Kniegelenks.
- An erster Stelle stehen in den Industrienationen VKB-Rupturen mit einer jährlichen medianen Häufigkeit von 33/100 000.
- Letztere stellt einen Risikofaktor für eine posttraumatische Gonarthrose dar. Es ist nach wie vor unklar, ob eine Ersatzplastik dieses Risiko minimiert oder erhöht.

- Gleichzeitig wird jeder fünfte Deutsche in seinem Leben einen degenerativen Verschleiß der Kniegelenke erleiden. Letztere sind kausal derzeit nicht behandelbar – symptomatische Maßnahmen (einschl. Akupunktur) können den Zeitpunkt bis zum Kniegelenkersatz herauszögern.
- Die Kniegelenk-Endoprothetik stellt international eine klinisch und gesundheitsökonomisch hoch effektive medizinische Maßnahme dar. Aktuelle Daten können Betroffene beruhigen: In der Bundesrepublik werden in Abhängigkeit vom Alter nicht mehr Patienten einem Kniegelenkersatz unterzogen als in anderen Industrienationen.
- Die Komplikations-, insbesondere die Infektionsrate, liegt im unteren Erwartungsbereich.

LITERATUR

Ajuied A, Wong F, Smith C, Norris M, Earnshaw P, Back D, Davies A (2014). Anterior cruciate ligament injury and radiologic progression of knee osteoarthritis: a systematic review and meta-analysis. Am J Sports Med 42(9): 2242–2252.

Chalmers PN, Mall NA, Moric M, Sherman SL, Paletta GP, Cole BJ, Bach BR Jr (2014). Does ACL reconstruction alter natural history? A systematic literature review of long-term outcomes. J Bone Joint Surg Am 96(4): 292–300.

Corbett MS, Rice SJ, Madurasinghe V, Slack R, Fayter DA, Harden M, et al. (2013). Acupuncture and other physical treatments for the relief of pain due to osteoarthritis of the knee: network meta-analysis. Osteoarthritis Cartilage 21(9): 1290–1298.

Court-Brown CM, Biant L, Bugler KE, McQueen MM (2014). Changing epidemiology of adult fractures in Scotland. Scott Med J 59(1): 30–34.

Englund M, Guermazi A, Gale D, Hunter DJ, Aliabadi P, Clancy M, Felson DT (2008). Incidental meniscal findings on knee MRI in middle-aged and elderly persons. N Engl J Med 359(11): 1108–1115.

Finkenstädt V, Niehaus F (2015). Die Aussagekraft von Länderrankings im Gesundheitsbereich. Eine Analyse des Einflusses der Altersstruktur auf die OECD-Daten. Köln: Wissenschaftliches Institut der PKV.

Flanigan DC, Harris JD, Trinh TQ, Siston RA, Brophy RH (2010). Prevalence of chondral defects in athletes' knees: a systematic review. Med Sci Sports Exerc 42(10): 1795–1801.

Fuchs J, Rabenberg M, Scheidt-Nave C (2013). Prävalenz ausgewählter muskuloskelettaler Erkrankungen – Ergebnisse der Studie zur Gesundheit Erwachsener in Deutschland (DEGS1). Bundesgesundheitsblatt 56(5–6): 678–686.

Hawass Z, Gad YZ, Ismail S, Khairat R, Fathalla D, Hasan N, et al. (2010). Ancestry and pathology in King Tutankhamun's family. JAMA 303(7): 638–647.

Kirkley A, Birmingham TB, Litchfield RB, Giffin JR, Willits KR, Wong CJ, et al. (2008). A randomized trial of arthroscopic surgery for osteoarthritis of the knee. N Engl J Med 359(11): 1097–1107.

Klauber J, Geraedts M, Friedrich J, Wasem J (2012). Krankenhausreport 2012. Schwerpunkt Regionalität. Stuttgart: Schattauer.

Lovejoy CO (2007). The natural history of human gait and posture. Part 3. The knee. Gait Posture 25(3): 325–341.

Luc B, Gribble PA, Pietrosimone BG (2014). Osteoarthritis prevalence following anterior cruciate ligament reconstruction: A systematic review and numbers-needed-to-treat analysis. J Athl Train 49(6): 806–819.

Moseley JB, O'Malley K, Petersen NJ, Menke TJ, Brody BA, Kuykendall DH, et al. (2002). A controlled trial of arthroscopic surgery for osteoarthritis of the knee. N Engl J Med 347(2): 81–88.

Moses B, Orchard J, Orchard J (2012). Systematic review: Annual incidence of ACL injury and surgery in various populations. Res Sports Med 20(3–4): 157–179.

Murray CJ, Vos T, Lozano R, Naghavi M, Flaxman AD, Michaud C, et al. (2012). Disability-adjusted life years (DALYs) for 291 diseases and injuries in 21 regions, 1990–2010: a systematic analysis for the Global Burden of Disease Study 2010. Lancet 380(9859): 2197–2223.

Reijman M, Pols HA, Bergink AP, Hazes JM, Belo JN, Lievense AM, Bierma-Zeinstra SM (2007). Body mass index associated with onset and progression of osteoarthritis of the knee but not of the hip: the Rotterdam Study. Ann Rheum Dis 66(2): 158–162.

Yang NP, Chan CL, Yu IL, Lee CY, Chou P (2010). Estimated prevalence of orthopaedic fractures in Taiwan – A cross-sectional study based on nationwide insurance data. Injury 41(12): 1266–1272.

Zhang Y (2012). Clinical Epidemiology of Orthopedic Trauma. New York: Thieme.

Register

Q

U

V